国家卫生和计划生育委员会"十三五"规划教材

全国高等中医药教育教材

供护理学等专业用

内科护理学

第 2 版

主　编　沈翠珍　高　静

副主编　张勇勤　梁伍今　陈偶英　刘艳丽　金昌德

编　委（按姓氏笔画为序）

仇　颖（黑龙江中医药大学）	张勇勤（河南中医学院）
史铁英（大连医科大学）	陈偶英（湖南中医药大学）
刘艳丽（山东中医药大学）	金昌德（天津中医药大学）
李　霞（福建中医药大学）	单伟超（承德医学院）
杨莉莉（浙江中医药大学）	钱　鑫（南京中医药大学）
吴晨曦（成都中医药大学）	高　静（成都中医药大学）
谷　敏（上海中医药大学）	高小莲（湖北中医药大学）
沈翠珍（浙江中医药大学）	梁伍今（长春中医药大学）
张春玲（贵阳中医学院）	

秘　书　杨莉莉（兼）　吴晨曦（兼）

U0284747

人民卫生出版社

图书在版编目（CIP）数据

内科护理学/沈翠珍,高静主编. —2版.—北京：
人民卫生出版社,2016
ISBN 978-7-117-22567-0

Ⅰ.①内…　Ⅱ.①沈…②高…　Ⅲ.①内科学-护理
学-中医学院-教材　Ⅳ.①R473.5

中国版本图书馆 CIP 数据核字（2016）第 163583 号

人卫智网　**www.ipmph.com**	医学教育、学术、考试、健康， 购书智慧智能综合服务平台
人卫官网　**www.pmph.com**	人卫官方资讯发布平台

内科护理学

第 2 版

主　　编：沈翠珍　高　静
出版发行：人民卫生出版社（中继线 010-59780011）
地　　址：北京市朝阳区潘家园南里 19 号
邮　　编：100021
E - mail：pmph @ pmph.com
购书热线：010-59787592　010-59787584　010-65264830
印　　刷：三河市博文印刷有限公司
经　　销：新华书店
开　　本：787×1092　1/16　印张：41
字　　数：945 千字
版　　次：2012 年 8 月第 1 版　2016 年 8 月第 2 版
　　　　　2020 年 7 月第 2 版第 4 次印刷（总第 7 次印刷）
标准书号：ISBN 978-7-117-22567-0/R·22568
定　　价：75.00 元

打击盗版举报电话：010-59787491　E-mail：WQ @ pmph.com
（凡属印装质量问题请与本社市场营销中心联系退换）

《内科护理学》网络增值服务编委会

修 订 说 明

　　为了更好地贯彻落实《国家中长期教育改革和发展规划纲要(2010-2020)》《医药卫生中长期人才发展规划(2011-2020)》《中医药发展战略规划纲要(2016-2030年)》和《国务院办公厅关于深化高等学校创新创业教育改革的实施意见》精神,做好新一轮全国高等中医药教育教材建设工作,全国高等医药教材建设研究会、人民卫生出版社在教育部、国家卫生和计划生育委员会、国家中医药管理局的领导下,在上一轮教材建设的基础上,组织和规划了全国高等中医药教育本科国家卫生和计划生育委员会"十三五"规划教材的编写和修订工作。

　　本轮教材修订之时,正值我国高等中医药教育制度迎来60周年之际,为做好新一轮教材的出版工作,全国高等医药教材建设研究会、人民卫生出版社在教育部高等中医学本科教学指导委员会和第二届全国高等中医药教育教材建设指导委员会的大力支持下,先后成立了第三届全国高等中医药教育教材建设指导委员会、首届全国高等中医药教育数字教材建设指导委员会和相应的教材评审委员会,以指导和组织教材的遴选、评审和修订工作,确保教材编写质量。

　　根据"十三五"期间高等中医药教育教学改革和高等中医药人才培养目标,在上述工作的基础上,全国高等医药教材建设研究会和人民卫生出版社规划、确定了首批中医学(含骨伤方向)、针灸推拿学、中药学、护理学4个专业(方向)89种国家卫生和计划生育委员会"十三五"规划教材。教材主编、副主编和编委的遴选按照公开、公平、公正的原则,在全国50所高等院校2400余位专家和学者申报的基础上,2200位申报者经教材建设指导委员会、教材评审委员会审定和全国高等医药教材建设研究会批准,聘任为主审、主编、副主编、编委。

　　本套教材主要特色包括以下九个方面:

　　1. **定位准确,面向实际**　教材的深度和广度符合各专业教学大纲的要求和特定学制、特定对象、特定层次的培养目标,紧扣教学活动和知识结构,以解决目前各院校教材使用中的突出问题为出发点和落脚点,对人才培养体系、课程体系、教材体系进行充分调研和论证,使之更加符合教改实际、适应中医药人才培养要求和市场需求。

　　2. **夯实基础,整体优化**　以培养高素质、复合型、创新型中医药人才为宗旨,以体现中医药基本理论、基本知识、基本思维、基本技能为指导,对课程体系进行充分调研和认真分析,以科学严谨的治学态度,对教材体系进行科学设计、整体优化,教材编写综合考虑学科的分化、交叉,既要充分体现不同学科自身特点,又应当注意各学科之间有机衔接;确保理论体系完善,知识点结合完备,内容精练、完整,概念准确,切合教学实际。

　　3. **注重衔接,详略得当**　严格界定本科教材与职业教育教材、研究生教材、毕业后教育教材的知识范畴,认真总结、详细讨论现阶段中医药本科各课程的知识和理论框架,使其在教材中得以凸显,既要相互联系,又要在编写思路、框架设计、内容取舍等方面有一定的区分度。

4. 注重传承,突出特色 本套教材是培养复合型、创新型中医药人才的重要工具,是中医药文明传承的重要载体,传统的中医药文化是国家软实力的重要体现。因此,教材既要反映原汁原味的中医药知识,培养学生的中医思维,又要使学生中西医学融会贯通,既要传承经典,又要创新发挥,体现本版教材"重传承、厚基础、强人文、宽应用"的特点。

5. 纸质数字,融合发展 教材编写充分体现与时代融合、与现代科技融合、与现代医学融合的特色和理念,适度增加新进展、新技术、新方法,充分培养学生的探索精神、创新精神;同时,将移动互联、网络增值、慕课、翻转课堂等新的教学理念和教学技术、学习方式融入教材建设之中,开发多媒体教材、数字教材等新媒体形式教材。

6. 创新形式,提高效用 教材仍将传承上版模块化编写的设计思路,同时图文并茂、版式精美;内容方面注重提高效用,将大量应用问题导入、案例教学、探究教学等教材编写理念,以提高学生的学习兴趣和学习效果。

7. 突出实用,注重技能 增设技能教材、实验实训内容及相关栏目,适当增加实践教学学时数,增强学生综合运用所学知识的能力和动手能力,体现医学生早临床、多临床、反复临床的特点,使教师好教、学生好学、临床好用。

8. 立足精品,树立标准 始终坚持中国特色的教材建设的机制和模式;编委会精心编写,出版社精心审校,全程全员坚持质量控制体系,把打造精品教材作为崇高的历史使命,严把各个环节质量关,力保教材的精品属性,通过教材建设推动和深化高等中医药教育教学改革,力争打造国内外高等中医药教育标准化教材。

9. 三点兼顾,有机结合 以基本知识点作为主体内容,适度增加新进展、新技术、新方法,并与劳动部门颁发的职业资格证书或技能鉴定标准和国家医师资格考试有效衔接,使知识点、创新点、执业点三点结合;紧密联系临床和科研实际情况,避免理论与实践脱节、教学与临床脱节。

本轮教材的修订编写,教育部、国家卫生和计划生育委员会、国家中医药管理局有关领导和教育部全国高等学校本科中医学教学指导委员会、中药学教学指导委员会等相关专家给予了大力支持和指导,得到了全国 50 所院校和部分医院、科研机构领导、专家和教师的积极支持和参与,在此,对有关单位和个人表示衷心的感谢!希望各院校在教学使用中以及在探索课程体系、课程标准和教材建设与改革的进程中,及时提出宝贵意见或建议,以便不断修订和完善,为下一轮教材的修订工作奠定坚实的基础。

全国高等医药教材建设研究会

人民卫生出版社有限公司

2016 年 3 月

全国高等中医药教育本科
国家卫生和计划生育委员会"十三五"规划教材
教材目录

注:①本套教材均配网络增值服务;②教材名称左上角标有"*"者为"十二五"普通高等教育本科国家级规划教材。

第三届全国高等中医药教育教材建设指导委员会名单

全国高等中医药教育本科
护理学专业教材评审委员会名单

顾　　问　韩丽沙

主任委员　孙秋华

副主任委员　徐桂华　陈锦秀　张先庚

委　　员（按姓氏笔画为序）
马小琴　刘兴山　池建淮　许　虹　李伊为　陈　燕　陈莉军
郝玉芳　胡　慧

秘　　书　马小琴（兼）

前　言

　　《内科护理学》教材是根据教育部高等学校护理学专业教学指导委员会制定的《护理学本科专业规范》，以及国家执业护士考试大纲，结合高等中医院校护理学专业的人才培养特色，在继承上一版教材编写特色的基础上，吸取护理学术的发展成果，经过编委们的精心修改、编撰而成。

　　本版教材具有以下特点：

　　1. 更加突出护理学专业的特色　全书重点阐述护士在临床实际工作中需要用到的基本知识、基本理论和基本技能。因此，对于医疗诊断只是介绍了诊断要点，去掉了第一版教材上的鉴别诊断。因本书有增值服务，去掉了"知识链接"和"知识拓展"模块。

　　2. 更加强调护理程序的应用　护理程序是一种科学的护理工作方法，学生学会这种方法，在临床各科中均可应用。《内科护理学》是学生应用护理程序最早的一门课程。因此，本书在每一系统第一节概述部分详细介绍了该系统的护理评估内容，以及常见症状与体征的护理程序应用。

　　3. 更加突出对学生人文精神的培养　全书体现对学生人文精神的培养。除保留第1版教材每一疾病的护理措施中心理护理的内容外，在每一系统护理评估及常见症状与体征的护理评估中，单列心理-社会状况的评估。

　　4. 更加重视对学生临床思维能力的训练　本书重点疾病增加了临床案例导入，激发学生学习疾病护理的兴趣，启发学生思考；课后思考题为综合性问题，让学生在充分理解所学知识的基础上，通过分析、比较来解答问题。

　　5. 更加追求教材的系统性和实用性　临床诊疗技术发展迅速，常用诊疗技术的护理是护理工作的重要内容。因此，每一章增加了该系统常用诊疗技术的护理。另外，根据各院校护理学专业因课程整合、绝大部分院校将传染病护理整合到内科护理学中的现状，增加了传染病护理一章，重点介绍临床最常见、且护士执业考试大纲要求的传染性疾病护理。

　　6. 更加体现中西医结合的特色　中医护理最具特色的内容是中医适宜技术及辨证施护。将第1版教材的中医护理概论改为中医护理措施，融入到护理措施中，重点介绍每一疾病最具特色的中医护理措施，内容简练，使中西医院校的学生均可理解。

　　本教材的绪论由沈翠珍编写，呼吸系统疾病患者的护理由金昌德、陈偶英、钱鑫、仇颖编写，循环系统疾病患者的护理由单伟超、杨莉莉、仇颖编写，消化系统疾病患者的护理由高小莲、谷敏、张春玲编写，泌尿系统疾病患者的护理由张勇勤、梁伍今编写，血液系统疾病患者的护理由沈翠珍、史铁英编写，内分泌与代谢性疾病患者的护理由梁伍今、张春玲编写，风湿性疾病患者的护理由钱鑫编写，神经系统疾病患者的护理由高静、吴晨曦编写，传染病患者的护理由刘艳丽、李霞编写。

本教材主要供中西医高等院校护理学专业本科学生使用。

本教材的编写得到了全国高等医药教材建设研究会、人民卫生出版社以及各参编院校有关人员的大力支持,在此一并表示感谢!

尽管我们在教材编写过程中倾注了很多心血,做出了许多努力,但由于能力和水平有限,教材中或许仍存在不足。我们真诚地希望所有使用本教材的教师、学生及广大读者提出宝贵意见,以便进一步修订完善。

编者

2016 年 3 月

目　　录

第一章

绪　论

学习目的

　　1. 通过对《内科护理学》的内容、结构、目标、学习方法的学习,明确学习该课程的目的意义,为学好该课程奠定基础。

　　2. 通过对内科护理学的发展及护士角色、素质要求的学习,明确学科发展动态及今后努力方向。

学习要点

　　内科护理学的概念、内容、结构;内科护理学的学习目标、方法;内科护理学的发展趋势;内科护士的角色与素质。

第一节　内科护理学的内容与结构

一、内科护理学的内容

　　内科护理学是研究内科患者生理、心理和社会等方面健康问题的发生发展规律,运用护理程序的方法,诊断和处理患者现存的或潜在的健康问题,以达到恢复和保持患者健康的一门重要的临床护理学科。内科护理学既与医学基础学科有密切的联系,也是临床护理学科的奠基性课程。学好内科护理学,是学好其他临床专业课的关键。随着社会的发展、医学模式的转变,整体护理观及循证护理越来越受到人们的重视;护理服务的对象已从疾病转变为整体的人和群体的人;护理实践的范围已从医院扩展到社区、家庭。因此,内科护理学的内容及形式也在不断发生着更新和转变。

　　内科护理学的知识体系建立在基础医学、临床医学、护理学理论的基础上,综合人文社会科学知识。它整体性强,涉及范围广,内容涵盖人体各系统、各脏器疾病患者的身心护理。本教材的第一章为绪论,介绍内科护理学的结构与内容、内科护理学的学习目标与方法、本学科的发展现状与趋势以及内科护士的职责与素质;其余各章的内容包括呼吸系统、循环系统、消化系统、泌尿系统、血液系统、内分泌代谢性疾病、风湿性疾病、神经系统疾病和传染病患者的护理。

二、内科护理学的结构

　　本书的基本结构是:每个系统疾病的各章首先列出了本章的学习目的与学习要

点,第一节均为概述,简要介绍该系统的解剖与生理。解剖结构和生理功能的撰写力求做到重点突出、简明扼要,深度以满足该系统疾病学习为原则。其次是各系统疾病患者的护理评估,内容包括病史、心理社会评估、身体评估和辅助检查。为了便于学生掌握护理程序的工作方法,对各系统疾病常见症状与体征的护理,采用以护理程序的评估、诊断、计划(目标和措施)及评价的次序进行阐述。

第二节开始介绍常见的疾病,每个疾病的编写内容大致包括概述、病因及发病机制、临床表现、辅助检查、诊断、治疗要点、常用护理诊断/问题、护理措施、健康教育、结语,其中护理措施又分为病情观察、起居护理、饮食护理、用药护理、对症护理、心理护理等。其中中医护理部分主要介绍具有中医护理特色的饮食护理、中医适宜技术及辨证施护,体现了中西医结合护理的特点。结语是章节内容的浓缩,简要概述了本章节学习的要点,以便于学生复习总结。

在每章节的末尾,列出了本章节的综合性思考题,便于学生复习,促进学生对知识的综合应用。

第二节 内科护理学的学习目标与方法

一、内科护理学的学习目标

通过本课程的学习,学生应树立"以人的健康为中心"的护理理念,理解整体护理的内涵,了解内科常见病、多发病的病因和发病机制,熟悉其临床特点和处理原则,能运用临床护理学的知识和技能,对内科患者进行评估、提出护理诊断、制订有针对性的护理措施,为护理对象提供身心护理;同时应具有向患者及其家属开展健康教育的能力。

具体的学习目标如下:

1. 了解内科护理学的任务与范畴。

2. 能运用护理程序的方法,对患者进行全面评估并做出护理诊断(或问题)。

3. 掌握内科常见病、多发病的护理原则与专科护理措施。

4. 能根据内科患者的生理和心理需求实施整体护理。

5. 掌握内科常见危重症的临床表现、处理原则,具备对内科常见急症的配合抢救能力。

6. 能运用人际沟通技巧,对内科疾病患者及其家属进行健康教育。

7. 具有良好的学习态度,刻苦学习专业知识,培养认真、严谨、踏实的工作作风,为从事临床护理工作打下良好的基础。

二、内科护理学的学习方法

内科护理学是一门实践性很强的应用性学科。随着医学的快速发展,以及人们对健康服务需求的增加,对临床护理人员提出了更高的素质要求。为了更好地学习内科护理学,为人类的健康服务,学生在学习过程中应注意学习方法,以提高学习效果。

1. **联系基础学科知识** 基础医学知识是学习临床专科护理的基础,只有学好基础医学才能理解疾病的临床表现、辅助检查和治疗原则,才能制定针对性的护理措施,并明确措施的依据。因此,在学习内科护理学的过程中,应及时复习相关解剖学、生理学、免疫学、病理学和病理生理学、健康评估、药理学等知识。如学习慢性阻塞性肺病,患者有缺氧、二氧化碳潴留时,采取何种给氧方式?应复习生理学、病理生理学等相关知识;在学习该病的发病原因、临床表现时,应复习相应的解剖学、生理学、病理学知识;在学习该病治疗原则时,应复习药理学知识。只有将知识融会贯通、举一反三,才能提高内科护理学的学习效果。

2. 结合护理程序的方法　护理程序是一种体现整体护理观的临床思维和工作方法,也是临床护理工作中常用的解决问题的方法,包括评估、诊断、计划、实施和评价五个步骤。学生在内科护理学各疾病护理的过程中,可运用护理程序的工作方法,从护理评估、护理诊断、护理目标、护理措施、护理评价五个方面入手,建立系统、科学的思维方法,将患者的发病原因、发病机制、临床表现、治疗要点及护理措施有机结合起来,将书本知识与具体的病例联系起来,使零碎的知识系统化,缩短理论与临床实际的距离,使知识得到有效运用,为临床护理工作打下良好的基础。

3. 理论密切联系实际　学生在学习过程中必须遵循理论与实践相结合的原则。一方面要认真学习书本上的理论知识,另一方面必须参加临床实践,将书本知识与临床护理实践紧密结合起来,使学习过程不仅仅停留于对知识的简单识记,更使之成为对知识的理解、应用以及发展和创新的过程。内科护理学学习可分为系统理论学习和毕业临床实习两个阶段。系统理论学习包括按照教学大纲所规定的课堂讲授、病例讨论、综合实验以及配合课堂教学进行的临床见习;毕业临床实习阶段要求学生在老师的指导下,对患者实施整体护理。经过实践-认识-再实践-再认识的过程,不断提高自己的理论水平,提升发现问题、分析问题和解决问题的能力。

第三节　内科护理学的发展趋势

近年来,现代医学有了惊人的发展,基础医学和临床医学的研究,对许多内科疾病的病因和发病机制有了进一步的认识,从而带来了临床诊断水平的提高,治疗技术的进步和治疗效果的改观,也促进了内科护理学的不断发展。

1. 内科护理学的科学研究将会蓬勃开展　内科护理学已成为和内科学相平行的、独立存在的一门实践性和科学性都很强的护理专业学科。但是两者之间紧密联系、相互促进。内科学的发展促进了内科护理学的发展,而护理科学研究则是内科护理学发展的基础和动力,只有充分应用科学研究成果才能建立和发展内科护理学的理论体系,丰富内科护理学的知识和技能,提高内科护理服务的质量和学术水平。如血液透析、腹膜透析等净化技术的不断改进,心脏介入性诊断和治疗技术的进展,促进了相应的术前、术中、术后护理方案的研究和完善;电子监护系统用于危重患者病情的持续监测,促进了内科重症监护的护理研究和护理干预措施的完善;心血管病、糖尿病、慢性支气管炎、恶性肿瘤等疾病的发生与生活方式、环境因素有关,给内科护理工作者带来了新的健康教育研究课题。因此,有关内科护理的各项科学研究课题,将会在各医疗卫生及教学机构中蓬勃开展。

2. 高级实践护士(专科护理师)将会快速发展　由于现代医学知识和技术的迅速发展,医学上分工越来越细,专业性越来越强,医生的研究方向也越来越专业,出现了大批的专科医生。为了协助医疗,促进患者康复,要求护士提供更专业化的护理服务,这就促进了临床专科护理师的快速发展,如糖尿病专科护理师、造口护理师、疼痛护理师、肿瘤护理师等。这既是医疗发展的需要,也是整体护理对护士提出的更高要求。目前我国专科护士发展已有了长足的进步,正在向全国各省、市级医院推广。

3. 社区护理将成为内科护理的重要部分　随着社会的进步,人们物质生活水平的提高,人类对健康的需求也日益提高;加之人口老龄化、社会文明和环境污染等因素的影响,老年病、慢性疾病日益增多,这些变化也大大增加了人们对护理的要求,但这些护理不可能集中在医院进行,医疗卫生工作必然向整个社区扩展,内科护理工作范围也将从医院逐渐向家庭和社区扩展。因此,护士应走出医院深入到社区、家庭为患者提供更完善的整体护理。

4. 心理护理将成为内科护理工作的重要内容　内科疾病大多病程较长,某些疾病易反复发作而迁延不愈,或因病情危重住进监护病房,加上住院治疗与家人分离,患者易产生焦虑、恐惧、悲观、抑郁等不良情绪,不良的心理反应又可影响疾病的治疗和康复。可见,心理护理对疾病的康复具有至关重要的作用。因此,内科护士应对患者真诚、热情、关爱、宽容,精心护理。针对患者不同的心理反应,做好精神调适,使患者保持接受治疗的最佳心理状态,以利于疾病康复。

5. 循证护理实践将会迅速推广　循证护理(evidence-based nursing, EBN)意为"遵循证据的护理学"。可定义为:慎重、准确和明智地应用当前所能获得的最好研究证据,同时结合护理专业技能和多年临床经验,考虑患者的价值和愿望,将三者完美地结合,制定护理措施。循证护理与传统的疾病护理不同。疾病护理以个人经验为主,护士根据自己的实践经验、高年资护师指导、教科书上的知识以及医学期刊上零散的研究报告为依据对患者进行护理。循证护理以人的健康为中心,既重视个人的临床经验,又强调采用现有的、最好的大样本的研究证据来进行护理,还需结合患者的意愿。护理科研快速发展,为循证护理的开展提供了条件。随着护理教育的发展,护理人员学历层次的提高,临床专科护理师的增多,循证护理实践必将在临床得到迅速推广。

第四节　内科护士的基本职责与素质

一、内科护士的基本职责

护理工作是一项助人的职业,护理人员应富于爱心、耐心、细心、热心、同情心和责任心。在临床工作中,医疗和护理分工合作,相辅相成,缺一不可。护士在临床护理工作中,具有多重角色,承担多种职责。

具体的职责如下:

1. 照顾者　做好照顾者,首先要对患者充满爱心、同情心,要具备耐心、细心的基本素质,具有扎实的理论基础和精湛的操作技能。能根据患者的病情及对护理的需求,灵活采取护理措施,最大限度地发挥患者自我照顾的能力。

2. 教育者　护理人员要注意对受教育者进行评估,根据不同的需求及学习能力因材施教。对住院患者做好出入院指导;指导和教育慢性病患者如何进行自我保健护理、如何识别病情变化、如何及时就诊、如何现场急救等;同时承担对护理学生、低年资护士、辅助护理人员的教育责任。

3. **协作者** 要求护理人员不仅要有广博的知识,还应具备良好的沟通能力和团队精神,能很好地与医师、营养师、康复治疗师、心理治疗师、社会工作者、家属等协作与配合,使各种治疗方案及护理计划得以顺利进行。

4. **管理者** 内科疾病医嘱量大、用药多、检查项目繁杂,事务琐碎,对护理人员的综合管理能力要求较高。要求护理人员具有较强的组织、协调与控制能力,对时间、空间、人员、资源进行合理的分配利用,提高工作效率,使护理对象得到优质服务。

5. **计划者** 护理人员对每位入院患者应制定护理计划,尤其是对内科慢性疾病患者。在详细评估的基础上,提出护理诊断(或问题),根据不同的护理诊断,制定相应的护理目标与措施,并付诸实施;根据评价结果,不断修改诊断、目标与措施。

6. **代言者** 代替患者或家属向其他医务人员询问疑虑,表达意见,帮助他们了解有关信息,协助他们与其他医务人员进行沟通,尊重和维护患者或家属的知情权,使患者或家属在知情下做出选择和决策。

7. **研究者** 内科护理学是一门实践性与科学性相结合的学科,科学研究应成为护理专业实践的有机组成部分。在临床实践中,护士应重视对经验的总结和归纳,增强科研意识,用科学的方法,严谨地、实事求是地分析、探究护理实践中的问题,探索内科护理中的科学规律,丰富护理学的知识体系。同时,护士也需有应用科研成果的意识,用科研成果指导和改进临床实践。

二、内科护士的基本素质

护理是健康所系、性命所托的崇高事业。临床护士是人类健康的保护神,其工作涉及面广,专业性强,具有复杂性、连续性、继承性和服务性。护士素质不仅与医护质量息息相关,而且每一个细节都关联着患者的生命安危。因此,作为内科护士,应不断加强自身素质的培养,成为一名合格的临床护士。

具体的素质要求如下:

1. **职业思想素质** 临床护士要热爱祖国、热爱护理专业,具有高尚的道德情操,有正确的人生观、价值观,以追求人类健康幸福为己任,具有自尊、自重、自强不息的奋斗精神和一丝不苟的责任心,具有为护理事业而献身的远大目标和为护理学科的进步而勤奋学习、努力钻研的刻苦精神。护士要不为名利所诱惑,不受世俗所干扰,要端正从业动机,服从事业和社会需要,坚持正确的行为准则、严谨认真、正直无邪,以高尚的人格忠实维护患者的利益。

2. **专业文化素质** 临床护士要具备良好的基础文化知识,人文、社会科学知识,医学、护理理论知识。基础文化知识是深入学习和理解医学、护理学理论的必备条件。医学、护理学等专业理论课程是护士从事临床护理工作的理论基础。切实掌握、理解这些知识是解决临床护理工作的重要理论依据。护士应不断更新专业知识,了解学科发展动态,不断提高自己的专业素养。

3. **身体心理素质** 临床护士需要有良好的体魄、开朗的性格和健康的心理素质。临床护理工作繁琐,工作责任重,不可有任何差错,工作时心理压力较大;同时,临床住院患者需要 24 小时持续护理,护士需要值夜班,没有强健的体魄,便不能适应工作。护士还应具有良好的心理素质,待人热情开朗、宽容豁达;处事沉着冷静,意志坚强,以应对复杂的护患关系及胜任护理工作。

4. 实践技能素质　熟练的操作、娴熟的技术是做好护理工作，满足患者需要的重要条件。临床护理学所涉及的技术操作是临床护士必须掌握的基本功。而娴熟的技术是在正确理解其原理、目的、操作步骤的基础上，经反复实践才能达到。在临床护理实践中，护士细致入微的观察能力、稳重冷静的应变能力、准确果断的判断能力、有条不紊的处置能力是护士技能素质的重要表现。合格的临床护士应将培养和提高自身的实践技能，作为执著追求的目标而不断努力。

学习小结

1. 学习内容

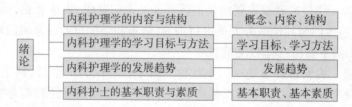

2. 学习方法

本章学习要结合学生自身特点和学科特点，确定学习目标和学习方法，为后续各章节的学习奠定基础。

（沈翠珍）

复习思考题

1. 根据内科护理学的内容及学习目标，你将采取哪些方法来学习该课程？

2. 根据内科护理学的发展趋势，你将采取哪些措施来培养自身素质，满足临床护理工作的需要？

3. 内科护士承担多重角色，你将如何在临床实习中发挥这些角色作用？

第二章

呼吸系统疾病患者的护理

学习目的

1. 通过对呼吸系统疾病患者常见症状与体征的学习,为呼吸系统疾病患者的护理评估,实施护理措施打下基础。

2. 通过对慢性阻塞性肺疾病(COPD)的临床表现、治疗原则、用药等内容的学习,为护理措施提供理论依据和实践指导;通过评估 COPD 的分级,指导患者的呼吸功能锻炼。

3. 通过对哮喘临床分期、分级的学习,为临床护理观察病情、判断病势提供依据;通过对治疗哮喘药物的用法学习,指导患者正确用药及预防。

4. 通过对肺炎、肺脓肿、支气管扩张的临床表现、体位引流的学习,为疾病的护理提供指导。

5. 通过对肺结核、呼吸衰竭的分类、临床表现、用药及护理的学习,指导肺结核的用药、护理及预防以及呼吸衰竭的抢救配合。

学习要点

呼吸系统疾病常见症状和体征的护理;COPD、哮喘、肺炎、呼吸衰竭的定义、临床表现、治疗原则、护理;肺脓肿、支气管扩张临床表现、治疗原则;肺结核的分类、临床表现、治疗、护理、预防;呼吸系统常用诊疗技术的护理。

第一节 概 述

呼吸系统疾病是危害大众健康的常见病、多发病。据 2009 年全国部分城市及农村前十位主要疾病死亡原因的统计数字显示:呼吸系统疾病(不包括肺癌、慢性肺源性心脏病和肺结核)在城市及农村中的死亡病因中均占第四位(10.54%、14.96%)。近年来,因大气污染的加重、人口老龄化、环境恶化、吸烟等因素的影响,呼吸系统疾病的疾病谱和流行病学发生了改变,慢性阻塞性肺疾病、支气管哮喘等疾病的发病率呈上升趋势,肺结核发病率虽曾有所控制,但近年又有增高趋势,我国仍属于高发地区。呼吸系统疾病不仅发病率高,而且许多疾病呈慢性病程,肺功能逐渐损害,最终使患者致残甚至危及生命。因此,呼吸系统疾病的研究和防治工作任重而道远。了解呼吸系统的结构和功能,有利于在临床工作中对患者做出全面、准确的护理评估和实施有效的护理措施。

一、呼吸系统的结构与功能

呼吸系统与体外环境相通,成人在静息状态下,每天约有 10 000L 的气体进出于呼吸道,肺具有广泛的呼吸面积。由于呼吸道与外界相通,在呼吸过程中,外界环境中的有机或无机粉尘,包括各种微生物、蛋白变应原、有害气体等,皆可进入呼吸道和肺引起各种疾病。呼吸系统主要由鼻、咽、喉、气管、支气管和肺组成。

【呼吸道】

呼吸道以环状软骨为界,分为上、下呼吸道。

1. 上呼吸道　包括鼻、咽、喉,主要作用是气体的通道,防止异物吸入,在发声和嗅觉中起重要作用。鼻由鼻窦、鼻腔和外鼻三部分组成,对吸入气体有过滤、加温、保湿的作用。咽分为鼻咽、口咽和喉咽三部分,是呼吸系统和消化系统的共同通路。喉是发音的主要器官,在咳嗽中起重要作用。吞咽时,会厌覆盖喉口,防止食物进入下呼吸道。

2. 下呼吸道

(1) 解剖结构:下呼吸道包括气管、支气管、细支气管和肺实质。气管逐级分支到肺泡共24级,构成气管-支气管树状结构。气管位于食管前,由15～20个U型透明软骨组成,软骨后部缺口(约占1/3)处由平滑肌和纤维组织构成,有伸缩性,以适应食物在食管内下行。气管在隆凸处分为左右主支气管,右主支气管较左主支气管短、粗且陡直,所以异物或气管插管易进入右肺。呼吸道逐级分支使气道口径越来越小,气道总截面积增大,气体流速减慢。临床上将吸气状态下内径<2mm 的细支气管称为"小气道",由于小气道管壁无软骨支持、阻力小、气体流速慢、易阻塞,病变时不易被查觉,因此是呼吸系统的常见病变部位。

(2) 组织结构和功能:气管、支气管壁的组织结构可分为三层:黏膜、黏膜下层和固有膜。

1) 黏膜层:为假复层纤毛柱状上皮,主要有纤毛细胞和杯状细胞。纤毛具有清除呼吸道内分泌物和异物的功能,是气道的重要防御机制之一。杯状细胞分布于传导性气道的各种细胞间,可分泌黏液。慢性支气管炎等病理状态下,杯状细胞数量增多,分泌亢进,纤毛不能有效摆动和清除呼吸道内分泌物。

2) 黏膜下层:由疏松结缔组织组成,含有黏液腺和黏液浆液腺。在慢性炎症时,腺体的黏液细胞和浆细胞增生肥大,分泌亢进,使黏膜下层增厚,黏液分泌增多,黏稠度增加。

3) 固有膜:由弹性纤维、胶原纤维和平滑肌构成。平滑肌的舒缩与支气管口径及肺的顺应性密切相关。

【肺】

1. 基本结构

(1) 肺的细微结构:从呼吸性细支气管开始,包括肺泡管、肺泡囊和肺泡,为肺的功能单位(又称腺泡),是气体交换的场所。肺泡的表面积约$100m^2$,平时只有约1/20的肺泡进行气体交换,因而具有很大的潜在功能。肺泡上皮细胞包括Ⅰ型细胞、Ⅱ型细胞和巨噬细胞。Ⅰ型细胞为扁平细胞,与毛细血管内皮细胞和其间的基底膜融合而成的无定形颗粒层组成肺泡-毛细血管膜,厚度仅为 $0.2～10\mu m$(平均 $1.5\mu m$),有利于气体的弥散。Ⅱ型细胞分泌表面活性物质,可降低肺泡表面张力,防止肺萎缩。巨噬细胞是由血液内单核细胞迁移至肺泡间隔后演变而来,除吞噬进入肺泡的微生物和尘粒外,还可生成和释放多种细胞因子,如白细胞介素-1等。

（2）肺的血液循环:肺由肺循环和支气管循环双重血液供应。

1）肺循环:由肺动脉、肺毛细血管和肺静脉组成,主要完成气体交换功能。肺循环毛细血管壁薄,有较大扩张性,对气体交换十分有利。与体循环相比,肺循环具有高容量、低阻力、低压力的特点。缺氧能使小的肌性肺动脉收缩,形成肺动脉高压,是发生慢性肺源性心脏病的重要机制之一。

2）支气管循环:由支气管动脉、静脉构成,是支气管壁、肺泡和胸膜的营养血管。多起自胸主动脉,也有起自肋间动脉、锁骨上动脉或乳内动脉,与支气管伴行达呼吸性细支气管水平,形成毛细血管网,营养各级支气管。支气管静脉与动脉伴行,收纳各级支气管的静脉血,最后经上腔静脉回流到右心房。

2. 生理功能 肺的主要功能是呼吸,呼吸是指机体与外环境之间的气体交换。呼吸过程分三个环节:①外呼吸:指外环境与肺之间的气体交换(肺通气),以及肺泡与血液之间的气体交换(肺换气);②气体在血液中的运输;③内呼吸:指血液与组织细胞间的气体交换。人体组织细胞不断进行新陈代谢,代谢消耗的氧随时从外环境中吸收,氧代谢所产生的二氧化碳则排出体外。吸入氧气和排出二氧化碳是肺的最重要功能。

（1）肺通气 是指肺与外环境的气体交换。临床常用下列指标来衡量。

1）每分钟通气量(minute ventilation volume,MV 或 V_E):是指静息状态下,每分钟进入或排出肺的气体总量,MV = 潮气量(V_T)×呼吸频率,正常成人潮气量为 400～500ml,呼吸频率为 12～18 次/分。

2）无效腔和肺泡通气量:每次吸入的气体,一部分将留在鼻或口与终末细支气管之间的呼吸道内,这部分气体不参与肺泡与血液之间的气体交换,故将这部分呼吸道的容积称为解剖无效腔。正常成年人解剖无效腔的容积约为 150ml。进入肺泡的气体,也可因血流在肺内分布不均而未能都与血液进行气体交换,未能发生交换的这一部分肺泡容量称为肺泡无效腔。肺泡无效腔与解剖无效腔一起合称为生理无效腔。健康人平卧时,生理无效腔等于或接近于解剖无效腔。肺泡通气量是指每分钟参与气体交换的通气量(等于潮气量和无效腔气量之差乘以呼吸频率),它是维持动脉血二氧化碳分压($PaCO_2$)正常的基本条件。

3）最大通气量(maximum minute volume,MMV):指受试者以最快的速度和尽可能深的幅度进行呼吸时所测得的每分钟通气量。一般只测 15 秒,将所测值乘 4 即可。MMV 代表单位时间内呼吸器官发挥最大潜力后所能达到的通气量,与机体所能从事体力劳动的最大限度有密切关系,如最大通气量显著减少时则不能胜任各类剧烈的活动。

（2）肺换气:指肺泡与血液之间的气体交换。主要通过呼吸膜以弥散的方式进行,气体交换的主要动力是气体在肺泡与血液之间的分压差。呼吸膜由含肺泡表面活性物质的液体层、肺泡上皮细胞层、上皮基底膜层、肺泡上皮和毛细血管膜之间的间隙(基质层)、毛细血管的基膜和毛细血管内皮细胞层组成。气体分压差、扩散面积、扩散距离、温度和扩散系数等因素均可影响气体的扩散速率。

9

【胸膜】

胸膜为起源于中胚层的浆膜。覆盖于肺表面和叶间裂的胸膜称脏层胸膜,覆盖胸廓内侧面的胸膜为壁层胸膜,二者于肺门处会合,自肺门向下延伸达膈肌处成为由双层胸膜皱襞构成的肺韧带。脏层胸膜的血供来自肺动脉,壁层胸膜的血供来自肋间动脉。壁层胸膜有感觉神经分布,病变时可引起胸痛;脏层胸膜无感觉神经分布。由胸膜围成的间隙即胸膜腔,是一个密闭潜在的空腔,其中含有的少量浆液起润滑作用。胸膜腔内的平均压力低于大气压,习惯上称为胸膜腔内压或胸膜腔负压。如气体进入胸膜腔(气胸),胸内负压减少,甚至转为正压,则可引起肺萎陷。

【呼吸运动调节】

呼吸运动的调节主要是通过中枢神经控制、神经反射性调节和化学反射性调节来完成。正常节律的呼吸运动可为机体提供所需氧气和排出多余的二氧化碳及稳定的酸碱度(pH)。呼吸系统在结构和(或)功能上的任何环节发生异常,均可引起呼吸节律改变。

【防御功能】

为防止各种微生物、变应原、毒素及粉尘等有害颗粒的侵入,肺与呼吸道共同构成完善的防御机制。①气道物理防御:通过对致病因子的沉积、滞留和气道黏液-纤毛的清除作用完成;②生物学防御:上呼吸道的正常菌群具有防御作用;③神经学防御:主要由有害因子刺激鼻黏膜产生的咳嗽反射、喷嚏和支气管收缩等完成,以清除致病物质;④气道-肺泡免疫系统:在有害因子刺激下,可通过细胞免疫和体液免疫发挥免疫防御作用,若致病因素过强或防御功能下降,就会导致疾病的发生;⑤肺泡的防御作用:包括肺泡巨噬细胞的清除作用及肺泡表面活性物质的防御功能。

二、影响呼吸系统疾病的主要相关因素

1. 大气污染和吸烟　病因学研究证实,呼吸系统疾病的增加与空气污染、吸烟密切相关。当空气中烟尘或二氧化硫超过 $1000\mu g/m^3$ 时,慢性支气管炎急性发作显著增多;其他粉尘如二氧化碳、煤尘、棉尘等可刺激支气管黏膜、损害肺清除和自然防御功能,为微生物入侵创造条件。

吸烟是小环境的主要污染源,吸烟直接损害呼吸道,是引起呼吸系统疾病的首要危险因素。吸烟与慢性支气管炎、慢性阻塞性肺疾病、下呼吸道感染、结核及肺癌密切相关。戒烟可以使肺功能下降速率明显减缓,因此,控制吸烟是防止呼吸系统疾病最重要和最可行的措施。同时,减少大气污染是预防呼吸系统疾病发生发展的重要措施。

2. 吸入性变应原增加　随着我国工业化及经济的发展,特别在都市可引起变应性疾病(哮喘、鼻炎等)的变应原的种类及数量增多,如地毯、窗帘的广泛应用使室内尘螨数量增多,宠物饲养(鸟、狗、猫)导致动物毛变应原增多,还有空调机的真菌、都市绿化的某些花粉孢子、有机或无机化工原料、药物及食物添加剂、细菌及病毒感染等,均是哮喘患病率增加的因素。

3. 肺部感染病原学的变异及耐药性的增加　呼吸道及肺部感染是呼吸系统疾病的重要组成部分。我国结核病(主要是肺结核)患者人数居全球第二,而感染耐多药的结核分枝杆菌的患者可达 17% 以上;由于至今尚未有防治病毒的特效方法,病毒感

染性疾病的发病率未有明显降低;自广泛应用抗生素以来,细菌性肺炎的病死率显著下降,但老年患者病死率仍高,且肺炎的发病率未见降低。在2003年暴发的传染性非典型肺炎(严重急性呼吸综合征,severe acute respiratory syndrome,SARS),则为SARS冠状病毒感染。此外,免疫低下或免疫缺陷者的呼吸系统感染,则应重视特殊病原如真菌、肺孢子菌及非典型分枝杆菌感染。

4. 社会人口老龄化　随着科学和医学技术的突飞猛进,人类寿命延长的速度也迅速加快。呼吸系统疾病如慢性阻塞性肺疾病、肺癌均随年龄的增加,其患病率亦随之上升;由于老年的机体免疫功能低下,且易引起吸入性肺炎,即使各种新抗生素相继问世,肺部感染仍居老年感染疾病之首位,常为引起死亡的直接因素。

三、呼吸系统疾病患者的护理评估

在全面收集患者主客观资料的基础上,呼吸系统疾病患者应重点评估以下内容。

【病史】

1. 现病史

(1) 起病情况:呼吸系统疾病多表现为慢性迁延过程,病情容易反复,应详细询问患者起病的情况,包括起病的环境、时间、起病急缓、原因、诱因等。

(2) 主要症状及伴随症状:呼吸系统疾病的常见症状有咳嗽、咳痰、呼吸困难、胸痛及咯血等。患者入院后,护理人员应重点评估其主要症状及伴随症状的表现及其特点,症状加剧和缓解的相关因素等。

(3) 诊治经过:询问患者自发病以来的就医过程,包括做过何种检查及检查结果、初始诊断、服过何种药物,其剂量、用法、时间、效果及反应等。长期服用激素或抗结核药物的患者还应评估其用药的依从性。

(4) 一般状况:评估患者发病以来的精神状态、饮食、睡眠、体力、体重、大小便等变化。

2. 既往史及家族史　评估患者从出生到本次发病前的健康状况。其内容包括:既往健康状况、所患疾病情况(如有无上呼吸道感染病史,有无糖尿病、慢性阻塞性肺疾病等慢性病史,有无吸烟,吸烟量多少等),预防接种史、手术史、中毒史、过敏史等。此外,还应评估患者父母、兄弟姊妹及子女健康状况。与现病史有关的过去史、遗传史应重点询问,如支气管哮喘有明显的家族遗传倾向,以助于对患者提供正确的护理。

3. 个人史及婚育史　评估患者患病前的社会经历与生活习惯等。询问其居住条件、周围环境、文化程度、经济状况等,从事何种职业,其工作条件、劳动环境、是否接触工业毒物及接触时间。如生活及工作环境有无空气污染现象(化工厂或水泥厂),家居中是否有接触尘螨或动物皮毛的机会,是否经常处于吸烟、拥挤的环境中,有无职业性尘埃或石棉接触史,对吸烟者应了解烟的种类、每天吸烟数量、吸烟年限等。评估患者的婚姻情况,配偶健康状况及夫妻关系等。对已婚妇女,询问其妊娠及生育史等。

【心理-社会状况】

1. 对疾病的认识　患者患病后能否适应角色的转变,如COPD患者,往往因气急无法正常工作,丧失劳动能力,被迫常年休息在家,需要适应角色转变。评估患者对疾病的性质、过程、预后及防治知识的了解程度,如肺结核患者对结核病传染途径和有效隔离方法的了解程度;慢性支气管炎患者是否了解吸烟的危害性。

笔记

2. 患者的心理状况 呼吸系统疾病多表现为慢性反复发作,而且疾病的缓解率低,常给患者的生活带来诸多的影响,持续存在的咳嗽、胸痛、咯血、呼吸困难等可使患者产生紧张、焦虑甚至恐惧,应评估患者是否存在不良的心理反应。

3. 社会支持系统 包括患者的家庭成员组成、家庭经济、文化、教育背景等;家庭成员之间的关系是否和睦,对患者的关心和支持程度;患者的工作单位或社会所能提供的帮助或支持;慢性病患者出院后就医的条件;居住地的初级卫生保健或社区保健设施等资源。

【身体评估】

护士运用视诊、触诊、叩诊、听诊、嗅诊的方法或借助于体温表、血压计、听诊器等进行体格检查,对呼吸系统疾病患者进行针对性的评估,主要内容如下:

1. 一般状态 评估生命体征、营养状况、精神状态及皮肤颜色有无异常。呼吸系统疾病常与感染有关,患者可有体温升高、脉率增快,肺性脑病患者常出现意识障碍;COPD 晚期患者因长期气急、感染而致食欲减退以及缺氧的高代谢消耗,表现为消瘦;慢性呼吸衰竭、肺结核患者也可出现消瘦或体重下降;缺氧时出现发绀,二氧化碳潴留时表现为皮肤潮红等。

2. 头、面和颈部 评估有无鼻翼扇动、鼻窦压痛、牙龈红肿、扁桃体肿大、气管偏移、颈静脉怒张、淋巴结肿大等。如淋巴结结核好发在颈部,为多发性,与周围组织粘连,干酪样坏死时可有波动感;胸部恶性肿瘤淋巴结转移时,淋巴结质地坚硬,无压痛,可向锁骨上窝或腋部淋巴结群转移。

3. 胸部检查 评估是否有胸廓畸形、胸壁静脉充盈、曲张等表现;呼吸运动、频率、节律和深度等有无变化;是否有胸壁压痛、皮下气肿等;触觉语颤有无增强或减弱、有无胸膜摩擦感;肺部叩诊音是否有异常;听诊有无异常的呼吸音,是否存在干、湿啰音、胸膜摩擦音等。

4. 腹部及四肢 重点评估有无肝脾肿大、肝颈静脉回流征等;有无杵状指(趾)及下肢水肿。

【辅助检查】

1. 血液检查 白细胞计数、中性粒细胞增多常见于呼吸道感染。嗜酸性粒细胞增多见于哮喘、寄生虫或曲霉菌感染。肺癌化疗后常伴有白细胞和(或)血小板减少,血红蛋白降低提示有贫血,可见于大咯血肺癌晚期患者。

2. 痰液检查 痰液检查不仅能协助病因诊断、观察疗效和判断预后,也能指导临床抗生素的应用。

(1)一般检查:观察并记录痰液的量、颜色、性质和气味等。如痰液呈红色通常提示痰中含有血液或血红蛋白;若呼吸道化脓性感染则咳出黄脓痰。合并厌氧菌感染时痰液有恶臭味,常见于肺脓肿、支气管扩张症患者。

(2)痰培养:标本采集方法及注意事项为①自然咳痰法:最为常用,一般晨起用清水漱口数次,用力咳出深部第一口痰,咳痰困难者可采用生理盐水超声雾化或胸部叩击协助排痰,盛于无菌容器中;②环甲膜穿刺法;③经纤维支气管镜防污染采样法。标本采集以清晨痰为佳,防止唾液及上呼吸道分泌物污染,有些细菌如肺炎链球菌、产气杆菌等极易死亡,须及时送检。呼吸系统感染患者检出病原菌机会较高,但须区分是病原菌还是上呼吸道正常菌群,一般 2 次以上检出同一种细菌或痰培养菌量≥10^7cfu/ml

可判定为致病菌。

3. 抗原皮肤试验　哮喘的过敏原皮肤试验阳性,有助于确定变应原和进行抗原脱敏治疗,但需排除假阳性或假阴性。

4. 胸部影像学检查　胸部透视配合正侧位胸片可发现被心、纵隔等掩盖的病变,并能观察横膈、心血管活动情况。断层摄片和 CT 能进一步明确病变部位、性质以及有关气管、支气管通畅程度。磁共振成像(MRI)对纵隔疾病、鉴别实质性与囊性病变、中心型肺癌肿块与肺不张、肺动脉栓塞等诊断有较大帮助。支气管造影对支气管扩张、狭窄、阻塞的诊断有帮助。肺血管造影用于肺栓塞和各种先天性或获得性血管病变的诊断;支气管动脉造影和栓塞术对咯血有较好的诊治价值。超声显像有助于胸腔积液、肺动脉栓塞和肺外周肿块等诊断,并指导穿刺抽液或活检。

5. 纤维支气管镜(纤支镜)检查　纤支镜能深入亚段支气管,直接窥视黏膜水肿、充血及溃疡、肉芽肿、肿瘤、异物等,通过钳检、刷检、针吸及对肺泡灌洗液进行微生物、细胞、免疫学检查,有助于明确病原和病理诊断;还可通过它取出异物、止血,用高频电刀、激光、微波及药物治疗良、恶性肿瘤。借助纤支镜的引导还可做经鼻气管插管。

6. 肺功能检查　常用肺功能的检查包括:肺活量(VC)、残气量(RV)、肺总量(TLC)、第一秒用力呼气量(FEV_1)、用力肺活量(FVC)。通过对肺功能的测定,可了解肺功能损害的性质和程度,对疾病的诊断、治疗及预后均有价值。结合动脉血气分析结果,可对呼吸衰竭的性质、程度以及防治和疗效诊断等做出全面评价。

7. 胸腔积液检查和胸膜活检　胸腔积液检查可明确是渗出性还是漏出性胸腔积液。检查胸腔积液的溶菌酶、腺苷脱氨酶、癌胚抗原及进行染色体分析,有利于结核与恶性胸腔积液的鉴别。脱落细胞和胸膜病理活检对明确肿瘤或结核有诊断价值。

8. 肺活体组织检查　经纤支镜做病灶反复活检,有利于诊断和随访疗效。紧贴胸壁的病灶,可在胸透、B 超或 CT 下定位做经胸壁穿刺肺活检,进行微生物和病理检查。以上两种方法不足之处为所取肺组织过小,必要时可行开胸肺活检。

9. 放射性核素扫描　对肺区域性通气/血流情况、肺血栓栓塞和血流缺损以及占位性病变的诊断有帮助。

四、呼吸系统疾病患者常见症状与体征的护理

【咳嗽与咳痰】

1. 概述　咳嗽(cough)是呼吸系统疾病中最常见的症状,是一种突然的,呈爆发性的呼气运动,借以清除气道分泌物。咳嗽本身是一种保护性反射。咳痰(expectoration)是借助支气管黏膜上皮纤毛运动、支气管平滑肌的收缩及咳嗽反射,将呼吸道分泌物从口腔排出体外的动作。咳嗽可伴有或不伴咳痰。咳嗽无痰或痰量较少,称为干性咳嗽(drying cough);伴有咳痰的咳嗽,则称湿性咳嗽。引起咳嗽和咳痰的病因很多,常见的有:①气道疾病,如急性或慢性咽炎、喉炎、气管-支气管炎、支气管结核、支气管哮喘、支气管扩张、支气管肺癌等;②肺实质和胸膜疾病,如肺炎、肺脓肿、胸膜炎、自发性气胸、肺水肿、肺间质性疾病;③心血管疾病,如肺水肿、肺淤血等;④其他疾病或药物,如食管反流性疾病、脑炎、脑膜炎、精神性咳嗽、服用 β 受体阻滞剂或血管紧张素转换酶抑制剂等。

2. 护理评估

（1）病史:应重点评估引起咳嗽、咳痰的原因及诱因,咳嗽、咳痰的特征、伴随症状及与之相关的社会因素和引起的心理反应。询问患者有无受凉、气候变化、粉尘吸入、服用血管紧张素转换酶抑制剂或精神因素等。评估有无发热、胸痛、呼吸困难、烦躁不安、说话困难等伴随症状。

1）咳嗽:需评估咳嗽发生的急缓、性质、节律、出现的时间及其持续时间。临床上突然出现的干性或刺激性咳嗽多见于急性上、下呼吸道感染的初期;咽炎、气管异物、咳嗽变异性哮喘、支气管肿瘤、胸膜炎、服用血管紧张素转换酶抑制剂及胃食管反流等常引起干咳;慢性肺间质病变,尤其是肺间质纤维化则表现为持续性的干咳;会厌、喉部疾患或异物可见犬吠样咳嗽;纵隔肿瘤、主动脉瘤或支气管肺癌压迫气管时可出现金属音调的咳嗽;声带炎、喉结核、喉炎、喉癌和喉返神经麻痹等可见嘶哑样咳嗽。

2）咳痰:评估痰液的颜色、量、性质、气味和有无肉眼可见的异物等。慢性咳嗽伴咳痰多见于慢性支气管炎、肺脓肿、支气管扩张和空洞型肺结核等;气管、支气管或肺部感染可见脓性痰。注意观察痰液的变化,如支气管扩张、慢性支气管炎、肺脓肿等疾病,常于清晨或体位变动时咳嗽加剧,且排痰量较多。临床上痰液颜色的改变常有重要意义,如铁锈色痰见于肺炎链球菌肺炎;急性肺水肿时可出现粉红色泡沫痰;红褐色或巧克力色痰可考虑阿米巴肺脓肿;肺癌、肺结核、肺梗死出血时,因痰中含血液或血红蛋白而呈红色或红棕色;克雷伯杆菌肺炎可见砖红色胶冻样痰;灰黑色或暗灰色痰常见于各种肺尘埃沉着病;痰有恶臭味时常见于厌氧菌感染。

（2）心理-社会状况:评估患者的心理状况、对疾病的了解程度及家庭支持情况。

（3）身体评估:重点评估内容:①一般状态:是否有体温升高、脉率增快、血压异常或意识障碍等,是否有强迫体位,如端坐呼吸;②皮肤黏膜:有无口唇、甲床青紫伴鼻翼扇动,咳嗽时有无痛苦表情;③胸部:有无呼吸运动及呼吸频率、节律和深度的异常,两侧胸廓运动是否对称,有无肺泡呼吸音改变及异常呼吸音,有无干、湿啰音等。

（4）辅助检查:血常规检查白细胞总数和分类计数,可提示有无感染等;痰液检查有无致病菌;血气分析有无 PaO_2 下降或 $PaCO_2$ 升高;肺功能测定有无异常;影像学检查可明确肺部病变的部位和性质。

3. 常用护理诊断/问题

清理呼吸道无效　与呼吸道分泌物黏稠,或患者疲乏、胸痛、意识障碍等导致咳嗽无效、不能或不敢咳嗽有关。

4. 目标

（1）患者痰液变稀薄,易于咳出。

（2）能够掌握有效咳嗽的方法。

5. 护理措施

（1）病情观察:密切观察咳嗽、咳痰情况,并详细记录痰液的色、量、性质,正确收集痰液标本并及时送检。对合并呼吸道感染者注意观察体温变化;痰液排出困难者,应注意患者神志、生命体征的变化,如患者突然出现神志不清,烦躁不安、呼吸急促、面色苍白或发绀、出冷汗、咽喉部明显的痰鸣音等,应考虑窒息的发生。

（2）起居护理:保持室内环境整洁、舒适、空气新鲜流通,温度保持在 18～22℃,湿度控制在 50%～60%,减少环境的不良刺激,特别应避免尘埃与烟雾的刺激,以充分发挥呼吸道的自然防御功能。

（3）饮食护理：给予高蛋白、高维生素、足够热量的饮食，避免油腻、辛辣等刺激性食物，少食多餐；多饮水，每日饮水量保持在 1500ml 以上，足够的水分可保证呼吸道黏膜的湿度和病变黏膜的修复，利于痰液稀释和排出。每日清洁口腔 2 次，保持口腔卫生，有助于预防口腔感染、增进食欲。

（4）用药护理：遵医嘱给予抗生素、止咳、祛痰药物，可采用静滴、口服、雾化吸入等途径给药，密切观察药物的疗效和不良反应，不滥用药物。年老体弱、久病、排痰困难者勿自行服用强镇咳药。

（5）协助排痰：常用胸部物理疗法。

1）深呼吸和有效咳嗽：适用于神志清醒，一般情况良好、能够配合的患者，有助于气道远端分泌物的排出。详见本章第十三节"呼吸系统疾病常用诊疗技术的护理"。

2）吸入疗法：包括湿化和雾化治疗法，适用于痰液黏稠或排痰困难者。临床上常在湿化的同时加入药物以雾化方式吸入，可在雾化液中加入抗生素、痰溶解剂、平喘药等，达到祛痰、止咳、消炎、平喘的作用。吸入疗法的注意事项：①防止窒息：干结的分泌物湿化后膨胀易阻塞支气管，治疗后及时帮助患者翻身、叩背，尤其是体弱、咳嗽无力者，应及时排痰。②避免降低吸入氧浓度：尤其是超声雾化吸入，因吸入气体湿度过高，降低了吸入的氧浓度，患者感觉胸闷、气促加重，可提高吸氧浓度，或用氧气驱动的喷射式雾化吸入。③避免湿化过度：湿化过度可引起黏膜水肿、气道狭窄、气道阻力增加，严重者可诱发支气管痉挛；也可导致体内水潴留，加重心脏负荷。湿化时间不宜过长，一般以 10~20 分钟为宜。④控制湿化温度：在加热湿化过程中应避免温度过高，过高温度可灼伤呼吸道，损害气道黏膜的纤毛运动；过低温度又可诱发哮喘、寒战反应。一般湿化温度应控制在 35~37℃。⑤防止感染：常规消毒吸入装置和病房环境，严格无菌操作，加强口腔护理，避免呼吸道交叉感染。

3）胸部叩击：适于体弱久病、长期卧床、排痰无力者。禁用于肋骨骨折、未经引流的气胸、咯血、有病理性骨折史、低血压及肺水肿等患者。方法：患者侧卧位或取坐位，叩击者两手指弯曲并拢，使手掌呈杯状，以手腕力量，从肺底自下而上、由外向内、迅速而有节律地叩击胸壁，震动气道，每一肺叶叩击 1~3 分钟，每分钟 120~180 次，叩击时发出空而深的拍击音表示手法正确。叩诊注意事项：①叩诊前听诊肺部有无异常呼吸音及干、湿啰音，以明确病变部位。②叩击时避开心脏、乳房、骨突部位（如脊椎、胸骨、肩胛骨）及衣服拉链、纽扣等。叩击时宜用单层薄布保护胸廓部位，避免直接叩击引起皮肤发红，但覆盖物不宜过厚，以免降低效果。③叩击力量以患者不感到疼痛为宜；每次叩击时间 5~15 分钟，一般安排在餐后 2 小时至餐前 30 分钟完成，可避免治疗中发生呕吐，操作时应密切观察患者的反应。④操作后协助患者休息，做好口腔护理，询问患者的感受，观察咳嗽、排痰情况。

4）体位引流：是指利用重力作用使肺、支气管内分泌物排出体外的过程，又称重力引流。详见本章第十三节"呼吸系统疾病常用诊疗技术的护理"。

5）机械吸痰：适用于不能咳出黏稠痰液，意识不清或排痰困难者。可经患者的口腔、鼻腔或气管切开处进行负压吸痰。每次吸痰时间少于 15 秒，两次抽吸间隔时间大于 3 分钟。因吸痰可引起低氧血症，应在吸痰前、中、后适当提高吸入氧的浓度；操作中严格无菌,避免交叉感染。

6. 评价

（1）患者自述痰液易咳出,痰量减少。

（2）能正确进行有效咳嗽、排痰。

【肺源性呼吸困难】

1. 概述　呼吸困难(dyspnea)是指患者主观感觉空气不足、呼吸费力,客观表现为呼吸频率、节律及深度的异常,严重者可出现鼻翼扇动、张口呼吸或端坐呼吸。临床上呼吸困难常由呼吸、循环系统疾病引起。肺源性呼吸困难是指由于呼吸系统疾病引起肺通气、换气功能障碍,发生缺氧和(或)二氧化碳潴留所致。多见于COPD,支气管哮喘,喉、气管与支气管的炎症,水肿、肿瘤或异物所致狭窄或梗阻,肺炎、肺脓肿、肺淤血、肺水肿、肺不张、肺栓塞等疾病;也可见于胸廓疾患(气胸、大量胸腔积液、严重胸廓畸形等)、膈运动障碍等。临床呼吸困难可分为三种类型:

（1）吸气性呼吸困难:吸气时呼吸困难显著,严重者出现"三凹征",即胸骨上窝、锁骨上窝和肋间隙凹陷,常伴有干咳及高调哮鸣音。多见于喉头水肿、气道痉挛、气管异物、肿瘤或受压等引起的上呼吸道机械性梗阻。

（2）呼气性呼吸困难:呼气费力,呼气时间延长,常伴有哮鸣音,多见于COPD、支气管哮喘等。

（3）混合性呼吸困难:吸气与呼气均感费力,呼吸频率增快、变浅,常伴有呼吸音减弱或消失,由于肺部病变广泛,呼吸面积减少,影响换气功能所引起。可见于重症肺炎、特发性肺纤维化、重症肺结核、气胸和大量胸腔积液等。

2. 护理评估

（1）病史:应重点评估呼吸困难起病的原因及诱因、特征性表现、严重程度、伴随症状和动脉血气分析的检测结果。①起病缓急:呼吸困难突发者可见于呼吸道异物、张力性气胸等;起病较急时应考虑肺水肿、气胸、肺不张、大叶性肺炎;起病缓慢者常为COPD、慢性肺源性心脏病、肺结核等。②有无诱因:自发性气胸患者常有过度用力或屏气用力史;支气管哮喘患者往往在气候多变季节、吸入刺激性气体、接触某种过敏原时发生,且夜间发作较多,伴哮鸣音。③伴随症状:有无咳嗽、咳痰、胸痛、发热、神志改变等。④活动情况:据此可判断呼吸困难的严重程度。中度以上体力活动引起的呼吸困难为轻度,轻度体力活动引起的呼吸困难为中度,休息时也存在的呼吸困难为重度。⑤其他:女性突发呼吸困难应考虑癔症;青年人多为肺结核、胸膜疾病;老年人多为COPD、肺癌、冠心病等。

（2）心理-社会状况:评估患者的心理状况、对疾病的了解程度及家庭支持情况。患者有无疲乏、情绪紧张、焦虑、烦躁不安,甚至恐惧、惊慌、濒死感等心理反应。家属也可因对疾病认识不足,应对无效而出现焦虑、失望等心理反应。

（3）身体评估:①神志:评估患者是否有烦躁不安、神志恍惚、谵妄或昏迷。②面容与表情:患者有无表情痛苦、鼻翼扇动、张口呼吸或点头呼吸;缺氧引起呼吸困难常有口唇发绀。③呼吸频率、节律和深度:轻度呼吸衰竭时可见呼吸深而快,严重时呼吸浅而慢;神经精神性呼吸困难常出现慢而深的呼吸、潮式呼吸或间歇呼吸。④胸部:观察有无胸廓异常,听诊有无双肺呼吸音减弱或消失、啰音等。

（4）辅助检查　动脉血气分析有助于测定低氧血症和二氧化碳潴留的程度。肺功能测定可了解肺功能的基本状态,明确肺功能障碍的程度和类型。

3. 常用护理诊断/问题

(1) 气体交换受损 与呼吸道痉挛、呼吸面积减少、换气功能障碍有关。

(2) 活动无耐力 与呼吸功能受损导致机体缺氧状态有关。

4. 目标

(1) 患者自述呼吸困难程度减轻。

(2) 患者活动耐力逐渐提高。

5. 护理措施

(1) 病情观察:动态观察患者呼吸状况,判断呼吸困难类型,有条件者可监测血氧饱和度、动脉血气变化,及时发现和解决患者异常情况。

(2) 起居护理:环境安静、舒适、空气新鲜,保持适宜的温度和湿度。去除各种过敏原,如尘螨、刺激性气体、花粉等。严重呼吸困难者应尽量减少活动或不必要的谈话,以减少耗氧量。病情轻者可合理安排休息和活动量,借助辅助工具完成日常生活活动,调整日常生活方式,有计划地增加运动量和改变运动方式。

(3) 饮食护理:保证患者每日足够的热量,少量多餐,避免饮食过饱及产气的食物,以免影响呼吸,宜进食富含维生素、易消化的食物;提高烹调技巧,增进食欲;防止便秘、腹胀而影响呼吸。张口呼吸、痰液黏稠者,应补充足够水分,湿化痰液,有利于排痰。

(4) 用药护理:遵医嘱应用支气管舒张剂、抗菌药物、呼吸兴奋剂等,并观察药物疗效和不良反应。

(5) 保持呼吸道通畅:协助患者清除呼吸道分泌物。详见"咳嗽与咳痰"协助排痰方法。

(6) 心理护理:呼吸困难可引起患者烦躁不安、恐惧,而不良的情绪反应可进一步加重呼吸困难。因此,医护人员应陪伴患者身边,安慰患者,使其保持情绪稳定,增强安全感。

(7) 氧疗和机械通气:氧气疗法是纠正缺氧、缓解呼吸困难最有效和最常用的手段,能提高动脉血氧分压、减轻组织损伤、恢复脏器功能、提高机体运动的耐受力。在保持呼吸道通畅的前提下,遵医嘱选择合理的氧疗和机械通气方式,以缓解症状。

6. 评价

(1) 患者无发绀,呼吸频率、深度趋于正常或呼吸平稳。

(2) 患者日常活动量增加,并且不感到疲乏。

【咯血】

1. 概述 咯血(hemoptysis)是指喉及其以下呼吸道和肺组织的血管破裂导致的出血,经口排出。咯血量的多少与疾病的严重程度不完全一致。我国引起咯血的最常见原因是肺结核、支气管扩张、支气管肺癌,某些心血管疾病如风湿性心脏瓣膜病二尖瓣狭窄、急性肺水肿以及血液病、系统性红斑狼疮等亦可引起咯血。根据咯血量的多少,可将咯血分为:痰中带血、少量咯血(24 小时咯血量<100ml)、中等量咯血(24 小时咯血量 100 ~ 500ml)和大咯血(24 小时咯血量>500ml,或一次咯血量在 300ml 以上)。

2. 护理评估

(1) 病史:应重点评估引起咯血的病因,咯血的量及性状、伴随症状及心理反应;

特别注意有无窒息和失血性休克的征象。询问有无肺结核、支气管扩张、肺炎、支气管肺癌、慢性支气管炎、慢性肺脓肿等病史,以往有无咯血情况,有无吸烟史。评估患者咯血前有无情绪不稳定,坐卧不安;咯血后有无头痛、头昏、乏力、眼花、恶心、呕吐等症状。

（2）心理-社会状况:评估患者的心理状况、对疾病的了解程度及家庭支持情况。咯血后无论咯血量的多少,常会有不同程度的神情紧张;反复咯血者常表现为烦躁不安、焦虑甚至恐慌。

（3）身体评估:评估患者的体温、脉搏、呼吸、血压、意识状态等,注意皮肤黏膜有无苍白,肺部有无干、湿啰音等。

（4）辅助检查:痰液直接涂片找细菌、痰液找脱落细胞、痰液培养等,有利于查明病因、指导治疗。胸部 X 线、CT 检查,可协助判定病变的性质和部位。纤维支气管镜检查有助于发现出血的部位并寻找病因。

3. 常用护理诊断/问题

（1）恐惧　与突然大咯血或咯血反复不止有关。

（2）潜在并发症:窒息、休克。

4. 目标

（1）患者恐惧情绪减轻。

（2）患者无窒息发生。

（3）患者无休克发生,或者能及时发现并纠正休克。

5. 护理措施

（1）病情观察:咯血时严密观察病情变化,准确记录咯血量。定期监测生命体征及尿量的改变,了解呼吸音的变化等。注意有无并发症:①窒息先兆和窒息:常发生于急性大咯血,极度衰竭无力咳嗽,应用镇静、镇咳、精神极度紧张的患者。大咯血过程中患者出现情绪紧张、面色灰暗、胸闷气促、咯血不畅往往是窒息的先兆。若咯血突然终止,患者出现表情恐怖、张口瞪目、双手乱抓、大汗淋漓、颜面青紫、意识障碍等提示血块阻塞气道而发生窒息。②继发感染:咯血后伴有发热、体温持续不退、咳嗽加剧伴肺部干、湿啰音,提示肺部感染。③失血性休克:大咯血后出现脉搏增快、血压下降、烦躁不安、四肢湿冷、少尿等提示出现失血性休克。

（2）起居护理:患者静卧休息,保持病室安静,避免不必要的交谈;大量咯血时应绝对卧床休息,协助患者取患侧卧位,以利于健侧通气。

（3）饮食护理:大量咯血者需暂禁食,小量咯血者宜进少量温凉的流质饮食,避免饮用咖啡、酒等刺激性饮料;多饮水及多进食高纤维素食物,可保持大便通畅。

（4）预防失血性休克和窒息的抢救措施:密切观察患者的咯血量、颜色、性质及出血的速度、生命体征、意识状态的变化等;观察有无胸闷、气促、呼吸困难、面色苍白、出冷汗、发绀、烦躁不安等窒息征象。

1）休息与体位:咯血量少者宜静卧休息,咯血量大者,应绝对卧床休息。根据不同病情选择合适体位,避免搬动患者。

2）安排专人护理:应安排专人照护患者,保持患者口腔清洁、舒适,及时清理血块,稳定患者情绪,增加安全感,避免因精神过度紧张而加重病情。呼吸困难者给予氧气吸入。

3）保持呼吸道通畅：及时排除气管内的痰液和积血，保持呼吸道通畅。

4）饮食护理：咯血量大者暂禁食；少量咯血者宜进少量温凉流质饮食。

5）窒息的抢救：大咯血意识不清者，在病床旁备好急救器械，一旦患者出现窒息征象，立即取头低脚高俯卧位，头转向一侧，轻叩背部，迅速排出气道和口咽部的血块，或直接刺激咽部以咳出血块。必要时可用吸痰管进行机械吸引，并给予吸氧。同时做好气管插管或气管切开的准备。

6）用药护理：遵医嘱使用各类止血药，如垂体后叶素可收缩小动脉，减少肺血流量，以减轻咯血。但冠心病、高血压、孕妇应忌用。对年老体弱、肺功能不全者使用镇静剂和镇咳药后，应注意观察呼吸中枢和咳嗽反射受抑制的情况。

6. 评价

（1）患者情绪稳定，能在护士的指导下减轻恐惧情绪。

（2）能积极采取预防窒息的措施，未发生窒息。

（3）能积极采取预防休克的措施，未发生休克。

第二节 急性呼吸道感染

一、急性上呼吸道感染

急性上呼吸道感染（acute upper respiratory tract infection）是鼻腔、咽或喉部急性炎症的总称，简称上感。

本病全年皆可发病，但冬春季节多发，可通过含有病毒的飞沫或被污染的手和用具传播，多为散发，但可在气候突变时小规模流行。由于病毒的类型较多，人体对各种病毒感染后产生的免疫力较弱且短暂，并无交叉免疫，同时在健康人群中有病毒携带者，故一个人一年内可有多次发病。

急性上呼吸道感染是呼吸道最常见的传染病，一般病情较轻，病程较短，预后良好。但由于发病率高，具有一定的传染性，不仅影响生产劳动力，有时还可产生严重并发症，如心肌炎、肺炎、风湿性疾病和肾炎等，应积极防治。

【病因与发病机制】

急性上呼吸道感染 70%～80% 由病毒感染所致，常见有流感病毒（甲、乙、丙）、副流感病毒、呼吸道合胞病毒、鼻病毒、腺病毒、埃可病毒、柯萨奇病毒等。细菌感染可继发于病毒感染或直接发生，最常见为溶血性链球菌，其次为流感嗜血杆菌、肺炎链球菌和葡萄球菌等，偶见革兰阴性杆菌。当有受凉、淋雨、过度疲劳等诱因导致全身或呼吸道局部防御功能下降时，从外界侵入或原存在于上呼吸道的病毒或细菌迅速繁殖而引起本病，尤其是呼吸道有慢性炎症或老幼体弱免疫功能低下者更易发生。

【临床表现】

根据病因和临床表现不同，可分为不同的类型。

1. 普通感冒 俗称"伤风"。成人多由鼻病毒所致，其次为副流感病毒、呼吸道合胞病毒、埃可病毒等，好发于冬春季节。起病较急，以鼻咽部卡他症状为主。初期出现喷嚏、鼻塞、流清水样鼻涕或咳嗽、咽痒、咽干、烧灼感或咽痛，2～3 天后鼻涕变稠。或伴有味觉迟钝、流泪、声嘶、咳嗽和少量黏液痰。如有耳咽管炎可引起听力减退。全身症状较轻或无,严重者有发热、轻度畏寒、头痛、不适感等。体检可见有鼻腔黏膜充血、水肿、有分泌物,咽部轻度充血等体征。如无并发症,经5~7天痊愈。

2. **急性病毒性咽炎和喉炎**　急性病毒性咽炎常由鼻病毒、腺病毒、流感病毒、副流感病毒和呼吸道合胞病毒等引起。好发于冬春季节。表现为咽痒、不适、灼热感,咽痛不明显,可伴有发热、乏力等。出现吞咽疼痛时,常提示链球菌感染,咳嗽少见。体检可有咽部充血、水肿,颌下淋巴结肿大和触痛等。急性病毒性喉炎多由流感病毒、副流感病毒和腺病毒等所致。表现为声嘶、说话困难、咳嗽时咽部疼痛,常伴发热、咽炎或咳嗽。检查可见喉部充血、水肿,局部淋巴结肿大且触痛,可闻及喘息声。

3. **急性疱疹性咽峡炎**　主要由柯萨奇病毒A所致。好发于夏季,儿童多见,偶见于成人。临床表现为咽痛明显,常伴有发热,病程约一周。体检可见咽部充血,软腭、腭垂、咽和扁桃体表面有灰白色疱疹及浅表溃疡,周围有红晕。

4. **急性咽结膜炎**　主要由腺病毒和柯萨奇病毒等引起。多发于夏季,儿童多见,游泳传播为主,偶见于成人。临床表现有咽痛、畏光、流泪、发热等,病程4~6天。体检可见咽、结膜明显充血。

5. **急性咽-扁桃体炎**　多由溶血性链球菌引起,其次由流感嗜血杆菌、肺炎链球菌和葡萄球菌等引起。临床特征为起病急,咽痛明显,伴畏寒、发热,体温可超过39℃。体检可见咽部明显充血,扁桃体肿大、充血,表面有黄色点状渗出物,颌下淋巴结肿大、压痛。肺部无异常体征。

【辅助检查】

1. **血常规**　病毒感染者,血白细胞计数正常或偏低,淋巴细胞比例升高。细菌感染者,可见白细胞计数和中性粒细胞增多,以及核左移现象。

2. **病原学检查**　可根据需要,选用免疫荧光法、酶联免疫吸附检测法、血清学诊断和病毒分离鉴定等方法,判断病毒的类型。采用细菌培养可判断细菌类型并做好药物敏感试验以指导临床用药。

【诊断要点】

根据病史、流行情况,结合鼻咽部的症状和体征,以及血常规和胸部X线检查可做出临床诊断。

【治疗要点】

治疗原则是以对症治疗为主;同时注意休息、戒烟、多饮水、保持室内空气流通和防治继发细菌感染。

1. **对症治疗**　对有急性咳嗽、咽干、咽痒、鼻后滴漏者可予伪麻黄碱治疗,必要时加用解热镇痛类及抗过敏药物。

2. **抗菌药物治疗**　普通感冒无需使用抗生素。如有细菌感染,可根据病原菌选用敏感的抗菌药物。经验用药,可选用青霉素、第一代头孢菌素、大环内酯类或喹诺酮类抗生素。

3. **抗病毒药物治疗**　病毒性上呼吸道感染目前尚无特效抗病毒药物,早期应用抗病毒药对于免疫缺陷患者有一定效果。利巴韦林有较广的抗病毒谱,对流感病毒、副流感病毒和呼吸道合胞病毒等有较强的抑制作用。奥司他韦对甲、乙型流感病毒神经氨酸酶有强效的抑制作用,可缩短病程。金刚烷胺、吗啉胍等也可选用。

4. 中医治疗　可辨证选用解表或具有清热解毒和抗病毒作用的中药或中成药，如风寒感冒冲剂、银翘散、板蓝根冲剂、小柴胡冲剂等。

【常用护理诊断/问题】

1. 舒适的改变　鼻塞、流涕、咽痛、头痛与病毒和（或）细菌感染有关。

2. 体温过高　与病毒和（或）细菌感染有关。

【护理措施】

1. 病情观察　密切观察患者体温变化及鼻塞、流涕、咽痛、头痛等症状，并观察伴随状况的变化。

2. 起居护理　保持室内一定的温度（18～22℃）、湿度（50%～60%）和空气流通。避免抽烟或接触烟雾和冷空气。病情较重或年老体弱者应卧床休息。注意个人卫生和呼吸道隔离，防止交叉感染。有条件者可蒸汽淋浴，但须注意保暖。

3. 饮食护理　给予清淡、高热量、丰富维生素、易消化食物，鼓励患者每天保持足够的饮水量，每日饮水至少1500ml。避免辛辣刺激及生冷食物，忌酒。

4. 用药护理　遵医嘱用药，注意观察药物的不良反应，应用伪麻黄碱药物的患者应注意观察头痛、失眠等不良反应；应用抗过敏药物的患者应注意观察头晕、嗜睡等不良反应。

5. 对症护理　患者寒战时应保暖，高热时物理降温或按医嘱使用解热镇痛药，出汗多的患者要及时更换衣被并清洁皮肤。咽痛、声嘶时给予雾化吸入，生理盐水含漱亦可缓解咽喉疼痛。

6. 心理护理　了解患者、家属及密切接触者对本病的认识，尤其是在传染期的患者，需要隔离时，讲明隔离的重要性，消除孤独感。

7. 中医护理　本病属于中医"感冒"范畴。感受风寒而见恶寒发热无汗者可行背部捏脊，取督脉及膀胱经腧穴，直至背部发热，或针刺风池、合谷、大椎、曲池等穴位。汗出不畅者，可艾灸大椎、曲池穴以透汗。高热无汗者可针刺十宣放血以退热。鼻塞流涕严重者针刺迎香穴、列缺、外关等穴，或用热毛巾敷鼻。头痛可按摩头面部穴位如印堂、太阳、大椎、百会等。外感暑湿兼发热、头痛者可用刮痧法，取脊背两侧、颈部、肩、臂、肘窝等部位，刮痧用力均匀，以皮肤出现紫色斑点为止。素体虚弱者，可耳穴埋籽，取肾上腺、内分泌、肾、肺等穴以扶正祛邪。

【健康教育】

1. 知识宣教　指导患者和家属了解疾病的诱因，避免受凉、过度疲劳，注意保暖；保持室内空气新鲜、阳光充足；少去人群密集的公共场所；嘱患者戒烟。

2. 生活指导　注意劳逸结合，进行有规律合适的体育锻炼，坚持冷水浴（或冷水洗脸），提高机体对寒冷的适应能力。

【结语】

急性上呼吸道感染是鼻腔、咽或喉部的急性炎症的统称，多由病毒所致。其临床表现有鼻咽部卡他症状、咽痛、发热、头痛等；扁桃体炎时咽痛明显，伴畏寒、发热，体温可超过39℃。护理时注意对症处理、休息、多饮水。体温超过39℃时给予物理降温。退热时出汗较多者及时更换被褥、衣裤，注意保暖，防止虚脱。

二、急性气管-支气管炎

急性气管-支气管炎(acute tracheo-bronchitis)是指由感染、物理、化学刺激或过敏等因素引起的气管-支气管黏膜的急性炎症。多见于老年体弱者。临床主要表现为咳嗽和咳痰。常见于寒冷季节或气候突变时,也可由于急性上呼吸道感染迁延所致。

【病因与发病机制】

1. 感染 可以由病毒、细菌直接感染,或急性上呼吸道病毒、细菌感染蔓延引起,也可在病毒感染后继发细菌感染。病原体常为腺病毒、流感病毒(甲、乙)、冠状病毒、鼻病毒、单纯疱疹病毒、呼吸道合胞病毒、副流感病毒、流感嗜血杆菌、肺炎链球菌、卡他莫拉菌等,近年来衣原体和支原体感染明显增加,在病毒感染的基础上继发细菌感染亦较多见。

2. 物理与化学因素 冷空气、粉尘、刺激性气体或烟雾(如氨气、氯气、二氧化硫、二氧化氮等),均可刺激气管-支气管黏膜而引起本病。

3. 过敏反应 对花粉、有机粉尘、真菌孢子,或对细菌蛋白质过敏等,均可引起气管-支气管的过敏炎症反应。寄生虫移行至肺,也可致病。

【临床表现】

1. 症状 起病较急,通常全身症状较轻,可有发热。初为干咳或少量黏液痰,随后痰量增多,咳嗽加剧,偶伴血痰。咳嗽、咳痰可延续 2～3 周,如迁延不愈,可演变成慢性支气管炎。伴支气管痉挛时,可出现程度不等的胸闷气促。

2. 体征 查体可无明显阳性体征,也可以在两肺听到散在干、湿啰音,部位不固定,咳嗽后可减少或消失。

【辅助检查】

病毒感染时,血白细胞计数和分类可正常;细菌感染较重时,白细胞总数和中性粒细胞百分比增高。痰涂片或培养可发现致病菌。X 线胸片检查多无异常,或仅有肺纹理增粗。

【诊断要点】

根据病史,咳嗽、咳痰等呼吸道症状,肺部散在的干、湿啰音等体征,以及血常规和胸部 X 线检查,可做出临床诊断。进行病毒和细菌检查可明确病因诊断。

【治疗要点】

治疗原则是止咳、祛痰、平喘、控制感染。

1. 一般治疗 休息、保暖、多饮水、合理饮食,避免劳累。

2. 对症治疗 ①对发热、头痛者,选用解热镇痛药;②止咳:咳嗽无痰者,可选用右美沙芬、喷托维林(咳必清)、依普拉酮(易咳嗪)或可待因等止咳药;③祛痰:咳嗽伴痰难以咳出者,可用溴己新(必嗽平)、复方氯化胺合剂或盐酸氨溴索(沐舒坦)等祛痰药;也可用雾化吸入法帮助祛痰;④如有支气管痉挛,可选用平喘药,如茶碱类、β_2 肾上腺素受体激动剂等。

3. 抗菌治疗 有细菌感染证据时,根据细菌培养和药敏试验结果选择药物,依症状轻重给予口服、肌内注射或静滴。一般未能得到病原菌阳性结果前,可以选用大环内酯类(红霉素、罗红霉素、乙酰螺旋霉素等);青霉素类(青霉素、羟氨苄青霉素等);头孢菌素类(第一代头孢菌素、第二代头孢菌素等);氟喹诺酮类(氧氟沙星、环丙沙星等)抗生素。多数患者口服抗菌药物即可,症状较重者可经肌内注射或静脉滴注,少数患者需要根据病原体培养结果指导用药。

【常用护理诊断/问题】

1. 清理呼吸道无效　与呼吸道感染、痰液黏稠、无力咳嗽等有关。

2. 体温过高　与呼吸道炎症有关。

【护理措施】

1. 病情观察　密切注意体温变化,咳嗽、咳痰等情况,详细记录痰液的色、质、量,遵医嘱留取新鲜痰标本和药敏试验。

2. 起居护理　提供整洁、舒适环境,减少不良刺激。保持室内空气新鲜、洁净,维持合适的温度(18~22℃)和相对湿度(50%~60%),以充分发挥呼吸道的自然防御功能。

3. 饮食护理　对于慢性咳嗽者,给予高蛋白、高维生素,足够热量的饮食,以半流食或软食为主。注意患者的饮食习惯,保持口腔清洁,避免油腻、辛辣等刺激性食物,少食多餐,增强食欲。多饮水,每天饮水 1500ml 以上,因足够的水分可保证呼吸道黏膜的湿润和病变黏膜的修复,利于痰液稀释和排除。

4. 用药护理　遵医嘱应用抗生素、止咳药物和祛痰药物。吸入治疗时,指导患者正确使用超声雾化或蒸汽吸入,密切观察药物的疗效和副作用,如排痰困难者勿自行服用强镇咳药。

5. 对症护理

(1) 保持呼吸道通畅:嘱患者多饮水,药物雾化吸入,指导患者深呼吸和有效咳嗽,协助患者翻身、拍背,促进痰液排出。

(2) 降温:遵医嘱给予物理降温或药物降温,补充水分,保持水电解质平衡。出汗后及时清洁皮肤、更换衣物,防止受凉。

6. 心理护理　了解患者对本病的认识,做好呼吸道隔离。对自身疾病不重视者,嘱其积极配合治疗,不要麻痹大意,以免发生并发症。

7. 中医护理　本病属于中医"咳嗽"、"喘证"范畴。干咳痰少质黏难以咳出者,可用生梨一只去皮芯,加川贝 10g,冰糖适量蒸服,或用金银花、枇杷叶适量泡水代茶,清热润肺化痰。痰中带血者可用鲜小蓟或白茅根煎汤代茶。痰多者可临时加服桔贝半夏曲 3~5g 健脾化痰,或服竹沥水、川贝粉等清热化痰。

【健康教育】

1. 饮食指导　指导患者发热期注意休息,多饮水,进食清淡、富有营养的食物。

2. 技能指导　生活自理者学会使用超声雾化和蒸汽吸入器,湿化呼吸道,促进痰液排出。

3. 生活指导　改善劳动卫生环境,防止空气污染,避免烟雾、化学物质等有害理化因素的刺激。缓解期患者加强体育锻炼,增强体质,提高免疫功能。注意保暖,避免受寒。

【结语】

急性气管-支气管炎是气管、支气管黏膜的急性炎症,可由感染、过敏、理化因素等所致。其临床表现有发热、咳嗽、咳痰,肺部可闻及散在干、湿啰音。治疗原则是止咳、祛痰、平喘和控制感染,体温超过39℃时给予物理降温。退热时出汗较多者及时更换被褥、衣裤,注意保暖,防止虚脱。

第三节　慢性阻塞性肺疾病

 案例导入

　　患者王先生,70 岁,退休工人。主诉 30 年来每年冬季反复出现咳嗽、咳痰,痰多为白色黏痰、量少,有时伴气喘。1 周前受凉后咳痰加重,呈黄色脓性,不易咳出,伴有气急。曾有吸烟史 40 年,每日 10~20 支,现已戒烟 5 年。其父亲因"肺气肿"病故。患者妻子体弱多病。夫妻关系融洽,一女一儿均在外地工作。

　　身体评估:T 38.5℃,P 104 次/分,R 26 次/分,BP 120/80mmHg。神志清晰,无发绀。胸廓呈圆桶状,两侧触觉语颤减弱,叩诊呈过清音,听诊可闻及散在哮鸣音和湿啰音,未闻及心脏杂音。

　　初步诊断:慢性阻塞性肺疾病急性加重。

　　请问:为更好地护理患者,还需要进行哪些方面评估? 患者目前有哪些主要的护理诊断或问题? 为减轻其症状,应采取哪些护理措施?

　　慢性阻塞性肺疾病(chronic obstructive pulmonary disease,COPD)简称慢阻肺,是以持续气流受限为特征的慢性呼吸系统疾病,其气流受限不完全可逆,呈进行性发展。COPD 患者在急性期过后,临床症状虽有所缓解,但肺功能仍继续恶化,同时引起显著的全身效应,使患者劳动能力不同程度地丧失,生活质量也持续下降。

　　慢性阻塞性肺疾病与慢性支气管炎和肺气肿有密切相关。慢性支气管炎是指除外已知慢性咳嗽、咳痰原因后,患者每年咳嗽、咳痰 3 个月以上,并连续 2 年或 2 年以上者。肺气肿则指肺部终末细支气管远端气腔出现异常持久的扩张,并伴有肺泡壁和细支气管的破坏,而无明显的肺纤维化。当慢性支气管炎、肺气肿患者出现持续性气流受限时则能诊断为慢性阻塞性肺疾病。

　　COPD 是呼吸系统的常见病和多发病,其患病率和病死率均较高。目前,在世界主要死亡原因中 COPD 排位第四,预计在未来的数十年中发病率和死亡率将进一步升高。中华医学会呼吸病分会主持的 COPD 流行病学调查结果显示,我国 40 岁以上人群 COPD 的总患病率为 8.2%。亚太呼吸病学会的调查结果显示亚洲 11 国 COPD 的患病率为 6.2%。由世界银行/世界卫生组织资助的一项研究结果表明,预计到 2020 年,COPD 将成为世界范围的第五大负担疾病,逐步成为重要的社会公共卫生问题之一。

【病因与发病机制】

　　本病确切的病因尚不明确,但认为与下列因素有关:

　　1. 吸烟　吸烟是 COPD 最重要的危险因素。有资料表明 71.6% 的 COPD 发病与吸烟有关。烟龄越长,吸烟量越大,COPD 发病率越高。烟草中含焦油、尼古丁和氢氰酸等化学物质,可损伤气道上皮细胞和纤毛运动,促使支气管黏液腺和杯状细胞增生肥大,黏液分泌增多,使气道净化能力下降。还可使氧自由基产生增多,诱导中性粒细胞释放蛋白酶,破坏肺弹力纤维,诱发肺气肿形成。

　　2. 职业粉尘和化学物质　长期或大量接触职业粉尘及化学物质,如烟雾、变应原、工业废气及室内空气污染等,均可能产生与吸烟类似的 COPD。

3. 空气污染 大气中的化学气体如氯、臭氧、二氧化碳、二氧化氮、黑烟、一氧化碳及颗粒性物质等对支气管黏膜具有刺激和细胞毒性作用,引起纤毛清除功能降低,黏液分泌增加,致使气道防御功能下降,为细菌入侵创造条件。

4. 感染因素 呼吸道感染是 COPD 发病和加重的另一个重要因素,长期、反复感染可破坏气道正常的防御功能。其中以流感病毒、肺炎链球菌、流感嗜血杆菌等为 COPD 急性发作的主要致病菌。

5. 蛋白酶-抗蛋白酶失衡 这种失衡包括两种情况,一种是遗传性 α_1-抗胰蛋白酶(α_1-AT)的缺乏,另一种是在 COPD 急性发作期由于感染、炎症等因素引起蛋白酶含量的增加,造成 α_1-AT 活性相对不足。两种情况均可促使蛋白酶-抗蛋白酶失衡导致组织结构破坏产生肺气肿。

6. 其他 机体内在因素,如呼吸道防御功能及免疫功能低下、自主神经功能失调、营养等均可参与 COPD 的发生、发展。

慢性阻塞性肺疾病发病机制见图 2-1。

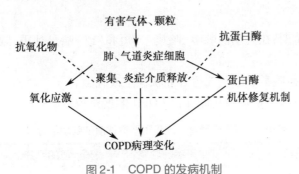

图 2-1 COPD 的发病机制

【临床表现】

1. 症状

(1) 慢性咳嗽:咳嗽呈长期、反复、逐渐加重,常在清晨咳嗽明显,白天较轻,临睡前有阵咳和排痰,轻者仅在寒冷季节发病,黏痰咳出后即感胸闷减轻,气候转暖后咳嗽减轻或消失。重者一年四季均咳嗽,但冬春季症状更重,日夜均咳。支气管黏膜充血水肿或分泌物积聚均可引起咳嗽,严重程度与支气管黏膜炎症及痰量多少有关。

(2) 咳痰:一般为白色黏液或浆液性泡沫性痰,急性发作时痰液量明显增多,可表现为黏液脓性或黄色脓痰,偶有痰中带血。常以清晨排痰较多,其原因为夜间睡眠后管腔内蓄积痰液,同时夜间副交感神经相对兴奋,支气管分泌物增加,因此清晨起床后或变动体位后可刺激排痰。

(3) 气短或呼吸困难:这是 COPD 的标志性症状,劳力时出现,后逐渐加重,以致日常活动甚至休息时也感气短。呼吸困难评估可采用改良版英国医学研究委员会呼吸困难问卷(mMRC)(表 2-1)。

(4) 喘息和胸闷:重度患者或急性加重时出现喘息。

(5) 全身性症状:又称肺外症状。如体重下降、食欲减退、外周肌肉萎缩和功能障碍、精神抑郁和(或)焦虑等。

表2-1　mMRC 呼吸困难分级量表

呼吸困难分级	分值（分）	表　　现
0 级	0	除非剧烈活动,无明显呼吸困难
1 级	1	当快走或上缓坡时有气短
2 级	2	步行速度比同龄人慢或以自己的速度平地步行需停下呼吸
3 级	3	平地步行 100m 或数分钟需要停下呼吸
4 级	4	呼吸困难明显、不能离开住所或穿脱衣服时气短

2. 体征

（1）视诊:呈桶状胸,有些患者呼吸变浅,呼吸频率增快。

（2）触诊:双侧语颤减弱。

（3）叩诊:呈过清音,心浊音界缩小,肺下界和肝浊音界下降。

（4）听诊:两肺呼吸音减弱,呼气延长,部分患者可闻及干性啰音和（或）湿性啰音。

3. 病程分期

（1）急性加重期:在短期内咳嗽、咳痰、气短和（或）喘息加重、脓痰量增多,可伴发热等症状。

（2）稳定期:指咳嗽、咳痰、气短等症状稳定或轻微。

4. 严重程度分级　根据肺功能评价 COPD 的严重程度（表2-2）。

表2-2　COPD 患者气流受限严重程度的肺功能分级

肺功能分级	患者肺功能 FEV_1 占预计值的百分比（$FEV_1\%\,pred$）
GOLD Ⅰ级（轻度）	$FEV_1\%\,pred \geqslant 80\%$
GOLD Ⅱ级（中度）	$50\% \leqslant FEV_1\%\,pred < 80\%$
GOLD Ⅲ级（重度）	$30\% \leqslant FEV_1\%\,pred < 50\%$
GOLD Ⅳ（极重度）	$FEV_1/FVC < 70\%$,$FEV_1\%\,pred < 30\%$

5. 并发症　COPD 可并发慢性呼吸衰竭、自发性气胸、慢性肺源性心脏病。

【辅助检查】

1. 肺功能检查　是判断持续气流受限的主要客观指标,对 COPD 诊断、严重程度评价、疾病进展、预后及治疗反应等有重要意义。

（1）第一秒用力呼气量占用力肺活量百分比（FEV_1/FVC）是评价气流受限的一项敏感指标。第一秒用力呼气量占预计值百分比（$FEV_1\%\,pred$）,是评估 COPD 严重程度的良好指标,其变异性小,易于操作。吸入支气管舒张药后 $FEV_1/FVC < 70\%$ 及 $FEV_1\%\,pred < 80\%$ 者,可确定为持续气流受限。

（2）肺总量（TLC）、功能残气量（FRC）和残气量（RV）增高,肺活量（VC）减低,表明肺过度充气,有参考价值。

（3）一氧化碳弥散量（DLco）及 DLco 与肺泡通气量（VA）比值（DLco/VA）下降,对诊断有参考价值。

2. 胸部 X 线检查　COPD 早期胸片可无变化,以后可出现肺纹理增粗、紊乱等非特异性改变,也可出现肺气肿改变。X 线胸片改变对 COPD 诊断特异性不高,主要作为确定肺部并发症及与其他肺疾病鉴别之用。

3. 动脉血气分析　对确定发生低氧血症、高碳酸血症、酸碱平衡失调以及判断呼吸衰竭的类型有重要价值。

4. 其他　COPD 合并细菌感染时,外周血白细胞增高,核左移。痰培养可能查出病原菌,常见病原菌为肺炎链球菌、流感嗜血杆菌、卡他莫拉菌、肺炎克雷伯杆菌等。

【诊断要点】

COPD 的诊断应根据病史、危险因素接触史、体征及实验室检查等综合分析确定。存在持续气流受限是诊断 COPD 的必备条件。肺功能检查是诊断 COPD 的金标准。

【治疗要点】

治疗原则是扩张支气管,改善通气、氧疗、祛痰、控制感染。

1. 稳定期治疗

(1) 戒烟,脱离空气污染的环境。

(2) 支气管舒张药:短期按需使用可暂时缓解症状,长期规律用药可以减轻症状。

1) β_2 肾上腺素受体激动剂:短效制剂主要有沙丁胺醇气雾剂和特布他林气雾剂,可缓解症状。长效制剂主要有沙美特罗和福莫特罗等,每日仅需吸入 2 次。

2) 抗胆碱能药:为 COPD 常用药物,短效制剂有异丙托溴铵气雾剂,定量吸入,起效较沙丁胺醇慢;长效制剂有噻托溴铵。

3) 茶碱类:茶碱缓释或控释片、氨茶碱等。

(3) 祛痰药:用于痰液不易咳出者。代表性药物有盐酸氨溴索 30mg,每日 3 次;N-乙酰半胱氨酸 0.2g,每日 3 次;或羧甲司坦 0.5g,每日 3 次。

(4) 糖皮质激素:用于重度和极重度以及反复加重的患者,研究显示长期吸入糖皮质激素与长效 β_2 肾上腺素受体激动剂联合制剂,可增加运动耐量、减少急性加重发作频率,提高生活质量,甚至有些患者的肺功能得到改善。目前常用剂型有沙美特罗加氟替卡松、福莫特罗加布地奈德。

(5) 长期家庭氧疗(LTOT):可提高 COPD 慢性呼吸衰竭患者的生活质量和生存率。其指征包括:①$PaO_2 \leqslant 55mmHg$ 或 $SaO_2 \leqslant 88\%$,有或没有高碳酸血症。②PaO_2 55 ~ 60mmHg,或 $SaO_2 < 89\%$,并有肺动脉高压、心力衰竭所致水肿或红细胞增多症(血细胞比容 > 0.55)。一般用鼻导管吸氧,氧流量为 1.0 ~ 2.0L/min,吸氧时间 10 ~ 15 小时/天,目的是使患者在静息状态下,达到 $PaO_2 \geqslant 60mmHg$ 和(或)使 SaO_2 升至 90%。

2. 急性加重期治疗

(1) 确定急性加重的原因及病情严重程度。

(2) 根据病情严重程度决定门诊或住院治疗。

(3) 支气管舒张药:使用情况同稳定期。严重喘息者给予较大剂量雾化吸入以缓解症状;低氧血症者给予氧疗。

(4) 抗生素:根据患者所在地常见病原菌类型及药物敏感情况选用相应的抗生素积极治疗。

(5) 糖皮质激素:需住院治疗的患者可口服泼尼松龙,也可静脉给予甲泼尼龙。

笔记

（6）如患者有呼吸衰竭、肺源性心脏病、心力衰竭,应给予相应的治疗。具体治疗方法可参照相关章节对应的治疗内容。

【常用护理诊断/问题】

1. 气体交换受损　与气道阻塞、通气不足、呼吸肌疲劳、分泌物过多和肺泡呼吸面积减少有关。

2. 清理呼吸道无效　与分泌物增多而黏稠、气道湿度减低和无效咳嗽有关。

3. 低效型呼吸型态　与气道阻塞、膈肌变平以及能量不足有关。

4. 活动无耐力　与疲劳、呼吸困难、氧供与氧耗失衡有关。

5. 营养失调(低于机体需要量)　与食欲降低、摄入减少、腹胀、呼吸困难、痰液增多有关。

6. 焦虑　与健康状况的改变、病情危重、担心经济状况有关。

7. 知识缺乏　缺乏疾病预防保健知识。

8. 潜在并发症　慢性呼吸衰竭、自发性气胸等。

【护理措施】

1. 病情观察

（1）观察咳嗽、咳痰的情况,包括痰液的色、质、量、气味、性状等,以及咳痰是否顺畅。

（2）密切监测患者的生命体征、动脉血气分析、SaO_2、水、电解质、酸碱平衡等情况。

（3）观察患者神志、口唇及甲床发绀情况、尿量的变化和胸廓起伏程度,以了解缺氧症状有无改善。

（4）如使用呼吸机者,应观察自主呼吸与机械通气是否协调。检查呼吸机运转是否正常,鼻面罩及管道是否漏气,管道有无扭曲、进水、脱落,根据病情及时调整呼吸机参数。意识是判断患者是否缺氧和二氧化碳潴留的重要指征。

2. 起居护理

（1）取舒适体位,发热、咳喘时卧床休息,晚期宜取前倾位。

（2）保持合适的室内温度(18~20℃)和湿度(50%~60%),每天开窗通风1次,保持空气清新,避免空气对流,以免患者受凉,冬季以及天气变化时注意防寒保暖,适时添加衣被。周围环境去除烟雾、粉尘和刺激性气味,防止刺激呼吸道。

（3）视病情适当活动,以不感到疲劳和不加重症状为宜。

3. 饮食护理　营养状态是决定COPD患者病情及预后的重要因素。反复的呼吸道感染和呼吸困难使能量消耗增加,很多COPD患者合并有营养不良,会加重原有的肺疾病。一般患者予以高热量、高蛋白、高维生素、易消化食物,忌食辛辣刺激性食物,禁烟、酒;重病食欲欠佳者可予半流质饮食。

4. 用药护理　遵医嘱应用抗生素、支气管舒张剂和祛痰药,注意观察疗效及不良反应。盐酸氨溴索不良反应较轻。孕妇及甲亢患者慎用沙丁胺醇。少数患者吸入异丙托溴铵后出现口苦或口干、鼻干等症状。

5. 对症护理

（1）咳嗽咳痰:鼓励患者多饮水,稀释痰液,协助患者翻身、叩背,指导患者深吸气后有意识咳嗽,以利排痰。遵医嘱使用抗感染、祛痰、镇咳药。采用生理盐水加盐酸氨溴索雾化吸入,使药液直接吸入呼吸道进行局部治疗,帮助祛痰。

(2) 呼吸困难伴低氧血症:遵医嘱给予合理氧疗,一般采用鼻导管持续低流量吸氧,氧流量 $1 \sim 2L/min$,避免吸入过高浓度氧导致二氧化碳潴留,每日吸氧不低于 $10 \sim 15$ 小时。长期持续低流量吸氧能改善缺氧症状和降低肺循环阻力,减轻肺动脉高压和右心负荷。因夜间睡眠时,低氧血症更为明显,故夜间吸氧不宜间断。氧疗有效指标是患者呼吸困难减轻、呼吸频率减慢、发绀减轻、心率减慢、活动耐力增加。从生存质量看,不吸氧者为最差,吸氧者优于不吸氧者,持续吸氧者最佳。

6. 心理护理 慢性阻塞性肺疾病由于病程长,反复发作,身体状况每况愈下,给患者带来较重的精神负担和经济负担,甚至对治疗失去信心。护士应关心体贴患者,多与患者沟通,和他们聊天、谈心,了解他们心理变化,尽可能为他们排忧解难,从而建立良好的护患关系,鼓励患者以积极的心态对待疾病,放松心情,控制呼吸,保持乐观态度,提高战胜疾病的信心。同时,家人也应给予积极的诱导、关心和鼓励。

7. 呼吸功能锻炼 详见本章第十三节"呼吸系统疾病常用诊疗技术的护理"。

8. 本病属于中医"肺胀"、"喘证"、"咳嗽"范畴。其病因常与感受风寒之邪,恣食甘肥生冷,情志不调,久病肺肾两虚有关。平时多食用补肺益肾之品,如人参、蛤蚧、紫河车粉、冬虫夏草、百合、黄芪、党参等;多食用化痰之品,如白萝卜、海带、海蜇、陈皮等。干咳痰少质黏者,可用生梨去核加川贝 10g,冰糖适量蒸服,以清热润肺化痰;痰多稀薄者不适用。痰多黏腻之痰湿证,可食用党参粥、薏苡仁粥、山药等健脾化痰之品。对痰多稀薄色白之寒痰证,可艾灸天突、列缺、膻中等穴。

【健康教育】

1. 知识宣教 让患者充分了解疾病的概念、流行病学特点、发病原因及主要危险因素、症状、预后及治疗原则、护理要点等知识;告知患者长期反复感染是 COPD 发生、发展的重要因素。

2. 避免诱因 ①戒烟。告知患者吸烟(包括主动与被动吸烟)与 COPD 的发生密切相关,戒烟是减少 COPD 发生并延缓其发展的最主要、最经济的独立干预措施。因此应反复向吸烟患者讲解吸烟的危害、戒烟目的和有效戒烟的方法,增强其戒烟和康复的信心。②避免吸入粉尘和刺激性气体。③预防呼吸道感染。避免与呼吸道感染患者的接触,在呼吸道传染病流行期间,尽量避免到人群密集的公共场所。指导患者根据气候变化,及时增加衣物,避免受凉感冒。

3. 饮食指导 COPD 患者由于进食减少,消耗增加,营养物质的消化吸收障碍等原因常发生营养不良。营养不良可引起呼吸肌疲劳、免疫系统功能减退,且随着营养不良程度的加重,患者的病情会逐渐加重,所以 COPD 患者加强营养至关重要。应指导患者少食多餐,细嚼慢咽,多食高蛋白、丰富维生素、易消化的食物,多食蔬菜、水果,避免高热量饮食,保证足够的饮水量,控制盐的摄入。

4. 家庭护理指导 告知患者长期家庭氧疗的重要性与必要性,教会患者及其家属吸氧的方法、浓度、时间、氧气的合理湿化、吸氧工具选择、管道与设备的消毒与保养及用氧安全、如何与氧气中心联系、LTOT 的指征及氧疗效果的观察等,并告知其吸氧的注意事项及可能遇到问题的处理。

5. 康复锻炼指导 使患者及其家属理解康复锻炼的意义,充分发挥患者的主观能动性,制定个体化的锻炼计划,选择空气流通、安静的场所,进行步行、慢跑等体育锻炼,气功、太极拳是我国传统的强身健体方法,用深、慢、均匀而松弛的呼吸方式进行锻炼,以提高呼吸效率,使疲劳的呼吸肌得到放松和休息。告知患者只有将整体锻炼与呼吸锻炼有机结合,才可以增加机体的耐力和增强肌力。康复锻炼的强度以患者能够耐受为宜。

6. 心理指导　告诉患者及其家属此病虽然不能根治,但通过合理治疗,良好的自我护理,可以减少其急性发作,延长稳定期,使患者拥有较高的生活质量。指导家属采取积极的态度,营造和谐的家庭环境,给予患者心理支持。在照顾患者时,既不能嫌弃患者,又不能过度照顾,鼓励患者参加力所能及的日常生活、工作和其他体力活动,尽量做到生活自理,使患者在自我护理的过程中,学会情绪的自我调控,保持积极稳定的情绪,同时满足患者自尊的心理需要,并能够树立战胜疾病的信心。

7. 定期随访　指导患者出现以下症状应及时就医:①流涕、咳嗽等上呼吸道感染症状;②呼吸困难在休息和吸氧后不能缓解;③头痛,白天嗜睡,夜间失眠、兴奋,球结膜水肿等。

【结语】

慢性阻塞性肺疾病是一种具有气流受限为特征的肺部疾病,气流受限不完全可逆,呈进行性发展。其临床表现以咳、痰、喘为主,同时,随着病情的进展还可能引起多种肺外效应,如全身营养不良、运动耐力下降等。通过戒烟、合理氧疗、长期规律用药、正确的营养支持以及有效的康复训练等综合措施,虽然不能使其治愈,但是对延缓疾病进展发挥着至关重要的作用。

第四节　支气管哮喘

 案例导入

患者张女士,18 岁,学生。以发作性喘息伴咳嗽、咳痰 18 个月,加重 1 周为主诉来医院就诊。患者去年 4 月无明显诱因出现发作性喘息,呼吸困难,伴咳嗽、咳痰、喘息,经止咳平喘(药名不详)治疗好转。1 周前凌晨起床后突发喘息伴有咳嗽咳痰,经服止咳药未见明显好转,时轻时重。发病以来无发热,食欲、睡眠尚可,二便正常,无烟酒嗜好,患者有养花嗜好。

身体评估:T 36.6℃,P 90 次/分,R 20 次/分,BP 110/70mmHg。神志清楚,查体合作,双肺可闻及散在哮鸣音,心脏无异常,腹软,无压痛,双下肢无水肿。

入院诊断:支气管哮喘。

请问:患者目前有哪些主要的护理诊断或问题? 为进一步明确病因,需做哪些辅助检查? 如何进行护理?

支气管哮喘(bronchial asthma)简称哮喘,是由多种细胞(如嗜酸性粒细胞、肥大细胞、T 淋巴细胞、中性粒细胞、气道上皮细胞等)和细胞组分参与的气道慢性炎症性疾病。其特征包括气道慢性炎症,气道对各种刺激因素的高反应性,广泛而多变的可逆性气流受限及疾病后期气道结构的重构。临床表现为反复发作性喘息、气促、胸闷和(或)咳嗽等症状,多在夜间和(或)凌晨发生或加重,可自行缓解或经治疗缓解。如治疗不当,可逐渐产生气道不可逆性痉挛,导致气道增厚与狭窄。

哮喘是临床常见疾病之一,全世界约有 3 亿多患者,我国患者数达 2 千多万。各国患病率为 1% ~30% 不等,我国患病率为 0.5% ~5%,且呈上升趋势。一般发达国家患病率高于发展中国家,城市高于农村,儿童高于青壮年。哮喘极大地威胁着人类健康,已成为较严重的社会卫生问题,给患者家庭和社会带来沉重的负担。

【病因与发病机制】

1. 病因 哮喘的病因复杂,认为过敏体质及环境因素是发病的危险因素。

(1) 遗传因素:支气管哮喘的发生具有明显的遗传倾向。调查资料表明,哮喘患者亲属患病率高于群体患病率,并且亲缘关系越近,患病率越高。哮喘患者的特异性素质、气道高反应性和血清总 IgE 调节均与遗传因素有关。

(2) 环境因素:主要包括:①变应原因素,如吸入物(尘螨、花粉、真菌、动物毛屑等)、食物(鱼、虾、蟹、蛋类、牛奶等)、感染(细菌、病毒、寄生虫等)、药物(普萘洛尔、阿司匹林、抗生素);②非变应原因素,如大气污染、吸烟、运动、肥胖、妊娠等。

2. 发病机制 哮喘的发病机制非常复杂,至今尚不完全清楚,可概括为免疫-炎症反应、神经机制和气道高反应性及其相互作用。其中气道慢性炎症是哮喘的本质,神经因素是哮喘发病的重要环节,气道高反应性表现为气道对各种刺激因子出现过强或过早的收缩反应,是哮喘发生发展的另一个重要因素。有关哮喘发病机制总结见图 2-2。

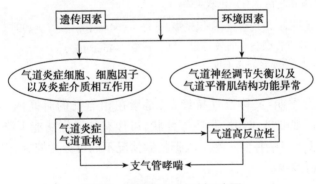

图 2-2 哮喘的发病机制示意图

【临床表现】

1. 症状 典型表现为发作性呼气性呼吸困难或发作性胸闷和咳嗽,伴有哮鸣音,严重者呈强迫坐位或端坐呼吸。常在夜间及凌晨发作和加重,哮喘症状可在数分钟内发作,经数小时至数天,用支气管舒张药可缓解或自行缓解。有些青少年患者哮喘症状在运动时出现,称为运动性哮喘。此外,咳嗽为唯一症状的不典型哮喘称为咳嗽变异性哮喘。对以胸闷为唯一症状的不典型哮喘称为胸闷变异性哮喘。

2. 体征 发作时胸部呈过度充气征象,双肺可闻及广泛的哮鸣音,呼气音延长。严重哮喘发作时,哮鸣音减弱或消失,称之为"沉默肺",是病情危重的表现。病情严重者常伴有心率加快、奇脉、胸腹反常运动和发绀。非发作期无异常体征。

3. 并发症 严重发作时可并发气胸、纵隔气肿、肺不张。长期反复发作和感染可并发慢性支气管炎、肺气肿、支气管扩张、间质性肺炎、肺纤维化和肺源性心脏病。

4. 支气管哮喘的分期及控制水平分级

（1）急性发作期：喘息、呼吸困难、胸闷、咳嗽等症状突然发生或原有症状加重，以呼气流量降低为特征，常因接触变应原，刺激物或呼吸道感染诱发。急性发作时严重程度可分为轻度、中度、重度和危重 4 级。详见表 2-3。

表 2-3　哮喘急性发作时病情的严重程度分级

病情程度	临床表现	血气分析	血氧饱和度	支气管舒张剂
轻度	对日常生活影响不大，可平卧，说话连续成句，步行、上楼时有气短。呼吸频率轻度增加，呼吸末期散在哮鸣音。脉率<100 次/分，可有焦虑	PaO_2 正常 $PaCO_2$ <45mmHg	>95%	能被控制
中度	日常生活受限，稍事活动便有哮喘，喜坐位，讲话常有中断。呼吸频率增加，哮鸣音响亮而弥漫。脉率 100～120 次/分，有焦虑和烦躁	PaO_2 60～80mmHg $PaCO_2$ ≤45mmHg	91%～95%	仅有部分缓解
重度	日常生活受限，喘息持续，只能单字讲话，端坐呼吸，大汗淋漓。呼吸脉率>30 次/分，哮鸣音响亮而弥漫。脉率>120 次/分，常有焦虑和烦躁	PaO_2 <60mmHg $PaCO_2$ >45mmHg	≤90%	无效
危重	患者不能讲话，出现嗜睡、意识模糊，呼吸时，哮鸣音明显减弱或消失。脉率>120 次/分或变慢和不规则	PaO_2 <60mmHg $PaCO_2$ >45mmHg	<90%	无效

（2）非急性发作期：又称慢性持续期，是指在相当长的时间内，有不同频度和（或）不同程度地出现喘息、咳嗽、胸闷等症状，可伴有肺通气功能下降。非急性期哮喘严重性评估方法为哮喘控制水平。根据控制情况不同可分为控制、部分控制和未控制 3 个等级，详见表 2-4。

表 2-4　哮喘控制水平分级

临床特征	完全控制（满足以下所有条件）	部分控制（任何 1 周出现以下 1～2 项特征）	未控制（任何 1 周内）
白天症状	无（或≤2 次/周）	>2 次/周	出现 ≥3 项部分控制特征
活动受限	无	有	
夜间症状/憋醒	无	有	
需要使用缓解药物的次数	无（或≤2 次/周）	>2 次/周	
肺功能（PEF 或 FEV_1）	正常或≥80% 预计值	<80% 正常预计值或本人最佳值	
急性发作	无	≥1 次/年	任何 1 周出现 1 次

【辅助检查】

1. 痰液检查 痰涂片可见嗜酸性粒细胞增多。

2. 肺功能检查

（1）通气功能检测：发作时呈阻塞性通气功能障碍，呼气流速指标显著下降，主要检测指标有 FEV_1、$FEV_1/FVC\%$ 及最高呼气流量（PEF）均下降；残气量及残气量与肺总量比值增加，而在缓解期会逐渐恢复。

（2）支气管激发试验（BPT）：用以测定气道反应性，激发试验只适用于 FEV_1 在正常预计值的70%以上的患者。吸入激发剂（乙酰甲胆碱、组胺）后，在设定的激发剂量范围内，如 FEV_1 下降≥20%，可诊断为激发试验阳性，表明气道处于高反应状态。

（3）支气管舒张试验（BDT）：用以测定气道可逆性，当吸入支气管舒张剂（沙丁胺醇、特布他林等）20分钟后重复测定肺功能，结果 FEV_1 较用药前增加≥12%，且其绝对值增加≥200ml，可判断舒张试验阳性。表明可逆性气流受限。

（4）PEF及其变异率测定：PEF可反映气道通气功能的变化，哮喘发作时PEF下降。昼夜PEF变异率≥20%，则符合气道气流受限可逆性改变的特点。

3. 动脉血气分析 哮喘发作时，可有 PaO_2 降低，$PaCO_2$ 降低或正常，出现呼吸性碱中毒；严重时 PaO_2 降低，$PaCO_2$ 增高，出现呼吸性酸中毒。

4. 胸部X线检查 哮喘发作时双肺透亮度增高，呈过度充气状态。合并感染时，可见肺纹理增加和炎性浸润阴影。缓解期多无异常。

5. 特异性变应原的检测 大多数哮喘患者对众多的变应原和刺激物敏感。结合病史测定变应性指标有助于病因诊断，可避免或减少对该致敏因素的接触。

【诊断要点】

1. 反复发作喘息、气急、胸闷或咳嗽，多与接触变应原、冷空气、物理或化学性刺激、病毒性上呼吸道感染、运动等有关。

2. 发作时在双肺可闻及散在或弥漫性、以呼气相为主的哮鸣音，呼气相延长。

3. 上述症状可经治疗缓解或自行缓解。

4. 除外其他疾病所引起的喘息、气急、胸闷或咳嗽（需与老年的COPD和由左侧心力衰竭引起的"心源性哮喘"相鉴别）。

5. 临床表现不典型者（如无明显喘息或体征）至少应有下列三项中的一项：①支气管激发试验或运动试验阳性；②支气管舒张试验阳性；③昼夜PEF变异率≥20%。

符合上述1~4条或4、5条者，可以诊断为支气管哮喘。

【治疗要点】

目前尚无特效的治疗方法，但长期规范化治疗可使哮喘症状得到控制，减少复发乃至不发作。长期使用最少量或不用药物能使患者活动不受限制，并能与正常人一样生活、工作和学习。

1. 脱离并减少危险因素的接触 对已明确变应原或其他非特异刺激因素的患者，应立即使其脱离变应原并长期避免接触危险因素是防治哮喘最有效的方法。

2. 药物治疗 哮喘治疗药物分为控制性药物和缓解性药物。控制性药物是指需要长期每天使用的药物，使哮喘维持临床控制；缓解性药物是指按需使用的药物，能迅速解除支气管痉挛从而缓解哮喘症状。

（1）糖皮质激素：糖皮质激素是治疗支气管哮喘的一线药物，是目前控制哮喘最有效的药物。其主要机制是干扰花生四烯酸代谢,减少白三烯和前列腺素的合成,抑制嗜酸性粒细胞的趋化与活化,抑制细胞因子合成,活化并提高气道平滑肌 β_2 受体的反应性,减少微血管渗漏等。

1）吸入型糖皮质激素(ICS):ICS 通过吸入给药,药物直接作用于呼吸道,所需剂量较小,局部抗炎作用强,全身不良反应少。因此,是目前哮喘长期治疗的首选药。ICS 既可控制患者的症状,也可防止不可逆的气道阻塞即气道重塑的发生。临床上常用的吸入激素有倍氯米松、布地奈德、氟替卡松和环索奈德、莫米松等。

2）全身应用糖皮质激素:①口服给药:适用于慢性持续哮喘吸入大剂量激素联合治疗无效的患者、中度哮喘发作和静脉应用激素治疗后的序贯治疗。一般使用半衰期较短的激素(如泼尼松龙、泼尼松或甲泼尼龙等)。②静脉给药:严重急性哮喘发作时,应经静脉及时给予琥珀酸氢化可的松或甲泼尼龙。无激素依赖倾向者,可在短期(3~5 天)内减量或改用吸入剂型;有激素依赖倾向者应延长给药时间,控制哮喘症状后逐渐减量,然后改为口服和吸入剂维持。

（2）β_2 受体激动剂:是目前应用最广泛的支气管舒张剂,主要作用机制是通过选择性结合 β_2 肾上腺素受体,激活腺苷酸环化酶,将三磷酸腺苷转化为环磷酸腺苷,从而松弛气道平滑肌,舒张支气管;抑制炎症细胞释放炎性介质;增强黏膜纤毛的摆动速度,增加杯状细胞的分泌量,促进排痰,从而增加气道黏膜的清除能力;降低肺血管阻力,增加心排血量,具有小静脉抗渗漏作用,抑制渗出性水肿。

1）短效 β_2 受体激动剂:为治疗哮喘急性发作的首选药物。常用药物有沙丁胺醇和特布他林等。①吸入给药:吸入剂包括定量气雾剂、干粉剂和雾化溶液。②口服给药:通常在服药后 15~30 分钟起效,疗效可维持 4~6 小时。缓释剂和控释剂可维持 8~12 小时,适用于夜间哮喘发作患者的预防和治疗。这类药物应按需间歇使用,不宜长期单一使用,也不宜过量应用。

2）长效 β_2-受体激动剂:舒张支气管平滑肌的作用可维持 12 小时以上。目前常用的有 2 种:①沙美特罗:经气雾剂给药,给药后 30 分钟起效,可维持 12 小时以上。②福莫特罗:给药后 3~5 分钟起效,可维持 8 小时以上。目前长效 β_2-受体激动剂与吸入型糖皮质激素联合是最常用的哮喘控制性药物。

（3）茶碱类药物:主要有舒张支气管平滑肌、增强呼吸肌收缩、提高气道纤毛清除功能和气道抗炎作用;还具有利尿、强心、扩张冠状动脉、兴奋呼吸中枢和呼吸肌等作用。常用药物有二羟丙茶碱、氨茶碱,可通过口服和静脉给药。

1）口服给药:包括氨茶碱和控(缓)释型茶碱。用于轻、中度哮喘发作和维持治疗。一般剂量为每日 6~10mg/kg。口服控(缓)释型茶碱后血药浓度平稳,平喘作用可维持 12~24 小时,尤适用于夜间哮喘症状的控制。联合激素和抗胆碱药物具有协同作用。

2）静脉给药:氨茶碱加入葡萄糖溶液中,缓慢静脉注射,注射速度不宜超过 0.25mg/(kg·min)或静脉滴注,适用于哮喘急性发作且 24 小时内未用过茶碱类药物的患者。

（4）白三烯(LT)调节剂:除吸入激素外,是唯一可单独应用的长效控制药,可作为 ICS 轻度哮喘的替代治疗药物和中、重度哮喘的联合治疗用药。目前国内主要使用"半胱氨酰"白三烯受体拮抗剂。其常用药有孟鲁司特和扎鲁司特。

（5）抗胆碱药物：该类药物可降低迷走神经张力，减少黏液的分泌，舒张支气管的作用。舒张支气管的作用比 β_2 受体激动剂弱，起效较慢，长期应用不易产生耐药，不良反应少。但两者联合吸入治疗，具有协同、互补作用，可提高临床疗效。吸入抗胆碱药物如溴化异丙托品和溴化泰乌托品等。

（6）抗 IgE 治疗：重组抗人免疫球蛋白的 IgE 单克隆抗体。有研究显示，每 2～4 周皮下注射一次，可以显著减少哮喘的急性发作，也可以减少吸入性糖皮质激素的使用，但因该药临床使用的时间尚短，其远期疗效与安全性有待进一步观察。价格昂贵也使其临床应用受到限制。

3. 急性发作期的治疗　急性发作的治疗目的是尽快缓解气道阻塞，恢复肺功能，纠正低氧血症，预防进一步恶化或再次发作，防止并发症，一般根据病情的程度，进行综合性治疗。

（1）轻度：经定量气雾剂（NDI）吸入短效 β_2 受体激动剂，第 1 小时内每 20 分钟吸入 1～2 喷，效果不佳时可加茶碱缓释片，或加用短效抗胆碱药气雾剂吸入。

（2）中度：持续雾化吸入 β_2 受体激动剂，联合雾化吸入短效抗胆碱药、激素混悬液。也可联合静脉注射茶碱类药物。

（3）重度至危重度：在中度治疗的基础上吸氧，尽早静脉应用激素。注意维持水、电解质平衡，纠正酸碱失衡。经上述治疗病情继续恶化者，应及时给予机械通气治疗。

4. 哮喘的长期治疗　一般哮喘经过急性期治疗症状得到控制，但哮喘的慢性炎症改变仍然存在，因此根据哮喘的病情持续状况需要制定合适的长期治疗方案。哮喘患者长期治疗方案分为 5 级，未经规范治疗的初诊患者可选择 2 级治疗方案，哮喘症状明显者直接选择第 3 级治疗方案，具体方案详见表 2-5。

表 2-5　根据哮喘病情控制分级制定治疗方案

治疗级别				
第 1 级	第 2 级	第 3 级	第 4 级	第 5 级
哮喘教育、环境控制				
按需使用短效 β_2 受体激动剂				
控制性药物	选用 1 种：低剂量的 ICS，或 LT 调节剂	选用 1 种：低剂量的 ICS 加长效 β_2 受体激动剂，或中剂量的 ICS，或高剂量的 ICS，或低剂量 ICS 加 LT 调节剂，或低剂量的 ICS 加缓释茶碱	在第 3 级的基础上，加用 1 种或以上：中剂量或高剂量的 ICS 加长效 β_2 受体激动剂，或 LT 调节剂，或缓释茶碱	在第 4 级基础上加用 1 种：口服最小剂量的糖皮质激素，或抗 IgE 治疗

5. 免疫治疗　分为特异性免疫和非特异性免疫。特异性免疫通常采用变应原（如螨、花粉、猫毛）做定期反复皮下注射，剂量由低至高，以产生免疫耐受性，使患者脱敏。非特异性免疫法如注射卡介苗、转移因子等生物制品等抑制变应原反应过程。

【常用护理诊断/问题】

1. 气体交换受损　与支气管痉挛、气道炎症、黏液分泌增加、气道阻塞有关。

2. 清理呼吸道无效 与气道平滑肌收缩、痰液黏稠、排痰不畅、无效咳嗽、疲乏有关。

3. 活动无耐力 与日常活动时呼吸困难、缺氧有关。

4. 营养失调 低于机体需要量 与呼吸困难、疲乏引起畏食有关。

5. 焦虑 与哮喘反复发作有关。

6. 知识缺乏 缺乏正确使用雾化吸入器的有关知识。

7. 潜在并发症 自发性气胸、呼吸衰竭、肺心病等。

【护理措施】

1. 病情观察

（1）观察咳嗽、咳痰的情况,包括痰液的色、质、量、气味、性状等,以及咳痰是否顺畅。密切监测患者的生命体征、神志、尿量、SaO_2、水、电解质、酸碱平衡等情况。

（2）哮喘发作时,注意观察患者的意识状态、呼吸频率、节律,监测呼吸音、哮鸣音变化,监测动脉血气分析和肺功能情况。

（3）加强夜间巡视,做好晨间护理,哮喘的特点之一是好发于夜间和入睡后,应严密观察,注意避免突发意外。

（4）严重发作时应密切观察有无并发自发性气胸、纵隔气肿、肺不张及呼吸衰竭等发生。

2. 起居护理

（1）环境:保持室内空气新鲜和流通,维持室温18～22℃,湿度50%～60%,每天开窗通风。尽量减少病室内的变应原,如不放鲜花,不使用陈旧被褥,打扫卫生时使用湿法或吸尘器。

（2）休息与体位:哮喘发作时应绝对卧床休息,极度气急时予以高枕卧位或半坐位,有条件时放床头桌,使患者上身尽量前倾,有利于呼吸肌和膈肌运动,减少体力消耗。

（3）清洁护理:严重哮喘生活不能自理的患者,应及时帮助擦干汗水,更换衣服和床单,保持皮肤的干燥、清洁和舒适。

3. 饮食护理

（1）哮喘发作时,勿勉强进食。

（2）在发作缓解后,即应给予营养丰富的清淡饮食和补充水分,多吃新鲜水果蔬菜,忌食辛辣生冷的食物,以及避免进食鱼、虾、蟹等可诱发哮喘的食物。

4. 用药护理 遵医嘱合理使用各类药物,注意观察疗效及不良反应,发现异常情况应及时处理。

（1）糖皮质激素:大剂量全身应用后易致肥胖、多毛、皮肤菲薄、肌无力、低钾性碱中毒、水钠潴留、高血压、糖尿病、骨质疏松等。还可诱发或加重消化性溃疡,引起中枢神经系统兴奋,导致伤口不愈合。用药过程应注意观察副作用和预防口腔真菌感染。

（2）β_2 受体激动剂:使用初始剂量过大时有心悸、心律失常、手指颤抖、头痛、兴奋、低血钾,部分有失眠、尿潴留、恶心、呕吐等,大部分不良反应随用药时间延长可减轻。单一、长期使用,可引起 β_2 受体功能下降和气道的反应性增高,易产生耐药性。冠心病、老年患者和低血钾者在使用中应加强心率、心律的监测。

（3）茶碱类：常见的不良反应包括恶心、呕吐、头痛、神经过敏以及失眠，当其达到中毒浓度时会出现低血钾、心动过速、高血糖、心律失常、神经肌肉兴奋性升高，诱发癫痫发作甚至死亡。因此，在有条件的情况下应监测其血药浓度，对心、肝、肾功能不全和甲状腺功能亢进者需注意药物浓度不宜过高，及时调整滴速，静脉注射浓度不宜过高，速度不宜过快，注射时间应在 10 分钟以上。不宜与大环内酯类抗生素、喹诺酮类抗生素、避孕药、甲氰咪呱等药合用，以免降低茶碱的清除率。如必须同时应用，需减少茶碱类药物的剂量。

（4）抗胆碱能药：大量吸入可诱导支气管反常收缩，有头痛、头晕、恶心、呕吐、口干、面部潮红、心动过速、食欲下降、乏力、低血压等症状，连续应用一段时间后副作用可逐渐减少。

（5）哮喘常用气雾剂及其使用指导：临床上用于哮喘的常用气雾剂种类包括沙丁胺醇（舒喘灵）气雾剂、沙美特罗替卡松粉吸入剂（舒利迭）、特布他林气雾剂（喘康速）、丙酸倍氯米松气雾剂、色苷酸钠气雾剂等。其使用指导详见如下：

1）定量气雾剂正确使用的步骤：①打开喷口的盖并用力震摇气雾瓶，使瓶内混悬液达到均匀状态；②患者轻轻地呼气直到不再有空气可以从肺内呼出，然后立即将喷口放进口内，并合上嘴唇包紧喷口；③患者开始用口深慢吸气，同时按下药罐将药物释放，并继续深吸气，尽可能使药物微粒能够从口咽部到达外周细支气管；④吸气后立即将气雾剂喷口撤出，并屏气 10 秒钟，或在没有不适的感觉下尽量延长屏气时间，然后才缓慢地呼气，以增加药物微粒在气道和肺内的沉积量；⑤在吸入药物后，随即用温开水漱口，不要做吞咽动作，将漱口水吐出；⑥患者如果需要连续吸两次时，则两次之间的时间间隔应至少 1 分钟，以减少患者连续吸入造成的疲劳，并可增加药物微粒在周围气道的沉积。

2）注意事项：①掌握好按压与吸气同步，并在吸入药物后要尽可能长时间屏气；②吸入药物后要用清水漱口，以避免或减少药物从口腔黏膜吸收产生副作用。

5. 对症护理

（1）哮喘重度、危重发作：发生该情况应紧急采取以下应对措施：①专人护理，消除患者紧张、恐惧心理及准备好抢救用物。②缓解缺氧、失水、排除并发症，应给予吸氧，氧流量 2～3L/min；鼓励患者多饮水，防止脱水造成痰液黏稠不易咳出，必要时根据医嘱给予输液。③严密观察病情变化，对口唇或手指明显发绀、心率快，超过 120 次/分钟、咳痰十分困难、神志模糊或恍惚不清、手足发冷、脉搏细弱、血压下降、高热不退、哮喘持续 48 小时以上，症状不见好转反而更加严重者应视为危重信号，应与医生密切配合，做好气管切开或插管及抢救准备，随时掌握病情变化。

（2）哮喘轻度、中度发作：①遵医嘱立即给予解痉平喘药物。②立即给予吸氧，同时注意气道湿化保温。氧气浓度为 40%～50%，有二氧化碳潴留宜持续低流量给氧，氧浓度为 30%，氧疗可改善通气，并防止肺性脑病的发生。吸氧前应清除呼吸道分泌物。③促进排痰，稀释痰液，除补液外，可用帮助祛痰的药物，如氯化铵、鲜竹沥水等口服，痰液阻塞气道是急症哮喘病情难以缓解的重要原因之一，因此，加强排痰，保持气道通畅甚为重要。用超声雾化吸入（生理盐水 40ml、α-糜蛋白酶 5mg、地塞米松 5mg 等），每日 2 次，有稀释痰液，湿化气道，消炎的作用，超声雾化后拍背，鼓励咳嗽、排痰。

6. **心理护理** 因哮喘严重发作时可有濒死感,患者常有精神紧张,恐惧多虑的心理反应,与病情的发生发展也有很大的相关性。应向患者解释病情,消除顾虑,减轻负担,有利于缓解发作。

7. **中医护理** 本病属于中医"哮病"、"喘证"的范畴。患者平素可多食用具有益肺、健脾、化痰功效的食物,如用沙参、百合、山药、薏苡仁、扁豆等煮粥食用。亦可用桑椹、核桃、莲子、黑木耳等煮粥食用,以补益肺肾。可常食用梨、橘子、蜂蜜等清润化痰降气之品。肺热者痰液黏稠可遵医嘱给予蛇胆川贝液或竹沥水,以清肺化痰。痰多清稀色白者,可用南星末或白芥子末适量,姜汁调敷足心,以温化寒痰。哮喘发作剧烈时可针刺双侧肺俞、大椎、双侧风门穴,并加拔大口径火罐,可缓解症状。

【健康教育】

1. **知识宣教** 耐心向患者解释本病的发病原因、诱发因素、临床表现、转归、预后等情况,提高患者的依从性。

2. **避免诱因** ①保持房间空气流通,通风良好,避免灰尘、煤气、烟雾及其他一切刺激性物质;②不宜在室内养花、铺地毯,擦拭门窗、家具尽量使用湿布,勿用干布或鸡毛掸子,以免扬起灰尘;③家里尽量不养猫、狗、鸟类等动物,以免引起哮喘发作;④避免接触容易引起过敏的尘螨、花粉、真菌、皮毛、食物、药物等,避免剧烈活动,避免冷空气刺激及吸入二氧化硫等。

3. **用药指导** 药物治疗是哮喘治疗的关键,运用通俗易懂的语言向患者及家属讲解药物的用法、剂量、作用及不良反应,指导患者正确使用各种吸入器的方法。

4. **饮食指导** 根据患者的饮食嗜好,选择食物的种类。提供清淡易消化、富有营养的食物。多食新鲜水果及蔬菜。避免进食过冷、过热、辛辣及煎炸等刺激性食物,忌用虾、蟹等易致过敏的食物,忌烟、酒,以免诱发或加重哮喘的发作。

5. **运动指导** 患者在家中根据身体状况进行循序渐进的运动锻炼,可以提高运动耐力、抵抗力和康复能力。制订锻炼计划,选择适当的运动项目、运动方式。逐步增加运动量并持之以恒,如散步、做扩胸运动、缩唇呼吸等,用冷水刺激鼻翼两侧,加强耐寒锻炼,减少呼吸道的感染。

6. **病情监测** 指导患者坚持写好哮喘日记,包括日期、天气、运动、咳嗽、喘息时间与地点、药物的不良反应等。教会患者若出现鼻、咽、眼部发痒,咳嗽、流鼻涕等黏膜过敏症状时,说明有哮喘发作的先兆。哮喘发作时应用一般平喘药物,24 小时若仍不能缓解者,应及时就医。峰流速仪是哮喘患者不可缺少的检测工具。方法:取站立位,尽可能深吸一口气,用唇齿包住口含器,以最快的速度,用一次最有力的呼气吹动游标滑动,游标最终停止的刻度就是此次峰流速值。学会利用峰流速仪监测最大呼气峰流速(PEFR),监测 PEFR 可准确地反应哮喘的病情严重程度和变化趋势,并可作为一个早期警告系统。因为患者 PEFR 值的改变,可能在症状出现前几小时或几天即已出现,实时监测使患者有足够的时间采取措施预防发作,将哮喘发作控制在初期。

【结语】

支气管哮喘是由多种细胞和细胞组分参与的气道慢性炎症性疾病。可发生于各年龄段,其发病史通常可追溯到年幼时期。需要长期治疗,目前尚缺乏有效治愈的手段。哮喘的发生受遗传与环境因素的双重影响。因此,增强体质、避免有害环境因素的刺激、长期正确规范化治疗以及做好哮喘日记监测病情等对防治哮喘的发生发展都至关重要。

第五节　支气管扩张症

支气管扩张症(bronchiectasis)是指由支气管及其周围肺组织的急、慢性炎症和支气管阻塞,反复发生支气管炎症,致使支气管壁肌肉和弹性组织破坏,管腔形成不可逆性扩张、变形,引起支气管异常和持久性扩张。临床表现主要为慢性咳嗽、咳大量脓痰和(或)反复咯血。

本病多见于儿童和青年,近年来随着急、慢性呼吸道感染的恰当治疗,其发病率有下降趋势。支气管扩张症的预后取决于其病变范围和有无并发症。支气管扩张范围广泛者易损害肺功能,甚至发展至呼吸衰竭,引起死亡。大咯血也可严重影响预后。

【病因和发病机制】

支气管扩张发病的关键机制是支气管-肺组织感染和支气管阻塞。两者相互影响,促使支气管扩张的发生和发展。婴幼儿时期严重的支气管-肺部感染是引起支气管扩张的主要原因之一。支气管扩张也可能是先天发育障碍及遗传因素引起,但较少见。另有约30%支气管扩张患者病因未明,但通常弥漫性的支气管扩张发生于存在遗传、免疫或解剖缺陷的患者,如囊性纤维化、纤毛运动障碍和严重的 α_1-抗胰蛋白酶缺乏。低免疫球蛋白血症、免疫缺陷和罕见的气道结构异常也可引起弥漫性疾病,如巨大气管-支气管症(Mounier-Kuhn 综合征),软骨缺陷(Williams-Campbell 综合征)以及变应性支气管肺曲菌病等疾病的少见并发症。局灶性支气管扩张可源自未进行治疗的肺炎或阻塞,例如异物或肿瘤,外源性压迫或肺叶切除后解剖移位。

以上这些疾病损伤了宿主气道清除机制和防御功能,使其清除分泌物的能力下降,易于发生感染和炎症;这些病变使支气管引流不畅,分泌物潴留,导致阻塞;而阻塞又容易诱发感染。这一感染-阻塞-感染的过程反复进行,可使充满炎性介质和病原菌黏稠液体的气道逐渐扩大、形成瘢痕和扭曲。支气管壁由于水肿、炎症和新血管形成而变厚。

【临床表现】

1. 症状

(1) 慢性咳嗽、咳大量脓痰:由于支气管扩张部位分泌物积储,改变体位时分泌物刺激支气管黏膜引起咳嗽和排痰。咳嗽咳痰常发生于清晨和晚上,合并感染时痰量明显增多。其严重度可用痰量估计:轻度,每天少于 10ml;中度,每天 10～150ml;重度,每天多于 150ml。急性感染发作时,黄绿色脓痰量每日可达数百毫升。感染时痰液收集于玻璃瓶中静置后出现分层的特征:上层为泡沫,下悬脓性成分,中层为混浊黏液,下层为坏死组织沉淀物。引起感染的常见病原体为铜绿假单胞菌、金黄色葡萄球菌、流感嗜血杆菌、肺炎链球菌和卡他莫拉菌。

(2) 反复咯血:50%～70% 的患者有不同程度的咯血,从痰中带血至大量咯血,咯血量与病情严重程度、病变范围有时不一致。大咯血常为小动脉被侵蚀或增生的血管被破坏所致。部分患者以反复咯血为唯一症状,临床上称为"干性支气管扩张",其病变多位于引流良好的上叶支气管。

(3) 反复肺部感染:其特点是同一肺段反复发生肺炎并迁延不愈。这是由于扩张的支气管清除分泌物的功能丧失,引流差,易于反复发生感染。

（4）慢性感染中毒症状:如反复感染,可出现发热、乏力、食欲减退、消瘦、贫血等全身中毒症状,儿童可影响发育。

2. 体征　早期或干性支气管扩张可无异常肺部体征,病变重或继发感染时常可闻及下胸部、背部固定而持久的局限性粗湿啰音,有时可闻及哮鸣音,部分慢性患者伴有杵状指（趾）。出现肺气肿、肺心病等并发症时有相应体征。

3. 并发症　支气管扩张范围广泛者易损害肺功能,甚至发展至呼吸衰竭,引起死亡。大咯血可引起失血性休克、窒息等,也可严重影响生命安全。

【辅助检查】

1. 影像学检查　胸部 X 线平片检查时,囊状支气管扩张的气道表现为显著的囊腔,腔内可存在气液平面,气道壁增厚,纵切面可显示为"双轨征",横切面显示"环形阴影"。但这一检查对判断有无支气管扩张缺乏特异性。高分辨 CT（HRCT）的出现,进一步提高了 CT 诊断支气管扩张的敏感性。由于其无创、易重复、易被患者接受,现已成为支气管扩张的主要诊断方法。

2. 其他检查　纤维支气管镜检查有助于支气管扩张的直观和病因诊断。当支气管扩张呈局灶性且位于段支气管以上时,纤维支气管镜检查可发现弹坑样改变。痰液检查常显示含有丰富的中性粒细胞以及定植或感染的多种微生物。痰涂片染色以及痰细菌培养结果可指导抗生素治疗。肺功能测定可以证实由弥漫性支气管扩张或相关的阻塞性肺病导致的气流受限。

【诊断要点】

根据反复咳脓痰、咯血的病史和既往有诱发支气管扩张的呼吸道感染病史,HRCT 显示支气管扩张的异常影像学改变,即可明确诊断为支气管扩张。纤维支气管镜检查或局部支气管造影,可明确出血、扩张或阻塞的部位。

【治疗要点】

治疗原则为治疗基础疾病、控制感染、改善气流受限、清除分泌物。

1. 治疗基础疾病　对活动性肺结核伴支气管扩张患者应积极抗结核治疗,低免疫球蛋白血症患者可用免疫球蛋白替代治疗。

2. 控制感染　患者出现痰量及其脓性成分增多等急性感染征象时需应用抗生素。可依据痰培养和药敏试验结果指导抗生素应用,但在开始时常需给予经验治疗（如给予氨苄西林、阿莫西林或头孢克洛）。存在铜绿假单胞菌感染时,可选择口服喹诺酮类,静脉给予氨基糖苷类或第三代头孢菌素。对于慢性咳脓痰的患者,除使用短程抗生素外,还可考虑使用疗程更长的抗生素,如口服阿莫西林或吸入氨基糖苷类,或间断并规则使用单一抗生素以及轮换使用抗生素。

3. 改善气流受限　支气管舒张剂可改善气流受限,并帮助清除分泌物,伴有气道高反应及可逆性气流受限的患者常有明显疗效。

4. 清除气道分泌物　化痰药物以及振动、拍背和体位引流等胸部物理疗法均有助于清除气道分泌物。为促使分泌物清除,应强调体位引流和雾化吸入重组脱氧核糖核酸酶,后者可通过阻断中性粒细胞释放 DNA 降低痰液黏度。

5. 咯血　如少量咯血可以对症治疗或口服卡巴克洛（安络血）、云南白药等。若出血量为中等,可静脉给予垂体后叶素或酚妥拉明;若出血量大,经内科治疗无效,可考虑介入栓塞或手术治疗。

6. 外科治疗　如果支气管扩张为局限性,且经充分的内科治疗仍顽固反复发作者,可考虑外科手术切除病变肺组织。如果大出血来自于增生的支气管动脉、经休息和抗生素等保守治疗不能缓解,反复大咯血时,病变局限者可考虑外科手术。

【常用护理诊断/问题】

1. 清理呼吸道无效　与痰多黏稠,体力下降,未掌握有效咳痰及体位引流技巧而导致痰液排出不畅有关。

2. 潜在并发症:大咯血、窒息。

3. 焦虑　与反复咯血不止及担心疾病预后有关。

4. 营养失调　低于机体需要量　与慢性感染导致机体消耗增加而摄入不足有关。

5. 有感染的危险　与痰多、黏稠、不易排出有关。

【护理措施】

1. 病情观察

(1) 咳嗽、咳痰:观察咳嗽的时间次数,咳嗽方法等。观察痰液的量、颜色、性质、气味与体位的关系,痰液静置后是否有分层现象,记录 24 小时痰液排出量。

(2) 咯血:咯血患者密切观察咯血的量、颜色、性质及出血的速度,并做好记录。

(3) 窒息:观察窒息的各种症状,如胸闷、气急、呼吸困难、咯血不畅、喉头有痰鸣音、出现发绀、出冷汗、突然坐起、瞠目结舌、血从口中喷出、喷射性大咯血突然停止等,一经发现及时向医生报告,做好抢救配合处理。

(4) 并发症:注意观察生命体征变化,注意有无阻塞性肺不张、肺部感染及休克等并发症的表现。

(5) 精神状态:观察患者是否十分紧张,有无不敢咳嗽、屏气等现象。

2. 起居护理

(1) 环境:提供安静、舒适环境,保持适宜的温湿度及室内空气新鲜、洁净。

(2) 休息:剧烈、频繁的咳嗽应注意休息,保持舒适体位,如患者能耐受,尽可能让患者采取坐位或半坐位,并注意脊柱尽量挺直以利肺部扩张。急性感染或病情严重者应卧床休息。小量咯血者静卧休息为主,大量咯血患者绝对卧床休息。取患侧卧位,可减少患侧活动度,既防止病灶向健侧扩散又有利于健侧肺的通气功能。尽量避免搬动患者,以减少肺活动度。

(3) 活动:病情轻无大咯血患者鼓励其下床活动,以利痰液排出。

3. 饮食护理

(1) 饮食原则:提供高热量、高蛋白质、富含维生素丰富饮食,避免冰冷食物诱发咳嗽,少食多餐。指导患者咳痰后及进食前后用清水或漱口液漱口,保持口腔清洁,促进食欲。鼓励患者多饮水,每天 1500ml 以上。

(2) 咯血者饮食要求:大量咯血者应禁食;小量咯血者宜进少量温、凉流质饮食,因过冷过热食物均易诱发或加重咯血;多食富含纤维素丰富的食物,以保持大便通畅,避免排便时腹压增加而引起再度咯血。

4. 用药护理　遵医嘱使用抗生素、祛痰剂和支气管舒张药、止血药等,指导患者掌握药物的疗效、剂量、用法和不良反应。必要时通知医生。

(1) 止血药:大咯血患者使用垂体后叶素,因其可收缩小动脉、减少肺血流量达到控制咯血作用,但因其还引起子宫、肠道平滑肌收缩和冠状动脉收缩的作用,故冠心病、高血压患者及孕妇不能使用。静脉滴注垂体后叶素时速度勿过快,以免引起恶心、便意、心悸、面色苍白等不良反应。

(2) 镇静止咳药:对年老体弱者、肺功能不全者应用镇静剂和镇咳药后,注意观察呼吸咳嗽受抑制情况,以早期发现因呼吸抑制导致的呼吸衰竭和使血块不能咯出而发生窒息。

5. 对症护理

(1) 咳嗽

1) 指导患者学会有效咳嗽的方法。取舒适体位,先行 5~6 次缓而慢的深呼吸,于深吸气末,迅速关闭声门,肋间肌、腹肌收缩,建立足以排出黏液分泌物的胸腹部压力,迅速打开声门,形成爆破性气流,咳出痰液;或患者取坐位,两腿上置一枕头顶住腹部(促进膈肌上升),咳嗽时,身体前倾,张口咳嗽,将痰排出。

2) 对于慢性难以缓解的咳嗽者,将空气中的刺激物减少到最低程度(如灰尘、过敏原);让患者的休息不受中断;按医嘱给予镇咳药,祛痰药;通过湿润缓解黏膜刺激。

(2) 大量脓痰:采用体位引流技术,这是利用重力作用促使肺、支气管内分泌物排出体外的治疗护理技术。具体操作方法见本章第十三节"呼吸系统疾病常用诊疗技术的护理"。

(3) 咯血

1) 预防窒息:取患侧卧位,若出血部位不明确,则取平卧位,头偏向一侧,大咯血时专人护理。嘱患者当感知喉头有血或发痒时,轻轻地将血咳出,既不能太用力也不要屏住呼吸。准备好抢救物品。

2) 抢救配合:对大咯血及意识不清的患者,一旦患者出现窒息征象,应立即取头低脚高 45°俯卧位,面部侧向一边,轻拍背部,迅速排出在气道和口咽部的血块,或直接刺激咽部以咳出血块。必要时用吸痰管进行机械吸引,并给予高浓度吸氧。做好气管插管或气管切开的准备和配合工作,以解除呼吸道阻塞。

6. 心理护理　支气管扩张症患者因病程长反复发作,患者易产生焦虑情绪。应尊重关心患者,了解患者心理状态和基本需求,解除焦虑情绪。面对大咯血患者紧张、焦虑和恐惧,医护人员应陪在患者身边,安慰患者,可轻拍患者背部,鼓励其轻轻咳出积在气管的血液,使其保持情绪稳定,避免由于焦虑恐惧而发生窒息等意外情况。

7. 中医护理　本病属于中医"咯血"、"咳嗽"、"肺痈"范畴。慢性咳嗽可予桑叶、枇杷叶、胡颓叶各 12g,煎服。痰多者可予竹沥水每次 20ml,每日 1~3 次。或用鲜芦根、竹茹煎水代茶以清热化痰。痰中带血者可遵医嘱给予三七粉或白芨粉分服,或用白茅根、藕节水、鲜芦根煎汤送服。

【健康教育】

1. 知识宣教　介绍有关疾病知识,指导患者及家属积极防治呼吸道感染。教会患者掌握有效咳嗽排痰技巧和体位引流的方法。

2. 饮食指导　说明加强营养对机体康复的作用,促使患者主动摄取必需的营养素,以增强机体的抗病能力。

3. 活动指导　鼓励参加适当的体育锻炼,以增强机体免疫力和抗病能力,预防呼吸道感染的发生。注意劳逸结合,避免过度活动或情绪激动而诱发咯血。

4. 避免诱因　避免受凉,预防感冒;戒烟、避免烟雾和灰尘刺激。减少刺激性气体吸入等措施对预防支气管扩张有重要意义。

5. 自我监测　指导患者自我监测病情,一旦发现症状加重如痰量增多、咯血、呼吸困难、畏寒发热、胸痛等应及时就诊。

【结语】

支气管扩张症是指由直径大于 2mm 支气管及其周围肺组织的慢性炎症所导致的支气管壁肌肉和弹性组织破坏,管腔形成不可逆性扩张、变形。临床表现主要为慢性咳嗽、咳大量脓痰和(或)反复咯血。高分辨率 CT 为支气管扩张的主要诊断方法。护理上应注意适当休息,避免过劳,补充营养,做好排痰、止咳和病情观察。护理的重点是体位引流护理和大咯血的处理。

第六节　肺　炎

一、肺炎概述

肺炎(pneumonia)是指终末气道、肺泡和肺间质的炎症,可由病原微生物、免疫损伤、理化因素、过敏及药物所致,其中以细菌性肺炎为最常见。在抗菌药物应用以前细菌性肺炎对儿童及老年人的健康威胁极大,抗菌药物的使用曾经明显降低肺炎病死率,但近年来总的病死率不降甚至有所上升。

【病因与发病机制】

肺炎的发生取决于病原体和宿主两方面的因素。如果病原体数量多、毒力强和(或)宿主呼吸道局部和全身免疫防御系统损害,即可发生肺炎。病原体常通过空气吸入、血行播散、邻近感染部位蔓延、上呼吸道定植菌的误吸等途径引起肺炎,误吸胃肠道的定植菌(胃食管反流)和通过人工气道吸入环境中的致病菌也可导致肺炎。

病原体抵达下呼吸道后,孳生繁殖,引起肺泡毛细血管充血、水肿,肺泡内纤维蛋白渗出及细胞浸润。除了金黄色葡萄球菌、铜绿假单胞菌和肺炎克雷伯杆菌等可引起肺组织的坏死性病变易形成空洞外,肺炎治愈后多不遗留瘢痕,肺的结构与功能均可恢复。

【分类】

肺炎可按解剖、病因或患病环境加以分类。

1. 解剖分类

(1) 大叶性(肺泡性)肺炎:病原体先在肺泡引起炎症,经肺泡间孔(Cohn 孔)向其他肺泡扩散,致使部分肺段或整个肺段、肺叶发生炎症改变。

(2) 小叶性(支气管性)肺炎:病原体经支气管入侵,引起细支气管、终末细支气管及肺泡的炎症,常继发于其他疾病,如支气管炎、支气管扩张、上呼吸道病毒感染以及长期卧床的危重患者。

(3) 间质性肺炎:以肺间质为主的炎症,累及支气管壁以及支气管周围,有肺泡壁增生及间质水肿,因病变仅在肺间质,故呼吸道症状较轻,异常体征较少。

2. 病因分类　肺炎的病因见表 2-6,根据病因主要分为细菌性肺炎、非典型病原体所致肺炎、病毒性肺炎、肺真菌病、其他病原体所致肺炎和理化因素所致肺炎。

笔记

表2-6　肺炎的病因分类

病因	常见病原体或其他
细菌性	肺炎链球菌、金黄色葡萄球菌、甲型溶血性链球菌、肺炎克雷伯杆菌、流感嗜血杆菌、铜绿假单胞菌肺炎等
非典型病原体	军团菌、支原体和衣原体等
病毒性	冠状病毒、腺病毒、呼吸道合胞病毒、流感病毒、麻疹病毒、巨细胞病毒、单纯疱疹病毒等
真菌	白念珠菌、曲霉菌、隐球菌、肺孢子菌等
其他病原体	立克次体（如Q热立克次体）、弓形虫（如鼠弓形虫）、寄生虫（如肺包虫、肺吸虫、肺血吸虫）等
理化因素	放射性损伤、胃酸吸入、吸入或内源性脂类物质产生炎症反应

3. 患病环境分类　由于细菌学检查阳性率低，培养结果滞后，病因分类在临床上应用较为困难，目前多根据肺炎的获得环境分成社区获得性肺炎和医院获得性肺炎两类。

（1）社区获得性肺炎（community acquired pneumonia，CAP）：也称院外肺炎，是指在医院外罹患的感染性肺实质炎症，包括具有明确潜伏期的病原体感染而在入院后平均潜伏期内发病的肺炎。常见病原体为肺炎链球菌、支原体、衣原体、流感嗜血杆菌和呼吸道病毒等。

（2）医院获得性肺炎（hospital acquired pneumonia，HAP）：亦称医院内肺炎，是指患者入院时不存在，也不处于潜伏期，而于入院48小时后在医院（包括老年护理院、康复院等）内发生的肺炎，HAP还包括呼吸机相关性肺炎和卫生保健相关性肺炎。常见病原体为肺炎链球菌、铜绿假单胞菌、流感嗜血杆菌、大肠埃希菌、肺炎克雷伯杆菌、金黄色葡萄球菌等，其中金黄色葡萄球菌的感染有明显增加的趋势。

【临床表现】

1. 症状　肺炎常见症状为咳嗽、咳痰，或原有呼吸道症状加重，并出现脓性痰或血痰，伴或不伴胸痛。肺炎病变范围大者可有呼吸困难，呼吸窘迫。大多数患者有发热。肺炎症状的轻重决定于病原体和宿主的状态。

2. 体征　早期肺部体征无明显异常，重症者可有呼吸频率增快，鼻翼扇动，发绀。肺实变时出现叩诊浊音、语颤增强和支气管呼吸音等典型体征，也可闻及湿性啰音。并发胸腔积液者，患侧胸部叩诊浊音，语颤减弱，呼吸音减弱。

【诊断要点】

肺炎的诊断程序包括：

1. 确定肺炎诊断　首先必须把肺炎与上、下呼吸道感染相区别。其次，结合肺炎的症状和体征，将肺炎与其他类似肺炎的疾病相区别。

2. 评估严重程度　评价病情严重程度对于决定治疗方式至关重要。肺炎严重性决定于三个主要因素：局部炎症程度、肺部炎症的播散和全身炎症反应程度。美国感染疾病学会/美国胸科学会（IDSA/ATS）于2007年制定了重症肺炎标准，分为主要标准和次要标准。其主要标准为：①需要有创机械通气；②感染性休克需要血管收缩剂治疗。次要标准：①呼吸频率≥30次/分；②氧合指数（PaO_2/FiO_2）≤250；③多肺叶浸润；④意识障碍/定向障碍；⑤氮质血症（BUN≥7.14mmol/L）；⑥白细胞减少（WBC<$4.0×10^9$/L）；⑦血小板减少（血小板<$10.0×10^9$/L）；⑧低体温（T<36℃）；⑨低血压，需要强力的液体复苏。符合1项主要标准或3项次要标准以上者可诊断为重症肺炎，考虑收入ICU治疗。

3. 确定病原体　痰标本采集、经纤维支气管镜或人工气道吸引、支气管肺泡灌洗、经皮细针吸检和开胸肺活检等方法是确定病原体的主要方法。为避免标本污染，最常采用的下呼吸道标本。采集呼吸道标本行细菌培养时尽可能在抗菌药物应用前采集，避免污染，及时送检。同时做血培养和胸腔积液培养，当肺炎患者血和痰培养分离到相同细菌时，可确定为肺炎病原菌。

【治疗要点】

抗感染治疗是肺炎治疗的最主要环节。选用抗生素应遵循抗菌药物使用原则，根据病原体的流行病学资料、病原学检查结果等给予针对性治疗，社区获得性肺炎和医院获得性肺炎选择抗生素按经验性治疗。抗菌药物治疗48~72小时后根据患者症状体征、实验室检查、X线等进行病情评价，进一步调整治疗方案。

二、肺炎链球菌肺炎

肺炎链球菌肺炎是由肺炎链球菌（streptococcus pneumoniae，SP）或称肺炎球菌（pneumococcal pneumoniae）所引起的肺炎，是最常见的社区获得性肺炎，通常急骤起病，以高热、寒战、咳嗽、血痰及胸痛为特征。以冬季与初春季节高发，身体健康的青壮年男性较多见。

【病因和发病机制】

肺炎链球菌为革兰染色阳性球菌，是寄居在口腔及鼻咽部的一种正常菌群，在干燥痰液中能存活数月，但阳光直射1小时，或加热至52℃10分钟即可杀灭，对苯酚等消毒剂亦甚敏感。当机体因受凉、淋雨、疲劳、醉酒、病毒感染等出现免疫功能受损时，有毒力的肺炎链球菌入侵人体而致病。肺炎链球菌除引起肺炎外，少数可发生菌血症或感染性休克，老年人及婴幼儿的病情尤为严重。

肺炎链球菌入侵下呼吸道后，首先引起肺泡壁水肿，出现白细胞与红细胞渗出，含菌的渗出液经Cohn孔向肺的中央部分扩展，甚至累及几个肺段或整个肺叶，因病变开始于肺的外周，故叶间分界清楚，易累及胸膜，引起渗出性胸膜炎。

病理改变可分为充血期、红肝变期、灰肝变期及消散期。因早期应用抗菌药物治疗，此种典型的病理分期已很少见。病变消散后肺组织结构多无损坏，不留纤维瘢痕。极个别患者肺泡内纤维蛋白吸收不完全，甚至有成纤维细胞形成，转为机化性肺炎。

【临床表现】

1. 症状　常由受凉、淋雨、疲劳、醉酒、病毒感染等诱发。起病急骤，畏寒或寒战、高热，全身肌肉酸痛，体温通常在数小时内升至39~40℃，呈稽留热或高峰在下午或傍晚。可有患侧胸部疼痛，放射到肩部或腹部，咳嗽或深呼吸时加剧。痰少，可带血或呈铁锈色。偶有恶心、呕吐、腹痛或腹泻。

2. 体征　患者呈急性病容，呼吸急促，鼻翼扇动，面颊绯红，皮肤灼热、干燥，口角及鼻周有单纯疱疹；病变广泛时可出现发绀。早期肺部体征无明显异常，肺实变时叩诊浊音、触觉语颤增强并可闻及支气管呼吸音;消散期可闻及湿啰音;累及胸膜可闻及胸膜摩擦音。

3. 并发症　目前并发症已很少见。严重脓毒症或毒血症患者易发生感染性休克,尤其是老年人。表现为血压降低、四肢厥冷、多汗、发绀、心动过速、心律失常等,而高热、胸痛、咳嗽等症状并不突出。其他并发症有胸膜炎、脓胸、心包炎、脑膜炎和关节炎等。

【辅助检查】

1. 实验室检查　血白细胞计数$(10 \sim 20) \times 10^9 /L$,中性粒细胞多在 80% 以上,并有核左移,细胞内可见中毒颗粒。痰直接涂片做革兰染色及荚膜染色镜检,如发现典型的革兰染色阳性、带荚膜的双球菌或链球菌,即可初步做出病原诊断。痰培养 24 ~ 48 小时可以确定病原体。重症肺炎应做血培养,合并胸腔积液,应抽取积液进行细菌培养。

2. X 线检查　早期仅见肺纹理增粗,或受累的肺段、肺叶稍模糊。随着病情进展,肺泡内充满炎性渗出物,表现为大片炎症浸润阴影或实变影,在实变阴影中可见支气管充气征,肋膈角可有少量胸腔积液。在消散期,X 线显示炎性浸润逐渐吸收,可有片状区域吸收较快,呈现"假空洞"征,多数病例在起病 3 ~ 4 周后才完全消散。老年患者肺炎病灶消散较慢,容易出现吸收不完全而成为机化性肺炎。

【诊断要点】

根据寒战、高热、胸痛、咳铁锈色痰、鼻唇疱疹等典型症状和肺实变体征,结合胸部 X 线检查,可做出初步诊断。病原菌检测是确诊本病的主要依据。

【治疗要点】

1. 抗生素治疗　一经诊断即应给予抗菌药物治疗,不必等待细菌培养结果。首选青霉素 G,用药途径及剂量视病情轻重及有无并发症而定。对于成年轻症患者,可用肌内注射,或用普鲁卡因青霉素;病情稍重者,宜用青霉素分次静脉滴注;重症及并发脑膜炎者,可加大剂量。对青霉素过敏者,耐青霉素或多重耐药菌株感染者,可用呼吸氟喹诺酮类、头孢噻肟或头孢曲松等药物,多重耐药菌株感染者可用万古霉素、替考拉宁等。

2. 支持疗法　患者应卧床休息,注意补充足够蛋白质、热量及维生素。密切监测病情变化,注意防止休克。高热者给予物理降温,必要时给予退热剂。剧烈胸痛者,可酌用少量镇痛药,如可待因。鼓励多饮水,每日 1 ~ 2L。中等或重症患者($PaO_2 < 60mmHg$ 或有发绀)应给予吸氧。若有明显麻痹性肠梗阻或胃扩张,应暂时禁食、禁饮和胃肠减压,直至肠蠕动恢复。烦躁不安、谵妄、失眠者酌用地西泮或水合氯醛,禁用抑制呼吸的镇静药。

3. 并发症的处理　肺炎合并感染性休克时按抗休克治疗原则治疗。其他并发症如胸膜炎、脓胸、心包炎、脑膜炎和关节炎等给予相应治疗。

三、葡萄球菌肺炎

葡萄球菌肺炎(staphylococcal pneumonia)是由葡萄球菌引起的急性肺化脓性炎症,多急骤起病,高热、寒战、胸痛、痰脓性,可早期出现循环衰竭。医院获得性肺炎中葡萄球菌感染占 11% ~25% 。常见于有基础疾病如糖尿病、血液病、艾滋病、肝病、营养不良、酒精中毒、静脉吸毒者或原有支气管肺疾病者。儿童患流感或麻疹时也易罹患;皮肤感染灶(痈、疖、伤口感染、毛囊炎、蜂窝组织炎)中的葡萄球菌经血液循环到肺部,可引发多处肺实变、化脓和组织坏死。若治疗不当或不及时,病死率较高。

【病因和发病机制】

葡萄球菌为革兰染色阳性球菌,可分为凝固酶阳性的葡萄球菌(主要为金黄色葡萄球菌,简称金葡菌)及凝固酶阴性的葡萄球菌(如表皮葡萄球菌和腐生葡萄球菌等)。葡萄球菌的致病物质主要是毒素与酶,如溶血毒素、杀白细胞素、肠毒素等,具有溶血、坏死、杀白细胞及血管痉挛等作用。经呼吸道吸入的肺炎常呈大叶性分布或呈广泛的、融合性的支气管肺炎。皮肤感染灶中的葡萄球菌可形成单个或多发性肺脓肿(血流感染)。

【临床表现】

1. 症状　本病起病多急骤,寒战、高热,体温多高达39~40℃,胸痛,痰脓性,带血丝或呈脓血状,量多。毒血症状明显,全身肌肉、关节酸痛,体质衰弱,精神萎靡,病情严重者可早期出现周围循环衰竭。院内感染者通常起病较隐匿,体温逐渐上升。老年人症状可不典型。血源性葡萄球菌肺炎常有皮肤伤口、疖、痈或中心静脉导管置入、静脉吸毒史等,较少咳脓性痰。

2. 体征　早期可无体征,后可出现两肺散在性湿啰音。病变较大或融合时可有肺实变体征,气胸或脓气胸则有相应体征。血源性葡萄球菌肺炎应注意肺外病灶,静脉吸毒者多有皮肤针口和三尖瓣赘生物,可闻及心脏杂音。

3. 并发症　易并发肺脓肿、肺气囊肿和脓胸等。

【辅助检查】

外周血白细胞计数明显升高,中性粒细胞比例增加,核左移,有中毒颗粒。最好在使用抗生素前采集血、痰、胸腔积液标本进行涂片和培养,以明确诊断。胸部X线以多发性和易变性为特征;多发性指病变呈大片絮状、浓淡不均的阴影,可发展至肺段或肺叶实变或空洞;易变性则表现为一处炎性浸润消失而在另一处出现新的病灶。

【诊断要点】

根据全身毒血症状、咳嗽、咳脓血痰,白细胞计数增高、中性粒细胞比例增加、核左移并有中毒颗粒和X线表现,可做出初步诊断。细菌学检查是确诊的依据,可行痰、胸腔积液、血和肺穿刺物培养。

【治疗要点】

强调应早期清除引流原发病灶,选用敏感的抗菌药物。近年来,金黄色葡萄球菌对青霉素耐药率高达90%左右,因此首选耐青霉素酶的半合成青霉素或头孢菌素,如苯唑西林钠、氯唑西林、头孢呋辛钠等,联合氨基糖苷类如阿米卡星等,亦有较好疗效。阿莫西林、氨苄西林与酶抑制剂组成的复方制剂对产酶金黄色葡萄球菌有效。对耐甲氧西林金黄色葡萄球菌(MRSA),则应选用万古霉素、替考拉宁等。除抗感染治疗外还应加强支持治疗,对气胸或脓气胸应尽早引流治疗。

四、其他病原体所致肺部感染

其他病原体所致肺炎根据病因分革兰阴性杆菌肺炎、非典型病原体肺炎、病毒性肺炎、真菌性肺炎等。

【病因和发病机制】

1. 病因　根据不同病因其常见病原体分类见表2-7。

表2-7　其他肺炎的病因分类

其他肺炎	常见病因（病原体或其他）
革兰阴性杆菌肺炎	肺炎克雷伯杆菌、流感嗜血杆菌、铜绿假单胞菌、大肠埃希菌等
非典型病原体性肺炎	军团菌、支原体和衣原体等
病毒性肺炎	冠状病毒、腺病毒、呼吸道合胞病毒、流感病毒、麻疹病毒、巨细胞病毒、单纯疱疹病毒等
真菌性肺炎	白念珠菌、曲霉菌、隐球菌、肺孢子菌等
其他病原体性肺炎	立克次体（如Q热立次体）、弓形虫（如鼠弓形虫）、寄生虫（如肺包虫、肺吸虫、肺血吸虫）等
理化因素所致肺炎	放射性损伤、胃酸吸入、吸入或内源性脂类物质产生炎症反应

2. 发病机制　免疫功能受损（如受寒、饥饿、疲劳、醉酒、昏迷、毒气吸入、低氧血症、肺水肿、尿毒症、营养不良、病毒感染以及应用糖皮质激素、人工气道、鼻胃管等）或进入下呼吸道的病原菌毒力较强或数量较多时，则易发生肺炎。入侵方式主要为口咽部定植菌误吸和带菌气溶胶吸入。

【临床表现】

各种其他肺炎临床症状、体征和X线特征见表2-8。

表2-8　其他肺炎的症状、体征和X线特征

病原体	病史、症状和体征	X线特征
肺炎克雷伯杆菌	起病急、寒战、高热、全身衰竭、咳砖红色胶冻状痰	肺叶或肺段实变，蜂窝状脓肿，叶间隙下坠
铜绿假单胞菌	毒血症症状明显，脓痰，可呈蓝绿色	弥漫性支气管炎，早期肺脓肿
大肠埃希菌	原有慢性病，发热，脓痰、呼吸困难	支气管肺炎、脓胸
流感嗜血杆菌	高热、呼吸困难、呼吸衰竭	支气管肺炎、肺叶实变、无空洞
厌氧菌	吸入病史，高热、腥臭痰、毒血症症状明显	支气管肺炎、脓胸、脓气胸、多发性肺脓肿
军团菌	高热、肌痛、相对缓脉	下叶斑片浸润，进展迅速，无空洞
支原体	起病缓，可小流行、乏力、肌痛头痛	肺部多种形态的浸润影，呈节段性分布，以肺下野为多见
念珠菌	慢性病史、畏寒、高热、白色泡沫样黏痰或呈胶冻状，有酵臭味	双下肺纹理增多，支气管肺炎或大片浸润，可有空洞
曲霉菌	免疫力严重低下，发热、干咳或棕黄色痰、胸痛、咯血、喘息	两肺中下叶纹理增粗，空洞内可有球影，可随体位移动，胸膜为基底的楔形影，内有空洞；晕轮征和新月体征

【辅助检查】

1. 血液检查　细菌性肺炎,白细胞计数及中性粒细胞比例多明显增高,并有核左移现象;支原体肺炎与病毒性肺炎外周血白细胞正常;真菌感染性肺炎早期有白细胞增高和嗜酸性粒细胞增高。

2. 病原学检查　包括痰涂片、培养及药敏试验、血液及胸腔积液培养等。细菌性肺炎痰涂片检查可见革兰阴性杆菌,具有诊断意义;痰中细胞核内有包涵体提示病毒性感染,真菌性肺炎血培养和痰培养可分离到念珠菌;分泌物培养肺支原体和衣原体技术要求高,比较困难,因此病原学检查不实用。

3. 免疫学检查　对支原体肺炎和病毒性肺炎的诊断有重要作用。血清冷凝集试验≥1:40或血清抗体检测可作为支原体肺炎的临床诊断参考,微量免疫荧光法测定血清抗体效价升高≥4倍对衣原体感染诊断有意义。病毒性肺炎可采用免疫荧光和酶联免疫吸附试验,检测到病毒特异性抗原IgG、IgM,其阳性率可达85%～90%。

【诊断要点】

根据典型症状与体征,结合胸部X线检查,易做出初步诊断。年老体衰、继发于其他疾病、或呈灶性肺炎改变者,临床表现常不典型,需认真加以鉴别。

【治疗要点】

1. 抗感染治疗　肺炎治疗的主要环节是抗感染治疗,正确合理选择抗感染药物是关键。根据患病环境和当地流行病学资料或细菌培养和药敏试验结果,选择敏感的抗菌药物。

（1）革兰阴性杆菌肺炎:抗菌药物宜大剂量、长疗程、联合用药,以静脉滴注为主。抗菌治疗前应尽可能进行细菌培养和药敏试验,以利于抗菌药物的调整。具体包括:①克雷伯杆菌肺炎:常用第二、三代头孢菌素联合氨基糖苷类抗菌药物;②军团菌肺炎:首选药物为红霉素,也可加用利福平;③铜绿假单胞菌肺炎:可应用第三代头孢菌素、氨基糖苷类和喹诺酮类等。

（2）支原体、衣原体肺炎:早期适当应用抗菌药物可减轻症状、缩短病程,首选大环内酯类如红霉素、罗红霉素、阿奇霉素。

（3）病毒性肺炎:以对症治疗为主,如果没有明确的细菌感染证据,一般不宜应用抗菌药物预防性治疗。抗病毒药物有利巴韦林、阿昔洛韦、奥司他韦、金刚烷胺等,尤其对于有免疫缺陷或应用免疫抑制剂者应尽早使用。

2. 抗休克　发生感染性休克时,应通过补充血容量、纠正酸中毒、应用血管活性药和糖皮质激素等措施进行抗休克治疗。

3. 对症支持治疗　包括卧床休息,补充足够的蛋白质、热量和维生素,鼓励多饮水,清除呼吸道分泌物、保持气道通畅,维持呼吸功能、纠正缺氧,维持水、电解质平衡等。

五、肺炎的护理

【常用护理诊断/问题】

1. 体温过高　与肺部感染有关。

2. 清理呼吸道无效　与胸痛、气管、支气管分泌物增多、痰液黏稠及疲乏有关。

3. 气体交换受损　与肺部炎症导致呼吸膜受损,气体弥散障碍有关。

4. 疼痛(胸痛)　与肺部炎症累及壁层胸膜有关。

5. 潜在并发症　感染性休克、肺不张、肺脓肿。

【护理措施】

1. 病情观察

(1) 生命体征:监测患者生命体征,每 2～4 小时测量 1 次。体温的变化是反映肺部感染变化的重要指标之一,应密切观察发热的热型及波动情况,及时记录体温的变化;注意观察呼吸的性质、频率、节律、型态、深度及有无呼吸困难。

(2) 痰液:注意痰的颜色、性状、量和气味的变化,能否顺利排痰,注意有无咯血等,注意观察用药前后的变化,并做好记录。

(3) 胸痛:在肺炎的治疗过程中出现体温下降后再度上升,并有胸痛或呼吸困难加重,应警惕胸膜炎的发生。密切观察患者胸痛的性质、程度及呼吸困难的关系。并发胸膜炎随着渗出液的增多,胸痛有所减轻,但呼吸困难反而加重。

(4) 休克:注意皮肤黏膜、神志、尿量及尿比重、肢端末梢温度等变化,当出现皮肤黏膜发绀,肢端湿冷,神志不清,尿量减少,血压下降等休克征象,立即通知医生并做好相关急救处理。

(5) 辅助检查:密切注意患者血象、痰检及血气分析变化,及时向医生汇报检查结果。细菌性感染白细胞计数增加,痰培养及药敏试验确定病原体和药物敏感性,为临床治疗提供重要依据。血气分析是判断缺氧程度、血电解质变化,反映病情变化的重要指标。

2. 起居护理

(1) 环境:提供整洁舒适、安静的休息环境,经常开窗通风,保持室内空气新鲜洁净,温、湿度适宜,温度保持在 18～22℃,湿度在 50%～70%,避免烟雾及灰尘的刺激,吸烟者劝其戒烟。

(2) 休息:发热患者应卧床休息,以减少氧耗量,防止继发感染。减少探视,安置患者有利于呼吸的体位(半卧位或高枕卧位)。患者出现呼吸困难、发绀及感染性休克时应绝对卧床休息。

3. 饮食护理　给予高热量、优质高蛋白、高维生素、易消化的流质或半流质饮食,如肉末粥、鱼片粥、萝卜排骨汤、水蒸蛋等,多饮水,以补充机体消耗,促进病灶修复。鼓励患者多饮水,1～2L/d,补充高热消耗的水分,利于痰液的排出。

4. 用药护理

(1) 用药前:详细询问过敏史,有药物过敏的患者在病历中、病床卡上做好显著标记。严格按医嘱准确使用抗生素,注意药物浓度、配伍禁忌、滴速和用药间隔时间。

(2) 用药中:严密观察不良反应和疗效。使用头孢类药物可出现发热、皮疹、胃肠道不适等不良反应;喹诺酮类药物(氧氟沙星、环丙沙星)偶见皮疹、恶心等;氨基糖苷类抗生素有肾、耳毒性,老年人或肾功能减退者特别注意观察有无耳鸣、头昏、唇舌发麻等不良反应。

(3) 用药后:药物治疗 48～72 小时后对病情进行评价,如出现体温下降、症状改善、白细胞降低或恢复正常等为治疗有效,如用药 72 小时后仍无改善,应及时报告医生处理。

5. 对症护理

（1）高热：

1）物理降温：卧床休息，寒战时注意保暖。可采用酒精擦浴、冰袋、冰帽等物理降温，以逐渐降温为宜。

2）皮肤护理：应用阿司匹林或其他解热药，防大汗、脱水。患者出汗量多时，及时擦干汗液，勤换床单，及时更换衣服，做好皮肤护理。

3）口腔护理：保持口腔清洁，高热引起唾液分泌减少，消化吸收障碍，易引起口唇干裂、口唇疱疹、口腔炎症、溃疡，应定期清洁口腔，保持口腔卫生、舒适，做好口腔护理。

（2）咳嗽、咳痰：指导患者有效咳嗽的方法，定时翻身、叩背以促进排痰，保持呼吸道通畅，根据医嘱正确留取痰标本。指导患者采用体位引流法促进痰液排出，每日1～3次，每次15～30分钟，体位引流应在餐前1小时进行，引流时注意观察患者的反应，严防窒息。痰液黏稠不易咳出时，采取雾化吸入，每日2次，每次10～20分钟为宜。鼓励患者多饮水以维持患者足够的液体入量。

（3）呼吸困难：注意观察呼吸型态、甲床肤色、动脉血气分析结果。给予氧气吸入，无基础疾病患者可给予高流量氧气吸入，由慢性阻塞性肺疾病继发的肺炎应给予持续低流量吸氧。病情危重的患者，应准备气管插管和呼吸机辅助通气。

（4）感染性休克

1）抢救准备：密切观察患者病情变化，一旦发现患者出现感染性休克表现，立即通知医生，备好急救物品配合抢救。

2）抢救配合：患者绝对卧床休息，专人护理，取中凹卧位，保暖，给予高流量吸氧。迅速建立两条静脉通路，遵医嘱给予右旋糖酐或平衡液以维持血容量，给多巴胺、间羟胺等血管活性药维持血压，根据血生化检查结果补充电解质和碱性溶液，以维持机体电解质和酸碱平衡，应用糖皮质激素氢化可的松、地塞米松等解除血管痉挛，改善微循环，防止酶的释放等从而达到抗休克的作用。密切监测患者的神志、皮肤颜色及温度、生命体征、尿量、血细胞容积等变化。

3）好转指征：当患者神志转清楚，口唇红润、肢端温暖、收缩压≥90mmHg，尿量>30ml/h以上提示病情好转。

6. 心理护理　向患者及家属介绍疾病有关知识，关心和帮助患者；举止应冷静稳重，从容不迫，耐心倾听患者诉说，掌握其心理变化，帮助患者消除焦虑、烦躁等不良情绪，使其心情愉快地配合治疗和护理。

7. 中医护理　本病属于中医"风温"、"喘证"范畴。高热者可选用风池、合谷、大椎、曲池等穴针刺退热。便秘者可用温盐水灌肠，或用生大黄10g或番泻叶6g泡服通便，使邪有出路。痰多者可服用竹沥水，每次20ml，还可服用川贝清肺露、蛇胆川贝液等，有清肺、化痰、止咳之功效。口舌干燥，津液亏损者可服五汁饮，即用鲜芦根、雪梨（去皮）、荸荠（去皮）、鲜藕汁各500g，鲜麦冬100g，榨汁混合，冷饮或温服每日数次。

【健康教育】

1. 知识宣教　向患者介绍肺炎的基本知识，强调预防的重要性。指导患者注意随气候变化增减衣服，防止受凉。避免诱发因素如受寒、醉酒、感冒、疲劳、淋雨等。呼吸道疾病高发季节尽量少去公共场所，易感人群可采取接种疫苗等主动预防措施。

2. 饮食指导 加强饮食调理,给予高蛋白、高热量、高维生素等富含营养的食物,增加营养摄入。

3. 运动指导 平时注意锻炼身体,尤其是加强耐寒锻炼,以增强机体抵抗力。如冷水洗脸和洗冷水浴等,协助制定和实施锻炼计划。保证充足的休息时间,以增加机体对感染的抵抗能力。

4. 定期随访 教会患者掌握有效咳嗽、排痰方法。出院患者做好用药指导,指导患者学会自我监测病情,一旦发现发热、咳嗽、咳脓痰,甚至出现喘促、胸闷、胸痛,呼吸困难等表现应及时就诊。

【结语】

肺炎是指终末气道、肺泡和肺间质的炎症。临床表现为发热、咳嗽、咳脓痰或痰中带血,胸痛,呼吸困难等。抗感染是肺炎治疗的最主要措施。护理的重点是病情观察、用药和对症护理,同时预防并发症。

第七节 肺 脓 肿

肺脓肿(lung abscess)是由一种或多种病原体所引起的肺组织化脓性病变,早期为化脓性肺炎,继而坏死、液化,脓肿形成。临床急骤起病,患者常表现为高热、畏寒、咳嗽、咳大量脓臭痰。胸部 X 线影像显示一个或多发的含气液平的空洞,如有多个直径小于 2cm 的空洞则称为坏死性肺炎。本病可见于任何年龄,以青壮年较多见,男多于女。自抗生素广泛应用以来,发病率明显下降。

【病因和发病机制】

肺脓肿病原体常为上呼吸道、口腔的定植菌,包括需氧、厌氧和兼性厌氧菌。90%肺脓肿患者合并有厌氧菌感染,如为毒力较强的厌氧菌包括具核梭杆菌(F. nucleatum)、坏死梭杆菌(F. necrophorum)等则在部分患者可单独致病。其发病机制与感染途径有关。

1. 吸入性肺脓肿 临床上最多见的类型。病原体经口、鼻、咽腔吸入致病,正常情况下,气道黏液-纤毛运载系统、咳嗽反射和肺巨噬细胞可将吸入物迅速清除。病原体多为厌氧菌。常在全身麻醉、酗酒、癫痫发作、脑血管意外、使用镇静剂过量等意识障碍时,或由于受寒、极度疲劳等全身免疫力与气道防御清除功能下降时误吸病原菌致病,病原菌常来自于扁桃体炎、鼻窦炎、牙槽溢脓或龋齿的分泌物,口腔、鼻腔部手术后的血块、呕吐物等。

2. 继发性肺脓肿 多继发于肺部其他疾病如细菌性肺炎、支气管异物阻塞和肺部邻近器官化脓性病变等。其他邻近器官化脓性病变如食管穿孔、膈下脓肿等穿破至肺也可形成肺脓肿。

3. 血源性肺脓肿 因皮肤外伤感染、疖、痈、中耳炎或骨髓炎等所致的菌血症,菌栓经血行播散到肺,引起小血管栓塞、炎症和坏死而形成肺脓肿。常见的致病菌包括金黄色葡萄球菌、表皮葡萄球菌及链球菌。

【临床表现】

1. 症状与体征

(1) 急性吸入性肺脓肿:患者多有齿、口、咽喉的感染灶,或手术、醉酒、劳累、受凉和脑血管病等病史。起病急骤、畏寒、高热,体温达 39～40℃,伴有咳嗽、咳黏液痰或黏液脓性痰,炎症累及壁层胸膜可引起胸痛,且与呼吸有关。病变范围较大时可出现气急。同时伴有精神不振、全身乏力、食欲减退等全身中毒症状。如感染不能及时控制,约 1～2 周后咳嗽加剧,咳出大量脓臭痰及坏死组织,典型痰液呈黄绿色、有时带血,静置后可分为 3 层,每日可达 300～500ml。臭痰多为厌氧菌感染所致。

初起时肺部可无阳性体征,或患侧可闻及湿啰音;病变继续发展,可出现肺实变体征,可闻及支气管呼吸音;肺脓腔增大时,可出现空瓮音;病变累及胸膜可闻及胸膜摩擦音或呈现胸腔积液体征。

(2) 慢性肺脓肿:患者常有咳嗽、咳脓痰、反复发热和咯血,持续数周到数月。可有贫血、消瘦等慢性中毒症状。慢性肺脓肿常有杵状指(趾)。

(3) 血源性肺脓肿:多先有原发病灶引起的畏寒、高热等全身脓毒症的表现。经数日或数周后才出现咳嗽、咳痰,痰量不多,极少咯血。血源性肺脓肿大多无阳性体征。

2. 并发症 肺脓肿常见的并发症有支气管肺炎、肺纤维化、胸膜增厚、肺气肿及肺心病等。

【辅助检查】

1. 周围血象 急性肺脓肿患者血白细胞总数达 $(20～30)×10^9/L$,中性粒细胞在90% 以上,核明显左移,常有毒性颗粒。慢性患者的血白细胞可稍升高或正常,红细胞和血红蛋白减少。

2. 细菌学检查 痰涂片革兰染色,痰、胸腔积液和血培养包括需氧和厌氧培养,以及抗菌药物敏感试验,有助于确定病原体和选择有效的抗菌药物。胸腔积液和血培养阳性对病原体的诊断价值更大。

3. X 线检查 吸入性肺脓肿早期的炎症在 X 线表现为大片浓密模糊浸润阴影,边缘不清,或为团片状浓密阴影,分布在一个或数个肺段。并发脓胸时,患侧胸部呈大片浓密阴影。血源性肺脓肿病灶分布在一侧或两侧,呈散在局限炎症,或边缘整齐的球形病灶,中央有小脓腔和气液平。炎症吸收后,亦可能有局灶性纤维化或小气囊后遗阴影。若伴发气胸可见气液平面。慢性肺脓肿脓腔壁增厚,内壁不规则,有时呈多房性,周围有纤维组织增生及邻近胸膜增厚,肺叶收缩,纵隔可向患侧移位。CT 则能更准确定位及区别肺脓肿和有气液平的局限性脓胸,特别是发现体积较小的脓肿和葡萄球菌肺炎引起的肺囊肿,有助于体位引流和外科手术治疗。

4. 纤维支气管镜检查 有助于明确病因、病原学诊断及治疗。可活检、吸引脓液、冲洗支气管及患部注入抗菌药物,以提高疗效与缩短病程。

【诊断要点】

根据口腔手术、昏迷、呕吐或异物吸入后,出现急性发作的畏寒、高热、咳嗽和咳大量脓臭痰等病史,结合白细胞总数及中性粒细胞比例显著增高,肺野大片浓密阴影中有脓腔及液平的 X 线征象,可诊断为急性肺脓肿。血、胸腹水、下呼吸道分泌物培养(包括厌氧菌培养)分离细菌以及抗生素敏感试验,有助于做出病原学诊断及抗生素的选用。有皮肤创伤感染,疖、痈化脓性病灶,发热不退,并有咳嗽、咳痰等症状,胸部 X 线检查示两肺多发性小脓肿,血培养阳性可诊断为血源性肺脓肿。

【治疗要点】

急性肺脓肿的治疗原则包括抗感染和脓液引流等。

1. 抗菌药物治疗 吸入性肺脓肿多为厌氧菌感染,首选青霉素治疗。除应用青霉素外,尚可选用其他抗厌氧菌感染治疗,如林可霉素、克林霉素或甲硝唑等;血源性肺脓肿多为葡萄球菌和链球菌感染,可选用耐 β-内酰胺酶的青霉素或头孢菌素。如为耐甲氧西林的葡萄球菌,应选用万古霉素或替考拉宁。抗菌药物疗程 8～12 周,直至 X 线胸片示脓腔和炎症消失,或仅有少量的残留纤维化。

2. 脓液引流 痰黏稠不易咳出者可用祛痰药、雾化吸入生理盐水或支气管舒张剂以利痰液引流。身体状况较好者可采取体位引流排痰,引流的体位应使脓肿处于最高位,每日 2～3 次,每次 10～15 分钟。纤维支气管镜冲洗及吸引也是引流的有效方法。

3. 支持治疗 肺脓肿患者一般多有消耗性表现,特别是体质差者,应加强营养治疗,如补液、高营养、高维生素治疗;有缺氧表现时可予以吸氧。

4. 手术治疗 经有效的抗生素治疗,大多数急性肺脓肿患者可治愈,少数患者疗效不佳,在全身状况和肺功能允许的情况下,可考虑外科手术治疗。

【常用护理诊断/问题】

1. 清理呼吸道无效 与大量脓性痰液聚集、黏稠不易咳出有关。

2. 体温过高 与肺组织炎症性坏死有关。

3. 有窒息的危险 与大量脓性痰液、咯血而咳嗽反射减弱有关。

4. 营养失调 营养低于机体的需要与肺部感染导致机体消耗增加有关。

【护理措施】

1. 病情观察

(1) 生命体征与痰:定时监测生命体征,注意观察痰的颜色、性质、量、气味和静置性状等情况,静置痰液分层,上层为泡沫,中层为浆液或黏膜,下层为脓液及坏死性物质。准确记录 24 小时排痰量。正确留取痰标本并及时做细菌培养,防止痰中口腔菌在常温下大量繁殖影响致病菌的诊断。

(2) 咯血:如出现血痰,咯血量较大时严密观察病情变化,嘱患者患侧卧位或头偏向一边,并准备好抢救药品和物品,警惕大咯血窒息的发生。

(3) 窒息:一旦患者出现烦躁、心慌、胸闷、气促、面色苍白或发绀、出冷汗等情况立即报告医生配合抢救。

2. 起居护理

(1) 环境:肺脓肿患者咳大量脓臭痰,保持室内空气流通,去除异味,同时注意保暖,如有条件住单间。环境应安静、清洁,维持室温在 18～22℃,湿度在 50%～70%,避免烟尘及有害气体刺激。

(2) 休息与活动:肺脓肿患者宜注意休息,急性期高热患者应卧床休息,以减少体力和能量的消耗。恢复期可适当下床活动,以促进炎症消散和组织学修复。

3. 饮食护理

(1) 饮食原则:宜食清淡、营养丰富、易消化的食物,多饮水,多吃水果和新鲜蔬菜,忌辛辣、煎炸、肥甘厚腻及鱼腥发物。

(2) 促进食欲:患者咳大量脓臭痰,食欲差,宜加强口腔护理,指导和协助患者在晨起、饭前、饭后、体位引流后漱口,保持口腔清洁。创造愉快的就餐环境,在饮食上注意色、香、味的调理,采用患者喜欢的烹调方法,刺激患者食欲,增进饮食。

4. 用药护理　遵医嘱给予抗生素、祛痰药、支气管扩张药或行雾化吸入,注意观察用药后的效果和患者的反应。

5. 对症护理

(1) 发热:体温是患者病情转归的重要指征,宜定时监测体温的变化并记录。高热患者行物理降温,汗出湿衣及时更换衣被,加强皮肤护理,避免吹对流风,注意保暖。鼓励患者多饮水,每日 1.5~2L,补充水分。

(2) 咳嗽、咳大量脓痰

1) 促进排痰:鼓励肺脓肿患者进行有效咳嗽,经常活动和变换体位以利咳出大量脓痰,促进痰液的排出。痰液黏稠不易咳出者,先行生理盐水超声雾化吸入,应用祛痰药如氯化铵、溴己新等,稀释痰液。根据病变部位采取体位引流,促进排痰。对不宜进行体位引流的患者,如年老体弱、呼吸困难明显、咯血、高热期间的患者,必要时可应用负压吸引器经口或支气管镜吸痰。

2) 窒息监护:对脓痰较多,体质较弱的患者应做好监护,备齐抢救物品,以免大量脓痰涌出因无力咳出而发生窒息。如患者出现胸闷气急,咳嗽无力、精神紧张、面色灰暗、喉部有痰鸣音等窒息先兆时,立即让患者侧卧取头低脚高位,吸出痰液或血块,并报告医生做好抢救准备。

6. 心理护理　患者咳出大量脓性臭痰,无论对本人还是对其他人都有一种不良刺激,医护人员应富于同情心,给予人文关怀,疏导患者的不良情绪。妥善安置好患者床位,消毒各种容器,减少空气中的异味。鼓励患者坚持体位引流等治疗,坚定患者治愈疾病的信心。

7. 中医护理　本病属于中医"肺痈"范畴。肺有蕴热或平素肺虚者,应避免食用辛辣炙烤食物,严禁烟酒,以免燥热伤肺;对成痈、溃脓期肺痈患者可选用薏苡根适量,捣汁,炖热,每日 3 次,每次 30~50ml 口服,以祛痰排脓;壮热不退者,可针刺大椎、曲池、合谷、太冲等穴,用泻法以透邪泄热;咳大量脓臭痰者可于晨晚、饭前、饭后用 2% 黄芩水或 10% 黄花水或淡盐水漱口。恢复期可选用益气养阴之品,如薏苡仁 50g 加糯米适量煮粥或以南北沙参、麦冬各 15g 加糯米若干煮粥,也可予百合 50~100g 加少量糯米煮粥食用。

【健康教育】

1. 知识宣教　提倡健康的生活方式,不过度疲劳,注意饮食营养,戒烟,不酗酒。避免肺脓肿发生的各种因素,彻底治疗化脓性扁桃体炎、牙槽脓肿等口腔、上呼吸道慢性感染病灶,以免分泌物误吸入下呼吸道。积极治疗皮肤外伤感染、痈、疖等化脓性病灶,不挤压疖、痈,以免导致血源性肺脓肿的发生。

2. 技能指导　教会患者有效咳嗽、叩背、体位引流的方法,及时排出痰液,防止吸入性感染。

3. 用药指导　抗生素治疗疗程应足够长,一般需 8~12 周,坚持按治疗计划进行,防止病情反复。向患者讲解抗生素使用的方法、疗程及坚持疗程的重要性,注意观察药物的副作用。

4. 定期随访　学会识别病情变化,及时就诊,一旦出现高热、咯血、呼吸困难等表现应警惕大咯血、窒息的发生,需立即就诊。

【小结】

肺脓肿是由一种或多种病原体所引起的肺组织化脓性病变,早期为化脓性炎症,继而坏死、液化,形成脓肿。临床上以急骤起病的高热、畏寒、咳嗽、咳大量脓臭痰为主要特征,胸部 X 线显示大片炎性浸润,可有液平面的空腔。治疗护理要点是抗感染和脓液引流。

第八节　肺　结　核

 案例导入

患者张女士,29 岁。咳嗽、咳痰半年余,痰中带血 2 周。咳嗽多为干咳、痰量不多,有胸闷及夜间盗汗,发病以来食欲减退、消瘦明显,有自卑心理。

身体评估:患者精神较差,T 38℃,P 90 次/分,R 23 次/分,BP 100/70mmHg。右锁骨下闻及细湿啰音。

辅助检查:血常规:Hb 100g/L,WBC $6×10^9$/L,N% 61%,L% 39%。痰液涂片抗酸染色(+)。X 线胸片显示:右锁骨下片絮状阴影,边缘模糊。

入院诊断:肺结核。

请问:患者目前有哪些主要的护理诊断/问题?此患者痰液用双层纸巾包裹弃去,对吗?怎样指导患者家属避免感染?

肺结核(pulmonary tuberculosis)是由结核分枝杆菌感染引起的肺部慢性传染性疾病,是全球流行的传染性疾病之一。全球约 20 亿人曾受到结核分枝杆菌感染。据 WHO 估算 2010 年全球约有新发病例 850 万~920 万,约 120 万~150 万人死于结核病,在传染病死亡中占第二位。据世界卫生组织公布的数据显示:2014 年,报告发生的结核病例中约 80% 出现在 22 个国家。其中,新发病例数最多的 6 个国家是:印度、印度尼西亚、尼日利亚、巴基斯坦、中国和南非。

近十余年来我国结核病总的疫情呈下降趋势。疫情特点是高感染率、高患病率、死亡人数多和地区患病率差异大。城市人群的感染率高于农村,西部地区患病率明显高于全国平均水平,而东部地区低于全国平均水平。据 2010 年第五次全国结核病流行病学抽样调查结果显示,肺结核患病率为 459/10 万,估计我国现有活动性结核患者 499 万。结核病年新发病例 100 万,发病率 78/10 万。结核病防治工作任重道远,必须坚持不懈地加强结核病的防治工作。

【病因与发病机制】

1. 结核分枝杆菌　典型的结核分枝杆菌是细长稍弯曲两端圆形的杆菌,分为人型、牛型、非洲型和鼠型 4 类。人肺结核的致病菌 90% 为人型结核分枝杆菌,其余型少见。结核分枝杆菌的生物学特性有:①抗酸性:结核分枝杆菌抗酸染色呈红色,可抵抗盐酸乙醇的脱色作用,故又称抗酸杆菌。②生长缓慢:增殖一代需 14~20 小时,培养时间一般为 2~8 周。结核分枝杆菌为需氧菌,5%~10% CO_2 的环境能刺激其生长,其生长适宜温度为 37℃左右。③抵抗力强:结核分枝杆菌对干燥、酸、碱、冷的抵抗力强。在阴湿环境或低温条件下能生存数月至数年。杀菌剂中,70% 乙醇 2 分钟,煮沸 5 分钟,阳光直射 2~7 小时可杀菌。结核分枝杆菌对紫外线比较敏感,病房常用紫外线消毒,30 分钟有明显的杀菌作用。将痰吐在纸上直接焚烧是最简易的灭菌方法。④菌体结构复杂:主要是蛋白质、多糖和类脂质。菌体蛋白可诱发皮肤变态反应,多糖类参与某些免疫应答,类脂质中的蜡质与结核病的组织坏死、干酪液化、空洞发生以及结核变态反应有关。

2. 肺结核在人群中的传播 ①传染源:肺结核的主要传染源是结核病患者,即痰直接涂片阳性者,主要通过咳嗽、喷嚏等方式把结核分枝杆菌的微滴排到空气中而传播。②传播途径:飞沫传播是肺结核传播的主要途径;其他传播途径,如消化道或皮肤等途径极为罕见。③易感人群:婴幼儿、老年人、慢性疾病患者等免疫力低下者都是结核病的易感人群。

3. 肺结核在人体的发生与发展

(1) 原发感染:人体首次吸入结核分枝杆菌,是否感染取决于入侵结核分枝杆菌的数量和毒力及人体肺泡内巨噬细胞固有的吞噬杀菌能力。如果结核分枝杆菌能够存活下来,并在肺泡巨噬细胞内生长繁殖,这部分肺组织即出现炎性病变,称为原发病灶。原发病灶中的结核分枝杆菌沿着肺内引流淋巴管到达肺门淋巴结,引起淋巴结肿大。原发病灶、引流淋巴管炎和肿大的肺门淋巴结形成典型的原发综合征。原发病灶内的病菌可直接侵入或经血流播散到邻近组织和器官。大多数人因为机体具有一定的免疫力,使原发病灶、肺门淋巴结和播散到各个组织器官的结核分枝杆菌停止繁殖,病灶可自行吸收或钙化。但常有少量结核分枝杆菌没有被完全消灭,长期处于休眠状态,可成为继发性肺结核的潜在来源。结核病的发生发展过程见图 2-3。

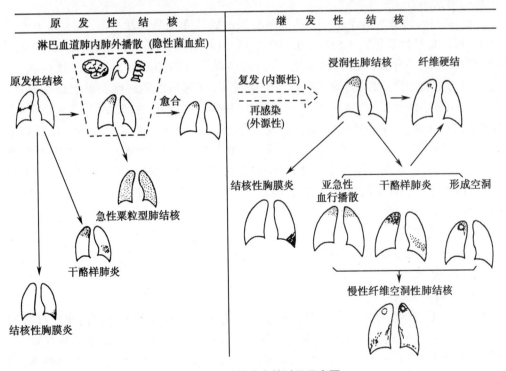

图 2-3 肺结核病自然过程示意图

（2）结核病的免疫力和迟发性变态反应

1）免疫力：结核病主要的保护机制是细胞免疫。人体受结核分枝杆菌感染后，通过巨噬细胞和 T 淋巴细胞的协同作用，限制结核分枝杆菌的扩散并杀灭结核分枝杆菌。结核病免疫保护机制十分复杂，确切机制尚需进一步研究。机体免疫力强可防止发病或使病情减轻，而机体免疫功能低下时，容易受结核分枝杆菌感染而发病，或使原已稳定的病灶重新活动。

2）变态反应：结核分枝杆菌侵入人体后 4～8 周，身体组织对结核分枝杆菌及其代谢产物所发生的敏感反应称为变态反应。此种细胞免疫反应属第Ⅳ型（迟发型）变态反应，可通过结核菌素试验来测定。

3）郭霍（Koch）现象：给未感染的豚鼠皮下注射一定量的结核分枝杆菌，10～14 日后注射局部红肿、溃烂，形成深的溃疡，不愈合，最后结核分枝杆菌全身播散，造成豚鼠死亡。对 3～6 周前已受少量结核分枝杆菌感染和结核菌素皮肤试验阳性的豚鼠，给同等剂量的结核分枝杆菌皮下注射 2～3 日后，注射局部皮肤出现红肿、浅表溃疡，但不久即愈合，无全身结核播散，亦不致死亡。这种机体对结核分枝杆菌初感染和再感染所表现出不同反应的现象称为 Koch 现象。

（3）继发性结核：继发性结核病的发病有两种方式。一种方式是指原发性结核感染时遗留下来的潜在病灶中的结核分枝杆菌重新活动而发生的结核病，此为内源性复发。另一种方式是由于受到结核分枝杆菌的再感染而发病，称为外源性重染。继发性肺结核的发病有两种类型，一种发病慢，临床症状少而轻，多发生在肺尖或锁骨下，痰涂片检查阴性，预后良好。另一种发病快，几周时间即出现广泛的病变、空洞和播散，痰涂片检查阳性。这类患者多发生在青春期女性、营养不良、抵抗力弱的群体以及免疫功能受损者。

4. 结核病的基本病理改变　结核病的基本病理变化是炎性渗出、增生和干酪样坏死，可以是某种变化为主，且可相互转化，也可以三种病理变化同时存在。各种病理变化取决于结核分枝杆菌的感染量、毒力大小以及机体的抵抗力和变态反应状态。①渗出为主的病变：表现为局部中性粒细胞浸润，继之由巨噬细胞及淋巴细胞取代。通常出现在结核炎症的早期或病灶恶化时，经及时治疗，渗出性病变可完全消散吸收。②增生为主的病变：典型的改变是结核结节形成，为结核病的特征性病变。结核结节的中间可有干酪样坏死。上皮细胞互相聚集融合形成多核巨细胞，称为朗汉斯巨细胞。增生为主的病变常发生在机体抵抗力较强、病变恢复阶段。③干酪样坏死为主的病变：肉眼可见病灶呈淡黄色，质松而脆，状似干酪，故名干酪样坏死。常发生在感染菌量多、毒力强、机体抵抗力低下、机体超敏反应增强的情况下。

【临床表现】

肺结核的临床表现不尽相同，但有共同之处。

1. 症状

（1）呼吸系统症状

1）咳嗽、咳痰：是肺结核最常见症状。多为干咳或有少量白色黏液痰。有空洞形成时，痰量增多，合并细菌感染时，痰呈脓性，合并支气管结核可出现刺激性咳嗽。

2）咯血：约 1/3～1/2 患者有不同程度咯血，多数患者为痰中带血或小量咯血，少数严重患者可大量咯血。

3) 胸痛:病变累及胸膜时胸部有尖锐刺痛或撕裂痛,深呼吸和咳嗽时加重。

4) 呼吸困难:多见于病灶较大的干酪样肺炎和大量胸腔积液患者。

(2) 全身症状:发热是最常见的症状,多为长期午后低热。若肺部病灶血行播散时,可有畏寒、高热等。部分患者有乏力、盗汗、食欲减退和体重减轻等全身毒性症状。育龄女性可有月经失调或闭经。

2. 体征　病变范围小或位置深者可无任何体征。渗出性病变范围较大或干酪样坏死时可有肺实变体征。较大空洞性病变时可闻及支气管呼吸音。肺部有广泛纤维化或胸膜粘连增厚者,气管向患侧移位,叩诊呈浊音,呼吸音减弱,可闻及湿啰音。结核性胸膜炎时有胸腔积液体征。支气管结核可有局限性哮鸣音。

3. 并发症　可并发自发性气胸、脓气胸、支气管扩张、呼吸衰竭、慢性肺源性心脏病及肺外结核。

【辅助检查】

1. 影像学检查　胸部 X 线检查是早期诊断肺结核的重要方法,可以早期发现肺结核病变,确定病变的部位、范围、性质等,并可以判断有无活动性、有无空洞、空洞大小及洞壁厚薄等。肺结核 X 线特点:结核病灶多发生在上叶的尖后段、下叶的背段和后基底段,密度不均匀、边界清楚、变化较慢。肺部 CT 检查可早期发现微小或隐藏性病灶,能清晰显示各型肺结核病变的特点和性质,对于肺结核的诊断以及与其他胸部疾病的鉴别诊断意义较大。

2. 痰结核分枝杆菌检查　是确诊肺结核、制定化疗方案和考核治疗效果的主要依据。痰涂片抗酸染色镜检是快速、简便、易行和可靠的方法。若抗酸杆菌阳性,只能说明痰中含有抗酸杆菌,不能确定含有结核分枝杆菌,但由于非结核性分枝杆菌少见,故痰中检出抗酸杆菌,肺结核诊断基本可成立。痰培养结核分枝杆菌常作为结核病诊断的金标准,还可做药物敏感试验与菌种鉴定提供菌株。

3. 结核菌素试验　用于检出结核分枝杆菌感染,不能检出结核病。世界卫生组织和国际防痨和肺病联合会推荐使用的结核菌素为纯蛋白衍化物(PPD)和 PPD-RT23,便于国际间结核感染率的比较。试验方法:在前臂屈侧中下部皮内注射 0.1ml (5IU),48～72 小时后观察局部反应并记录结果。测量皮肤硬结横径和纵径,记录平均直径＝(横径+纵径)/2,而不是红晕的直径。硬结是特异性变态反应,红晕是非特异性变态反应。硬结直径≤4mm 为阴性,5～9mm 为弱阳性,10～19mm 为阳性,≥20mm 或局部有水疱和淋巴管炎为强阳性。

结核菌素试验用于检出结核分枝杆菌感染,对于未接种卡介苗的儿童、少年和青年的结核病诊断有参考意义。结核菌素试验阳性见于曾有过结核分枝杆菌感染或接种卡介苗者,并不一定是现症患者;结核菌素试验强阳性,对结核病的诊断意义较大,特别是对婴幼儿的诊断。结核分枝杆菌感染后 4～8 周才建立充分的变态反应,在此之前,结核菌素试验可呈阴性;严重营养不良、癌症、HIV 感染、水痘、百日咳、重症肺结核、免疫力下降或免疫受抑制等,结核菌素试验结果则多为阴性和弱阳性。

4. 纤维支气管镜检查　对支气管结核和淋巴结支气管瘘诊断有重要价值。

【诊断要点】

根据结核病的主要症状和体征、肺结核接触史、结合结核菌素试验、影像学检查、痰结核分枝杆菌检查和纤维支气管镜检查多可做出诊断。

笔记

1. 肺结核的诊断程序

（1）可疑症状患者筛选：主要可疑症状包括：咳嗽持续2周以上、咯血、午后低热、乏力、盗汗、月经不调或闭经,有肺结核接触史或肺外结核,有上述情况应考虑肺结核的可能性,需进行痰抗酸杆菌检查和胸部X线检查。

（2）是否肺结核：凡X线检查肺部发现有异常阴影者,必须通过系统检查,确定病变是结核性或是其他性质。若难以确定,可经2周短期观察后复查,大部分炎症病变会有所变化,而肺结核变化不大。

（3）有无活动性：如果诊断为肺结核,应进一步明确有无活动性,活动性病变必须给予治疗。活动性病变在胸部X线上通常表现为边缘模糊不清的斑片状阴影,可有中心溶解和空洞,或出现播散病灶。胸片表现为钙化、硬结或纤维化,痰检查不排菌,无任何症状,为无活动性肺结核。

（4）是否排菌：确定活动性后必须明确是否排菌,是确定传染源的唯一方法。

2. 肺结核分类标准　2004年我国制定实施新的肺结核分类标准,突出了对痰结核分枝杆菌检查和化疗史的描述,使分类法更符合现代结核病控制的概念和实用性。

（1）肺结核分类和诊断要点

1）原发型肺结核：包括原发综合征和胸内淋巴结结核。多见于有结核病家庭接触史的少年和儿童,无症状或症状多轻微,结核菌素试验多为强阳性。X线胸片表现为哑铃型阴影,即原发病灶、引流淋巴管炎和肿大的肺门淋巴结,形成典型的原发综合征。若只有肺门淋巴结肿大,则诊断为胸内淋巴结结核。原发病灶一般吸收较快,不留任何痕迹(图2-4)。

2）血行播散型肺结核：包括急性血行播散型肺结核(急性粟粒型肺结核)及亚急性、慢性血行播散型肺结核。急性粟粒型肺结核常见于婴幼儿和青少年,特别是营养不良、患传染病或长期应用免疫抑制剂导致免疫力下降的小儿,成人也可发生本病。病变淋巴结内的大量结核分枝杆菌进入血液循环所致。其特点是起病急,持续高热,有全身毒血症状,但呼吸困难极少见,约一半患者合并结核性脑膜炎。X线显示双肺布满大小、密度和分布均匀,结节直径2mm左右的粟粒状阴影(图2-5 急性粟粒型肺结核)。亚急性、慢性血行播散型肺结核起病缓慢,症状轻,多无明显中毒症状。X线胸片特点是病灶在双肺上、中肺野,呈对称分布、大小不等、密度不同和分布不均匀的粟粒状或结节状阴影,新旧病灶可共存。

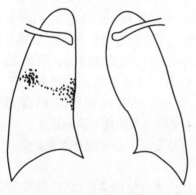

图2-4　原发型肺结核—原发综合征

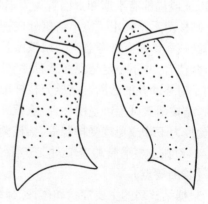

图2-5　急性粟粒型肺结核

3）继发型肺结核:是成人中最常见的肺结核类型,病程长,易反复。活动性渗出性病变、干酪样病变和增生性病变共存。临床症状视其病灶性质、范围及人体反应性而定。①浸润性肺结核:浸润渗出性结核病变和纤维干酪增殖病变,多发生在肺尖部和锁骨下。X线胸片表现为锁骨下片状、斑点状阴影,边缘模糊,可融合形成空洞。渗出性病变易吸收,纤维干酪增殖病变吸收很慢,可长期无变化。②空洞性肺结核:空洞多由干酪渗出病变溶解形成,洞壁不明显、形态不一,形成多个"虫蚀样"空腔。空洞性肺结核多有支气管播散,临床表现为发热、咳嗽、咳痰、咯血和全身结核中毒症状。空洞性肺结核患者痰中经常排菌。③结核球:由干酪样坏死灶吸收,周围形成纤维包膜或空洞的引流支气管阻塞性愈合而凝成球形病灶,称"结核球"。④干酪样肺炎:当免疫力低下、体质衰弱患者受到大量结核分枝杆菌感染,或有淋巴结支气管瘘,淋巴结内大量干酪样物质经支气管进入肺内时发生。大叶性干酪样肺炎X线呈大叶性密度均匀的磨玻璃状阴影,逐渐出现溶解区,呈虫蚀样空洞,可有播散病灶,痰中能查出结核分枝杆菌。小叶性干酪样肺炎多发生在双肺中下部,X线呈小叶斑片播散病灶。大叶性干酪样肺炎有肺实变的体征,小叶性干酪样肺炎症状和体征比大叶性干酪样肺炎轻。⑤纤维空洞性肺结核:肺结核未及时发现或治疗不当,使空洞长期不愈,反复进展恶化,肺组织结构破坏重,肺功能严重受损。X线胸片可见双侧或单侧纤维厚壁空洞和广泛纤维增生,造成肺门抬高,肺纹理呈垂柳样,纵隔向患侧移位,多伴有支气管播散病灶、胸膜粘连肥厚和代偿性肺气肿(图2-6)。

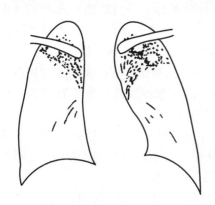

图2-6　纤维空洞性肺结核

4）结核性胸膜炎:含结核性干性胸膜炎、结核性渗出性胸膜炎、结核性脓胸。

5）其他肺外结核:按部位和脏器命名,如骨关节结核、肾结核、肠结核等。

6）菌阴肺结核:菌阴肺结核为3次痰涂片及1次培养阴性的肺结核。诊断标准为:①典型肺结核临床症状和胸部X线表现;②抗结核治疗有效;③临床可排除其他非结核性肺部疾患;④PPD试验强阳性;⑤痰结核菌PCR和探针检查呈阳性;⑥肺外组织病理证实结核病变;⑦支气管肺泡灌洗液中检出抗酸分枝杆菌;⑧支气管或肺部组织病理证实结核病变。具备①~⑥中3项或⑦~⑧中任何1项可确诊。

(2)痰结核分枝杆菌检查记录格式:痰涂片检查结果以涂(+),涂(-)表示。痰培养结果以培(+),培(-)表示。患者无痰或未查痰时,注明(无痰)或(未查)。

(3)病变范围及空洞部位:按右、左侧,分上、中、下肺野记述。以第2或第4前肋下缘内侧端将两肺分为上、中、下肺野。

(4)治疗状况记录

1)初治:以下情况之一者即为初治。①未开始抗结核治疗的患者;②正进行标准化学治疗方案用药而未满疗程的患者;③不规则化学治疗未满1个月的患者。

2)复治:以下情况之一者视为复治。①初治失败的患者;②规则用药满疗程后痰菌又复阳的患者;③不规律化学治疗超过1个月的患者;④慢性排菌患者。

笔记

3. **肺结核的记录方式**　按结核病分类、病变部位、范围、痰菌情况、化学治疗史书写。如:浸润性肺结核右上涂(+),初治。血行播散型肺结核可注明(急性)或(慢性);继发型肺结核可注明(浸润性)、(纤维空洞性)等。并发症(如支气管扩张等)、并存病(如糖尿病等)、手术(如肺切除术后)可在化疗史后按并发症、并存病、手术等顺序书写。

【治疗要点】

1. **化学治疗的原则**　早期、规律、联合、适量、全程是化学治疗的原则。

(1) 早期:一旦检出和确诊肺结核的患者均应立即给予化学治疗。早期化疗有利于迅速发挥化疗药的杀菌作用,使病变吸收和减少传染性。

(2) 规律:严格按照化学治疗方案规定的用药方法,按时服药,不许擅自停用,以免产生耐药性。

(3) 全程:必须严格按治疗方案,保证坚持完成规定疗程,是提高治愈率和减少复发率的重要措施。

(4) 适量:严格遵照适当的药物剂量用药。用药剂量过低不能达到有效血药浓度,影响疗效,易产生耐药性,剂量过大易发生药物不良反应。

(5) 联合:联合使用多种抗结核药物,以增强和确保疗效,同时通过交叉杀菌作用,减少或防止耐药性的产生。

2. **常用抗结核药物**

(1) 异烟肼(isoniazid,INH,H):对巨噬细胞内外的结核分枝杆菌均具有杀菌作用。对于 A 菌群(快速繁殖,多位于巨噬细胞外和肺空洞干酪液化部分,占结核分枝杆菌的绝大部分。由于细菌数量大,易产生耐药变异菌。)早期杀菌力最强。

(2) 利福平(rifampicin,RFP,R):对巨噬细胞内外的结核分枝杆菌均具有快速杀菌作用,特别是对 C 菌群(处于半静止状态,可有突然间歇性短暂的生长繁殖。)有独特的杀菌作用。异烟肼和利福平联合应用可显著缩短疗程。

(3) 吡嗪酰胺(pyrazinamide,PIZ,Z):主要是杀灭巨噬细胞内酸性环境中的 B 菌群(处于半静止状态,多位于巨噬细胞内酸性环境中和空洞壁坏死组织中)。吡嗪酰胺与异烟肼和利福平联合应用,是三个不可缺少的重要药物。

(4) 乙胺丁醇(ethambutol,EMB,E):对结核分枝杆菌具有抑菌作用。

(5) 链霉素(streptomycin,SM,S):对巨噬细胞外碱性环境中的结核分枝杆菌有杀菌作用。

3. **标准化学治疗方案**　整个化疗方案分为强化期和巩固期两个阶段。抗结核药物血中高峰浓度的杀菌作用优于经常性维持较低药物浓度水平的情况。每日剂量 1 次顿服要比每日分 2 次或 3 次服用所产生的高峰血药浓度高 3 倍。因此,抗结核药物采用顿服。

(1) 初治活动性肺结核治疗方案(含涂阳和涂阴)

1) 每日用药方案:①强化期:用异烟肼、利福平、吡嗪酰胺和乙胺丁醇,顿服 2 个月;②巩固期:用异烟肼和利福平,顿服 4 个月。简写为:2HRZE/4HR。

2) 间歇用药方案:①强化期:异烟肼、利福平、吡嗪酰胺和乙胺丁醇,隔日 1 次或每周 3 次,2 个月。②巩固期:异烟肼及利福平,隔日 1 次或每周 3 次,4 个月。简写为:$2H_3R_3Z_3E_3/4H_3R_3$。

笔记

（2）复治涂阳肺结核治疗方案

1）每日用药方案：①强化期：用异烟肼、利福平、吡嗪酰胺、链霉素和乙胺丁醇，每日一次，2个月；②巩固期：用异烟肼、利福平和乙胺丁醇，每日一次，6～10个月。巩固期治疗4个月时，痰菌未转阴，可继续延长治疗期6～10个月。简写为：2HRZSE/6～10HRE。

2）间歇用药方案：①强化期：用异烟肼、利福平、吡嗪酰胺、链霉素和乙胺丁醇，隔日一次或每周3次，2个月；②巩固期：用异烟肼、利福平和乙胺丁醇，隔日一次或每周3次，6个月。简写为：$2H_3R_3Z_3S_3E_3/6H_3R_3E_3$。

4. 其他治疗

（1）对症治疗：对痰中带血或小量咯血的患者，多以消除紧张、卧床休息、镇静等对症治疗为主，可用氨基己酸、氨甲苯酸、酚磺乙胺、卡络柳钠等药物止血。中等或大量咯血时应严格卧床休息，先用垂体后叶素5～10U加入25%葡萄糖液40ml中缓慢静脉注射，一般为15～20分钟，然后将垂体后叶素加入5%葡萄糖液按$0.1U/(kg \cdot h)$静滴。大咯血过程中患者突然停止咯血，并出现呼吸急促、面色苍白、口唇发绀、烦躁不安等症状时，提示有发生咯血窒息的可能，应及时抢救。对大咯血不止者，考虑为支气管动脉破裂造成，应采取支气管动脉栓塞法。

（2）糖皮质激素：对于结核中毒症状严重者，在确保有效的抗结核药物治疗的情况下，可使用糖皮质激素，如泼尼松，使用剂量依病情而定，疗程在4～8周。

（3）外科手术治疗：包括经合理化学治疗无效、多重耐药的厚壁空洞、大块干酪灶、结核性脓胸、支气管胸膜瘘和大咯血保守治疗无效者。

【常用护理诊断/问题】

1. 知识缺乏　缺乏结核病的预防治疗知识。

2. 营养失调　低于机体需要量与机体消耗增加、食欲减退有关。

3. 体温过高　与结核分枝杆菌感染有关。

4. 潜在并发症　大咯血、窒息。

【护理措施】

1. 病情观察

（1）呼吸系统：注意观察患者咳嗽、咳痰的情况，咯血患者尤其密切注意观察咯血的量、颜色、性质及出血的速度，一旦发现窒息的先兆，应及时报告医生并积极配合抢救；病情严重患者需注意观察呼吸状况、呼吸困难类型、是否发绀、气促等。

（2）全身症状：注意观察患者有无高热、食欲减退、盗汗、乏力等情况。如出现高热持续不退，脉搏增快，呼吸急促，提示病情加重。每周测体重一次并记录，监测有关营养指标的变化，以判断患者营养状况。

2. 起居护理

（1）做好消毒隔离，切断传播途径：①开窗通风，保持病室空气新鲜，可有效降低结核病传播；②有条件的患者应单居一室，痰涂片阳性肺结核患者住院治疗期间应进行呼吸道隔离，每天紫外线消毒病室。

（2）休息与活动：保证充足的睡眠和休息。①病情严重者：如大量胸腔积液、干酪性肺炎、急性粟粒型肺结核或有咯血、高热等严重结核中毒症状者必须卧床休息；②痰菌阴性的轻症患者：可在坚持化疗的同时进行正常的工作或参与社会活动，但应注意劳逸结合、保证充足睡眠及休息时间,活动量以不引起疲劳为度;③恢复期患者:不必严格限制活动,但要避免劳累及过度兴奋。可适当增加户外活动,加强体质锻炼,如散步、打太极拳、做保健操等,以提高机体的抗病能力。

3. 饮食护理 肺结核是慢性消耗性疾病,并需长期化学治疗,因此,饮食营养的护理尤为重要。肺结核患者应给予高蛋白、高热量、富含维生素的易消化饮食,忌烟酒及辛辣刺激食物。饮食中动、植物蛋白应合理搭配,如鱼、肉、蛋、牛奶、豆制品等,成人每日蛋白质摄入量为 1.5~2.0g/kg,其中优质蛋白应大于50%;为刺激食欲应调配好食物的色、香、味,进食时应心情愉快、细嚼慢咽,促进食物的消化吸收。每日摄入一定量的新鲜蔬菜和水果,食物中的维生素 C 可以减轻血管渗透性、促进渗出病灶的吸收;维生素 B 对神经系统及胃肠神经有调节作用,可促进食欲。鼓励患者多饮水,每日不少于 1.5~2.0L,以保证机体代谢的需要和体内毒素的排泄。

4. 用药护理 向患者及家属介绍有关药物治疗的知识,特别强调早期、规律、联合、适量、全程治疗的重要性,使患者树立治愈疾病的信心,积极配合治疗。督促患者按医嘱服药、避免漏服,不要自行停用,养成按时服药的习惯。常用抗结核药物的主要不良反应及注意事项见表2-9。

表2-9 常用抗结核药物的主要不良反应及注意事项

药名 (缩写)	主要不良反应	注意事项
异烟肼 (H,INH)	周围神经炎、偶有肝功能损害	避免与抗酸药同服,注意消化道反应、肢体远端感觉及精神状态
利福平 (R,RFP)	肝损害、过敏反应	加速口服避孕药、降糖药、茶碱、抗凝血剂等药物的排泄,使药效降低或失效
链霉素 (S,SM)	听力障碍、眩晕、肝损害、过敏性皮疹	进行听力检查,注意听力变化及有无平衡失调(用药前、后每1~2个月检查一次)
吡嗪酰胺 (Z,PZA)	胃肠不适、肝损害、高尿酸血症、关节痛	警惕肝脏毒性反应,监测肝功能;注意关节疼痛、皮疹、监测血清尿酸
乙胺丁醇 (E,EMB)	视神经炎	检查视觉灵敏度和颜色的鉴别力(用药前、后每1~2个月检查一次)

5. 对症护理

(1)咯血:少量咯血者以静卧为主,安慰患者、消除紧张。可遵医嘱给予药物止血,并注意观察药物不良反应。大量咯血患者绝对卧床休息,取患侧卧位。咯血时轻拍患者健侧背部,嘱患者不要屏气,以免诱发喉头痉挛,使血液引流不畅形成血块,导致窒息。

(2)窒息:密切观察有无窒息的发生,大咯血患者如突然咯血停止,伴有胸闷、气憋、发绀、面色苍白、冷汗淋漓、烦躁不安等症状时,常为咯血窒息,应及时抢救。立即取头低足高45°俯卧位,轻拍背部,迅速排出气道和口咽部的血块或直接刺激咽部以咳出血块,必要时用粗吸痰管进行机械吸引,告知患者不可屏气,给予高浓度吸氧,并做好气管插管或气管切开的准备与配合工作,以解除呼吸道梗阻。

（3）发热:发热患者应多饮水,必要时给予酒精擦浴、冰袋、冰帽等物理降温或小剂量解热镇痛药。高热不退者可按医嘱在抗结核药物的同时加用糖皮质激素。降温以逐渐降温为宜,防止虚脱。如降温过程中患者出汗,应及时协助擦汗、更换衣服,避免受凉。

6. 心理护理　肺结核病程长、易复发、具有传染性。当患者被诊断为肺结核后,一时难以接受从正常人到传染病患者这种角色的转变,加上需要隔离等原因,多数患者往往产生焦虑、抑郁、孤独、自卑等心理。护理人员应充分理解和尊重患者,主动与患者沟通,了解患者内心感受并给予安慰。通过介绍结核病有关知识,告知患者只有按医嘱坚持合理、全程化疗,才可完全康复。要求患者做到既要重视疾病,树立战胜疾病的信心,又要进行自我心理调节,乐观对待生活。鼓励患者选择力所能及的适合自己身体状态的娱乐、锻炼方式进行调整,以最佳的心理状态接受治疗。同时做好家属的工作,既要注意消毒隔离,又要关心和爱护患者,给予患者精神支持。

7. 中医护理　本病属于中医"肺痨"范畴。患者应根据不同的证型辨证选食,肺阴亏损者可食百合、梨、藕、银耳、蜂蜜等以滋养肺阴;痰中带血或咯血者可食鲜藕汁、鲜百合汁和冰糖蒸梨,不宜过食生冷;气阴耗伤者可选食山药、黄芪、薏苡仁、白扁豆、莲子肉等煨粥,以补脾养肺;阴阳虚损者可适当服用虫草、紫河车、蛤蚧、灵芝等。自汗者可遵医嘱口服玉屏风散,或取黄芪、浮小麦、牡蛎煎水代茶饮,以益气固表减少出汗。盗汗者,可用煅龙骨、煅牡蛎混合研成粉,用纱布包好扑身或取五倍子粉加白醋调成糊状,临睡前敷贴神阙穴,以收敛止汗。咯血者,用白茅根或藕节煎水送服。或用鲜旱莲草 30g,煎汤代茶冷饮。

【健康教育】

1. 疾病预防指导　①控制传染源:关键是早期发现和彻底治愈肺结核患者。对确诊的结核病患者,应及时转至结核病防治机构进行统一管理。②切断传播途径:应指导患者及家属了解肺结核的传播途径及消毒、隔离的重要性,并指导采取积极的预防措施。具体措施包括:痰涂片阳性患者需住院治疗,并进行呼吸道隔离,室内保持良好通风,每天用紫外线消毒;严禁随地吐痰,在咳嗽或打喷嚏时,用双层纸巾遮住口鼻,将纸巾放入污物袋中焚烧处理;留置于容器中的痰液须经灭菌处理再弃去;接触痰液后用流水清洗双手;排菌患者使用过的餐具煮沸消毒或用消毒液浸泡消毒,同桌共餐时使用公筷,以预防传染;患者使用的被褥、书籍在烈日下暴晒 6 小时以上;排菌患者尽量不外出,如需外出必须戴口罩。③保护易感人群:给未受过结核分枝杆菌感染的新生儿、儿童及青少年接种卡介苗,使人体产生对结核分枝杆菌的特异性免疫力;密切接触者应定期到医院进行相关检查,必要时予预防性治疗;对受结核分枝杆菌感染易发病的高危人群如 HIV 感染者、糖尿病等,可应用预防性化学治疗。

2. 用药知识指导　向患者及家属强调坚持规律、全程、合理用药的重要性,取得患者与家属的主动配合。介绍结核病的常用药物、治疗方法及疗程,说明用药过程中可能出现的不良反应和用药注意事项,一旦出现严重的不良反应应及时就诊。

3. 日常生活指导　嘱患者戒烟、戒酒,注意保证营养的摄入;合理安排休息,恢复期逐渐增加活动,以提高机体免疫力;避免劳累、情绪波动及呼吸道感染;指导患者及家属居室保持通风、干燥,有条件者可选择空气新鲜、气候温和的地方疗养,以促进身体的康复,增加抵抗疾病的能力。

4. 定期门诊复查　定期复查胸片和肝、肾功能、痰结核菌素检查,以了解治疗效果和病情变化,及时调整治疗方案,达到彻底治愈肺结核的目的。

【结语】

肺结核是结核分枝杆菌引起的肺部慢性传染性疾病。肺结核发生发展与机体免疫力、结核菌数量、毒力有关。排菌的肺结核患者为其主要传染源。主要表现为低热、乏力、盗汗、消瘦等全身症状及咳嗽、咳痰、咯血等呼吸道症状。临床类型包括原发型肺结核、血型播散性肺结核、继发型肺结核、结核性胸膜炎。胸部 X 线检查是早期诊断肺结核的重要方法,痰中找到结核分枝杆菌即可确诊。结核的化学治疗原则是早期、规律、适量、联合、全程。应特别注意加强饮食营养、用药护理等,同时加强对患者疾病预防控制、日常生活等指导。

第九节　慢性肺源性心脏病

 案例导入

　　患者刘先生,68 岁,农民。因慢性咳嗽咳痰 20 年,劳累后心慌、气短 3 年,不能平卧、下肢水肿 3 天而入院。20 年前开始每年冬季反复咳嗽咳痰伴有喘息。3 年前开始上述症状加重。3 天前感冒后咳嗽、咳痰、气短加重,伴有轻度发热,全身酸痛,下肢水肿。吸烟史 40 年,每日 15～20 支。其父因“心脏病”去世,患者妻子健康,三女一子均已成家。

　　身体评估:T 37.8℃,P 108 次/分,R 28 次/分,BP 120/80mmHg。神志清楚,端坐呼吸。表情痛苦,口唇发绀,颈静脉怒张,桶状胸,两肺底有少许湿啰音及散在的哮鸣音。剑突下心脏明显搏动,P_2 亢进。腹部平软,肝在右肋缘下 1.5cm,质中等,有触痛。双下肢胫前凹陷性水肿。

　　辅助检查:胸片显示肺动脉段明显突出,右心室肥大;动脉血气分析 PaO_2:46mmHg,$PaCO_2$:67mmHg。

　　入院诊断:慢性肺源性心脏病急性发作。

　　请问:患者目前有哪些主要的护理诊断/问题? 如何进行护理?

慢性肺源性心脏病(chronic pulmonary heart disease)简称慢性肺心病,是指由支气管-肺组织、肺血管或胸廓的慢性病变引起的肺组织结构和(或)功能异常,产生肺血管阻力增加,肺动脉压力增高,使右心室扩张和(或)肥厚,伴或不伴右心功能衰竭的心脏病,并排除先天性心脏病和左心病变引起者。慢性肺心病是我国呼吸系统的常见病,一般呈慢性经过,常反复急性发作且逐渐加重,冬春季节和气候骤变时,易出现急性发作。患病年龄多在 40 岁以上,且患病率随年龄增长而增高,我国部分地区调查结果 15 岁以上患病率为 6.7‰,男女无明显差异,北方地区患病率高于南方地区,农村高于城市。吸烟者比不吸烟者患病率明显增高。

【病因与发病机制】

1. 病因　①支气管和肺部疾病:COPD 为最常见病因,约占 80%～90%,其他病因有支气管哮喘、支气管扩张、重症肺结核、尘肺、慢性弥漫性肺间质纤维化等;②胸廓运动障碍性疾病:如胸廓或脊柱畸形、脊椎结核、类风湿关节炎、胸廓广泛粘连、胸廓成形术后以及神经肌肉疾病等引起胸廓活动受限、肺受压、支气管扭转或变形,导致肺功能受损；③肺血管疾病：如特发性肺动脉高压、慢性栓塞性肺动脉高压、肺小动脉炎等、原发性肺泡通气不足及先天性口咽畸形、睡眠呼吸暂停低通气综合征等，均可引起肺心病。病情加重的最常见诱因是呼吸道感染。

2. 发病机制

（1）肺动脉高压的形成

1）肺血管阻力增高的功能性因素：缺氧是形成肺动脉高压的重要因素。缺氧时收缩血管的活性物质增多，如白三烯、5-羟色胺、血管紧张素Ⅱ、血小板活化因子（PAF）等使肺血管收缩，血管阻力增加，形成肺动脉高压；另外，缺氧时平滑肌细胞膜对 Ca^{2+} 通透性增加，细胞内 Ca^{2+} 的含量增高，肌肉兴奋收缩偶联效应增强，使肺血管收缩。缺氧性肺血管收缩并非完全取决于某种血管收缩物质的绝对量，而很大程度上取决于局部收缩血管物质和扩张血管物质的比例。高碳酸血症时，动脉血二氧化碳分压增高，产生过多的 H^+，后者使血管对缺氧收缩敏感性增强，使肺动脉压力增高。

2）肺血管阻力增高的解剖学因素：肺血管解剖结构的变化，形成肺循环血流动力学的障碍。主要原因是：①肺血管炎症：长期反复发作的慢性阻塞性肺疾病及支气管周围炎可累及邻近的肺小动脉，引起血管炎，管壁增厚、管腔狭窄或纤维化，甚至完全闭塞，使肺血管阻力增加，产生肺动脉高压；②肺血管受压：肺气肿加重，肺泡内压增高，压迫肺泡血管壁，造成毛细血管管腔狭窄或闭塞；③毛细血管床减损：肺泡壁破裂造成毛细血管网受损，当肺泡毛细血管床减损超过 70% 时，肺循环阻力增大，促使肺动脉高压形成；④肺血管重塑：慢性缺氧使肺血管收缩，管壁张力增高，同时肺内产生多种生长因子，可直接刺激管壁增生。

3）血液黏稠度增加和血容量增多：可使肺动脉压力升高，其机制有：①慢性缺氧继发红细胞增多，血液黏稠度增加，导致血流阻力增加；②缺氧可使醛固酮增加，使水钠潴留；③缺氧使肾小动脉收缩，肾血流量减少，加重水钠潴留，血容量增多。

（2）心脏病变和心力衰竭：肺循环阻力增加时，右心室发挥代偿功能而发生右心室肥厚，随着病情的进展和加重，肺动脉压持续升高，超过右心室代偿能力，右心室失代偿导致右心衰竭。此外，少数患者由于缺氧、高碳酸血症、酸中毒、相对血流量增多等因素，可使左心负荷加重，病情发展则可发生左心衰竭。

（3）其他重要器官的损伤：缺氧和高碳酸血症还可导致脑、肝、肾、胃肠及内分泌系统、血液系统等发生病理改变，引起多器官功能损害。

【临床表现】

临床上除原有支气管、肺、胸疾病的各种症状和体征外，主要是逐步出现肺、心功能衰竭以及其他器官损害的表现。

1. 肺、心功能代偿期

（1）症状：咳嗽、咳痰、气促，活动后可有心悸、呼吸困难、乏力和活动耐力下降。急性感染可加重上述症状。

（2）体征：可有不同程度的发绀和肺气肿体征。慢性支气管炎、肺气肿伴右心室肥大患者可有干、湿啰音，心音遥远，$P_2 > A_2$，三尖瓣区可闻及收缩期杂音或剑突下心脏搏动增强。颈静脉充盈提示静脉压升高，腔静脉回流受阻。

2. 肺、心功能失代偿期

（1）呼吸衰竭

1）症状：呼吸困难加重，夜间为甚，常有头痛、失眠、食欲下降、躁动、夜间失眠而白天嗜睡，严重时出现表情淡漠、神志恍惚、精神错乱、谵妄、间歇抽搐、昏睡，甚至昏迷等肺性脑病的表现。

2）体征：明显发绀、球结膜充血、水肿，严重时出现视网膜血管扩张和视盘水肿等颅内压升高的表现。高碳酸血症时可出现周围血管扩张的表现，如皮肤潮红、多汗。肺性脑病时腱反射减弱或消失，可有病理反射。

（2）右心衰竭

1）症状：气促更明显、心悸、食欲缺乏、腹胀、恶心、呕吐等。

2）体征：发绀更明显，颈静脉怒张，心率增快，可出现心律失常，剑突下可闻及收缩期杂音，甚至出现舒张期杂音。肝肿大并有压痛，肝颈静脉回流征阳性，下肢水肿，重者可有胸、腹水。少数患者可出现肺水肿及全心衰竭的体征。

3. 并发症 肺性脑病、酸碱失衡及电解质紊乱、心律失常、休克、消化道出血和弥散性血管内凝血等。

【辅助检查】

1. 实验室检查

（1）血液检查：红细胞及血红蛋白可升高，全血黏度及血浆黏度增加，合并感染时白细胞计数增高，中性粒细胞增加；部分患者可有肝肾功能的改变；血清钾、钠、氯、钙、镁、磷均可有变化。

（2）血气分析：慢性肺心病失代偿期可出现低氧血症或高碳酸血症。呼吸衰竭时 $PaO_2 < 60mmHg$ 和（或）$PaCO_2 > 50mmHg$。

2. 影像学检查

（1）X 线检查：除原有肺、胸基础疾病及急性肺部感染的特征外，尚可有肺动脉高压征，如右下肺动脉干扩张，其横径≥15mm；横径与气管横径比值≥1.07；肺动脉段明显突出或其高度≥3mm；中央动脉扩张，外周血管纤细，形成"残根"征；右心室增大等。皆为诊断慢性肺心病的主要依据。

（2）超声心动图检查：右心室流出道内径≥30mm、右心室内径≥20mm、右心室前壁厚度≥5mm、左、右心室内径比值<2、右肺动脉内径≥18mm 或肺动脉干≥20mm 及右心室流出道/左心房内径>1.4，可诊断为慢性肺心病。

3. 心电图检查 主要表现有右心室肥大的改变，如心电轴右偏、额面平均电轴≥+90°、重度顺钟向转位、$R_{V1} + S_{V5} ≥ 1.05mV$ 及肺型 P 波。典型慢性肺心病的心电图表现见图 2-7。

4. 其他 肺功能检查对早期或缓解期慢性肺心病患者有意义。痰细菌学检查可指导急性加重期慢性肺心病患者的抗生素选用。

【诊断要点】

根据患者有慢性支气管炎、肺气肿、其他胸肺疾病或肺血管病变，并已引起肺动脉高压、右心室增大或右心功能不全，心电图、X 线胸片和超声心动图有右心肥厚的征象，可做出诊断。

【治疗要点】

1. 急性加重期治疗 原则包括：①积极控制感染；②保持呼吸道通畅，改善呼吸功能；③纠正缺氧和二氧化碳潴留；④控制呼吸衰竭和心力衰竭；⑤积极处理并发症。

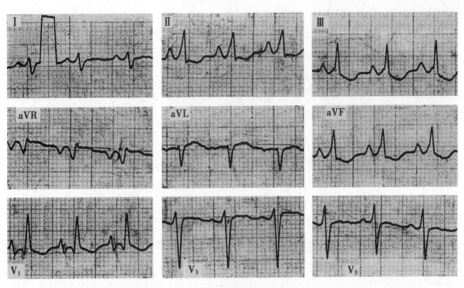

图2-7　慢性肺心病的心电图改变

（1）控制感染：抗生素的选择参考痰菌培养及药敏试验。痰培养结果出来之前，根据感染的环境及涂片革兰染色的结果选择抗生素。常用青霉素、氨基糖苷类、喹诺酮类及头孢菌素类药物。

（2）控制呼吸衰竭：给予支气管扩张、祛痰等治疗，通畅呼吸道，改善通气功能。合理氧疗纠正缺氧和二氧化碳潴留，改善呼吸功能。详见本章第十二节"呼吸衰竭"部分。

（3）控制心力衰竭：慢性肺心病患者经积极控制感染，改善呼吸功能后心力衰竭便可缓解，但对治疗无效者，病情较重者可适当选用利尿药、正性肌力药或扩血管药。

1）利尿药：利尿药具有增加尿量，消除水肿，减少血容量，减轻右心前负荷的作用。原则上选用作用温和的利尿药，联合保钾利尿药，小剂量短疗程使用。如氢氯噻嗪25mg，每日 1～3 次。重度而急需利尿者可用呋塞米（速尿）20mg，口服或肌内注射。

2）正性肌力药：由于慢性缺氧及感染的患者，对洋地黄类药物的耐受性降低，易致中毒。因此，原则上应选用作用快、排泄快的洋地黄类药物，剂量宜小，一般为常规剂量的1/2 或 2/3 量，如毒毛花苷 K0.125～0.25mg，或毛花苷丙 0.2～0.4mg 加于10% 葡萄糖溶液内缓慢静脉注射。

3）血管扩张药：可减轻心脏前、后负荷，降低心肌耗氧量，增加心肌收缩力，对部分顽固性心衰有一定效果。钙拮抗剂、川芎嗪等有降低肺动脉压的效果。

（4）控制心律失常：一般经抗感染、纠正缺氧等治疗后，心律失常可自行消失。如持续存在可根据心律失常的类型选用药物。详见第三章第三节"心律失常"。

（5）抗凝治疗：应用普通肝素或低分子肝素防止肺微小动脉原位血栓形成。

2. 缓解期　原则上采用中西医结合的综合治疗措施，目的是增强患者的免疫功能，去除诱发因素，减少或避免急性加重期的发生，使肺、心功能得到部分或全部恢复。如长期家庭氧疗或家庭无创呼吸机治疗、营养疗法、加强锻炼和调节免疫功能等。

【常用护理诊断/问题】

1. 气体交换受损　与低氧血症、二氧化碳潴留、肺血管阻力增高有关。

2. 清理呼吸道无效　与呼吸道感染、痰液过多而黏稠有关。

3. 活动无耐力　与心、肺功能减退有关。

4. 体液过多　与右心衰竭致体循环淤血、水钠潴留有关。

5. 有皮肤完整性受损的危险　与水肿、长期卧床有关。

6. 营养失调(低于机体需要量)　与呼吸困难、疲乏等引起食欲减退有关。

7. 焦虑　与呼吸困难影响生活和担心疾病预后有关。

8. 潜在并发症　肺性脑病、心律失常、休克、消化道出血。

【护理措施】

1. 病情观察

(1) 注意观察呼吸困难和发绀加重程度,及呼吸频率、深度和节律的变化,出现潮式呼吸或间停呼吸预示病情加重;注意观察意识状态及睡眠状况,如出现表情淡漠、神志恍惚、烦躁不安、嗜睡、昏迷等预示肺性脑病,应及时报告医生给予处理。

(2) 注意观察尿量、下肢水肿、心悸、腹胀等右心衰竭的表现。

(3) 注意监测动脉血气分析、水电解质紊乱情况。

2. 起居护理　肺、心功能代偿期患者鼓励适当活动,活动量以不出现症状为度。对卧床活动困难者,协助其定时翻身,肢体被动活动,鼓励患者进行呼吸功能锻炼。肺、心功能失代偿期患者应绝对卧床休息,协助采取舒适体位,如半卧位或坐位,以减少机体耗氧量。限制探视,减少不良刺激,保证充足休息。肺性脑病有意识障碍的患者应专人护理,加床挡或约束肢体,确保安全。

3. 饮食护理　给予适当热量、低盐、清淡、易消化、高纤维素、富含维生素的食物。每日热量摄入至少达到 125kJ/kg(30kcal/kg),其中蛋白质为 1.0～1.5g/(kg·d)。避免高碳水化合物饮食,因碳水化合物可增加 CO_2 生成量,增加呼吸负担,故一般碳水化合物≤60%。对水肿、腹水或尿少的患者,应限制水钠摄入,钠盐<3g/d,水分<1500ml/d,应用利尿剂者可适当放宽。少食多餐,尤其晚餐宜少,进餐前后漱口,保持口腔清洁,促进食欲。必要时遵医嘱静脉补充营养。

4. 用药护理

(1) 利尿药:应用利尿药时应注意观察尿量,尿量过多易出现低钾、低氯性碱中毒而加重缺氧,过度脱水引起血液浓缩、痰液黏稠不易排出等不良反应。使用排钾利尿药时注意补钾。利尿药尽量在白天给药,避免夜间频繁排尿而影响患者睡眠。

(2) 洋地黄类药物:应用洋地黄类药物应注意观察心率、心律的变化,注意有无心律失常、恶心、呕吐、黄视、绿视等药物毒性反应,如果发现及时向医生报告。慢性肺心病患者由于慢性缺氧和感染,患者对洋地黄类药物耐受性很差,常规剂量易发生毒性反应。应用指征:①感染已被控制、呼吸功能已改善、利尿剂未能取得良好疗效而反复水肿的心衰患者;②以右心衰竭为主要表现而无明显感染的患者;③合并急性左心衰竭的患者。

(3) 血管扩张药:注意观察患者心率及血压的变化,注意有无氧分压降低、二氧化碳分压升高等不良反应。

（4）呼吸兴奋剂:应用过程中应保持呼吸道通畅和适当增加给氧浓度,如发现心悸、呕吐、烦躁不安,甚至惊厥时提示药物过量,应通知医生予以处理。

（5）镇静药、麻醉药、催眠药:对呼吸衰竭、肺性脑病、呼吸道分泌物多的重症患者慎用。如必须用药,应密切注意观察是否有抑制呼吸和咳嗽反射的情况出现。

（6）抗生素:使用广谱抗生素应注意观察感染控制情况,并注意观察可能继发的真菌感染。

5. 对症护理

（1）咳嗽、咳痰:①指导患者进行有效咳嗽、湿化气道,若痰液黏稠可按医嘱应用祛痰药或给予雾化吸入;②患者一般状态差,不能有效咳嗽,应协助患者翻身、定时更换体位,叩击背部等刺激咳嗽反射,使痰液咳出;③对病情较重,神志不清者,可进行机械吸痰。

（2）呼吸困难:①协助患者采取半卧位或坐位,使膈肌下移,从而减轻呼吸困难;②指导患者进行腹式呼吸和缩唇呼吸,能有效加强膈肌运动,提高通气量,减少耗氧量,改善通气功能,从而减轻呼吸困难;③给予持续低流量（1～2L/min）、低浓度（25%～29%）吸氧,以纠正缺氧,缓解呼吸困难;④对病情较重者,可按医嘱给予支气管扩张剂,必要时气管插管或使用呼吸机。

（3）水肿:注意观察水肿情况,尤其是下肢及身体下垂部位。肺心病患者由于呼吸困难而被迫采取半卧位或端坐位,最易发生压疮的部位是骶尾部、踝、足跟部。保持床褥平整、干燥、内衣柔软、宽松,定时更换体位,受压处垫气圈或海绵垫,或使用气垫床。

6. 心理护理　由于肺心病病程长、反复发作、进行性加重等特点,多数患者对病情和预后有顾虑,心情抑郁、焦虑、对治疗丧失信心,心理压力较大。护士应积极与患者进行沟通,认真听取患者诉说,确认患者存在焦虑、压力的程度,查明原因。针对患者不同的心理特点,帮助患者了解病情、程度、与疾病相关的知识及心理压力对疾病的影响,进行恰当的引导和安慰,与患者共同制定康复计划,增强患者战胜疾病的信心。对患者微小的进步给予鼓励和赞扬,根据患者的爱好指导减轻焦虑的方法,如气功、听音乐、散步、放松疗法等,逐渐提高患者自我护理的能力。

7. 中医护理　本病属于中医"喘证"、"肺胀"、"痰饮"等范畴。风寒束肺者可适当食用葱白、洋葱、生姜、紫苏叶等,忌食生冷瓜果;风热犯肺者可多食萝卜、鸭梨、枇杷等,忌食辛辣、油腻、烟酒;痰湿蕴肺者可食柑橘、苹果、萝卜、薏米、冬瓜、赤豆,忌食糯米等黏甜食品;肺脾两虚者可食莲子、茯苓饼、栗子、蛋、猪肺等;肺肾两虚者可食甲鱼、胎盘及猪、牛、羊等动物的肾、骨髓或脊髓,可食用核桃、黑芝麻、蛤蚧等。

【健康教育】

1. 知识宣教　指导患者及家属了解疾病的发生、发展过程及去除病因和诱因的重要性,指导患者坚持家庭氧疗。

2. 呼吸功能锻炼　根据患者心、肺功能及体力情况,坚持呼吸功能锻炼（腹式呼吸、缩唇呼吸）,进行适当的体育锻炼（散步、气功、太极拳）,改善呼吸功能,提高机体的免疫功能,延缓病情的发展。

3. 定期随访　指导患者及家属合理使用药物治疗,定期门诊随访。如出现呼吸道感染症状及肺性脑病表现,需及时就医诊治。

【结语】

慢性肺心病是由于支气管-肺组织、肺血管或胸廓的慢性病变引起肺组织结构和（或）功能异常，产生肺血管阻力增加，肺动脉压力增高，使右心室扩张和（或）肥厚，伴或不伴右心功能衰竭的心脏病，并排除先天性心脏病和左心病变引起者。最常见的病因是慢性阻塞性肺疾病，呼吸道感染是疾病发展加重的重要诱因。主要表现为呼吸衰竭和右心衰竭，严重时可并发肺性脑病、心律失常、休克等。治疗原则是积极控制感染、通畅气道、纠正缺氧和二氧化碳潴留、纠正呼吸衰竭和心力衰竭、防治并发症。护理应注意预防呼吸道感染，促进有效排痰，坚持家庭氧疗、坚持呼吸功能锻炼、增强免疫力。

第十节　原发性支气管肺癌

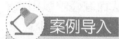

患者王先生，53岁，退休职员。主诉近3个月来咳嗽，痰中带血，1周前加重。曾有吸烟史20年，每日20～30支，现已戒烟1年。其父亲因"肺癌"病故。患者妻子病逝，一儿在外地工作。

身体评估：T 38.2℃，P 92次/分，R 26次/分，BP 130/85mmHg。神志清晰，无发绀。体重下降、声音嘶哑，右侧锁骨上淋巴结肿大。

辅助检查：胸部CT检查示右下肺叶直径3.4cm、不规则高密度肿块阴影，同侧肺门淋巴结肿大，直径约1.1cm。

入院诊断：肺癌。

请问：患者目前有哪些主要的护理诊断/问题？为更好地护理患者，还需要进行哪些方面评估？为减轻其咳嗽、咳血痰症状，应采取哪些护理措施？

原发性支气管肺癌（primary bronchogenic carcinoma）简称肺癌（lung cancer），为起源于支气管黏膜或腺体的恶性肿瘤，常有区域性淋巴结转移和血行播散，早期常有刺激性咳嗽、痰中带血等呼吸道症状，病情进展速度与细胞生物特性有关。

肺癌发病率为肿瘤的首位，并由于早期诊断不足致使预后差。根据世界卫生组织（WHO）2008年公布的资料显示，肺癌无论是年发患者数（160万）还是年死亡人数（140万）均居全球癌症首位。在我国，肺癌已成为癌症死亡的首要病因，过去30年登记的肺癌死亡率已增加了464.8%，且发病率及死亡率还在增长。

【病因与发病机制】

肺癌的病因及发病机制迄今尚未明确。但通常认为肺癌的发病与以下因素有关。

1. 吸烟　吸烟是肺癌死亡率进行性增加的首要原因。烟雾中的苯并芘、尼古丁、亚硝酸盐、少量放射性元素钋等均有致癌作用，尤其易致鳞状上皮癌和未分化小细胞癌。与不吸烟者比较，吸烟者发生肺癌的危险性平均高9～10倍，重度吸烟者至少可达10～25倍。吸烟时间和吸烟量与肺癌之间存在明显的量-效关系，开始吸烟的年龄越小，吸烟的时间越长，吸烟的量越多，肺癌的发病率越高。一支烟的致癌危险性相当于0.01～0.04mGy（1～4mrad）的放射线，每天吸30支纸烟，相当于1.2mGy（120mrad）的放射线剂量。

另外，肺癌的病因还有被动吸烟与环境吸烟。夫妻一方吸烟与均不吸烟的家庭相

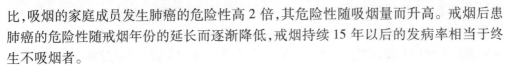

比,吸烟的家庭成员发生肺癌的危险性高 2 倍,其危险性随吸烟量而升高。戒烟后患肺癌的危险性随戒烟年份的延长而逐渐降低,戒烟持续 15 年以后的发病率相当于终生不吸烟者。

2. 职业致癌因子 已被确认的致人类肺癌的职业因素有石棉、无机砷化合物、三氯甲醚、氯甲甲醚、铬、铍、镍、芥子气、氯乙烯、煤焦油、烟草的加热产物以及铀、镭等放射性物质衰变时产生的氡和氡子气,电离辐射和微波辐射等。这些因素可使肺癌发生危险性增加 3~30 倍。其中石棉是公认的致癌物质,吸烟与石棉职业接触者肺癌死亡率为非接触吸烟者的 8 倍。此外,铀暴露和肺癌发生之间也有密切的关系,特别是小细胞肺癌,吸烟可明显加重这一危险性。

3. 空气污染 包括室内小环境和室外大环境污染。室内环境污染包括室内被动吸烟、燃料燃烧和烹调产生的致癌物。有资料表明,室内接触煤烟或其不完全燃烧物为肺癌的危险因素,特别是对女性腺癌的影响较大。烹饪时加热所释放出的油烟雾也是不可忽视的致癌因素。室外大环境污染中 3,4-苯并芘、汽车废气、工业废气、公路沥青等都含有致癌物质,其中主要是苯比芘,大气中苯并芘含量每增加 $1\mu g/m^3$,肺癌的死亡率可增加 1%~15%。

4. 电离辐射 大剂量电离辐射可引起肺癌。不同射线的辐射产生的效应不同。如日本广岛原子弹释放的是中子和 α 射线,长崎则仅有 α 射线,前者患肺癌的危险性高于后者。美国 1978 年报告,一般人群中电离辐射的来源约 44.6% 为医疗性照射,其中 36.7% 来自 X 线诊断,49.6% 来自自然界。

5. 饮食与营养 流行病学调查表明,多食含 β 胡萝卜素的绿色、黄色和橘黄色的蔬菜和水果及含维生素 A 的食物,可减少肺癌发生的可能性,尤其是对正在吸烟者或既往吸烟者特别明显。

6. 其他诱发因素 调查表明结核病者患肺癌的危险性是正常人群的 10 倍。因此,美国癌症学会将肺结核列为肺癌的发病因素之一。此外,病毒感染、真菌毒素(黄曲霉)、机体免疫功能低下、内分泌失调以及家族遗传等因素,对肺癌的发生可能也起一定的综合作用。

【分类】

1. 按解剖学部位分类

(1) 中央型肺癌:发生在段支气管至主支气管的肺癌称为中央型肺癌,约占 3/4,以鳞状上皮细胞癌和小细胞肺癌较多见。

(2) 周围型肺癌:发生在段支气管以下的肺癌称为周围型肺癌,约占 1/4,以腺癌较为多见。

2. 按组织病理学分类

(1) 非小细胞肺癌(non-small cell lung cancer, NSCLC):包括①鳞状上皮细胞癌(简称鳞癌),是肺癌中最常见的类型,约占原发性肺癌的 50%,多为中央型肺癌。早期常引起支气管狭窄导致肺不张或阻塞性肺癌。②腺癌:约占原发性肺癌的 25%,多为周围型肺癌。腺癌富有血管,局部浸润和血行转移较鳞癌早,易累及胸膜引起胸腔积液,并可转移至肝、脑和骨。③大细胞癌:是一种未分化细胞癌,可发生在肺门附近或肺边缘的支气管,其转移较小细胞未分化癌晚。④其他:腺鳞癌、类癌、肉瘤样癌、唾液腺型癌(腺样囊性癌、黏液表皮样癌)等。

（2）小细胞肺癌（small cell lung cancer,SCLC）：包括燕麦细胞型、中间细胞型、复合燕麦细胞型，是肺癌中恶性程度最高的一种，较早出现淋巴和血行转移。典型小细胞肺癌位于肺中心部，偶尔见于周边部，在其发生发展早期多已转移到肺门和纵隔淋巴结，并由于其易侵犯血管，在诊断时大多有肺外转移。

【临床分期】

2009年7月国际肺癌研究学会（IASLC）公布了第7版肺癌TNM分期系统，见表2-10,表2-11。

表2-10 肺癌的 TNM 分期

原发肿瘤（T）	
T_X：	原发肿瘤大小无法测量；或痰脱落细胞、或支气管冲洗液找到癌细胞，但影像学或支气管镜没有可视肿瘤
T_0：	没有原发肿瘤的证据
Tis：	原位癌
T_{1a}：	原发肿瘤最大径<2cm,局限于肺和脏层胸膜内，镜下肿瘤没有累及叶支气管以上（即没有累及主支气管）；或局限于气管壁的肿瘤，无论大小，无论是否累及主支气管
T_{1b}：	肿瘤最大径>2cm,≤3cm
T_{2a}：	肿瘤大小或范围符合以下任何一点： 肿瘤最大径>3cm,≤5cm 累及主支气管，但距隆突≥2cm 累及脏层胸膜 扩展到肺门的肺不张或阻塞性肺炎，但未累及全肺
T_{2b}：	肿瘤最大>5cm,≤7cm
T_3：	任何大小的肿瘤已直接侵犯下述结构之一：原发肿瘤最大径>7cm,累及胸壁（上沟癌）、膈肌、纵隔胸膜或心包，肿瘤位于距隆突2cm以内的主支气管但尚未累及隆突；全肺的肺不张或阻塞性炎症；原发肿瘤同一肺叶出现卫星结节
T_4：	任何大小的肿瘤已直接侵犯下述结构之一：纵隔、心脏、大血管、气管、食管、椎体、隆突；原发肿瘤同侧不同肺叶出现卫星结节
区域淋巴结（N）	
N_x：	区域淋巴结转移不能够评价
N_0：	没有区域淋巴结转移
N_1：	转移到同侧支气管周围淋巴结和（或）同侧肺门淋巴结，和原发肿瘤直接侵及肺内的淋巴结
N_2：	转移至同侧纵隔和（或）隆突下淋巴结
N_3：	转移至对侧纵隔和（或）对侧肺门淋巴结和（或）同侧或对侧斜角肌或锁骨上淋巴结
远处转移（M）	
M_x：	远处转移不能评价
M_0：	无远处转移
M_{1a}：	原发肿瘤对侧肺叶出现卫星结节；胸膜播散（恶性胸腔积液*、心包积液或胸膜结节）
M_{1b}：	有远处转移（肺/胸膜除外）

注：*大部分肺癌患者的胸腔积液是由肿瘤所引起的，但如果胸腔积液的多次细胞学检查未能找到癌细胞，胸腔积液又是非血性和非渗出性的，临床判断该胸腔积液与肿瘤无关，这种类型的胸腔积液不能影响分期。

表 2-11　TNM 与临床分期的关系

临床分期	TNM 分期
隐性癌	$T_X N_0 M_0$
0 期	$T_{is} N_0 M_0$
Ⅰa 期	$T_1 N_0 M_0$
Ⅰb 期	$T_{2a} N_0 M_0$
Ⅱa 期	$T_1 N_1 M_0$；$T_{2b} N_0 M_0$；$T_{2a} N_1 M_0$
Ⅱb 期	$T_{2b} N_1 M_0$；$T_3 N_0 M_0$
Ⅲa 期	$T_{1-3} N_2 M_0$；$T_3 N_{1-2} M_0$；$T_4 N_{0-1} M_0$
Ⅲb 期	$T_{1-4} N_3 M_0$；$T_4 N_{2-3} M_0$；
Ⅳ期	$T_{1-4} N_{0-3} M_1$

【临床表现】

肺癌的临床表现与肿瘤大小、类型、发展阶段、部位、有无并发症或转移有密切关系。5%～15% 的肺癌患者无症状。仅在常规体检、胸部影像学检查时发现。其余的患者可或多或少表现与肺癌有关的症状与体征,按部位可分为原发肿瘤、肺外胸内扩展、胸外转移和胸外表现四方面。

1. 原发肿瘤引起的症状和体征

(1) 咳嗽:为常见的早期症状,可表现为无痰或少痰的刺激性干咳。当肿瘤引起支气管狭窄时,咳嗽加重,多为持续性,呈高调金属音或刺激性呛咳。大量的黏液痰见于细支气管-肺泡细胞癌。当继发感染时,痰量增多,呈黏液脓性。

(2) 血痰或咯血:多见于中央型肺癌。肿瘤向管腔内生长者可有间歇或持续性痰中带血,部分患者以咯血为首发症状。若表面糜烂严重侵蚀大血管时,可引起大咯血。

(3) 气短或喘鸣:肿瘤向支气管内生长,引起支气管部分阻塞,或肺门淋巴结转移时,肿大的淋巴结压迫主支气管或隆突,引起支气管阻塞时,出现胸闷、呼吸困难、气短、喘息,偶尔表现为喘鸣,听诊时可闻局限或单侧哮鸣音。

(4) 发热:肿瘤组织坏死引起发热,多数发热的原因是肿瘤引起阻塞性肺炎所致。抗生素治疗效果不佳。

(5) 体重下降:消瘦为恶性肿瘤的常见症状之一。肿瘤发展到晚期,由于肿瘤毒素、长期消耗和伴有感染及疼痛导致食欲减退,患者表现为消瘦或恶病质。

2. 肺外胸内扩展引起的症状和体征

(1) 胸痛:若肿瘤位于胸膜附近,可产生不规则的钝痛或隐痛,呼吸或咳嗽时加重。若肿瘤直接侵犯胸膜、肋骨和胸壁,可引起不同程度的胸痛。如若肿瘤侵犯肋骨和脊柱时局部有压痛点,固定部位呈持续性疼痛,与呼吸、咳嗽无关。肿瘤压迫肋间神经,胸痛可累及其分布区。

(2) 声音嘶哑:肿瘤直接压迫或转移至纵隔淋巴结压迫喉返神经,多见于左侧,可发生声音嘶哑。

笔记

75

（3）咽下困难：肿瘤侵犯或压迫食管可引起咽下困难，亦可引起支气管-食管瘘，导致肺部感染。

（4）胸腔积液：当肿瘤转移累及胸膜或淋巴回流受阻时可有不同程度的胸腔积液，可见于约10%的患者。

（5）上腔静脉阻塞综合征：当上腔静脉被右上肺的原发性肺癌侵犯或肿大的转移性淋巴结压迫，导致上腔静脉回流受阻时，产生头面部、颈部、上半身淤血水肿，颈静脉扩张，前胸壁可见扩张的静脉侧支循环，可引起头痛、头昏或眩晕。

（6）Horner 综合征：位于肺尖部肺癌（又称肺上沟瘤，Pancoast 瘤）压迫颈部交感神经，引起病侧眼睑下垂、瞳孔缩小、眼球内陷、同侧额部与胸壁无汗或少汗，即称 Horner 综合征。当肿瘤压迫臂丛神经时造成以腋下为主、向上肢内侧放射的火灼样疼痛，在夜间尤甚。

3. 胸外转移引起的症状和体征　胸腔外转移的症状、体征可见于3%～10%的患者。以小细胞肺癌最多，其次为未分化大细胞肺癌、腺癌、鳞癌。

（1）中枢神经系统转移：可发生头痛、恶心、呕吐、精神状态异常等颅内压增高的表现。其他少见的症状有偏瘫、小脑功能障碍、癫痫发作、定向力和语言障碍。此外可有脑病，小脑皮质变性，外周神经病变，肌无力及精神症状。

（2）骨骼转移：可引起骨痛和病理性骨折。大多数为溶骨性病变，少数为成骨性。肿瘤转移至脊椎后可压迫椎管引起局部压迫和受阻症状。此外，也常见股骨、肱骨和关节转移，甚至引起关节积液。

（3）腹部转移：转移到胰腺表现为胰腺炎症状或阻塞性黄疸；转移至肝脏表现为食欲缺乏、肝区疼痛、肝大、黄疸和腹水等。

（4）淋巴结转移：锁骨上淋巴结是肺癌转移的常见部位，可无症状。典型者多位于前斜角肌区，固定且坚硬，逐渐增大、增多，可以融合，多无痛感。

4. 癌作用于其他系统引起的胸外表现　肺癌非转移性胸外表现（又称副癌综合征，paraneoplastic syndrome）主要表现为：肥大性肺性骨关节病；异位促性腺激素所致的男性乳房发育；分泌促肾上腺皮质激素样物引起库欣综合征（Cushing 综合征）；分泌抗利尿激素引起厌食、恶心、呕吐及稀释性低钠血症；神经肌肉综合征（小脑皮质变性、脊髓小脑变性、周围神经病变、重症肌无力等）；分泌过多甲状旁腺素相关蛋白导致高钙血症；类癌综合征典型特征是皮肤、心血管、胃肠道和呼吸功能异常，主要表现为面部、上肢躯干的潮红或水肿，胃肠蠕动增强，腹泻，心动过速，喘息，瘙痒和感觉异常。

此外，还可有黑色棘皮症及皮肌炎、掌跖皮肤过度角化症、硬皮症以及栓塞性静脉炎、非细菌性栓塞性心内膜炎、血小板减少性紫癜、毛细血管病性渗血性贫血等肺外表现。

【辅助检查】

1. 影像学检查　胸部影像学检查是发现肿瘤最重要的方法之一。可通过透视或正侧位 X 线胸片和 CT 发现肺部阴影。

（1）胸部 X 线检查：中央型肺癌若肿瘤向管腔外生长可产生一侧不规则的肺门肿块；若肿瘤向管腔内生长，不完全阻塞时呈段、叶局限性气肿；完全阻塞支气管时，表现为肺段或叶不张。肺不张伴有肺门淋巴结肿大时，下缘可表现为倒 S 状阴影，是中

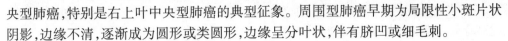

央型肺癌,特别是右上叶中央型肺癌的典型征象。周围型肺癌早期为局限性小斑片状阴影,边缘不清,逐渐成为圆形或类圆形,边缘呈分叶状,伴有脐凹或细毛刺。

（2）CT检查:可以发现普通X线检查所不能发现的病变,可以辨认有无肺门和纵隔淋巴结肿大,CT更易识别肿瘤有无侵犯邻近器官。

（3）磁共振（MRI）:在明确肿瘤与大血管之间的关系上优于CT,但在发现直径<5mm的小病灶方面不如CT敏感。

2. 痰脱落细胞学检查　痰标本应为深部咳出的新鲜痰液,连续送检标本3次以上中央型肺癌诊断率提高到80%,周围型肺癌诊断率达50%。但是有很多因素可影响其准确性,痰中混有脓性分泌物可引起恶性细胞液化,还需要细胞病理学家的经验和细心,要尽可能仔细地对痰涂片进行全视野检查。

3. 纤维支气管镜检查　可见支气管内病变,刷检的诊断率可达92%,活检的诊断率达93%。纤维支气管镜检查对确定病变范围、明确手术指征与方式有帮助。

4. 其他检查　癌相关抗原、经胸壁细针穿刺活检、纵隔镜检查、开胸肺活检等。

【诊断要点】

根据详细询问病史、肺癌的症状、体征、影像学检查、细胞学检查及纤维支气管镜等检查结果,进行综合判断,约80%～90%的患者可以确诊。肺癌的治疗效果与早期诊断密切相关。早期诊断肺癌应做到积极普及肺癌的防治知识,患者有任何可疑症状时能及时就诊;影像学检查是早期发现肺癌常用而重要的方法,细胞学和病理学检查是确诊肺癌的必要手段。

【治疗要点】

肺癌的治疗主要是根据肿瘤的组织学决定。小细胞肺癌主要依赖化疗或放化疗的综合治疗;非小细胞肺癌Ⅰ～Ⅲa期以手术治疗为主的综合治疗,Ⅲb期以放疗为主的综合治疗,Ⅳ期化疗为主。

1. 手术治疗　对于可耐受手术的Ⅰa、Ⅰb、Ⅱa和Ⅱb期NSCLC,首选手术治疗。Ⅲa期患者年龄、心肺功能和解剖位置合适,也考虑手术治疗。小细胞肺癌在局限期先做化疗和放疗,再有选择地进行手术。术前化疗(新辅助化疗)可使许多原先不能手术者降级而能够手术,胸腔镜电视辅助胸部手术可用于肺功能欠佳的周围型病变的患者。

2. 化学药物治疗　对小细胞肺癌的治疗效果显著,是其主要治疗方法。常用的化疗药物包括足叶乙苷、顺铂、卡铂、紫杉醇、多西紫杉醇、长春瑞滨、吉西他滨、丝裂霉素C、长春地辛、异环磷酰胺等。为了获得更好的疗效和最低的不良反应,通常选择2种或2种以上的药物组成联合方案,如足叶乙苷+顺铂或卡铂、足叶乙苷+异环磷酰胺+顺铂、紫杉醇+卡铂、多西紫杉醇+顺铂或长春瑞滨+顺铂、吉西他滨+顺铂、丝裂霉素C+长春地辛+顺铂等方案。非小细胞肺癌的化疗主要作为不能手术及术后复发患者姑息性治疗或作为手术治疗及放疗的辅助治疗。

3. 放射治疗　放射线对癌细胞有杀伤作用,常见的放射线有直线加速器产生的高能X线及^{60}Co产生的γ线。放疗对小细胞肺癌效果较好,其次为鳞癌和腺癌。放疗分为根治性和姑息性。根治性放疗适用于Ⅲ期以及不能耐受手术的患者。姑息性放疗的目的在于抑制肿瘤的发展,延迟肿瘤扩散和缓解症状。放疗对控制骨转移性疼痛、脊髓压迫、上腔静脉阻塞综合征、支气管阻塞及脑转移引起的症状有较好的疗效。

4. 生物反应调节剂(BRM) 作为辅助治疗,能增加机体对化疗、放疗的耐受性,提高疗效。常用的如干扰素、转移因子、左旋咪唑、集落刺激因子等。

5. 其他疗法 如支气管动脉灌注及栓塞治疗、经纤支镜电刀切割癌体或进行激光治疗、冷冻治疗,以及纤支镜引导腔内置入放疗源作近距离照射等,对缓解患者的症状和控制肿瘤的发展有较好的疗效。

【常用护理诊断/问题】

1. 疼痛 与癌细胞浸润、肿瘤转移有关。

2. 恐惧 与肺癌的确诊、死亡威胁有关。

3. 营养失调 低于机体需要量与癌肿致机体过度消耗、化疗反应致食欲下降、摄入量不足有关。

4. 自我形象紊乱 与化疗引起脱发有关。

5. 活动无耐力 与癌肿致机体过度消耗、长期化疗有关。

6. 预感性悲哀 与预感疾病的预后不良有关。

7. 气体交换受损 与肿瘤引起的继发气体交换面积减少有关。

8. 知识缺乏 缺乏肺癌防治知识。

9. 潜在并发症:肺部感染、呼吸衰竭、放射性食管炎、放射性肺炎。

【护理措施】

1. 病情观察

(1) 注意观察患者有无紧张、烦躁不安、失眠、胸闷、心悸、心率加快、血压升高等恐惧表现。

(2) 注意观察胸痛的部位、性质、程度、持续时间、缓解方式、加重和减轻的因素,观察肋骨、脊椎骨、骨盆等部位是否有局部疼痛和压痛。

(3) 注意观察生命体征、尿量、体重的变化及饮食摄入情况,定期复查血浆蛋白和血红蛋白,协助判断病情进展程度、评估营养状况。

(4) 注意观察化疗、放疗者有无恶心、呕吐、口腔溃疡、脱发以及皮肤损害等不良反应,密切观察潜在并发症的发生。

2. 起居护理 提供整洁、舒适、安静的环境,避免不必要的刺激,保持室内空气新鲜、维持适合的温湿度。注意保暖。

3. 饮食护理 根据患者的饮食习惯,给予高蛋白、高热量、富含维生素、易消化的食物,如鱼、蛋、鸡肉、大豆等,多食新鲜蔬菜及水果,避免产气食物,如地瓜、韭菜等。为了刺激食欲,调配好食物的色、香、味。在放疗、化疗过程中若患者食欲不佳,在调整平时饮食品种的同时,少量多餐。病情较重者可采取喂食、鼻饲,若不能满足营养需要,可适当静脉输入脂肪乳剂、复方氨基酸、全血、血浆或清蛋白等。

4. 用药护理 化疗药物的护理措施见第六章第四节"急性白血病"。

5. 对症护理

(1) 疼痛:①评估疼痛的部位、性质、程度及持续时间;加重或减轻疼痛的因素;影响患者表达疼痛的因素;②根据患者疼痛程度遵医嘱给予相应的止痛药,用药期间注意观察药物的疗效及不良反应;③给药时遵循 WHO 推荐的三阶梯疗法:轻度疼痛给予非阿片类止痛药±辅助药物;中度疼痛采用弱阿片类止痛药±非阿片类止痛药±辅助药物;重度疼痛采用强阿片类止痛药±非阿片类止痛药±辅助药物;止痛药剂量应当根据患者的需要由小到大直至患者疼痛消失为止,采用复合用药的方式达到镇痛的效果;④为了预防使用阿片类药物时可能出现的便秘、恶心、呕吐、镇静和精神错乱等不良反应,应嘱患者多进食富含纤维素的蔬菜和水果,或服番泻叶冲剂等;⑤此外可采用物理治疗如按摩、针灸、经皮肤电刺激或局部冷敷等,以降低疼痛的敏感性。

（2）咳嗽:患者如出现顽固性持续性干咳,影响休息与睡眠,可按医嘱给予强镇咳药。

（3）咯血:护理措施见第二章第五节"支气管扩张症"。

6. 心理护理

（1）评估心理状况:肺癌患者在疾病的不同时期、不同文化背景以及不同的年龄、性格等心理反应有所不同。在确诊之前反复的检查及症状的不缓解,加上医护人员回答的不明确,使患者产生怀疑,从而引起焦虑。当确诊为肺癌后经历震惊否认期、震怒期、磋商期、抑郁期和接受期。大多数患者此时会产生强烈的恐惧、忧伤、悲观失望等负性情绪。经治疗病情好转时,恐惧、悲观情绪逐渐消失。若治疗后病情无好转或恶化时,恐惧、悲观感加重,甚至绝望。

（2）加强沟通,获得信任:主动与患者进行交谈,与患者建立良好的护患关系,获取患者的信任。鼓励患者充分表达内心的感受,耐心倾听患者的诉说,并给予同情。

（3）心理指导:护理人员应及时了解患者不同时期的心理反应,并根据不同的心理特点采取针对性的护理措施。根据患者的心理承受能力,以适当的方式和语言与患者讨论病情,引导患者面对现实,调整情绪,积极配合检查和治疗。通过介绍治疗成功的典型病例,使患者尽早接受现实,正确面对疾病,鼓励患者的微小进步,增强战胜疾病的信心。帮助患者建立良好的生活方式,鼓励患者参与各种力所能及的活动,使患者感受到生命的价值,提高生存信心。

（4）加强社会支持:帮助患者寻求社会资源,建立社会支持网,做好患者家属及社会支持系统工作,关心、帮助及鼓励患者,使患者感受到关爱,激起生活热情,增强信心。

7. 中医护理　本病属于中医"息贲"、"肺积"等范畴。患者平素可多食藕粉、梨汁、藕汁等以清热滋阴化痰及通便,百合粥、莲子红枣粥、砂仁猪肚汤等以润肺止咳、健脾消滞,桂圆肉炖虫草汤以滋养津液,人参、桂圆等以温肾补脾,大补元气,梨汁、陈皮汁等少量多次服用以祛痰、消气平喘。

【健康教育】

1. 疾病预防　指导积极预防肺癌发病有关因素,提倡戒烟,避免被动吸烟。减少或避免与致癌物质、污染的空气和粉尘的接触,提高肺癌致病因素的认识。对肺癌高危人群定期进行体检,做到早发现、早诊断、早治疗。

2. 生活指导　指导患者加强营养支持,合理安排休息和活动,积极参与力所能及的活动,保持良好精神状态,增强机体免疫力,避免呼吸道感染。

3. 心理指导　指导患者及家属保持良好的心态,正确面对疾病,增强战胜疾病的信心。

4. 康复指导　肺癌的预后不仅取决于病期,还与细胞类型有关。隐性肺癌早期治疗可获痊愈。一般认为鳞癌预后较好,腺癌次之,小细胞未分化癌最差。近年来采用综合治疗后,小细胞未分化癌的预后已有明显改善。

5. 定期随访　督促患者坚持化疗或放疗,并告诉患者一旦出现呼吸困难、疼痛等症状加重或不缓解时应及时到医院就诊。

【结语】

原发性支气管肺癌是起源于支气管黏膜或腺体的恶性肿瘤。发病与吸烟和空气中的致癌物质等密切相关。主要表现为咳嗽、咯血、喘鸣、发热、体重下降等原发肿瘤的症状、以及肺内扩展、肺外转移的各种表现。根据临床表现、影像学检查、细胞学检查可以确诊。治疗以手术、化疗、放疗为主的综合治疗。护理措施主要包括疼痛的护理、心理护理、化疗和放疗的护理等。

第十一节　肺血栓栓塞症

肺栓塞(pulmonary embolism,PE)是指以各种栓子阻塞肺动脉系统或其分支为发病原因的一组疾病或临床综合征的总称,包括肺血栓栓塞症(pulmonary thromboembolism,PTE)、脂肪栓塞综合征、羊水栓塞、空气栓塞等。

肺血栓栓塞症是肺栓塞最常见的类型,是来自静脉系统或右心的血栓阻塞肺动脉或其分支所导致的以肺循环和呼吸功能障碍为主要临床和病理生理特征的一种疾病。引起PTE的血栓主要来源于深静脉血栓形成(deep venous thrombosis,DVT)。DVT与PTE是一种疾病过程在不同部位、不同阶段的表现,两者合称为静脉血栓栓塞症(venous thromboembolism,VTE)。

目前,PTE和VTE已成为世界性的重要医疗保健问题,其发病率和病死率均较高。西方国家DVT和PTE的年发病率分别为1.0‰和0.5‰。美国VTE每年新发病例数超过60万,其中PTE患者23.7万,DVT患者37.6万,因VTE死亡的病例超过29万。欧盟国家VTE的年新发病例数超过150万,其中PTE患者43.5万,DVT患者68.4万,因VTE死亡的病例数超过54万。未经治疗的PTE的病死率为25%~30%。我国目前尚无PTE的流行病学资料,但据国内部分医院的初步统计资料显示,近年来随着诊断意识和检查技术的提高,诊断例数明显增加,对此应当给予高度重视。

【病因与发病机制】

1. 危险因素　任何可以导致静脉血液淤滞、静脉系统内皮损伤和血液高凝状态的因素,都可以使DVT和PTE发生的危险性增高,各因素可单独存在,也可同时存在,有协同作用。

(1) 原发性因素:由遗传变异引起,包括V因子突变、蛋白C缺乏、蛋白S缺乏和抗凝血酶缺乏等,发病呈家族聚集倾向,常以反复静脉血栓形成和栓塞为主要临床表现。如患者特别是40岁以下的年轻患者无明显诱因反复发生DVT和PTE,或发病具有家族聚集倾向,应注意做相关原发性危险因素的检查。

(2) 继发性因素:指后天获得的易发生DVT和PTE的多种病例和病理生理改变,包括骨折、创伤、手术、恶性肿瘤和口服避孕药等。

(3) 年龄因素:为独立的危险因素,年龄越大DVT和PTE发病率越高。

2. 发病机制　PTE患者血栓可来源于下腔静脉径路、上腔静脉径路或右心腔,其中大部分来源于下肢深静脉,特别是腘静脉上端到髂静脉段的下肢近端深静脉(约占50%~90%)。外周深静脉血栓形成后,一旦脱落,即可随血流移行至肺动脉内,形成

PTE(图2-8)。急性肺栓塞发生后,由于血栓机械性堵塞肺动脉及由此引发的神经、体液因素的作用,可以导致一系列呼吸和循环功能的改变。

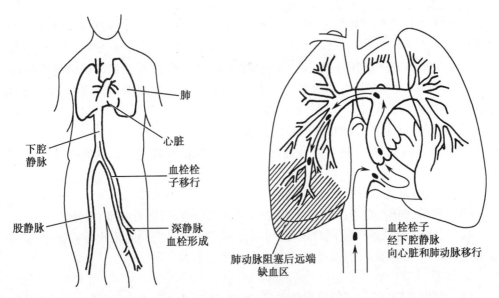

图2-8 肺栓塞的形成机制

（1）对呼吸功能的影响:PTE发生后,可发生呼吸功能不全,出现低氧血症、低碳酸血症或相对性低肺泡通气。其机制包括:①栓塞部位血流减少,通气正常导致无效腔增大,而非栓塞区由于血流重新分布导致通气不足,最终通气/血流比例失调,导致低氧血症;②肺动脉栓塞后,神经体液因素作用可引起支气管痉挛,毛细血管通透性增高,间质和肺泡内体液增多,通气不足和弥散障碍进一步加重缺氧;③栓塞部位因血流终止使肺泡表面活性物质分泌减少,导致肺泡萎陷、呼吸面积减小和肺顺应性下降,肺体积缩小可出现肺不张;④缺氧反射性呼吸加快,导致低碳酸血症。

（2）对循环功能的影响:肺栓塞后,可以导致肺动脉高压、右心功能障碍和左心功能障碍,诱发心绞痛等循环功能的改变。其机制:①栓子阻塞肺动脉及其分支后,通过机械阻塞作用以及神经体液因素和低氧血症引起肺动脉收缩,导致肺循环阻力增加、肺动脉高压、右心室后负荷增高,引起急性肺源性心脏病,出现右心功能不全,使体循环回心血量减少,静脉系统淤血;②右心扩大,室间隔左移,左心功能受损,导致心排血量下降,进而可引起低血压或休克;③主动脉内低血压和右心房压升高,使冠状动脉灌注压下降,心肌血流灌注减少,加之PTE时心肌耗氧增加,可致心肌缺血,诱发心绞痛。

（3）肺梗死:患者存在心肺基础疾病或病情严重影响到肺组织的多重氧供时会导致肺梗死。由于肺组织接受肺动脉、支气管动脉和肺泡内气体弥散多重氧供,故PTE患者中很少发生肺梗死。

栓塞所致病情的严重程度取决于以上机制的综合和相互作用。对发病过程具有重要影响的是:栓子的大小和数量、多个栓子的递次栓塞间隔时间、是否同时存在其他心肺疾病、个体反应的差异及血栓溶解的快慢。

笔记

【临床表现】

1. 症状 PTE 的症状多样,缺乏特异性。可以从无症状、隐匿,到血流动力学不稳定,甚或发生猝死。常见的症状如下:

（1）不明原因的呼吸困难及气促:栓塞后立即出现,尤其在活动后明显,为 PTE 最常见的症状。

（2）胸痛:PTE 引起的胸痛包括胸膜炎性胸痛或心绞痛样胸痛。胸膜炎性胸痛,咳嗽或深呼吸时疼痛加重。心绞痛样胸痛,由冠状动脉血流减少、心肌耗氧量增加引起,疼痛与呼吸运动无关。

（3）晕厥:可为 PTE 的唯一或首发症状。

（4）烦躁不安、惊恐甚至濒死感:由严重的呼吸困难和剧烈的胸痛引起,为 PTE 的常见症状。

（5）咯血:常为小量咯血,大咯血少见。

（6）咳嗽、胸闷、心悸:早期为干咳或伴有少量白痰,可伴有胸闷、心悸等。

临床上以上症状不一定同时出现,可有不同的组合。当同时出现呼吸困难、胸痛和咯血时称为"三联征",但仅见于约20%的患者。

2. 体征

（1）呼吸系统体征:呼吸急促最常见,发绀;肺部可闻及哮鸣音和(或)细湿啰音;合并肺不张和胸腔积液时出现相应的体征。

（2）循环系统体征:颈静脉充盈或异常搏动;心动过速;肺动脉瓣区第二心音（P_2）亢进或分裂,三尖瓣区收缩期杂音,严重时可出现血压下降甚至休克。

（3）发热:多为低热,少数患者的体温可达38℃以上。

3. DVT 的症状和体征 约半数患者可有患肢肿胀、周径增粗、疼痛或压痛、皮肤色素沉着和行走后患肢易疲劳或肿胀加重。半数以上患者无症状或体征。

4. PTE 的临床分型 肺血栓栓塞症的临床分型标准很多,中华医学会呼吸病分会按血流动力学改变的程度将肺血栓栓塞症分为:

（1）急性肺血栓栓塞症:①大面积 PTE:以休克和低血压为主要表现,收缩压<90mmHg,或较基础值相比下降幅度≥40mmHg,持续15分钟以上。须除外新发生的心律失常、低血容量或感染中毒症所致的血压下降。此型患者病情变化快,预后差,临床病死率>15%,需要积极予以治疗;②非大面积 PTE:未出现休克和低血压的 PTE。非大面积 PTE 中如出现右心功能不全,或超声心动图表现有右心室运动功能减弱（右心室前壁运动幅度<5mm）,属次大面积的 PTE 亚型。

（2）慢性血栓栓塞性肺动脉高压（CTEPH）:呈慢性、进行性发展的肺动脉高压的相关临床表现,常表现为呼吸困难、乏力、运动耐量下降,后期出现右心衰竭;影像学检查证实肺动脉阻塞,经常呈多部位、较广泛的阻塞,可见肺动脉内贴血管壁、环绕或偏心分布、有钙化倾向的团块状物等慢性血栓栓塞征象;常可发现 DVT 的存在;右心导管检查示静息肺动脉平均压>25mmHg,活动后肺动脉平均压>30mmHg;超声心动图检查示右心室壁增厚（右心室游离壁厚度>5mm）,符合慢性肺源性心脏病的诊断标准。

【辅助检查】

1. 血浆 D-二聚体（D-dimer） 是交联纤维蛋白在纤溶系统作用下产生的可溶性降解产物,为一具有特异性的纤溶过程标志物。因其敏感性高而特异性差,可作为

PTE 的初步筛选指标,急性 PTE 时 D-dimer 升高,若其含量低于 $500\mu g/L$,可基本除外急性 PTE。酶联免疫吸附法是较为可靠的检测方法。

2. 动脉血气分析　表现为低氧血症、低碳酸血症,肺泡-动脉血氧分压差$[P(A\text{-}a)O_2]$增大,部分患者的血气分析结果可以正常。

3. 心电图检查　大多数可出现非特异性心电图异常,以窦性心动过速最常见。当有肺动脉右心压力升高时,可出现 $V_1 \sim V_2$ 或 V_4 导联的 T 波倒置和 ST-T 异常、$S_1Q_{III}T_{III}$征(即 I 导联出现明显的 S 波,III 导联出现 Q/q 波及 T 波倒置)、心电轴右偏、完全或不完全右束支传导阻滞、肺型 P 波及顺钟向转位等。心电图的异常改变需做动态观察。

4. X 线检查　区域性肺纹理变细、稀疏或消失,肺野透亮度增加是肺动脉阻塞的表现;肺组织继发改变为肺野局部片状阴影,尖端指向肺门的楔形阴影,肺不张或膨胀不全等;肺动脉高压征及右心扩大征。

5. 超声心动图　右心房或右心室发现血栓,同时患者临床表现符合 PTE 可以诊断。如发现肺动脉近端血栓可直接确诊。一般表现为右心室和(或)右心房扩大、室间隔左移和运动异常、近端肺动脉扩张、三尖瓣反流和下腔静脉扩张等。

6. 放射性核素　肺通气/灌注扫描(V_A/Q)是 PTE 的重要诊断方法。PTE 的典型征象为 2 个或多个肺段的局部灌注缺损,而通气良好或 X 线胸片无异常。

7. 肺动脉造影检查　包括 CT 肺动脉造影(CTPA)、磁共振肺动脉造影(MRPA)和肺动脉造影。CT 肺动脉造影是采用螺旋 CT 或电子束 CT 进行肺动脉造影(CTPA、EBCT),是目前最常用的 PTE 确诊手段,是可靠、安全、简便、无创的检查方法。MRPA是一种新型的无创性的诊断技术,无需注射碘造影剂,适用于碘过敏的患者。

【诊断要点】

PTE 的临床表现多样,缺乏特异性,确诊需寻找 PTE 的成因和危险因素,出现突发的、原因不明的呼吸困难和气促、胸痛、晕厥、咯血、休克、下肢肿胀疼痛,需特殊检查以明确诊断。

【治疗要点】

1. 呼吸循环支持治疗　对高度疑诊或确诊 PTE 的患者,应进行严密监护,监测呼吸、心率、血压、心电图及血气分析的变化;卧床休息,保持大便通畅,避免用力,以免促进深静脉血栓脱落;可适当使用镇静、止痛、镇咳等相应的对症治疗;有低氧血症者可经鼻导管或面罩给氧;对于出现右心功能不全但血压正常者,可使用小剂量多巴酚丁胺和多巴胺;若出现血压下降,可增大剂量或使用其他血管加压药物如去甲肾上腺素等。

2. 溶栓治疗

(1) 适应证:溶栓治疗可迅速溶解部分或全部血栓,恢复肺组织灌注,降低 PTE 患者的病死率,提高恢复率,主要适用于大面积的 PTE 患者。对于次大面积 PTE 患者,如无禁忌证可考虑溶栓,但存在争议;而对于血压和右心室运动功能均正常的患者,则不宜溶栓。溶栓的时间窗一般为 14 天以内,应尽可能在 PTE 确诊的前提下慎重进行。

(2) 禁忌证:溶栓治疗的绝对禁忌证有活动性内出血、近期自发性颅内出血。但是对于致命性大面积 PTE 而言是相对禁忌证。相对禁忌证包括:①10 天内胃肠道出血;②2 周内大手术、分娩、严重创伤、有创检查如器官活检或不能压迫止血部位的血管穿刺;③1 个月内神经外科或眼科手术;④3 个月内缺血性脑卒中;⑤血小板计数<100×10^9/L;⑥难以控制的重度高血压(收缩压>180mmHg,舒张压>110mmHg)、妊娠、糖尿病出血性视网膜病变、严重肝肾功能不全;⑦心包炎或心包积液、细菌性心内膜炎及高龄(年龄>75 岁)等。

溶栓治疗的主要并发症为出血,以颅内出血最为严重,发生率约 1% ~2%,发生者近半数死亡。因此,用药前应充分评估出血的危险性,必要时做好输血准备。

(3) 常用溶栓药物:①尿激酶(UK):负荷量 4400IU/kg,静脉注射 10 分钟,随后以 2200IU/(kg·h)持续静滴 12 小时或以 20 000IU/kg 剂量,持续静滴 2 小时;②链激酶(SK):负荷量 250 000IU,静脉注射 30 分钟,随后以 100 000IU/h 持续静滴 24 小时。链激酶具有抗原性,故用药前需肌内注射苯海拉明或地塞米松,以防过敏反应,且 6 个月内不宜再次使用;③重组组织型纤溶酶原激活剂(rt-PA):50mg 持续静滴 2 小时。使用尿激酶或链激酶溶栓治疗后,应每 2 ~4 小时测定 1 次凝血酶原时间(PT)或活化部分凝血活酶时间(APTT),当降至正常值的 2 倍(≤60 秒)时,开始规范的肝素治疗。如果以 rt-PA 溶栓时,当 rt-PA 注射结束后,应继续使用肝素。

3. 抗凝治疗　为 PTE 和 DTV 的基本治疗方法,其能够有效地防止新血栓形成和复发,为机体发挥自身的纤溶机制溶解血栓创造条件。当临床疑诊 PTE 时,即可使用肝素或低分子肝素抗凝治疗,继之用华法林维持。抗凝治疗的禁忌证有活动性出血、凝血功能障碍、未予控制的严重高血压等。抗凝治疗的禁忌证对于已确诊 PTE 的患者多数属于相对禁忌证。

(1) 肝素:普通肝素静脉注射或皮下注射给药。80IU/kg 或 3000 ~5000IU 静脉注射,继之以 18IU/(kg·h)持续静滴或者先静脉注射负荷量 3000 ~5000IU 然后每 12 小时 250IU/kg 皮下注射一次。应用时根据活化部分凝血活酶时间(APTT)调整剂量,治疗最初 4 ~6 小时测定 APTT,达到稳定治疗水平(APTT 维持在正常值的 1.5 ~2 倍)后,改为每天测定一次。一般肝素或低分子肝素需使用 5 天,直到临床情况平稳。大面积 PTE 或髂股静脉血栓者需延长使用至 10 天或更长。

(2) 华法林:在肝素开始应用后的第 1 ~3 天加用华法林口服,初始剂量为 3.0 ~5.0mg。由于华法林需要数天才发挥全部作用,因此需在连续 2 天测定的国际标准化比率(INR)达到 2.0 ~3.0 时,或凝血酶原时间(PT)延长至正常值的 1.5 ~2.5 倍时,方可停用肝素单独口服华法林治疗,并根据 INR 或 PT 调节华法林的剂量。口服华法林的疗程一般至少为 3 ~6 个月。若危险因素可在短期消除,如口服雌激素或临时制动,持续抗凝治疗 3 个月即可;对于栓子来源不明原因的首发病例,至少治疗 6 个月;对复发性 VTE、并发肺心病或危险因素长期存在者,应延长抗凝治疗时间至 12 月或以上,甚至终生抗凝。育龄妇女服用华法林者需注意避孕,对于计划怀孕的妇女或孕妇,应在妊娠的前 3 个月和最后 6 周禁用华法林,改用肝素或低分子肝素治疗。产后和哺乳期妇女可以服用华法林。

4. 肺动脉血栓摘除术　手术风险大,死亡率高,对手术者的技术要求高,仅适用于积极的内科治疗或导管介入治疗无效的紧急情况,如致命性肺动脉主干或主要分支堵塞的高危(大面积)PTE,有溶栓禁忌证,或在溶栓起效前(在数小时内)很可能会发生致死性休克。

5. 肺动脉导管碎解和抽吸血栓　对于肺动脉主干或主要分支的大面积 PTE 且有

溶栓和抗凝治疗禁忌或经溶栓或积极的内科治疗无效或在溶栓起效前(在数小时内)很可能会发生致死性休克,而又缺乏手术条件者可经导管碎解和抽吸肺动脉内巨大血栓,并局部注射小剂量溶栓制剂治疗。

6. 放置腔静脉滤器　为防止再次发生肺动脉栓塞,可根据 DVT 的部位放置下腔静脉或上腔静脉滤器,置入滤器后如无禁忌证,宜长期服用华法林抗凝,定期复查有无滤器上血栓形成。

7. 慢性血栓栓塞性肺动脉高压的治疗　口服华法林,3.0～5.0mg/d 抗凝治疗,根据 INR 调整剂量,维持 INR 为 2.0～3.0。若阻塞部位处于手术可及的肺动脉近端,可考虑行肺动脉血栓内膜剥脱术;反复下肢深静脉血栓脱落者,可放置下腔静脉滤器。

【常用护理诊断/问题】

1. 气体交换受损　与通气/血流比例失调、肺不张、肺梗死有关。

2. 疼痛　胸痛与胸膜炎性反应、心肌缺血有关。

3. 有受伤的危险　与出血和抗凝治疗有关。

4. 恐惧　与发生急性严重呼吸困难、胸痛有关。

5. 潜在并发症:重要脏器缺氧性损伤、出血、再栓塞。

【护理措施】

1. 病情观察

(1) 病情较重的患者,不管是否确诊均需住 ICU 病房,对患者进行严密监测。密切观察呼吸困难的病情变化和动脉血气分析结果,如患者出现呼吸节律异常、发绀加重、动脉血氧分压及血氧饱和度下降,应及时向医生报告并协助处理。

(2) 密切观察心率、血压的变化及有无心功能不全的症状和体征,如患者出现呼吸困难加重,下肢水肿,颈静脉充盈、肝大、肝颈静脉回流征阳性,可能预示急性右心衰竭。上述表现同时出现血压下降、肺底部闻及湿啰音,可能预示伴有左心功能衰竭。

(3) 注意观察下肢深静脉血栓形成的征象。测量双下肢腿围,观察下肢深静脉血栓形成的征象,测量点于距髌骨上缘 15cm 处和距髌骨下缘 10cm 处,如双侧下肢周径差超过 1cm,应引起重视,可行下肢超声检查,及时发现下肢深静脉血栓;备好溶栓药和急救物品及药品,如除颤器、鱼精蛋白等,保证急救用品处于备用状态。

(4) 严密监测心电活动的改变。肺动脉栓塞可导致心电图的改变,当监测到心电图的动态改变时,有利于肺栓塞的诊断。严重缺氧的患者可导致心动过速和心律失常,需严密监测患者的心电改变。溶栓治疗后如出现胸前导联 T 波倒置加深可能是溶栓成功、右心室负荷减轻、急性右心扩张好转的反应。

(5) 密切观察意识状态的变化,如患者出现烦躁不安、嗜睡、意识模糊、定向力障碍等,提示脑缺氧。

2. 起居护理

(1) 休息与体位:①急性期患者一般在充分抗凝的前提下卧床时间为 2～3 周,绝对卧床休息,抬高床头;②为预防下肢血栓形成,恢复期患者仍需卧床,下肢须进行适当的活动或被动关节活动,穿抗栓袜或气压袜;腿下不宜放置垫子或枕头,以防加重循环障碍;③心衰患者采取坐位,双腿下垂,以减少静脉回流,减轻心脏负荷。

(2) 环境:保持环境安静,限制探视。

(3) 生活护理:保持大便通畅,避免用力,以免深静脉血栓脱落,发生再栓塞。

3. 饮食护理 给予低盐、清淡、易消化、富营养、富含纤维素的食物,少量多餐。少食速溶性易发酸食物,以免引起腹胀。心衰患者控制液体摄入,一般每日入水量控制在 1500ml 以内。

4. 用药护理

(1) 溶栓制剂:常用的溶栓药物有尿激酶(UK)、链激酶(SK)和重组组织型纤溶酶原激活剂(rt-PA)。溶栓治疗的主要并发症是出血,最常见的出血部位为血管穿刺处,最严重的是颅内出血。因此溶栓治疗患者应:①用药前应充分评估危险性,积极与患者及家属沟通;②溶栓治疗前宜留置外周静脉套管针,以方便溶栓过程中取血监测,避免反复穿刺血管;③溶栓治疗过程中密切观察皮肤有无青紫、血管穿刺处出血、牙龈及鼻腔出血、血尿、腹部或背部疼痛、严重头痛、视觉障碍、意识障碍等;④治疗中如需拔针,穿刺部位压迫止血需加大力量并延长压迫时间。

(2) 抗凝剂

1) 普通肝素或低分子肝素:间接凝血酶抑制剂,主要通过激活抗凝血酶Ⅲ发挥抗凝血作用。应用前应测定基础 APTT、PT 及血常规(含血小板计数、血红蛋白)。肝素治疗的不良反应包括出血和血小板减少症。若出现血小板迅速或持续降低达30%以上,或血小板计数<$100×10^9$/L,应停用肝素。出血的观察见"溶栓治疗"。

2) 华法林:通过抑制肝脏合成的凝血因子Ⅱ、Ⅶ、Ⅸ、Ⅹ的活化发挥凝血作用。口服期间必须定期测定国际标准化比值(INR,正常值为 0.8~1.2),INR 达到目标值(2.0~3.0)并稳定后(连续两次治疗的目标范围)每四周查一次 INR。口服华法林应注意观察鼻衄、牙龈出血、皮肤瘀斑、血尿、子宫出血、便血、伤口及溃疡处出血等不良反应,尽量避免与阿司匹林联合应用,因其能增强抗凝血作用,从而增加出血倾向。发生出血时用维生素 K 拮抗。此外,华法林有可能引起血管性紫癜,导致皮肤坏死,多发生于治疗的前几周,需注意观察。

(3) 镇静剂:对烦躁不安、过度紧张及胸痛较重的患者按医嘱适当使用镇静、止痛剂,并注意观察疗效和不良反应。

5. 对症护理

(1) 氧疗:对呼吸困难患者,根据缺氧情况采用鼻导管或面罩吸氧,吸入氧浓度 5~8L/min。

(2) 胸痛:详见胸膜炎及心绞痛章节。

6. 心理护理

(1) 心理评估:患者因突发严重的呼吸困难、胸痛、咯血等引起恐惧、焦虑不安。对危重患者在抢救过程中保持冷静,避免慌乱,在各项操作过程中做到快而不乱,一边操作的同时简明扼要地解释各种监护设备和治疗措施,以减轻患者的恐惧心理。

(2) 心理支持:在不影响抢救的前提下,尽量满足患者的要求,如要求见亲人、大小便、饮水等。

(3) 心理放松:指导患者进行深慢呼吸、采用放松术等方法减轻恐惧心理,以降低耗氧量。

(4) 加强沟通:对于病情相对较轻的患者,适当与其进行沟通,尽量让患者表达出内心的感受,同时给予同情,用专业知识解释病情发展及配合治疗的重要性,减轻患者的焦虑和恐惧。

7. 中医护理　本病属于中医"胸痹"、"喘证"等范畴,病位在肺。标实者,根据病邪的不同,采取祛寒活血、化痰散结、行气活血等方法。本虚者,根据气血阴阳的不同,采取补气活血、益气养阴、温阳利水活血等方法。

【健康教育】

1. 知识宣教　早期发现,早期预防是关键。对存在遗传性危险因素的人群应加强监护。已存在 DVT 危险因素的人应避免可能增加静脉血流淤滞的行为,如长时间站立不活动、长时间保持坐位及穿束膝长筒袜等,特别是盘腿而坐。下肢外伤或长期卧床患者鼓励在床上进行肢体活动,不能自主活动的患者协助其在床上被动活动肢体。可用加压弹力袜、下肢间歇序贯加压充气泵和腔静脉滤器,以促进下肢静脉回流。

2. 用药指导　血栓形成危险性明显的患者,应按医嘱使用抗凝剂防止血栓形成;对存在 DVT 危险因素者,如无心功能不全可适当增加水分摄入量,以降低血液黏滞度。

3. 生活指导　鼓励患者多进食低钠、清淡易消化、富营养、富含纤维素的食物,少量多餐。少食速溶性易发酸食物,以免引起腹胀。

4. 定期随访　无明显原因出现下肢肿胀、疼痛或压痛、皮肤色素沉着,应及时就诊。

【结语】

肺血栓栓塞症为来自静脉系统或右心的血栓阻塞肺动脉或其分支导致肺循环和呼吸功能障碍,其中大部分血栓来源于下肢深静脉。主要临床表现为不明原因的呼吸困难、胸痛、晕厥、咯血、咳嗽、心悸等。内科治疗以溶栓、抗凝为主。护理措施主要包括吸氧、用药护理及心理护理等。

第十二节　呼吸衰竭和急性呼吸窘迫综合征

 案例导入

患者李先生,65 岁,自由职业者,因慢性咳嗽、咳痰 20 年,喘息、呼吸困难 4 年,冬春季更甚;3 天前因不慎受凉而致发热、剧咳、咳大量黄脓痰、呼吸困难,今晨起出现意识模糊,躁动不安,送医院急诊。曾有吸烟史 30 余年,每日 5～10 支,患者妻儿体健。

身体评估:T 39℃,P 116 次/分,R 32 次/分,BP 105/65mmHg。烦躁不安,面唇发绀,双肺闻及细湿啰音及管状呼吸音。

辅助检查:动脉血气分析:PaO_2 50mmHg,$PaCO_2$ 65mmHg。胸部 X 线:肺纹理增粗、紊乱,肺气肿改变。

入院诊断:慢性阻塞性肺病、Ⅱ型呼吸衰竭。

请问:患者目前有哪些主要的护理诊断/问题? 为更好地护理患者,还需要进行哪些方面评估? 最有效的通气方式是什么?

一、呼吸衰竭

呼吸衰竭(respiratory failure)简称呼衰,是指各种原因引起的肺通气和(或)换气功能严重障碍,以致在静息状态下亦不能维持足够的气体交换,导致低氧血症伴(或不伴)高碳酸血症,进而引起一系列病理生理改变和相应的临床表现的综合征。因临床表现缺乏特异性,明确诊断需依据动脉血气分析,若在海平面、静息状态、呼吸空气条件下,动脉血氧分压(PaO_2)<60mmHg,伴或不伴二氧化碳分压($PaCO_2$)>50mmHg,并除外心内解剖分流和原发心排血量降低等因素,即可诊断为呼吸衰竭。

【病因及发病机制】

1. 病因　呼吸过程中肺通气和肺换气任何一个环节的严重病变,都可导致呼吸衰竭,包括:

(1) 气道阻塞性病变:气管-支气管的炎症、痉挛、肿瘤、异物纤维化瘢痕等均可引起气道阻塞。如 COPD、哮喘急性加重时可引起气道痉挛、炎性水肿、分泌物阻塞气道等,导致肺通气不足或通气/血流比例失调,发生缺氧和(或)CO_2 潴留,甚至呼吸衰竭。

(2) 肺组织病变:肺泡和肺间质受累的病变,如重症肺炎、肺气肿、严重肺结核、弥漫性肺纤维化、肺水肿、硅沉着病等,均可使有效弥散面积减少、肺顺应性降低、通气/血流比例失调,导致缺氧或合并 CO_2 潴留。

(3) 肺血管疾病:如肺血栓栓塞症、肺血管炎等可引起通气/血流比例失调,或部分静脉血未经氧合直接流入肺静脉,导致呼吸衰竭。

(4) 心脏病变:各种缺血性心脏疾病、严重心瓣膜疾病、心肌病、心包疾病、严重心律失常等均可引起通气和换气功能障碍,从而导致缺氧和(或)CO_2 潴留。

(5) 胸廓及胸膜病变:如胸廓畸形、大量胸腔积液或伴有广泛胸膜增厚与粘连、严重的气胸、胸外伤造成的连枷胸、强直性脊柱炎等,均可限制胸廓活动和肺扩张,导致通气不足及吸入气体分布不均,从而发生呼吸衰竭。

(6) 神经肌肉病变:如脑血管疾病、颅脑外伤、脑炎、镇静催眠剂中毒、脊髓颈段或高位胸段损伤(肿瘤或外伤)、脊髓灰质炎、多发性神经炎、重症肌无力、有机磷中毒、破伤风以及严重的钾代谢紊乱等均可累及呼吸肌,造成呼吸肌无力、疲劳、麻痹,因呼吸动力下降而发生肺通气不足。

2. 发病机制

(1) 低氧血症和高碳酸血症的发生机制:各种病因使肺通气和(或)肺换气过程发生障碍,导致低氧血症和高碳酸血症。其发生机制主要包括:

1) 肺通气不足:健康成人在静息状态下呼吸空气时,有效通气量需达 4L/min,方能维持正常肺泡氧分压(P_AO_2)和二氧化碳分压(P_ACO_2)。呼吸空气条件下,P_ACO_2 = 0.863×二氧化碳产生量(VCO_2)/肺泡通气量(V_A)。在 VCO_2 不变时,P_ACO_2 与 V_A 呈反比关系,故肺泡通气不足时会引起 P_AO_2 下降和 P_ACO_2 上升,从而引起缺氧和二氧化碳潴留。肺泡氧和二氧化碳分压与肺泡通气量的关系见图 2-9。

2) 弥散障碍:肺内气体交换是通过弥散过程实现的。肺内气体的弥散速度取决于肺泡膜的弥散面积、厚度和通透性、肺泡膜两侧气体分压差、血液与肺泡接触的时间等。影响以上因素的肺部疾病均可引起弥散障碍。静息状态时,流经肺泡壁毛细血管的血液与肺泡接触的时间约为 0.72 秒,而完成气体交换的时间为 0.25~0.30 秒,CO_2 则只需 0.13 秒,并且 O_2 的弥散能力仅为 CO_2 的 1/20,故弥散障碍时通常以低氧血症为主。

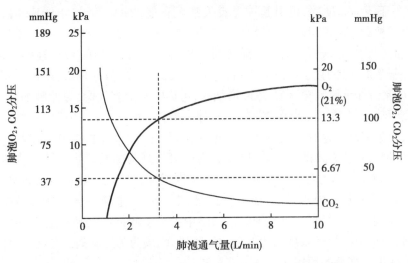

图2-9　肺泡氧和二氧化碳分压与肺泡通气量的关系

3）通气/血流比例失调：正常成人静息状态下,通气/血流比值约为0.8。肺泡通气/血流比值失调有下述两种主要形式：①部分肺泡通气不足：肺部病变如肺泡萎陷、肺炎、肺不张、肺水肿等引起病变部位的肺泡通气不足,通气/血流比值减小,部分未经氧合或未经充分氧合的静脉血(肺动脉血)通过肺泡的毛细血管或短路流入动脉血(肺静脉血)中,故又称肺动-静脉样分流或功能性分流；②部分肺泡血流不足：肺血管病变如肺栓塞引起栓塞部位血流减少,通气/血流比值增大,肺泡通气不能被充分利用,又称为无效腔样通气。

通气/血流比例失调通常仅导致低氧血症,而无 CO_2 潴留。其原因主要包括：①动脉与混合静脉血之间氧分压差比二氧化碳分压差大10倍；②正常肺泡毛细血管血氧饱和度处在 S 形氧离曲线的平台段,无法携带更多的氧,代偿病变区的血氧含量下降,而 CO_2 解离曲线在生理范围内呈直线,有利于通气良好区排出足够的 CO_2 以代偿通气不足区导致的 CO_2 潴留。但是,肺部病变广泛,严重的通气/血流比例失调,可导致 CO_2 潴留。

4）肺内动-静脉解剖分流增加：是通气/血流比例失调的特例。在某些病理状态下肺内动-静脉短路开放和严重病变导致病变肺泡完全失去通气功能,从而肺动脉内的静脉血未经氧合直接流入肺静脉,造成低氧血症。若分流量超过30%,提高吸氧浓度并不能提高 PaO_2,常见于肺动-静脉瘘。

5）耗氧量增加：机体耗氧量增加时,正常人通过增加通气量来防止缺氧。当发热、寒战、呼吸困难和抽搐等耗氧量增加的同时伴有通气障碍时,机体不能通过代偿来防止肺泡氧分压下降,则可出现严重的低氧血症。

（2）低氧血症和高碳酸血症对机体的影响

1）对中枢神经系统的影响：①缺氧的程度与发生速度对中枢神经系统的影响：脑组织耗氧量大,约占全身耗氧量的 1/5～1/4。中枢皮质神经元细胞对缺氧最为敏感。通常完全停止供氧4～5分钟即可引起不可逆的脑损害。当 PaO_2 低至 60mmHg 时,可出现注意力不集中、视力和智力轻度减退；当 PaO_2 减低至 40～50mmHg 以下时,可表现为头痛、烦躁不安、定向力和记忆力障碍、精神错乱、嗜睡、谵妄等神经精神症状;PaO_2 低于 30mmHg 时,可引起神志丧失甚至昏迷;PaO_2 低于 20mmHg 时,仅数分钟即可出现神经细胞不可逆转性损伤。急性缺氧可引起头痛、烦躁不安、谵妄、抽搐;慢性缺氧时症状出现缓慢。②CO_2 潴留对中枢神经系统的影响:CO_2 轻度增加时,对皮质下层刺激加强,间接引起皮质兴奋,患者表现为失眠、精神兴奋、烦躁不安等兴奋症状;CO_2 潴留加重使脑脊液 H^+ 浓度增加时,可影响脑细胞代谢,降低脑细胞兴奋性,抑制皮质活动,引起头痛、头晕、烦躁不安、神志模糊、精神错乱、扑翼样震颤、嗜睡、昏迷、抽搐、呼吸抑制。这种由缺氧和二氧化碳潴留导致的神经精神障碍症候群称为肺性脑病,又称二氧化碳麻醉。此外,肺性脑病还可表现为球结膜水肿及发绀等。③严重的缺氧和 CO_2 潴留均会使脑血管扩张、通透性增加,引起脑细胞、脑间质水肿,导致脑组织充血、水肿和颅内压增高,压迫脑血管,进一步加重脑缺血、缺氧,形成恶性循环,严重时出现脑疝。另外,神经细胞内的酸中毒可引起抑制性神经递质 γ-氨基丁酸生成增多,加重中枢神经系统的功能和代谢障碍,也成为肺性脑病以及缺氧、休克等病理生理改变难以恢复的原因。

2）对循环系统的影响:轻度缺氧和 CO_2 潴留可引起反射性心率加快、心肌收缩力增强、心排血量增加。严重缺氧和 CO_2 潴留可直接抑制心血管中枢,引起血压下降和各种心律失常。长期慢性缺氧引起肺小动脉收缩,肺循环阻力增加,导致肺动脉高压、右心负荷加重,同时心肌缺氧可使心肌受损,最终导致肺源性心脏病。缺氧和 CO_2 潴留时,脑血管、冠状血管扩张,皮肤和腹腔脏器血管收缩;严重缺氧和 CO_2 潴留时,皮下浅表毛细血管和静脉扩张,表现为四肢红润、温暖、多汗。

3）对呼吸的影响:缺氧对呼吸的影响明显小于二氧化碳潴留对呼吸的影响。当 $PaO_2<60mmHg$ 时,可作用于颈动脉体和主动脉体化学感受器,反射性兴奋呼吸中枢,但缺氧缓慢加重时,这种反射作用迟钝。当 $PaO_2<30mmHg$ 时,呼吸抑制。CO_2 对呼吸中枢具有强大的兴奋作用,二氧化碳分压突然升高,呼吸加深加快;当 $PaCO_2>80mmHg$ 时,会对呼吸中枢产生抑制和麻痹作用,通气量反而下降,此时呼吸运动主要靠缺氧维持对外周化学感受器的刺激作用。

4）对肾功能的影响:呼吸衰竭使肾血管痉挛、肾血流量减少,早期出现尿量减少,后期导致肾功能不全。若及时纠正呼吸衰竭,肾功能可以恢复。

5）对消化系统的影响:主要表现为消化不良、食欲缺乏,严重缺氧可出现胃肠黏膜糜烂、坏死、溃疡和出血。缺氧可直接或间接损坏肝细胞使丙氨酸氨基转移酶上升,若及时纠正呼吸衰竭,肝功能可以恢复正常。

6）对酸碱平衡和电解质的影响:①呼吸性酸中毒:呼吸衰竭时肺泡换气减少,使动脉血二氧化碳分压增高,pH 值下降,H^+ 浓度升高导致呼吸性酸中毒。早期可出现血压增高,中枢神经系统受累,如躁动、嗜睡、精神错乱、扑翼样震颤等。②代谢性酸中毒:持续而严重缺氧时,由于患者体内组织细胞能量代谢受到抑制,能量产生减少,导致乳酸和无机磷产生增多而引起代谢性酸中毒。③呼吸性酸中毒合并代谢性碱中毒:慢性呼吸衰竭时体内二氧化碳持续升高,HCO_3^- 也持续维持在较高水平,导致呼吸性酸中毒合并代谢性碱中毒。当 pH 值正常时称为代偿性呼吸性酸中毒合并代谢性碱中毒。当病情进一步加重时,HCO_3^- 不能代偿,pH 值低于正常范围则称失代偿性呼吸性酸中毒合并代谢性碱中毒。④高钾、低钠、低氯血症:由于能量不足,钠泵功能障碍,使细胞内 K^+ 转移至血液,而 Na^+ 和 H^+ 进入细胞内,造成低钠和高钾血症。当 HCO_3^- 持

续升高时血中 Cl^- 相应降低,产生低氯血症。

【分类】

1. **按动脉血气分析分类** ①Ⅰ型呼吸衰竭:主要见于肺换气功能障碍(如严重肺部感染、间质性肺疾病、急性肺栓塞等),其特点为仅有缺氧,无 CO_2 潴留,血气分析 $PaO_2<60mmHg$,$PaCO_2$ 降低或正常;②Ⅱ型呼吸衰竭:主要见于肺泡通气不足,其特点为既有缺氧,又有 CO_2 潴留,血气分析 $PaO_2<60mmHg$,$PaCO_2>50mmHg$。单纯通气不足,低氧血症和高碳酸血症的程度是平行的,若伴有换气功能障碍,则低氧血症更为严重,如 COPD。

2. **按发病急缓分类** ①急性呼吸衰竭:由于某些突发致病因素(如严重肺疾病、肺栓塞、休克、淹溺、创伤、电击等)使通气或换气功能迅速出现严重障碍,在短时间内发展为呼吸衰竭。因机体不能很快代偿,如不及时抢救,将危及患者生命;②慢性呼吸衰竭:由于某些慢性疾病(如 COPD、严重肺结核、间质性肺疾病、神经肌肉病变等)导致呼吸功能损害逐渐加重,经过较长时间发展为呼吸衰竭。由于缺氧和 CO_2 潴留逐渐加重,在早期机体可代偿适应,多能耐受轻工作及日常活动,动脉血气分析 pH 值在正常范围内。若在慢性呼吸衰竭的基础上并发呼吸系统感染、气道痉挛或并发气胸等,可出现病情急性加重,并在短时间内 PaO_2 明显下降、$PaCO_2$ 明显升高,则称为慢性呼吸衰竭急性加重。其病理生理学改变和临床表现兼有慢性和急性呼吸衰竭的特点。

3. **按发病机制分类** 可分为通气性呼吸衰竭和换气性呼吸衰竭,也可分为泵衰竭和肺衰竭。①泵衰竭:驱动或制约呼吸运动的中枢神经系统、外周神经系统、神经肌肉组织(包括神经-肌肉接头和呼吸肌)和胸廓功能障碍引起。通常泵衰竭主要引起通气功能障碍,表现为Ⅱ型呼吸衰竭。②肺衰竭:由肺组织、气道阻塞或肺血管病变引起。肺组织和肺血管病变常引起换气功能障碍,表现为Ⅰ型呼吸衰竭。严重的气道阻塞性疾病(如 COPD)影响通气功能,造成Ⅱ型呼吸衰竭。

【临床表现】

除原发疾病的症状、体征外,主要为缺氧和 CO_2 潴留所致的呼吸困难和多脏器功能障碍。

1. **呼吸困难** 是临床最早出现的症状,轻者仅感呼吸费力,重者呼吸窘迫、大汗淋漓,甚至窒息。急性呼吸衰竭早期表现为呼吸频率增加,病情严重时可出现呼吸困难,辅助呼吸肌活动加强,如三凹征。慢性呼吸衰竭病情早期表现为呼吸费力伴呼气延长,严重时呼吸浅快。并发 CO_2 麻醉时,出现浅慢呼吸或潮式呼吸。中枢神经药物中毒或严重 CO_2 麻醉时可无明显的呼吸困难。

2. **发绀** 是缺氧的典型表现。当 SaO_2 低于 90% 时,出现口唇、指甲和舌发绀。发绀的程度与还原型血红蛋白含量相关,因慢性呼吸衰竭患者红细胞增多,血红蛋白浓度增高,还原血红蛋白绝对值增高,故发绀明显,而贫血患者则不明显。因严重休克等引起末梢循环障碍的患者,即使动脉血氧分压尚正常,也可出现发绀,称作外周性发绀。中央性发绀是由于动脉血氧饱和度降低引起的发绀。此外,发绀还受皮肤色素及心功能的影响。

3. **精神-神经症状** 症状的轻重不仅决定于缺氧和 CO_2 潴留程度,也与人体的适应和代偿密切相关。所以,急性呼吸衰竭的症状较慢性呼吸衰竭患者明显。急性呼衰可迅速出现精神错乱、狂躁、昏迷、抽搐等症状。慢性呼衰随着 $PaCO_2$ 升高出现先兴奋后抑制症状。兴奋症状包括烦躁不安、昼夜颠倒、甚至谵妄。随着缺氧和 CO_2 潴留加重时可出现表情淡漠、肌肉震颤、间歇抽搐、嗜睡、甚至昏迷等肺性脑病的表现。

4. **循环系统表现** 多数患者出现心率加快,急性呼吸衰竭严重缺氧和酸中毒时,可引起周围循环衰竭、血压下降、心肌损害、心律失常甚至心脏骤停。慢性呼吸衰竭时,因 CO_2 潴留出现体表静脉充盈、皮肤潮红、温暖多汗、血压升高,因脑血管扩张常有搏动性头痛。

5. **消化和泌尿系统表现** 严重呼衰时可损害肝、肾功能。部分病例可出现血浆尿素氮与丙氨酸氨基转移酶升高;个别病例可出现尿蛋白、尿红细胞和管型尿。因胃肠道黏膜屏障功能损伤,导致胃肠道黏膜充血水肿、糜烂渗血或应激性溃疡,引起上消化道出血。

【辅助检查】

1. **动脉血气分析** $PaO_2 < 60mmHg$,伴或不伴 $PaCO_2 > 50mmHg$。

2. **肺功能检测** 通过肺功能的检测能判断通气功能障碍的性质(阻塞性、限制性或混合性)及是否合并有换气功能障碍,并且能判断通气和换气功能障碍的严重程度。但在某些重症患者,肺功能检测受到限制。而呼吸肌功能测试能够提示呼吸肌无力的原因和严重程度。

3. **影像学检查** X线胸片、胸部 CT 和放射性核素肺通气/灌注扫描、肺血管造影及超声检查等可协助分析呼衰原因。

4. **纤维支气管镜检查** 对于进一步明确诊断和取得病理学证据有重要意义。

5. **其他** 尿中可见红细胞、蛋白及管型,尿素氮和丙氨酸氨基转移酶升高,可有高血钾、低血钾、低血钠、低血氯等。

【诊断要点】

有导致呼吸衰竭的原发疾病,出现缺氧(或伴)二氧化碳潴留的临床表现,根据动脉血气分析,在海平面、静息状态、呼吸空气时,$PaO_2 < 60mmHg$,伴或不伴 $PaCO_2 > 50mmHg$,并排除原发性心排血量降低时,呼吸衰竭的诊断即可成立。

【治疗要点】

治疗原则:在保持呼吸通畅的基础上,迅速纠正缺氧、CO_2 潴留、酸碱失衡和代谢紊乱;积极治疗原发病和消除诱因;防治多器官功能受损和治疗并发症。

1. **保持呼吸道通畅** 对呼吸衰竭的患者保持呼吸道通畅是最基本最重要的治疗措施。气道不畅使呼吸阻力增加,呼吸功耗增多,会加重呼吸肌疲劳;气道阻塞致分泌物排除困难将会加重感染,同时也可能发生肺不张,使气体交换面积减少;气道如发生急性完全阻塞,可发生窒息,短时间内致患者死亡。保持呼吸道通畅的方法包括:

(1)体位:若患者昏迷应使其处于仰卧位,头后仰,托起下颌将口打开。

(2)清除呼吸道分泌物及异物。

(3)建立人工气道:如上述方法不能有效保持气道通畅,可采用简易人工气道、气管插管或气管切开。气管内导管是重建呼吸通道最可靠的方法。

(4)解除支气管痉挛:用支气管舒张药,如 β_2 肾上腺素受体激动剂、抗胆碱药、茶碱类或糖皮质激素类药物。急性呼吸衰竭患者需静脉给药。

2. **氧疗** 任何类型的呼吸衰竭患者均存在缺氧,故氧疗是呼衰患者的重要治疗措施。原则是 I 型呼吸衰竭应给予较高浓度(>35%)吸氧;II 型呼衰可给予低浓度

（<35%）持续吸氧；对于伴有高碳酸血症的急性呼吸衰竭也需要低浓度给氧。

3. 增加通气量、减少 CO_2 潴留

（1）呼吸兴奋剂：呼吸兴奋剂必须在保持气道通畅的前提下使用，否则会促发呼吸肌疲劳，加重 CO_2 潴留；脑缺氧、脑水肿未纠正而出现频繁抽搐者慎用；患者的呼吸肌功能基本正常；不可突然停药。主要用于以中枢抑制为主，通气量不足所致的呼吸衰竭，不宜用于以换气功能障碍为主所致的呼吸衰竭。常用药物有尼克刹米和洛贝林，在国外这两种药物几乎不用，取而代之的是多沙普仑。慢性呼吸衰竭患者可用阿米三嗪。

（2）机械通气：经上述处理病情无好转，并伴有严重通气/换气功能障碍时，则需人工辅助通气装置（有创或无创呼吸机）来改善通气和（或）换气功能，即为机械通气。呼吸衰竭时应用机械通气能维持必要的肺泡通气量，降低 $PaCO_2$；可改善肺的气体交换效能；促进呼吸肌得以休息，有利于恢复呼吸肌功能。

4. 纠正酸碱平衡失调　慢性呼吸衰竭常有 CO_2 潴留，导致呼吸性酸中毒，宜采用改善通气的方法纠正。慢性呼吸衰竭的呼吸性酸中毒的发生发展过程缓慢，机体常以增加碱储备来代偿，在治疗中如迅速纠正呼吸性碱中毒后，原已增加的碱储备会使 pH 升高，对机体造成严重危害。因此，在纠正呼吸性酸中毒的同时需要给予盐酸精氨酸和氯化钾，以防止代谢性碱中毒的发生。

5. 病因治疗及消除诱因　由于引起呼吸衰竭的原因很多，因此在解决呼吸衰竭本身造成危害的同时，针对不同的病因须采取适当的措施，是治疗呼吸衰竭的根本所在。感染是慢性呼吸衰竭急性加重的最常见诱因，因此应进行积极抗感染治疗。

6. 多器官功能受损　重症患者需转入 ICU 进行积极抢救和监测，预防和治疗肺动脉高压、肺源性心脏病、肺性脑病、肾功能不全、消化道功能障碍和弥散性血管内凝血（DIC）等，尤其要注意防治多器官功能障碍综合征（MODS）。

二、急性呼吸窘迫综合征

急性呼吸窘迫综合征（acute respiratory distress syndrome，ARDS）是指由心源性以外的各种肺内和肺外致病因素导致的急性弥漫性肺损伤和进而发展的急性呼吸衰竭。主要病理特征是炎症导致的肺微血管通透性增高，富含蛋白质的液体渗出进入肺泡腔，进而导致肺水肿及透明膜形成，常伴肺泡出血。主要病理生理改变是肺容积减少、肺顺应性降低和严重通气/血流比例失调。临床表现为呼吸窘迫、顽固性低氧血症和呼吸衰竭，肺部影像学表现为双肺渗出性病变。ARDS 的早期和病情相对较轻的阶段表现为急性肺损伤（acute lung injury，ALI）。

【病因与发病机制】

1. 病因　ARDS 病因或高危因素包括肺内（直接）因素和肺外（间接）因素两大类。

（1）肺内因素：包括①生物性因素，如重症肺炎是我国最主要的原因；②化学性因素，如吸入胃内容物、毒气、烟尘、氧中毒等，国外报道占首位的为胃内容物吸入；③物理性因素，如淹溺、肺挫伤、反射性损伤等。

（2）肺外因素：包括各种类型的休克、脓毒症、急性重症胰腺炎、严重的非胸部创伤、大面积烧伤、大量输血、药物或麻醉品中毒等。

93

2. 发病机制　ALI 和 ARDS 的发病机制尚未完全阐明。

（1）细胞学机制：各种肺内外因素使中性粒细胞在肺内聚集、激活，并通过"呼吸爆发"释放氧自由基、蛋白酶和炎性介质，以及巨噬细胞和肺毛细血管内皮细胞释放多种炎性介质如肿瘤坏死因子-α（TNF-α）、白细胞介素-1（IL-1）导致炎症反应和肺组织损伤；另一方面各种肺内外因素可能会延迟中性粒细胞的凋亡，使中性粒细胞持续发挥作用，引起过度和失控的炎症反应和肺组织损伤。

（2）肺内炎性介质和抗炎介质的平衡失调：炎性介质增加和抗炎介质（IL-4、IL-10、IL-13 等）释放不足是 ALI/ARDS 发生、发展的关键环节。新近研究发现，系统性炎性反应综合征（systemic inflammatory response syndrome，SIRS）和代偿性抗炎反应综合征（compensatory anti-inflammatory response syndrome，CARS）在病变过程中出现平衡失调导致发生多器官功能障碍综合征（multiple organ dysfunction syndrome，MODS）。SIRS 是指机体失控的自我持续放大和自我破坏的炎症反应；CARS 是指在发生系统性炎症反应综合征的同时，机体启动了一系列内源性抗炎症介质和抗炎内分泌激素，出现抗炎反应。

（3）对机体的影响：多种炎性细胞及其释放的炎性介质和细胞因子间接介导，导致肺毛细血管内皮细胞和肺泡上皮细胞损伤，肺泡膜通透性增加，引起肺间质和肺泡水肿；肺泡表面物质减少，出现小气管陷闭和肺泡萎缩，加重肺水肿和肺不张；由于病变分布不均一，处于下垂肺区（仰卧时靠近背部的肺区）出现严重肺水肿和肺不张，通气功能极差，而非下垂肺区（仰卧时靠近前胸壁的肺区）的肺泡通气功能基本正常。以上各种改变引起肺内分流进一步加重、弥散障碍、通气/血流比例严重失调，造成顽固性的低氧血症和呼吸窘迫。

ARDS 的主要病理改变为肺广泛充血、水肿和肺泡内透明膜形成。主要有渗出期、增生期和纤维化期 3 个病理阶段，三个阶段常重叠存在。

【临床表现】

发病急骤，约半数发生于原发病起病 24 小时以内，常在 5 天内发生。除原发病的表现外，严重缺氧引起的进行性加重的呼吸困难。

1. 突然出现进行性呼吸窘迫　最早出现呼吸加快、进行性加重的呼吸困难，其呼吸困难的特点是呼吸深快、呼吸费力、严重憋气、常感胸廓紧束，不能被通常氧疗所改善，也不能用其他原发心肺疾病（如气胸、肺气肿、肺不张、肺炎、心力衰竭）所解释。

2. 发绀　由于严重持续缺氧导致发绀严重。

3. 伴随症状　常伴有烦躁、焦虑、出汗。

4. 肺部体征　早期多无阳性体征；中期双肺闻及少量细湿啰音；后期可闻及水泡音及管状呼吸音。

【辅助检查】

1. X 线胸片　演变过程的特点为快速多变。早期无异常或呈轻度间质改变，表现为边缘模糊的肺纹理增多；继之出现斑片状并逐渐融合成大片状的磨玻璃或实变浸润阴影，大片阴影中可见支气管充气征；后期可出现肺间质纤维化改变。

2. 动脉血气分析　典型表现为低 PaO_2、低 $PaCO_2$ 和高 pH 值。病情加重，在后期如出现合并代偿性酸中毒或呼吸肌疲劳，则 pH 值可低于正常，甚至出现高碳酸血症。根据动脉血气分析和吸入氧浓度可计算肺氧合功能指标，如肺泡-动脉氧分压[$P_{(A-a)}O_2$]、肺内分流(Q_S/Q_T)、呼吸指数[$P_{(A-a)}O_2/PaO_2$]、氧合指数(PaO_2/FiO_2)等,其中目前临床上最常使用的指标是 PaO_2/FiO_2,PaO_2/FiO_2 降低是诊断 ARDS 的必要条件。正常值为 400~500,ALI 时≤300,ARDS 时≤200。

3. 床边肺功能监测　ARDS 时血管外肺水肿增加、肺顺应性降低,无效腔通气量比例(V_D/V_T)增加,但无呼气流速受限。

4. 心脏超声和 Swan-Ganz 导管检查　有助于明确心脏情况和指导治疗。通过置入 Swan-Ganz 导管可测定肺动脉楔压(PAWP),这是反映左心房压较可靠的指标。PCWP 一般<12mmHg,若 PCWP>18mmHg 支持左心衰竭的诊断。

【诊断要点】

中华医学会呼吸病学分会 1999 年制定的诊断标准如下:①有 ALI/ARDS 的高危因素;②急性起病、呼吸频数和(或)呼吸窘迫;③低氧血症:ALI 时 PaO_2/FiO_2≤300,ARDS 时 PaO_2/FiO_2≤200;④胸部 X 线检查显示两肺浸润阴影;⑤PCWP≤18mmHg 或临床上能除外心源性肺水肿。同时符合以上 5 项条件者可诊断为 ALI 或 ARDS。

【治疗要点】

原则:积极治疗原发病、氧疗、机械通气和纠正酸碱平衡。

1. 治疗原发病　积极寻找原发病并予以彻底治疗,防止进一步损伤。感染是发生 ALI 和 ARDS 的常见病因,同时也是最常见的高危因素,而 ARDS 又易并发感染,所以对所有患者都应怀疑感染的可能,除非有明确的其他导致 ARDS 的原因存在。治疗上宜选择广谱抗生素。

2. 氧疗　轻者可使用面罩给氧,但多数患者采用机械通气。一般需高浓度给氧,使 PaO_2≥60mmHg 或 SaO_2≥90%。

3. 机械通气　ARDS 的诊断成立应尽早进行机械通气。目的是提供充分的通气和氧合,以支持器官功能。目前,ARDS 患者的机械通气采用肺保护性通气策略,主要措施如下:

(1) 呼气末正压(PEEP):适当水平的 PEEP 可以使萎陷的小气道和肺泡重新开放,并且呼气末维持开放状态,使呼气末肺容量扩大,从而改善肺泡弥散功能和通气/血流比例,减少分流,达到改善氧合功能和肺顺应性的目的。但 PEEP 可增加胸腔正压,减少回心血量,并有加重肺损伤的潜在危险。因此,应用 PEEP 时应注意:在不加重肺水肿的前提下,适当补充血容量;从低水平开始(先用 5cmH$_2$O),逐渐增加到合适水平,一般为 10~18cmH$_2$O,以维持 PaO_2>60mmHg 而 FiO_2<0.6。

(2) 小潮气量:由于 ARDS 病变不均匀,当采用较大潮气量通气时,气体容易进入顺应性较好的处于非下垂位肺区的肺泡,使这些区域的肺泡过度充气而造成肺泡破坏,同时,处于下垂位肺区的萎陷肺泡仍处于萎陷状态,在局部扩张和萎陷的肺泡间产生剪切力,使肺损伤进一步加重。因此,要求小潮气量通气,以防止肺泡过度充气。一般采用通气量为 6~8ml/kg,使吸气平台压控制在 30~35cmH$_2$O 以下。为保证小潮气量可允许一定程度的 CO_2 潴留和呼吸性酸中毒(pH 7.25~7.30),合并代谢性酸中毒时需适当补碱。

4. 液体管理　在血压稳定保证组织灌注的前提下,出入液量宜呈轻度负平衡。适当使用利尿剂可以促进肺水肿的消退。必要时需放置肺动脉导管检测 PAWP,指导液体管理。一般早期 ARDS 由于毛细血管通透性增加,胶体液可渗入间质加重水肿,因此,不宜输胶体液。大量出血患者必须输血时,最好输新鲜血,用库存1周以上的血时应加用微过滤器,避免发生微血栓而加重 ARDS。

5. 营养支持和监护 ARDS 时机体处于高代谢状态,应补充足够的营养。早期开始胃肠道营养不仅可以防止出现肠道菌群异位,且降低全静脉营养引起的感染和血栓形成等并发症。患者应安置在 ICU 病房,严密监测呼吸、循环、水电解质、酸碱平衡及其他重要脏器的功能,以便及时调整治疗方案。

6. 其他治疗 肾上腺糖皮质激素、表面活性物质、鱼油和吸入一氧化二氮等治疗价值尚不确定。

三、呼吸衰竭和急性呼吸窘迫综合征患者的护理

【常用护理诊断/问题】

1. 低效型呼吸型态 与肺顺应性降低、呼吸肌疲劳、气道阻力增加、不能维持自主呼吸有关。

2. 气体交换受损 与肺水肿、肺不张、换气功能障碍有关。

3. 清理呼吸道无效 与呼吸道感染、分泌物过多、无效咳嗽、咳痰无力有关。

4. 潜在并发症:MODS。

【护理措施】

1. 病情观察 呼吸衰竭和 ARDS 患者应入住 ICU 进行严密监护,监测项目包括:

(1) 密切观察呼吸频率、节律和深度,使用辅助呼吸机的情况,呼吸困难的类型及程度;观察呼吸道分泌物情况,如痰液的量、颜色、黏稠度和异常气味等,并及时做好记录;观察有无发绀、球结膜水肿、肺部有无异常呼吸音等缺氧及 CO_2 潴留症状及体征。

(2) 监测动脉血气分析值及电解质和酸碱平衡情况;监测心率、心律及血压,必要时进行血流动力学监测。

(3) 观察有无肺性脑病、消化道出血、心力衰竭、休克等表现,昏迷者应评估瞳孔、肌张力、腱反射及病理反射等,如有异常应及时通知医生;

(4) 观察和记录每小时尿量和液体出入量;严密观察人工气道通畅情况及机械通气运转情况;如有肺水肿,需适当保持负平衡。

2. 起居护理 协助患者取半卧位、坐位、趴伏在床桌上等有利于改善呼吸状态的舒适体位。借此降低膈肌位置,促进肺膨胀,改善通气。为减少体力消耗,降低氧耗量,限制探视,增加休息,并尽量减少自理活动和不必要的操作。

3. 饮食护理 ARDS 患者在保证血容量、血压稳定的前提下,使出量略多于入量(-500ml/d)。鼓励患者多进食高热量、高蛋白、低碳水化合物和富含维生素、易消化食物,少量多餐。避免易于产气的食物,防止便秘、腹胀,以免影响呼吸。ARDS 患者宜早期鼻饲,并做好口腔护理。

4. 用药护理 按医嘱及时准确给药,并注意观察疗效及不良反应。

(1) 茶碱类药物:可出现恶心、呕吐、心动过速、心律失常、血压下降等不良反应,若发现应及时向医生报告并给予处理。

(2) β_2 受体激动剂:应注意心悸、骨骼肌震颤等不良反应。

(3) 呼吸兴奋剂:应保持呼吸道通畅,适当提高吸入氧浓度;注意观察呼吸频率、

笔记

节律、神志以及动脉血气的变化,如出现恶心、呕吐、上腹部不适、烦躁不安、面色潮红、皮肤瘙痒等应减慢滴速;若出现肌肉抽搐,应及时向医生报告,给予处理。

(4) 镇静剂:Ⅱ型呼吸衰竭患者如出现烦躁不安、失眠等,应禁用吗啡等呼吸抑制的药物,慎用其他镇静剂,以防止发生呼吸抑制。

5. 氧疗护理　氧疗是通过人工吸入氧气的方法来纠正患者缺氧状态的治疗方法。有效的氧疗可使体内利用氧明显增加,使 PaO_2 和 SaO_2 升高,从而减轻组织损伤,恢复脏器功能;减少呼吸做功,降低缺氧性肺动脉高压。因此,氧疗是低氧血症患者纠正缺氧的重要处理措施,应根据呼吸衰竭的类型和缺氧的严重程度选择适当的给氧方法和吸入氧分数。

(1) Ⅰ型呼吸衰竭和 ARDS:Ⅰ型呼吸衰竭和 ARDS 患者的主要问题是氧合功能障碍,通气功能基本正常。因此,需吸入较高浓度($FiO_2 \geqslant 35\%$)的氧,使 $PaO_2 \geqslant 60mmHg$ 或 $SaO_2 \geqslant 90\%$,轻者可使用面罩给氧,多数患者需使用机械通气氧疗。

(2) Ⅱ型呼吸衰竭:Ⅱ型呼吸衰竭的患者通气功能障碍,缺氧伴有二氧化碳潴留,应给予低浓度($<35\%$)持续给氧,使 PaO_2 控制在 $60mmHg$ 或 SaO_2 在 90% 或略高,防止血氧含量过高。因为慢性呼吸衰竭患者呼吸中枢的化学感受器对二氧化碳反应性差,呼吸主要靠低氧血症对颈动脉体、主动脉体化学感受器的刺激来维持,若缺氧迅速纠正,解除了低氧对外周化学感受器的刺激,导致呼吸抑制,加重缺氧和 CO_2 潴留,严重时陷入二氧化碳麻醉状态。Ⅱ型呼吸衰竭的患者常用鼻导管或鼻塞吸氧。

(3) 效果观察:氧疗过程中应密切观察氧疗的效果,如呼吸困难是否缓解、发绀是否减轻、心率是否减慢、意识障碍是否减轻等。并结合血气分析结果和临床表现及时调整氧流量或氧浓度。

(4) 注意事项:注意避免长时间高浓度吸氧,防止氧中毒;注意保持吸入氧气的湿化,以免干燥的氧气对呼吸道黏膜产生刺激和气道黏液栓形成;输送氧气的导管、面罩、气管导管等应妥善固定,保持其清洁与通畅,定时更换消毒,防止交叉感染;嘱患者及家属不要擅自停止吸氧或变动氧流量。

6. 保持呼吸道通畅
(1) 湿化气道:采用超声雾化法。
(2) 指导并协助患者进行有效咳嗽、咳痰。
(3) 药物:按医嘱给予祛痰剂、支气管扩张剂,辅以胸部叩击,以利于痰液引流排出。
(4) 协助患者更换体位:每 1~2 小时翻身一次,并给予拍背,促使痰液排出。
(5) 吸痰:意识不清或病情严重者经口腔、鼻腔吸痰;气管插管或气管切开患者,给予气管内负压吸引吸痰,吸痰时注意无菌操作。

7. 指导患者有效的呼吸　对病情稳定的患者指导并教会缩唇呼吸,通过腹式呼吸时膈肌的运动和缩唇促使气体均匀而缓慢地呼出,以增加肺的有效通气量,改善通气功能。详见第十三节"呼吸系统疾病常用诊疗技术的护理"。

8. 心理护理
(1) 心理评估:呼吸衰竭和 ARDS 患者因病情重需入住 ICU,多数患者对 ICU 较多的医疗诊治仪器的环境不适应,加上病情危重,常会产生紧张、焦虑情绪。看到周边抢救的患者,产生恐惧心理。

（2）心理支持：护理人员应及时了解不同患者的心理状况,并针对不同的心理特点给予相应的护理。如患者病情重或机械通气不能说话时,简明扼要地讲解病情及紧张焦虑对病情的危害性,鼓励患者的每一项合作,增强战胜疾病的信心,减轻恐惧心理。对病情较轻的患者,让患者充分述说心理疑虑,在不影响抢救的前提下尽量满足患者的需求。

（3）心理指导：指导患者应用自我放松等各种缓解紧张、焦虑的方法,以缓解患者的紧张和焦虑。

9. 抢救配合　密切观察患者的病情变化,预测患者抢救所需物品,迅速准备好有关抢救用品,及时准确地做好各项抢救配合,赢得抢救时机,提高抢救成功率。

10. 中医护理　本病属于中医"喘证"、"喘脱"、"肺厥"等范畴。痰瘀是本病主要病理因素。可针刺丰隆、膻中、肺俞、列缺、尺泽等穴以平喘;喘重者加天突、定喘穴,均用泻法。可以进食薏苡仁粥、赤小豆粥、大枣粥等健脾利水,适当进食怀山药、党参、黄芪瘦肉粥、山药猪肺汤等以健脾益肺、行气;进食杜仲猪骨汤、核桃、羊肉等以温补肾阳;进食沙参玉竹水鸭汤以清肺热。

【健康教育】

1. 知识宣教　为了使患者理解康复保健的意义与目的,向患者及家属讲解预防疾病的发生、发展和转归的知识。呼吸道感染是病情发展并加重的重要因素,因此,应避免和呼吸道感染患者接触,尽量避免去人群密集的公共场所;劝导患者戒烟,避免吸入刺激性气体。讲解语言应通俗易懂,尽量不使用专业术语,对一些文化程度不高的患者或老年人可借助简易图片进行讲解。

2. 用药指导　为了使患者出院后正确按医嘱用药,避免产生不良后果,需向患者及家属详细说明使用的药物、剂量、用法和注意事项,必要时用较大的字体写在纸上交给患者,以便需要时使用。

3. 生活指导　为了使患者理解康复锻炼的意义和充分调动患者进行康复的主观能动性,根据患者的具体情况指导并与患者共同制定合理的活动与休息计划,教会患者避免耗氧量较大的活动,并在活动过程中增加休息;为了提高机体抵抗疾病的能力,在积极的体育锻炼的同时,指导患者合理安排膳食,加强营养。

4. 定期随访　若病情加重,应尽早就医。

【结语】

呼吸衰竭是指各种原因引起的肺通气和（或）换气功能严重障碍,导致低氧血症伴（或不伴）高碳酸血症,进而引起一系列病理生理改变和相应的临床表现的综合征。主要临床表现是呼吸困难和多个组织器官因缺氧和（或）伴有二氧化碳潴留而受损的表现。ARDS 是由心源性以外的各种内、外致病因素导致的急性、进行性呼吸困难。临床上以呼吸急促、呼吸窘迫、顽固性低氧血症为特征。处理的原则是在保持呼吸通畅的条件下,迅速纠正缺氧（氧疗、机械通气）、CO_2 潴留、酸碱失衡和代谢紊乱;积极治疗原发病和消除诱因,预防并发症。护理时注意监测呼吸变化、动脉血气分析值及电解质和酸碱平衡情况,加强氧疗、机械通气的护理,积极配合抢救。

第十三节 呼吸系统疾病常用诊疗技术的护理

一、指导患者深呼吸和有效咳嗽

深呼吸是指联合进行胸腹式呼吸,以排出肺内残气,吸入更多新鲜空气。有效咳嗽是指咳嗽所产生的高速气流能够有效排出位于咽喉部、气管及大支气管内的病理性分泌物或异物,保持呼吸道的通畅。两者结合能有效清除气道内炎性渗出物或致病微生物,有利于控制感染、减轻炎症和改善通气。

【适应证】

神志清醒,一般状况良好、能够配合的肺不张、肺炎等有大量痰液排出不畅者。

【术前准备】

1. 用物准备 纸巾、痰杯,视需要备枕头。

2. 护士准备 着装整洁,洗手。

【操作方法】

临床常用的有效咳嗽有四种方法,每种方法的指导要点介绍如下:

1. 指导患者取坐位,解开衣领。嘱其先进行深而慢的呼吸5~6次,使支气管内分泌物自下而上移动,再嘱患者深吸气,呼气时张口连续轻咳数次将痰咳到咽部附近,再用力咳嗽将痰液排出。咳嗽时身体稍前倾,有利于痰液排出。

2. 指导患者取舒适体位进行腹式呼吸。深吸气后屏气3~5秒,然后缩唇(撅嘴),缓慢地通过口腔将肺内气体呼出(胸廓下部和腹部应该下陷)。做第2次深呼吸时,吸气后屏气3~5秒,呼气时张口做2次短而有力的咳嗽,将痰液咯出。

3. 指导患者取坐位。两腿上放一枕头,缩唇深呼吸数次(鼻吸气,缩唇呼气)。最后1次吸气末身体前倾,同时用枕头顶住腹部,使膈肌上升,呼气时张口用力咳嗽、排痰。

4. 指导患者尽量取坐位,身体前屈,双足着地,护士用手或枕头支撑患者的胸部和腹部。嘱患者用鼻吸气,缓慢地撅嘴呼气,使分泌物上移至支气管、气管,引起反射性咳嗽。在患者呼气末或咳嗽时,护士可将手放在患者肋弓下,提供一个有力的、向上的震颤压,可协助患者咳嗽、排痰。

【护理要点】

1. 观察患者咳嗽、咳痰情况,听诊肺部呼吸音及啰音,记录痰的量、颜色及性状。

2. 操作于餐前及就寝前30~60分钟进行,每次15分钟,每日2~4次。有效咳嗽排痰后应注意让患者取舒适体位休息片刻。

3. 对胸部有伤口的患者,为避免或减轻因咳嗽、咳痰而加重伤口疼痛,可指导患者咳嗽时,用双手或枕头轻压伤口两侧,起固定或扶持作用;咳嗽时从两侧按压伤口,以抵消咳嗽所致的伤口局部牵拉。

二、指导患者呼吸功能锻炼

临床常用的呼吸功能锻炼方法包括腹式呼吸、缩唇呼吸、膈肌起搏及吹气球训练等。①腹式呼吸是指通过腹肌的主动收缩和舒张,以加强膈肌的肌力和耐力,使呼阻力降低,增加肺泡通气量,减少功能残气量,有效地改善呼吸功能。②缩唇呼吸是指通过缩唇形成的微弱阻力来延长呼气时间,增加气道压力,防止呼气时小气道过早陷闭,以利肺泡气体排出。③膈肌起搏原理是通过功能性电刺激膈神经引起膈肌收缩,使吸气作用明显增大,加速吸气与呼气活动的交替,使膈肌活动幅度增加,从而改善通气功能,促进 CO_2 排出,提高动脉血氧分压,纠正低氧性肺动脉高压,增加肺血流量。膈肌起搏分为植入式膈肌起搏器和体外膈肌起搏器两种。④吹气球训练是指利用气球等用具来锻炼呼吸功能的方法。这里主要介绍腹式呼吸、缩唇呼吸和吹气球训练。

【适应证】

适用于 COPD 以及其他肺通气障碍的患者。

【禁忌证】

腹式呼吸法不适于胸片提示膈肌已降至最低限度,呈平坦而无弧形存在者。

【操作步骤】

1. 腹式呼吸(又称膈式呼吸)

(1) 患者取舒适的半卧位或坐位,也可取平卧位或立位,全身肌肉放松。

(2) 指导患者将双手分别放于前胸部和上腹部。

(3) 嘱患者用鼻缓慢吸气时,膈肌最大程度下降,腹肌松弛,腹部手感向上抬起,胸部手在原位不动,抑制胸廓运动。呼气时,腹肌收缩(腹部手感下降)帮助膈肌松弛,膈肌随腹腔内压增加而上抬,增加呼吸潮气量。

(4) 呼吸应做到缓慢而均匀,勿用力呼气,把握呼气与吸气的时间比例为2:1~3:1,使呼吸时胸廓的活动度保持最小。呼吸频率保持为每分钟8~10次。可以在腹部放置一本杂志或书锻炼腹式呼吸,每日训练3~4次,每次重复8~10次。待操作熟练后可逐渐增加训练的次数和时间,可在各种体位状态下随时进行练习,逐渐习惯于平稳而缓慢的腹式呼吸。

2. 缩唇呼吸(图2-10)

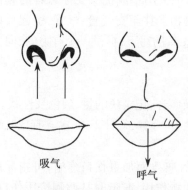

图2-10　缩唇呼吸

(1) 患者取端坐位,嘱患者闭嘴用鼻吸气。

(2) 指导患者缩拢嘴唇,通过半闭的口唇慢慢呼气,边呼气边数数,数到第7后发出"扑"声,(缩唇缓慢呼气时也可以不数数和发出"扑"声)。

(3) 使呼气时间与吸气时间之比为2:1~3:1。

(4) 缩唇大小程度与呼气流量,以能使距口唇15~20cm处,与口唇等高点水平的蜡烛火焰随气流倾斜又不至于熄灭为宜。

(5) 每天练习3~4次,每次重复8~10次。

3. 吹气球训练法　选择合适的气球、玻璃瓶或塑料瓶,容量不小于800~1000ml。先深吸气,然后含住气球或瓶子进气口,尽力将肺内气体吹入气球或瓶子内,直至吹不出气来为止。每次练习3~5分钟,或根据气球膨胀的大小、次数来定练习时间的长短,每日可重复练习数次。

【护理要点】

1. 腹式呼吸常与缩唇呼吸配合使用,是一种重要的康复手段。

2. 腹式呼吸需要增加能量消耗,因此指导患者只能在恢复期如出院前进行训练。

3. 向患者解释呼吸功能锻炼的重要性,锻炼需要天天坚持,才能取得改善呼吸功能的效果。

三、体位引流术

体位引流即利用患者的特殊体位,使任一病变侧肺的某叶或某段支气管取于高位,利用重力的作用,促使呼吸道分泌物流入气管、支气管排出体外的过程。可同时配合使用一些胸部手法治疗,如拍背、震颤等,提高引流效果。

【适应证】

支气管扩张症分泌物多者、支气管碘油造影前后、肺脓肿患者以及慢性支气管炎痰液多者。

【禁忌证】

高血压患者、心功能Ⅲ～Ⅳ级或心力衰竭严重者、肺水肿患者、呼吸衰竭、有明显呼吸困难和发绀者、近1～2周内曾有大咯血史、严重心血管疾病或年老体弱不能耐受者。

【术前准备】

1. 向患者解释体位引流的目的、操作过程及注意事项。并备好盛痰器和相应物品。

2. 痰液黏稠的患者,引流前15分钟先遵医嘱雾化吸入,药物如化痰药、支气管扩张剂等,以促进痰液引流。

【操作步骤】

1. 向患者及家属解释操作过程、方法和目的。监测生命体征,进行肺部听诊,明确病变部位。引流前15分钟可遵医嘱给予支气管扩张剂。

2. 协助患者采取引流体位 体位的选择取决于分泌物潴留的部位和患者的耐受程度。确定引流体位的总原则是必须将病灶置于较高位置,使脓痰从病灶处经肺段、肺叶支气管引流到主支气管,再流向大气管,经咳嗽排出体外。因此不同部位的病变需设计不同的体位姿势,才能达到良好的排痰效果。一般先引流上叶,然后引流下叶后基底段(具体引流体位见图2-11)。如患者不能耐受,应及时调整位置。

3. 操作中观察患者有无出汗、脉搏细弱、头晕、疲劳、面色苍白等症状,评估患者对体位引流的耐受程度。

4. 体位引流结束后,协助患者采取舒适体位,弃掉污物。给予清水或漱口剂漱口,保持口腔清洁。

5. 记录患者咳痰情况(性质、量及颜色),听诊肺部呼吸音的变化,客观评价体位引流效果。

【护理要点】

1. 头外伤、胸部创伤、咯血、严重心血管疾病和患者状况不稳定者不宜采用头低位进行体位引流。

2. 根据病变部位、病情、患者状况,每日引流1～3次,每次15～20分钟。一般于

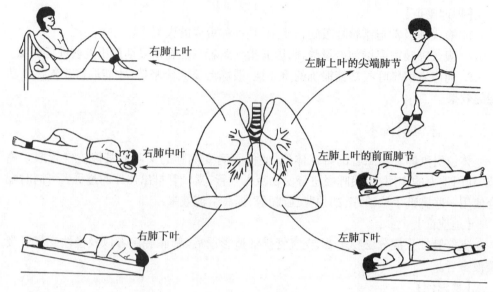

图 2-11　体位引流

饭前 1 小时或饭后 1~3 小时进行。

3. 操作中若患者心律失常（如心率超过 120 次/分），或者出现血压过高过低、眩晕、发绀，应立即停止操作并通知医生及时处理。

四、胸膜腔穿刺术

胸膜腔穿刺术（简称胸穿）是指自胸膜腔内抽取积液或积气以明确其性质协助诊断，或排除胸腔内积液或积气以缓解压迫症状，避免胸膜粘连增厚的操作，亦可从胸腔内注射药物辅助治疗。

【适应证】

1. 胸腔大量积气或积液者，排除胸腔积气或积液，以减轻压迫症状，避免胸膜粘连增厚。

2. 胸腔积液性质不明者。

3. 通过胸膜腔穿刺向胸膜腔内注入药物，协助治疗。

4. 脓胸抽脓灌洗治疗。

【禁忌证】

1. 血小板明显减少，有严重出血倾向或用肝素、双香豆素等进行抗凝治疗者。

2. 严重肺结核、大咯血及肺气肿者。

3. 不能合作的受术者、体质衰弱、病情危重者。

【操作前准备】

1. 环境干净、清洁无尘、关闭门窗，必要时放置屏风。

2. 操作者衣帽鞋穿戴整齐、洗手、修剪指甲、戴口罩。

3. 用物准备　包括无菌胸穿包、无菌手套、穿刺针、消毒用品、注射用药、麻醉用药、标本容器（常规、生化、病理及细菌培养等）。

4. 操作前向患者及家属解释操作目的、过程、注意事项（如术中不能移动位置，不

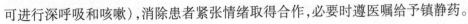

可进行深呼吸和咳嗽),消除患者紧张情绪取得合作,必要时遵医嘱给予镇静药。

【操作步骤】

1. 体位 ①抽液时,协助受术者反坐于靠背椅上,双手平放于椅背上缘,头伏臂上;或取坐位,使用床旁桌支托;亦可取仰卧位,病侧上肢置头颈部,完全暴露胸部或背部,不能坐直的受术者,取侧卧位,床头抬高30°。②抽气时,协助受术者取半卧位。

2. 穿刺部位 胸腔积液的穿刺点一般为患侧肩胛线或腋后线第7~8肋间隙或腋前线第5肋间隙。气胸者取患侧锁骨中线第2肋间隙或腋前线第4~5肋间隙进针。

3. 穿刺方法 常规消毒皮肤,局部麻醉。术者左手示指固定穿刺部位皮肤及肋间,右手持穿刺针(针栓胶管用血管钳夹紧)沿局麻处在肋骨上缘缓慢刺入胸壁直达胸膜。固定穿刺针,并将50ml注射器接至胶管,在助手协助下抽取胸腔积液或积气。穿刺过程中应避免损伤脏层胸膜,并注意每次分离注射器前应将穿刺针尾端的橡皮管及时夹闭,避免气体进入,防止发生气胸。术毕拔出穿刺针,再次消毒穿刺点,并覆盖无菌敷料。胶布固定,稍压片刻。

4. 术中护理

(1) 病情观察:操作过程中应密切观察受术者的脉搏、面色等变化,以判断受术者对穿刺的耐受性,如受术者出现不适,应减慢抽吸或立即停止抽液。若受术者出现头晕、心悸、胸闷、面色苍白、出汗、刺激性干咳,甚至晕倒,提示受术者可能出现"胸膜反应",应立即停止抽液,使受术者平卧,密切观察血压,防止休克。

(2) 抽液抽气量:每次抽液抽气均不宜过快、过多,防止胸腔内压骤然下降,发生复张后肺水肿或循环障碍、纵隔移位等意外。首次总排液量不宜超过600ml,首次总抽气量不宜超过1000ml,以后每次抽吸量不超过1000ml。如胸腔穿刺目的是明确诊断,抽液50~100ml即可,置入无菌试管送检。如为治疗需要,抽液及抽气后可注射药物。

【护理要点】

1. 记录穿刺的时间、抽液及抽气的量、胸腔积液的颜色、质地以及受术者术中状态。

2. 密切观察病情变化,观察穿刺部位如有无红、肿、热、痛、体温升高、渗血、渗液等异常,并及时通知医生。

3. 协助受术者采取舒适卧位,嘱其卧床休息,24小时后方可洗澡,以免穿刺部位感染。

4. 鼓励受术者深呼吸,促进肺膨胀。

5. 术后并发症处理 ①胸膜反应:多见于精神紧张的受术者,一旦发现受术者头晕、面色苍白、出汗、心悸、胸闷、胸壁剧痛等,或连续咳嗽、气促及咳泡沫痰等征象,应立即停止操作,并将受术者平卧或置于仰卧头低位,给予对症处理,多数情况下可自行缓解。如果受术者症状仍不缓解可给予0.1%肾上腺素0.3~0.5ml皮下注射。如受术者有心率减慢、心排血量减少及血压下降等血管迷走神经兴奋的表现,可采用阿托品0.5~1.0mg肌内注射。②复张性肺水肿多发生于肺复张后24小时之内,表现为抽液后立即出现剧烈咳嗽、呼吸急促、胸痛、烦躁不安、眩晕及心悸等,继之咳出大量白色或粉红色泡沫痰,有时伴有发热、恶心或呕吐,严重者可出现休克及昏迷。体格检查可发现病侧肺野布满湿啰音、呼吸频率加快、心动过速等,应立即给氧纠正低氧血症,湿化瓶内用20%～30%乙醇去泡沫。必要时进行机械通气、补充液体和应用正性肌力药物等。

五、纤维支气管镜检查术

纤维支气管镜（简称纤支镜）检查术，是一种利用光学纤维内镜对气管支气管进行检查及诊疗的相关技术。通过对气管支气管病变在直视下进行活检或治疗，达到诊断及治疗肺部和胸腔疾病的目的。

【适应证】

1. 原因不明的咳嗽、咯血或痰中带血者。

2. 疑为气管内异物或肺部疾病者。

3. 胸片检查无异常，痰中有癌细胞者。

4. 原因不明的喉返神经麻痹、膈神经麻痹或上腔静脉阻塞。

5. 需收集呼吸道分泌物做检查者。

6. 需进行气管内治疗者。

【禁忌证】

1. 严重心、肺、脑病，体质十分虚弱不能耐受者。

2. 近期有上呼吸道感染或其他急性继发感染、高热、哮喘发作或大咯血者。

3. 颈椎畸形或气管狭窄，无法插入者。

4. 严重的上腔静脉阻塞综合征及肺动脉高压、尿毒症患者。

5. 有主动脉瘤破裂危险。

6. 对麻醉药过敏而无其他药物代替者。

7. 出、凝血机制异常者，近期大咯血未停止者。

【操作前准备】

1. 向受术者及家属解释检查目的、方法、过程等，解除患者紧张情绪，以取得合作；检查当天禁食禁水4～6小时，协助患者取出活动义齿，以防术中误吸。

2. 术前30分钟遵医嘱肌内注射苯巴比妥（鲁米那）0.1g、阿托品1mg，以防患者精神紧张和气道分泌物过多；若患者痰液黏稠者可行雾化吸入，痰量过多者可予祛痰剂、体位引流。

【操作步骤】

1. 麻醉 用5%利多卡因进行鼻腔和咽喉部喷雾，使药物达咽后壁。

2. 体位 受术者取去枕仰卧位，头部后仰，肩部垫一软枕，下颌略抬高，不能平卧者，可取坐位或半坐位。

3. 插管 连接纤支镜与吸引器及显像系统，开启显像系统及冷光源。经鼻或经口插入纤支镜，顺序观察声门，气管，隆突，左、右总支气管及其所属各叶段支气管管口，同时经纤支镜滴入麻醉剂作黏膜表面麻醉。

4. 检查 根据病变部位、纤支镜下的形态改变，结合X线检查结果，分别采用或同时选用活检、刷检、针吸、冲洗、灌洗等检查。

5. 拔出纤支镜，整理用物及记录。

6. 术中护理

（1）密切观察受术者有无局麻药过敏反应，如出现头晕、呼吸困难、面色苍白、脉搏细弱等不适时,应立即停用药物并报告医生以便进行适当处理。

（2）及时向受术者简介步骤,指导其做深呼吸,有痰液时咳出并用纸巾清除。有明显活动性出血时及时为医生提供 1:1000 肾上腺素溶液气管内止血治疗,视野不清时提供 0.9% 氯化钠溶液冲洗。活检标本置入 10% 甲醛溶液中固定,及时送检。

【护理要点】

1. 密切观察受术者有无发热、胸痛、呼吸困难等症状;观察分泌物的颜色、量。活检术后数小时内可出现少量咯血及痰中带血,嘱受术者不可用力咳嗽、咯痰,少讲话。告知患者若出现鼻腔咽喉不适、疼痛、声嘶、吞咽不畅等不适,适当休息后可逐渐缓解。

2. 术后禁食 2 小时以防误吸。开始进食时以半流质为宜,先小口喝水,无呛咳再进食。

3. 术后并发症处理 ①大咯血:因术中支气管黏膜擦伤或活检及细胞刷检时黏膜损伤等可致咯血。一般不必特殊处理,1～3 日可自愈。若出现大咯血,应及时抢救。②气道痉挛:因手术刺激可致受术者气道平滑肌痉挛。可给予吸氧,遵医嘱行静脉注射地塞米松 20～40mg 或甲强龙 40～80mg,并使用解痉、镇静药物,施行心电监护等。若受术者出现极度烦躁、严重低氧血症时,应予短效全麻药物,如硫喷妥钠、异丙酚,并行气管插管下气囊或呼吸机辅助呼吸。

学习小结

1. 学习内容

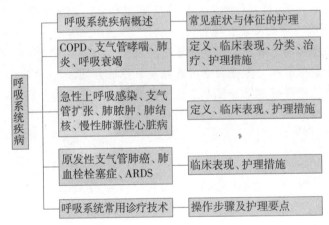

2. 学习方法

本章要结合呼吸系统临床病例和临床实践进行学习。对于原发性支气管肺癌的分类用比较学习法,通过对体位引流的图形分析来识别支气管扩张的活动指导;对诊疗技术的学习采用演示法和视频学习法。

（金昌德　陈偶英　钱鑫　仇颖）

复习思考题

1. 急性上呼吸道感染的五种类型中,适用抗生素治疗的有哪些? 为什么?

2. 急性上呼吸道感染与流行性感冒如何鉴别?

3. 如何对急性气管-支气管炎患者进行健康教育?

4. COPD 患者维持呼吸功能的方法有哪些？护理人员应从哪些方面进行指导？

5. COPD 患者氧疗的原则是什么？为什么？

6. 支气管哮喘与 COPD 在肺功能监测方面有何区别？

7. 对初次哮喘发作患者护理人员应如何指导其使用各种吸入器？

8. 护士如何早期预防和发现大咯血所致的窒息，一旦发现如何配合抢救？

9. 如何对支气管扩张患者进行体位引流护理？

10. 肺心病患者的氧疗与急性感染性疾病患者氧疗有什么不同？为什么？

11. 肺心病患者的用药护理与冠心病患者有何不同？为什么？

12. 肺炎的分类有哪些？各型的临床特点如何？

13. 肺炎链球菌肺炎常见的护理诊断有哪些？如何进行饮食护理？

14. 肺炎链球菌肺炎和葡萄球菌肺炎的临床表现有何异同？

15. 肺炎链球菌肺炎和葡萄球菌肺炎的首选用药分别是什么？如何进行用药护理？

16. 切断肺结核传播途径的主要措施有哪些？

17. 肺结核患者化学治疗的原则是什么？为什么？

18. 试述结核菌素试验的方法和结果判断。

19. 如何做好肺结核患者的健康指导？

20. 如何指导肺脓肿患者进行痰液引流？

21. 如何鉴别肺癌与肺结核？

22. 按组织学改变，原发性支气管肺癌有哪些类型？如何区分中央型与周围型肺癌？如何做好肺癌患者的心理护理？

23. 如何护理肺癌患者出现的放疗不良反应？

24. 比较 I 型呼衰和 II 型呼衰临床表现及氧疗的异同。

25. 比较急性呼吸窘迫综合征与急性呼吸衰竭临床表现的异同。

笔记

第三章

循环系统疾病患者的护理

学习目的

1. 通过对循环系统常见症状与体征护理的学习，为循环系统疾病患者的护理评估，实施护理措施打下基础。

2. 通过对心力衰竭的临床表现、治疗原则、治疗用药等内容的学习，为护理措施提供理论基础、依据和实践指导。

3. 通过对常见心律失常的心电图特征的识别，对临床观察病情、判断疾病演变提供依据；通过对心律失常药物作用及不良反应的学习，指导患者正确用药。

4. 通过对冠心病病因及诱因的学习，为预防冠心病的发生提供理论基础；通过对冠心病的临床表现的学习，为判断冠心病的分类、抢救、护理措施提供指导。

5. 通过学习高血压诊断标准、分级，指导高血压的治疗、用药、护理及预防。

学习要点

循环系统常见症状与体征的护理；心力衰竭的定义、临床表现、治疗原则、护理；急性左心衰竭的抢救及护理配合；心律失常的定义、分类、心电图特征、药物治疗；冠心病的分类及定义、病因、临床表现、心绞痛与心肌梗死的鉴别要点、治疗、护理、健康教育；高血压的分级、诊断标准、用药、健康教育；心脏瓣膜病的常见临床表现、并发症及护理。

第一节 概 述

循环系统疾病包括心脏病和血管病，合称心血管病。2011 年初，WHO 发布的心血管病最新研究结果指出，心血管疾病是造成全球死亡率高的最主要原因，是当今世界对人类健康造成威胁的重大疾病。心血管疾病已成为全球性的重大公共卫生问题。随着我国经济的发展、生活水平的提高、饮食结构的改变及人口老龄化等原因，心血管病的发病率明显增高，大多数器质性心脏病病情严重，发展较快，影响患者的正常生活和工作，使患者丧失劳动能力，甚至猝死。《中国心血管病报告 2014》指出，中国心血管病患病率、死亡率持续上升，成为居民首位死因，占居民疾病死亡构成的 40% 以上。报告显示，估计全国已有心血管病患者 2.9 亿，农村已成为心脑血管病重灾区。其中高血压患者 2.7 亿，心肌梗死患者 250 万，心力衰竭患者 450 万，风湿性心脏病患者 250 万，先天性心脏病患者 200 万。每 5 个成人中有 1 名患心血管病。每年约有 300 万人死于心血管疾病。本章主要介绍常见心血管疾病的防治要点和相关护理知识，以

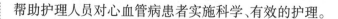

帮助护理人员对心血管病患者实施科学、有效的护理。

一、循环系统的结构与功能

循环系统由心脏、血管和调节血液循环的神经体液组成。

【心脏】

心脏是循环系统的主要动力器官,位于胸腔纵隔内,约本人拳头大小,绝大部分位于正中线左侧,心尖朝向左前下方,心底朝向右后上方。

1. 心脏结构　心脏由左、右心房和左、右心室 4 个心腔及相应部位的瓣膜组成。左心房室之间的瓣膜为二尖瓣,右心房室之间的瓣膜为三尖瓣,房室瓣均由腱索与心室乳头肌相连。位于左心室与主动脉之间的瓣膜为主动脉瓣,位于右心室与肺动脉之间的瓣膜为肺动脉瓣。心壁分 3 层即心内膜、心外膜及心肌层。心内膜较薄,中间的肌层较厚,心室肌(尤其是左心室肌)较心房肌厚。心外膜即心包的脏层,与心包壁层之间构成心包腔,腔内含有 15～30ml 浆液,起润滑作用。

2. 心脏传导系统　心肌细胞可分为普通心肌细胞和特殊心肌细胞。前者构成心房壁和心室壁,主要功能为收缩;后者具有兴奋性、自律性、传导性,主要功能是产生和传导冲动。心脏的特殊心肌细胞中,窦房结的自律性最高,为心脏的正常起搏点。心脏传导系统包括窦房结、结间束、房室结、希氏束、左右束支、普肯耶纤维。窦房结形成冲动后经结间束先激动心房,后抵达房室结和希氏束,再通过左、右束支激动左、右心室。冲动在房室结内传导极为缓慢,而左、右束支及普肯耶纤维的传导速度极为快捷,使心室肌几乎同时被激动,完成一次心动周期。

3. 心脏血液供应　来自左、右冠状动脉。冠状动脉是主动脉的第一个分支,左冠状动脉分为前降支和回旋支,前降支供血范围为左室前壁、前乳头肌、心尖、室间隔前 2/3、右室前壁一小部分;回旋支供血范围为左房、左室侧壁、左室前壁一小部分、左室后壁的一部分或大部分和窦房结(约 40% 的人群);右冠状动脉供血范围为右房、右室前壁大部分、右室侧壁和后壁的全部、左室后壁一部分、室间隔后 1/3,包括房室结和窦房结(约 60% 的人群)。

【血管】

血管包括动脉、毛细血管和静脉。动脉的功能是输送血液到各个组织器官,管壁含有平滑肌和弹力纤维,具有一定的张力和弹性,又称为阻力血管;毛细血管连接小动、静脉,是血液与组织液进行物质交换的场所,又被称为功能血管;组织中的血液经静脉回流到心脏(右心房),静脉管壁较薄,管腔较大,容量亦大,又称为容量血管。

【调节循环系统的神经体液因素】

1. 调节循环系统的神经因素主要包括交感神经和副交感神经。交感神经通过兴奋肾上腺素能 β_1 受体,使心率加速、传导加快和心肌收缩力增强,兴奋 α 受体使周围血管收缩;副交感神经通过兴奋乙酰胆碱能受体,使心率减慢、传导抑制、心肌收缩力减弱和周围血管扩张。

2. 调节循环系统的体液因素包括激素、电解质和一些代谢产物。如肾素-血管紧张素-醛固酮系统、血管内皮因子等,儿茶酚胺、钠和钙等起正性心率和肌力作用;乙酰胆碱、钾和镁等起负性心率和肌力作用;儿茶酚胺、肾素-血管紧张素、精氨酸加压素、血栓素 A_2 等使血管收缩;激肽、环磷酸腺苷、前列环素(PGI_2)、组胺、酸性代谢产物等使血管扩张。这两类物质的平衡对维持正常的循环功能起主要作用。

【循环系统主要功能】

循环系统主要功能是完成体内物质的运输。心脏主要依靠心脏收缩和舒张交替活动完成泵血功能,心脏收缩将血液泵入动脉,并经过动脉系统将血液分配至外周,心脏舒张时则通过静脉系统使外周血液回流至心脏。与心脏相连接的血管系统是相对的密闭管道系统,为全身组织器官运输血液,提供氧、酶、维生素和其他营养物质,运走代谢产物和二氧化碳,以保证机体正常新陈代谢的需要,维持生命活动。此外,由内分泌细胞分泌的各种激素及生物活性物质也通过血液循环运送至相应的靶细胞,实现机体的体液调节;维持机体内环境相对稳定和实现血液的防御免疫功能,都依靠血液的正常循环流动。

【心血管病分类】

1. 病因分类　①先天性心血管病(先心病):胎儿期心脏、大血管发育异常所致,病变累及心脏和大血管,常见的有房间隔缺损、室间隔缺损、动脉导管未闭、肺动脉狭窄、主动脉缩窄等;②后天性心脏病:出生后心脏、大血管受到外来或机体内在因素作用而致病。常见类型有冠状动脉粥样硬化性心脏病、风湿性心脏病、原发性高血压、肺源性心脏病、感染性心内膜炎、内分泌性心脏病、血液病性心脏病、营养代谢性心脏病、心脏神经症等。

2. 病理解剖分类　不同病因的心血管病可分别或同时引起心脏各部分或大血管特征性的病理解剖变化,反映不同心血管病的特点。如心内膜病、心肌病、心包疾病、大血管疾病等。

3. 病理生理分类　不同病因的心血管病可引起相同或不同的病理生理变化。如心力衰竭、休克、心律失常、心脏压塞等。

诊断心血管病时,需将病因、病理解剖和病理生理分类诊断先后同时列出。如诊断风湿性心瓣膜病:风湿性心脏病(病因诊断);二尖瓣狭窄和关闭不全(病理解剖诊断);心房颤动、心力衰竭、心功能Ⅳ级(病理生理诊断)。

二、影响循环系统疾病的主要相关因素

1. 年龄、性别　临床上40岁以上中、老年人可出现动脉粥样硬化,49岁以后进展较快。女性绝经后冠心病发病迅速增加。随着年龄增加老年瓣膜钙化退行性改变所致的心脏瓣膜病日益增多。

2. 感染因素　包括病毒、细菌、结核、真菌、立克次体、寄生虫等,其中病毒感染最常见。可引起病毒性心肌炎、心包炎、风湿性心脏瓣膜病等。

3. 环境因素

(1) 饮食习惯:进食高热量、高动物脂肪、高胆固醇、高糖饮食易患冠状动脉粥样硬化心脏病、高血压;高盐低钾饮食可使血压升高。

(2) 精神应激:精神紧张可引起高血压、冠状动脉粥样硬化性心脏病等,诱发心力衰竭发作。

(3) 吸烟:吸烟者动脉粥样硬化的发病率和病死率增高2~6倍,且与每日吸烟支数呈正比,被动吸烟也是相关因素,易患冠状动脉粥样硬化性心脏病、高血压。

4. 肥胖　易患高血压、冠状动脉粥样硬化性心脏病。

5. 家族史 有冠心病、糖尿病、高血压等疾病均有家族遗传倾向。

6. 中毒、内分泌和代谢异常 饮酒量除了与血压水平线性相关,长期大量饮酒可能导致酒精性心肌病。化疗药物、化学品、某些心肌毒性药物等中毒因素,甲状腺疾病等内分泌因素可导致扩张性心肌病发生。脂类代谢异常是动脉粥样硬化最重要的危险因素,易患冠状动脉粥样硬化性心脏病、高血压。糖尿病和糖耐量异常可发生高血压、冠心病、糖尿病性心肌病。

7. 遗传因素 有冠心病、糖尿病、高血压、高脂血症异常的家族,冠状动脉粥样硬化性心脏病和高血压发病率增加。肥厚性心肌病与常染色体显性遗传有关,基因突变可引起扩张性心肌病、先天性尖端扭转型室速。

8. 先天因素 胎儿发育异常可引起先天性心脏病。

9. 其他因素 A型性格易患冠心病,口服避孕药可引起血压升高,睡眠呼吸暂停低通气综合征(SAHS)易患高血压。部分妊娠期女性会出现围生期心肌病。

三、循环系统疾病患者的护理评估

【病史】

1. 现病史

(1) 起病情况:每种疾病的起病和发作均有各自的特点,详细询问起病情况对于疾病的诊断具有重要的鉴别意义。有些疾病起病急骤,如心绞痛、急性心肌梗死等;有些疾病常有诱因,如急性冠脉综合征常与情绪激动、体力负荷增加、寒风刺激等有关,心力衰竭发作常与受寒、感冒、感染等诱因有关。有些疾病与环境有关,如居住环境潮湿,对于风湿性心脏瓣膜病诊断有益处。应详细询问患者的起病缓急,有无诱因,情绪状态,劳累程度及居住环境等。

(2) 主要症状及伴随症状:循环系统常见症状有呼吸困难、心悸、胸痛、胸闷、气短、头晕、乏力、腹胀等。患者入院后护理人员需要重点评估其主要症状,如呼吸困难的程度,有无呼吸频率、节律及深度的异常等;胸痛出现的部位、性质、持续时间和程度,有无诱因,缓解或加剧的因素等。

(3) 诊疗经过:询问患者患病以来的就医过程,包括初始诊断,进行过何种检查及结果,如心电图及其他检查结果,如果已进行治疗,应询问做过何种治疗及其效果,了解所用药物的种类、剂量、用法、效果等。

(4) 一般状况:了解患者发病以来的精神状态、体重、睡眠、大小便、营养状况等,有助于全面评估患者病情。

2. 既往史及家族史 评估患者既往健康状况和过去曾患疾病。包括所患疾病情况、手术史、预防接种史、输血史、过敏史等。还应评估患者父母、兄弟姊妹及子女健康状况。应重点询问与现病史有关的过去史、遗传史,如冠状动脉粥样硬化性心脏病、高血压有遗传倾向。

3. 个人史及婚育史 生活中某些因素与循环系统疾病发病关系密切。评估患者患病前生活习惯,询问有无烟酒嗜好、居住条件、环境、经济水平、文化程度、生活压力等,是否经常摄入高热量、高脂肪、高胆固醇、高盐饮食,是否经常暴饮暴食,日常生活方式是否规律、健康等。评估患者的婚姻情况,配偶健康状况及夫妻关系等。对已婚妇女,询问其妊娠及生育次数等。

【心理-社会评估】

1. 疾病知识　评估患者对疾病的性质、程度、过程、预后及防治知识的了解程度，如患者是否了解饮食习惯与高血压、冠心病的关系，吸烟、肥胖对心血管疾病的影响等。

2. 心理状况　心血管疾病一般发病急骤、发展迅速，常给患者带来恐惧等心理反应。评估疾病是否造成患者精神紧张、情绪激动、焦虑、抑郁等负性情绪及其程度。

3. 社会支持系统　包括家庭成员组成、经济状况、文化程度，对患者所患疾病认识程度、关怀和支持程度，医疗费用来源或支付方式，出院后继续就医的条件等。

【身体评估】

护士运用视诊、触诊、叩诊、听诊的方法或借助于体温表、血压计、听诊器等进行体格检查，对循环系统疾病患者进行针对性的评估。

1. 一般状态　主要评估生命体征、营养状况、精神状态有无异常。感染性心内膜炎患者常有体温升高；多数冠心病患者可伴有高血压、肥胖；心房颤动患者脉搏短绌；心脏压塞患者有奇脉；左心衰竭患者常有不同程度的呼吸困难，表现为呼吸频率、节律、深度的异常。终末期心力衰竭患者和急性心肌梗死患者表情痛苦；二尖瓣狭窄患者可出现特征性"二尖瓣面容"。严重心力衰竭患者常取半卧位或端坐位。

2. 皮肤黏膜　心力衰竭患者可有皮肤黏膜苍白或发绀，心源性休克患者皮肤湿冷。

3. 头颈部　评估有无颈静脉充盈或怒张，以判断有无右心衰竭。

4. 胸部检查　心前区有无隆起，胸廓有无畸形，心尖搏动强度与范围，有无震颤及心包摩擦感，心脏叩诊有无心界增大，听诊是否节律规整，心音有无增强及减弱，心脏有无杂音，有无额外心音，有无心包摩擦音，有无胸痛等。

【辅助检查】

1. 血液检查　包括血常规、血生化、肝肾功能、血培养等。通过血液检查了解有无心血管病的危险因素，协助诊断，判断病情和疗效。

2. 心电图检查　包括常规心电图、24小时动态心电图、心电图运动负荷试验、食管导联心电图、起搏电生理检查、心室晚电位和心率变异性分析等。心电图是最常用的无创性检查方法之一，对各种心律失常诊断必不可少。特征性的心电图改变和动态改变是诊断心肌梗死的可靠依据；24小时动态心电图通过24小时（或更长时间）连续的心电活动记录，了解临床症状与心电图之间的关系，协助分析和查找症状的发生原因；心电图运动负荷试验可用于早期冠心病的诊断和心功能的评价。

3. 动态血压监测　采用特殊血压测量和记录装置，按设定的时间间隔测量并记录24小时血压，了解不同生理状态下血压的波动变化。动态血压监测对轻度高血压、阵发性高血压和假性高血压的检测具有重要意义。还可用于观察抗高血压药物的降压效果。

4. X线检查　可显示心脏外观形态，了解大血管的外形，有助于先心病、高血压、肺动脉高压和心脏瓣膜病的诊断。

5. 超声心动图　包括M型超声、二维超声、超声心动图三维重建、彩色多普勒血流显像等，可提供心脏结构、血流方向和速度、瓣膜结构及功能、心室收缩和舒张功能、粥样硬化斑块的性质等信息。

6. **放射性核素检查** 利用心肌各部位放射性物质聚集的多少与该部位冠状动脉血液灌注量呈正相关的原理,评价心肌缺血的范围和程度,了解冠状动脉血流和侧支循环情况,检测存活心肌等。

7. **心导管检查和血管造影** 采用自外周血管经皮穿刺技术,在 X 线透视下,将特制的导管送入右心或左心或分支血管内,测量不同部位的压力、血氧饱和度,测定心功能等。详见本章第十一节"循环系统疾病常用诊疗技术的护理"。

四、循环系统疾病患者常见症状和体征的护理

【心源性呼吸困难】

1. **概述** 心源性呼吸困难(cardiogenic dyspnea)是指由于各种心血管疾病引起患者呼吸时感到空气不足、呼吸费力,并伴有呼吸频率、深度与节律异常。见于心力衰竭、心包积液、心脏压塞等疾病,其中最常见的病因是左心衰竭,主要的发病机制是肺淤血。心源性呼吸困难的特点:①劳力性呼吸困难:体力活动时呼吸困难出现或加重,休息时缓解或减轻。②夜间阵发性呼吸困难:患者夜间熟睡 1~2 小时后突然因胸闷、气急而憋醒,被迫坐起,轻者数分钟至数十分钟后症状逐渐减轻或消失;重者伴有咳嗽、咳白色泡沫痰、气短、发绀、肺部出现哮鸣音等,称为"心源性哮喘"。③端坐呼吸:症状较重的患者常因卧位时呼吸困难加重而被迫采取半卧位或端坐位。

2. **护理评估**

(1) 病史:评估患者起病情况、时间、特点、严重程度、伴随症状,是否能平卧,日常生活是否受到影响,活动耐力是否下降,尿量是否正常。

(2) 心理-社会评估:评估患者是否焦虑不安、绝望、恐惧,家属或者亲人是否因长期照顾患者产生身心疲惫感而忽视患者的心理感受等。

(3) 身体评估:评估患者有无呼吸频率、深度和节律的异常,评估生命体征、神志、体位、面容与表情、皮肤黏膜等情况。评估患者肺部有无啰音及啰音特点。评估心脏外形、心界是否正常,有无心脏杂音及震颤等。

(4) 辅助检查:血液检查判断患者是否缺氧以及有无酸碱失衡。心脏彩超有助于了解心腔大小、瓣膜情况、射血分数,有无心包积液,协助呼吸困难病因诊断。胸部 X 线检查有助于判断心脏外形、肺部淤血、感染的严重程度,有无胸腔积液。

3. **常用护理诊断/问题**

(1) 气体交换受损 与肺淤血、肺水肿或伴肺部感染有关。

(2) 活动无耐力 与心力衰竭致心排血量下降有关。

4. **目标**

(1) 患者呼吸困难减轻或消失,发绀减轻,双肺啰音减少或消失,血氧饱和度和血气分析恢复正常。

(2) 活动耐力增加,活动时无不适,活动时患者血压、心率正常。

5. **护理措施**

(1) 病情观察:观察患者生命体征、呼吸困难情况,有无缺氧症状和体征,活动耐力情况等,观察血氧饱和度和血气分析结果,如有病情变化及时通知医生并协助处理。

(2) 起居护理:病情严重时卧床休息,以减轻心脏负担,症状好转后可适当活动,以提高活动耐力。根据病情采取舒适体位,如有胸腔积液或腹水宜取半卧位或坐位,

如有严重呼吸困难取端坐位。半坐位或坐位时注意患者的安全,肩、腰、膝部垫以软枕,下肢屈膝抬高30°,以防受压或下滑。

(3)饮食护理:原则上给予低盐、低脂、富含维生素和纤维素的易消化、清淡饮食。一般情况下每天食盐摄入量控制在5g以下,限制含钠高的食物,如腌制品、香肠、罐头、发酵面食、坚果等。每天液体入量控制在1500ml以内,以免增加心脏负担。

(4)用药护理:遵医嘱给予抗心衰、抗心律失常等药物,密切观察药物疗效及不良反应,指导正确的用药方法及注意事项。

(5)对症护理

1)吸氧:有急性肺水肿,$SaO_2<90\%$ 或 $PaO_2<60mmHg$,心律失常伴呼吸困难,发绀等缺氧表现,心肌梗死,心肌病等,需要吸氧时可采用鼻导管吸氧、面罩吸氧、无创正压通气吸氧等方法,以纠正缺氧,缓解呼吸困难。

2)制定活动目标和计划:根据病情制定活动计划。活动以不出现不适或疲劳为宜。监测活动过程中患者反应,如出现呼吸困难加重、心悸、头晕、面色苍白等应停止活动,就地休息。如果休息后不能缓解,及时通知医生。

3)观察效果:观察患者呼吸困难、发绀有无减轻,双肺啰音有无减少。如有异常及时与医生联系,协助处理。

(6)心理护理:加强与患者的沟通、交流。鼓励患者尽可能生活自理,以增加信心。有针对性地指导患者缓解紧张、焦虑等不良情绪。

6. 评价

(1)患者呼吸困难减轻、发绀消失,血氧饱和度和血气分析恢复正常。

(2)患者活动耐力增加,活动时无不适感,血压、心率正常。

【心源性水肿】

1. 概述 心源性水肿(cardiogenic edema)是指由于心血管疾病导致过多的液体积聚在组织间隙。见于心力衰竭、心包炎等疾病,最常见的病因是右心衰竭。其发病机制为体循环淤血,有效循环血量减少,肾血流量减少,继发性醛固酮增多引起水钠潴留;体循环淤血致静脉压和毛细血管静水压增高,组织液回吸收减少。心源性水肿的特点为:水肿首先出现在身体低垂的部位,常为凹陷性,重者可延及全身,休息后减轻或消失。

2. 护理评估

(1)病史:评估患者水肿发生时间、首发部位、发展情况、程度、性质,水肿加重或减轻因素,有无伴随症状。评估体重变化,活动与运动功能情况。了解每日水钠摄入量以及是否应用利尿剂等。

(2)心理-社会评估:评估患者是否因为对疾病不了解陷入急躁、焦虑、无助之中,评估患者对疾病的认识程度及家属对患者的支持情况。

(3)身体评估:轻者可有下肢水肿,严重者有全身水肿,包括胸腔积液、腹水,男性患者可有阴囊水肿。观察有无颈静脉充盈或怒张,肝脏有无肿大等。胸腔积液严重时患者会出现呼吸困难。水肿严重时可伴有尿量减少。

(4)辅助检查:心电图检查有助于了解是否存在各种心律失常,心肌缺血或梗死,房室肥大等;胸部X线有助于判断心脏外形、肺部淤血、感染的严重程度,有无胸腔积液;心脏彩超有助于了解心腔大小、瓣膜情况、射血分数,有无心包积液。

笔记

3. 常用护理诊断/问题

（1）体液过多　与右心衰竭致体循环淤血、水钠潴留有关。

（2）有皮肤完整性受损的危险　与水肿所致组织、细胞营养不良有关。

4. 目标

（1）患者水肿减轻或消失。

（2）保持皮肤完整性。

（3）活动耐力增加。

5. 护理措施

（1）病情观察：观察体重，记录 24 小时出入液量，如果患者每小时尿量少于 30ml，应报告医生。

（2）起居护理：结合呼吸困难症状，采取不同体位。除了注意患者体位舒适度，还应该注意安全，必要时家用床挡防止坠床。详见第二节"心力衰竭"及相关章节。

（3）饮食护理：低盐清淡易消化食物，少时多餐，限制钠盐摄入。详见第二节"心力衰竭"及相关章节。

（4）用药护理：详见第二节"心力衰竭"及相关章节。

6. 评价

（1）水肿减轻或者消失。

（2）皮肤无破损，未发生压疮。

【胸痛】

胸痛（chest pain）是指各种化学因素或物理因素刺激支配心脏、主动脉或肋间神经的感觉纤维引起的心前区或胸骨后疼痛。循环系统的多种疾病可导致胸痛，常见原因有各种类型的心绞痛、急性心肌梗死、梗阻性肥厚型心肌病、急性主动脉夹层动脉瘤、急性心包炎、心血管神经症等。

根据疾病的不同，胸痛的表现也不同：①典型心绞痛位于胸骨后，呈阵发性压榨样痛，于体力活动或情绪激动时诱发，休息或含服硝酸甘油后可缓解；②急性心肌梗死时疼痛多无明显诱因，程度较重，持续时间较长，伴心律、血压改变，含服硝酸甘油多不能缓解；③急性主动脉夹层动脉瘤患者可出现胸骨后或心前区撕裂样剧痛或烧灼痛，可向背部放射；④急性心包炎引起的疼痛可因呼吸或咳嗽而加剧，呈刺痛，持续时间较长；⑤心血管神经症患者可出现心前区针刺样疼痛，但部位常不固定，与体力活动无关，且多在休息时发生，伴神经衰弱症状。

胸痛护理具体内容详见第五节"冠状动脉粥样硬化性心脏病"及相关章节。

【心悸】

心悸（palpitation）是指患者自觉心跳或心慌的不适感。心悸常见的病因有①心律失常，如心动过速、心动过缓、期前收缩等。②心脏搏动增强，如各种器质性心血管疾病，如二尖瓣、主动脉瓣关闭不全等。③全身性疾病，如甲状腺功能亢进症、贫血、发热、低血糖反应、心血管神经症等。④此外，生理性因素如健康人剧烈运动、精神紧张或情绪激动、过量吸烟、饮酒、饮浓茶或咖啡，应用某些药物如肾上腺素类、阿托品、氨茶碱等可引起心率加快、心肌收缩力增强而致心悸。

心悸严重程度并不一定与病情成正比，初发、敏感性较强者、夜深人静或注意力集中时心悸明显,持续较久者适应后则减轻。初发心悸时患者不适感明显,常引起紧张、焦虑或恐惧,此种不良情绪又使交感神经兴奋、心脏负荷加重,甚至诱发心律失常而使心悸加重。心悸一般无危险性,但少数由严重心律失常所致者可发生猝死。护理人员对上述情况均应有充分的认识。具体护理内容详见第三节"心律失常"及相关章节。

【心源性晕厥】

心源性晕厥(cardiogenic syncope)是指心血管疾病引起脑供血骤然减少或停止而出现的短暂意识丧失。常见病因包括严重心律失常(房室传导阻滞、室性心动过速等)和器质性心脏病(严重主动脉瓣狭窄、急性心肌梗死、急性主动脉夹层等)。心源性晕厥的程度与心脏供血暂停的时间有关。心脏供血暂停3秒以上出现一过性黑蒙(近乎晕厥);超过5秒以上发生晕厥;超过10秒则可出现抽搐,称为阿-斯综合征(Adams-Stokes syndrome)。大部分晕厥预后良好,反复发作的晕厥是病情严重和危险的征兆,应引起重视。具体护理内容详见第三节"心律失常"及相关章节。

第二节 心力衰竭

 案例导入

患者赵先生,60岁,退休干部。主诉:间断呼吸困难2年,加重20天。有高血压病史7年,平素未规律服用降压药,血压波动于170~200/100~120mmHg之间。2年前患者上5楼时曾出现呼吸困难,以后每2~3个月发作1次,多于受凉后出现,休息后可逐渐缓解。1年前开始上1楼时即有呼吸困难发作。20天前患者受凉后出现夜间呼吸困难,坐起后症状缓解。伴咳嗽、咳白色泡沫样痰、少尿、腹胀。患者平时爱吃腌制品及面食。妻子照顾日常生活,家庭关系和睦。

身体评估:T 37.0℃,P 100次/分,R 26次/分,BP 190/120mmHg。神志清楚,口唇发绀,颈静脉怒张。双肺呼吸音清,双肺底闻及少许湿性啰音。HR 100次/分,各瓣膜听诊区未闻及心脏杂音。双下肢中度凹陷性水肿。

入院诊断:心力衰竭;高血压病(3级)

请问:为了更好地护理患者,还需要进行哪些方面的评估?患者目前有哪些主要的护理诊断?为减轻呼吸困难症状,应采取哪些护理措施?

心力衰竭(heart failure)简称心衰,是各种心脏结构或功能性疾病导致心室充盈和(或)射血能力受损,心排血量不能满足机体组织代谢需要,以肺循环和(或)体循环淤血,器官、组织血液灌注不足为临床表现的一组综合征。主要临床表现为呼吸困难、体力活动受限和体液潴留。

心力衰竭按发展速度可分为急性和慢性心力衰竭,临床上慢性多见;按发生的部位可分为左心、右心和全心衰竭;按照生理功能分为收缩性和舒张性心力衰竭。心功能不全(心功能障碍)理论上是一个更广泛的概念,伴有临床症状的心功能不全称之为心力衰竭,而有心功能不全,不一定都是心力衰竭。

根据《2014年中国心血管病报告》,我国人群慢性心力衰竭患病率为0.9%;男性0.7%,女性1.0%。北方(1.4%)高于南方(0.5%),城市(1.1%)高于农村(0.8%)。据美国心脏病学会(AHA)2013年的统计报告,过去的几年里心衰的发病率一直稳定,心衰的年增长数为>65万,全美约有510万人有临床症状的心衰患者,且患病率继续上升。心力衰竭患者4年死亡率达50%,严重心力衰竭患者1年死亡率高达50%,尽管心力衰竭治疗有了很大发展,心力衰竭死亡数仍在不断增加。

一、慢性心力衰竭

慢性心力衰竭(chronic heart failure,CHF)是各种心血管疾病的终末期表现和最主要的死亡原因。在我国引起CHF的最主要病因是冠心病(占57.1%)和高血压(30.4%),风湿性心脏瓣膜病虽在CHF构成比中的所占比例已趋下降,但仍不可忽视。

【病因与病理生理】

1. 病因

(1)基本病因:主要由原发性心肌损害和心脏长期容量和(或)压力负荷过重导致心肌功能由代偿发展为失代偿。

1)原发性心肌损害:①缺血性心肌损害:冠心病心肌缺血、心肌梗死是引起心衰的最常见原因之一;②心肌炎和心肌病:各种类型的心肌炎和心肌病都可导致心衰,其中病毒性心肌炎和原发性扩张型心肌病最常见;③心肌代谢障碍性疾病:可继发于糖尿病、甲状腺功能亢进或减低的心肌病,以糖尿病心肌病最为常见。

2)心脏负荷过重:①压力负荷(后负荷)过重:左心室压力负荷过重常见于高血压、主动脉瓣狭窄等左心室收缩射血阻力增加的疾病,右心室压力负荷过重常见于肺动脉高压、肺动脉瓣狭窄等右心室收缩射血阻力增加的疾病。②容量负荷(前负荷)过重:心脏瓣膜关闭不全,血液反流,如主动脉瓣关闭不全、二尖瓣关闭不全等,左、右心或动静脉分流性先天性心血管疾病,如房间隔缺损、室间隔缺损和动脉导管未闭等。此外,伴有全身循环血量增多的疾病,如慢性贫血、甲亢等,容量负荷也增加。

(2)诱因:有基础心脏病的患者,往往由一些增加心脏负荷的因素所诱发心衰。

1)感染:呼吸道感染是最常见、最重要的诱因,感染性心内膜炎也不少见,但易漏诊。

2)心律失常:心房颤动是器质性心脏病最常见的心律失常之一,也是诱发心衰的最重要的因素。其他各种类型的快速性心律失常及严重的缓慢性心律失常均可诱发心衰。

3)过度劳累或情绪激动:妊娠后期及分娩过程,暴怒等。

4)血容量增加:钠盐摄入过多,静脉输液过多、过快等。

5)其他:治疗不当(如利尿药、降压药停药不当)、原有心脏病加重(如冠心病发生心肌梗死)或心脏病合并其他疾病(如合并甲状腺功能亢进、贫血等)。

2. 病理生理 心衰一旦发生,即使心脏没有新的损害,在各种病理生理变化的影响下,心功能将不断恶化进展。当心功能受损时,机体首先启动多种代偿机制。这些代偿机制在短期内能维持心功能相对正常水平,但任何一种代偿机制均作用有限,最终导致失代偿。

(1)代偿机制:当心肌收缩力受损和(或)心室超负荷时,为了保证正常的心排血量,机体通过以下机制进行代偿。

1)Frank-Starling机制:即增加心脏的前负荷,使回心血量增多,心室舒张末期容积增加,从而增加心排血量及提高心脏做功量,同时心室舒张末期容积增加,心室扩张,舒张末压力增高,相应的心房压、静脉压也随之升高,达到一定程度时可出现肺循环淤血和(或)体循环淤血。图3-1示左心室功能曲线,表明正常人和心力衰竭时左心室排血功能(以心脏指数表示)和左心室前负荷(以左心室舒张末压表示)的关系。在心力衰竭时,心功能曲线向右下偏移。当左心室舒张末压>18mmHg时,出现肺充血的症状和体征;若心脏指数<2.2L/(min·m²)时,出现低排血量的症状和体征。

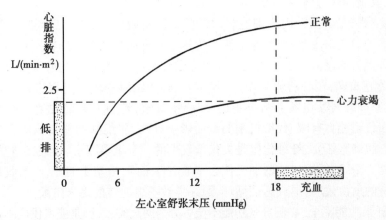

图3-1　左心室功能曲线

2)心肌肥厚:当心脏后负荷增高时常以心肌肥厚作为主要的代偿机制,伴或不伴心室扩张。心肌肥厚时心肌细胞数并不增多,以心肌细胞肥大、心肌纤维化为主。心肌肥厚使心肌供能不足,继续发展终至心肌细胞死亡。心肌肥厚心肌收缩力增强,克服后负荷阻力,使心排血量在相当长时间内维持正常,但心肌顺应性差,舒张功能降低,心室舒张末压升高,客观上已存在心功能障碍。

3)神经体液的代偿机制:当心排血量不足,心腔压力升高时,机体全面启动神经体液机制进行代偿。①交感神经兴奋性增强:心力衰竭时患者血中去甲肾上腺素(NE)水平升高,作用于心肌 β_1 肾上腺素能受体从而增强心肌收缩力并提高心率,从而提高心排血量。但同时周围血管收缩增加心脏后负荷,心率加快,使心肌耗氧量增加。NE 对心肌细胞有毒性作用,可使心肌细胞凋亡,参与心脏重塑的病理过程。交感神经兴奋还可使心肌应激性增强,而有促使心律失常的发生。②肾素-血管紧张素-醛固酮系统(RAAS)激活:由于心排血量降低,肾血流量随之减低,RAAS 被激活,心肌收缩力增强,周围血管收缩维持血压,调节血液再分配,保证心、脑等重要器官的血液供应,同时促进醛固酮分泌,增加总体液量及心脏前负荷,对心衰起到代偿作用。但RAAS 被激活促进心脏和血管重塑。加重心肌损伤和心功能恶化。

(2)体液因子的改变

1)利钠肽类:人类有三种利钠肽类,即心钠肽(ANP)、脑钠肽(BNP)和 C 型利钠肽(CNP)。ANP 主要由心房分泌,心室肌也有少量表达。心房压力增高时释放,其生理作用为扩张血管和利尿排钠,对抗水、钠潴留效应。BNP 主要由心室肌细胞分泌,生理作用与心钠肽相似,但较弱。BNP 水平随心室壁张力而变化并对心室充盈压具有负反馈调节作用。CPN 主要位于血管系统内,生理作用尚不明确,可能参与或协同

RAAS 的调节作用。心力衰竭时 ANP 和 BNP 分泌明显增加,其增高的程度与心衰的严重程度呈正相关,可作为评定心衰进程和判断预后的指标。

2）精氨酸加压素(AVP):由垂体分泌,具有抗利尿和促周围血管收缩作用,对维持血浆渗透压起关键作用。AVP 的释放受心房牵张感受器的调控,心衰时心房牵张感受器的敏感性下降,不能抑制 AVP 的释放而血浆 AVP 水平升高,继而水潴留增加,同时增加心脏前、后负荷。心力衰竭早期 AVP 的效应有一定的代偿作用,而长期的 AVP 增加,其负面效应将使心力衰竭进一步恶化。

3）内皮素:是由血管内皮细胞释放的强效血管收缩肽,心力衰竭时血管活性物质及细胞因子促进内皮素分泌,且血浆内皮素水平直接与肺动脉压特别是肺血管阻力与全身血管阻力的比值相关。内皮素还可导致细胞肥大增生,参与心室重塑过程。

(3)心室重塑:在心功能受损、心腔扩大、心室肥厚的代偿过程中,心肌细胞、胞外基质、胶原纤维网等均发生相应变化,即心室重塑,是心力衰竭发生发展的基本机制。除了因代偿能力有限、代偿机制的负面影响外,心肌细胞的能量供应不足及利用障碍导致心肌细胞坏死、纤维化也是失代偿发生的一个重要因素。心肌细胞减少使心肌整体收缩力下降,纤维化的增加又使心室顺应性下降,重塑更明显,心肌收缩力不能发挥其应有的射血效应,形成恶性循环,最终导致不可逆转的终末阶段。

(4)舒张功能不全:心脏舒张功能不全可分为两大类:一种是能量供应不足时 Ca^{2+} 转运受影响所致的主动舒张功能障碍,如冠心病明显缺血时,在出现收缩功能障碍前即可出现舒张功能障碍。另一种是心室肌顺应性减退及充盈障碍,主要见于心室肥厚,如高血压及肥厚性心肌病,心室充盈压明显增高,当左心室舒张末压过高时,肺循环出现高压和淤血,即舒张性心功能不全,此时心肌收缩功能尚可,心脏射血分数正常,故又称为左心室射血分数(LVEF)正常(代偿)的心力衰竭。由于临床上这种情况可发生在高血压和冠心病,而这两种病又属多发病,因此这一类型的心功能不全日渐受到重视。

【临床表现】

1. 左心衰竭　临床上最为常见,以肺循环淤血及心排血量降低为主要表现。

(1)症状

1）呼吸困难:是左心衰竭最主要的症状。①劳力性呼吸困难:是左心衰竭最早出现的症状,在体力活动时发生或加重,休息后缓解或消失。因运动时回心血量增加,左房压力升高,加重了肺淤血所致。②端坐呼吸:肺淤血达到一定程度时,患者不能平卧,因平卧时回心血量增多且横膈上抬,加重呼吸困难。故患者常取高枕卧位、半卧位甚至端坐位,以缓解呼吸困难。③夜间阵发性呼吸困难:患者入睡后突然因憋气而惊醒,被迫采取坐位,重者可闻及哮鸣音,称为"心源性哮喘"。大多于端坐休息后缓解。其发生机制包括睡眠平卧血液重新分配使肺血量增加;夜间迷走神经张力增加,小支气管收缩;横膈高位,肺活量减少等。④急性肺水肿:是左心衰竭呼吸困难最严重的形式。

2）咳嗽、咳痰、咯血:咳嗽、咳痰是肺泡和支气管黏膜淤血所致,开始常在夜间发生,坐位或立位时可减轻,咳白色浆液性泡沫痰为其特点,偶可见痰中带血丝。急性左心衰竭时可咳粉红色泡沫样痰。长期慢性淤血致肺静脉压力升高,导致肺循环和支气管血液循环之间形成侧支,在支气管黏膜下形成扩张的血管,一旦破裂可引起大咯血。

3）心排血量不足症状:①乏力、疲倦、头晕、心慌:心排血量不足,器官、组织灌注不足及代偿性心率加快所致。②少尿及肾功能损害症状:严重的左心衰竭时肾血流量明显减少,患者可出现少尿。长期慢性的肾血流量减少可出现血尿素氮、肌酐升高,可有肾功能不全的相应症状。

（2）体征

1）肺部湿性啰音:由于肺毛细血管压增高,液体可渗出到肺泡而出现湿性啰音。随病情加重,湿性啰音可从肺底部蔓延至全肺,侧卧位时低位处的啰音较多。

2）心脏体征:除基础心脏病的体征外,患者一般均有心脏扩大（单纯舒张性心衰除外）、舒张期奔马律和肺动脉瓣区第二心音亢进。

2. 右心衰竭　单纯右心衰竭较少见,以体循环淤血为主要表现。

（1）症状

1）消化道症状:常出现腹胀、食欲缺乏、恶心、呕吐等,由胃肠道及肝淤血引起,是右心衰竭最常见的症状。

2）呼吸困难:表现为劳力性呼吸困难。因右心衰竭常继发于左心衰竭,故右心衰竭时患者呼吸困难已存在,单纯性右心衰竭为分流性先天性心血管病或肺部疾患所致,均有明显的呼吸困难。

（2）体征

1）水肿:体静脉压力升高使软组织出现水肿,其特征为首先出现于身体最低垂的部位,常为对称性凹陷性。体静脉压力升高也可导致胸腔积液,以双侧多见,如为单侧则以右侧更为多见,可能与右膈下肝淤血有关。

2）颈静脉征:颈静脉搏动增强、充盈、怒张是右心衰竭的主要体征,肝颈静脉反流征阳性,为右心衰竭的特征性体征。

3）肝脏肿大:肝淤血肿大常伴压痛,持续慢性右心衰竭可致心源性肝硬化,晚期可出现肝功受损、黄疸及大量腹水。

4）心脏体征:除基础心脏病体征外,右心衰竭时可因右心室显著扩大而出现三尖瓣关闭不全的反流性杂音。

3. 全心衰竭　右心衰竭继发于左心衰竭而形成全心衰竭,当右心衰竭出现之后,右心排血量减少,因此肺淤血症状反而有所减轻。扩张型心肌病等左、右心室同时衰竭者,肺淤血症状往往不太严重,主要表现为心排血量减少的相关症状和体征。

4. 心功能分级与心衰分期

（1）心功能分级:心功能的严重程度分级沿用1928年由美国纽约心脏病协会（NYHA）提出的分级方案,按诱发心力衰竭症状的活动程度将心功能的受损状况分为四级,具体见表3-1。

表3-1　心功能分级

心功能分级	特点
Ⅰ级	患者患有心脏病,但日常活动不受限制,一般活动不引起疲乏、心悸、呼吸困难等心力衰竭症状
Ⅱ级	患者体力活动轻度受限,休息时无自觉症状,但平时一般活动下可出现上述症状
Ⅲ级	患者体力活动明显受限,少于平时一般活动即引起上述症状
Ⅳ级	患者不能从事任何体力活动,休息状态下也出现心衰症状,体力活动后加重

上述分级方案的优点是简单易行,缺点是仅凭患者的主观陈述,有时症状与客观检查有很大差距,个体差异也较大。

（2）心力衰竭分期:为了预防、减少和延缓心衰的发生,2005 年美国心脏病学会及美国心脏学会(AHA/ACC)的成人慢性心力衰竭指南提出了心力衰竭分期的概念,具体见表3-2。

表3-2　心力衰竭分期

分期特点	
A 期（前心衰阶段）	有心力衰竭高危因素(高血压、冠心病等),但目前尚无心脏结构或功能异常,也无心衰症状和(或)体征
B 期（前临床心衰阶段）	已有结构性心脏病变(左心肥厚等),但无心衰症状和(或)体征
C 期（临床心衰阶段）	已有基础结构性心脏病,既往或目前有心衰症状和(或)体征
D 期（难治性终末期心衰阶段）	虽经过严格优化的内科治疗,但休息时仍有症状,常伴心源性恶病质,须反复长期住院

心力衰竭的分期对每一个患者而言只能是停留在某一期或向前进展而不可能逆转。如 B 期患者,其进展可导致三种后果:患者在发生心衰前死亡;进入到 C 期,治疗可控制症状;进入 D 期,死于心力衰竭,而在整个过程中,猝死可在任何时间发生。由此可见,只有在 A 期对各种高危因素进行有效的治疗,在 B 期进行有效干预,才能有效减少或延缓心力衰竭。

（3）6 分钟步行试验(6 minutes walk test,6MWT):是通过评定慢性心衰患者运动耐力及心衰严重程度的试验。要求患者在平直走廊里尽可能快行走,测定 6 分钟的步行距离。此试验简单易行、安全、方便。评定标准为:若 6 分钟步行距离<150m,为重度心功能不全;150~425m 为中度心功能不全,426~550m 为轻度心功能不全。本试验还常用以评价心衰治疗的疗效。

【辅助检查】

1. 实验室检查

（1）利钠肽:是心衰诊断、患者管理、临床事件风险评估的重要指标,临床上常用脑钠肽及脑钠肽前体。未经过治疗者利钠肽水平正常可基本排除心衰诊断,已经接受治疗者利钠肽水平高则提示预后差。但其他引起缺氧的疾病(左心室肥厚、心肌缺血、COPD 等)以及肾功能不全、肝硬化、感染、败血症、高龄等均可引起利钠肽升高,因此特异性不高。

（2）肌钙蛋白:严重心衰或者心衰失代偿期患者的肌钙蛋白可有轻度升高,但心衰患者检测肌钙蛋白更重要目的是明确是否存在急性冠脉综合征,肌钙蛋白升高,同时伴有利钠肽升高,也是心衰预后的强预测因子。

（3）常规检查:包括血常规、尿常规、血生化检查等,对于老年以及长期服用利尿剂、RAAS 抑制剂类药物的患者尤其重要,在接受药物治疗的患者随访中也需要定期监测。因甲状腺功能亢进或减低均可导致心力衰竭,故甲状腺功能检测亦不容忽视。

2. 心电图检查　心力衰竭患者心电图无特异性改变,但通过心电图可以发现是否存在心肌缺血、既往心肌梗死、传导阻滞及心律失常等。

3. X线检查　是确诊左心衰竭肺水肿的主要依据,有助于心衰与肺部疾病的鉴别,可直接或间接反映心功能状态。心影大小和外形为心脏病的诊断提供重要参考资料,心脏扩大的程度和动态改变间接反映心功能状态。早期肺静脉压增高时,主要表现为肺门血管影增强,上肺血管影增多与下肺纹理密度相仿甚至多于下肺;肺动脉压力增高时可见右下肺动脉增宽,进一步出现间质性肺水肿可使肺野模糊,Kerley B 线是在肺野外侧清晰可见的水平线状影,为肺小叶间隔内有积液的表现,是慢性肺淤血的特征性表现。

4. 超声心动图　可以更准确地评价心腔大小变化、心瓣膜结构及功能,是诊断心力衰竭最主要的检查方法。①收缩功能:以收缩末及舒张末的容量差计算左室射血分数(LVEF),作为收缩性心衰的诊断指标。正常时 LVEF>50%,收缩期心衰时 LVEF 值≤40%。②舒张功能:心动周期中舒张早期心室充盈速度最大值 E 和舒张晚期心室充盈最大值 A 之比(E/A)反映舒张功能,正常时 E/A>1.2,舒张功能不全时 E/A 值降低。超声多普勒是临床上最实用的判断舒张功能的方法。

5. 放射性核素检查　有助于判断心室腔大小,还可反映心脏收缩和舒张功能。

6. 心-肺运动试验　在运动状态下测定患者对运动的耐受量,更能说明心脏的功能状态。本试验仅适用于慢性稳定性心衰患者。求得最大耗氧量和无氧阈值来反映心功能状态,两者求得值越低说明心功能越差。

7. 有创性血流动力学检查　必要时对急性重症心衰患者在床边进行右心漂浮导管检查,经静脉插管至肺小动脉,测定各部位压力及血氧含量,计算心脏指数(CI)及肺小动脉楔压(PCWP),直接反映左心功能。

【诊断要点】

综合病史、病因、临床表现及辅助检查做出诊断。主要诊断依据是原有基础心脏疾病的证据及循环淤血的表现。左心衰竭肺淤血引起的症状和右心衰竭体静脉淤血引起的体征为诊断心衰的重要依据,但症状的严重程度与心功能不全程度无明确相关性,需要客观检查评估心功能。

【治疗要点】

采用综合治疗措施,包括对基础心脏病的早期治疗;调节心衰的代偿机制,减少其负面效应,阻止心肌重塑的进展;缓解心衰症状,以达到提高运动耐力、改善生活质量,阻止或延缓心肌损害进一步加重,降低死亡率的目的。

1. 一般治疗

(1) 生活方式管理:①患者教育:患者及家属应得到准确的有关疾病知识和管理的健康指导,包括健康的生活方式、情绪的控制、诱因的规避、药物服用的规范化、合理的随访计划等。②体重管理:每日监测体重以及早发现有无体液潴留,如 3 天内体重突然增加 2kg 以上,考虑患者已有水钠潴留(隐性水肿),需要利尿或者增加利尿剂的剂量。③休息与活动:急性期或者病情不稳定时应控制体力活动,避免不良刺激,减轻心脏负荷。为防止长期卧床导致肺栓塞、肌肉萎缩等,鼓励患者根据病情采取合适的主动运动。④饮食管理:根据病情适当限制水钠的摄入。心衰患者伴有容量增加,水钠潴留,应减少钠盐摄入<2g/d,一般不主张严格限制钠摄入和将限钠扩大到轻度或者稳定期患者。

(2) 病因治疗:包括基础心脏病的早期有效治疗和消除诱因,如控制高血压、改善冠心病心肌缺血、选用适当抗生素控制呼吸道感染等。

（3）药物治疗

1）利尿剂：是心衰治疗中改善症状的基石，是唯一能控制体液潴留的药物，对缓解淤血症状，减轻水肿有十分显著的效果。有体液潴留证据的所有心衰患者均应给予利尿剂，应从小剂量开始，逐渐增加剂量直至尿量增加，体重每天减少 $0.5\sim1.0kg$ 为宜。一旦症状缓解，即以最小剂量长期维持。①噻嗪类：以氢氯噻嗪（双氢克尿噻）为代表，是中效利尿剂，轻度心衰的首选药；②袢利尿剂：以呋塞米（速尿）为代表，排尿排钾，是强效利尿剂；③保钾利尿剂：以螺内酯（安体舒通）为代表，利尿效果不强，在与噻嗪类或袢利尿剂合用时能加强利尿效果并减少钾的丢失。常用保钾利尿剂还有氨苯蝶啶和阿米洛利，根据病情选用。

2）肾素-血管紧张素-醛固酮系统抑制剂：①血管紧张素转换酶抑制剂（ACEI）：降低心衰患者神经-体液代偿机制的不利影响，改善心室重塑，维护心肌功能，缓解症状，延缓心衰进展，降低远期死亡率。以小剂量开始，如能耐受则逐渐增加剂量，开始用药后 $1\sim2$ 周检测肾功能和血钾，以后定期复查，如肌酐升高>30%，应减量；若仍持续升高，应停用。卡托普利为最早用于临床的 ACEI，起始剂量 6.25mg，每日 3 次；贝那普利对有早期心功能损害者较适用，起始剂量为 2.5mg，每日 1 次，常用的 ACEI 还有培哚普利、咪达普利、赖诺普利等。②血管紧张素受体阻滞剂（ARB）：当心衰患者因 ACEI 引起的干咳不能耐受，可改用 ARB。常用药物有坎地沙坦、氯沙坦、缬沙坦等。③醛固酮受体拮抗剂：小剂量的螺内酯有阻断醛固酮的效应，对抑制心血管的重构、改善远期预后有很好作用。对中重度心衰患者可加用小剂量螺内酯，但必须注意血钾的监测。依普利酮是一种新型选择性醛固酮受体拮抗剂，可显著降低轻度心衰患者心血管事件的发生风险、降低死亡率、减少住院率，尤其适用于老龄、糖尿病、肾功能不全患者。④肾素抑制剂：血浆肾素活性是动脉粥样硬化、糖尿病、心力衰竭等患者发生心血管事件和预测死亡率的独立危险因素。雷米吉伦、依那吉伦等为肾素拮抗剂。但因雷米吉伦、依那吉伦口服制剂生物利用率低、作用持续时间短、合成费用高等缺点，最终未能在临床应用。

3）β受体阻滞剂：目前认为除有禁忌证或不能耐受的患者外，在临床上所有存在心功能不全且病情稳定的患者均应使用β受体阻滞剂，以达到延缓病变进展、减少复发和降低猝死率的目的。但由于β受体阻滞剂具有负性肌力作用，临床应用应十分慎重。待心衰稳定已无体液潴留后，首先从小量开始，美托洛尔 6.25mg/d、比索洛尔 1.25mg/d、卡维地洛 $3.125\sim6.25mg/d$，逐渐增加剂量，适量长期维持。临床疗效常在 $2\sim3$ 个月才出现。

4）洋地黄类药物：有正性肌力作用，可抑制心脏传导系统，兴奋迷走神经系统，减轻心衰患者临床症状，改善生活质量，提高活动耐量，减少住院率，但对于生存率无改善。常用的洋地黄制剂有：①地高辛：口服制剂，适用于中度心衰维持治疗，$0.125\sim0.25mg$，每日 1 次，口服后 $2\sim3$ 小时血浓度达高峰，$4\sim8$ 小时起最大效应。70 岁以上或肾功能不良的患者宜减量。②毛花苷 C（西地兰）：静脉注射用制剂，适用于急性心衰或慢性心衰加重时，特别适用于心衰伴心房颤动者。每次 $0.2\sim0.4mg$ 稀释后静脉注射，注射后 10 分钟起效，$1\sim2$ 小时达高峰，24 小时总量 $0.8\sim1.2mg$。③毒毛花苷 K：静脉注射制剂，用于急性心衰时，每次用量为 0.25mg，注射后 5 分钟起效，$1/2\sim1$

小时达高峰,24 小时总量 0.5 ~ 0.75mg。

5) 其他:肾上腺素能受体兴奋剂(多巴胺、多巴酚丁胺)只能短期静脉应用。在慢性心衰加重时,起到帮助患者度过难关的作用;磷酸二酯酶抑制剂(米力农)仅用于重症心衰完善各种治疗措施后症状仍不能控制时的短期应用;肼苯哒嗪和硝酸异山梨醇(消心痛)不能常规应用,仅对于不能耐受 ACEI 的患者可考虑应用。

6) 抗心力衰竭药物治疗的新进展:①人重组脑钠肽(rhBNP):具有利钠排水、抑制交感神经系统、扩张血管等作用,适用于急性失代偿性心力衰竭,如奈西利肽;②左西孟旦:与心肌细胞上的肌钙蛋白 C 结合,增加肌丝对钙的敏感性而增加心肌收缩,并通过介导三磷酸腺苷敏感的钾通道,扩张冠状动脉和外周血管,减轻缺血并纠正血流动力学紊乱,适用于无显著低血压或低血压倾向的急性左心衰竭患者;③伊伐布雷定:选择性特异性窦房结起搏细胞起搏电流抑制剂,对心脏内传导、心肌收缩或者心室复极化无影响,并且无 β 受体阻滞剂的不良反应;④托伐普坦:AVP 受体拮抗剂,通过结合血管加压素 V_2 受体,减少水的重吸收,因为不增加排钠而优于利尿剂,可应用于伴有低钠血症的心力衰竭。

(4) 非药物治疗:①心脏再同步化治疗(cardiac resynchronization therapy,CRT):部分心衰患者存在房室、室间、室内收缩不同步,进一步导致心肌收缩力的下降。CRT通过改善房室、室间、室内同步性而增加心排血量,改善心衰症状、运动耐力,提高生活质量,减低住院率并明显降低患者死亡率。但部分患者反应不佳,窦性心律完全性左束支传导阻滞患者对 CRT 反应良好。②左室辅助装置(left ventricular assistant device,LVAD):适用于严重心脏事件后或者准备心脏移植术的过渡治疗和急性左心衰竭的辅助性治疗。目前该仪器具有小型化、精密化、便携化的特点,有望成为药物治疗不佳的心衰患者的器械治疗的新手段。③心脏移植:治疗顽固性心力衰竭的最终治疗方法,但因存在供体来源不足、排斥反应等,难以广泛开展。

(5) 舒张性心衰治疗:治疗原则与收缩功能不全有所差别。药物可使用 β 受体阻滞剂、钙通道阻滞剂、ACEI,尽量维持窦性心律,对肺淤血症状较明显者可适量应用静脉扩张剂或利尿剂,无收缩功能障碍者禁用正性肌力药物。

【常用护理诊断/问题】

1. 气体交换受损 与左心衰竭导致肺淤血有关。
2. 活动无耐力 与心排血量下降有关。
3. 体液过多 与右心衰竭致体循环淤血、水钠潴留等有关。
4. 有皮肤完整性受损的危险 与长时间卧床、水肿、营养不良有关。
5. 营养失调:低于机体需要量 与长期食欲下降有关。
6. 焦虑/恐惧 与慢性病程、病情反复发作或加重、担心疾病预后有关。
7. 睡眠型态紊乱 与呼吸困难有关。
8. 潜在并发症:洋地黄中毒。

【护理措施】

1. 病情观察 密切观察呼吸、咳嗽、咳痰情况,评估呼吸困难程度,观察心排血量不足表现、肺部湿啰音及心脏杂音的变化,监测动脉血气分析结果和氧饱和度;观察患者水肿部位、程度,评估颈静脉征、肝脏肿大情况;每日晨起排尿后早餐前测量体重,每天同一时间、着同一服装、用同一体重计测量体重,准确记录出入水量,如果尿量

<30ml/h应报告医生,有腹水者每天测量腹围。

2. 起居护理 病室要安静、整洁、空气要流通,适当开窗通风,每次15~30分钟;根据心衰程度制定活动量,严重心衰时应严格卧床休息,为防止静脉血栓形成,进行四肢屈伸、翻身等被动或主动运动,每天温水泡足及局部按摩,以促进血液循环;症状好转后可在床上或床边活动,鼓励患者适当体力活动,督促动静结合,循序渐进增加运动量。依据心功能情况制定活动量,心功能Ⅰ级患者不限制一般体力活动,可适当参加体育锻炼,但避免剧烈运动;心功能Ⅱ级患者适当限制体力活动,可行轻体力活动或家务活动;心功能Ⅲ级患者严格限制一般体力活动,以卧床休息为主,日常生活可自理或在协助下自理;心功能Ⅳ级,绝对卧床休息。根据呼吸困难和水肿程度采取舒适体位,有胸腔积液或腹水患者宜取半卧位,严重呼吸困难时取端坐位,以减轻呼吸困难。

3. 饮食护理 应给予清淡、易消化食物,少量多餐,伴有低清蛋白血症可静脉补充白蛋白。心衰患者有不同程度的水钠潴留,应控制水钠摄入。每天食盐摄入量:轻度在5g以下,中度在2.5g以下,重度在1g以下为宜。水肿不很严重或利尿效果良好时,不必严格限盐。控制液体入量,一般每天控制在1500ml以内。限制含钠高的食物,如腌制品、香肠、罐头食品、坚果、发酵面食、啤酒、碳酸饮料等。烹饪时适当使用一些调味品,如醋、葱、蒜、酒等,以促进食欲。

4. 用药护理

(1) 利尿剂:袢利尿剂和噻嗪类利尿剂最重要的不良反应是低血钾;噻嗪类利尿剂还可抑制尿酸排泄引起高尿酸血症,长期服用可影响血脂、血糖代谢。保钾利尿剂不良反应有嗜睡、运动失调、男性乳房发育、面部多毛等。①遵医嘱正确使用利尿剂,注意观察药物不良反应;②用药时监测血钾;③用噻嗪类或袢利尿剂时多食含钾丰富的食物(鲜橙汁、西红柿汁、香蕉、马铃薯等),必要时遵医嘱补充钾盐;④肾功能不全及高钾血症者禁用螺内酯,少尿或无尿者慎用氨苯蝶啶;⑤利尿剂的应用时间选择早晨或日间为宜。

(2) ACEI:用药期间需监测血压,避免体位的突然改变;监测血钾水平和肾功能;若出现不能耐受的咳嗽或血管神经性水肿应停止用药。

(3) β受体阻滞剂:用药期间监测心率、血压、心功能,当心率<50次/分时,暂停给药。

(4) 洋地黄类

1) 预防洋地黄中毒:①对洋地黄较敏感(心肌缺血缺氧、肾功能不全、低血钾等)的患者使用时严密观察用药反应;②奎尼丁、胺碘酮、维拉帕米、阿司匹林等药物增加中毒的可能性,用药前应询问有无上述药物及洋地黄用药史;③必要时监测地高辛浓度;④严格按医嘱给药,脉搏<60次/分或节律不规则应暂停服药;⑤用毛花苷C或毒毛花苷K时务必稀释后缓慢(10~15分钟)静脉注射,同时监测心率、心律及心电图变化。

2) 洋地黄中毒表现:①各类心律失常:是最重要的表现,最常见为室性期前收缩,其他还有房室传导阻滞、心房颤动、房性期前收缩等,快速房性心律失常伴传导阻滞是洋地黄中毒的特征性表现;②胃肠道反应:如食欲下降、恶心、呕吐等;③神经系统反应:如头痛、倦怠、视力模糊、黄视、绿视等。

3) 洋地黄中毒处理:①立即停用洋地黄;②快速性心律失常患者,如血钾浓度低,则静脉补钾;如血钾不低,可用利多卡因或苯妥英钠,一般禁用电复律,以免引起心室颤动;③传导阻滞及缓慢性心律失常患者,可用阿托品皮下或静脉注射,必要时安置临时起搏器。

5. 对症护理

（1）呼吸困难:遵医嘱吸氧,可采用鼻导管吸氧（氧流量一般为 2～4L/min）、面罩吸氧等方法,以纠正缺氧,缓解呼吸困难。

（2）水肿:保持衣被、床褥清洁、柔软、平整、干燥;定时更换体位,严重水肿时用气垫床,骨突出处垫软枕;操作时动作要轻柔,避免人为皮肤损伤,保持皮肤黏膜清洁干燥,有阴囊水肿患者用托带托起阴囊。嘱患者穿柔软、宽松的衣服。

6. 心理护理　心衰往往是心血管疾病发展至晚期的表现。长期的疾病折磨和心衰反复出现,体力活动受限制,甚至不能从事任何活动,生活上需他人照顾,患者常有焦虑、内疚、不安、绝望、恐惧等心理状态。护理人员应给予足够的关心、帮助和精神安慰,倾听患者的内心感受,指导患者进行自我心理调整,避免不良刺激,保持身心愉快,配合治疗,帮助患者树立战胜疾病的信心。

7. 中医护理　本病属中医"心悸"、"喘证"、"水肿"等范畴。患者饮食以多食补益心肺之品为宜,如大枣、百合、龙眼肉、枸杞子、人参、黄芪、紫河车等;气阴不足者用西洋参泡水代茶频服,以补养气阴;阳气虚者用红参、三七泡水代茶频服,忌食生冷;阴血亏虚者,忌食辛辣,心肾阳虚并下肢水肿者,可选用鲤鱼赤豆汤。

【健康教育】

1. 知识宣教　指导患者和家属了解致 CHF 的常见基础疾病和诱因,积极采取预防保健措施,心力衰竭 A 期即应积极干预,控制血压、血脂、血糖异常。避免可增加心力衰竭的不良习惯,如吸烟、饮酒。避免各种诱发因素,如感染（尤其是呼吸道感染）、过度劳累、情绪激动、输液过快过多等。

2. 生活指导　指导患者进食低盐、清淡、易消化、富含营养的饮食,每餐不宜过饱。指导患者依据心功能情况进行适当活动。

3. 用药指导　告知患者及家属药物的名称、剂量、用法、作用及不良反应。严格遵医嘱用药,不能随意减量或加量,以免心衰复发、加重或致药物中毒。

4. 病情监测　指导患者每日测量体重,定期随访。发现体重增加或者症状加重及时就诊。

【结语】

心力衰竭是各种心脏结构或功能性疾病导致心室充盈和（或）射血能力受损,心排血量不能满足机体组织代谢需要,以肺循环和（或）体循环淤血,器官、组织血液灌注不足为临床表现的一组综合征。其基本病因是原发性心肌损伤和心脏负荷过重。有基础心脏病的患者,往往由一些增加心脏负荷的因素诱发心衰。最常见、最重要的诱因为感染,程度不同的呼吸困难是左心衰竭的最主要的症状,由肺循环淤血引起。右心衰竭以体循环淤血为主,临床以颈静脉征、肝大、水肿为主要表现。诊断主要依据病史、临床表现、X 线检查和超声心动图。治疗主要以药物治疗为主。护理重点为病情观察、饮食护理及用药护理。

二、急性心力衰竭

急性心力衰竭(acute heart failure,AHF)是指心力衰竭急性发作和(或)加重的临床综合征。可表现为急性新发或慢性心衰急性失代偿。临床上急性左心衰竭较为常见,以肺水肿或心源性休克为主要表现,是严重的急危重症。抢救是否及时、合理与预后密切相关。本节重点介绍急性左心衰竭。

【病因和发病机制】

1. 病因　心脏解剖或功能的突发异常,使心排血量急剧降低和肺静脉压突然升高均可发生急性左心衰竭。

(1) 急性心肌坏死或损伤:①与冠心病有关:急性广泛前壁心肌梗死、急性心肌梗死伴乳头肌断裂或室间隔破裂穿孔、不稳定型心绞痛等;②重症心肌炎;③围生期心肌病;④药物所致的心肌损伤与坏死:如抗肿瘤化疗药物和毒药等。

(2) 急性血流动力学障碍:瓣膜重度狭窄或关闭不全大量反流加重引起血流动力学障碍,如重度主动脉瓣狭窄、二尖瓣狭窄;感染性心内膜炎引起的瓣膜穿孔、腱索断裂所致瓣膜性急性反流等。

(3) 其他:高血压心脏病血压急剧升高,在原有心脏病基础上出现快速性心律失常或严重缓慢心律失常、慢性心衰急性加重、输液过快过多等。

2. 发病机制　心肌收缩力突然严重减弱或左室瓣膜急性反流,心排血量急剧减少,左室舒张末压迅速升高,肺静脉回流不畅,导致肺静脉压快速升高。由于肺静脉压快速升高,肺毛细血管压随之升高使血管内液体渗入到肺间质和肺泡内形成急性肺水肿。肺水肿早期因交感神经激活,血压可升高,但随着病情持续进展,血压将逐步下降。

【临床表现】

1. 症状　突发严重呼吸困难,被迫坐位、面色发灰或发绀、大汗、极度烦躁、频繁咳嗽,咳粉红色泡沫样痰。极重者因脑缺氧可致神志模糊。

2. 体征　呼吸频率达30~40次/分,听诊时两肺布满湿性啰音和哮鸣音,心尖部第一心音减弱,频率快,有舒张期奔马律,肺动脉瓣第二心音亢进。发病早期可有一过性血压升高,病情不缓解,血压可持续下降直至休克。

3. 影像学检查　肺水肿时X线示肺门呈蝴蝶状,严重肺水肿者肺野可见大片融合的阴影。

4. 严重程度分级　常用Killip分级,适用于评价急性心肌梗死致心力衰竭的严重程度。①Ⅰ级:无心力衰竭的症状和体征。②Ⅱ级:有心力衰竭的症状和体征,肺部50%以下肺野湿性啰音,心脏奔马律,肺静脉高压,胸片见肺淤血。③Ⅲ级:严重心力衰竭的症状和体征,严重肺水肿,肺部50%以上肺野湿性啰音。④Ⅳ级:心源性休克。

【诊断要点】

根据患者的典型症状和体征,如突发极度呼吸困难、咳粉红色泡沫样痰、满肺湿啰音等,一般不难做出诊断。

【配合治疗护理】

1. 体位　取坐位,双腿下垂,以减少静脉回流,减轻心脏负荷。患者常烦躁不安,需要注意安全,防止坠床跌倒受伤。

2. 吸氧 立即给予高流量(6~8L/min)鼻导管吸氧。病情特别严重者应采用面罩呼吸机持续加压或双水平气道正压给氧。以上措施无效考虑气管插管。通过氧疗将血氧饱和度维持在≥95%水平,以防出现多脏器功能衰竭。

3. 救治准备 开放静脉通道,留置尿管,心电监测及经皮血氧饱和度监测。

4. 遵医嘱用药

(1) 吗啡:首选药物,可使患者镇静,减少耗氧量,可舒张小血管而减轻心脏负担。3~5mg 静脉注射,必要时每隔 15 分钟重复 1 次,共 2~3 次。老年患者酌情减量或改为肌内注射,老年人应用时注意有无呼吸抑制作用。

(2) 快速利尿:呋塞米 20~40mg 静脉注射,于 2 分钟内静脉注射,4 小时后可重复 1 次。除有利尿作用外,还有静脉扩张作用,有利于肺水肿的缓解。

(3) 氨茶碱:解除支气管痉挛,并有一定的增强心肌收缩、扩张外周血管作用。

(4) 洋地黄制剂:可考虑毛花苷 C 静脉给药,最适合用于有心房颤动伴有快速心室率并已知有心室扩大伴左心室收缩功能不全者。首剂可给 0.4~0.8mg,2 小时后可酌情再给 0.2~0.4mg。

(5) 血管扩张剂:可选用硝普钠、硝酸甘油或重组人脑钠肽静滴,严格按医嘱用药,定时监测血压,根据血压调整剂量。维持收缩压在 90~100mmHg。①硝普钠:为动脉、静脉扩张剂,起始剂量 0.3μg/kg/min 静脉滴注,依据血压可调整剂量。硝普钠见光易分解,应现用现配,避光滴注,溶液保存时间不易超过 24 小时,因含有氰化物,用药时间不宜连续超过 24 小时。②硝酸甘油:扩张小静脉,降低回心血量,减轻心脏负荷,降低左心室舒张末压和肺血管压。一般从 10μg/min 开始,每 10 分钟调整 1 次,每次增加 5~10μg/min。③重组人脑钠肽:冻干重组人脑钠肽(新活素)或奈西利肽,属内源性激素物质,具有扩张静脉和动脉、抑制肾素-血管紧张素-醛固酮系统和交感神经作用。

(6) 正性肌力药:可用多巴胺、多巴酚丁胺、米力农等。可增强心肌收缩力,增加心排血量,改善病情,但不改善远期预后。

5. 病情监测 严密监测生命体征,检查电解质,血气分析,必要时监测血流动力学指标变化,记录出入水量。观察呼吸、神志、皮肤、肺部湿啰音情况。

6. 做好基础护理 协助患者做好口腔护理、皮肤护理等。

7. 心理护理 向患者介绍医院环境、责任护士、所用仪器、各种检查项目,了解患者生活习惯、文化程度、家庭基本情况,取得患者和家属的信任。去除各种不良刺激因素,消除恐惧感,改善情绪状态,提高治疗的依从性,帮助患者树立战胜疾病的信心。

【健康教育】

1. 饮食指导 宜进食低盐、清淡、易消化、营养丰富的食物,忌高盐高脂饮食,戒烟忌酒,多食蔬菜,防止便秘。

2. 生活指导 避免过度劳累、情绪激动、输液过快过多等,防止感染,尤其是呼吸道感染。

3. 用药指导 严格遵医嘱用药,不能随意减量或加量,以免心衰复发、加重或致药物中毒。告知患者常用药物不良反应,指导患者自我监测病情。

4. 定期随访 定期门诊随访,及时调整治疗方案。

【结语】

急性心衰以左心衰竭较为常见,主要表现为肺水肿或心源性休克,是严重的急危重症,预后与抢救是否及时、合理密切相关。一旦出现急性左心衰竭立即采取急救措施,立即高流量吸氧,迅速建立两条静脉通道,遵医嘱正确使用药物。

第三节　心律失常

 案例导入

患者李女士,40 岁,工人,主诉:间断心悸 1 年,加重 10 天。现病史:患者 1 年前间断出现心悸,持续数分钟至 1 小时不等,活动及休息时均有发作,患者未予重视,未进行诊治。居住环境良好,家庭和睦。既往身体健康,无吸烟史。

身体评估:T 36.5℃,P 80 次/分,R 18 次/分,BP 120/70mmHg。神志清楚,口唇无发绀,颈静脉无怒张。胸廓无畸形,双肺未闻及啰音。心界叩诊不大,HR 80 次/分,律齐,各瓣膜听诊区未闻及心脏杂音。腹部无阳性体征。双下肢无水肿。描记发作时心电图如下:HR 150～250 次/分,节律规则;QRS 波群形态与时限均正常;P 波为逆行性,与 QRS 波群保持恒定关系,埋藏于 QRS 波群终末部分。

入院诊断:室上性心动过速。

请问:患者目前有哪些主要的护理诊断? 为减轻心悸症状,应采取哪些护理措施? 对于该患者如何进行健康宣教?

【概述】

1. 心脏传导系统生理冲动在窦房结形成后,由结间束和普通心房肌传递,抵达左心房及房室结。然后冲动再经房室结缓慢传导,抵达希氏束后再度加速。束支与普氏纤维的传导速度极快,使心室肌几乎同时被激动,最后抵达心外膜,完成一次心动周期。

交感神经与迷走神经支配心脏传导系统的活动。迷走神经兴奋性增加抑制窦房结的自律性及传导性,延长窦房结及周围组织的不应期,减慢房室结的传导并延长不应期。交感神经的功能则相反。

2. 心律失常分类

(1) 定义:心律失常(cardiac arrhythmia)是指心脏冲动的频率、节律、起源部位、传导速度或激动顺序的异常。

(2) 心律失常分类

1) 按其发生原理可分为冲动形成异常及冲动传导异常两大类,具体分类法见图 3-2。

2) 按心律失常发生时心率的快慢,可分为快速性心律失常和缓慢性心律失常。前者包括期前收缩、心动过速、扑动或颤动等,后者包括窦性心动过缓、房室传导阻滞等。

3. 心律失常的发生机制

(1) 冲动形成异常:窦房结、结间束、冠状窦口附近、房室结的远端和希氏束-普肯耶系统等处的心肌细胞均具有自律性。自主神经系统兴奋性改变或其内在的病变,或

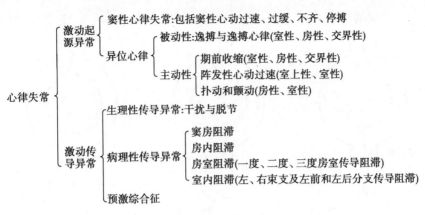

图 3-2 心律失常分类

均可导致不适当的冲动发放。此外,在缺氧、电解质紊乱、药物、儿茶酚胺分泌增多等病理状态下,原来无自律性的心肌细胞(如心房和心室肌细胞)出现自律性异常增高,可导致快速性心律失常。

触发活动(triggered activity)是指心房、心室、希氏束-普肯耶组织在动作电位后产生除极活动,被称为后除极(after depolarization)。在儿茶酚胺增多、心肌缺血-再灌注、低血钾、高血钙及洋地黄中毒等病理状态下,若后除极的振幅增高并达到阈值,便可诱发反复激动,持续的反复激动即构成快速性心律失常。

(2) 冲动传导异常:折返是快速性心律失常的最常见发病机制。产生折返的基本条件是传导异常。包括:①心脏两个或多个部位的传导性与不应期各不相同,相互连接成一个闭合环;②其中一条通路发生单向传导阻滞;③另一条通路传导缓慢,使原先发生阻滞的通道有足够时间恢复兴奋性;④原先阻滞的通道再次激动,从而完成一次折返冲动。激动在环内反复循环,产生持续而快速的心律失常(图3-3)。

冲动传导至某处心肌,如果恰逢此处心肌的生理性不应期,可形成生理性阻滞或干扰现象,传导阻滞并非由于生理性不应期所致者,称之为病理性传导阻滞。

4. 心律失常的诊断

(1) 病史:通过病史了解是否存在诱发心律失常的因素,如吸烟、饮咖啡、运动及精神刺激等。了解心律失常发作的频繁程度、起止方式、缓解方式,对患者的影响以及心律失常对药物和非药物(如体位、呼吸、活动等)的反应。

(2) 体格检查:除心率及心律外,某些心脏体征有助于心律失常的诊断。如三度房室传导阻滞时,第一心音强度不一。有时出现颈静脉巨大 a 波,与心房收缩与房室瓣同时关闭,引起心房内血液倒流入大静脉有关。左束支传导阻滞可伴随第二心音反常分裂。

颈动脉窦按摩可提高迷走神经张力,进而减慢窦房结冲动发放频率和延长房室结传导时间及不应期,对及时终止和诊断某些心律失常有帮助。其操作方法是:患者取平卧位,尽量伸展颈部,头转向对侧,轻推胸锁乳突肌,在下颌角处触及颈动脉搏动,先轻触并观察患者反应。如无心率变化,继续以轻柔的手法逐渐增加力度,持续约 5 秒钟。颈动脉窦按摩注意点:①严禁双侧同时按压;②老年人按压前,应听诊颈部,如听到颈动脉嗡鸣音应禁止按压,否则会引起脑栓塞。

笔记

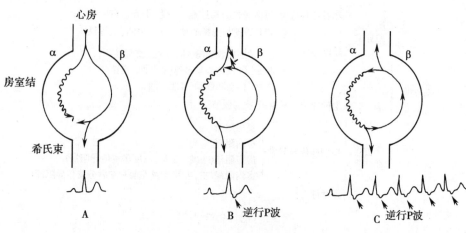

图 3-3 房室结内折返示意图

房室结内有 α 与 β 两条通路。α 传导速度慢,不应期短;β 传导速度快,不应期长。A. 窦性心律时,冲动沿 β 路径前传至心室(正常 PR 间期),同时沿 α 路径前传,但遭遇不应期未能抵达希氏束;B. 房性期前收缩受阻于 β 路径,由 α 路径缓慢传导到心室(长 PR 间期)。由于传导缓慢,β 路径有足够的时间恢复兴奋性,冲动沿 β 路径逆向传导返回至心房,完成单次折返,产生一个心房回波;C. 心房回波再循 α 路径前传,折返持续,引起折返性心动过速

窦性心动过速对颈动脉窦按摩的反应是心率逐渐减慢,停止按摩后恢复到原来水平。房室结参与的折返性心动过速的反应可能是心动过速突然终止。心房颤动与扑动的反应是心室率减慢。

(3)心电图检查:心电图检查是诊断心律失常最重要的一项无创伤性检查技术。应记录 12 导联心电图,并记录 P 波清晰导联的长条心电图,如 V_1 或 Ⅱ 导联以备分析。

(4)动态心电图检查:动态心电图(Holter ECG monitoring)是连续记录 24 小时心电图的一项检查,检查使用一种小型便携式记录仪,检查过程中患者活动及工作不受限制。此检查便于分析心悸、晕厥等症状与心律失常是否相关,明确心律失常与日常活动的关系及昼夜分布特征,帮助评价抗心律失常药物疗效,还可以评价起搏器的疗效以及是否出现故障等。

(5)食管心电图:根据食管与左心房毗邻的解剖学关系,将电极导管插至左心房水平,能清晰记录心房电位,并能进行心房快速电刺激或起搏。快速电刺激对室上性心动过速的判断及终止有帮助,亦可帮助判断窦房结功能。

(6)心腔内电生理检查:将多根电极导管经静脉和(或)动脉插至心腔内,包括右心房、右心室、希氏束、冠状窦(反映左心房、左心室电位),用多导电生理仪记录各部位的电活动;用程序刺激和快速起搏,测定心脏不同部位的电生理功能;以及诱发曾有的心律失常,以帮助诊断及治疗。

1)窦房结功能测定:当病态窦房结综合征缺乏典型心电图表现时,可行此检查。①窦房结恢复时间(sinus node recovery time,SNRT)是指从最后一个右房起搏波至第一个恢复的窦性心房波之间的时限,正常时 SNRT≤2000ms。如将此值减去起搏前窦性周期的时限,则称为校正的窦房结恢复时间(corrected SNRT,CSNRT),正常时 CSNRT≤525ms。②窦房传导时间(sinoatrial conduction time,SACT)通过对心房程序

刺激模拟具有不完全代偿期前收缩进行测定和计算。正常值≤147ms。

2）房室及室内传导阻滞:体表心电图不能准确判断房室及室内传导阻滞的部位,当需要了解阻滞的确切部位时,可行此检查。

3）心动过速:当出现以下情况时,可行心电生理检查。①室上性或室性心动过速反复发作伴明显症状,药物治疗欠佳者;②心动过速发作不频繁难以明确诊断者;③鉴别室上性心动过速伴室内差异性传导与室性心动过速有困难者;④心内膜标测确定心动过速的起源部位,并同时行消融治疗者;⑤不明原因的晕厥:引起晕厥的三种常见心律失常包括病态窦房结综合征、房室传导阻滞及心动过速,对于不明原因的晕厥,经详细的体格检查、无创性的心脏检查仍不能明确原因,可行心腔内电生理检查。

一、窦性心律失常

起源于窦房结的心脏激动为窦性心律。正常窦性心律的心电图表现为:频率60～100次/分,窦性P波在Ⅰ、Ⅱ、aVF导联直立,aVR倒置,PR间期0.12～0.20秒。同一导联的P-P间期差值<0.12秒。

（一）窦性心动过速

【病因】

窦性心动过速(sinus tachycardia)可见于健康人吸烟、饮茶或咖啡、饮酒、体力活动及情绪激动时。某些病理状态如发热、贫血、甲状腺功能亢进、休克、心肌缺血、心力衰竭以及应用肾上腺素、阿托品等药物时亦可出现窦性心动过速。

【心电图特征】

成人窦性心律的频率>100次/分,心电图表现符合上述窦性心律特征。通常逐渐开始和终止,频率大多在100～150次/分。刺激迷走神经可使频率逐渐减慢,停止刺激又逐渐恢复至原先水平。

【治疗要点】

针对病因治疗,同时去除诱因。如治疗甲状腺功能亢进、心力衰竭等。必要时给予β受体阻滞剂或非二氢吡啶类钙通道阻滞剂,以减慢心率。

（二）窦性心动过缓

【病因】

窦性心动过缓(sinus bradycardia)常见于健康青年人、运动员及睡眠状态。其他原因如颅内出血、甲状腺功能减退、低温、严重缺氧、阻塞性黄疸,以及应用胺碘酮等抗心律失常药物。窦房结病变及急性下壁心肌梗死亦常伴发窦性心动过缓。

【心电图特征】

成人窦性心律的频率<60次/分。常同时伴窦性心律不齐(不同PP间期差异>0.12秒)。

【治疗要点】

无症状的窦性心动过缓无需治疗。如因心率过慢出现心排血量不足症状时,可应用阿托品或异丙肾上腺素等药物治疗,但长期应用易产生严重不良反应,宜考虑心脏起搏治疗。

（三）窦性停搏

窦性停搏(sinus pause)或窦性静止(sinus arrest)是指窦房结不能产生冲动。

【心电图特征】

在较正常 PP 间期显著延长的间期内无 P 波出现,或 P 波与 QRS 波群均不出现,长的 PP 间期与基本的窦性 PP 间期无倍数关系(图 3-4)。长时间的窦性停搏后,下位的潜在起搏点,如房室交界区或心室,可发生单个逸搏或逸搏心律。

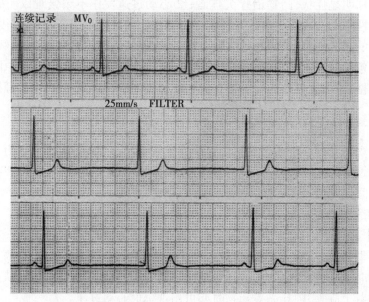

图 3-4 窦性心动过缓、窦性停搏、房室交界性逸搏心律

注:监护导联连续记录示窦性心动过缓,频率约 43 次/分,第 3 与第 4 个 P 波间的时间长达 9.2 秒,其间无明确 P 波。出现交界性逸搏心律,频率约 35 次/分。第 4 与第 5 个 P 波之间有长达 3.44 秒的间歇,其间可见一次交界性逸搏

【临床表现】

过长时间的窦性停搏(>3 秒)如无逸搏发生,患者则有临床症状,如黑蒙、短暂意识障碍或晕厥,严重时出现阿-斯综合征,甚至死亡。迷走神经张力增高或颈动脉窦过敏均可发生窦性停搏。另外,急性下壁心肌梗死、窦房结病变、脑血管意外、应用洋地黄类药物、乙酰胆碱药物等亦可引起窦性停搏。

【治疗要点】

参考病态窦房结综合征。

(四)病态窦房结综合征

病态窦房结综合征(sick sinus syndrome,SSS)简称病窦综合征,是指由于窦房结病变导致其功能减退,产生多种心律失常的综合表现。患者可在不同时间出现一种以上的心律失常,常合并有心房自律性异常,部分患者同时有房室传导障碍。

【病因】

诸多病变,如冠心病心肌缺血、心肌病、心肌淀粉样变、硬化性与退行性变、风湿性心脏病或外科手术损伤等原因均可损害窦房结,导致窦房结起搏及传导功能受损。窦房结周围神经及心房肌的病变,窦房结动脉供血减少亦是 SSS 的病因。

【临床表现】

患者可出现与心动过缓相关的脑、心、肾等重要脏器供血不足表现,如发作性头

晕、黑蒙、乏力、胸痛、心悸等,严重者可发生晕厥,甚至发生阿-斯综合征。

【心电图特征】

1. 主要表现 ①持续而显著的窦性心动过缓,心率在50次/分以下,并非由药物引起,且用阿托品不易纠正;②窦性停搏或窦房传导阻滞;③窦房传导阻滞及房室传导阻滞并存;④慢-快综合征:心动过缓与房性心律失常(心房扑动、心房颤动或者房性心动过速)交替出现。

2. 其他表现 ①在没有应用抗心律失常药物情况下,心房颤动的心室率缓慢,或者发作前后有窦性心动过缓和(或)一度房室传导阻滞;②变时功能不全,表现为运动后心率提高不明显;③房室交界区性逸搏(图3-4)。

【诊断要点】

根据临床表现、心电图典型表现,以及临床症状与心电图改变存在明确相关性,便可确诊。

【治疗】

1. 无症状无需治疗,但要定期随访。

2. 有症状应行起搏治疗。慢-快综合征心动过速发作者,单独应用抗心律失常药物可能加重心动过缓,应先起搏治疗后再应用抗心律失常药物治疗。

二、房性心律失常

(一)房性期前收缩

房性期前收缩(atrial premature beats)简称房早,为提早出现的、起源于窦房结以外心房任何部位的异位心房激动。

【病因】

60%的正常人可出现房性期前收缩。各种器质性心脏病均可发生房性期前收缩,并可能是快速性房性心律失常的先兆。

【临床表现】

患者主要表现为心悸。一些患者有胸闷、乏力等症状,自觉有停跳感等表现。有些患者可无任何症状。

【心电图特征】

房性期前收缩的P波提前出现,与窦性P波形态不同;其后多见不完全性代偿间歇;下传的QRS波形态多属正常,少数无QRS波出现(未下传的房性期前收缩),或出现宽大畸形的QRS波(室内差异性传导)(图3-5)。

【治疗要点】

一般无需治疗。有明显症状者或因房性期前收缩触发室上性心动过速时,应给予

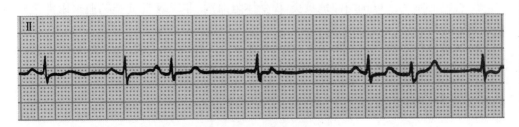

图3-5 房性期前收缩

笔记

治疗。有吸烟、饮酒、咖啡等诱因者应先去除诱因。治疗药物有普罗帕酮（心律平）、β受体阻滞剂等。

（二）房性心动过速

房性心动过速（atrial tachycardia）简称房速，指起源于心房，且无需房室结参与维持的心动过速。根据发生机制可分为三种，即自律性房性心动过速、折返性房性心动过速及紊乱性房性心动过速。本部分主要叙述自律性房性心动过速。

【病因】

常见于心肌梗死、大量饮酒、各种代谢性疾病、慢性阻塞性肺疾病、洋地黄中毒特别是伴低钾血症的患者及各种代谢障碍。大多数房室传导阻滞伴发的房性心动过速为自律性增高引起的心动过速。

【临床表现】

可有心悸、头晕、胸闷、胸痛、乏力等症状，有些患者可无任何症状，合并有器质性心脏病患者可出现晕厥、心肌缺血、肺水肿等。发作可呈短暂、间歇或持续性。

【心电图特征】

心房率通常为 150～200 次/分；P 波形态与窦性 P 波不同；发作开始时心率逐渐加快；刺激迷走神经不能终止心动过速，仅加重房室传导阻滞；P 波之间的等电位线仍存在（图 3-6）。

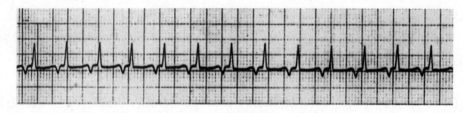

图 3-6 自律性房性心动过速

Ⅱ导联每个 QRS 波前均有倒置的 P 波，频率 140 次/分、PR 间期 0.12 秒，QRS 波群时限正常

【治疗要点】

取决于心室率的快慢及患者血流动力学情况。如果心室率不快且不致严重血流动力学障碍的房速无需紧急处理。若心室率>140 次/分，由洋地黄中毒所致，或伴严重心力衰竭、休克时应紧急处理。

1. 针对病因治疗 由洋地黄引起者立即停用洋地黄，并积极纠正电解质紊乱，尤其是低钾血症。必要时用利多卡因、β 受体阻滞剂等治疗。

2. 控制心室率 可选洋地黄类、β 受体阻滞剂、非二氢吡啶类钙通道阻滞剂减慢心室率。

3. 转复窦性心律 可加用ⅠA、ⅠC 或Ⅲ类抗心律失常药物，部分药物治疗不佳可考虑导管射频消融术。

（三）心房扑动

心房扑动（atrial flutter）简称房扑，是介于房速和心房颤动之间的快速性心律失常。

【病因】

房扑可发生于无器质性心脏病的患者;多发生于器质性心脏病,包括冠心病、风湿性心脏病及高血压性心脏病等;引起心房增大的疾病如 COPD、肺栓塞、慢性心衰等也会引起房扑。

【临床表现】

房扑不伴快心室率时,患者可无症状;伴快心室率时可诱发心绞痛、心力衰竭。体格检查可有快速的颈静脉扑动。房扑可持续数月或数年,亦可自行恢复为窦性心律,或转为心房颤动。

【心电图特征】

1. P 波形态呈规律锯齿状的 F 波,Ⅱ、Ⅲ、aVF 或 V$_1$ 导联最为明显,心房率为 250～300 次/分,扑动波间的等电位线消失。

2. 心室率规则或不规则,取决于房室传导是否恒定。

3. QRS 波形态正常,伴有室内差异性传导、经房室旁路下传或原有束支阻滞者 QRS 波可增宽、形态异常(图 3-7)。

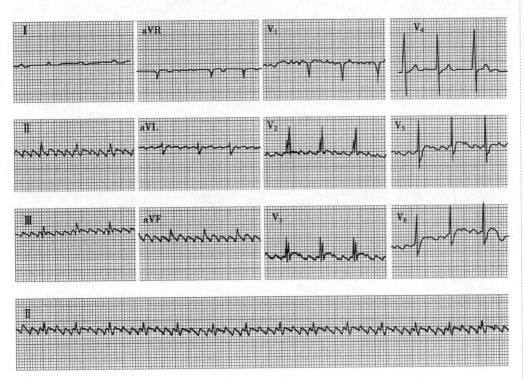

图 3-7 心房扑动

【治疗要点】

1. 积极治疗原发病。

2. 直流电复律 最有效终止房扑的方法是直流电复律。电复律无效或已应用大剂量洋地黄不宜复律者,可将电极导管经食管插至左心房水平,以超过心房率的频率快速起搏心房,可终止房扑或转为心室率较慢的房颤。

3. 药物治疗 β 受体阻滞剂、非二氢吡啶类钙通道阻滞剂或洋地黄制剂对降低

笔记

心室率有效。奎尼丁或普罗帕酮能有效转复房扑并预防复发,但应先减慢心室率,否则会因奎尼丁减慢心房率和拮抗迷走神经作用,导致更快的心室率。合并冠心病、心力衰竭的患者应选用胺碘酮。

4. **射频消融** 症状明显或血流动力学不稳定的患者可选用射频消融,此法可根治房扑。

5. **抗凝治疗** 持续性房扑患者发生血栓栓塞风险明显增加,应给予抗凝治疗。具体策略同心房颤动。

（四）心房颤动

心房颤动(atrial fibrillation)简称房颤,是一种常见的心律失常。是指规律有序的心房活动丧失,代之以快速无序的颤动波,是严重的心房电活动紊乱。

一般将房颤分为首诊房颤、阵发性房颤、持续性房颤、长期持续性房颤和永久性房颤等五种,具体见表3-3。

表3-3 房颤的临床分类

名　称	临床特点
首诊房颤	首次确诊(首次发作或首次发现)
阵发性房颤	持续时间≤7天(常≤48小时),能自行终止
持续性房颤	持续时间>7天,非自限性
长期持续性房颤	持续时间≥1年,患者有转复愿望
永久性房颤	持续时间>1年,不能终止或终止后又复发,无转复愿望

【病因】

主要见于器质性心脏病患者,如风湿性心瓣膜病(尤以二尖瓣狭窄为多见)、冠心病、高血压性心脏病、甲状腺功能亢进等。正常人情绪激动、运动或大量饮酒后亦可发生。无心脏病变的中青年发生的房颤,称为孤立性房颤。部分老年房颤患者是慢-快综合征心动过速期表现。此外,急性缺氧、高碳酸血症、代谢或血流动力学紊乱时也可发生房颤。

【临床表现】

房颤症状的轻重受心室率的影响。心室率不快时可无症状,心室率>150次/分者可发生心绞痛与心力衰竭。房颤时心排血量比窦性心律时减少达25%或更多。房颤伴发体循环栓塞的危险性很大,系房颤时血流淤滞、心房失去收缩力所致。来自左心房的栓子易引起脑栓塞。二尖瓣狭窄或脱垂伴房颤时脑栓塞的发生率更高。

心脏听诊第一心音强弱不等,心律极不规则,心室率快时可出现脉搏短绌,原因为许多心室搏动过弱,以致不能开启主动脉瓣,或因动脉血压波太小,未能传至外周动脉。

一旦房颤患者的心室率变得规则,应考虑以下几种可能:①恢复窦性心律;②转变为房性心动过速;③转为房扑;④发生房室交界性心动过速或室性心动过速;⑤如心室律变得慢而规则(30~60次/分),提示可能出现完全性房室传导阻滞。

【心电图特征】

1. P波消失,代之以大小而不规则的f波,频率为350~600次/分,扑动波间的等

笔记

电位线消失。

2. 心室率极不规则,一般在 100～160 次/分之间,交感神经兴奋、甲状腺功能亢进等可加快心室率,洋地黄可延长房室结不应期而减慢心室率。

3. QRS 波形态正常,伴有室内差异性传导可增宽变形(图 3-8)。

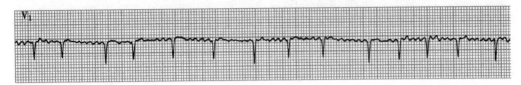

图 3-8　心房颤动

【治疗要点】

积极治疗原发病及诱发因素,并做相应处理。

1. 抗凝治疗　房颤患者的血栓发生率较高。对合并有瓣膜病患者,需应用华法林抗凝。应用华法林期间需要监测凝血酶原时间国际标准化比值(INR),使 INR 维持在 2.0～3.0,能有效预防脑卒中发生。房颤持续时间不超过 24 小时,复律前无需抗凝治疗。超过 24 小时复律前接受 3 周华法林抗凝,复律成功后华法林抗凝 3～4 周。或可行食管超声除外心房血栓后再复律,复律成功后华法林抗凝 4 周,紧急复律可选用肝素抗凝。

2. 转复并维持窦性心律治疗　将房颤转为窦性心律方法有药物转复、电复律、导管射频消融治疗。ⅠA(奎尼丁、普鲁卡因胺)、ⅠC(普罗帕酮)、Ⅲ类(胺碘酮)抗心律失常药物可转复为窦性心律。胺碘酮致心律失常发生率低,特别适用于合并有器质性心脏病患者,是目前常用的维持窦性心律药物。药物复律无效,患者出现血流动力学障碍宜紧急行电复律。导管射频消融可作为房颤的二线治疗,不作为首选。

3. 控制心室率　控制心室率药物包括 β 受体阻滞剂、钙离子拮抗剂或地高辛,应注意药物不良反应,无器质性心脏病患者心室率控制目标为<110 次/分,合并器质性心脏病患者依据具体情况决定目标心率。对于房颤伴有长间歇,最长 RR 间歇>5 秒或者症状明显者可考虑植入起搏器治疗。

三、房室交界性心律失常

(一)房室交界区期前收缩

房室交界区期前收缩(premature atrioventricular junctional beats)简称交界性期前收缩,冲动起源于房室交界区,可前向和逆向传导,产生提前发生的 QRS 波和逆向 P波,P 波可位于 QRS 波群之前(PR 间期<0.12 秒)、之中或之后(RP 间期<0.20 秒),QRS 波形态正常,发生室内差异性传导时,QRS 波可宽大畸形(图 3-9)。

交界区性期前收缩通常无需治疗。

(二)与房室交界区相关的折返性心动过速

与房室交界区相关的折返性心动过速或阵发性室上性心动过速(paroxysmal supraventricular tachycardia,PSVT),简称室上速。室上速大部分是由折返机制引起,折返可以发生于窦房结、心房、房室结,分别称为窦房折返性心动过速、心房折返性心动

笔记

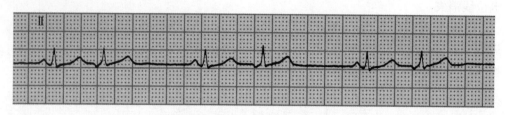

图 3-9　交界区性期前收缩

过速、房室结内折返性心动过速。房室结内折返性心动过速是最常见的阵发性室上性心动过速,本章作为重点介绍。

【临床表现】

心动过速发作具有突然发作与终止,持续时间不等。临床症状包括心悸、胸闷、头晕、焦虑不安,少见晕厥、心绞痛、心力衰竭、休克。症状轻重取决于发作时心室率的快慢程度以及持续时间,亦与原发病严重程度有关。体检时患者第一心音强度恒定,心律绝对规则。

【心电图特征】

1. 心率 150～250 次/分,节律规则。

2. QRS 波群形态与时限均正常,伴室内传导阻滞或原有束支传导阻滞时,QRS 波群形态异常。

3. P 波为逆行性(Ⅱ、Ⅲ、aVF 导联倒置),常埋藏于 QRS 波群内或位于其终末部分,与 QRS 波群保持恒定关系。

4. 起始突然,通常由一个房性期前收缩触发,其下传的 PR 间期显著延长,随之引起心动过速发作(图 3-10)。

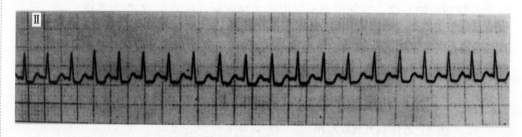

图 3-10　阵发性室上性心动过速

Ⅱ导联示连续快速、规整的 QRS 波群,时限和时限均正常,频率 212 次/分,未见明确 P 波

【治疗】

1. 急性发作期

(1)刺激迷走神经:心功能、血压正常的患者可先尝试此方法。诱导恶心、颈动脉窦按摩、Valsalva 动作、将面部浸于冷水中等方法可使心动过速终止。

(2)药物治疗:①腺苷与钙通道阻滞剂:首选治疗药物为腺苷,6～12mg 快速静推,起效迅速,不良反应为胸部压迫感、呼吸困难、面色潮红、窦性心动过缓、房室传导阻滞等。因半衰期短于 6 秒钟,不良反应即使发生会很快消失。如腺苷无效可改注射维拉帕米或地尔硫䓬。②洋地黄与 β 受体拮抗剂:目前洋地黄较少应用,但患者伴有

笔记

心功能不全仍作为首选。β受体阻滞剂选用短效的艾司洛尔,但对于失代偿的心力衰竭、支气管哮喘避免使用。③普罗帕酮:1～2mg/kg静脉注射,但结构性心脏病患者避免使用。④其他药物:合并低血压时可用升压药物,如去氧肾上腺素、甲氧明或间羟胺,通过反射性兴奋迷走神经终止心动过速的发作。

（3）其他治疗:食管心房调搏术常能有效终止发作;患者一旦出现严重心绞痛、低血压、心力衰竭表现,应立即电复律。急性发作以上治疗方法无效时,亦可行电复律,但已应用洋地黄者不应接受电复律治疗。

2. 预防发作　患者是否需要长期用药预防,取决于发作频繁程度及发作的严重程度。洋地黄、长效钙通道阻滞剂、β受体阻滞剂等均可选用。导管射频消融术已十分成熟,具有安全、有效、创伤小、成功率高的优点且能根治室上性心动过速,应优先考虑应用。

（三）预激综合征

预激综合征（preexcitation syndrome）简称预激,又称 Wolf-Parkinson-White 综合征（WPW 综合征）,是指患者有心动过速发作,心电图呈预激表现。心电图的预激是心房冲动提前激动一部分或全体心室肌形成。其解剖学基础是在房室特殊传导组织外,还存在一些由普通工作心肌组成的肌束。连接心房与心室之间者,称房室旁路或Kent 束。另外还有其他少见纤维束,如房-希氏束、结室纤维等。

【病因】

可发生于任何年龄,多无其他心脏异常征象,男性居多。少数先天性的疾病如三尖瓣下移畸形、二尖瓣脱垂可并发预激综合征。

【临床表现】

预激本身不引起症状。有预激心电图表现的人群心动过速发生率为 1.8%,且随年龄增长而增加。预激发生心动过速时,80% 为房室折返性心动过速,15%～30% 为房颤,5% 为房扑。频率过快的心动过速（特别是持续发作房颤）警惕恶化发展为心室颤动。

【心电图特征】

房室旁路典型预激表现:窦性心律时,PR 间期<0.12 秒;某些导联的 QRS 波时限>0.12 秒;起始部分粗钝（称 delta 波）,终末部分正常;有继发性 ST-T 波改变。根据胸前导联 QRS 波群的形态,将预激综合征分为两型,A 型 QRS 波群主波均向上（图 3-11）,为预激发生在左室或右室后底部;B 型在 V_1 导联 QRS 波群主波向下,V_5 和 V_6 导联向上,提示预激发生在右室前侧壁。

预激综合征发生房室折返性心动过速时,最常见的是通过房室结前向传导,经旁路逆向传导,称正向房室折返性心动过速。心电图表现为 QRS 波群时限与形态均正常,余同 AVNRT（房室结内折返性心动过速）。少数患者心动过速发作时折返路径相反,即旁路前向传导,房室结逆向传导,此时 QRS 波群时限与形态均异常,需与室性心动过速相鉴别。预激综合征合并房颤或房扑时,若冲动沿旁路下传,由于其不应期短,会产生极快的心室率,甚至发展为心室颤动。

【治疗要点】

对无心动过速发作,或偶有发作但症状较轻患者的治疗目前仍有争议。如心动过速发作频繁伴有明显症状者,应给予治疗,包括导管消融术及药物治疗。

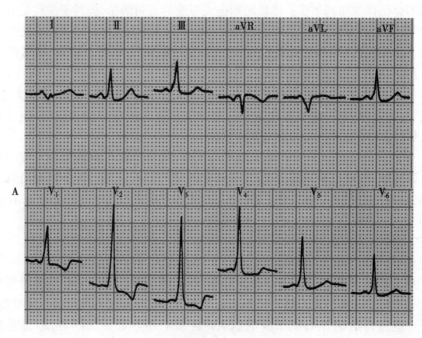

图3-11 预激综合征（A型预激）

1. **导管消融术** 是根治预激综合征室上性心动过速的首选方法。近年来的射频消融技术取得了极大成功,可取代药物治疗或其他治疗。

2. **刺激迷走神经或电复律预激综合征** 患者心动过速发作属正向房室折返性心动过速,可参照房室结内折返性心动过速处理方法。预激综合征发作房颤或房扑时伴有晕厥或低血压者,应快速电复律;药物选择延长房室结不应期的药物,如普鲁卡因胺或普罗帕酮。值得注意的是,静脉注射维拉帕米和利多卡因会加速预激综合征合并房颤的心室率,甚至诱发心室颤动;洋地黄可缩短旁路不应期,加快心室率,因此不能单独用于曾经发作房颤或房扑的患者。

四、室性心律失常

（一）室性期前收缩

室性期前收缩(premature ventricular beats)简称室早,是指希氏束分叉以下部位过早发生的、提前使心肌除极的心搏,是最常见的心律失常。

【病因】

正常人与各种心脏病患者均可发生室性期前收缩。正常人发生室性期前收缩的机会随年龄增长而增加,缺血、缺氧、麻醉和手术、心肌炎时可发生室性期前收缩。药物(洋地黄、奎尼丁等)中毒发生严重心律失常之前常先有室性期前收缩出现。电解质紊乱、焦虑、过量烟酒及咖啡可为室性期前收缩的诱因。

室性期前收缩常见于高血压、冠心病、心肌病、风湿性心脏病与二尖瓣脱垂患者。

【临床表现】

患者可无症状,或有心悸、心前区不适和乏力等。听诊时,室性期前收缩的第二心音减弱或消失,第一心音后出现较长的停歇。桡动脉搏动减弱或消失。

【心电图特征】

1. 提前发生的宽大畸形的 QRS 波群,时限>0.12 秒,ST 段与 T 波的方向与主波方向相反。

2. 室性期前收缩后有完全性代偿间歇,即包含室性期前收缩在内的、前后两个下传的窦性 RR 间期,等于两个窦性 RR 间期。

3. 室性期前收缩可孤立或规律出现(图 3-12)。二联律是指每个窦性搏动后跟随一个室性期前收缩;三联律是每两个正常搏动后跟随一个室性期前收缩;以此类推。连续两个室性期前收缩称为成对室性期前收缩;连续三个或以上的室性期前收缩称室性心动过速。同一导联内室性期前收缩形态相同者,为单形性室性期前收缩;形态不同者为多形性或多源性室性期前收缩。

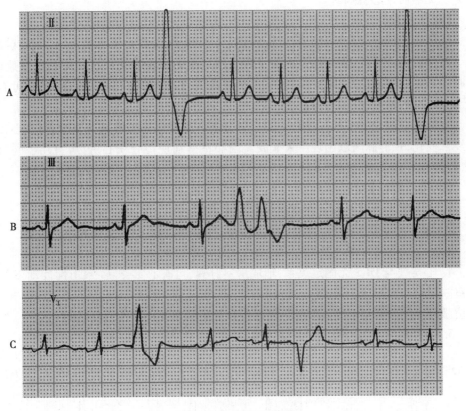

图 3-12　室性期前收缩

【治疗要点】

1. 无器质性心脏病无明显症状者常无需治疗。临床症状明显者,治疗以消除症状为目的。避免吸烟、咖啡、应激等诱因。药物宜选用 β 受体阻滞剂、普罗帕酮、美西律等。

2. 急性心肌缺血急性心肌梗死发病开始的 24 小时内,患者室颤的发生率很高。近年来开展介入治疗及溶栓治疗后,使闭塞血管尽早打开,室颤发生率大大下降。研究发现,室颤与室性期前收缩之间并无必然联系,但出现室性期前收缩后可早期使用 β 受体阻滞剂以防室颤发生。无需预防性使用抗心律失常药。

3. 慢性心脏病变心肌梗死后或心肌病患者常伴室性期前收缩。Ⅰ 类抗心律失常药物,虽能有效减少心肌梗死后室性期前收缩,但总死亡率和猝死的风险反而增加,心肌梗死后期前收缩患者应避免应用Ⅰ类抗心律失常药物;β受体阻滞剂控制心肌梗死后的室性期前收缩疗效不显著,但可减少总死亡率、再梗死率和猝死发生率。

（二）室性心动过速

室性心动过速(ventricular tachycardia),简称室速,是起源于希氏束分支以下的特殊传导系统或心室肌的连续3个或3个以上的异位心搏。

【病因】

室速常发生于各种器质性心脏病患者,最常见的是冠心病,特别是急性心肌梗死患者,其次是心肌病、心力衰竭、心瓣膜病等,其他病因包括代谢障碍、电解质紊乱等。偶见于无器质性心脏病者。

【临床表现】

临床症状的轻重与室速发作时心室率、持续时间、基础心脏病变和心功能状况有关。发作时间<30秒、能自行终止的非持续性室速的患者常无症状。持续性室速(发作时间>30秒,需药物或电复律能终止)常伴血流动力学障碍和心肌缺血,患者可有血压下降、少尿、晕厥、心绞痛等症状。

听诊时心律轻度不规则,第一、二心音分裂。如发生完全性室房分离,第一心音强度经常变化,颈静脉间歇出现巨大a波。当心室搏动逆传夺获心房,房室几乎同时收缩,颈静脉可有规律的巨大a波。

【心电图特征】

1. 3个或3个以上的室性期前收缩连续出现。

2. QRS波群宽大畸形,时限>0.12秒,ST-T波与QRS主波方向相反。

3. 心室率通常100～250次/分,节律规则或略不规则。

4. 心房波与QRS无固定关系,形成房室分离,可有心室夺获(室上性冲动下传至心室并激动心室形成正常QRS波)和室性融合波(室上性冲动下传至心室,并与心室异位激动点同时激动心室,使QRS波形态介于窦性与异位室性搏动之间)。

5. 发作通常突然开始(图3-13)。

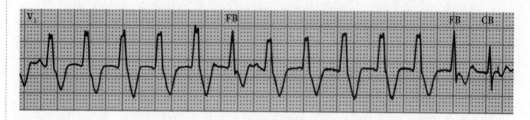

图3-13 室性心动过速

根据室速发作时QRS波的形态是否相同,可将室速分为单形性室速与多形性室速。尖端扭转性室速是多形性室速的一个特殊类型,其特征是:发作时QRS波围绕着等电位线连续扭转。QT间期常超过0.5秒,U波明显。

判断室速的心电图表现:①室性融合波;②心室夺获;③室房分离;④全部心前区导联QRS波群主波方向呈同向性。

【治疗要点】

有器质性心脏病或有明确诱因首先应给予针对性治疗;无器质性心脏病者发生非持续性室速,如无症状或无血流动力学障碍,处理原则同室性期前收缩。持续性室速发作者,无论有无器质性心脏病,都应给予治疗。

1. 终止室速发作　室速发作者如无明显血流动力学障碍,首先给予静脉注射利多卡因或普鲁卡因胺,同时静脉持续滴注。普罗帕酮亦十分有效,但不宜用于心力衰竭或心肌梗死患者。其他药物无效,可选用胺碘酮静脉注射或直流电复律。如已出现低血压、休克、心绞痛、心力衰竭或脑血流灌注不足等症状,应迅速施行电复律。洋地黄中毒引起者不宜用电复律。

尖端扭转性室速者,应积极寻找并处理导致 QT 间期延长的病因,治疗上首先给予静脉注射用镁盐。

2. 预防复发　首先应努力寻找和治疗诱发及使室速持续的可逆性病变,如缺血、低血钾等。治疗心室率过于缓慢的疾病(窦性心动过缓、房室传导阻滞等)、充血性心力衰竭等有助于减少室速发作。

在预防效果大致相同的情况下,可选择毒副作用小的药物。β 受体阻滞剂能降低心肌梗死后猝死发生率,其作用可能通过降低交感神经活性与改善心肌缺血来实现。胺碘酮显著减少心肌梗死后及心力衰竭患者的心律失常或猝死发生率。普罗帕酮增加心脏骤停存活者的死亡率。

单一药物无效可联合用药,不宜单一大剂量用药。植入式心脏复律除颤仪疗效好。特发性单源性室速可试用导管射频消融治疗。

（三）心室扑动与心室颤动

心室扑动与心室颤动(ventricular flutter and fibrillation)简称室扑与室颤,是致命性的心律失常。

【病因】

常见于缺血性心脏病。另外,抗心律失常药特别是引起 QT 间期延长的药物、严重缺血缺氧、预激综合征合并房颤等亦可引起室扑或室颤。

【临床表现】

临床症状包括抽搐、意识丧失、呼吸停顿甚至死亡。听诊心音消失,测不到脉搏及血压。伴随急性心肌梗死发生而不伴泵衰竭或心源性休克的原发性室颤,预后较佳,抢救成功率较高,复发率很低。相反,非伴随急性心梗的室颤,一年内复发率高达20% ~ 30% 。

【心电图特征】

室扑心电图呈正弦波图形,波幅大而规则,频度为 150 ~ 300 次/分(通常在 200次/分以上)。室颤波形、振幅及频率均极不规则,无法辨别 QRS 波群、ST-T 波(图 3-14)。

【治疗要点】

应争分夺秒进行抢救,尽快恢复有效心室收缩。紧急处理包括胸外心脏按压、人工呼吸(有呼吸停止者)、直流电除颤及药物应用等。最有效的方法是电除颤,无条件进行电除颤者应即刻给予胸外心脏按压。

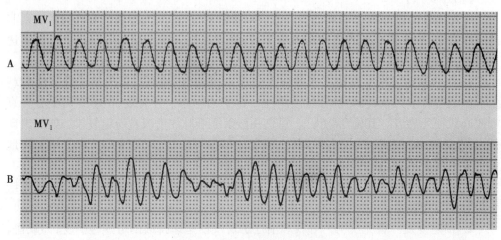

图 3-14　心室扑动与心室颤动

五、心脏传导阻滞

冲动在心脏传导系统的任何部位均可发生传导减慢或阻滞。如发生在窦房结与心房间的阻滞为窦房传导阻滞；在心房与心室间发生为房室传导阻滞；在心房内发生为房内阻滞；位于心室内称为室内阻滞。

按阻滞的严重程度可将传导阻滞分为三度：一度传导阻滞为传导时间延长，但全部冲动仍能传导；二度可分为莫氏Ⅰ型（文氏型）和莫氏Ⅱ型。文氏型的表现为传导时间进行性延长，直到一次冲动不能传导；Ⅱ型表现为传导阻滞间歇出现。三度传导阻滞为所有冲动都不能传导，又称完全性传导阻滞。

本章介绍房室传导阻滞及室内阻滞。

（一）房室传导阻滞

房室传导阻滞（atrioventricular block）又称房室阻滞，是指房室交界区脱离生理不应期后，心房冲动传导延迟或不能传导至心室。房室阻滞可发生在房室结、希氏束及束支等不同部位。

【病因】

正常人或运动员可发生文氏型（莫氏Ⅰ型）房室阻滞，夜间多见，与迷走神经张力增高有关。各种心脏病，如高血压性心脏病、冠心病、心脏瓣膜病、心脏手术，以及电解质紊乱、药物中毒等都是房室阻滞的病因。心脏纤维支架的钙化与硬化、传导系统本身的原发性硬化变性疾病可能是成人孤立性慢性心脏传导阻滞的最常见病因。

【临床表现】

一度房室传导阻滞患者常无症状。二度房室传导阻滞有心搏脱落时可有心悸，也可无症状。三度房室传导阻滞的症状取决于心室率快慢与原发病变，症状包括疲倦、乏力、头晕、晕厥、心肌缺血和心力衰竭的表现。突发的三度房室传导阻滞常因心室率过慢导致急性脑缺血，患者可出现意识丧失、甚至抽搐等症状，严重者可发生猝死。

听诊时，一度房室传导阻滞可有第一心音减弱；文氏型可有第一心音逐渐减弱，并有心搏脱落;莫氏Ⅱ型有间歇性心搏脱落,但第一心音强度恒定。三度房室传导阻滞第一心音强度经常变化,第二心音正常或反常分裂,房室同时收缩时可见颈静脉巨大的 a 波。

【心电图特征】

1. 一度房室传导阻滞仅有房室传导时间的延长,时间>0.20 秒,每个心房冲动都能传导心室(图 3-15)。

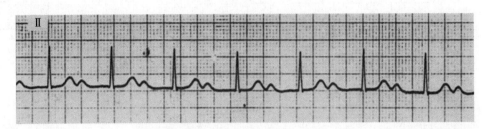

图 3-15　一度房室传导阻滞

2. 二度房室传导阻滞

(1) Ⅰ型房室传导阻滞:较常见。心电图表现为:①PR 间期进行性延长,相邻 RR 间期逐渐缩短,直至一个 P 波受阻不能下传至心室;②包含受阻 P 波在内的 RR 间期小于正常窦性 PP 间期的两倍(图 3-16,上条)。大多数情况下阻滞位于房室结,QRS 波群正常。极少数可位于希氏束下部(束支传导阻滞),QRS 波呈束支传导阻滞图形。此型传导阻滞很少发展为三度房室传导阻滞。

(2) Ⅱ型房室传导阻滞:心房冲动传导突然阻滞,但 PR 间期固定不变且时限大多正常,QRS 波正常,则阻滞可能位于房室结内(图 3-16,下条),QRS 波增宽,形态异常时,阻滞位于希氏束-普肯耶系统。本型易转变成三度房室传导阻滞。

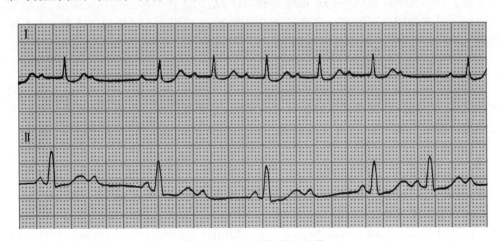

图 3-16　二度房室传导阻滞

上条左起第 3 个 P 波始,PR 间期逐渐延长,直至第 8 个 P 波后的 QRS 波脱落,出现长间歇,形成 6:5 传导,为文氏型传导阻滞。下条为 P 波规律出现,PR 间期固定,P 波与 QRS 波之比为 2:1～3:2,为莫氏Ⅱ型房室传导阻滞

3. 三度房室传导阻滞　此时全部心房冲动均不能下传至心室。心电图特征为:

①心房和心室的活动各自独立,互不相关;②心房率快于心室率,心房冲动来自窦房结或异位心房节律;③心室起搏点通常在阻滞部位下方,如位于希氏束及其近邻,则心室率约40~60次/分,QRS波正常,心律较稳定;如位于室内传导系统的远端,则心室率在40次/分以下,QRS波增宽,心律常不稳定(图3-17)。

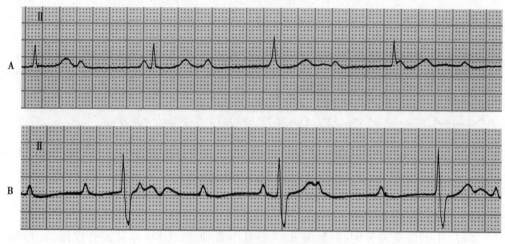

图3-17　三度房室传导阻滞

【治疗要点】

应针对不同病因进行治疗。一度房室阻滞与二度Ⅰ型房室阻滞的心室率不太慢,无需特殊治疗。二度Ⅱ型与三度房室阻滞者,如心室率显著减慢,伴有明显症状与血流动力学障碍,甚至出现阿-斯综合征,应给予起搏治疗(见本章第十一节)。

阿托品(0.5~2.0mg,静脉注射)可提高房室阻滞患者的心率,适用于房室结阻滞的患者。异丙肾上腺素(1~4μg/min,静脉滴注)适用于任何部位的房室阻滞,但急性心肌梗死患者应用后可能产生严重室性心律失常,应慎用。上述药物仅适用于无心脏起搏条件的应急情况,不应长期使用。

（二）室内传导阻滞

室内传导阻滞(intraventricular block)又称室内阻滞,是指希氏束分叉以下部位的传导阻滞。室内传导阻滞又可分为右束支阻滞、左束支阻滞、左前分支阻滞与左后分支阻滞。病变可波及单支、双支或三支。

【病因】

1. 右束支阻滞(right bundle-branch block,RBBB)　较为常见,常发生于风湿性心脏病、高血压性心脏病、冠心病及心肌病,亦可见于大面积肺梗死、急性心肌梗死患者。正常人亦可发生右束支阻滞。

2. 左束支阻滞(left bundle-branch block,RBBB)　常发生于心力衰竭、急性心肌梗死、急性感染、高血压性心脏病、风湿性心脏病及冠心病等。左前分支阻滞(left anterior fascicular block)较为常见。

【心电图特征】

1. 右束支阻滞　完全性右束支阻滞:QRS波群时限≥0.12秒。$V_{1\sim2}$导联呈rsR′,R波粗钝,$V_{5\sim6}$导联呈qRS,S波增宽。T波与主波方向相反(图3-18)。不完全性右束支阻滞的图形与完全性右束支传导阻滞相似,但 QRS 时限<0.12 秒。

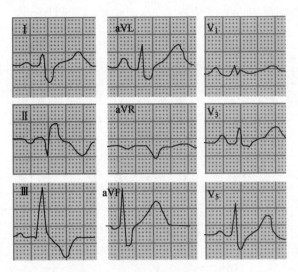

图 3-18 完全性右束支传导阻滞

2. 左束支阻滞 完全性左束支阻滞:QRS 时限≥0.12 秒。$V_{5～6}$导联 R 波宽大,顶部有切迹,其前方无 q 波。$V_{1～2}$导联呈宽阔的 QS 波或 rS 波,$V_{5～6}$T 波与 QRS 主波方向相反(图 3-19)。不完全性左束支阻滞的图形与完全性左束支传导阻滞相似,但 QRS 时限<0.12 秒。

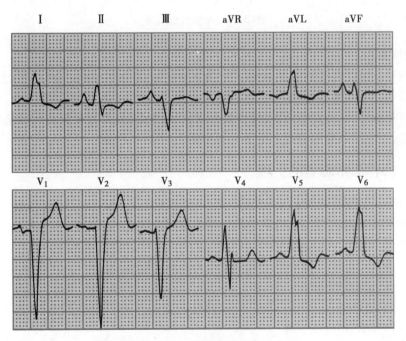

图 3-19 完全性左束支传导阻滞

3. 左前分支阻滞额面平均 QRS 电轴左偏达-90°～-45°。Ⅰ、aVL 导联呈 qR 波,Ⅱ、Ⅲ、aVF 导联呈 rS 形,QRS 时限<0.12 秒(图 3-20)。

笔记

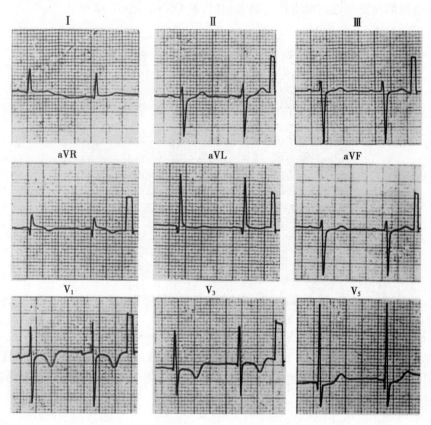

I   II   III

aVR   aVL   aVF

V_1 V_3 V_5

图 3-20　左前分支阻滞

【治疗要点】

慢性单侧束支阻滞的患者如无症状,无需治疗。双分支与不完全性三分支阻滞有可能进展为完全性房室传导阻滞,不必常规预防性起搏治疗,但需监测病情。急性心肌梗死伴双分支、三分支阻滞,或慢性双分支,三分支阻滞,伴有晕厥或阿-斯综合征发作的患者,则应尽早考虑植入心脏永久起搏器。

六、心律失常患者的护理

【常用护理诊断/问题】

1. 活动无耐力　与心律失常导致心排血量减少有关。

2. 焦虑/恐惧　与疾病带来的不适感、意识到自己的病情较重等有关。

3. 有受伤的危险　与心律失常引起的头晕及晕厥有关。

4. 潜在并发症:猝死。

【护理措施】

1. 病情观察

(1) 心电监护:应注意有无引起猝死的严重心律失常征兆,如频发性、多源性或成对室早、室速,密切监测高度房室传导阻滞、病窦综合征等患者的心室率。发现上述情况应立即汇报医生,同时做好抢救准备。

(2) 生命体征:密切监测患者的血压、脉搏及呼吸的变化。

笔记

148

（3）组织灌注不足的征象：观察神志、面色、四肢末梢循环情况，同时监测尿量。对行房颤电复律的患者，应注意有无栓塞征象的出现。

2. 休息与活动

（1）功能性或轻度器质性心律失常且血流动力学改变不大的患者，应注意劳逸结合，可维持正常工作和生活，积极参加体育锻炼，以改善自主神经功能。

（2）有血流动力学不稳定的心律失常患者应绝对卧床休息，以减少心肌耗氧量，降低交感神经活性。协助做好生活护理，保持大便通畅，避免和减少不良刺激。

3. 饮食护理　进食低脂、富含纤维素、含钾丰富的清淡饮食，少食多餐，避免饱食。合并心衰者应限制钠盐的摄入。鼓励进食含钾丰富的食物，如豆类、鲜蘑菇、芋头、菠菜、腐竹、香蕉、荸荠、椰子、鲜枣等，以避免低血钾诱发心律失常。鼓励多食纤维素丰富的食物，如韭菜、芹菜、竹笋、红薯等，保持大便通畅。避免咖啡、可乐、浓茶及刺激性食物。

4. 用药护理

（1）正确使用抗心律失常药：口服药应按时按量服用，静脉注射及滴注药物应严格按医嘱给药，用药过程中及用药后要注意观察患者心律、心率、血压、呼吸及意识状况，以判断疗效。抗心律失常药物按照 Vaughan Williams 分类法根据药物作用的电生理特点分为四类，其中Ⅰ类再分为三个亚类。

1）Ⅰ类阻断心肌和心脏传导系统的钠通道。①ⅠA 药物减慢动作电位 0 相上升速度（Vmax），延长动作电位的时限，药物包括奎尼丁、普鲁卡因胺、丙吡胺等；②ⅠB 药物不减慢 Vmax，缩短动作电位的时限，药物包括利多卡因、苯妥英钠、美西律等；③ⅠC药物减慢 Vmax，减慢传导与轻微的延长动作电位时限，药物包括普罗帕酮、恩卡尼、氟卡尼等。

2）Ⅱ类药物阻断 β 肾上腺素能受体，药物包括美托洛尔、阿替洛尔、比索洛尔等。

3）Ⅲ类药物抑制多种钾电流，延长动作电位复极，药物包括胺碘酮、索他洛尔等。

4）Ⅳ类药物钙通道阻滞剂，药物包括维拉帕米、地尔硫草等。

（2）观察药物不良反应，常见不良反应见表3-4。

表3-4　常用抗心律失常药物的适应证及不良反应

药名	适 应 证	不 良 反 应
奎尼丁	房性与室性期前收缩；各种快速性心动过速；心房颤动和扑动；预防上述心律失常复发	①消化道症状：畏食、呕吐、恶心、腹泻、腹痛等 ②血液系统症状：溶血性贫血、血小板减少 ③心脏方面：窦性停搏、房室阻滞、QT 间期延长与尖端扭转性室速、晕厥、低血压 ④其他：视听觉障碍、意识模糊、皮疹、发热
普鲁卡因胺	同奎尼丁	①心脏方面：中毒浓度抑制心肌收缩力，低血压、传导阻滞、QT 间期延长及多形性室速 ②胃肠道反应较奎尼丁少见，中枢神经系统反应较利多卡因少见 ③其他：可见发热、粒细胞减少症；药物性狼疮

药名	适 应 证	不 良 反 应
利多卡因	急性心肌梗死或复发性室性快速性心律失常;心室颤动复苏后防止复发	①神经系统方面:眩晕、感觉异常意识模糊、谵忘、昏迷 ②心脏方面:少数可引起窦房结抑制,房室传导阻滞
美西律	急、慢性室性快速性心律失常(特别是 QT 间期延长者);常用于小儿先天性心脏病及室性心律失常	①心脏方面:低血压(发生于静脉注射时)、心动过缓 ②其他:呕吐、恶心、运动失调、震颤、步态障碍、皮疹
普罗帕酮	室性期前收缩;各种类型室上性心动过速,难治性、致命性室速	①心脏方面:窦房结抑制、房室传导阻滞、加重心力衰竭 ②其他:眩晕、味觉障碍、视力模糊;胃肠道不适;可能加重支气管痉挛
β 受体阻滞剂	甲状腺功能亢进、嗜铬细胞瘤、麻醉、运动与精神诱发的心律失常;房颤与房扑时减慢心室率;室上性心动过速;洋地黄中毒引起的心动过速、期前收缩等;长 QT 间期延长综合征;心肌梗死后	①心脏方面:低血压、心动过缓、充血性心力衰竭、心绞痛患者突然撤药引起症状加重、心律失常、急性心肌梗死 ②其他:加剧哮喘与慢性阻塞性肺疾病;间歇性跛行、雷诺现象、精神抑郁;糖尿病患者可能出现低血糖、乏力
胺碘酮	各种快速心律失常;肥厚性心肌病,心肌梗死后室性心律失常、复苏后预防室性心律失常复发	①最严重心外毒性为肺纤维化;转氨酶升高;光过敏,角膜色素沉着;甲状腺功能亢进或减退;胃肠道反应 ②心脏方面:心动过缓,致心律失常作用少
维拉帕米	各种折返性室上性心动过速;房颤与房扑时减慢心室率,某些特殊类型的室速	①增加地高辛浓度 ②心脏方面:低血压、心动过缓、房室阻滞、心搏停顿 禁用于严重心力衰竭、严重房室传导阻滞、房室旁路前传的房颤、严重窦房结病变、室性心动过速、心源性休克
腺苷	折返环中含有房室结的折返性心动过速的首选药;心力衰竭、严重低血压适用	潮红,短暂的呼吸困难、胸部压迫感(1 分钟左右),可有短暂的窦性停搏、室性期前收缩或短阵室性心动过速

5. 对症护理

(1)心悸:①症状明显时尽量避免左侧卧位,因左侧卧位时患者感觉到心脏搏动而使不适感加重;②给氧:伴呼吸困难、发绀时,给予 2~4L/min 氧气吸入;③必要时遵医嘱服用 β 受体阻滞剂等药物。

(2)眩晕、晕厥:①评估眩晕、晕厥发生的原因,了解晕厥发生的诱因、持续时间、伴随症状及先兆症状等;②避免剧烈活动和单独活动,一旦出现症状,应立即平卧,以免跌倒;③晕厥或近似晕厥的患者改变体位时动作应缓慢。

(3)阿-斯综合征和猝死:①情绪激动、创伤、劳累、寒冷、失眠、排便用力等是诱发猝死的因素,正确指导患者休息和活动,注意心理疏导,保持安静、舒适的生活环境,减少干扰,以降低猝死的发生率;②准备好抗心律失常的药物(表3-4)、抢救药品、除颤仪、临时起搏器等,对于突然发生室扑或室颤的患者,立即行非同步直流电除颤。

(4) 心绞痛:见本章第五节"冠状动脉粥样硬化性心脏病"的心绞痛部分。

6. 心理护理　经常与患者交流,倾听患者心理感受,给予必要的解释与安慰,加强巡视。鼓励家属安慰患者,酌情增减家属探视时间。

7. 中医护理　本病属中医"心悸"、"怔忡"范畴。心虚胆怯者可常服补血健脾之品如山药粥、黄芪或茯苓粥、红枣粥、桂圆红枣汤等。阴虚火旺者可加用银耳羹、莲子羹、西洋参茶、核桃仁粥等,以滋阴补肾。心气不足者饮食中可加用当归、龙眼肉、人参、酸枣仁等。

【健康教育】

1. 知识宣教　向患者讲解心律失常的病因、诱因及防治知识。

2. 生活指导　指导患者注意休息,劳逸结合,防止增加心脏负担。无器质性心脏病的患者应积极参与适当的体育锻炼,改善自主神经功能。有器质性心脏病的患者根据心功能情况酌情活动。

3. 饮食指导　指导患者进食低脂、富含维生素和纤维素的易消化饮食,少食多餐,避免饱餐。

4. 病情监测　教会患者及家属自测脉搏和心率的方法,每日1次,每次1分钟。教会患者家属心肺复苏术。有晕厥史的患者应避免从事驾驶、高空作业等危险工作,出现头晕等脑缺血症状时,应立即平卧。

5. 用药指导　积极治疗原发病,遵医嘱服用抗心律失常药,不可自行增减或停药,同时注意观察药物的不良反应。

6. 定期随访　嘱患者有异常情况及时就诊,定期复查ECG。

【结语】

心律失常是指心脏冲动的频率、节律、起源部位、传导速度与激动顺序的异常。根据其发生机制不同,可将其分为激动起源异常与激动传导异常。主要表现有心悸、乏力、头晕、晕厥、心绞痛、心力衰竭、阿-斯综合征等。快速性心律失常常用抗心律失常药和电除颤治疗;缓慢性心律失常尽量采用起搏治疗。护理重点是监测心电监护、生命体征及心电图变化,指导合理的休息与活动;及时发现严重情况及时通知医生并处理;心理支持。

第四节　心脏瓣膜病

 案例导入

患者钱女士,52岁,工人。患者20年来反复于劳累或受凉后出现胸闷、心悸、气急,休息后稍好转。曾经多次住院,经治疗后好转出院。3天前患者受凉后出现发热、胸闷、气急、夜间不能平卧、咳嗽、咳少量白色泡沫痰,遂来我院进一步治疗。患者配偶及子女均身体健康,家庭关系融洽,经济状况良好。

身体评估:T 38.2℃,P 90 次/分,R 21 次/分,BP 110/70mmHg,神志清,二尖瓣面容,颈静脉怒张,双肺底闻及湿啰音。心瓣膜区可触及震颤,HR 110 次/分,可闻及心尖部隆隆样舒张期杂音。肝肋下3cm,质地中等。双下肢轻度水肿。

辅助检查:心电图示心房颤动;超声心动图示二尖瓣中度狭窄伴中度反流。

入院诊断:风湿性心脏瓣膜病、二尖瓣狭窄伴关闭不全,房颤,心力衰竭,心功能Ⅲ级。

请问:该患者护理评估的重点有哪些? 主要的护理诊断或问题有哪些? 应采取哪些主要的护理措施有哪些?

心脏瓣膜病(valvular heart disease)是指由于炎症、黏液样变性、退行性改变、先天性畸形、缺血性坏死、创伤等原因引起的单个或多个瓣膜结构(包括瓣叶、瓣环、腱索、乳头肌等)的结构或功能异常,导致瓣口狭窄和(或)关闭不全。瓣口狭窄,使心腔压力负荷增加;瓣口关闭不全,使心腔容量负荷增加。这些血流动力学改变会导致心房或心室结构改变及功能异常,最终出现心律失常、心力衰竭等临床表现。

风湿性心脏瓣膜病(rhematic valvular heart disease)简称风心病,是由于风湿炎症导致的瓣膜损害,主要累及 40 岁以下人群,女性多见。近年来,随着生活环境和医疗条件的改善,风心病的患病率有所下降,但我国瓣膜性心脏病仍然以风心病最常见。另外,随着人口的老龄化,瓣膜黏液样变性和瓣膜钙化退行性改变所致的心脏瓣膜病在我国逐渐增多。风湿性心脏病患者中二尖瓣最常受累,其次是主动脉瓣;而老年退行性瓣膜病以主动脉瓣膜病变最为常见,其次是二尖瓣病变。本节主要介绍二尖瓣及主动脉瓣病变。

一、二尖瓣狭窄

二尖瓣狭窄(mitral stenosis)的主要病因是风湿热。急性风湿热后形成二尖瓣狭窄至少需要 2 年,通常需要 5 年以上的时间。多数患者的无症状期为 10 年以上。故风湿性二尖瓣狭窄一般在 40～50 岁发病。风湿性心脏病患者以女性患者居多,约占2/3。患者通常有反复链球菌咽峡炎或扁桃体炎史。单纯二尖瓣狭窄约占风心病的25%,二尖瓣狭窄伴关闭不全占40%。

【病理生理】

1. 病理解剖　二尖瓣狭窄的病理解剖改变部位有:①瓣膜交界处;②瓣叶游离缘;③腱索。早期病变往往是在瓣膜交界面和瓣膜底部发生水肿和渗出,后期在愈合过程中因纤维蛋白的沉积和变性,使瓣膜边缘相互粘连融合,逐渐增厚而形成狭窄,瓣膜呈漏斗状,瓣口常呈鱼口状。这些病变会导致血流受阻,从而引起一系列病理生理变化。

2. 病理生理　正常成人二尖瓣口面积为 4～6cm^2。瓣口面积减小至 1.5～2.0cm^2 属于轻度狭窄;1.0～1.5cm^2 属于中度狭窄;<1.0cm^2 属于重度狭窄。轻度狭窄时,左心房压力开始升高,左心房代偿性扩张及肥厚,从而增强收缩。此时为左心房代偿期。中度至重度狭窄时,左心房压力升高,使肺静脉和肺毛细血管压力升高,导致肺毛细血管扩张和淤血,临床上出现劳力性呼吸困难,称为左心房失代偿期。肺静脉压力增高导致肺动脉压力被动升高,肺动脉高压增加右心室后负荷,引起右心室肥厚扩张,最终导致右心衰竭。

【临床表现】

1. 症状 一般二尖瓣中度狭窄（瓣口面积<1.5cm²）开始有临床症状。

（1）呼吸困难：是最常见的早期症状，与不同程度的肺淤血有关。运动、精神紧张、妊娠、感染或房颤等为常见诱因。通常先出现劳力性呼吸困难，随着病程进展，可出现静息时呼吸困难、夜间阵发性呼吸困难，甚至端坐呼吸。

（2）咯血：有几种情况：①大咯血：见于二尖瓣重度狭窄患者，可为首发症状，原因是支气管静脉血同时回流入体循环静脉和肺静脉，当肺静脉压力增高时，黏膜下淤血、扩张而导致壁薄的支气管静脉破裂所致，主要见于二尖瓣狭窄早期；②血性痰或血丝痰：与支气管炎、肺部感染和肺毛细血管破裂有关，常伴夜间阵发性呼吸困难；③胶冻状暗红色痰：肺梗死时可出现，为二尖瓣狭窄合并心力衰竭的晚期并发症；④粉红色泡沫样痰：为急性肺水肿的特征，由毛细血管破裂所致。

（3）咳嗽：较常见，多在夜间睡眠或体力劳动后出现，表现为干咳或咳泡沫痰，可能与患者支气管黏膜淤血水肿易患支气管炎，或左心房增大压迫左主支气管有关。

（4）声音嘶哑：较少见，由于左心房显著扩大、左肺动脉扩张压迫左侧喉返神经引起。

2. 体征 重度狭窄患者常有双颧发绀，称为"二尖瓣面容"。心尖部可触及舒张期震颤；典型体征是心尖区可闻及低调的舒张中晚期隆隆样杂音，局限，不传导。若心尖部闻及第一心音亢进和（或）开瓣音，提示瓣膜前叶柔顺，活动度好；当肺动脉瓣区第二心音亢进伴分裂，提示肺动脉高压。

3. 并发症

（1）心房颤动：为早期常见的并发症，也是二尖瓣狭窄最常见的心律失常，可能为患者就诊的首发症状。初期房颤发作可为阵发性，之后可转为持续性房颤。一旦并发快速性房颤，患者常可突然出现极度呼吸困难，甚至诱发急性肺水肿。

（2）右心衰竭：是晚期常见的并发症，与继发性肺动脉高压有关。

（3）急性肺水肿：为重度二尖瓣狭窄的严重并发症，如不及时救治可能会致死。

（4）血栓栓塞：20%以上的患者可发生体循环栓塞，其中80%伴房颤，以脑动脉栓塞最常见，约占2/3，也可发生四肢、脾、肾和肠系膜等动脉栓塞。栓子主要来源于扩大的左心房，房颤是其危险因素之一。

（5）感染性心内膜炎：单纯二尖瓣狭窄者较少见。

（6）肺部感染：常见，常因肺静脉压力增高及肺淤血所致。感染后可诱发或加重心衰。

【辅助检查】

1. 超声心动图 是确诊二尖瓣狭窄最敏感可靠的方法，可显示二尖瓣狭窄的程度及其活动状态。M型超声心动图示二尖瓣前叶活动曲线EF斜率降低，双峰消失，后叶与前叶同向运动，半夜回声增强，呈现"城墙样"改变。二维超声心动图可以显示瓣膜的形态、瓣叶的活动度，测量瓣口面积。彩色多普勒血流显像可观察二尖瓣狭窄的射流。食管超声有利于检出左心耳及左心房附壁血栓。

2. X线检查 ①轻度狭窄者仅表现为左心房扩大，肺轻度淤血；②中度以上狭窄者显示主动脉弓缩小、肺动脉段突出、左心房扩大，心影呈梨形，右心室扩大及肺门阴影加深。

3. 心电图　重度狭窄可出现"二尖瓣型 P 波",即 P 波宽度>0.12 秒,伴切迹,终末负向波增大。QRS 波群示电轴右偏和右心室肥厚的表现。

4. 右心导管检查　主要测定右心室、肺动脉和肺毛细血管压力、肺循环阻力以及计算心排血量等,从而判断病变的程度。

【诊断要点】

心尖区有舒张期隆隆样杂音伴 X 线或心电图示左心房增大,一般即可诊断,超声心动图检查可明确诊断。

【治疗要点】

1. 一般治疗　①为了预防风湿热复发,推荐长期甚至终身使用苄星青霉素 120 万 U 肌内注射,每月一次;②二尖瓣狭窄可能并发感染性心内膜炎,应注意预防感染性心内膜炎的发生;③无症状者,无需特殊治疗,但应避免剧烈体力活动,每 6～12 个月门诊随访。

2. 并发症的处理

(1) 大量咯血:让患者取坐位,使用镇静剂及静脉使用利尿剂,以降低肺静脉压。

(2) 急性肺水肿:处理原则与急性左心衰竭所致的肺水肿相似。但是需要注意:①避免使用以扩张小动脉为主的药物,应选择扩张静脉类、减轻心脏前负荷为主的硝酸酯类药物;②正性肌力药对二尖瓣狭窄所致的肺水肿无益,但可应用于房颤伴快速心室率的患者。

(3) 慢性房颤者如无禁忌证应长期服用华法林,预防血栓栓塞。其他治疗参见本章第三节心律失常。

3. 介入及手术治疗包括经皮球囊二尖瓣成形术、二尖瓣分离术和人工瓣膜置换术等。

二、二尖瓣关闭不全

二尖瓣结构包括四个部分:瓣叶、瓣环、腱索、乳头肌,其中任何一个或多个部分发生结构异常或功能失调均可导致二尖瓣关闭不全(mitral incompetence)。二尖瓣关闭不全常与二尖瓣狭窄同时存在,也可单独存在。

【病理解剖与病理生理】

1. 病理解剖　风湿性炎症使瓣膜僵硬、变性、瓣缘卷缩不能合拢,以及乳头肌增厚、缩短或与心内膜融合,使瓣膜活动受限,以至于心室收缩时两瓣叶不能紧密闭合。腱索延长、断裂,瓣环断裂、乳头肌功能不全等均可导致二尖瓣脱垂,形成或加重关闭不全。

2. 病理生理　二尖瓣关闭不全的主要病理生理变化是左心室每搏输出的血流一部分反流入左心房,使左心房负荷和左心室舒张期负荷增加,从而引起一系列血流动力学改变。

(1) 急性:左心室部分血液在收缩期经关闭不全的二尖瓣口反流入左心房,与肺静脉至左心房的血流汇总,在舒张期再流入左心室,使左心房和左心室的容量负荷骤增,而左心室急性扩张能力有限,如容量超过左心室代偿能力,则左心室舒张末压急剧上升。左心房压也急剧升高,导致肺淤血,甚至肺水肿,进一步发展导致肺动脉高压和右心衰竭。

（2）慢性：慢性二尖瓣关闭不全时左心室舒张期容量负荷增加，但通过 Frank-Starling 机制可使左心室搏出量增加，加上部分血液反流入左心房，室壁应力下降快，有利于左心室排空。因此，代偿期左心室总的心搏量明显增加，射血分数可维持在正常范围，此时可无临床症状（即无症状期）。

随着病程的延长，左心房接受左心室反流血液，持续严重的过度容量负荷最终导致左心房压和左心室舒张末压明显上升。当失代偿期时，每搏量和射血分数下降，肺静脉和肺毛细血管压力增高，发生肺淤血、左心衰竭。晚期出现肺动脉高压、右心衰竭，最终导致全心衰竭。

【临床表现】

1. 症状

（1）急性：轻者仅有轻微劳力性呼吸困难，重者可迅速发生急性左心衰竭，甚至心源性休克。

（2）慢性：轻度患者可以持续终身无症状。程度较重的患者，由于心室收缩期，血液反流入左心房，使心排血量减少，可表现为疲乏无力，同时，肺静脉淤血可导致不同程度的呼吸困难。发展到晚期可出现右心衰竭的表现。

2. 体征　心尖搏动增强，可见抬举性搏动。心尖区可闻及Ⅲ级以上全收缩期粗糙的吹风样杂音。晚期可出现右心衰竭的体征，如颈静脉怒张、肝脏肿大、下肢水肿等。

3. 并发症　与二尖瓣狭窄相似。心房颤动见于 3/4 的慢性重度二尖瓣关闭不全患者；感染性心内膜炎较二尖瓣狭窄多见，体循环栓塞较二尖瓣狭窄少见。

【辅助检查】

1. 超声心动图　脉冲多普勒超声可在二尖瓣左心房侧可探及收缩期反流束，从而确诊二尖瓣反流。彩色多普勒血流显像诊断二尖瓣关闭不全的敏感率几乎可达100%，并可半定量反流的程度。二维超声心动图可以显示二尖瓣结构的形态特征，有助于明确病因诊断。

2. X 线检查　急性者心影正常或左心房轻度增大伴明显肺淤血。慢性重度反流者常见左心房、左心室增大，左心衰竭时可见肺淤血和间质性肺水肿征象。

3. 其他　放射性核素、心室造影可测定左心室收缩与舒张末期容积、射血分数，以判断左心室收缩功能。并可通过左、右心室心搏量的比值来评估反流程度，该比值>2.5 提示严重反流。

【诊断要点】

主要根据病史、临床表现、心尖区收缩期杂音及辅助检查结果做出诊断。超声心动图检查有确诊价值。

【治疗要点】

1. 急性治疗　目的是减少反流量、增加心排血量，降低肺静脉压，内科治疗一般为术前过渡措施。外科治疗为根本措施，应在药物控制症状的基础上，采取紧急或择期手术。

2. 慢性

（1）内科治疗：①风心病伴风湿活动者需抗风湿治疗，并预防风湿热复发；②治疗感染性心内膜炎、房颤及心力衰竭等并发症；③无症状、心功能正常者无需特殊治疗,但应定期随访。

（2）外科治疗:为恢复瓣膜关闭完整性的根本措施,应在发生不可逆的左心室功能不全之前施行手术,否则影响手术预后。手术包括瓣膜修补术和人工瓣膜置换术。

三、主动脉瓣狭窄

主动脉瓣狭窄(aortic stenosis)是指主动脉病变引起主动脉瓣开放受限,导致左心室向升主动脉射血时发生血流受阻。风湿性炎症引起的单纯性主动脉瓣狭窄少见,大多伴有不同程度的主动脉关闭不全和二尖瓣狭窄。

【病理解剖及病理生理】

1. 病理解剖　风湿性炎症导致瓣叶交界处粘连融合,瓣叶纤维化、僵硬、钙化和挛缩畸形,导致主动脉瓣狭窄。

2. 病理生理　主要是左心室流出道梗阻和排血障碍。正常成人主动脉瓣口面积 $3.0 \sim 4.0cm^2$。当瓣口面积减少一半时,收缩期仍无明显跨瓣压差。当瓣口 $\leqslant 1.0cm^2$ 时,左心室收缩压明显升高,跨瓣压差显著,导致左心室壁向心性肥厚,室壁顺应性下降,引起左心室舒张末压进行性升高;该压力通过二尖瓣传导至左心房,使左心房后负荷增加;长期左心房负荷增加,导致肺静脉压、肺毛细血管压和肺动脉压等相继增高,最终出现左心衰竭。

另外,主动脉瓣口狭窄导致左心室收缩压增高,引起左心室肥厚,左心室射血时间延长,使心肌耗氧量增加;主动脉狭窄时常因主动脉根部舒张压降低、左心室舒张末压增高压迫心内膜下血管使冠状动脉灌流减少。上述机制导致心肌缺血缺氧和心绞痛发作,进一步损害左心功能,并可以导致头晕、黑蒙及晕厥等脑缺血症状。

【临床表现】

1. 症状　主动脉瓣狭窄患者无症状期长,当瓣口面积 $\leqslant 1.0cm^2$ 时才出现症状。呼吸困难、心绞痛和晕厥为典型主动脉瓣狭窄的三联征。

（1）呼吸困难:劳力性呼吸困难为晚期患者常见的首发症状,见于90%的有症状患者。继而可发生阵发性呼吸困难、端坐呼吸和急性肺水肿。

（2）心绞痛:常由运动诱发,休息后可缓解,见于60%的有症状患者。主要由心肌缺血所致,极少数由瓣膜钙质栓塞冠状动脉引起。

（3）晕厥:多于直立、运动中或运动后发生,由脑缺血引起。少数患者在休息时发生。见于15%～30%有症状的患者。运动时外周血管扩张,而心排血量不能相应增加,同时心肌缺血加重,心肌收缩力减弱引起心排血量的进一步减少;休息时晕厥可由于房颤、房室传导阻滞等心律失常导致心排量骤减所致。

2. 体征

（1）心音:第一心音正常,因主动脉瓣活动性下降、左心室射血时间延长可致第二心音中的主动脉瓣成分减弱或消失,肥厚的左心房强有力收缩可产生第四心音。

（2）杂音:典型杂音性质为递增-递减型、粗糙的吹风样杂音,在主动脉瓣听诊区最响,主要向颈部传导,亦可向胸骨左下缘传导,常伴震颤。狭窄越重,杂音越长;左心衰竭或心排血量减少时杂音减弱或消失。

3. 并发症

（1）心律失常:10%的患者可发生房颤。病变累及传导系统可致房室传导阻滞,左心室肥厚及心内膜下心肌缺血可致室性心律失常。

（2）其他：可并发心源性猝死，一般见于先前有症状者。少数患者并发感染性心内膜炎、体循环栓塞等。

【辅助检查】

1. 超声心动图 是明确诊断和判定狭窄程度的重要方法。M 型和二维超声心动图有助于显示瓣膜结构和功能，可确定狭窄的病因，但不能准确定量狭窄程度。多普勒超声心动图有助于显示心脏血流，通过测定主动脉瓣口的最大血流速度，可计算最大跨瓣压力阶差及瓣口面积，从而评估其狭窄程度。

2. X 线检查 心影正常或左心室轻度增大，左心房可轻度增大，升主动脉根部常见狭窄后扩张。

3. 心电图 轻者心电图正常，中度狭窄者有左心室肥厚伴 ST-T 继发性改变，严重者可出现左心室肥厚伴劳损和左心房增大的表现。

4. 心导管检查 当超声心动图不能确定狭窄程度并考虑人工瓣膜置换时，应行心导管检查。常用的方法是通过左心双腔导管同步测定左心室和主动脉压，可通过计算左心室-主动脉收缩期峰值压差，计算出瓣口面积。瓣口面积>1.0cm^2 为轻度狭窄，0.75～1.0cm^2 为中度狭窄，<0.75cm^2 为重度狭窄。

【诊断要点】

有典型主动脉瓣区收缩期杂音，较易诊断主动脉狭窄。超声心动图可明确诊断。

【治疗要点】

1. 内科治疗 主要目的是观察狭窄程度及进展情况，为择期手术做准备。

（1）预防感染性心内膜炎，如为风心病伴风湿活动者需预防风湿热复发。

（2）无症状者定期随访，轻度狭窄者每 2 年复查一次，中、重度狭窄者应避免剧烈体力活动，每 6～12 个月复查一次。一旦出现症状，即需要手术治疗。

（3）出现房颤，及时采用直流同步电复律；并积极治疗其他可能导致症状或血流动力学改变的心律失常。

（4）心绞痛可用硝酸酯类药物。

（5）心力衰竭患者应限制水钠摄入，可使用利尿剂及洋地黄类药物。

2. 外科和介入治疗 人工瓣膜置换术为治疗成人主动脉瓣狭窄的主要方法。介入治疗主要是经皮球囊主动脉瓣成形术，但临床应用范围局限。

四、主动脉瓣关闭不全

主动脉瓣关闭不全（aortic incompetence）主要是由于主动脉瓣和（或）主动脉根部疾病所致。

【病理解剖及病理生理】

1. 病理解剖 约 2/3 的主动脉瓣关闭不全为风心病所致。风湿性病变使瓣叶缩短变形、增厚、钙化和活动受限，影响舒张期瓣叶边缘对合，导致主动脉瓣关闭不全。

2. 病理生理 舒张期主动脉内血液大量反流入左心室，使左心室舒张末容量负荷增加。左心室对慢性容量负荷增加的代偿反应为左心室肥厚扩张，以增加排血量，可维持一定的时间。随着病情进展，主动脉反流量增多，左心室呈进行性扩张，左心室舒张末容积和压力显著增加，最终导致心肌收缩力减弱，心搏出量减少，左心室功能降低,最后发展为左心衰竭。

另外,主动脉瓣关闭不全可导致体循环供血不足,产生头晕或晕厥。左心室心肌肥厚使心肌耗氧量增加,同时主动脉反流致舒张压降低使冠状动脉灌流减少,引起心肌缺血。

【临床表现】

1. 症状　轻度或中度关闭不全患者,临床可无明显症状,较重者可出现心悸、心前区不适及头部动脉强烈搏动感。少数患者可有胸痛,部分患者伴有心绞痛。常有体位性头昏,晕厥罕见。晚期出现左心衰竭的表现。

2. 体征

(1) 周围血管征:收缩压升高,舒张压降低,脉压增大。周围血管征常见,包括点头征(随心脏搏动)、水冲脉、毛细血管搏动征、股动脉枪击音、Duroziez 双重音(听诊器轻压股动脉闻及双期杂音)。

(2) 心尖搏动:因左心室扩大,心尖搏动向左下移位,可有抬举性搏动。

(3) 心音:第一心音减弱,由收缩期前二尖瓣部分关闭引起;第二心音主动脉瓣成分减弱或缺如;由于舒张早期左心室快速充盈增加,心尖区常有第三心音。

(4) 心脏杂音:主动脉瓣第二听诊区可闻及高调叹气样递减型舒张期杂音,以坐位前倾时明显。轻度反流时,杂音限于舒张早期,音调高;中、重度反流时,杂音粗糙,为全舒张期。重度反流者常在心尖区闻及舒张中晚期隆隆样杂音(即 Austin-Flint 杂音)。

3. 并发症　感染性心内膜炎、室性心律失常较常见,心脏性猝死较少见。

【辅助检查】

1. 超声心动图　多普勒血流显像可探及全舒张期反流束,为诊断主动脉瓣反流最敏感、准确的方法,并可通过计算反流血量与搏出血量的比例来判断其严重程度。M 型超声显示舒张期二尖瓣前叶或室间隔纤细扑动。二维超声可显示瓣膜和主动脉根部的形态改变,有助于确诊病因。

2. X 线检查　早期心影可正常或稍大,后期左心室增大明显。左心衰竭时有肺淤血或肺水肿征。

3. 其他　放射性核素心室造影可测定左心室舒张、收缩末期容量和静息、运动时的射血分数,以判断左心室功能。

【诊断要点】

典型主动脉瓣关闭不全的舒张期杂音伴周围血管征可以做出诊断;超声心动图可明确诊断。

【治疗要点】

1. 内科治疗　参照主动脉瓣狭窄的治疗。

2. 外科治疗　人工瓣膜置换术为治疗成人严重主动脉瓣关闭不全的主要方法。部分患者(如创伤、感染性心内膜炎所致的瓣叶穿孔)可行瓣膜修复术。

五、心脏瓣膜病患者的护理

【常用护理诊断/问题】

1. 活动无耐力　与心排血量下降有关。

2. 有感染的危险　与肺淤血及风湿活动有关。

3. 焦虑　与担心疾病预后等有关。

4. 潜在并发症：栓塞、心力衰竭、心律失常、感染性心内膜炎。

【护理措施】

1. 病情观察

（1）体温及风湿活动：定时监测体温，注意热型，超过38.5℃给予物理降温。观察有无风湿活动表现，如皮肤红斑、皮下结节、关节红肿疼痛等。

（2）心功能：监测有无左心衰竭征象，如呼吸困难、咳嗽咳痰，观察痰液的性质，检查肺部湿啰音情况。观察有无右心衰竭的症状与体征，如食欲减退、腹部不适、水肿、颈静脉怒张、肝脏肿大等。

（3）栓塞：观察瞳孔、神志及肢体活动等。当患者出现头晕、失语、肢体功能障碍，甚至昏迷、脑疝等征象时应警惕脑栓塞的可能；当肢体突发剧烈疼痛、局部皮肤温度下降，应考虑外周动脉栓塞的可能。

2. 起居护理　保持病室适宜的温、湿度，减少探视，保持环境安静。病情加重期患者应绝对卧床休息，减少心肌耗氧量。病情稳定后可根据患者的心功能分级适当安排活动。合并主动脉病变者需限制活动，风湿活动时应卧床休息。

3. 饮食护理　给予低热量、低脂、低盐、高蛋白、高维生素、易消化饮食，宜少食多餐。

4. 用药护理　遵医嘱使用抗生素、抗风湿药物、抗凝药物等，观察药物疗效及副作用。应用抗凝药期间，应严密监测出血征兆。注意观察与预防口腔及肺部的二重感染。

5. 对症护理

（1）呼吸困难：胸闷气急时给予半卧位，必要时端坐位，下肢下垂，以减少回心血量，减轻心脏负担；血压下降的患者可采取中凹位，以增加回心血量，从而维持动脉压，保证重要脏器血液灌注；及时给予吸氧。

（2）栓塞护理：①预防血栓形成：鼓励与协助患者勤换体位，避免长时间蹲、坐位，经常按摩，用温水泡足，以防下肢静脉栓塞；②防止附壁血栓脱落：患者应绝对卧床休息，避免剧烈运动或体位突然改变，以防血栓脱落，形成栓塞。

6. 心理护理　安慰、关心、帮助患者，稳定患者情绪，避免情绪激动，保持心态平和，以减轻心脏负荷。

7. 中医护理　本病属中医"心悸"、"怔忡"等范畴。指导患者饮食有节，忌过饱、过饥，戒烟酒、浓茶，宜低脂、低盐饮食。心阳虚者忌过食生冷，心阴虚者忌辛辣饮食，痰浊、瘀血者忌过食肥甘，水饮凌心者饮食宜清淡少盐。保持生活有规律，避免外邪侵袭而诱发或加重心悸；适当锻炼，劳逸结合。

【健康教育】

1. 知识宣教　告知患者及家属本病的原因和病程进展特点，鼓励其做好长期与疾病作斗争的思想准备。有手术适应证的患者应尽早择期手术，以免失去最佳手术时机。

2. 预防感染　尽可能改善居住环境，避免潮湿、阴暗等，保证室内空气流通、阳光充足。注意防寒保暖，避免与上呼吸道感染等患者接触。加强营养，锻炼身体，以增加抵抗力,预防感冒。指导患者在接受牙科治疗及各种侵袭性检查或治疗时,事先告诉医生有风心病病史,便于预防性应用抗生素。

3. 避免诱因 尽量避免剧烈运动、重体力劳动或情绪激动。育龄妇女应在医生的指导下选择妊娠与分娩时机,病情重影响妊娠与分娩者,应做好家属的心理疏导工作。

4. 用药指导 告知患者坚持遵医嘱服药的重要性,正确指导药物用法及注意事项,按医嘱服用抗风湿药物、抗心衰药物及抗生素等。定期门诊复查。

【结语】

心脏瓣膜病是指由于各种原因引起的单个或多个瓣膜结构或功能异常,导致瓣口狭窄及(或)关闭不全。最常累及二尖瓣。瓣口狭窄,会使心腔压力负荷增加;瓣口关闭不全,会使心脏容量负荷增加;最后导致相应心腔扩大和衰竭,甚至引起肺淤血等。超声心动图或多普勒超声检查是确诊的主要方法。护理上应密切监测体温、心功能及重要脏器栓塞征象,合理指导饮食、活动,疏导患者不良心理,给予相应的对症处理,同时预防各种并发症。

第五节 冠状动脉粥样硬化性心脏病

一、概述

冠状动脉粥样硬化性心脏病(coronary atherosclerotic heart disease)指冠状动脉发生粥样硬化引起管腔狭窄或闭塞,导致心肌缺血缺氧或坏死而引起的心脏病,简称冠心病(coronary heart disease,CHD),亦称缺血性心脏病。冠心病最具特征性的病变是富含脂质的粥样斑块突入冠状动脉腔内引起管腔狭窄(图 3-21)。

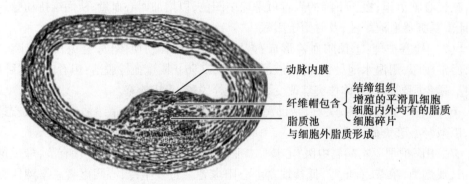

图 3-21 动脉粥样硬化斑块示意图

冠心病是严重危害人类健康的常见病。本病多发生在 40 岁以上,男性发病早于女性,经济发达国家发病率较高;近年来发病呈年轻化趋势,已成为威胁人类健康的主要疾病之一。

【病因】

冠心病病因虽然尚未完全确定,但目前认为是多个因素作用于不同环节导致的冠状动脉粥样硬化,这些因素称为危险因素,主要的危险因素如下。

1. 血脂异常 脂质代谢异常是动脉粥样硬化最重要的危险因素,亦是斑块形成的基础。总胆固醇(TC)、甘油三酯(TG)、低密度脂蛋白(LDL)或极低密度脂蛋白(VLDL)及载脂蛋白B(Apo B)的增高,高密度脂蛋白(HDL)及载脂蛋白A(Apo A)的降低都被认为是危险因素,此外脂蛋白(a)[Lp(a)]增高是独立危险因素。在临床实践中,以TC和LDL的增高最受关注。

2. 高血压 60%～70%的冠心病患者伴有高血压,收缩压与舒张压增高均与冠心病的发生密切相关。可能由于高压血时,动脉壁承受较高的压力,内皮细胞损伤,LDL易于进入动脉壁,并刺激平滑肌细胞增生,引发动脉粥样硬化。

3. 吸烟 吸烟者与不吸烟者相比,本病的发病率与病死率增高2～6倍,且与每日吸烟的支数呈正比;被动吸烟也是危险因素。吸烟可造成动脉壁氧含量不足,促进动脉粥样硬化的形成。另外,烟草所含尼古丁可直接作用于冠状动脉和心肌,引起动脉痉挛和心肌受损。

4. 糖尿病和糖耐量异常 糖尿病患者中不仅本病的发病率和病死率增高数倍,且病变进展快。伴糖耐量减低者也十分常见。糖尿病患者常有凝血因子Ⅷ增高及血小板功能增强,加速动脉粥样硬化血栓形成和引起动脉管腔的闭塞。

5. 年龄与性别 本病男性多于女性,多数在40岁以后发病。与男性相比,女性发病率较低,因为雌激素有抗动脉粥样硬化作用,故女性在绝经期后发病率迅速增加。

次要的危险因素包括:①肥胖;②缺少体力活动或从事脑力劳动者;③不良的饮食习惯:进食高动物性脂肪、高胆固醇、高糖饮食;④遗传因素;⑤A型性格等。

【临床分型】

1979年世界卫生组织将本病分为五型:无症状型心肌缺血、心绞痛、心肌梗死、缺血性心肌病、猝死。近年临床医学专家趋向于根据发病特点和治疗原则不同将本病分为两大类:慢性冠脉病(chronic coronary artery disease,CAD)和急性冠脉综合征(acute coronary syndrome,ACS)。慢性冠脉病包括稳定型心绞痛、缺血性心肌病和隐匿性冠心病等;急性冠脉综合征包括不稳定型心绞痛、非ST段抬高型心肌梗死和ST段抬高型心肌梗死。本节重点介绍慢性冠脉病中的稳定型心绞痛和急性冠脉综合征。

二、稳定型心绞痛

稳定型心绞痛(stable angina pectoris)亦称稳定型劳力性心绞痛,是在冠状动脉固定性严重狭窄的基础上,由于心肌负荷增加,心肌发生急剧、暂时的缺血与缺氧引起的临床综合征。其特点为劳动或情绪激动时,出现阵发性的前胸压榨性疼痛或憋闷感觉,主要位于胸骨后部,可放射至心前区和左上肢尺侧,持续数分钟,休息或舌下含服硝酸甘油后迅速消失。疼痛发作的程度、频度、性质及诱发因素在数周至数月内无明显变化。

【病因与发病机制】

本病的基本病因是冠状动脉粥样硬化。其发病机制主要是冠状动脉存在固定狭窄或部分闭塞的基础上发生需氧量的增加。正常情况下,冠状循环有很大的储备力量。在剧烈活动、情绪激动等对氧的需求增加时,冠状动脉适当地扩张,血流量可增加到休息时的6～7倍,达到供需平衡。动脉粥样硬化而致冠状动脉狭窄或部分分支闭塞时,其扩张性减弱,血流量减少,当心肌的供血降低到尚能应对心脏平日的需要,则休息时可无症状,一旦心脏负荷突然增加(如劳力、激动等),使心肌收缩力增加、心率加快等导致心肌耗氧量增加时,心肌对血液的需求增加,而冠脉的供血已不能相应增加,即可引起心绞痛。

产生疼痛感觉的直接因素,可能是在缺血缺氧的情况下,心肌内积聚过多的代谢产物如乳酸、丙酮酸等酸性物质,或类似激肽的多肽类物质,刺激心脏内自主神经的传入纤维末梢,经 1～5 胸交感神经节和相应的脊髓段,传至大脑,产生疼痛感觉。

【临床表现】

1. 症状　心绞痛以发作性胸痛为主要临床表现,疼痛特点为:

(1)部位:主要在胸骨体上段或中段之后,可波及心前区,手掌大小范围,甚至横贯前胸,界限不很清楚。常放射至左侧的肩、臂及掌内侧达无名指和小指,或至颈、咽或下颌部。

(2)性质:胸痛常为压迫、发闷或紧缩性,也可有烧灼感,但不尖锐,不像针刺或刀扎样痛,偶伴濒死感。有些患者仅感觉胸闷不适。发作时,患者会不自觉地停止正在进行的活动,直至症状缓解。

(3)诱因:发作常由体力劳动或情绪激动所诱发,饱餐、寒冷、吸烟、心动过速、休克等亦可诱发。疼痛多发生于体力劳动或情绪激动时,而不是在劳累之后。典型的心绞痛常在相似的条件下发生,但有时同样的劳力只在早晨引起心绞痛,提示与晨间交感神经兴奋性增高等有关。

(4)持续时间和缓解方式:疼痛出现后常逐渐加重,然后在 3～5 分钟内逐渐消失,休息和(或)舌下含服硝酸甘油后即可缓解。可数天或数周发作一次,亦可一日内发作多次。

2. 体征　心绞痛不发作时无异常体征。发作时可见患者面色苍白、出冷汗、心率增快、血压升高,有时心尖部出现奔马律。可有短暂性心尖部收缩期杂音,是乳头肌缺血导致功能失调引起二尖瓣关闭不全所致。

【辅助检查】

1. 心电图检查　是发现心肌缺血、诊断心绞痛最常用的检查方法。约半数患者在静息时心电图正常。

(1)心绞痛发作时心电图:绝大多数患者可出现暂时性心肌缺血所致的 ST 段移位。心内膜下心肌容易缺血,因此常见 ST 段压低≥0.1mV,疼痛缓解后恢复。有时出现 T 波倒置。

(2)心电图负荷试验:最常用的试验为运动负荷试验。运动方式主要采用逐步分期升级的分级活动平板。检查方法:连接心电监护仪,让患者迎着转动的平板原地踏步,根据患者主诉及心电监护情况,适时调整运动负荷量,以达到按年龄预计可达到的最大心率(HRmax)或亚极量心率(85%～90% 的最大心率)为负荷目标,前者称为极量运动试验,后者称为亚极量运动试验。运动前、运动中每当运动负荷增加一次均应记录心电图,运动终止后即刻及此后的每 2 分钟重复记录心电图,直至心率恢复至运动前水平。运动中出现典型心绞痛、心电图改变主要以 ST 段压低≥0.1mV 作为阳性标准。运动中出现心绞痛、步态不稳,室性心动过速或血压下降时,应立即停止运动。

(3)心电图连续动态监测:Holter 检查可连续记录并自动分析 24 小时的心电图,

可发现心电图 ST 段、T 波改变和各种心律失常,将出现异常心电图表现的时间与患者的活动和症状相对照。胸痛发作时相应时间段出现的缺血性 ST-T 改变有助于确定心绞痛的诊断,也可检出无痛性心肌缺血。

2. 超声心动图　多数稳定型心绞痛患者静息时超声心动图无异常,有严重心肌缺血或者陈旧性心肌梗死者,二维超声心动图可探测到坏死区或缺血区域室壁运动异常,运动或药物负荷超声心动图检查可以评价心肌灌注和存活性。

3. 选择性冠状动脉造影　该检查是诊断冠心病的"金标准"。具体内容参见本章第十一节的"循环系统疾病常用诊疗技术的护理"。

4. 放射性核素检查　^{201}Tl(铊)随冠状血流很快被正常心肌摄取。正常血流灌注的心肌无灌注缺损。明显的灌注缺损见于运动后缺血区周围心肌。

5. 其他检查　多层螺旋 X 线计算机断层显像(MDCT)冠状动脉造影二维或三维重建有助于冠心病的诊断。

【诊断要点】

根据心绞痛典型的发作特点和体征,含服硝酸甘油后缓解,结合年龄和存在冠心病危险因素,排除其他原因所致的心绞痛,一般不难诊断。发作时心电图检查可见 ST-T 改变,发作后数分钟内逐渐恢复。心电图无改变的患者可考虑做心电图负荷试验。必要时行选择性冠状动脉造影。

心绞痛严重度分级:2007 年中华医学会心血管病学分会推荐的加拿大心血管病学会(CCS)制定的分级标准,将本病分为 4 级,具体见表 3-5。

表 3-5　加拿大心血管病学会（CCS）制定的心绞痛严重度分级标准

严重度	体 力 活 动
Ⅰ级	一般体力活动不受限,仅在强、快或持续用力时发生心绞痛
Ⅱ级	一般体力活动轻度受限,可在快步、饭后、寒冷或刮风中、精神应激或餐后数小时内,或平地步行 200m 以上或登楼一层以上发生心绞痛
Ⅲ级	一般体力活动明显受限,平地步行 200m 以内,或登楼一层引起心绞痛
Ⅳ级	轻微活动或休息时就可发生心绞痛

【治疗要点】

稳定型心绞痛的治疗原则是改善冠状动脉血供和降低心肌耗氧,以改善患者症状,提高生活质量;治疗冠脉粥样硬化,降低不稳定型心绞痛和心肌梗死的发生率。

1. 发作期的治疗

(1) 休息:发作期应立即休息,一般在停止活动后症状即可消失。

(2) 药物治疗:发作较重时,可选择作用较快的硝酸酯制剂。这类药物除扩张冠状动脉、增加冠脉血流量外,还可扩张周围血管,减少静脉回心血量,降低心脏前、后负荷和心肌的需氧量,从而缓解心绞痛。①硝酸甘油:舌下含化,0.3~0.6mg,1~2 分钟即开始起效,约半小时后作用消失。②硝酸异山梨醇酯:5~10mg,舌下含化,2~5 分钟见效。作用维持 2~3 小时。延迟见效或完全无效时提示患者并非患冠心病或患严重的冠心病。

笔记

2. 缓解期的治疗

（1）生活方式的调整：尽量避免各种诱发因素。调节饮食，避免一次进食过饱；戒烟限酒；减轻精神负担；保持适当的体力活动，以不发生疼痛症状为度。

（2）药物治疗

1）β受体阻滞剂：可减慢心率、降低血压、减弱心肌收缩力，从而减少氧耗量以减少心绞痛的发作。β受体阻滞剂的使用剂量应个体化，从小剂量开始，逐渐增加剂量。常用制剂有美托洛尔25～100mg口服，每日2次，缓释片47.5～190mg口服，每日1次；此外还有比索洛尔等。

2）硝酸酯制剂：可减少心肌需氧和改善心肌灌注，减低心绞痛发作的频率和程度，增加运动耐量。①硝酸异山梨醇酯5～20mg口服，每日3次，服后半小时起作用，持续3～5小时，缓释制剂20mg，每日2次；②5-单硝酸异山梨酯是长效硝酸酯类药物，无肝脏首过效应，生物利用度几乎100%，有口服和注射制剂，口服用量为20～40mg，每日2次；③长效硝酸甘油制剂，服用后硝酸甘油持续缓慢释放，口服后半小时起作用，持续可达8～12小时，可每8小时口服1次，每次2.5mg或用2%硝酸甘油油膏或橡皮膏（含5～10mg）涂或贴在胸前或上臂皮肤，适用于预防夜间心绞痛发作。

3）钙通道阻滞剂：可抑制钙离子进入细胞内，抑制心肌细胞兴奋-收缩偶联中钙离子的利用，因而抑制心肌收缩，减少心肌氧耗；扩张冠状动脉，解除冠脉痉挛，改善心内膜下心肌的血供；扩张周围血管，降低动脉压，减轻心脏负荷；降低血液黏稠度，抗血小板聚集，改善心肌微循环。常用制剂有维拉帕米40～80mg，每日3次，或缓释片240mg，每日1次。另外还可使用硝苯地平缓释剂及地尔硫草等。

4）阿司匹林：通过抑制环氧化酶和血栓烷A_2的合成达到抗血小板聚集的作用。阿司匹林的最佳剂量范围为75～150mg，每日1次。其主要不良反应为胃肠道出血或过敏。

5）氯吡格雷：通过选择性不可逆的抑制血小板二磷酸腺苷（ADP）受体从而阻断ADP依赖激活的血小板糖蛋白Ⅱb/Ⅲa复合物，有效减少ADP介导的血小板激活和聚集。主要适用于支架植入术后或阿司匹林过敏者。常用剂量75mg，每日1次。

6）他汀类调血脂药物：能有效降低TC和LDL-C以外，还有延缓斑块进展、稳定斑块和抗炎等调脂以外的作用。临床常用辛伐他汀、氟伐他汀等。

（3）经皮冠状动脉介入治疗：参见本章第十一节"循环系统疾病常用诊疗技术的护理"。

（4）外科手术治疗：主要是施行主动脉-冠状动脉旁路移植手术。

（5）运动锻炼疗法：安排适宜的运动锻炼有助于促进侧支循环的形成，提高体力活动的耐力。

【常用护理诊断/问题】

1. 疼痛　与心肌缺血缺氧有关。

2. 活动无耐力　与心肌氧的供需失调有关。

3. 焦虑　与心绞痛反复发作有关。

4. 知识缺乏：缺乏预防动脉粥样硬化及心绞痛发作的知识。

【护理措施】

1. 病情观察　观察患者疼痛的部位、性质、程度、持续时间，必要时给予心电监护，描记疼痛发作时的心电图，严密监测心率、心律、血压变化，观察患者的面色是否苍白、皮肤有无出汗等,以防心肌梗死的发生。

2. 休息与活动 心绞痛发作时应立即停止正在进行的活动。缓解期应调整日常生活与工作量,保持适度的体力活动,但以不发生心绞痛为度。避免竞赛活动、屏气用力动作及长时间工作。对于规律性发作的劳力性心绞痛,可预防用药,如在排便、外出就餐等活动前含服硝酸甘油。

3. 饮食护理 指导患者摄取低热量、低脂肪、低胆固醇、适量蛋白质、丰富维生素的清淡易消化食物,少量多餐,避免暴饮暴食。多食粗纤维(如糙米、芹菜等)或富含可溶性纤维(如红薯等)食物,以保持大便通畅;避免刺激性食物,如咖啡、可乐等,戒烟限酒。

4. 用药护理

(1) 硝酸酯类:①心绞痛发作时给予患者舌下含服硝酸甘油,用药后观察胸痛变化情况,如服药后 3~5 分钟仍不缓解可重复使用,每隔 5 分钟 1 次,连续 3 次仍未缓解者,应考虑 ACS 的可能,要及时报告医生;②静脉使用硝酸酯类药物时,应控制滴速,并告知患者及家属不可擅自调节滴速,以防低血压发生。部分患者用药后出现头昏、头胀痛、头部跳动感、面部潮红、心悸等不适,应告知患者是由于药物所产生的血管扩张作用导致,以解除顾虑。

(2) β 受体阻滞剂:①本药与硝酸酯类药物有协同作用,因而剂量应偏小,尤其要注意开始剂量,以免引起体位性低血压等不良反应;②有心功能不全、支气管哮喘、心动过缓及高度房室传导阻滞者不宜使用。

(3) 钙通道阻滞剂:①密切观察不良反应如面色潮红、头晕、恶心、呕吐、便秘、血压下降;②地尔硫草和维拉帕米与 β 受体阻滞剂合用时有过度抑制心脏的危险。停药时宜逐渐减量,以免诱发冠脉痉挛。

5. 对症护理 胸痛:休息或含硝酸甘油后即可缓解;疼痛时可延长硝酸酯类的应用时间,直至疼痛缓解;给予中流量的吸氧。

6. 心理护理 了解患者心理,以丰富的知识、娴熟的技术操作取得患者的信任,稳定其情绪,避免不良刺激。亦可让患者听轻音乐,减轻焦虑,减少心肌氧耗量。

【健康教育】

1. 生活指导 ①合理膳食:摄入低热量、低脂、低盐、高维生素、高纤维素饮食;②适当运动:以有氧运动为主,运动量以不引发心绞痛为宜,必要时在监测下进行运动;③戒烟限酒。

2. 避免诱因 保持良好的心态,改变急躁易怒性格。避免过劳,情绪激动,饱餐,寒冷刺激等。

3. 病情监测 教会患者或家属心绞痛发作时的缓解方法。症状仍不缓解,或心绞痛发作较以往频繁、程度加重、时间延长时,应立即去医院就诊,警惕 ACS 的发生。告知患者定期复查血脂、心电图等。

4. 用药指导 嘱患者出院后按医嘱服药,不可擅自停药或增减药量,并注意监测药物不良反应。随身携带硝酸甘油,并放在棕色瓶内避光、密封保存。药瓶开启后每 6 个月更换一次,以确保疗效。

【结语】

稳定型心绞痛是一种由于冠状动脉供血不足,导致心肌急剧的、暂时的缺血与缺氧所引起的,以发作性胸痛或胸部不适为主要表现的临床综合征。临床特点是:疼痛部位位于胸骨体上段或中段后方;性质为压迫性不适或紧缩、发闷、烧灼感;常因体力劳动或情绪激动诱发;休息或舌下含服硝酸甘油后可迅速缓解。治疗原则主要是改善冠状动脉的血供和减轻心肌的耗氧。治疗应达到两个目标,即缓解急性发作和预防再发作。急性发作时应立即休息,常选用硝酸甘油片舌下含服,可迅速显效。缓解期通过调整生活方式、药物治疗,降低不稳定型心绞痛和心肌梗死的发生率。护理应侧重教会患者建立良好的生活方式、避免诱因、学会自我监测及自救和合理用药。

三、急性冠状动脉综合征

 案例导入

> 患者谷先生,36 岁,公司保安。患者因"反复胸痛半月,加重 3 小时"急诊拟"急性冠脉综合征"收住入院。患者半月前开始出现胸骨后憋闷感,持续 2 ~ 5 分钟,休息后能自行消失。3 小时前反复出现胸闷胸痛,每次持续 5 ~ 10 分钟,遂来医院急诊,经检查后急诊行 PCI。患者有高血压史 2 年。每日喝 1 两白酒。否认吸烟史。家庭关系和睦,妻子与儿子身体健康。
>
> 体格检查:T 37.2℃,P 80 次/分,R 19 次/分,BP 135/70mmHg,神志清,精神萎靡,HR 80 次/分,律齐,各瓣膜听诊区未闻及明显病理性杂音。
>
> 心电图检查:①窦性心律;②V_2-V_5 导联 ST 段抬高,Ⅱ、Ⅲ、aVF 导联 ST 段压低。
>
> 入院诊断:急性冠状动脉综合征 ST 段抬高型心肌梗死。
>
> 请问:该患者行 PCI 回病房后,护士应做哪些工作? 主要的护理诊断或问题有哪些? 主要的护理措施有哪些?

急性冠状动脉综合征(ACS)是一组由急性心肌缺血引起的临床综合征,主要包括不稳定型心绞痛(unstable angina,UA)、非 ST 段抬高型心肌梗死(non-ST-segment elevation myocardial infarction,NSTEMI)以及 ST 段抬高型心肌梗死(ST-segment elevation myocardial infarction,STEMI)。动脉粥样硬化不稳定斑块破裂或糜烂导致冠状动脉内血栓形成,被认为是大多数 ACS 发病的主要病理基础。

（一）不稳定型心绞痛和非 ST 段抬高型心肌梗死

UA 和 NSTEMI 是由于动脉粥样斑块破裂或糜烂,伴有不同程度的表面血栓形成、血管痉挛及远端血管栓塞所导致的一组临床症状。UA/NSTEMI 的病因和临床表现相似但程度不同,主要表现在缺血严重程度及是否导致心肌损害的不同。

UA 指介于稳定型心绞痛和急性心肌梗死之间的临床状态,根据临床表现可以分为静息型心绞痛、初发型心绞痛、恶化型心绞痛。它是 ACS 中的常见类型。随着对不稳定粥样斑块的深入认识,这类患者存在病情不稳定性,有进展至心肌梗死的高度危险,必须高度重视。

【发病机制】

UA 和 NSTEMI 病理特征主要为冠状动脉内不稳定的粥样斑块继发病理改变,如斑块内出血、斑块纤维帽出现裂隙、表面有血小板聚集,和(或)冠状动脉痉挛、微血管栓塞,导致急性或亚急性心肌供氧的减少和缺血加重。虽然也可因劳力负荷增加诱发,但劳力负荷终止后胸痛症状并不缓解。其中,NSTEMI 常因心肌严重的持续性缺

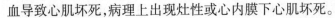

血导致心肌坏死,病理上出现灶性或心内膜下心肌坏死。

【临床表现】

1. 症状　UA 和 NSTEMI 胸部不适的部位及性质与典型的稳定型心绞痛相似,但通常程度更重,持续时间更长,胸痛可在休息时发生。出现以下临床表现有助于 UA 和 NSTEMI 的诊断:

(1) 出现静息或夜间发生心绞痛,常持续 20 分钟以上。

(2) 心绞痛发生频率、严重程度和持续时间增加。

(3) 发作时可有恶心、呕吐、出汗、心悸或呼吸困难等表现;常规休息或舌下含服硝酸甘油只能暂时甚至不能完全缓解症状。

2. 体征　无特异性,胸痛发作时患者可出现脸色苍白、皮肤湿冷;体检可发现一过性的第三心音或第四心音;少见低血压、休克等表现。

【辅助检查】

1. 心电图　不仅可以帮助诊断,而且根据其异常的严重程度和范围可以提供预后信息。大多数患者胸痛发作时有一过性 ST 段偏移和(或)T 波倒置。除变异型心绞痛患者发作时有一过性 ST 段抬高外,UA 患者发作时主要表现为 ST 段压低,其心电图变化可随着心绞痛的缓解而完全或部分消失。若心电图改变持续 12 小时以上,则提示发生 NSTEMI 的可能。若患者具有稳定型心绞痛的典型病史或冠心病诊断明确(既往有心肌梗死,冠状动脉造影提示狭窄或非侵入性试验阳性),即使没有心电图改变,也可以根据临床表现做出 UA 的诊断。

2. 血清心肌标志物检查　是鉴别 UA 和 NSTEMI 的主要标准。UA 时,心肌标志物一般无异常增高,cTnT 及 cTnI 升高表明心肌损害,若 cTnT 及 cTnI 的峰值超过正常对照值的 99 百分位,可考虑 NSTEMI 的诊断。

3. 冠状动脉造影和其他侵入性检查　在长期稳定型心绞痛基础上出现的 UA 患者常有多支冠状动脉病变,而新发作的静息心绞痛患者可能只有单支冠状动脉病变。冠脉内超声显像可以准确提供斑块大小、性质、分布、是否有斑块破溃及血栓形成等更准确的粥样硬化斑块信息。

【诊断要点】

根据病史、典型的心绞痛症状、典型的缺血性心电图改变(新发或一过性 ST 段压低 ≥0.1mV,或 T 波倒置 ≥0.2mV)以及心肌标志物(cTnT、cTnI 或 CK-MB)测定,可以做出 UA/NSTEMI 的诊断。

【治疗要点】

UA/NSTEMI 是具有潜在危险的疾病,其治疗的主要目的是即刻缓解缺血和预防严重不良后果。

1. 一般处理　患者应入住冠心病监护病房(coronary care unit,CCU),立即卧床休息,给予氧疗、持续心电监护。保持环境安静,可以应用小剂量的镇静剂和抗焦虑药物,使患者得到充分休息和减轻心脏负担。

2. 药物治疗

(1) 硝酸酯类药物:心绞痛发作时,可舌下含化硝酸甘油 0.3~0.6mg,服药后 3~5 分钟不缓解者,可重复用药。连用 3 次,若仍无效,可遵医嘱静脉应用硝酸甘油或硝酸异山梨酯。静脉应用硝酸甘油以 5~10μg/min 开始,持续滴注,每 5~10 分钟增加

笔记

$5 \sim 10\mu g/min$,直至症状缓解或出现明显副作用(头痛或低血压)。目前建议静脉应用硝酸甘油,在症状消失 $12 \sim 24$ 小时后改用口服制剂。常用口服药物包括硝酸异山梨酯和5-单硝酸异山梨酯。

(2)β 受体阻滞剂:主要作用于心肌的 β_1 受体而降低心肌耗氧量,减少心肌缺血反复发作,减少心肌梗死的发生,对改善近、远期预后均有重要作用。应尽早用于所有无禁忌证的 UA 和 NSTEMI 患者。常用药物有美托洛尔和比索洛尔等。

(3)钙通道阻滞剂:可有效减轻心绞痛症状。钙通道阻滞剂与 β 受体阻滞剂联合应用或两者与硝酸酯类药物联合应用,可有效减轻胸痛,减少近期死亡的危险。

(4)抗栓(凝)治疗:应用阿司匹林、氯吡格雷和低分子肝素防止血栓形成。

3. 冠状动脉血运重建术包括经皮冠状动脉介入治疗和主动脉-冠状动脉旁路移植手术。

(二)ST 段抬高型心肌梗死

STEMI 是指急性心肌缺血性坏死,大多数是在冠状动脉病变的基础上,发生冠状动脉血供急剧减少或中断,使相应的心肌严重而持久地急性缺血所致的心肌坏死。其临床表现为持久的胸骨后剧烈疼痛、血清心肌酶增高,特征性的心电图改变。可发生心律失常、休克或心力衰竭。

本病既往在欧美常见,每年约有 150 万人发生急性心肌梗死,45 万人发生再次心肌梗死。在我国本病虽不如欧美多见,但是近年来发病率有增高趋势。

【病因和发病机制】

STEMI 属于急性冠状动脉综合征的严重类型。其基本病因是冠状动脉粥样硬化(极少数为冠状动脉痉挛栓塞、炎症、先天性畸形、外伤、冠状动脉口阻塞),造成一支或多支血管腔狭窄和心肌血供不足,而侧支循环尚未充分建立。在此基础上,一旦血供进一步急剧减少或中断 $20 \sim 30$ 分钟,使心肌严重而持久地急性缺血,即可发生急性心肌梗死。

绝大多数的急性心肌梗死是由于内皮损伤、高血压、高脂血症及炎症细胞浸润等因素导致不稳定的粥样斑块破裂,继而出血,管腔内血栓形成使管腔堵塞。少数为粥样斑块内或斑块下出血,或血管持续痉挛,使冠状动脉完全闭塞。冠状动脉闭塞后 $20 \sim 30$ 分钟,相应的心肌即有少数坏死,$1 \sim 2$ 小时绝大部分心肌即呈凝固性坏死。

促使斑块破裂出血及血栓形成的因素有:

1. 需氧增加的因素 重体力劳动、情绪过分激动、血压突然升高、用力排便,使左心室负荷明显加重,需氧量明显增加。

2. 血黏度增加的因素 饱餐特别是进食高脂食物后,血脂增高,血黏度增加。

3. 供氧减少的因素 脱水、出血、外科手术、严重心律失常、休克致心排血量骤降,冠脉灌流量锐减。

4. 交感神经因素 早晨6 时至 12 时交感神经活性增加,机体应激反应性增强,心肌收缩力增强、心率增快、血压升高。

【临床表现】

与梗死面积的大小、部位、侧支循环建立情况密切相关。

1. 先兆 $50\% \sim 81.2\%$ 的患者在发病前数日有乏力,胸部不适,活动时心悸、气急、烦躁、心绞痛等前驱症状,其中以新发生心绞痛(初发型心绞痛)或原有的心绞痛加重(恶化型心绞痛)最为突出。心绞痛发作较以往频繁、疼痛较剧、持续时间较长、硝酸甘油疗效差、诱发因素不明显。同时心电图示短暂 ST 段明显抬高(变异型心绞痛)或压低,T 波倒置或增高("假性正常化"),即 UA 的表现,如及时住院处理,可使部分患者避免发生心肌梗死。

2. 症状

(1)疼痛:是最先出现的症状,常发生于清晨,疼痛部位和性质与心绞痛相同,但多无明显诱因,且常发生于安静时,程度较重,持续时间较长,可达数小时或数天,休息和含用硝酸甘油多不能缓解。常伴出汗、恐惧、烦躁不安或濒死感。少数患者可无疼痛,一开始即表现为休克或急性心力衰竭。部分患者疼痛部位位于上腹部,易被误诊为急腹症。部分患者疼痛放射至下颌、颈部、背部上方,被误认为骨关节痛。

(2)全身症状:疼痛发生后 24~48 小时出现发热、白细胞增高、红细胞沉降率增快和心动过速等,由坏死组织被吸收所引起,程度与梗死范围常呈正相关,体温一般38℃左右,很少超过 39℃,持续约一周。

(3)胃肠道症状:疼痛剧烈时常伴有频繁的恶心、呕吐和上腹胀痛,与迷走神经受坏死心肌的刺激和心排血量降低导致组织灌注不足等有关。部分患者有肠胀气。重症者可发生呃逆。

(4)心律失常:75%~95% 的患者在起病 1~2 天内出现心律失常,尤以 24 小时内最多见,可伴乏力、头晕、昏厥等症状。在各种心律失常中,以室性心律失常最多见,尤其是室性期前收缩。如室性期前收缩频发(每分钟 5 次以上)或成对出现,或呈短阵室性心动过速,多源性或落在前一次心搏的易损期时(R on T),常是室颤的先兆,室颤为急性心肌梗死早期,特别是入院前的主要死因。房室传导阻滞和束支传导阻滞也较多见。前壁心肌梗死如发生房室传导阻滞提示梗死范围广、病情重。

(5)低血压和休克:疼痛阶段常见血压下降,不一定是休克。如疼痛缓解而收缩压仍低于 80mmHg,伴烦躁不安、面色苍白、皮肤湿冷、脉细而快、大汗淋漓、尿量减少(<20ml/h)、神志迟钝、甚至昏厥者则提示心源性休克。休克多在起病后数小时至 1 周内发生,主要是心肌广泛(40% 以上)坏死,心排血量急剧下降所致。

(6)心力衰竭:主要是急性左心衰竭,发生率约为 32%~48%,可在起病最初几天内发生,或在疼痛、休克好转期出现,为梗死后心脏收缩力显著减弱或不协调所致。严重者可发生肺水肿,随后可继发右心衰竭。右心室心肌梗死者可一开始即出现右心衰竭表现,伴血压下降。

3. 体征

(1)心脏体征:心率多增快,少数也可减慢;心脏浊音界可正常也可轻至中度增大;心尖区第一心音减弱;可出现奔马律;10%~20% 患者在起病第 2~3 天出现心包摩擦音,为反应性纤维素性心包炎所致;二尖瓣乳头肌功能失调或断裂者,心尖区可出现粗糙的收缩期杂音或伴收缩中晚期喀喇音;可有各种心律失常。

(2)血压:除极早期血压可增高外,几乎所有患者都有血压降低。起病前有高血压患者,血压可降至正常,且可能不再恢复到起病前的水平。

4. 并发症

(1)乳头肌功能失调或断裂:发生率可高达 50%。二尖瓣乳头肌因缺血、坏死,造成不同程度的二尖瓣脱垂伴关闭不全,心尖区出现收缩中晚期喀喇音和吹风样收缩

笔记

期杂音,可引起心力衰竭。轻症可以恢复。心力衰竭明显者可迅速发生肺水肿而在数日内死亡。

（2）心脏破裂:少见,常在起病后1周内出现,多为心室游离壁破裂,导致心包积血,最后因急性心脏压塞而猝死。偶为心室间隔破裂导致心力衰竭和休克而在数日内死亡。心脏破裂如为亚急性,患者能存活数月。

（3）栓塞:见于起病后1~2周,发生率1%~6%,左室附壁血栓脱落可导致脑、肾、脾或四肢等动脉栓塞。下肢静脉血栓部分脱落,则导致肺动脉栓塞。

（4）心室壁瘤:或称室壁瘤,主要见于左心室,发生率5%~20%。体格检查可见左侧心界扩大。心电图示ST段持续抬高。超声心动图可见局部心缘突出,搏动减弱或有反常搏动。室壁瘤可导致心功能不全、栓塞和室性心律失常。

（5）心肌梗死后综合征:发生率约10%,于心肌梗死后数周至数月内出现,表现为反复发生心包炎、胸膜炎或肺炎,可能为机体对坏死物质的过敏反应。

【辅助检查】

1. 心电图 心电图呈进行性改变,有助于STEMI的诊断、定位、定范围、评估病情演变和预后。

（1）特征性改变:①ST段抬高呈弓背向上型,在面向坏死区周围心肌损伤区的导联上出现;②宽而深的Q波(病理性Q波),在面向透壁心肌坏死区的导联上出现;③T波倒置,在面向损伤区周围心肌缺血区的导联上出现。在背向MI区的导联则出现相反的改变,即R波增高、ST段压低和T波直立并增高。

（2）动态性改变:①起病数小时内,可尚无异常或出现异常高大两支不对称的T波,为超急性期的改变。②数小时后,ST段明显抬高,弓背向上,与直立的T波连接形成单相曲线。1~2天内出现病理性Q波,同时R波减低,为急性期改变。70%~80%的患者永久存在Q波。③早期如不进行干预,ST段抬高持续数日至两周左右,逐渐回到基线水平,T波则演变为平坦或倒置,为亚急性期改变。④数周至数月后,T波呈V形倒置,两支对称,波谷尖锐,为慢性期改变(陈旧期)。部分T波倒置可永久存在。

（3）定位和定范围:可根据出现特征性改变的导联数来判断心肌梗死范围。$V_1 \sim V_3$提示前间壁病变,$V_3 \sim V_5$提示局限前壁病变,$V_1 \sim V_5$为广泛前壁病变,$V_5 \sim V_7$为侧壁病变,V_7、V_8为正后壁病变,Ⅰ与aVL为高侧壁病变,Ⅱ、Ⅲ、aVF为下壁病变。

2. 实验室检查

（1）血液检查:起病24~48小时后白细胞可增至$(10 \sim 20) \times 10^9/L$,中性粒细胞增多,嗜酸细胞减少或消失;红细胞沉降率增快,C反应蛋白(CRP)增高,均可持续1~3周。

（2）血清心肌坏死标志物:其增高水平与心肌坏死范围及预后明显相关。①肌红蛋白:起病后2小时内增高,12小时达高峰,24~48小时恢复正常;②肌钙蛋白I(cTnI)或T(cTnT):为心肌结构蛋白,该蛋白含量的增高是诊断心肌梗死的敏感指标。起病3~4小时后增高,cTnI于11~24小时达高峰,7~10天恢复正常;cTnT于24~48小时达高峰,10~14天降至正常;③肌酸激酶同工酶(CK-MB):起病后4小时内增高,16~24小时达高峰,3~4天恢复正常。其增高的程度能较准确地反映梗死的范围,其高峰出现时间是否提前有助于判断溶栓治疗是否成功。

临床应综合评价心肌坏死标志物的变化,如肌红蛋白在心肌梗死后出现最早,也十分敏感,但特异性不够高。cTnI 和 cTnT 虽稍迟出现,但特异性高,缺点是持续时间可长达 10～14 天,对判断在此期间是否有新的梗死不利。CK-MB 对早期(<4 小时)心肌梗死的诊断有较重要的价值。

3. 超声心动图　二维和 M 型超声心动图有助于了解心室壁的运动和左心室功能,可帮助诊断室壁瘤和乳头肌功能失调等。

4. 放射性核素检查　利用坏死心肌细胞中的钙离子能结合放射性锝焦磷酸盐的特点,静脉注射 ^{99m}Tc 焦磷酸盐,然后进行"热点"扫描或照相可显示心肌梗死的部位和范围。目前多用单光子计算机体层扫描(SPECT)或正电子发射体层显像(PET)来判断心肌是否存活。

【诊断要点】

根据典型的临床表现,心电图的动态演变及血清心肌坏死标志物,诊断本病并不困难。对老年患者,突然发生严重心律失常、休克、心力衰竭而原因未明,或突然发生较重而持续较久的胸闷或胸痛者,都应考虑本病的可能。对 NSTEMI 的血清心肌标志物的诊断价值更大。

【治疗要点】

对于 STEMI 患者,强调及早发现,尽快住院,并加强院前的就地处理。尽量缩短患者就诊、检查、处置及转运的时间。治疗原则是尽快恢复心肌的血液灌注(到达医院 30 分钟内开始溶栓或 90 分钟内开始 PCI 治疗),以挽救濒死的心肌,防止梗死范围扩大,缩小心肌缺血范围,保护和维持心脏功能,及时处理严重心律失常、心力衰竭和各种并发症,防止猝死,使患者不但能度过急性期,且康复后还能保持尽可能多的有功能的心肌。

1. 一般治疗

(1) 休息:急性期卧床休息,减少探视,保持环境安静,同时防止不良刺激。

(2) 监测:在 CCU 进行生命体征、心电图监测,必要时行血流动力学监测。

(3) 吸氧:有血氧饱和度降低或呼吸困难症状者最初几日内,间断或持续给予氧疗。

(4) 建立静脉通道,保证给药途径畅通。

2. 解除疼痛　选用下列药物尽快解除疼痛。

(1) 吗啡或哌替啶:吗啡 2～4mg 静脉注射或哌替啶 50～100mg 肌内注射,必要时 1～2 小时后再注射一次。注意低血压和呼吸功能抑制的副作用。

(2) 硝酸酯类药物:硝酸甘油 0.3mg 舌下含服或硝酸异山梨酯 5～10mg 静脉滴注,要注意心率增快和血压降低,合并心动过缓时禁用。

3. 再灌注心肌治疗　心肌再灌注疗法可有效解除疼痛。起病 3～6 小时最多在 12 小时内,使闭塞的冠状动脉再通,心肌得到再灌注,濒临坏死的心肌可能得以存活或使坏死范围缩小,改善预后,是一种非常积极有效的治疗措施。

(1) 经皮冠状动脉介入治疗(percutaneous coronary intervention,PCI)

1) 直接 PCI:具备施行介入治疗条件的医院在患者抵达急诊室明确诊断之后,对需施行直接 PCI 的患者给予常规治疗和做手术前准备的同时,将患者送到导管室。直接安装支架安全有效,可减少住院期间的心肌缺血和急性闭塞,提高患者生存率。

笔记

2）补救性 PCI：即溶栓治疗后有明显胸痛，抬高的 ST 段无明显降低者，应尽快行冠脉造影，有相关动脉未再通者宜立即行补救性 PCI。

3）溶栓治疗再通者的 PCI：溶栓成功后有指征者实施急诊血管造影，必要时进行梗死相关动脉血运重建治疗，可缓解重度残余狭窄导致的心肌缺血，降低再梗死的发生。

有关 PCI 的适应证、禁忌证、操作步骤及护理见本章第十一节"循环系统常用诊疗技术的护理"。

（2）溶栓疗法：无条件实施 PCI 治疗或因患者就诊延误、错过再灌注时机的患者，如无禁忌应在当地医院立即（接诊后 30 分钟内）行溶栓治疗。

1）适应证：①两个或两个以上相邻导联 ST 段抬高（肢导联 ≥0.1mV，胸导联 ≥0.2mV），或病史提示急性心肌梗死伴左束支传导阻滞，起病时间<12 小时，年龄<75 岁；②ST 段显著抬高的心肌梗死患者，年龄>75 岁，经慎重权衡利弊后仍可考虑；③STEMI 发病时间已达 12～24 小时，但如仍有进行性缺血性胸痛，广泛 ST 段抬高者也可考虑。

2）禁忌证：①既往发生过出血性脑卒中，6 个月内发生过缺血脑卒中或脑血管事件；②颅内肿瘤；③近期（2～4 周内）有活动性内脏出血、创伤史、>10 分钟的心肺复苏；④可疑主动脉夹层；⑤入院时有严重而未控制的高血压（>180/110mmHg）或慢性严重高血压病史；⑥目前正在使用治疗剂量的抗凝药或已知有出血倾向；⑦近期（<3 周）有外科大手术，或近期（<2 周）曾有在不能压迫部位的大血管行穿刺术。

3）溶栓药物的应用：以纤溶酶激活剂激活血栓中纤维蛋白溶酶原，使其转变为纤维蛋白溶酶而溶解冠状动脉内的血栓。国内常用：①尿激酶 30 分钟内静脉滴注 150～200 万 U。②链激酶 150 万 U 静脉滴注，在 60 分钟内滴完。使用链激酶时，应注意寒战、发热等过敏反应。③重组组织型纤溶酶原激活剂（rt-PA）可选择性激活血栓部位的纤溶酶原，100mg 在 90 分钟内静脉滴注：先静脉注入 15mg，继而 30 分钟内静滴 50mg，其后 60 分钟内再静滴 35mg。用 rt-PA 前先用肝素 5000IU 静脉注射，用药后继续以肝素 700～1000IU 持续静滴 48 小时，之后改为皮下注射 7500IU，每 12 小时一次，连用 3～5 天（也可用低分子肝素）。

4）溶栓再通的判断标准：根据冠状动脉造影可观察血管再通情况，或根据：①抬高的 ST 段在 2 小时内回降>50%；②胸痛 2 小时内基本消失；③2 小时内出现再灌注心律失常；④血清 CK-MB 酶峰提前出现（14 小时内）等间接判断溶栓是否成功。

4. 心律失常的处理 及时消除心律失常，以免演变为严重的心律失常甚至猝死。

（1）室颤或持续多形性室速：应尽快采用非同步直流电除颤或同步直流电复律。单形性室性心动过速药物治疗不满意时应尽早用同步直流电复律。

（2）室性期前收缩或室速：立即用利多卡因 50～100mg 静脉注射，每 5～10 分钟重复 1 次，至室性期前收缩消失或总量达 300mg，然后以 1～3mg/分钟的速度静脉滴注维持。反复发作者可用胺碘酮。

（3）缓慢性心律失常：可用阿托品 0.5～1mg 肌内或静脉注射。

（4）房室传导阻滞：Ⅱ度或Ⅲ度 AVB 伴血流动力学障碍者，应考虑临时起搏治疗。

（5）室上性心动过速：宜选用维拉帕米或美托洛尔或胺碘酮治疗。药物疗效不佳时用同步直流电复律。

5. 控制休克 判断休克的原因,根据休克是单纯心源性,还是伴外周血管舒缩障碍或血容量不足等因素存在,进而分别处理。应在血流动力学监测下,补充血容量、应用升压药、血管扩张剂和纠正酸中毒等抗休克处理。为了降低心源性休克的病死率,有条件的医院应考虑用主动脉内气囊反搏术辅助循环,然后作选择性冠状动脉造影,随即施行介入治疗和主动脉冠状动脉旁路移植手术,可挽救一些患者的生命。

6. 治疗心力衰竭 主要是治疗急性左心衰竭,以应用吗啡(或哌替啶)和利尿剂为主,亦可选用血管扩张剂减轻左心室的后负荷,或用多巴酚丁胺 $10\mu g/(kg \cdot min)$ 静脉滴注等治疗。洋地黄类药物因可能引起室性心律失常应慎用。有右心室梗死的患者应慎用利尿剂。其他治疗参考本章第二节"心力衰竭"。

7. 其他治疗 下列疗法可能有助于挽救濒死心肌,防止梗死范围扩大,促进愈合。

(1) β受体阻滞剂和血管紧张素转换酶抑制剂(ACEI):在无禁忌证的前提下,起病早期尽早应用β受体阻滞剂,尤其是前壁心肌梗死伴有交感神经功能亢进者,可防止梗死范围的扩大,改善急、慢性期的预后,但应注意其对心脏收缩功能的抑制。ACEI 有助于改善恢复期的心肌重构,降低心力衰竭的发生率,从而降低死亡率。

(2) 极化液疗法:氯化钾 1.5g、普通胰岛素 10U 加入 10% 葡萄糖液 500ml 中,静脉滴注,1~2 次/日,7~14 日为一个疗程。极化液可促进心肌摄取和代谢葡萄糖,使钾离子进入细胞内,恢复细胞膜的极化状态,以利于心脏的正常收缩、减少心律失常。

(3) 抗凝、抗栓疗法:目前抗凝多用在溶栓疗法前后,对防止梗死面积扩大及再梗死有积极疗效。先用肝素或低分子肝素,同时口服阿司匹林或氯吡格雷。

【常用护理诊断/问题】

1. 疼痛:胸痛 与心肌缺血坏死有关。

2. 活动无耐力 与心排血量下降有关。

3. 有便秘的危险 与活动少、不习惯床上排便有关。

4. 潜在的并发症:心律失常、心力衰竭、心源性休克。

【护理措施】

1. 病情观察

(1) 尽早入住 CCU,给予心电监护,持续监测患者心电图变化,及时发现心率、心律及血压的变化。除颤仪应处于备用状态,同时准备好起搏器、气管插管等抢救物品及抢救药物。

(2) 定时抽血监测心肌坏死标志物的变化情况。

2. 休息与活动 急性期绝对卧床休息 12 小时,协助患者进食、洗漱及大小便,如无并发症,12~24 小时内鼓励患者床上行肢体活动,24 小时后允许坐床边椅。在此期间,协助患者洗漱、进餐,鼓励其自理部分日常活动如梳头、自行进餐,以增加自我价值感。再逐步过渡到床边活动,患者若无低血压,第 3 天可在病房内行走,4~5 天逐步增加活动,5~7 天可在病室外走廊散步、辅助如厕、医疗体操、洗澡、试着上下一层楼梯等,直至每天 3 次步行,每次 100~150 米。活动时的监测:任何活动以不引起任何不适为前提。出现心悸、头晕、恶心等不适应减缓运动进程或停止运动。

3. 饮食护理 起病后 4~12 小时内给予流质饮食,然后给予低脂、低热量、适量蛋白质、丰富维生素、富含纤维素的清淡易消化饮食,提倡少食多餐,忌暴饮暴食。避免刺激性食物如咖啡、浓茶等,并戒烟酒。

4. 用药护理 指导患者按医嘱用药,观察药物疗效及不良反应。

1)溶栓治疗的护理:①治疗前应询问患者有无脑血管病病史、活动性出血和出血倾向、严重而未控制的高血压、近期大手术或外伤史等溶栓禁忌证。查血常规、出凝血时间和血型,并配血备用。②根据医嘱准确迅速地配制并输注溶栓药物。③用药后应监测溶栓是否成功的间接指标,如胸痛改善、ST 段回降、再灌注性心律失常及心肌酶的变化情况。④观察有无寒战、发热、皮疹等过敏反应,及皮肤黏膜、内脏有无出血,或低血压(收缩压<90mmHg)等不良反应,一旦出现,应汇报医生紧急处理。

2)抗凝药物治疗的护理:密切观察患者有无出血倾向。若肝素使用过量,出现大出血,应停止用药并输注鱼精蛋白。

5. 对症护理

(1)胸痛:①应用吗啡止痛时注意观察有无呼吸抑制;②静脉滴注或微泵注射硝酸甘油时,严格控制速度,并注意观察血压、心率变化;③间断或持续给氧,氧流量 2 ~ 4L/min,可以改善心肌缺氧,减轻或缓解疼痛。

(2)预防便秘:指导患者采取通便措施:①调整饮食,增加富含纤维素食物如蔬菜、红薯、香蕉等的摄入,无糖尿病的患者可食用蜂蜜(20ml/d)等,促进排便;②加强腹部按摩以促进肠蠕动;③允许患者使用床边坐便器,排便时提供隐蔽环境;④可常规或必要时使用缓泻剂,以防排便用力后病情加重。一旦出现排便困难,应立即给予开塞露或低压灌肠。

6. 心理护理 向患者简要讲解疾病过程及治疗配合,通过暗示、说服等方法,让患者学会放松,转移注意力,使其自觉控制焦虑、恐惧等不良情绪。疼痛发作期应设专人陪护,及时给予心理支持,如告知患者在 CCU,有经验丰富的医护人员和先进的治疗方法、监护设备,让患者安心配合治疗护理。抢救危重患者时应注意保护周围患者,并将监护仪的报警声尽量调低,以免增加患者心理负担。

7. 中医护理 本病属中医"胸痹"范畴。患者胸痛剧烈时,可遵医嘱服用速效救心丸、麝香保心丸、冠心苏合丸等。心脉痹阻者饮食忌寒凉或油腻食物;痰浊者不宜食过甜食物,以免助痰生湿,可进食行气活血的桃仁粥、木耳汤等;气阴两虚者饮食宜选富有营养的益气养阴之品,如参芪粥、山药粥等;心肾阳虚者饮食宜进温补之品。

【健康教育】

除参见"稳定型心绞痛"患者的内容外,还应注意以下方面:

1. 知识宣教 指导患者积极做到二级预防,预防再次梗死和其他心血管事件。指导患者进低饱和脂肪酸和低胆固醇饮食。劝导患者戒烟戒酒。

2. 运动指导 与患者一起制订个体化的运动处方,指导患者出院后的运动康复训练。指导患者适度参与个人卫生活动、家务劳动等。经过 2 ~ 4 个月的体力活动锻炼后,酌情恢复部分轻工作,有些患者可恢复全天工作。但对重体力劳动、驾驶员、高空作业或工作量过大的工种应予以更换。

3. 用药指导 指导患者坚持按医嘱服药。告知药物的用法、作用、不良反应。定期随访,提高患者用药依从性。

4. 技能指导 心肌梗死是心源性猝死的高危因素,故应教会患者或家属测量脉搏,教会家属心肺复苏的技术。随身携带疾病诊疗卡,以便意外时及时得到救治。

【结语】

ACS 是一组由急性心肌缺血引起的临床综合征。UA/NSTEMI 是由于动脉粥样斑块破裂或糜烂,伴有不同程度的表面血栓形成、血管痉挛及远端血管栓塞所导致的一组临床症状。UA/NSTEMI 胸部不适的部位及性质与典型的稳定型心绞痛相似,但通常程度更重,持续时间更长,胸痛可在休息时发生。血清心肌标志物是鉴别 UA/NSTEMI 的主要标准。治疗主要目的是即刻缓解缺血和预防严重不良后果。包括入住 CCU、心电监护、药物治疗(硝酸酯类、β 受体阻滞剂、钙通道阻滞剂等治疗)、必要时考虑冠状动脉血运重建术。

STEMI 属 ACS 的严重类型。其临床表现为持久的胸骨后剧烈疼痛,可发生心律失常、休克或心力衰竭。心肌肌钙蛋白含量的增高是反映心肌梗死的敏感指标,是目前特异性最高的标志物。CK-MB 增高的程度能较准确地反映梗死的范围,其高峰出现时间是否提前有助于判断溶栓治疗是否成功。心电图有特征性改变。治疗应尽早进行 PCI 或溶栓治疗,及时发现和处理各种并发症,防止猝死。住院期间加强疼痛护理、症状护理、溶栓药物治疗的护理、冠状动脉介入治疗的术前术后护理、排便护理、活动指导及心理护理。

第六节 原发性高血压

 案例导入

> 患者郭先生,57 岁,机关干部。主诉反复头疼、头晕 1 个月。连续 3 天测血压在 160~170/90~100mmHg。有烟酒嗜好 20 余年,腹型肥胖。平素无其他不适,喜欢看书、上网,很少运动,父母均有高血压。
>
> 身体评估:T 36.2℃,P 90 次/分,R 20 次/分,BP 170/100mmHg。神志清楚,焦虑不安。双肺呼吸音清晰,心界不大,心律齐,未闻及杂音。其余检查未见异常。
>
> 入院诊断:原发性高血压。
>
> 请问:患者目前有哪些主要的护理诊断或问题? 护士应如何对患者进行健康宣教?

原发性高血压(primary hypertension)是以体循环动脉压升高为主要临床表现的心血管综合征,通常简称为高血压。高血压是多种心、脑血管疾病的重要病因和危险因素,影响重要脏器(如心、脑、肾)的结构与功能,最终导致这些器官的功能衰竭,是心血管疾病死亡的主要原因之一。

高血压的患病率和发病率在不同国家、地区或种族之间有差别,工业化国家较发展中国家高,美国黑人约为白人的 2 倍。我国高血压患病率和流行存在地区、城乡和民族差别,华北和东北属于高发区;沿海高于内地;城市高于农村;高原少数民族地区患病率较高。男、女患病率差别不大。据统计目前我国高血压患病率为 29.6%,知晓率、治疗率和控制率分别为 42.6%、34.1% 与 9.3%,接受降压治疗的患者中血压达标率为 27.4%。目前,我国采用的高血压的定义为:未使用降压药的情况下收缩压≥140mmHg 和(或)舒张压≥90mmHg。根据血压升高水平,进一步分为 1~3 级(表3-6)。

笔记

表3-6 高血压的分类

类 别	收缩压（mmHg）	舒张压（mmHg）
正常血压	<120	<80
正常高值	120～139	80～89
高血压	≥140	≥90
1级（轻度）	140～159	90～99
2级（中度）	160～179	100～109
3级（重度）	≥180	≥110
单纯收缩期高血压	≥140	<90

注:当收缩压与舒张压分别属于不同分级时,以较高的级别作为标准。以上标准适用于任何年龄的成年男、女性。

【病因与发病机制】

1. 病因　高血压的病因目前认为是多因素,尤其是遗传与环境因素相互作用的结果。但是遗传因素与环境因素具体通过何种途径升高血压,还不十分清楚。高血压是多因素、多环节、多阶段和个体差异性较大的疾病。

（1）遗传因素:一般认为遗传因素占40%。高血压具有明显的家族聚集性。父母均为高血压,子女发病概率达到46%,约60%的高血压患者有家族史。高血压的遗传可能存在主要基因显性遗传和多基因关联遗传两种方式。在遗传表型上,血压升高的发生率、血压升高程度、并发症发生以及其他有关因素（如肥胖）均有遗传性。

（2）环境因素:主要包括饮食、精神应激等,约占60%。

1）饮食:不同地区人群血压水平、高血压患病率与钠盐平均摄入量呈显著相关。摄盐过多导致血压升高主要见于对盐敏感的人群。钾摄入量与血压升高呈负相关;摄入高蛋白质可升压;饮食中饱和脂肪酸或饱和脂肪酸与不饱和脂肪酸比值高也可升压;饮酒量与血压呈水平线性相关（尤其是收缩压）,每天摄入乙醇>50g可明显增高高血压的发病率。

2）精神应激:长期反复的过度紧张与精神刺激可引起高血压。因此,城市脑力劳动者、从事精神紧张度高的职业者、长期在噪声环境中生活或工作者发生高血压的较多。

3）吸烟:吸烟可使交感神经末梢释放去甲肾上腺素增加而使血压升高,同时可以通过氧化应激损害一氧化氮（NO）介导的血管舒张引起血压升高。

（3）其他因素:超重或肥胖是血压升高的重要危险因素。体重指数（BMI）是衡量肥胖程度的指标,血压与BMI呈显著正相关,高血压患者约1/3有不同程度肥胖,腹型肥胖者更容易发生高血压。此外,服用避孕药可引起轻度高血压,但可逆转。睡眠呼吸暂停低通气综合征（SAHS）患者50%有高血压,血压增高程度与SAHS病程有关。

2. 发病机制　血压主要取决于心排血量和体循环的外周血管阻力。心排血量又受心脏舒缩功能、心率、血容量和回心血量的影响,外周血管阻力主要取决于血管管腔大小和血液黏稠度,血管管腔大小又受神经、体液和血管本身各种复杂因素的影响。

（1）神经机制:各种发病因素（如过度紧张、精神刺激等）使大脑皮质下神经中枢功能发生变化,各种神经递质浓度与活性异常,导致交感神经系统活动亢进,血浆儿茶酚胺浓度升高,阻力小动脉收缩增强而导致血压升高。

(2) 肾脏机制:各种原因引起肾性水钠潴留,机体为避免心排血量增高使组织过度灌注,全身阻力小动脉收缩增强,导致外周血管阻力增高,也可能通过排钠激素分泌释放增加,在排泄水钠的同时使外周血管阻力增高。

(3) 激素机制:由于小动脉痉挛,引起肾脏缺血,肾素分泌增加,将肝脏产生的血管紧张素原水解为血管紧张素Ⅰ,再经血管紧张素转换酶(ACE)的作用,形成血管紧张素Ⅱ,后者有强烈的收缩小动脉平滑肌的作用,引起外周血管阻力进一步增加。另外血管紧张素Ⅱ可刺激肾上腺皮质球状带,使醛固酮分泌增加,导致水钠潴留,血容量增加,最终使血压进一步升高。

此外,细胞膜离子转运异常、胰岛素抵抗、血管活性物质等亦参与高血压的发生。

【临床表现】

1. 症状和体征　大多数起病缓慢、渐进,一般缺乏特殊的临床表现。早期常无症状,仅在测量血压或发生心、脑、肾等器官并发症时才被发现。一般表现有头晕、头痛、颈项僵硬、疲劳、耳鸣、心悸等,呈轻度持续性,多数休息后缓解,在紧张或劳累后加重,也可出现视力模糊、鼻出血等严重症状。典型的高血压头痛常在血压下降后即可消失。高血压时体征较少,听诊可闻及主动脉瓣区第二心音亢进、主动脉瓣区杂音或收缩早期喀喇音,病程较长者可出现心脏扩大,可闻及第四心音。

2. 高血压急症和亚急症　高血压急症是指原发性或继发性高血压患者,在某些诱因作用下,血压突然和明显升高(一般超过180/120mmHg),同时伴有进行性心、脑、肾等重要靶器官功能不全的表现。高血压急症包括高血压脑病、颅内出血(脑出血和蛛网膜下腔出血)、脑梗死、急性左心衰竭、急性冠状动脉综合征、主动脉夹层动脉瘤、子痫等。少数患者病情急骤发展,舒张压持续高于130mmHg。表现为头痛、视力模糊、眼底出血、渗出和视盘水肿;特点为肾脏损害突出,持续蛋白尿、血尿与管型尿,称为恶性高血压。高血压亚急症是指血压显著升高但不伴靶器官损害。患者可以有血压明显升高引起的症状,如头痛、胸闷、鼻出血和烦躁不安等。高血压急症和亚急症区别的唯一标准是有无新近发生的急性进行性靶器官损害。

3. 并发症

(1) 脑血管病:包括脑出血、脑血栓形成、腔隙性脑梗死、短暂性脑缺血发作等。

(2) 心力衰竭:早期左心室后负荷增加,可致心室肥厚、扩大,后期心功能失代偿,最终导致心力衰竭。

(3) 慢性肾衰竭:长期持久高血压致进行性肾小球硬化,并加速肾动脉粥样硬化的发生,肾功能减退,晚期出现肾衰竭。

(4) 主动脉夹层:严重高血压促使主动脉夹层形成,血液渗入主动脉壁中膜形成夹层血肿,并沿着主动脉壁延伸剥离,常可致死。

【辅助检查】

1. 常规检查　包括血常规、尿常规、血糖、肾功能、血脂(胆固醇和甘油三酯等)、血尿酸和心电图,有助于发现相关危险因素和靶器官损害。根据需要和条件可以检查眼底、超声心动图、血电解质等。

2. 特殊检查　有目的、有选择性的做一些特殊检查,如24小时动态血压监测、心率变异、颈动脉内膜中层厚度、动脉弹性功能测定、血浆肾素活性等。

笔记

【诊断要点】

1. 高血压诊断　主要根据测量的血压值。采用经核准的水银柱或电子血压计，测量安静休息状态下坐位时上臂肱动脉部位血压。诊断依据是非药物状态下需非同日测量三次血压值收缩压均≥140mmHg和（或）舒张压均≥90mmHg可诊断高血压，应排除其他疾病导致的继发性高血压。需要注意的是，判断是否血压升高不能仅凭几次血压测量值来确定，还要通过一段时间的随访，观察血压变化和总体水平。患者既往有高血压史，正在使用降压药物，血压虽正常，也诊断为高血压。

2. 高血压危险度分层　高血压的预后不仅与血压升高水平有关，而且与其他心血管危险因素及靶器官损害程度有关。为了便于指导治疗和判断预后，目前主张对高血压患者做心血管危险分层，将高血压患者分为低危、中危、高危和很高危。分层标准根据血压水平、其他心血管危险因素、糖尿病、靶器官损害以及并发症情况，具体见表3-7。

表3-7　高血压患者心血管危险分层标准

其他危险因素和病史	血压（mmHg）		
	1级	2级	3级
无其他危险因素	低危	中危	高危
1~2个危险因素	中危	中危	很高危
3个以上危险因素或靶器官损害	高危	高危	很高危
糖尿病或有并发症	很高危	很高危	很高危

（1）用于分层的其他心血管危险因素：①血压水平（1、2、3级）；②男性>55岁，女性>65岁；③血脂异常：血胆固醇（TC）>5.72mmol/L（220mg/dl）或LDL-C>3.3mmol/L（130mg/dl）或HDL-C<1.0mmol/L（40mg/dl）；④吸烟；⑤糖耐量受损和（或）空腹血糖受损；⑥早发心血管疾病家族史（一级亲属发病年龄<50岁）；⑦腹型肥胖（腹围：男性≥90cm，女性≥85cm）或体重指数>28kg/m²。

（2）用于分层的靶器官损害：①左心室肥厚（心电图或超声心动图）；②微量白蛋白尿30~300mg/24h或血肌酐轻度升高（男性115~133μmol/L，女性107~124μmol/L）；③颈动脉超声证实有动脉斑块或内膜中层厚度≥0.9mm。

（3）用于分层的并发症：①心脏疾病（心绞痛、心肌梗死、冠状动脉血运重建、心力衰竭）；②脑血管疾病（脑出血、缺血性脑卒中、短暂性脑缺血发作）；③肾脏疾病（糖尿病肾病、血肌酐：男性>133μmo/L，女性>124μmol/L、临床蛋白尿>300mg/24h）；④血管疾病（主动脉夹层、外周血管病）；⑤高血压性视网膜病变（出血或渗出、视盘水肿）；⑥糖尿病。

【治疗要点】

高血压目前尚无根治方法，主要采取降压治疗，降压的主要目的是减少高血压患者心、脑血管病的发生率和死亡率。血压控制目标值原则上是将血压降至患者能耐受的最高水平，目前一般主张血压控制目标值至少<140/90mmHg，糖尿病或慢性肾脏病合并高血压患者，血压控制目标值<130/80mmHg，老年收缩期高血压患者的降压目标水平，收缩压控制在140~150mmHg，舒张压<90mmHg（不低于65~70mmHg）。

1. 非药物治疗（生活方式干预）　适用于所有高血压患者，包括使用降压药物治

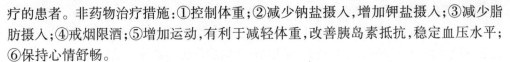

疗的患者。非药物治疗措施:①控制体重;②减少钠盐摄入,增加钾盐摄入;③减少脂肪摄入;④戒烟限酒;⑤增加运动,有利于减轻体重,改善胰岛素抵抗,稳定血压水平;⑥保持心情舒畅。

2. 降压药物治疗 使用对象为:①高血压2级或以上患者;②高血压合并糖尿病,或已经有心、脑、肾等靶器官损害和并发症的患者;③凡血压持续升高,生活方式干预后血压仍未获得有效控制的患者;④高危和很高危患者必须使用降压药物强化治疗。

(1) 降压药的种类:目前常用降压药物可归纳为五大类,即利尿剂、β受体阻滞剂、钙通道阻滞剂(CCB)、血管紧张素转换酶抑制剂(ACEI)和血管紧张素Ⅱ受体阻滞剂(ARB),具体见表3-8。

表3-8 常用降压药名称、剂量及用法

药物分类	药物名称	剂量(mg)	用法(每日)
利尿剂			
噻嗪类	氢氯噻嗪	12.5	1~2次
	氯噻酮	25~50	1次
袢利尿剂	呋塞米	20~40	1~2次
醛固酮受体拮抗剂	螺内酯	20~40	1~2次
保钾利尿剂	氨苯蝶啶	50	1~2次
β受体阻滞剂	普萘洛尔	10~20	2~3次
	美托洛尔	25~50	2次
	阿替洛尔	50~100	1次
	比索洛尔	5~10	1次
	卡维洛尔	12.5~25	1~2次
	倍他洛尔	10~20	1次
钙通道阻滞剂			
二氢吡啶类	硝苯地平	5~10	3次
	硝苯地平控释剂	30~60	1次
	氨氯地平	5~10	1次
非二氢吡啶类	维拉帕米缓释剂	240	1次
	地尔硫䓬缓释剂	90~180	1次
血管紧张素转换酶抑制剂	卡托普利	12.5~50	2~3次
	依那普利	10~22	2次
	贝那普利	12.5~25	1~2次
	培哚普利	4~8	1次
血管紧张素Ⅱ受体阻滞剂	缬沙坦	80~160	1次
	氯沙坦	50~100	1次
	厄贝沙坦	150~300	1次
	替米沙坦	40~80	1次

（2）降压药的作用特点

1）利尿剂：各种利尿剂的降压效果相仿，噻嗪类使用最多。利尿剂起效较平稳、缓慢，持续时间相对较长，作用持久，服用2~3周后作用达高峰。适用于轻、中度高血压，对盐敏感性高血压、合并肥胖或糖尿病、更年期女性和老年高血压有较强的降压效果。利尿剂能增强其他降压药的疗效，袢利尿剂主要用于肾功能不全时。

2）β受体阻滞剂：降压效果迅速、强力，适用于各种不同严重程度高血压，尤其是心率较快的中、青年患者或合并心绞痛者，对老年人高血压疗效较差。

3）钙通道阻滞剂：降压迅速，降压疗效和降压幅度相对较强，短期治疗一般能降低血压10%~15%，剂量与疗效呈正相关，疗效的个体差异性较小，与其他类降压药物联用能明显增强降压作用，对血脂、血糖代谢无明显影响。钙通道阻滞剂对老年患者有较好的降压效果，高钠摄入不影响降压效果，对嗜酒患者也有显著降压效果，不受非甾体抗炎药的干扰，可用于合并糖尿病、冠心病或外周血管病患者，长期使用还具有抗动脉粥样硬化作用，依从性较好。

4）血管紧张素转换酶抑制剂：降压起效缓慢，逐渐增强，3~4周时达最大作用，限制钠盐或联用利尿剂可使起效迅速、作用增强。对肥胖、糖尿病和靶器官（如心脏、肾脏）受损的高血压患者有较好的疗效，特别适用于心力衰竭、心肌梗死后、糖耐量减退或糖尿病肾病的高血压患者。

5）血管紧张素Ⅱ受体阻滞剂：降压作用起效缓慢、持久而平稳，一般在6~8周时达最大作用，持续时间能达24小时以上，低盐饮食或联用利尿剂能明显增强疗效，多数ARB的疗效与剂量呈正相关。此类药物最大的特点是不良反应很少，持续治疗的依从性高。与ACEI并列推荐为常用五大降压药物之一。

除了上述五大类主要降压药物外，还有交感神经抑制剂（利血平、可乐定）、直接血管扩张剂（肼屈嗪）、α_1受体阻滞剂（哌唑嗪、特拉唑嗪）等，不主张单独使用，但在复方制剂或联合治疗时仍在使用。

（3）降压治疗方案：单独或联合使用药物时应从小剂量开始，逐渐增加剂量。临床实际使用时根据患者具体情况（如危险度分层、降压疗效、不良反应、药物费用等）选择适合的降压药。目前认为，2级高血压患者在开始治疗时就可以两种降压药物联合治疗，联合治疗有利于相对较短时间内达到降压目标，也有利于减少不良反应。联合治疗应采用不同降压机制的药物，选择合理的联合治疗方案，对于有并发症的患者，降压药和治疗方案的选择应个体化。

3. 高血压急症的治疗　及时正确处理高血压急症十分重要，可在短时间内缓解病情，预防靶器官损害，降低死亡率。

（1）治疗原则：及时降低血压，选择适宜的降压药，静脉滴注给药，同时监测血压。初始阶段（一般数分钟至1小时内）血压控制的目标为平均动脉压的降低幅度不超过治疗前水平的25%；在随后的2~6小时内将血压降至安全水平，一般为160/100mmHg。如果临床情况稳定，在随后的24~48小时血压逐步降至正常水平。同时针对不同的靶器官损害给予相应处理。

（2）常用降压药：①硝普钠：为首选药，能同时扩张动脉和静脉，降低心脏前、后负荷；②硝酸甘油：扩张静脉和选择性扩张冠状动脉与大动脉；③尼卡地平：二氢吡啶类降压药，降压同时可改善脑血流量；④拉贝洛尔：是兼有α受体阻滞作用的β受体阻滞剂。

【常用护理诊断/问题】

1. 疼痛:头痛　与血压升高有关。

2. 有受伤的危险　与头晕、视力模糊、意识障碍或发生直立性低血压有关。

3. 知识缺乏:缺乏疾病预防、保健、用药知识。

4. 潜在并发症:高血压急症。

【护理措施】

1. 病情观察　①血压监测:定期监测血压并记录。人体血压受季节、昼夜、情绪等因素影响波动较大。冬季血压较夏季高;夜间血压较低,清晨血压较高。②并发症监测:一旦发现血压急剧升高、剧烈头痛、呕吐、烦躁不安、视力模糊、意识障碍、肢体运动障碍等高血压急症症状,应立即通知医生并协助处理。

2. 起居护理　保持环境安静、舒适、温暖,减少各种刺激,限制探视;避免室内光线暗、有障碍物、地面光滑、无扶手等危险因素,嘱患者改变体位宜缓慢,用物放在患者伸手可及的位置;护理操作要轻柔、集中进行,尽量少干扰患者。初期可适当休息,根据病情选择合适的运动;血压波动明显、有并发症的患者应卧床休息,采取舒适体位,减少搬动,保证充足睡眠时间。

3. 饮食护理

(1) 减少钠盐摄入:膳食中的多数钠盐来自烹调用盐和各种腌制品,所以应减少烹调用盐和少吃腌制品,食盐量以<6g/d 为宜。

(2) 补充钙和钾盐:多吃含钾和钙丰富的食物,每日应吃新鲜蔬菜(如油菜、芹菜等)400~500g,喝牛奶 500ml 等。

(3) 减少脂肪摄入:膳食中脂肪应控制在总热量的 25% 以下,限制动物脂肪、内脏、鱼子、软体动物和甲壳类食物。

(4) 增加粗纤维食物的摄入:如多吃芹菜、韭菜、水果,以预防便秘。

(5) 限制饮酒:饮酒量每日不可超过相当于 50g 乙醇的量,以降低抗药性。

4. 药物护理　应指导患者正确服用降压药物。

(1) 说明长期药物治疗的重要性,告知患者血压降至正常水平后应继续服药,尤其是无症状患者。

(2) 介绍常用降压药物的名称、剂量、用法、适应证及不良反应,患者必须遵医嘱服药。

(3) 不能擅自增减药量,更不能突然停药,应按医嘱减量或增量药物,以维持血压稳定。

常用药物的不良反应及禁忌证,见表 3-9。

5. 对症护理

(1) 头痛:①卧床休息,保证睡眠时间,减少探视;②避免头痛诱发因素包括劳累、情绪激动、不规律服药、环境嘈杂等;③遵医嘱用药,保持心态平和,放慢生活节奏;④指导患者使用放松技术,如心理训练、音乐治疗、缓慢呼吸等。

(2) 直立性低血压:①告诉患者直立性低血压的表现:乏力、头晕、心悸、出汗、恶心、呕吐等;②指导预防方法:避免长时间站立,改变姿势要缓慢,避免洗澡水过热或蒸汽浴,不宜大量饮酒;③指导缓解方法:直立性低血压发生时应立即平卧并抬高下肢,

表3-9　常用降压药的不良反应及禁忌证

药物分类	不良反应及禁忌证
利尿剂	氢氯噻嗪可致低钾血症,影响血脂、血糖、血尿酸代谢,痛风患者禁用;保钾利尿剂导致高血钾,不宜与 ACEI、ARB 合用,肾功能不全者禁用
β 受体阻滞剂	心动过缓、乏力、四肢发冷,影响生活质量,突然停药导致撤药综合征,增加胰岛素抵抗,抑制心肌收缩力、房室传导、窦性心律,增加气道阻力;急性心衰、支气管哮喘、房室传导阻滞和外周血管病患者禁用
钙通道阻滞剂	反射性增强交感活性,心率增快,面部潮红,头痛,下肢水肿;心力衰竭、窦房结功能低下或心脏传导阻滞者不宜用
血管紧张素转换酶抑制剂	刺激性干咳,血管性水肿;高钾血症和双侧肾动脉狭窄者禁用。血肌酐超过 $265\mu mol/L(3mg/dl)$ 患者谨慎使用

以促进血液回流。

（3）高血压急症:①患者绝对卧床休息,抬高床头,避免一切不良刺激,协助生活护理;②保持呼吸道通畅,吸氧,安定患者情绪;③必要时遵医嘱给予镇静剂;④迅速建立静脉通路,尽早使用降压药物,用药过程中注意监测血压变化,密切观察药物不良反应。

6. 心理护理　长期情绪激动或精神创伤、劳累可导致血压升高,严重者可诱发高血压急症。告知患者保持乐观而稳定的情绪对高血压的治疗尤为重要。根据患者的性格特点,指导患者自我调节的方法,如音乐疗法、缓慢呼吸等。对性格急躁、易激动的患者,让其经常听舒缓轻柔的音乐,充分调动家庭、社会支持系统,给予理解、疏导与支持,缓解心理、精神压力,有利于保持健康心态。

7. 中医护理　本病属中医"眩晕"、"头痛"范畴。指导患者自我调控情志的方法,勿急勿躁,心情舒畅,肝气条达,以除风阳妄动之源。肝阳上亢型饮食以清淡、低盐素食为佳,宜多食平肝降火,清利头目之品,如菊花、芹菜、萝卜等,忌食肥甘厚味及动风之品;肝肾阴虚者宜调养,多食填精补髓,滋阴潜阳之品,如黑豆、芝麻、龟肉等,忌食海腥、羊肉、辛辣之物;痰浊中阻者宜清淡化痰之品,多食降火祛痰,健脾运湿之品,如芹菜、白菜、菊花等,忌食油腻和肥甘厚味、生冷、烟酒等物。眩晕发作时可按揉风池、风府、太阳、百会等穴;或耳穴压豆,可取内耳、额、枕、神门、肝、脾等穴。

【健康教育】

1. 知识宣教　向患者宣传本病相关知识,使其了解高血压的危险因素及血压升高诱因,并能注意避免。指导患者尽量将体重指数(BMI)控制在 $25kg/m^2$ 以下,以改善糖尿病、高脂血症和左心室肥厚。戒烟限酒。尤其是肥胖患者,应减少每日总热量的摄入,并适当运动,养成良好的饮食习惯。减重速度因人而异。

2. 运动指导　根据年龄、血压水平和身体情况选择合适的运动方式,合理安排运动量。运动项目可选择步行、慢跑、太极拳等。运动强度因人而异,常用的运动强度指标是运动时最大心率达到170-年龄(次/分),一般每周 3~5 次,每次持续 30~60 分钟。运动时注意劳逸结合,中、重度高血压患者应避免高强度的运动。

笔记

3. 用药指导 强调长期药物治疗的重要性,告知患者有关药物的名称、剂量、用法、作用和不良反应。遵医嘱正确服用降压药物,不可随意增量或减量,按时按量服用,以便血压控制在较理想水平。

4. 病情监测指导 教会患者及家属正确的家庭血压监测方法并记录,每次就诊时携带记录,作为医生调整药量或选择用药的依据。

5. 定期复查 根据患者危险度分层情况及血压水平决定复诊时间。属低危或中危者,可每1~3个月随诊1次;属高危者每1个月随诊1次。

【结语】

原发性高血压是以体循环动脉压升高为主要临床表现的心血管综合征,是多种心、脑血管疾病的重要病因和危险因素,其发病与遗传、饮食、精神应激、肥胖等有关。主要表现为头晕、头痛、心悸等症状。如出现并发症则具有相应的临床表现,如果不及时降压治疗,可导致心、脑、肾等重要器官功能损害等不良后果。降压治疗的最终目的是减少高血压患者心脑血管病的发生率和死亡率。护理重点是用药指导、健康指导、避免血压升高的诱因,给予低盐低脂低胆固醇,高钾高钙高维生素饮食。

第七节　病毒性心肌炎

病毒性心肌炎(viral myocarditis)是指嗜心肌性病毒感染引起的,以心肌非特异性间质性炎症为主要病变的心肌炎。包括心肌局灶性炎症(无症状)和心肌弥漫性炎症所致的重症心肌炎。

本病可见于各个年龄阶段,以儿童和40岁以下的成人居多,男性多于女性,是儿童和健康青年猝死的主要原因。

【病因与发病机制】

1. 病因 很多病毒感染都可能引起心肌炎,其中以肠道病毒,包括柯萨奇A、B组病毒、孤儿病毒、脊髓灰质炎病毒等较为常见,尤其是柯萨奇B组病毒约占30%~50%。此外,流感、风疹、单纯疱疹、肝炎病毒、HIV等也能引起心肌炎。

2. 发病机制 病毒性心肌炎的发病机制包括:①病毒的直接作用,包括急性病毒感染及持续病毒感染对心肌的损害;②细胞免疫,主要是T细胞以及多种细胞因子和一氧化氮等介导的心肌损害和微血管损伤。这些变化均可损害心脏的结构和功能。

【临床表现】

病毒性心肌炎患者临床表现取决于病变的广泛程度和严重性,轻者可无明显症状,重者可猝死。

1. 症状

(1) 病毒感染:多数患者在发病前1~3周有病毒感染的前驱症状,如发热、全身倦怠感、肌肉酸痛,或恶心、呕吐、腹泻等消化道症状。

(2) 心脏受累:继病毒感染症状后出现胸闷、心悸、心前区隐痛、呼吸困难、乏力等表现。严重者出现阿-斯综合征,甚至猝死。

2. 体征 查体常有心律失常,以房性与室性期前收缩及房室传导阻滞为多见。可有与发热程度不平行的心动过速,心尖部第一心音可减低,可闻及第三心音或杂音。心衰患者可有肺部啰音、颈静脉怒张、肝大、下肢水肿等体征。

3. 并发症　可并发扩张型心肌病、急性心力衰竭、心源性休克等。

病毒性心肌炎病程各阶段的时间划分比较困难,一般急性期为 3 个月,3 个月至 1 年为恢复期,1 年以上为慢性期。

【辅助检查】

1. 血液检查　白细胞计数可增高,急性期红细胞沉降率加快,C 反应蛋白增加,心肌肌酸激酶(CK-MB)、血清肌钙蛋白(T 或 I)增高。

2. 病原学检查　血清柯萨奇病毒 IgM 抗体滴度明显增高,外周血肠道病毒核酸阳性或肝炎病毒血清学检查阳性,反复进行心内膜心肌活检有助于本病的诊断和预后判断。

3. X 线检查　可见心影扩大,有心包积液时可呈烧瓶样改变。

4. 心电图　常见 ST-T 段改变和各种心律失常,特别是室性心律失常和房室传导阻滞等。严重心肌损害时可出现病理性 Q 波。

5. 超声心动图　可示正常,或有左心室舒张功能减退,节段性或弥漫性室壁运动减弱,室壁厚度增加,左心室增大或附壁血栓等。

6. 核素检查　大部分患者可见左室射血分数减低。

【诊断要点】

主要依据前驱病毒感染史、心脏受累症状、心律失常或心电图改变、心肌损伤表现等综合分析,并排除其他疾患后可做出判断。确诊有赖于病毒抗原、病毒基因片段或病毒蛋白的检出。

【治疗要点】

1. 一般治疗　急性期应卧床休息,如过劳或睡眠不足等,可使病情急剧恶化甚至死亡。进食易消化、富含维生素和蛋白质的食物。

2. 营养心肌　应用大剂量维生素 C、三磷酸腺苷、辅酶 A、肌苷、细胞色素 C 等药物,以改善心肌的营养和代谢。

3. 对症治疗　心力衰竭时使用利尿剂、血管扩张剂、血管紧张素转换酶抑制剂等。频发室性期前收缩或有快速性心律失常者,可选用抗心律失常药物;完全性房室传导阻滞者或窦房结功能损害而出现晕厥或明显低血压时,可考虑使用临时性心脏起搏器。

4. 抗病毒治疗　近年来采用黄芪、牛磺酸、辅酶 A 等中西药结合治疗病毒性心肌炎,对抗病毒、调节免疫和改善心脏功能等有一定疗效。近年来提出干扰素或干扰素诱导剂也具有抗病毒、调节免疫等作用,但价格昂贵。

【常用护理诊断/问题】

1. 活动无耐力　与心肌受损、并发心律失常或心力衰竭有关。

2. 焦虑　与担心疾病预后、学习和前途有关。

3. 知识缺乏:缺乏配合治疗等方面的知识。

4. 潜在并发症:心律失常、心力衰竭。

【护理措施】

1. 病情观察

(1) 观察有无心力衰竭表现:密切观察生命体征、尿量、意识、皮肤黏膜情况,注意有无呼吸困难、咳嗽、颈静脉怒张、水肿、奔马律、肺部湿啰音等表现。

（2）观察有无心律失常表现：对重症病毒性心肌炎患者，急性期应严密心电监护直至病情平稳。注意心率、心律、心电图变化，如发现心率突然变慢、频发室性期前收缩、心动过速、心动过缓、完全性房室传导阻滞或扑动、颤动等，应立即报告医生，及时建立静脉通道，遵医嘱准确用药，并迅速准备好抢救仪器及药物，配合急救处理。

2. 起居护理

（1）病室环境：保持环境安静，限制探视，减少不必要的干扰，保证患者充分的休息和睡眠时间。保持病室空气新鲜，注意通风，温湿度适宜。

（2）休息与活动：急性期卧床休息可减轻心脏负担，减少心肌耗氧，有利于心功能恢复，防止病情加重或转为慢性病程。无并发症者急性期应卧床休息 1 个月；重症患者应卧床休息 3 个月以上，直至症状消失，血清心肌酶、抗体滴定度、红细胞沉降率等血液学指标恢复正常后方可逐渐增加活动量。病情稳定后，患者进行活动时应严密监测心率、心律、血压变化，若活动后出现胸闷、心悸、呼吸困难、心律失常等，应停止活动，以此作为限制最大活动量的指征。

3. 饮食护理　发热、炎症会消耗能量，应合理调整饮食结构，进食高蛋白、高维生素的清淡易消化饮食，如瘦肉、牛奶、蔬菜、水果等，同时注意避免刺激性的饮食，如过酸、过辣、咖啡、浓茶等。少食多餐，避免过饱，禁烟酒。严重心肌炎伴水肿者应限制钠盐的摄入，伴有心衰的患者给予低盐、低脂饮食。

4. 用药护理　遵医嘱合理用药，注意观察药物的不良反应，不能随意减量或停药，有情况及时通知医生，并处理。

5. 对症护理

（1）头晕、乏力、晕厥：房室传导阻滞的患者应严格卧床休息，严密观察病情，发生病情变化及时处理，防止意外发生。一旦发生阿-斯综合征，立即行心肺复苏，积极配合医生进行药物应用或紧急人工起搏。

（2）烦躁不安：应给予必要的解释及安慰，必要时适当使用镇静剂。

（3）心源性休克：应积极做好输液准备，及时有效扩充血容量，改善微循环。

（4）心悸：严格卧床休息，提供安静、舒适的环境，限制探视，减少不必要的干扰和不良刺激对患者情绪的影响。

6. 心理护理　病毒性心肌炎患者中，青壮年占一定比例，患病常影响患者日常生活、学习或工作，从而易产生焦虑、烦躁等情绪。应与患者多交流，说明本病的演变过程及预后，鼓励患者说出内心感受，帮助建立适当的应对方式。

7. 中医护理　本病属中医"温毒"、"心悸"等范畴。患者平时可少量服用人参等补气药，以增强抗病能力。心悸、胸闷、乏力者可予以赤小豆、莲子、桂圆肉、小米煮粥服食；咽痛者可用橄榄、萝卜煮水代茶饮用。心悸发作时行耳穴埋豆，常用穴位有内分泌、心、神门、三焦、肾等穴。病情平稳后可进行传统运动疗法，体弱者练养功、放松功等静功，亦可配合保健功。后期可练太极拳、鹤翔桩等，避免体力活动过度，以免增加心脏负担。

【健康教育】

1. 防病指导　指导患者注意防寒保暖，预防呼吸道、消化道的病毒感染，流感流行期少到公共场所。

2. 饮食指导　指导患者进食高蛋白、高维生素、易消化食物，特别是补充富含维生素 C 的食物，如新鲜蔬菜、水果等，以促进心肌代谢与修复，增强机体抵抗力。戒烟

185

酒,忌刺激性食物。

3. 康复指导　指导患者合理安排休息与活动,适当锻炼身体,增强机体抵抗力。急性病毒性心肌炎患者出院后需继续休息,避免劳累,3~6个月后无并发症者可考虑恢复学习或轻体力工作,6个月至1年内避免剧烈运动或重体力劳动、妊娠等。

4. 用药指导　遵医嘱用药,说明药物的名称、剂量、用法,教会患者及家属观察药物疗效及不良反应。

5. 定期随访　教会患者及家属测脉率、节律,发现异常或有胸闷、心悸等不适及时就诊。

【结语】

病毒性心肌炎是由嗜心肌性病毒感染引起的,以心肌非特异性间质性炎症为主要病变的心肌炎,以柯萨奇病毒 B 组感染最为多见。临床表现取决于病变的广泛程度和严重性,约半数患者在发病前1~3周有病毒感染的前驱症状,而后出现心脏受累表现。治疗主要为休息,辅以营养心肌、抗病毒治疗。护理时需要密切观察病情变化,注意有无心力衰竭及心律失常的发生,合理安排休息与活动,加强对症护理,保证营养,以增强抵抗力。

第八节　心 肌 病

心肌病(cardiomyopathy)是一组异质性心肌疾病,由不同病因(遗传性病因较多见)引起的心肌病变导致心肌的机械和(或)心电功能障碍,常表现为心室肥厚或扩张。目前心肌病的分类具体如下:

1. 遗传性心肌病　如肥厚型心肌病、右心室发育不良心肌病、左心室致密化不全、糖原贮积症、先天性传导阻滞、线粒体疾病、离子通道病。

2. 混合性心肌病　如扩张型心肌病、限制型心肌病

3. 获得性心肌病　如感染性心肌病、心动过速心肌病、心脏气球样变、围生期心肌病。其中扩张型心肌病、肥厚型心肌病、限制型心肌病是三种常见的心脏病,以扩张性心肌病最常见。3 种常见的心肌病比较见表 3-10。

表 3-10　3 种常见心肌病比较表

	扩张型心肌病	限制型心肌病	肥厚型心肌病
左心室射血分数	症状明显时<30%	25%~50%	>60%
左心室舒张末期内径	≥60mm	<60mm	缩小
心室壁厚度	变薄	正常或增厚	明显增厚
左心房	增大	增大,甚至巨大	增大
瓣膜反流	先二尖瓣后三尖瓣	有,一般不严重	二尖瓣反流
常见首发症状	耐力下降	耐力下降、水肿	耐力下降、可有胸痛
心衰症状	左心衰竭先于右心衰竭	右心衰竭显著	晚期出现左心衰竭
常见心律失常	室速、传导阻滞、房颤	传导阻滞、房颤	室速、房颤

一、扩张型心肌病

扩张型心肌病(dilated cardiomyopathy,DCM)是以左心室或双心室扩大,伴心肌收缩功能障碍为主要特征的心肌病。本病在我国发病率为(13~84)/10万,约半数病因不详,本病常伴有心律失常、心力衰竭等,病死率较高,确诊后5年生存约50%,男性多于女性(2.5∶1)。

【病因与发病机制】

病因迄今未明,除特发性、家族遗传因素外,近年来认为持续病毒感染是其重要原因。病毒对心肌组织的直接损伤引发慢性炎症和免疫反应,继而造成心肌损伤,导致和诱发扩张型心肌病。此外,酒精中毒(嗜酒是我国常见病因)、抗癌药物、心肌能量代谢紊乱和神经激素受体异常等多因素亦可引起本病。

【临床表现】

起病隐匿,早期患者可有心脏轻度扩大而无明显症状。主要表现为活动时呼吸困难和活动耐力下降。随着病情加重可出现夜间阵发性呼吸困难和端坐呼吸等左心衰竭的症状和体征,逐渐出现食欲下降、腹胀、下肢水肿、肝大等右心衰竭表现。合并心律失常时可表现为心悸、头昏、黑蒙甚至猝死。主要心脏体征有心界扩大,心音减弱,常可闻及第三或第四心音,心率快时呈奔马律。

【辅助检查】

1. 胸部X线检查 心影明显增大,心胸比>50%,可见肺淤血征。

2. 心电图 常见ST段压低,严重者可见病理性Q波,QRS波增宽常提示预后不良。可见各类期前收缩、非持续性室速、心房颤动、传导阻滞等多种心律失常同时存在。

3. 超声心动图 是诊断及评估本病的最常用的重要检查手段。表现为各心腔均扩大,其中左心室扩大出现早而显著,室壁运动普遍减弱,提示心肌收缩力下降。彩色血流多普勒显示二、三尖瓣反流。

4. 其他 心导管检查和心血管造影、心脏放射性核素检查、心内膜心肌活检均有助于诊断。

【诊断要点】

本病缺乏特异性诊断指标。超声心动图检查见心腔扩大与心脏搏动减弱,有心力衰竭和心律失常表现时应考虑本病的可能,但应除外各种病因明确的器质性心脏病及各种继发性心肌病,才能确立诊断。

【治疗要点】

治疗原则是阻止基础病因介导的心肌损害,控制心力衰竭和各种心律失常,预防栓塞及猝死。

1. 病因治疗 积极寻找病因,予以相应的治疗,如控制感染等。

2. 一般治疗 限制体力活动,卧床休息,低盐饮食等。

3. 药物治疗 药物可应用ACEI或ARB、β受体阻滞剂、盐皮质激素受体拮抗剂、洋地黄和利尿剂。但洋地黄易引起中毒,应慎用。中药黄芪、生脉散等有抗病毒、调节免疫、改善心功能等作用,长期使用对改善症状及预后有一定作用。

4. 其他 对长期严重心力衰竭、内科治疗无效的患者,可考虑进行心脏移植。

笔记

二、肥厚型心肌病

肥厚型心肌病(hypertrophic cardiomyopathy,HCM)是以心室非对称性肥厚为解剖特点的心肌病,是一种遗传性心肌病。根据左心室流出道有无梗阻可分为梗阻性和非梗阻性肥厚型心肌病。本病为青少年运动猝死的最主要的一个原因。国外报道人群患病率为 200/10 万,我国患病率为 180/10 万。

【病因与发病机制】

病因未明,本病常有明显家族史,约占 1/3,目前被认为是常染色体显性遗传疾病,肌节收缩蛋白基因(如心脏肌球蛋白重链、心脏肌钙蛋白 T 基因等)突变是主要的致病因素。有研究认为儿茶酚胺代谢异常、细胞内钙调节机制异常、高血压、高强度运动等均可作为本病发病的促进因子。

【临床表现】

部分患者可无自觉症状,因猝死或体检时被发现。最常见的症状是劳力性呼吸困难和乏力,其中有劳力性呼吸困难可达 90% 以上。除此之外,患者有心悸、胸痛、头晕、晕厥甚至猝死。最常见的持续性心律失常是房颤。体格检查可见心脏轻度增大,可闻及第四心音。梗阻性肥厚型心肌病患者可在胸骨左缘第 3、4 肋间听到较粗糙的喷射性收缩期杂音,心尖部也常可闻及吹风样收缩期杂音。

【辅助检查】

1. 胸部 X 线检查　心影增大多不明显,如有心力衰竭则心影明显增大。

2. 心电图　因心肌肥厚的类型不同而有不同的表现。最常见的表现是左心室肥大。可有 ST-T 改变、深而不宽的病理性 Q 波。此外,室内传导阻滞和期前收缩亦常见。

3. 超声心动图　是最主要的诊断手段。检查特征是心室不对称肥厚而无心腔增大。舒张期室间隔厚度与左心室后壁厚度之比≥1.3,室间隔运动低下。

4. 心导管检查和心血管造影　心导管检查示左心室舒张末期压力上升,有梗阻者在左心室腔与流出道间有收缩期压力差;心室造影显示左心室腔变形,呈香蕉状、犬舌状或纺锤状(心尖部肥厚时);冠状动脉造影多无异常。

5. 心内膜心肌活检　心肌细胞畸形肥大,排列紊乱、间质纤维化等改变。有助于诊断。

【诊断要点】

根据病史、体格检查,结合超声心动图、心电图、心室造影可做出诊断。猝死、心脏增大等阳性家族史更有助于诊断。

【治疗要点】

本病的治疗原则为改善症状,减少合并症和预防猝死。

1. 一般治疗　限制活动量,避免过度劳累,以免出现梗阻症状或原有的梗阻症状加重。

2. 药物治疗　是治疗本病的基础。目前主张应用 β 受体阻滞剂及钙通道阻滞剂治疗,常用药物有普萘洛尔、美托洛尔、维拉帕米等。避免使用增强心肌收缩力和减少心脏容量负荷的药物,如洋地黄、硝酸类制剂等。

3. 其他治疗　对药物治疗效果不佳的重症梗阻性患者可考虑采用介入或手术治

疗,植入 DDD 型起搏器、消融或切除肥厚的室间隔心肌。

三、心肌病患者的护理

【常用护理诊断/问题】

1. 疼痛:胸痛　与肥厚心肌耗氧量增加和供血供氧下降有关。

2. 活动无耐力　与心脏功能下降有关。

3. 有受伤的危险　与梗阻性肥厚型心肌病所致头晕及晕厥有关。

4. 潜在并发症:心律失常、栓塞、心力衰竭、猝死。

【护理措施】

1. 病情观察

（1）观察血压、心率、心律及心电图变化。准确记录出入量。

（2）密切观察有无心力衰竭、心律失常、胸痛、晕厥、栓塞的征象。发现异常,及时与医生联系。

2. 起居护理　保持环境安静,减少探视,避免不良刺激。扩张型心肌病患者应避免劳累,宜长期卧床休息;肥厚型心肌病患者避免剧烈运动、情绪激动、突然用力或提取重物等;合并严重心力衰竭、心律失常及阵发性晕厥的患者应卧床休息;对长期卧床及水肿患者应注意皮肤清洁干燥,定时翻身,防止压疮的发生。采取促进排痰、保持呼吸道通畅的措施,防止呼吸道感染,以免加重病情。

3. 饮食护理　给予低脂、低盐、高蛋白、高维生素的易消化饮食,避免刺激性食物。少食多餐。应多食白菜、海带等富含纤维素的食物,少食易产气食物,如葱、薯类等。

4. 用药护理　遵医嘱用药,观察疗效及副作用。扩张型心肌病患者,对洋地黄耐受性较差,使用时应密切观察,警惕发生中毒;严格控制输液量与速度,以免发生急性肺水肿。

5. 对症护理

（1）胸痛:嘱患者立即停止活动,卧床休息。应安慰患者,解除紧张情绪。遵医嘱使用药物,持续吸氧。避免剧烈运动、屏气、持重、情绪激动、饱餐、寒冷等诱发因素,戒烟酒。

（2）心悸、呼吸困难:嘱患者停止活动,卧床休息,以减少心肌耗氧量,休息时采用半卧位,尽量避免左侧卧位。必要时予以吸氧,根据缺氧程度、心功能状态调节氧流量。

（3）栓塞:合并栓塞的患者,必须长期抗凝治疗,在此期间应密切观察凝血功能的改变,注意有无皮肤及黏膜出血、黑便、尿血等。发现异常应及时通知医生。

（4）晕厥:立即让患者平躺于空气流通处,将头部放低;松开衣领、腰带;注意肢体保暖;吸氧;做好急救准备。

6. 心理护理　关心体贴患者,帮助其解除顾虑,消除悲观情绪,增强治疗信心,积极配合治疗。

7. 中医护理　本病属中医"心悸"、"胸痹"、"喘证"、"水肿"等范畴。病情相对稳定期可配合使用食疗,心悸、烦热、动则气急者可炖食西洋参、百合、银耳、冰糖;心衰水肿、畏寒肢冷者可经常服食当归、茯苓、羊肉、生姜、大枣等。嘱患者保持乐观、平和的

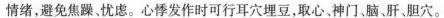

情绪,避免焦躁、忧虑。心悸发作时可行耳穴埋豆,取心、神门、脑、肝、胆穴。

【健康教育】

1. 知识宣教　告知患者防寒保暖,预防感冒的重要性和意义。无明显症状的早期患者,可从事轻体力工作,但要避免劳累。

2. 饮食指导　指导患者进食高蛋白、高维生素、易消化食物,心衰时予以低盐饮食;戒烟戒酒。

3. 用药指导　指导患者坚持服用抗心力衰竭、抗心律失常的药物及 β 受体阻滞剂、钙通道阻滞剂等,以提高存活年限。说明药物的名称、剂量、用法,教会患者及家属观察药物的疗效及不良反应。

4. 定期随访　嘱患者定期门诊随访,症状加重时立即就诊,防止病情进展、恶化。

【结语】

心肌病是指伴有心肌功能障碍的心肌疾病,包括扩张型心肌病,肥厚型心肌病等类型。本病病因未明,一般认为与病毒感染、自身免疫反应、遗传、药物中毒和代谢异常等有关。扩张型心肌病可有心室收缩功能不全、心力衰竭和心律失常等表现。治疗原则为控制心力衰竭和各种心律失常,预防栓塞及猝死。肥厚型心肌病可有胸痛、劳力性呼吸困难、头晕、晕厥甚至猝死,胸骨下段左缘有收缩期杂音等。改善症状,减少合并症和预防猝死。护理时注意对症处理、休息,避免劳累,预防感染,防止晕厥和猝死。

第九节　感染性心内膜炎

感染性心内膜炎(infective endocarditis,IE)为心脏内膜表面的微生物感染,伴赘生物形成。赘生物为大小不等、形状不一的血小板和纤维素团块,内含大量微生物和少量炎症细胞。瓣膜为最常受累部位,也可发生在间隔缺损部位、腱索或心壁内膜。根据病程分为急性和亚急性感染性心内膜炎,其特征见表3-11;根据累及瓣膜的性质分为自体瓣膜、人工瓣膜和静脉药瘾者的心内膜炎。

表3-11　急性、亚急性感染性心内膜炎的特征

	急性感染性心内膜炎	亚急性感染性心内膜炎
中毒症状	明显	轻
病程进展	迅速,数天至数周	数周至数月
感染迁移	多见	少见
主要病原体	金黄色葡萄球菌	草绿色链球菌,其次为肠球菌

一、自体瓣膜心内膜炎

【病因与发病机制】

自体瓣膜心内膜炎(native valve endocarditis)的病原微生物主要为链球菌(65%)和葡萄球菌(25%)。真菌、立克次体和衣原体为自体瓣膜心内膜炎的少见致病微生物。自体瓣膜心内膜炎发病主要与以下因素有关:①瓣膜内皮细胞受损:当瓣膜的内

皮受损,使其下基质蛋白暴露、组织因子释放纤维蛋白及血小板沉积,有利于细菌黏附和感染;②短暂性菌血症:各种感染或细菌寄居的皮肤黏膜的创伤常导致暂时性菌血症,循环中的细菌定居在无菌性赘生物上,即可发生感染性心内膜炎。

【临床表现】

从短暂性菌血症的发生至症状出现之间的时间间隔长短不一,多在2周以内,但不少患者无明确的细菌进入途径可寻。

1. 症状和体征

(1) 发热:是最常见的症状。亚急性者起病隐匿,可出现全身不适、乏力、食欲缺乏和体重减轻等非特异性症状。一般午后和晚上发热,常伴有头痛、背痛和肌肉关节痛。急性者呈暴发性败血症过程,有高热寒战。突发心力衰竭者较为常见。

(2) 心脏杂音:80%~85%患者可闻及心脏杂音,由基础心脏病和(或)心内膜炎导致瓣膜损害所致。

(3) 周围体征:多为非特异性,可能是微血管炎或微栓塞所致,近年已不多见。包括:①瘀点:可出现于任何部位,以锁骨以上皮肤、口腔黏膜和睑结膜多见;②指(趾)甲下线状出血;③Roth 斑:为视网膜的卵圆形出血斑,中心呈白色,多见于亚急性感染;④Osler 结节:为指和趾垫出现的豌豆大的红或紫色痛性结节,常见于亚急性者;⑤Janeway 损害:为手掌及足底直径1~4mm 的无痛性出血红斑,主要见于急性患者。

(4) 动脉栓塞:赘生物引起动脉栓塞占20%~40%,可发生于机体的任何部位,脑、心脏、脾、肺、肾、肠系膜和四肢为常见的动脉栓塞部位。约1/3 患者以栓塞为首发症状。

(5) 感染的非特异性症状:如脾大、贫血等,部分患者可见杵状指(趾)。

2. 并发症

(1) 心脏并发症:心力衰竭为最常见并发症,由瓣膜关闭不全所致,主动脉瓣受损者最常发生(75%),其次为二尖瓣(50%)。也可并发心肌脓肿、急性心肌梗死、化脓性心包炎、心肌炎等。

(2) 细菌性动脉瘤:多见于亚急性者。受累动脉依次为近端主动脉、脑、内脏和四肢。

(3) 迁移性脓肿:常见于急性患者,多发生于肝、脾、骨髓和神经系统。

(4) 神经系统并发症:约有1/3 的患者有神经系统受累的表现,如脑栓塞(约占1/2,大脑中动脉及其分支最常受累)、脑细菌性动脉瘤(多无症状)、脑出血、中毒性脑病、脑脓肿、化脓性脑膜炎等。

(5) 肾脏并发症:大多数患者有肾损害,包括肾动脉栓塞和肾梗死(多见于急性患者)、肾小球肾炎(常见于亚急性患者)、肾脓肿(不多见)等。

【辅助检查】

1. 血培养 是最重要的诊断方法。近期未接受过抗生素治疗的患者血培养阳性率可高达95%以上,2周内使用过抗生素或采血、培养技术不当,常降低血培养的阳性率。

2. 超声心动图 对感染性心内膜炎的诊断及随访均有重大意义,是本病最基本检查方法。如发现赘生物、瓣周并发症等支持心内膜炎的证据,可帮助明确感染性心内膜炎诊断。

3. 尿液 常有镜下血尿和轻度蛋白尿。肉眼血尿提示肾梗死。红细胞管型和大量蛋白尿提示弥漫性肾小球肾炎。

4. 血液 亚急性者贫血常见,白细胞计数正常或轻度升高,分类计数出现核左移;红细胞沉降率升高。

5. 免疫学检查 患者可有高丙种球蛋白血症,80%的患者出现循环免疫复合物,病程超过 6 周的亚急性患者类风湿因子阳性(50%)。上述异常在感染治愈后消失。

6. 其他 X 线检查可了解有无肺部炎症及心衰情况。CT 扫描有助于脑梗死、脓肿和出血的诊断。心电图偶可见急性心肌梗死或房室、室内传导阻滞。

【诊断要点】

根据细菌性心内膜炎的临床表现,如发热伴有心脏杂音(尤其是主动脉瓣关闭不全杂音),贫血,血尿,脾大,白细胞增多,伴(或不伴)栓塞,以及血培养阳性等可诊断本病。其中,血培养和超声心动图是诊断本病的两大基石。

【治疗要点】

1. 抗微生物药物治疗 为最重要的治疗措施。

(1)用药原则:早期、足量、大剂量、足疗程(疗程至少 4～6 周)、联合、有效、静脉用药。

(2)用药选择:本病大多数致病菌对青霉素敏感,可作为首选药物,可用 1000 万～2000 万 U/日,分 3～4 次静脉滴注。青霉素过敏时可选择头孢曲松或万古霉素。联合用药可增强杀菌能力,如青霉素联合氨苄西林、阿米卡星、万古霉素等,真菌感染者选用静脉滴注两性霉素 B。

2. 外科治疗 有严重心脏并发症或抗生素治疗无效的患者应及时行手术治疗。如果二尖瓣赘生物>10mm 或抗生素治疗下赘生物体积增大或赘生物位于二尖瓣闭合的边缘时应考虑尽早手术治疗。复发的肺动脉栓塞后三尖瓣赘生物>20mm 时,必须手术治疗。

二、人工瓣膜和静脉药瘾者心内膜炎

(一)人工瓣膜心内膜炎(prosthetic valve endocarditis)

发生于人工瓣膜置换术后 60 天以内者为早期人工瓣膜心内膜炎,60 天以后发生者为晚期人工瓣膜心内膜炎。早期者常为急性暴发性起病,致病菌约 1/2 为葡萄球菌(表皮葡萄球菌多见),其次为革兰阴性杆菌和真菌。晚期者以亚急性表现常见,链球菌为最常见致病菌(主要为草绿色链球菌),其次为葡萄球菌、革兰阴性杆菌和真菌。除赘生物形成外,常致人工瓣膜部分破裂、瓣周漏、瓣环周围组织和心肌脓肿。最常累及主动脉瓣。术后发热、出现新杂音、脾大或周围栓塞征、血培养同一种细菌阳性结果至少 2 次,可诊断本病。预后不良。

本病难以治愈。应在自体瓣膜心内膜炎用药基础上,将疗程延长为 6～8 周。任一用药方案均应加庆大霉素。有瓣膜再置换术的适应证者,应早期手术。明确适应证为:①因瓣膜关闭不全致中、重度心力衰竭;②真菌感染;③充分抗生素治疗后持续有菌血症;④急性瓣膜阻塞;⑤X 线透视发现人工瓣膜不稳定;⑥新发生的心脏传导阻滞。

(二)静脉药瘾者心内膜炎(endocarditis in intravenous drug abusers)

多见于青年男性。致病菌最常来源于皮肤,药物污染所致者少见。主要致病菌为金黄色葡萄球菌,其次为链球菌、革兰阴性杆菌和真菌。大多累及正常心瓣膜,三尖瓣受累占50%以上,其次为主动脉瓣和二尖瓣。急性发病者多见,常伴有迁移性感染灶。X线可见肺部多处小片状浸润阴影,为三尖瓣或肺动脉瓣赘生物所致的脓毒性肺栓塞。亚急性表现多见于曾有感染性心内膜炎病史者。左侧心瓣膜(尤其主动脉瓣)受累,革兰阴性杆菌或真菌感染者预后不良。

对甲氧西林敏感的金黄色葡萄球菌所致右心感染,用萘夫西林或苯唑西林、妥布霉素进行治疗。其余用药选择与方案同自体瓣膜心内膜炎的治疗。

三、感染性心内膜炎患者的护理

【常用护理诊断/问题】

1. 体温过高　与微生物感染引起的心内膜炎有关。

2. 营养失调:低于机体需要量　与食欲下降、长期发热导致机体消耗过多有关。

3. 潜在并发症:栓塞、心力衰竭。

【护理措施】

1. 病情观察

(1) 体温:动态监测体温变化情况,每4～6小时测量体温1次,以判断病情进展及治疗效果。

(2) 皮肤:观察患者皮肤情况,检查有无指、趾甲下线状出血、手掌和足底无痛性出血红斑、Osler结节等皮肤黏膜病损及消退情况。

(3) 心脏杂音:观察心脏杂音的部位、强度、性质有无变化,如有新杂音出现、杂音性质改变往往与赘生物导致瓣叶破损、穿孔或腱索断裂有关。

(4) 栓塞:注意观察有无脑、肾、冠状动脉、肠系膜动脉及肢体动脉栓塞征象,重点观察瞳孔、神志、肢体活动及皮肤温度等。当患者突然出现胸痛、气急、发绀和咯血等表现,要考虑肺栓塞的可能;出现腰痛、血尿等考虑肾栓塞的可能;当患者出现神志和精神改变、失语、吞咽困难、瞳孔大小不对称,甚至抽搐或昏迷征象时,警惕脑栓塞的可能;若肢体突发剧烈疼痛,局部皮肤温度下降,动脉搏动减弱或消失要考虑外周动脉栓塞的可能。出现可疑征象,应及时报告医生并协助处理。

2. 起居护理

(1) 病室环境:保持室内环境清洁舒适,定时开窗通风,保持空气新鲜,注意防寒保暖。

(2) 休息与活动:急性者应卧床休息,采取舒适体位,限制活动;亚急性者可适当活动,避免剧烈运动和情绪激动等。心脏超声见巨大赘生物的患者,应绝对卧床休息,防止赘生物脱落。

3. 饮食护理　给予高热量、高蛋白、高维生素、低胆固醇、易消化的半流质或软食,鼓励患者多饮水,多食新鲜蔬菜和水果,经常更换膳食种类,做到色香味俱全,以促进食欲,补充营养。

4. 用药护理　遵医嘱使用抗生素,观察药物疗效及不良反应。严格按时间、剂量准确用药,确保维持有效的血药浓度。有情况及时报告医生,并处理。

5. 对症护理

(1) 高热:①卧床休息;②补充水、电解质,记录出入量;③给予物理降温,如温水擦浴、冰袋等,及时记录降温后体温变化;④及时擦干汗液,保持衣被柔软干燥,出汗较多的患者,在衣服与皮肤之间衬以柔软的毛巾,便于及时更换,增加舒适感;⑤加强口腔护理。

(2)栓塞:①严密观察病情,及时发现动脉栓塞的早期表现,并做好紧急处理的必要准备;②患者平卧,栓塞部位稍放低,以增加供血;③局部保暖,但忌热敷,因热敷不仅对缺血肢体不利,而且易发生烫伤。

6. 心理护理 本病病程长,病情易反复,患者常存在焦虑心理。倾听患者的主诉,并给予理解。耐心告知本病的基本知识,向家属做好解释工作,争取他们的配合,共同为患者提供有效的心理支持。

7. 中医护理 本病属中医"心悸"、"怔忡"、"温病"、"胸痹"等范畴。患者宜多食清热、养阴生津之品。高热患者可用银花甘草液或冰硼散液,每日漱口3次。出汗多时,可用鲜芦根煎水代茶饮。气阴两虚患者给予艾灸疗法,以增强体质。可用隔姜灸、无瘢痕灸或温和灸,以皮肤发热红润为度。

8. 正确采集血标本 告诉患者及家属采血目的、采血量及必要时需暂停抗生素的原因,以取得患者的理解和配合。对于未经治疗的亚急性患者应在第1天每隔1小时采血1次,共3次。如次日未见细菌生长,重复采血3次后,开始抗生素治疗。已用过抗生素者,停药2~7天后采血。急性患者应在入院后立即安排采血,在3小时内每隔1小时采血1次,共取3次血标本后,按医嘱开始治疗。本病的菌血症为持续性,无需在体温升高时采血。每次采血量10~20ml,同时做需氧和厌氧培养。

【健康教育】

1. 知识宣教 指导患者保持口腔及皮肤清洁,少去公共场所。勿挤压痤疮、疖、痈等感染病灶,以减少病原体入侵机会。嘱患者平时注意防寒保暖,避免感冒,适度活动,合理安排作息时间。

2. 用药指导 告知患者需坚持大剂量长疗程抗生素治疗的原因及意义。告诉有心内膜炎病史的患者,在做手术或侵入性诊治前应预防性使用抗生素的目的。

3. 定期随访 教会患者自我监测体温变化,定期门诊随访,若出现栓塞表现,及时就医。

【结语】

感染性心内膜炎是心脏内膜表面的微生物感染,伴赘生物形成。分急性和亚急性。瓣膜为最常受累部位。可有发热、心脏杂音、动脉栓塞等表现。血培养是本病最重要的诊断方法,超声心动图检查可发现赘生物。治疗重点是抗感染。护理要点为密切观察病情,正确采集血培养标本,对有高热和栓塞等患者及时进行对症护理,注意患者的起居和饮食护理,实施有效的心理护理措施缓解患者焦虑情绪。

第十节 心 包 炎

心包炎(pericarditis)是指心包脏层和壁层的急、慢性炎症,常继发于某些全身性疾病,或由邻近组织病变蔓延而来。可单独存在,也可与心肌或心内膜炎症并存。临床上可分为急性和慢性两类。前者常伴有心包渗液,后者常引起心包缩窄。

一、急性心包炎

急性心包炎（acute pericarditis）为心包脏层和壁层的急性炎症,可由细菌、病毒、肿瘤、自身免疫、物理、化学等因素引起。

【病因与发病机制】

1. 病因　最常见病因为病毒感染。其他包括细菌、自身免疫病、肿瘤侵犯心包、尿毒症、急性心肌梗死性心包炎、主动脉夹层、胸壁外伤及心脏手术后。

2. 发病机制　正常心包腔内约有50ml左右的浆液,起润滑作用。急性炎症反应时,心包壁、脏层间出现由纤维蛋白、白细胞及少量内皮细胞组成的渗出物,尚无明显液体积聚,为纤维蛋白性心包炎;如渗出液增多,则转变为渗出性心包炎,主要为浆液纤维蛋白性渗液。液体量100~3000ml不等,可呈血性或脓性。如渗出液迅速增多,使心包腔内压力急骤上升,导致心室舒张期充盈受限,周围静脉压升高,最终使心排血量降低,血压下降,出现急性心脏压塞的表现。

【临床表现】

1. 纤维蛋白性心包炎

（1）症状:胸骨后、心前区疼痛为急性心包炎的特征,常见于纤维蛋白渗出期。疼痛性质为尖锐剧痛或沉闷痛,于深呼吸、咳嗽、体位变动或吞咽时加重,可放射至左肩、左臂、左肩胛区及颈部、上腹部。急性非特异性心包炎及感染性心包炎疼痛较明显,结核性或肿瘤性心包炎可不明显。

（2）体征:心包摩擦音是纤维蛋白性心包炎典型而最具诊断价值的体征。多位于心前区,胸骨左缘第3、4肋间最明显,呈抓刮样粗糙音,与心音无相关。坐位身体前倾、深吸气或将听诊器胸件加压更易听到。可持续数小时或数天、数周。

2. 渗出性心包炎

（1）症状:呼吸困难是最突出的症状。严重时患者端坐呼吸,伴有身体前倾、呼吸浅速、面色苍白等。也可因压迫气管、喉返神经、食管而产生干咳、声音嘶哑及吞咽困难。还可有发冷、发热、乏力、烦躁、上腹闷胀等全身症状。

（2）体征:心尖搏动减弱或消失,心浊音界向两侧扩大,心音遥远。大量积液时可在左肩胛骨下出现浊音及左肺受压迫所引起的支气管呼吸音,称心包积液征（Ewart征）。大量积液可使收缩压下降,脉压减小,导致静脉回流受阻,出现颈静脉怒张、肝大、腹水及水肿等。

3. 心脏压塞　临床特征为Beck三联征:低血压、心音低弱、颈静脉怒张。急性心脏压塞表现为心动过速、血压下降、脉压变小和静脉压明显上升,如心排血量显著下降可引起急性循环衰竭、休克。亚急性或慢性心脏压塞表现为体循环静脉淤血、颈静脉怒张、静脉压升高、奇脉等。

【辅助检查】

1. 实验室检查　取决于原发病,感染性者常有外周血白细胞计数增加、血沉增快等炎症反应。

2. X线检查　对渗出性心包炎有一定诊断价值。当心包内积液量超过300ml时,可见心影向两侧增大,而肺部无明显充血现象,是心包积液的有力证据。

3. 心电图　常规导联（除aVR和V_1外）ST段普遍抬高呈弓背向下型,一至数日后,ST 段回到基线,出现 T 波低平、倒置,持续数周至数月后逐渐恢复正常。渗出性心包炎时可有 QRS 波群低电压及电交替,无病理性 Q 波。

4. 超声心动图 是简单、可靠的无创性诊断心包积液的方法。M 型或二维超声心动图均可见液性暗区。

5. 心包穿刺 主要指征是心脏压塞和未能明确病因的渗出性心包炎。抽取心包穿刺液进行常规涂片、细菌培养和寻找肿瘤细胞等。

6. 心包活检 心包活检有助于明确病因。

【诊断要点】

根据临床表现、X 线、心电图及超声心动图可做出心包炎的诊断,结合心包穿刺、心包活检等做出病因诊断。

【治疗要点】

1. 病因治疗 结核性心包炎应用抗结核治疗;细菌性心包炎应用抗生素;风湿性心包炎应用肾上腺皮质激素和水杨酸制剂;非特异性心包炎一般对症治疗,重者可用肾上腺皮质激素。

2. 对症治疗 胸痛者应用镇痛剂,可用阿司匹林、吲哚美辛,必要时给予吗啡类药物;呼吸困难者半卧位、吸氧。

3. 解除心脏压塞 积液量多时应及时做心包穿刺抽液。化脓性心包炎可行心包穿刺排脓,必要时行心包切开引流。反复发作的急性创伤性心包炎可行心包切除术。

二、缩窄性心包炎

缩窄性心包炎(constrictive pericarditis)是指心脏被致密增厚的纤维化或钙化心包所包围,致使心室舒张期充盈受限,从而产生一系列循环障碍的疾病。多为慢性。

【病因与发病机制】

我国最常见的病因为结核性,其次为急性非特异性心包炎、化脓性或创伤性心包炎演变而来。少数与心包肿瘤及放射性心包炎等有关。急性心包炎后,随着渗出液逐渐吸收可有纤维组织增生、心包粘连增厚、钙化,最终形成坚厚的瘢痕,使心包失去伸缩性,心室舒张期扩张受阻,充盈减少,心搏量下降而产生血液循环障碍。

【临床表现】

1. 症状 患者常有急性心包炎等病史。常见症状为劳力性呼吸困难。可伴有不同程度的疲乏、食欲缺乏、上腹胀满或疼痛等。

2. 体征 心尖搏动减弱或消失,心浊音界正常或稍大,心音低远,心率增快,部分患者可闻及心包叩击音,可触及奇脉。可见 Kussmaul 征。此外,有颈静脉怒张、肝大、腹水、胸腔积液、下肢水肿等。

【辅助检查】

X 线检查心影偏小、正常或轻度增大,可见心包钙化影;心电图有 QRS 波群低电压、T 波低平或倒置;超声心动图可见心包增厚、室壁活动减弱、室间隔矛盾运动等;右心导管检查血流动力学可有相应改变;CT 及 MRI 对心包增厚具有很高的特异性和分辨率。

【诊断要点】

典型缩窄性心包炎根据临床表现及辅助检查可明确诊断。

【治疗要点】

早期施行心包剥离术以避免发展到心源性恶病质、严重肝功能不全、心肌萎缩等。通常在心包感染被控制即可手术,结核患者术后继续用药 1 年。

三、心包炎患者的护理

【常用护理诊断/问题】

1. 气体交换受损　与肺淤血、肺或支气管受压有关。

2. 疼痛:胸痛　与心包炎症有关。

3. 体液过多　与渗出性、缩窄性心包炎有关。

4. 体温过高　与心包炎症有关。

【护理措施】

1. 病情观察　观察患者呼吸困难程度、血气分析结果、有无呼吸浅快、发绀等。密切监测疼痛部位、性质及其变化情况及心包摩擦音。观察是否有颈静脉充盈、肝脏肿大及水肿。观察有无心脏压塞症状,如出现胸闷气急、疼痛加重或心动过速、血压下降、脉压变小等,应及时与医生联系。

2. 起居护理

(1) 病室环境:保持病室安静,限制探视。注意病室温度和湿度,避免患者受凉,防止呼吸道感染。

(2) 休息与活动:患者应卧床休息,取舒适体位,如半卧位或坐位。出现心脏压塞者往往采取强迫前倾坐位,给患者提供可依靠的床头桌,并加床挡以防患者坠床。患者衣着应宽松,以免影响胸廓运动。勿用力咳嗽、深呼吸或突然改变体位,以免引起疼痛加重。

3. 饮食护理　给予高热量、高蛋白、高维生素、易消化的半流质或软食,限制钠盐摄入,少食易产气食物,如薯类、葱及笋等,多食芹菜、海带等富含纤维素的食物,以防肠内产气过多引起腹胀、便秘使膈肌上抬。

4. 用药护理　使用解热镇痛剂期间注意观察有无出血及胃肠道反应,应用抗结核、糖皮质激素、抗菌、抗肿瘤等药物治疗时,应注意观察药物的疗效及不良反应,定期查肝功能。

5. 对症护理

(1) 疼痛

1) 向患者解释疼痛的原因及应对方式,以缓解患者不必要的紧张情绪。

2) 轻、中度疼痛者,选择音乐疗法或观看自己喜欢的电视节目,以分散注意力。也可采用局部按摩,松弛肌肉,改善血液循环。

3) 疼痛明显者,可遵医嘱给予止痛剂,若疼痛加重,可用吗啡类药物止痛,以减轻疼痛对呼吸功能的影响。

(2) 发热:采取物理降温措施,定时测量体温并记录,遵医嘱使用抗生素及抗病毒等药物。

6. 心理护理　患者呼吸困难或疼痛时,应给予解释和安慰,消除不良心理因素。

7. 心包穿刺术的配合与护理　配合医生行心包穿刺或切开引流术,以缓解压迫症状或向心包腔内注射药物达到治疗的目的。

（1）术前护理：备齐物品,向患者说明手术的意义和必要性,解除顾虑,必要时应用少量镇静剂;咳嗽的患者,必要时给予可待因镇咳治疗;提供屏风或隐蔽的空间以维护患者隐私;操作前开放静脉通道,准备抢救药品如阿托品等以备急需;进行心电监护,术前需行超声检查,以确定积液量与穿刺部位,并对最佳穿刺点做好标记。

（2）术中配合：嘱患者勿剧烈咳嗽或深呼吸,穿刺过程中有任何不适应立即告知医护人员。严格无菌操作,抽液过程中随时夹闭胶管,防止空气进入心包腔。抽液要缓慢,每次抽液量不超过 1000ml,以防急性右室扩张。一般第一次抽液量不宜超过200～300ml,若抽出鲜血,立即停止抽吸。密切观察有无心脏压塞症状,记录抽液量、性质,按要求留取标本并及时送检。密切观察患者的反应,如面色、呼吸、血压、脉搏、心电图等变化,如有异常,应及时协助医生处理。

（3）术后护理：术毕拔出穿刺针后,穿刺部位覆盖无菌纱布,用胶布固定;穿刺后2 小时内继续心电、血压监测,嘱患者休息,并密切观察生命体征变化。心包引流者需做好引流管的护理,待心包引流液<25ml/d 时拔除导管。

8. 中医护理　本病属中医"胸痹"、"痰饮"等范畴。患者胸痛发作时可予沉香、肉桂、三七粉,或冠心苏合丸 1 粒配合止痛。可用灸法止痛,也可配合热熨疗法或王不留行籽粘压耳穴。

【健康教育】

1. 知识宣教　指导患者注意休息,加强营养,增强机体抵抗力,注意防寒保暖,防止呼吸道感染。对缩窄性心包炎患者讲明行心包切除术的重要性,尽早接受手术治疗,术后仍应坚持休息半年左右。

2. 饮食指导　指导患者进食高热量、高蛋白、高维生素的易消化饮食,限制钠盐摄入。

3. 用药指导　告诉患者坚持足够疗程药物治疗（如抗结核治疗）的重要性,不可擅自停药,指导患者正确服药,注意观察药物不良反应。

4. 定期随访　病情有变化,及时就诊,检查肝肾功能。

【结语】

心包炎是心包脏层和壁层的急、慢性炎症。常见病因为细菌、病毒、自身免疫等。急性心包炎早期是纤维蛋白性心包炎,可有胸痛、呼吸困难,以病因治疗为主。晚期是渗出性心包炎,主要表现是心脏压塞,治疗以心包穿刺抽液为主。缩窄性心包炎常有劳力性呼吸困难、颈静脉怒张、肝大、腹水、水肿等症状。治疗以心包切除术为主。护理时注意做好病情观察,进行对症处理、保证营养与休息,增强抵抗力。

第十一节　循环系统疾病常用诊疗技术的护理

一、心脏起搏治疗术

心脏起搏是通过心脏起搏器发放一定形式的电脉冲,刺激心脏,使之激动和收缩,即模拟正常心脏的冲动形成和传导,以治疗由于某些心律失常所致的心脏功能障碍。是心律失常介入治疗的重要方法之一。

【起搏器的分类】

1. 根据起搏器应用方式分为:临时心脏起搏(采用体外携带式起搏器)和植入式心脏起搏(起搏器一般埋植在患者胸部的皮下组织内)。

2. 根据起搏器电极导线植入的部位分为:①单腔起搏器:常见的有 VVI 型起搏器(起搏电极导线放置在右室心尖部)和 AAI 型起搏器(起搏电极导线放置在心房);②双腔起搏器:植入的两支电极导线分别放置在心房(右心耳)和右室心尖部,进行房室顺序起搏;③三腔起搏器:近年来使用的起搏器,右房+双室三腔心脏起搏。

【适应证】

1. 植入式心脏起搏器

(1) 伴有临床症状的任何水平的完全或高度房室传导阻滞。

(2) 伴有症状的束支-分支水平阻滞,间歇性二度 Ⅱ 型房室传导阻滞。

(3) 病态窦房结综合征或房室传导阻滞,有明显临床症状或虽无症状,但逸搏心律<40 次/分或心脏停搏时间>3 秒。

(4) 有窦房结功能障碍或房室传导阻滞的患者,必须采用具有减慢心率作用的药物治疗时。

(5) 颈动脉窦过敏综合征及神经介导性晕厥:反复发作的由颈动脉窦刺激或压迫导致的心室停搏>3 秒所致的晕厥。

(6) 药物治疗效果不满意的顽固性心力衰竭。

近年来,随着起搏新技术的不断研发,起搏器治疗的适应证不断扩展,如预防和治疗心房颤动,预防和治疗长 QT 间期综合征的恶性室性心律失常,辅助治疗梗阻性肥厚型心肌病等。

2. 临时心脏起搏器 适用于阿-斯综合征发作、心脏介入或手术治疗引起的一过性完全性房室传导阻滞(AVB)等,并可辅助性应用于诊断性心脏电生理检查、预防性应用于某些特殊治疗与检查过程中可能出现明显心动过缓的患者,或作为起搏器依赖者更换新起搏器时的过渡。

【术前准备】

1. 心理护理 根据患者的年龄、文化程度、心理素质等,向患者及家属介绍手术的必要性和安全性,手术过程、方法和注意事项,以解除顾虑和精神紧张。必要时手术前应用镇静剂,保证充足的睡眠。

2. 协助检查 指导患者完成必要的实验室及其他检查,如血常规、尿常规、血型、出凝血时间、胸部 X 线、心电图、动态心电图等。

3. 抗凝与止血 术前应用抗凝剂者需停用至凝血酶原时间恢复在正常范围内。如不能停用药物者,术前应准备止血药,以备术中使用。

4. 排尿训练 训练患者平卧位床上排尿,以免术后由于卧床而出现排尿困难。

5. 皮肤准备 通常经股静脉临时起搏,备皮范围是会阴部及双侧腹股沟;植入式起搏备皮范围是左上胸部,包括颈部和腋下,备皮后注意局部皮肤清洁。

6. 皮试 做抗生素皮试。

7. 建立静脉通道 术前建立静脉通道,必要时使用抗生素。

【操作步骤】

1. 临时心脏起搏器 采用电极导线经外周静脉(常用股静脉或锁骨下静脉)送至

右心室,电极接触到心内膜,起搏器置于体外。放置时间不能太久,一般不能超过 1 个月,以免发生感染。

2. 植入式心脏起搏器 适用于所有需长期起搏的患者。单腔起搏:将电极导线从头静脉、锁骨下静脉或颈内静脉跨越三尖瓣送入右心室内嵌入肌小梁中,脉冲发生器多埋藏在胸壁胸大肌前皮下组织中。双腔起搏:一般将心房起搏电极导线顶端置于右心房,心室起搏电极置于右心室。三腔起搏时如行双房起搏则左房电极放置在冠状窦内,如行心脏再同步治疗(双心室)时,左室电极经冠状窦放置在左室侧壁冠状静脉处。

【术中配合】

1. 严密监测心率、心律、呼吸及血压的变化,发现异常立即通知医生。

2. 关注患者的感受,了解患者术中疼痛情况及其他不适主诉,并做好安慰解释工作,帮助患者顺利配合手术。

【术后护理】

1. 休息与活动 术后将患者平移至床上,安置植入式起搏器者需保持平卧位或略向左侧卧位 8 ~ 12 小时,避免右侧卧位。如患者平卧极度不适,可抬高床头 30°～60°。术侧肢体不宜过度活动,勿用力咳嗽,以防电极脱位,如出现咳嗽,尽早应用镇咳药。安置临时起搏器的患者需绝对卧床,术侧肢体避免屈曲或活动过度。卧床期间做好生活护理。术后第 1 次活动应动作缓慢,防止跌倒。

2. 监测 术后描记 12 导联心电图,进行心电监护,监测脉搏、心率、心律、心电变化及患者自觉症状,及时发现有无电极导线移位或起搏器起搏、感知障碍。观察有无腹壁肌肉抽动、心脏穿孔等表现,及时报告医生并协助处理。出院前常规行胸部 X 线检查和起搏器功能测试。

3. 伤口护理与观察 安置植入式起搏器者伤口局部以砂袋加压 6 小时,且每间隔 2 小时解除压迫 5 分钟。保持切口处皮肤清洁干燥,换药时严格无菌操作,术后 24 小时换药 1 次,伤口无异常可 2 ~ 3 天换药 1 次。观察起搏器囊袋有无肿胀,观察伤口有无渗血、红肿等,观察患者有无局部疼痛、皮肤变暗发紫、波动感等,及时发现出血、感染等并发症。如切口愈合良好,一般术后第 7 天拆线。安置临时起搏器者每天换药,以防止感染。

【注意事项】

1. 告知患者起搏器的设置频率(一般情况下均设置为 70 次/分)及平均使用年限。指导患者妥善保管好起搏器卡(有起搏器型号、有关参数、安装日期、品牌等),外出时随身携带,便于出现意外时为诊治提供信息。

2. 告知患者应避免强磁场和高电压的场所(如磁共振、激光、变电站等),但家庭生活用电一般不影响起搏器工作。嘱患者一旦接触某种环境或电器后出现胸闷、头晕等不适症状,应立即离开现场或不再使用该电器。目前认为移动电话对起搏器的干扰作用很小,但推荐平时将移动电话放置在距离起搏器至少 15cm 的口袋内,拨打或接听电话时采用对侧。

3. 指导患者每天自测脉搏 2 次,出现脉率比设置频率低 10% 或再次出现安装起搏器前的症状应及时就医。不要抚弄起搏器植入部位。自行检查该部位,如有红、肿、热、痛等炎症反应或出血现象,立即就医。

4. 避免剧烈运动,装有起搏器的一侧上肢应避免做用力过度或幅度过大的动作(如打网球、举重物等),以免影响起搏器功能或使电极脱落。

5. 植入起搏器后,一般要求植入后第1、3、6个月各随访1次,以后每3个月至半年随访1次。接近起搏器使用年限时,应缩短随访间隔时间,改为每月至少1次,在电池耗尽之前及时更换起搏器。

二、心脏电复律术

心脏电复律是在短时间内向心脏通以一定强度的电流,使心肌瞬间同时除极,消除异位性快速心律失常,使之转复为窦性心律的方法。最早用于消除心室颤动,故亦称为心脏电除颤。有直流电同步电复律和直流电非同步电复律两种方法。直流电同步电复律适用于除心室颤动与扑动以外的快速型心律失常。复律器一般设有同步装置,使放电时电流正好与R波同步,即电流刺激落在心室肌的绝对不应期,从而避免在心室的易损期放电诱发室速或室颤。直流电非同步电复律临床上用于心室颤动与扑动,此时已无心动周期,也无QRS波,患者神志多已丧失,应立即实施电复律。复律开始时间越早,成功率越高。

【适应证】

1. 心室颤动和扑动者。

2. 心房颤动和扑动伴血流动力学障碍者。

3. 药物及其他方法治疗无效或有严重血流动力学障碍的阵发性室上性心动过速、室性心动过速、预激综合征伴快速心律失常者。

【禁忌证】

1. 病史多年,心脏(尤其是左心房)明显增大及心房内有新鲜血栓形成或近3个月有栓塞史。

2. 伴高度或完全性房室传导阻滞的心房颤动或扑动。

3. 伴病态窦房结综合征的异位性快速心律失常。

4. 有洋地黄中毒、低钾血症时,暂不宜电复律。

【复律前准备】

1. 患者准备 介绍电复律的目的和必要性、大致过程、可能出现的不适和并发症,取得其合作;遵医嘱停用洋地黄类药物1～2天,纠正低钾血症和酸中毒,有房颤者复律前进行抗凝治疗;复律前1周服用胺碘酮0.2g,每日3次。预防转复后复发;术前禁食4～6小时,排空膀胱;建立静脉通路。

2. 物品准备 除颤器、生理盐水、导电糊、纱布垫、地西泮、心电和血压监护仪及心肺复苏所需的抢救设备和药品。

【操作步骤】

1. 患者平卧于绝缘的硬板床上,松开衣领,有义齿者取下,开放静脉通路,给予氧气吸入。复律前做全导联心电图。

2. 清洁电击处的皮肤,连接好心电导联线,贴放心电监测电极片时注意避开除颤部位。

3. 连接电源,打开除颤器开关,选择一个R波高耸的导联进行示波观察。选择"同步"按钮。

4. 遵医嘱用地西泮 0.3 ~ 0.5mg/kg 缓慢静脉注射,至患者睫毛反射开始消失的深度。麻醉过程中严密观察患者的呼吸。

5. 充分暴露患者前胸,将两电极板上均匀涂满导电糊,分别置于胸骨右缘第 2 ~ 3 肋间和心尖部,两电极板之间距离不应小于 10cm,与皮肤紧密接触,并有一定压力。按充电钮充电到所需功率,嘱其他人避免接触患者及病床,两电极板同时放电,此时患者身体和四肢会抽动一下,通过心电示波器观察患者的心律是否转为窦性。

6. 根据情况决定是否需要再次电复律。

【复律后护理】

1. 患者卧床休息 24 小时,清醒后 2 小时内避免进食,以免恶心、呕吐。

2. 持续心电监护 24 小时,注意心律、心率变化。

3. 密切观察病情变化,如神志、瞳孔、呼吸、血压、皮肤及肢体活动情况,及时发现患者有无栓塞征象,有无因电击而致的各种心律失常及局部皮肤灼伤、肺水肿等并发症,并协助医生给予处理。

4. 遵医嘱继续服用胺碘酮或其他抗心律失常药物以维持窦性心律。

三、心导管检查术

心导管检查是通过心导管插管术(cardiac catheterization)进行心脏各腔室、瓣膜与血管的构造及功能的检查,包括左、右心导管检查与选择性左、右心造影等,是一种非常有价值的诊断方法。其目的是明确诊断心脏和大血管病变的部位与性质、病变是否引起了血流动力学改变及其程度,为采用介入性治疗或外科手术提供依据。

【适应证】

1. 需做血流动力学检测者,从静脉置入漂浮导管至右心及肺静脉。

2. 先天性心脏病,特别是有心内分流的先心病诊断。

3. 心内电生理检查。

4. 室壁瘤需了解瘤体大小与位置以决定手术指征。

5. 静脉及肺动脉造影。

6. 选择性冠状动脉造影。

7. 心肌活检。

【禁忌证】

1. 严重心律失常及严重高血压未控制者。

2. 严重肝肾损害者。

3. 有出血倾向者,现有出血性疾病或正在进行抗凝治疗者。

4. 感染性疾病,如肺部感染、感染性心内膜炎、败血症等。

5. 电解质紊乱、洋地黄中毒。

6. 外周静脉血栓性静脉炎者。

【术前准备】

1. 向患者及家属介绍手术的方法和意义、必要性和安全性,以解除顾虑和精神紧张,必要时手术前夜遵医嘱给予口服镇静剂,保证充足的睡眠。

2. 指导患者完成必要的实验室检查(血尿常规、血型、出凝血时间、血电解质、肝肾功能)、胸部 X 线、超声心动图等。

3. 术前不需禁食，但术前一餐饮食以六成饱为宜，可进食米饭、面条等，不宜喝牛奶、吃海鲜和油腻食物，以免术后卧床出现腹胀或腹泻。

4. 穿刺股动脉者术前应训练床上排尿。

5. 根据需要行双侧腹股沟及会阴部或上肢、锁骨下静脉穿刺术区备皮及清洁皮肤。

6. 穿刺股动脉者检查两侧足背动脉搏动情况并标记，以便于术中、术后对照观察。

7. 指导患者衣着舒适，术前排空膀胱。

【操作步骤】

一般采用 Seldinger 经皮穿刺法，局麻后自股静脉、上肢贵要静脉或锁骨下静脉（右心导管术）或股动脉（左心导管术）插入导管到达相应部位。连续测量并记录压力，必要时采血行血气分析。插入造影导管至相应部位，注入造影剂，进行造影。

【术中配合】

1. 观察生命体征、心律、心率变化，记录压力数据，出现异常及时通知医生并配合处理。

2. 因患者采取局麻，术中神志始终清醒，因此，尽量多陪伴在患者身边，多与患者交谈，分散其注意力，以缓解对陌生环境和仪器设备的紧张焦虑感等。同时告知患者出现任何不适应及时告诉医护人员。

3. 保持静脉输液通畅，准确及时给药。

4. 准确递送所需各种器械，及时完成术中记录。

5. 备齐各种抢救药品、物品和器械，以供急需。

【术后护理】

1. 监测患者的一般状态及生命体征。观察术后并发症，如心律失常、空气栓塞、出血、感染、热原反应、心脏压塞、心脏壁穿孔等。

2. 卧床休息，协助患者做好生活护理。

3. 静脉穿刺者应肢体制动 4~6 小时；动脉穿刺者应压迫止血 30 分钟后进行加压包扎，以 1kg 沙袋加压伤口 6~8 小时，肢体制动 24 小时。观察动、静脉穿刺点有无出血与血肿，如有异常立即通知医生。检查足背动脉搏动情况，比较两侧肢端的颜色、温度、感觉与运动功能情况。

4. 皮肤插管处伤口每日换药一次，保持局部清洁干燥。

四、心导管射频消融术

射频消融术（radio frequency catheter ablation，RFCA）是通过心导管将射频电流引入心脏内，以消蚀特定部位的心肌细胞，消除病灶，治疗快速型心律失常的方法。射频电流是一种正弦波形，其频率为 300~750kHz 的交流电流。

【适应证】

1. 预激综合征合并阵发性心房颤动和快速心室率。

2. 房室折返性心动过速、房室结折返性心动过速、房速和无器质性心脏病证据的室性期前收缩和室性心动过速呈反复发作性，或合并心动过速心肌病，或者血流动力学不稳定者。

3. 不适当窦速合并心动过速心肌病。

4. 发作频繁、症状重、药物治疗不能满意控制的合并器质性心脏病的室速。

5. 发作频繁、心室率不易控制的房扑。

6. 发作频繁、症状明显的心房颤动。

【禁忌证】

同心导管检查术。

【术前准备】

同心导管检查术外,应注意:①术前停用抗心律失常药物 5 个半衰期以上;②常规 12 导联心电图检查,必要时进行食管调搏、Holter 等检查;③房颤消融者术前服用华法林维持 INR(国际标准化比率)在 2.0 ~ 3.0 之间,行食管超声检查确认心房内无血栓方可手术。术前 3 天停用华法林,改用低分子肝素皮下注射。

【操作步骤】

首先必须明确心律失常的诊断并确定消融靶点。选用射频消融导管引入射频电流。消融左侧房室旁路时,消融导管经股动脉逆行或股静脉经房间隔置入;消融右侧房室旁路或改良房室结时,消融导管经股静脉置入。确定电极到位后,能量 5 ~ 30W 放电 10 ~ 60 秒。重复电生理检查,确认异常传导途径或异位兴奋灶消失。

【术中配合】

1. 严密监护患者血压、呼吸、心率、心律等变化,密切观察有无心脏压塞、心脏穿孔、房室传导阻滞或其他严重心律失常等并发症,并积极协助医生进行处理。

2. 做好患者的解释工作,如药物、发放射频电能引起的不适症状,或由于术中靶点选择困难导致手术时间长等,以缓解患者紧张与不适,帮助患者顺利配合手术。

【术后护理】

同心导管检查术外,应注意:①描记 12 导联心电图;②观察术后并发症,如房室传导阻滞、窦性停搏、血栓与栓塞、气胸、心脏压塞等;③房颤消融者因抗凝治疗,需适当延长卧床时间,防止出血。继续用低分子肝素 4 天后改用华法林继续抗凝,以防止血栓形成。必要时遵医嘱使用胺碘酮、美托洛尔等药物。

五、经皮穿刺球囊二尖瓣成形术

经皮穿刺球囊二尖瓣成形术(percutaneous balloon mitral valvuloplasty,PBMV)是经皮穿刺将球囊导管从股静脉送入右心房,通过房间隔穿刺送入左心房并到达二尖瓣口,稀释造影剂向球囊内快速加压充盈,膨胀的球囊将粘连狭窄的二尖瓣交界部分离,是缓解单纯二尖瓣狭窄的首选方法,可获得与外科二尖瓣闭式分离术相似的效果。

【适应证】

1. 中度至重度二尖瓣狭窄,瓣叶较柔软,无明显钙化,心功能 Ⅱ ~ Ⅲ 级者。

2. 外科分离术后再狭窄者。

【禁忌证】

1. 二尖瓣狭窄伴有中度至重度的二尖瓣反流及主动脉瓣病变。

2. 左心房血栓或近期(半年内)有体循环栓塞史。

3. 严重的瓣下结构病变,二尖瓣有明显钙化为相对禁忌证。

4. 风湿活动。

【术前准备】

同心导管检查术。还应注意术前进行经食管超声探查有无左心房血栓,有血栓者或慢性心房颤动的患者应在术前充分应用华法林抗凝。

【术中配合】

同心导管检查术,另应注意扩张前测量右房压力,扩张前后测量并记录左房压力。

【术后护理】

同心导管检查术外,应注意:①术后第2天复查超声心动图评价扩张效果;②伴心房颤动者继续服用地高辛控制心室率及华法林等抗凝剂;③观察术后并发症,如二尖瓣反流、心脏压塞、体循环动脉血栓与栓塞等。

六、冠状动脉介入性诊断及治疗术

(一)冠状动脉造影术

冠状动脉造影术(coronary arterial angiography,CAG)是将冠状动脉造影导管经不同部位动脉送至左、右冠状动脉开口部进行造影的方法,可以提供冠状动脉病变的部位、性质、范围、侧支循环状况等的准确资料,有助于选择最佳治疗方案,是诊断冠心病最可靠的方法。

【适应证】

1. 对药物治疗中心绞痛仍较重者,明确动脉病变情况以及考虑介入性治疗或旁路移植手术。

2. 胸痛似心绞痛而不能确诊者。

3. 中老年患者心脏增大、心力衰竭、心律失常,疑有冠心病而无创性检查未能确诊者。

4. 心肌梗死后再发心绞痛或运动试验阳性者。

5. 急性冠脉综合征拟行急诊手术者。

【操作方法】

将心导管经股动脉、肱动脉或桡动脉送到主动脉根部,分别插入左、右冠状动脉口,注入造影剂使冠状动脉及其主要分支显影。

(二)经皮冠状动脉介入治疗

经皮冠状动脉介入治疗(percutaneous coronary intervention,PCI)是用心导管技术疏通狭窄甚至闭塞的冠状动脉管腔,从而改善心肌血流灌注的一组治疗技术。包括经皮冠状动脉腔内成形术(percutaneous transluminal coronary angioplasty,PTCA)、冠状动脉内支架植入术(intracoronary stent implantation)、冠状动脉内旋切术、旋磨术和激光成形术等。其中,PTCA和支架植入术是目前冠心病治疗的重要手段。

【适应证】

1. 稳定型心绞痛经药物治疗后仍有症状,狭窄的血管供应中到大面积处于危险中的存活心肌的患者。

2. 有轻度心绞痛症状或无症状但心肌缺血的客观证据明确,狭窄病变显著,病变血管供应中到大面积存活心肌的患者。

3. 介入治疗后心绞痛复发、管腔再狭窄的患者。

4. 急性心肌梗死患者。

5. 主动脉-冠动脉旁路移植术后复发心绞痛的患者。包括扩张旁路移植血管的狭窄,吻合口远端的病变或冠状动脉新发生的病变。

6. 不稳定型心绞痛经积极药物治疗,病情未能稳定;心绞痛发作时心电图 ST 段压低>1mm,持续时间>20 分钟,或血肌钙蛋白升高的患者。

【操作方法】

1. PTCA　是经皮穿刺周围动脉(常用桡动脉或股动脉)将带球囊的导管送入冠状动脉到达狭窄节段,扩张球囊使狭窄管腔扩大,是冠状动脉介入诊疗最基本的手段。

2. 冠状动脉内支架植入术　是将不锈钢或合金材料制成的支架植入病变的冠状动脉内,支撑其管壁,以保持管腔内血流畅通。是 PTCA 基础上发展而来,目的是为了防止和减少 PTCA 后急性冠状动脉闭塞和后期再狭窄,以保证血流通畅。

【术前准备】

同心导管检查术外,应注意:①术前指导:进行呼吸、闭气、咳嗽训练,以便于术中顺利配合手术;②术前口服抗血小板聚集药物;③对于已经服用华法林的患者,术前应停用 3 天,并使 INR<1.8;④拟行桡动脉穿刺者术前应行 Allen 试验(同时按压桡、尺动脉,嘱患者连续伸屈五指至掌面苍白时松开尺侧,如 10 秒内掌面颜色恢复正常,提示尺动脉功能好,可行桡动脉介入治疗),留置静脉套管针应选择非术侧上肢;⑤其他:为了减少造影剂的肾毒性作用,有肾损害者应适当补液和利尿,做好紧急血透的准备。

【术中配合】

同心导管检查术外,应注意:①告知患者如术中出现心悸、胸闷等不适,立即通知医生。球囊扩张时,患者可有胸闷、心绞痛发作的症状,应做好安慰解释工作,并给予相应处置。②重点监测导管定位时、造影时、球囊扩张时及有可能出现再灌注心律失常时心电及血压的变化,发现异常,及时报告医生并采取有效措施。

【术后护理】

同心导管检查术外,应注意如下几点:

1. 立即做 12 导联心电图,与术前对比,有症状时再复查。

2. 经股动脉穿刺进行冠状动脉造影术后,可立即拔除鞘管,压迫穿刺点 30 分钟,若无活动性出血,可进行制动并加压包扎,穿刺侧肢体制动 24 小时后拆除弹力绷带自由活动。接受 PCI 治疗的患者,需监测活化部分凝血激酶时间(APTT),APTT 降低到正常值的 1.5~2.0 倍范围内,可拔除鞘管,局部压迫穿刺点 30 分钟无活动性出血,再进行制动并加压包扎,并需用 1kg 沙袋压迫穿刺点 6~8 小时,制动 24 小时后可正常活动。经桡动脉穿刺者术后可立即拔除鞘管,对穿刺点局部压迫 4~6 小时后,可去除加压弹力绷带。

3. 心电、血压监护 24 小时。严密观察有无心律失常、心肌缺血、心肌梗死等急性期并发症。对血压不稳定者应每 15~30 分钟测量血压,直至血压稳定后改为每 1 小时测量 1 次。

4. 术后鼓励患者多饮水,以加速造影剂的排泄。指导患者合理饮食,少食多餐,避免过饱。保持大便通畅。

5. 术后常规给予低分子肝素皮下注射,注意观察有无出血倾向,如伤口渗血、牙龈出血、鼻出血、血尿、血便、呕血等。

6. 植入支架的患者遵医嘱应用抗生素预防感染。

7. 并发症的观察与护理

(1) 出血和皮下血肿:经股动脉穿刺者术侧下肢保持伸直位,咳嗽及用力排便时压紧穿刺点,观察术区有无出血、渗血或血肿,必要时予以重新包扎并适当延长肢体制动时间。经桡动脉穿刺者注意观察术区加压包扎是否有效,松紧度是否得当,监测桡动脉搏动情况,对于局部血肿及淤血者,出血停止后可用 50% 硫酸镁湿热敷或理疗,以促进血肿和淤血的消散和吸收。

(2) 假性动脉瘤和动-静脉瘘:多在鞘管拔除后 1~3 天内形成,前者表现为穿刺局部出现搏动性肿块和收缩期杂音,后者表现为局部连续性杂音,一旦确诊应立即局部加压包扎,如不能愈合可行外科修补术。

(3) 心脏压塞:多与冠状动脉穿孔有关,虽然几率很小,但对患者生命存在致命威胁。护士应密切监测病情,一旦出现血压下降、心音遥远等心脏压塞征兆立即通知医生配合抢救。

(4) 心律失常:是 PCI 术后死亡的重要原因。故术后要注意观察患者有无频发室颤、室速等心律失常现象,一旦发生及时报告医生并配合处理。

(5) 低血压:多为拔除鞘管时伤口局部加压后引发血管迷走反射所致。表现为血压下降伴心率减慢、恶心、呕吐、出冷汗,严重时心跳停止。备齐阿托品、多巴胺等抢救药品,连接心电、血压监护仪,除颤仪床旁备用,密切观察心率、心律、呼吸、血压变化,及早发现病情变化。一旦发生应立即报告医生,并积极配合处理。

(6) 造影剂反应:极少数患者注入造影剂后出现皮疹或寒战,使用地塞米松后可缓解。肾损害及严重过敏反应罕见。术后可经静脉或口服补液,在术后 4~6 小时内(拔管前)使尿量达到 1000~2000ml,可起到清除造影剂保护肾功能和补充容量的双重作用。

8. 健康教育　指导患者有效控制冠心病的各种危险因素,遵医嘱继续服用降压、降糖、调脂及抗凝药等,以巩固 PCI 的疗效,预防再狭窄发生。PTCA 术后半年内约 30% 的患者发生再狭窄,药物洗脱支架植入后半年内再狭窄率低于 10% ,其中局部血栓形成和栓塞是重要原因。因此强调患者应终生服用阿司匹林,植入支架者还需联合应用氯吡格雷等。植入支架数目越多,越要重视坚持抗凝治疗。定期门诊随访,定期监测出凝血时间等。

学习小结

1. 学习内容

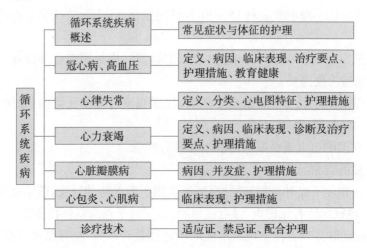

2. 学习方法

本章要结合临床病例和临床实践的方法学习循环系统疾病。对于心绞痛与心肌梗死的鉴别用比较学习法；对于心律失常的学习用图形分析法，以此识别常见心律失常的类型；对于诊疗技术的学习采用演示法和视频学习，掌握本系统常见操作技能。

（单伟超　杨莉莉　仇颖）

复习思考题

1. 接诊一名循环系统疾病患者，需要进行哪些护理评估？
2. 影响循环系统疾病的主要相关因素有哪些？
3. 患者出现左心衰竭时会出现哪些症状？
4. 如何参与急性左心衰竭患者的急救？
5. 慢性心力衰竭的护理体检都有哪些？
6. 慢性心力衰竭心排血量减少的护理措施有哪些？
7. 心房颤动患者抗凝方案如何选择？
8. 室性心动过速治疗要点包括哪些？
9. 心律失常护理措施有哪些？
10. 心房颤动患者抗凝方案如何选择？
11. 室性心动过速治疗要点包括哪些？
12. 请画出主动脉瓣狭窄的病理生理图。
13. 为什么二尖瓣狭窄患者会发生心房颤动？
14. 如何指导心脏瓣膜病患者出院后的休息与活动？
15. 如何预防日常生活中心绞痛发作？
16. 稳定型心绞痛与不稳定型心绞痛的临床症状有哪些异同？
17. 心绞痛患者含服硝酸甘油无效的原因有哪些？

18. 冠心病患者改变不良生活方式的健康指导要点有哪些？

19. 急性心肌梗死患者入院行 PCI 的术后护理要点有哪些？

20. 高血压急症要迅速降压,是否应立即把血压降到正常水平？为什么？

21. 改善高血压患者生活行为主要包括哪些内容？如何提高患者服药依从性？

22. 为什么说病毒性心肌炎患者急性期卧床休息是最重要的护理措施？

23. 病毒性心肌炎先兆表现是什么？最有价值的体征是什么？

24. 比较梗阻性肥厚型心肌病与主动脉瓣狭窄临床表现有何异同？

25. 比较梗阻性肥厚型心肌病发生心绞痛与冠心病心绞痛用药有何不同？

26. 如何指导心包炎患者进行休息？

27. 感染性心内膜炎患者血培养采集的方法及注意事项有哪些？

28. 心包穿刺时护士应做好哪些术中配合工作？

29. 护士巡视病房,发现患者心电监护突然显示心室颤动,应迅速采取的措施是什么？如何操作？

30. 患者李女士,70 岁。因发作性晕厥 2 次入院,诊断为病态窦房结综合征。其最理想的治疗方法是什么？术后护士应如何进行健康教育？

第四章

消化系统疾病患者的护理

 学习目的

1. 通过对消化系统疾病常见症状与体征的学习,为消化系统疾病的护理评估和护理措施的实施打下基础。

2. 通过对消化性溃疡的临床表现、治疗要点、饮食护理、用药等内容的学习,为护理措施提供理论依据和实践指导;通过对消化性溃疡病因的学习,为预防消化性溃疡的发生提供依据。

3. 通过对胃癌、肝癌的临床表现、诊断要点、辅助检查、健康教育等内容的学习,为预防胃癌、肝癌的发生和观察判断病情提供依据,通过对止痛、化疗药物的使用和副作用的学习,指导患者正确用药,减轻患者痛苦。

4. 通过对肝硬化、肝性脑病的临床表现、治疗原则、用药、饮食护理的学习,为判断病情,指导患者正确饮食、用药提供依据。

5. 通过对急性胰腺炎的临床表现、饮食护理的学习,为护理措施提供理论依据;通过对病因及诱因的学习,为预防急性胰腺炎的发生、防止病情加重提供实践指导。

学习要点

消化系统疾病常见症状与体征的护理;消化性溃疡的病因、临床表现、辅助检查、治疗原则、护理;胃癌的临床表现、治疗原则、护理、健康教育;肝硬化、肝性脑病和急性胰腺炎的定义、临床表现、辅助检查、治疗、护理;原发性肝癌的临床表现、辅助检查、治疗、护理、健康教育;上消化道大量出血的常见病因、临床表现、护理。

第一节 概 述

消化系统疾病是临床常见病,主要包括食管、胃、肠、肝、胆、胰等脏器的器质性和功能性病变,而小肠疾病较为少见,腹膜、肠系膜和网膜疾病最少见。在我国,胃癌和肝癌的病死率在恶性肿瘤病死率排名中分别位于第二和第三位,大肠癌、胰腺癌患病率近年也有明显上升趋势。消化性溃疡、慢性乙型肝炎及肝炎后肝硬化在我国属于常见病。随着社会发展,我国消化系统疾病谱也在发生变化。以往并未引起重视的胃食管反流病和功能性胃肠病,近年来已引起我国消化病学界的高度重视。炎症性肠病、酒精性肝病及酒精性肝硬化在西方国家相当常见,而近年在我国亦逐渐增多。近年调查表明非酒精性脂肪肝也已成为我国常见慢性肝病之一。消化系统疾病病变可局限于消化系统或累及其他系统,其他系统或全身性疾病也可引起消化系统疾病或症状。

因此,护理人员必须具备坚实的临床基础,着眼于患者的整体进行护理。

一、消化系统的结构与功能

消化系统(图4-1)由消化管和消化腺两部分组成,主要功能是完成食物的摄取、消化、吸收以及未消化残渣的排泄。

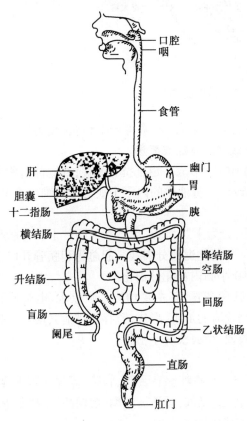

图4-1　消化系统的概观图

【消化管】

1. 食管　食管分为颈、胸、腹(亦称上、中、下)三段,除腐蚀性食管炎外,其他疾病引起的食管溃疡,多发生在食管的中、下段。食管有三个生理狭窄,是异物易滞留和食管癌的好发部位。食管壁由四层结构构成:由内向外分别为黏膜层、黏膜下层、肌层及外膜。食管的外膜除腹腔段为浆膜外,其余是由一层疏松结缔组织所构成的纤维膜被覆。因此,食管的病变易扩散而延及纵隔。食管主要的功能是通过蠕动把食团输送到胃里。在食管和胃的连接处有一个高压区,其压力比胃内压力高约1.33~4.00kPa,可阻止胃中食物及胃酸等物质反流到食管。当某些原因使抵抗反流的功能下降或消失时,胃酸就容易反流到食管,重者可引起食管炎症、糜烂甚至溃疡。

2. 胃

(1) 胃的解剖:胃分为五个区域:贲门、胃底、胃体、胃窦、幽门。胃角切迹是胃窦体部交界处的解剖标志,其组织学分界随着年龄增大可高达贲门处,此处抗酸能力差,是胃溃疡好发部位。

(2) 胃的组织结构:胃壁组织分为浆膜层,肌层,黏膜下层和黏膜层(图4-2)。不同部位的胃黏膜具有不同腺体和细胞。泌酸腺分布于胃底和胃体,由主细胞和壁细胞构成。贲门腺在贲门部,以黏液细胞为主,幽门腺在胃窦和幽门区,以黏液细胞和内分泌细胞为主。壁细胞分泌盐酸和内因子;黏液细胞分泌黏液;主细胞分泌胃蛋白酶原;内分泌细胞,如G细胞分泌胃泌素,D细胞分泌生长抑素,EC细胞释放5-羟色胺。

(3) 胃的生理功能:胃具有运动、分泌以及少量的吸收的生理功能。食物由胃排入十二指肠的过程称为胃排空。胃排空受神经与体液的调节,还与食物性状和化学组成有关,糖类>蛋白质>脂肪,稀的、流体食物>固体、稠的食物。

胃酸对食物的消化极其重要。胃酸能激活胃蛋白酶原,为酶活动提供最适pH环境;杀灭进入胃内的细菌;流入小肠的胃酸可促进胰液、胆汁及肠液的分泌,有助于小肠吸收;分解食物中的结缔组织和肌纤维,使食物中的蛋白质变性,易于被消化;反馈

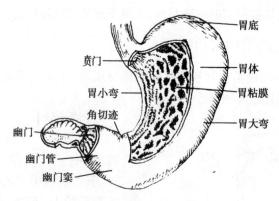

图 4-2 胃的形态、分部及黏膜

性抑制胃泌素分泌。胃酸分泌过少或医源性致胃酸过少,常可产生腹胀、腹泻等消化不良的症状;但过多的胃酸侵蚀胃黏膜,导致胃的炎症或溃疡。

胃黏液与胃黏膜表面上皮细胞分泌的 HCO_3^- 形成一道抵抗胃酸侵蚀的屏障,称为黏液-碳酸氢盐屏障(mucus bicarbonate barrier)。胃液中的内因子缺乏可使维生素 B_{12} 吸收困难,引起巨幼细胞贫血。

3. 小肠 小肠是消化吸收的主要场所,分为十二指肠、空肠和回肠。十二指肠与空肠连接处被屈氏韧带固定,屈氏韧带是上下消化道的分界线。胆总管和胰管开口于十二指肠,将胆汁和胰液注入肠内,使食物在小肠内被充分消化。

4. 大肠 大肠分盲肠、阑尾、结肠、直肠和肛管,其主要功能是吸收水、电解质和由结肠内微生物产生的维生素,完成对食物残渣的加工,形成、贮存和排泄粪便。大肠还有一定的分泌功能,可保护黏膜和润滑粪便,使粪便易于下行。

【消化腺】

1. 唾液腺 唾液腺分大、小唾液腺两类。小唾液腺有舌腺、唇腺、颊腺和腭腺等;大唾液腺指腮腺、下颌下腺、舌下腺。唾液含水、黏液、唾液淀粉酶、溶菌酶、干扰素等,起润滑口腔、分解淀粉以及抵抗细菌、病毒的作用。

2. 肝脏

(1) 肝脏的解剖:肝脏是消化系统中最大的实体消化腺,肝小叶是肝的结构和功能的基本单位,肝细胞是构成肝小叶的主要成分,相邻肝细胞膜局部凹陷,彼此相对而围成的微细管道称为胆小管。肝细胞分泌的胆汁排入胆小管,然后进入小叶间胆管→左、右肝管→总肝管→胆囊管→胆总管→十二指肠乳头。正常情况下,胆汁不会从胆小管溢出至窦周隙(肝血窦内皮细胞与肝细胞之间的间隙),当肝细胞发生变性、坏死或胆道堵塞内压增大时,胆小管的正常结构被破坏,胆汁则渗入窦周隙进而入血窦,出现黄疸。

(2) 肝脏的血液供应:肝脏由门静脉和肝动脉双重供血。门静脉回收来自腹腔脏器的血液,经肝脏加工处理后,进入全身循环。

(3) 肝脏的生理功能:①物质代谢:肝脏参与糖、蛋白质、脂质、维生素的合成与代谢。体内多种激素如雌激素、胰岛素等,也在肝脏代谢。②防御和解毒作用:肝巨噬细胞有强大的吞噬能力,各种有害物质如药物、毒物等在肝脏完成生物转化。③生成胆汁:肝脏分泌的胆汁对脂类物质的消化和吸收及调节胆固醇代谢有重要作用。④造血功能:在胚胎时期,肝脏有造血功能。

3. 胰腺　胰横位于腹后壁,分为外分泌腺和内分泌腺两部分。外分泌腺分泌胰液,胰液通过胰腺管排入十二指肠,有消化蛋白质、脂肪和糖的作用。胰岛是内分泌腺,主要由4种细胞构成:A细胞、B细胞、D细胞、PP细胞。A细胞分泌胰高血糖素,升高血糖;B细胞分泌胰岛素,降低血糖;D细胞分泌生长抑素,以旁分泌的方式抑制A、B细胞的分泌;PP细胞分泌胰多肽,抑制胃肠运动、胰液分泌和胆囊收缩。

【胃肠的神经体液调节】

消化道及消化器官由交感和副交感神经双重支配,二者与消化道内的神经网络(肠神经系统)一起,共同调节消化道平滑肌的运动、腺体分泌和血管运动。副交感神经兴奋可使消化液分泌增加,消化道活动加强;交感神经则相反,但可引起消化道括约肌收缩。

在胃肠道的黏膜内存在有数十种内分泌细胞,它们分泌的激素统称为胃肠激素,可调节胃肠道自身的活动,如分泌、运动、吸收等。

二、影响消化系统疾病的主要相关因素

1. 外源性因素

(1) 不合理的饮食:普遍认为,正常胃黏膜的完整性是由攻击因子与防御因子的动态平衡来维持的,这一平衡遭受破坏易导致黏膜损害。因此,长期饮浓茶、烈酒,食用过热、过冷或过于粗糙食物,已成为胃黏膜损伤的常见外源性因素之一。不合理的饮食对大肠癌的发生影响很大,临床研究提示肉类、高脂肪饮食和饮酒会增加大肠癌发病的几率;而全谷食物、膳食纤维、叶酸、硒和钙则减少大肠癌发生的危险性。

(2) 药物刺激:药物刺激胃黏膜所致胃肠的损伤在临床上并不少见,如非甾体抗炎药、铁剂、氯化钾等。

(3) 心理、应激因素:应激时胃黏膜的血管收缩,血流量减少,胃黏膜缺血导致急性胃黏膜损害。

(4) 生物因素:目前普遍认为幽门螺杆菌(Hp)感染是胃黏膜损伤,形成慢性胃炎、溃疡甚至癌前病变的重要致病因素之一。

2. 内源性因素

(1) 遗传因素:炎症性肠病的遗传发病因素已经得到公认,此外,胃癌的发病也认为可能与遗传相关。

(2) 免疫因素:目前大多学者认为肠壁黏膜免疫调节异常、持续的肠道感染、肠壁黏膜屏障缺损、遗传和环境等因素共同参与了消化系统疾病的发生、发展进程。

三、消化系统疾病患者的护理评估

【病史】

1. 现病史

(1) 起病情况:消化系统疾病既有急性或暴发起病,又可慢性迁延,询问起病情况时注意起病时间、缓急和发病过程、病因、诱因,如消化性溃疡有无饮食不规律、劳累、特殊用药等;肝硬化有无肝炎病毒感染、长期酗酒史等;急性胰腺炎有无暴饮暴食或胆道疾患等。

（2）主要症状及伴随症状：消化系统疾病的常见症状有吞咽困难、恶心、呕吐、嗳气、反酸、胃灼热感、食欲缺乏、腹胀、腹痛、腹泻、便秘、里急后重、黄疸、呕血、黑便、便血等。患者住院期间，护理人员应加强对各种主要症状及伴随症状的动态评估，以了解病情变化，为治疗和护理提供依据。如消化性溃疡患者应重点评估腹痛的部位、性质、程度、持续时间及加重或缓解的因素，有无反酸、嗳气、食欲缺乏等伴随症状，有无出血、穿孔、幽门梗阻等并发症发生。

（3）诊治经过：询问患者自发病以来的就医过程，包括初始诊断、做过何种检查及检查结果，服过何种药物，其剂量、用法、疗效等。

（4）一般状况：评估患者发病以来的精神状态、饮食方式及食欲、体重、营养状况、睡眠、大小便等变化。

2. 既往史及家族史 评估患者从出生到本次发病前的健康状况。其内容包括：既往健康状况、所患疾病情况、预防接种史、手术史、药物史、输血史、过敏史等。此外，还应评估患者父母、兄弟姊妹及子女健康状况。与现病史有关的既往史应重点询问，如肝硬化患者多有慢性肝炎病史，以助于对患者提供正确的护理。

3. 个人史及婚育史 评估患者患病前的社会经历、生活习惯、饮食习惯、烟酒嗜好等。询问其居住条件、周围环境、文化程度、经济状况等，从事何种职业，其工作条件、劳动环境、有无疫水接触和疫源地逗留经历。对吸烟者应了解烟的种类、每天吸烟数量、吸烟年限等。对饮酒者应了解每次饮酒量、酒精含量及饮酒年限，有无酒精依赖。评估患者的婚姻情况，配偶健康状况及夫妻关系等。对已婚妇女，询问其妊娠及生育次数等。

【心理-社会评估】

护士运用交谈、观察等方法，向消化系统疾病患者全面了解其心理、社会情况，主要内容如下：

1. 对疾病的认识 患者患病后能否适应角色的转变。评估患者对疾病的性质、过程、预后及防治知识的了解程度。如肠结核患者对结核病传染途径和有效隔离方法的了解程度。

2. 患者的心理状况 疾病常给患者的生活带来诸多的影响，注意观察患者的性格、精神状态及对患病的担忧情况，评估有无焦虑、抑郁等负性情绪及其程度。

3. 社会支持系统 了解患者家庭主要成员的文化背景，对患者所患疾病认识程度，关怀和支持程度；医疗费用来源或支付方式；出院后继续就医的条件，如居住地的初级卫生保健或社区保健设施等资源。

【身体评估】

护士运用视诊、触诊、叩诊、听诊、嗅诊的方法或借助于体温表、血压计、听诊器等进行体格检查，对消化系统疾病患者进行针对性的评估，主要内容如下：

1. 一般状态 包括患者的生命体征、精神、意识、营养状况、体位是否自如。消化系统疾病容易引起吸收障碍，注意评估患者体重、皮下脂肪厚度、皮肤色泽和弹性、毛发光泽度等反应营养状况的征象。

2. 皮肤和黏膜 失血患者有无苍白、贫血貌。肝胆疾病有无皮肤色素沉着、黄疸、紫癜、蜘蛛痣、肝掌、水肿、皮肤瘙痒。频繁呕吐或腹泻有无皮肤干燥、弹性减退、眼球凹陷等失水征象。

3. 腹部体检　按照视、听、叩、触的顺序依次体检。检查腹部外形、肠鸣音是否正常,有无腹肌紧张、压痛、反跳痛;肝脾是否肿大,肝区、脾区有无压痛及叩击痛,有无腹部肿块及移动性浊音等。

【辅助检查】

1. 化验检查　血常规检查白细胞计数、中性粒细胞增多常见于肠道感染,血红蛋白降低提示有贫血。粪便常规及隐血试验为简单而有价值的检验方法,可协助病因诊断。胃液分析及十二指肠引流对于胃及胆道疾病可提供诊断的依据。肝功能检查项目多,意义各异,应根据病情适当选择。细胞学检查对食管、胃及结肠癌的诊断有帮助。肿瘤标志物的检查,如甲胎蛋白(AFP)、癌胚抗原(CEA)及糖链抗原19-9(CA19-9)对胃肠道恶性肿瘤有一定参考价值。自身抗体检查如抗线粒体抗体等用于消化系统自身免疫性疾病的诊断。血沉可反映炎症性肠病、肠结核、结核性腹膜炎的活动性。急性胰腺炎诊断需测定血清、尿淀粉酶。腹水常规加生化、细胞学及细菌培养对鉴别肝硬化合并原发性细菌性腹膜炎、结核性腹膜炎和腹腔恶性肿瘤有重要价值。

2. 内镜检查　纤维胃镜对胃癌早期诊断帮助甚大,30%以上的胃癌可能在早期(指癌组织尚未侵犯肌层者)得到确诊。经内镜逆行胰胆管造影(ERCP)是诊断胆、胰疾病的重要手段。胶囊内镜、小肠镜、纤维结肠镜可诊断小肠或大肠病变。纤维腹腔镜可帮助诊断肝胰和腹内包块,确定腹水原因。

3. 活体组织检查　包括有内镜直视下活组织检查、B型超声引导下细针经皮穿刺活体组织细胞学检查及外科手术活组织检查等。活体组织检查的目的主要是做出准确的病理诊断,判断病变的部位、范围、性质,帮助确定治疗方案。如肝穿刺活组织检查,对慢性肝病诊断有重要价值。胃黏膜活组织快速尿素酶法可检查幽门螺杆菌感染情况。

4. 影像学检查

(1) 超声检查:在我国,B超是腹腔内实质脏器病变初筛首选检查。B超可显示腹腔脏器的肿瘤、囊肿、脓肿、结石等病变,并可显示腹腔内肿块、腹水及腹水量。此外,B超还能监视或引导各种经皮穿刺,进行诊断和治疗。彩色多普勒超声可观察肝静脉、门静脉、下腔静脉,有助于门静脉高压的诊断与鉴别诊断。

(2) X线检查:有腹部平片、胃肠钡剂造影、小肠钡灌造影、钡剂灌肠造影等,有助于了解整个胃肠道动力状态,对肿瘤、溃疡、憩室的诊断也有一定帮助。

(3) CT和MRI:该类检查因其敏感度和分辨力高,可反映轻微的密度改变,对病灶的定位和定性效果较佳,故在消化系疾病的诊断上越来越重要。

(4) 正电子发射体层显像(PET)和放射性核素检查:PET可与CT、MRI互补提高消化系统肿瘤诊断的准确性。^{99m}Tc-PMT肝肿瘤阳性显像可协助原发性肝癌的诊断。静脉注射^{99m}Tc标记红细胞对不明原因消化道出血的诊断有特殊价值。放射核素检查还可用于研究胃肠运动如胃排空、肠转运时间等。

5. 其他检查　脏器功能试验如胃液分泌功能检查、小肠吸收功能检查、胰腺外分泌功能检查、肝脏储备功能检查等分别用于有关疾病的辅助诊断。胃肠动力学检查对胃肠道动力障碍性疾病的诊断有相当价值。目前临床上常做的有包括食管、胃、胆道、直肠等处的压力测定、食管24小时pH监测、胃排空时间及胃肠经过时间测定等。

四、消化系统疾病患者常见症状与体征的护理

消化系统疾病症状和体征很多,有吞咽困难、嗳气、反酸、胃灼热感、食欲缺乏或畏食、便秘、恶心与呕吐、腹痛、腹泻、腹胀、呕血与便血、黄疸等,各种症状的临床意义可参阅《健康评估》有关章节。在此介绍恶心与呕吐、腹痛、腹泻。

【恶心与呕吐】

1. 概述 恶心(nausea)是延髓的呕吐中枢受到刺激引起的上腹部不适感,常为呕吐的先兆,也可单独出现,常伴有头晕、流涎、脉缓、血压降低等迷走神经兴奋症状。呕吐(vomiting)是指胃内容物或一部分小肠内容物通过食管逆流出口腔的一种复杂的反射动作。呕吐是消化系统疾病常见症状,呕吐可将有害物质从胃排出人体而起保护作用,但持久而剧烈的呕吐可引起水电解质紊乱和代谢性酸中毒、营养不良。消化系统疾病引起呕吐的原因常见于胃肠道、肝胆、胰腺病变,如胃黏膜受刺激、腹腔脏器急性炎症、肠梗阻、幽门梗阻等。

2. 护理评估

(1) 病史:①评估诱因及病因、伴随症状:询问患者有无受凉、不洁或生冷饮食、有无暴饮暴食、酗酒或精神因素等,是否感受不卫生的环境或气味。有无头部外伤、肾脏疾患、洋地黄或抗肿瘤药物使用等。女性患者注意有无停经状况。评估有无烦躁、头痛、发热、腹痛、腹胀、腹泻、黑便等伴随症状。②评估发作状态:注意呕吐前有无恶心,呕吐时间、方式、次数,与进食的关系。如颅内高压所致的呕吐呈喷射状,多无恶心先兆;反射性呕吐常有较明显的恶心先兆。慢性胃炎、妊娠及尿毒症患者常在晨间发生呕吐;幽门梗阻患者呕吐常发生于餐后。闭目平卧后恶心呕吐可缓解,为前庭功能紊乱。进食后即刻呕吐,吐出量不多,多为功能性消化道疾病;进食后数小时发生呕吐,量较多,多为器质性消化道疾病。③评估呕吐物的量、性状和特点:注意呕吐物气味、食物消化程度及是否混有血液、胆汁、粪便等。如幽门梗阻时呕吐频繁、量多,呕吐物因在胃内潴留发酵而有酸馊味,呕吐后腹部症状减轻。消化性溃疡、胃癌呕吐物多含血液、咖啡样残渣。急性胰腺炎呕吐物内含胆汁。急性胃肠炎呕吐物内含未消化的食物。小肠下端梗阻呕吐物有粪臭味。

(2) 心理-社会状况:评估患者的心理状况、对疾病的了解程度及家庭支持情况。注意是否因恶心、呕吐引起患者痛苦、焦虑、恐惧等情绪变化。

(3) 身体评估:①神志:患者是否有烦躁不安、神志恍惚、谵妄或昏迷。②面容与表情:患者有无表情痛苦、面色苍白、呼吸急促、出冷汗、唾液增多等。③生命体征:观察呼吸频率、节律和深度,代谢性碱中毒时可出现呼吸浅慢。体温有无升高或低体温,脉搏有无增快、减慢或不齐;是否低血压。④脱水表现:注意有无唇舌干燥、皮肤干皱、眼球凹陷、体重下降等。

(4) 辅助检查:留取呕吐物,进行常规及潜血检查,以明确病因。呕吐频繁且量过大时进行血生化、动脉血气分析检查,有助于了解电解质和酸碱平衡情况。昏迷患者怀疑有呕吐物吸入应做胸部影像学检查。明确病因的相关检查,如B超、血液学检查等。

3. 常用护理诊断/问题

(1) 有体液不足的危险 与大量呕吐致体液丢失有关。

（2）活动无耐力　与频繁呕吐致营养不良或失水、电解质丢失有关。

（3）焦虑　与恶心、呕吐不能进食有关。

4. 目标

（1）患者恶心、呕吐症状减轻或消失，维持机体水电解质酸碱平衡。

（2）患者活动耐力逐渐提高至恢复正常。

（3）患者焦虑感减轻或消失。

5. 护理措施

（1）病情观察：密切观察恶心、呕吐情况，并详细记录呕吐物的色、量、性质，正确收集呕吐物标本并及时送检。呕吐频繁且量过大时，注意观察患者神志、生命体征及脱水征，监测有无低钾血症和代谢性碱中毒。

（2）起居护理：保持室内环境整洁、舒适、空气新鲜流通，温度保持在 18～22℃，湿度控制在 50%～60%，减少环境中不良气味的刺激。呕吐严重者应卧床休息，患者呕吐时帮助其坐起或侧卧，头偏向一侧，昏迷患者应尽可能吸尽口腔呕吐物，避免呕吐物吸入气道而发生窒息。必要时进行胃肠减压，抽出胃内容物，以减轻呕吐症状。保持床铺清洁干燥，及时清理被污染的床铺、衣被。做好口腔护理，呕吐停止后应及时给患者漱口，清洁口腔时避免刺激咽部，以免诱发恶心、呕吐。

（3）饮食护理：呕吐频繁、严重或伴呕血者应暂禁食，静脉补充营养液。能进食的患者要保证其每日足够的热量，少量多餐，宜进食清淡、易消化的流质或半流质饮食。

（4）用药护理：遵医嘱应用甲氧氯普胺（胃复安）、氯丙嗪、苯海拉明等止呕药，并观察药物疗效和不良反应。止呕药大多有倦怠嗜睡等反应，应予解释。遵医嘱补充水分和电解质，以维持体液平衡。

（5）心理护理：呕吐可引起患者烦躁不安、焦虑、恐惧等不良情绪，医护人员应做好解释、安慰，使其保持情绪稳定；指导患者应用放松技术，如深呼吸、交谈、听音乐等方法转移患者注意力，减少呕吐的发生。

6. 评价

（1）患者恶心、呕吐症状消失，未发生体液失衡。

（2）患者活动耐力恢复正常，无活动后不适。

（3）患者情绪稳定。

【腹痛】

1. 概述　消化系统功能性或器质性病变均可引起腹痛（abdominal pain），病因复杂。腹痛可分为急性与慢性两类。急性腹痛多由腹腔脏器的急性炎症，扭转或破裂，空腔脏器梗阻或扩张，腹腔内血管阻塞而引起；慢性腹痛的原因常为腹腔脏器的炎症，腹腔脏器包膜的张力增加，消化性溃疡，胃肠神经功能紊乱，肿瘤压迫或浸润等。此外，某些全身性疾病、泌尿生殖系统疾病、腹外脏器疾病，如急性心肌梗死、下叶肺炎、宫外孕破裂、卵巢囊肿蒂扭转等也可引起腹痛。

2. 护理评估

（1）病史：①评估腹痛发病原因及诱因：起病急骤，全身状况迅速恶化者，常见于腹腔内出血、空腔脏器及管道梗阻或穿孔、胰腺炎、肠炎、肠系膜动脉栓塞、宫外孕破裂、卵巢囊肿蒂扭转。腹腔器官破裂常有摔伤或腹部外伤史；心绞痛、心肌梗死的腹痛

笔记

多在劳累或激动时发生;原有房颤者的急性腹痛,可能是肠系膜动脉栓塞。病程长久,反复发作的腹痛,多为消化性溃疡、炎症或空腔器官结石。开始腹痛较轻,但进行性加重者,常为炎症性病变。②评估腹痛发作状态:腹痛的部位、性质、程度和持续时间。腹痛的部位常为病变的所在,但应注意有无转移性腹痛、牵涉痛或原有病变范围扩大或发生并发症。腹痛可表现为隐痛、钝痛、灼痛、胀痛、刀割样痛、钻痛或绞痛等,可为持续性或阵发性疼痛。腹腔实质脏器病变腹痛多呈持续性,空腔脏器病变多呈阵发性绞痛。持续性疼痛阵发性加剧可能是既有炎症又有梗阻或炎症刺激引起痉挛。急性腹膜炎可表现为全腹疼痛并伴有压痛、反跳痛、腹肌紧张。腹痛与进食、活动、体位等关系,如急性胰腺炎进食腹痛加剧,取弯腰屈膝侧卧位时腹痛减轻。③评估伴随症状:如有无发热、恶心、呕吐、腹泻、呕血、便血、血尿、休克等。发热、腹痛同时发生者常见急性感染;急性胃肠炎腹痛常伴明显呕吐、腹泻;阵发性腹部绞痛伴剧烈呕吐、腹胀、不排便、不排气为胃肠道梗阻的症状。肝、脾、宫外孕破裂、消化道穿孔等可出现休克。

(2)心理-社会状况:评估患者的心理状况、对疾病的了解程度及家庭支持情况。患者有无疲乏、情绪紧张、焦虑、烦躁不安,甚至恐惧、惊慌、濒死感等心理反应。

(3)身体评估:①神志:患者是否有烦躁不安、神志恍惚、谵妄或昏迷。②体位、面容与表情:患者有无强迫体位,有无表情痛苦、面色苍白、出冷汗等。③生命体征:患者有无呼吸急促、体温升高、脉搏细速、低血压或休克。④有关疾病的相应体征:黄疸提示与胰腺、肝胆疾病有关;胆道疾病可牵涉右肩疼痛;急性胰腺炎常有左腰背部带状痛;尿路结石的腹痛可牵涉会阴部疼痛等。⑤腹部体检:见本章消化系统疾病患者的护理评估。

(4)辅助检查:根据不同病种进行明确病因的相关检查,如影像学检查、血液学检查、胃肠功能检查等。

3.常用护理诊断/问题

(1)疼痛:腹痛 与腹腔脏器炎症、溃疡、出血、梗阻或穿孔有关。

(2)焦虑 与腹痛剧烈、反复或持续不易缓解有关。

4.目标

(1)患者腹痛逐渐减轻或消失。

(2)焦虑情绪好转或消失。

5.护理措施

(1)病情观察:动态观察患者腹痛状况,以及相关疾病的其他表现。警惕急腹症或休克的发生,若患者疼痛突然加剧,或呕血、黑便,或寒战高热,或全腹压痛、反跳痛、腹肌紧张等,均应立即通知医生,进行抢救。

(2)起居护理:环境安静、舒适、空气新鲜,保持适宜的温度和湿度。慢性腹痛病情轻者可合理安排休息和活动量,急性腹痛或慢性腹痛疼痛严重者应卧床休息,保持有利于疼痛减轻的体位。烦躁不安者应采取防护措施,防止坠床意外发生。做好生活护理,满足患者所需。

(3)饮食护理:急性腹痛病因未明者,或伴呕吐、呕血、便血者应暂禁食,静脉补充营养液。能进食的患者要保证其每日足够的热量,少量多餐,宜进食清淡、易消化的流质、半流质或软食。避免辛辣刺激性食物,戒除烟酒嗜好。

(4)缓解疼痛:非药物缓解疼痛的方法是缓解慢性疼痛的主要手段,能减轻患者的紧张、焦虑,提高其疼痛阈值。具体方法有行为疗法(深呼吸、冥想、音乐疗法、生物反馈等)、局部热敷疗法、穴位按压止痛等。

(5)用药护理:遵医嘱根据病情、疼痛性质和程度选择性给予镇痛药。癌性疼痛应遵循按需给药的原则,有效控制患者的疼痛。急性剧烈腹痛诊断不明者,不可随意使用镇痛药,以免掩盖症状,延误病情。腹痛诊断不明者也不可局部热敷及灌肠,以免造成炎症扩散或引起并发症。

(6)心理护理:疼痛可引起情绪紧张、焦虑、烦躁不安,甚至恐惧、惊慌、濒死感等心理反应,护士应做好心理疏导,以利于增强患者对疼痛的耐受力。

6. 评价

(1)患者腹痛症状消失。

(2)患者情绪稳定。

【腹泻】

1. 概述 腹泻(diarrhea)指排便次数明显超过平日习惯的频率,粪质稀薄,水分增加,每日排便量超过200g,或含未消化食物或脓血、黏液。腹泻常伴有腹痛、排便急迫感、肛门不适等症状。腹泻分急性和慢性两类,急性腹泻在短时间内使机体丢失大量水分及电解质,可引起水电解质紊乱和代谢性酸中毒。长期慢性腹泻可导致营养不良。急性腹泻以肠道感染常见,慢性腹泻病因复杂,除肠道感染性疾病外,胃部疾病、肠道非感染性疾病、肠肿瘤、胰腺疾病、肝胆疾病等均可引起。

2. 护理评估

(1)病史:①评估腹泻发病原因及诱因:询问患者有无进食不洁或生冷食物,有无疫水接触,有无使用泻药等。起病急骤,全身状况迅速恶化者,常见于食物中毒、急性传染病、肠变态反应性疾病及化学药品等因素所致;慢性腹泻可见于慢性肠道感染、消化吸收功能障碍、肠道肿瘤、慢性萎缩性胃炎、慢性肝炎、肝硬化、慢性胆囊炎和慢性胰腺炎等。②评估腹泻持续的时间、规律:急性腹泻持续时间短,慢性腹泻持续时间超过12个月。溃疡性肠结核、慢性结肠炎及结肠癌可腹泻与便秘交替出现。③评估大便的次数、性状、颜色、量及气味:询问患者排便的次数,粪便中是否伴有黏液脓血,每次排便的量。肠道感染性疾病多导致渗出性腹泻,由黏膜炎症、溃疡、浸润性病变致血浆、黏液脓血渗出,常伴有腹痛或粪便含有脓血、黏液;腹泻及全身症状、体征的严重程度取决于肠受损程度。结肠性腹泻粪便中含较多黏液,便色较深,量少次数多;小肠性腹泻粪便呈糊状或水样、多泡沫、含食物残渣,次数多。④评估伴随症状:询问腹泻是否伴有腹痛、里急后重感和其他症状,如乏力、食欲缺乏、呕吐、肛门疼痛。直肠和乙状结肠病变者可有下腹或左下腹持续性疼痛,多有里急后重;小肠病变常伴脐周痛,呈间歇性阵发性绞痛,无里急后重。

(2)心理-社会状况:评估患者的心理状况、对疾病的了解程度及家庭支持情况。患者有无疲乏、焦虑、抑郁等心理反应。

(3)身体评估:①神志:患者是否有烦躁不安、神志恍惚、谵妄或昏迷。②面容与表情:患者有无表情痛苦、面色苍白等。③生命体征:观察呼吸频率、节律和深度,代谢性碱中毒时可出现呼吸浅慢。体温有无升高或低体温,脉搏有无增快、减慢或不齐;是否低血压。④脱水表现:评估有无皮肤干皱、眼球凹陷、体重下降等。

(4)辅助检查:留取粪标本进行常规及隐血检查,以明确病因。腹泻频繁且病程久者进行血生化、动脉血气分析,有助于了解电解质和酸碱平衡情况。明确病因的相关检查,如肠镜、血液学检查等。

3. 常用护理诊断/问题

(1) 腹泻 与肠道疾病及全身疾病有关。

(2) 有体液不足的危险 与腹泻致体液丢失有关。

(3) 营养失调:低于机体需要量 与长期腹泻、吸收障碍有关。

4. 目标

(1) 患者腹泻症状减轻或消失。

(2) 维持患者水电解质酸碱平衡。

(3) 促进患者恢复正常饮食,维持体重等指标在正常范围。

5. 护理措施

(1) 病情观察:密切观察腹泻情况,并详细记录大便的色、量、性质,正确收集粪便标本并及时送检。急性腹泻量过大时或长期慢性腹泻者,注意观察患者神志、生命体征、有无脱水及营养不良表现,监测有无低钾血症和代谢性碱中毒。

(2) 起居护理:保持室内环境整洁、舒适、空气新鲜流通,温度保持在 18 ~ 22℃,湿度控制在 50% ~ 60%,减少环境的不良气味刺激。急性起病、全身症状明显的患者应卧床休息。注意腹部保暖,可用热水袋热敷腹部,以减弱肠道运动,减少排便次数。保持床铺清洁干燥,及时清理被污染的衣物被褥。做好肛周护理,保持肛门清洁、干燥。排便次数较多,肛门刺激较明显者,给予便后温水坐浴或肛门热敷,凡士林油涂抹肛门。有肛周红疹或糜烂者,局部用抗生素软膏。具有传染性者,应严格执行消化道隔离。

(3) 饮食护理:急性腹泻者可暂禁食,静脉补充营养液。能进食的患者要保证其每日足够的热量,少量多餐,宜进食营养丰富、低脂肪、少渣或无渣的流质、半流质或软食,适当补充水分和盐分,避免生冷、粗纤维或刺激性食物。

(4) 用药护理:遵医嘱应用抗感染药物、止泻药以及营养剂。观察药物疗效和不良反应。遵医嘱补充水分和电解质,以维持体液平衡。对老年患者应注意防止输液过快引起循环负荷过重。

(5) 心理护理:腹泻可引起患者烦躁不安、焦虑、抑郁等情绪,医护人员应做好解释、安慰,帮助患者调整心态,以积极的态度应对疾病。

6. 评价

(1) 患者腹泻症状减轻或消失。

(2) 患者体液状态正常。

(3) 患者恢复正常饮食,体重在正常范围。

第二节 胃 炎

胃炎(gastritis)指的是任何病因引起的胃黏膜炎症,常伴有上皮损伤和细胞再生。胃炎是最常见的消化道疾病之一。按临床发病的缓急和病程的长短,一般分为急性胃炎和慢性胃炎。

笔记

一、急性胃炎

急性胃炎(acute gastritis)是由多种病因引起的急性胃黏膜炎症。内镜检查可见胃黏膜充血、水肿、出血、糜烂等一过性病变。病理组织学特征为胃黏膜固有层中以中性粒细胞为主的炎症细胞浸润。

急性胃炎主要包括:①急性幽门螺杆菌(Helicobacter pylori, H. pylori)感染引起的急性胃炎,常为一过性的上腹部症状,多不为患者注意。感染幽门螺杆菌后,如不予治疗,幽门螺杆菌感染可长期存在并发展为慢性胃炎。②除幽门螺杆菌之外的病原体感染和(或)其毒素对胃黏膜损害引起的急性胃炎。③急性糜烂出血性胃炎(acute erosive-hemorrhagic gastritis),是由各种病因引起的、以胃黏膜多发性糜烂为特征的急性胃黏膜病变,常伴有胃黏膜出血,可伴有一过性浅溃疡形成,临床常见,需要积极治疗,是本节讨论的重点。

【病因与发病机制】

引起急性糜烂出血性胃炎的常见病因有:

1. 药物 最常引起胃炎的药物是非甾体抗炎药(non-steroidal anti-inflammatory drugs, NSAIDs),如阿司匹林、吲哚美辛等。机制可能是通过抑制环氧化酶的作用而抑制胃黏膜生理性前列腺素的产生,削弱其对胃黏膜的保护功能;其他如某些抗肿瘤药、口服氯化钾或铁剂、激素等均可直接损伤胃黏膜。

2. 应激 严重创伤、大手术、大面积烧伤、颅内病变、败血症及其他严重脏器病变或多器官功能衰竭等均可引起胃黏膜出现糜烂、出血,严重者发生急性溃疡并大量出血。其确切机制尚未完全明确,但一般认为应激状态下胃黏膜微循环不能正常运行而造成黏膜缺血、缺氧是发病的重要环节,由此可导致胃黏膜黏液和碳酸氢盐分泌不足、局部前列腺素合成不足、上皮再生能力减弱等改变,从而使胃黏膜屏障受损和 H^+ 反弥散进入黏膜。

3. 乙醇 具亲酯性和溶脂能力,高浓度乙醇可直接破坏胃黏膜屏障。

【临床表现】

由于病因不同,急性胃炎的临床表现不尽一致。轻者可无明显症状,急性糜烂出血性胃炎患者常以突然发生的上消化道出血症状而就诊,出血量大小不一,常呈间歇性发作,可自行停止。少数患者有上腹部不适、腹胀、食欲减退等消化不良表现。原发病症状严重者,上述表现可被原发病所掩盖而忽视。体检时急性期可有不同程度的上腹部压痛。

【辅助检查】

1. 粪便检查 大便隐血试验可阳性。

2. 内镜检查 确诊的必备条件。宜在出血发生后 24~48 小时内进行,因病变(特别是 NSAIDs 或乙醇引起者)可在短期内消失,延迟内镜检查可能无法确定出血病因。

【诊断要点】

根据病史和症状、体征一般可做出诊断。有服用 NSAIDs 等用药史、应激史或大量饮酒史,如发生呕血或黑便,应考虑急性糜烂出血性胃炎的可能。确诊依据急诊胃镜检查。

【治疗要点】

主要针对原发病和病因采取防治措施。对处于急性应激状态的上述重症患者,除积极治疗原发病外,应常规给予抑制胃酸分泌药或黏膜保护剂作为预防措施,对服用NSAIDs 的患者则视情况应用上述药物。对已发生上消化道大出血者,按上消化道出血治疗原则采取综合措施进行治疗。详见本章第十一节"上消化道出血"。

【常用护理诊断/问题】

1. 潜在并发症:上消化道出血。

2. 知识缺乏:缺乏有关疾病的病因及防治知识。

【护理措施】

1. 病情观察 观察患者疼痛的部位、性质、程度,是否有呕血、黑便;有无诱因及病因。有上消化道出血者更要注意出血量和性状、血压、尿量等的观察。

2. 起居护理 患者应减少活动,注意休息。症状严重者应卧床休息。

3. 饮食护理 指导患者合理进食,饮食规律,不暴饮暴食,避免辛辣刺激性食物。一般进少渣、温凉半流质或软食为宜。如有大量出血或频繁呕吐、剧烈腹痛者可暂禁食,少量出血可给牛奶、米汤等以中和胃酸,利于胃黏膜修复。

4. 对症护理

(1) 疼痛:见本章第一节"腹痛症状护理"和第三节"消化性溃疡"。

(2) 出血:见本章第十一节"上消化道出血"。

5. 用药护理 禁用或慎用对胃黏膜有损害的药物如阿司匹林或吲哚美辛等。指导患者正确服用制酸剂、胃黏膜保护剂。

6. 心理护理 由于严重疾病引起的应激导致出血者,患者往往情绪紧张、恐惧。护士应予心理疏导,促进患者身心休息,以利于疾病恢复。

7. 中医护理 参见本章第三节"消化性溃疡"。

【健康教育】

1. 知识宣教 介绍有关急性胃炎的病因,避免症状加重的因素,如注意饮食卫生,避免过冷、过热、辛辣刺激性食物及浓茶、咖啡等饮料。嗜酒者劝其戒酒。

2. 用药指导 尽量避免使用对胃黏膜有损害的非甾体抗炎药、激素等药物,若必须使用应遵医嘱正确服药,配合服用制酸剂或黏膜保护剂。

二、慢性胃炎

慢性胃炎(chronic gastritis)是由各种病因引起的胃黏膜慢性炎症。主要组织病理学特征是胃黏膜炎症、萎缩和肠化生。慢性胃炎是一种常见病,其发病率在各种胃病中居首位。男性稍多于女性。任何年龄均可发病,但随年龄增长发病率逐渐增高。

慢性胃炎的分类方法很多,我国 2006 年采纳了国际新悉尼系统(Update Sydney System)的分类方法,根据病理组织学改变和病变在胃的分布部位,结合可能病因,将慢性胃炎分成非萎缩性(non-atrophic)、萎缩性(atrophic)和特殊类型三大类。①慢性非萎缩性胃炎是指不伴有胃黏膜萎缩性改变、胃黏膜层见以淋巴细胞和浆细胞为主的慢性炎症细胞浸润。当见有中性粒细胞浸润时显示有活动性炎症,称为慢性活动性胃炎,多提示存在幽门螺杆菌感染。②慢性萎缩性胃炎是指胃黏膜已发生了萎缩性改变,又可再分为多灶萎缩性(multifocal atrophic)胃炎和自身免疫性(autoimmune)胃炎两大类。前者的萎缩性改变在胃内呈多灶性分布,以胃窦为主,相当于以往命名的B型胃炎,多由幽门螺杆菌感染引起的慢性非萎缩性胃炎发展而来;后者的萎缩性改变主要位于胃体部,相当于以往命名的A型胃炎,多由自身免疫引起的胃体胃炎发展而来。③特殊类型胃炎如感染性胃炎、化学性胃炎、放射性胃炎等,临床上较少见。

【病因与发病机制】

病因和发病机制尚不完全清楚,可能是多种因素综合作用的结果。

1. 幽门螺杆菌感染　是慢性非萎缩性胃炎的主要病因。幽门螺杆菌通过释放尿素酶分解尿素产生 NH_3,分泌空泡毒素 A(Vac A)等引起细胞损害,其细胞毒素相关基因(Cag A)蛋白能引起强烈的炎症反应,其菌体胞壁还可作为抗原诱导免疫反应。这些因素的长期存在导致胃黏膜的慢性炎症。

2. 饮食和环境因素　环境因素,如水土中含过多硝酸盐、微量元素比例失调等均可增加慢性胃炎发生的危险性并影响其转归。流行病学显示,饮食中高盐和缺乏新鲜蔬菜水果与胃黏膜萎缩、肠化生以及胃癌的发生密切相关。另外,幽门螺杆菌感染可增加胃黏膜对环境因素损害的易感性。

3. 自身免疫　自身免疫性胃炎北欧多见,我国仅有少数报道。患者血液中可查到壁细胞抗体(parietal cell antibody, PCA)和内因子抗体(intrinsic factor antibody, IFA);壁细胞抗体攻击壁细胞,使壁细胞总数减少,导致胃酸分泌减少或丧失;内因子抗体与内因子结合,阻碍维生素 B_{12} 吸收而导致恶性贫血。本病常可伴有其他自身免疫病,如桥本甲状腺炎、白癜风等。

4. 物理及化学因素　长期饮浓茶、咖啡、烈酒,进食过热、过冷、粗糙食物;长期服用 NSAIDs 等药物;幽门括约肌功能不全时含胆汁和胰液的十二指肠液反流入胃。这些因素均可各自或与幽门螺杆菌感染协同作用而引起或加重胃黏膜慢性炎症。

【临床表现】

症状的轻重与病变的严重程度无密切关系,而与病变是否处于活动期有关。由幽门螺杆菌引起的慢性胃炎多数患者无症状;有症状者表现为上腹痛或不适、上腹胀、嗳气、恶心等消化不良症状。自身免疫性胃炎患者可伴有畏食、贫血,体重减轻等症状。多数无明显体征,有时可有上腹轻压痛。

【辅助检查】

1. 胃镜及胃黏膜活组织检查　二者结合是诊断慢性胃炎的最可靠方法,可通过活检确定胃炎的类型,并能检测幽门螺杆菌。

2. 幽门螺杆菌检测　对活检标本检测幽门螺杆菌,可采取快速尿素酶测定和胃黏膜涂片、组织切片、培养等,以增加诊断的可靠性。根除幽门螺杆菌治疗后,可在胃镜复查时重复上述检查,亦可采用非侵入性检查,如 ^{13}C 或 ^{14}C 尿素呼气试验。

3. 血清学检查　自身免疫性胃炎血清促胃泌素水平常明显升高,血清中可测得

PCA 和 IFA。多灶萎缩性胃炎时,血清促胃泌素水平正常或偏低。

【诊断要点】

慢性胃炎确诊必须依靠胃镜检查及胃黏膜活组织病理学检查。幽门螺杆菌检测有助于病因诊断。怀疑自身免疫性胃炎应检测相关自身抗体及血清胃泌素。

【治疗要点】

1. 根除幽门螺杆菌 绝大多数慢性活动性胃炎患者胃黏膜中可检出幽门螺杆菌,而根除幽门螺杆菌可使胃黏膜炎症消退。2006 年中国慢性胃炎达成共识意见,建议根除幽门螺杆菌特别适用于:①伴有胃黏膜糜烂、萎缩及肠化生、异型增生者;②有消化不良症状者;③有胃癌家族史者。具体根除方案见本章第三节"消化性溃疡"。

2. 对症治疗 是慢性胃炎药物治疗不可缺少的部分,可改善症状,树立治疗的信心。

（1）抑酸药:慢性胃炎不一定高胃酸,有些萎缩性胃炎胃酸偏低,但对抑酸药的反应良好,可能与减轻胃酸的刺激有关。常用 H_2 受体拮抗剂,如雷尼替丁、法莫替丁;质子泵抑制剂,如奥美拉唑。

（2）胃肠动力药:对腹胀、反酸等症状有效,多潘立酮(吗丁啉)或西沙必利为常用药。

（3）助消化药:乳酶生、多酶片、干酵母片、健胃消食片等均可选用。

3. 自身免疫性胃炎的治疗 目前尚无特异治疗,有恶性贫血时注射维生素 B_{12} 后贫血可获纠正。

4. 异型增生的治疗 慢性胃炎进一步发展,胃上皮或化生的肠上皮在再生过程中发生发育异常,可形成异型增生,表现为细胞异型性和腺体结构的紊乱。异型增生是胃癌的癌前病变,应予高度重视。对轻度异型增生除给予上述积极治疗外,关键在于定期随访。对肯定的重度异型增生则宜予预防性手术,目前多采用内镜下胃黏膜切除术。

【常用护理诊断/问题】

1. 营养失调:低于机体需要量 与畏食、消化吸收不良有关。

2. 疼痛:腹痛 与胃黏膜炎性病变有关。

3. 焦虑 与病情反复、病程迁延有关。

【护理措施】

1. 病情观察 观察患者腹痛的部位、性质、程度、发作的诱因;观察皮肤黏膜是否有贫血表现;观察每天进食的餐次、量及食物种类,定期测体重及某些指标,如上臂肌围,以了解其摄入营养是否满足机体需要及有无不良饮食习惯;观察患者睡眠情况,有无焦虑、抑郁情绪。

2. 起居护理 指导患者生活要有规律,注意劳逸结合,急性发作时应卧床休息,注意上腹部保暖。

3. 饮食护理 急性发作期少量多餐,一般进少渣、温热、清淡的流质或半流饮食为宜。恢复期鼓励患者进食营养易消化软食,定时进餐,细嚼慢咽,减轻胃部负担为原则。不暴饮暴食,避免辛辣、生冷等刺激性食物。如胃酸缺乏者食物应完全煮熟后食用,可酌情食用酸性食物如山楂、食醋等;胃酸高者应避免刺激性食物,如烟酒、浓茶、甜腻之品。

4. 对症护理 疼痛护理见本章第三节"消化性溃疡"。

5. 用药护理 见本章第三节"消化性溃疡"。

6. 心理护理 精神因素也与慢性胃炎消化不良症状的发生密切相关。对产生焦虑不安的患者,应评估焦虑的程度,帮助患者降低现存的焦虑水平,提供安全和舒适的环境,减少对感官的刺激。表现出对患者的理解和同情,谈话时语速要缓慢,态度要和蔼,不与患者进行争辩。指导放松疗法,如深呼吸、按摩、热水浴等。如果症状明显,可建议医生给予对症治疗的药物。

7. 中医护理 本病属中医学"胃痛"、"痞满"范畴。中医护理技术可有效缓解患者症状。①推拿:用拇指在患者中脘、内关、足三里和至阳重压揉按,用力由轻至重,再由重到轻,胃脘痛缓解后再按压5分钟,适用于胃脘痛诸证;②熨敷:食盐适量炒热,敷熨胃痛部位,适用于胃寒作痛;③刮痧:胃脘痛者可在患者上脘、中脘、下脘部和胸骨柄及脊椎两侧予以刮痧,适用于胃脘痛实证、热证;④耳穴埋籽:取穴神门、胃、交感、十二指肠、肝、脾。每次选用3~5个穴用王不留籽贴压;⑤探吐:食滞胃脘胀满疼痛欲吐者,可用盐汤探吐以涌吐宿食,缓解胃痛。根据患者不同的证型辨证选食。易食滞者平素可选宽中和胃消食之品,如萝卜、山楂、柑橘等;喜温喜按者可适量补充温中健脾之品,如牛奶、鸡蛋、大枣、山药、生姜、饴糖等;舌红少津者宜多食益胃生津之品,如梨、甘蔗或石斛、麦冬煎汤代茶饮。

【健康教育】

1. 知识宣教 介绍本病有关的病因,指导患者避免诱发因素,注意生活规律,劳逸结合,保持良好心态。

2. 生活指导 指导患者保持口腔清洁,避免咽、喉、口腔等部位感染,而致细菌、病毒侵入胃内。

3. 饮食指导 嘱患者注意饮食卫生,多吃新鲜蔬菜、水果,尽量少吃或不吃烟熏、腌制食物。忌浓茶、咖啡,过冷及过热、粗糙的食物。少食辛辣的食物,戒烟酒。

4. 用药指导 指导患者遵医嘱服药,并做好药物不良反应的介绍。服用对胃有刺激性的药物时,如阿司匹林等非甾体抗炎药物时,应指导患者餐后服用,以减少药物对胃的刺激。

5. 定期复查 慢性胃炎患者要坚持定期复诊,特别是胃黏膜异型增生者,应定期胃镜检查。

【结语】

胃炎是指不同病因所致的胃黏膜炎症。可分为急性胃炎和慢性胃炎。急性胃炎中以急性糜烂出血性胃炎常见,可突然发生呕血和(或)黑便,药物、应激、酗酒是发病的三个主要因素。治疗主要针对原发病和病因采取防治措施。慢性胃炎可分为非萎缩性、萎缩性和特殊类型三大类,特殊类型胃炎临床少见。幽门螺杆菌感染是慢性非萎缩性胃炎的主要病因,饮食和环境因素与慢性胃炎的发病密切相关。确诊必须依靠胃镜及胃黏膜活组织病理学检查,极少数慢性多灶萎缩性胃炎经长期演变可发展为胃癌。治疗要点为根除幽门螺杆菌及对症治疗。护理注意生活规律,劳逸结合,保持良好心态;饮食护理强调食物营养易消化,规律进餐,饮食有节制。

第三节 消化性溃疡

案例导入

患者刘先生,30 岁,公司职员。因间断上腹部疼痛 5 年,加重 1 周就诊。患者 5 年前开始出现间断上腹胀痛,空腹时明显,进食后可自行缓解,有时夜间疼醒,无放射痛,有嗳气和反酸,常因饮食不当或精神压力过大诱发,每年冬春季易发病。1 周前因进辛辣饮食再发,腹痛较前重,部位和规律同前。发病以来小便正常,大便黄黑相间。吸烟,每日 10 ~ 20 支,偶饮酒。

身体评估:T 36.5℃,P 84 次/分,R 20 次/分,BP 120/70mmHg。一般情况可,营养中等。腹平软,上腹部有压痛,无肌紧张和反跳痛。

辅助检查:大便隐血试验阳性。胃镜提示十二指肠溃疡活动期

入院诊断:十二指肠溃疡活动期。

请问:患者还需要进行哪些方面评估? 目前有哪些主要的护理诊断/问题? 为减轻腹痛症状应采取哪些护理措施?

消化性溃疡即胃溃疡(gastric ulcer,GU)和十二指肠溃疡(duodenal ulcer,DU),因溃疡形成与胃酸、胃蛋白酶的消化作用有关而得名。溃疡不同于糜烂,其黏膜缺损超过了黏膜肌层。多数患者具有典型临床特点即慢性、周期性、节律性上腹痛。

消化性溃疡是全球性常见病,秋冬和冬春之交好发,患病率近年来呈下降趋势。临床上 DU 比 GU 多见,两者之比约为 3∶1。男性患者多于女性。本病可发生于任何年龄,DU 多见于青壮年,而 GU 多见于中老年,后者发病高峰比前者约迟 10 年。

【病因与发病机制】

消化性溃疡是多因素疾病。近年的研究已经明确,幽门螺杆菌(Hp)和非甾体抗炎药(NSAIDs)是损害胃十二指肠黏膜屏障从而导致消化性溃疡发病的最常见病因。溃疡发生是黏膜侵袭因素与防御因素失平衡的结果,GU 主要是防御-修复因素减弱,DU 主要是侵袭因素增强。

1. 幽门螺杆菌(Hp)感染 Hp 感染是消化性溃疡的主要病因。其主要依据为消化性溃疡患者中 Hp 感染率高。在 DU 的检出率约为90% 、GU 约为70% ~80%;根除 Hp 可促进溃疡愈合和显著降低溃疡复发。

Hp 感染导致消化性溃疡的确切机制未明,可能的机制是 Hp 感染改变了黏膜侵袭因素与防御因素之间的平衡。Hp 凭借其毒力因子的作用,诱发局部炎症和免疫反应,损害局部黏膜的防御、修复机制。另一方面,Hp 感染可增加促胃液素和胃酸的分泌,增强了侵袭因素。这两方面的协同作用造成了胃十二指肠黏膜损害和溃疡形成。

2. 非甾体抗炎药(NSAIDs) NSAIDs 引起的溃疡以 GU 多见。此类药物除可直接损害胃黏膜外,更主要的是通过抑制环氧化酶(COX)而导致胃肠黏膜生理性前列腺素 E 合成不足,削弱前列腺素对胃及十二指肠的保护作用。NSAIDs 所致的溃疡形成与药物的种类、剂量、用药持续时间具有相关性,高龄、同时服用抗凝血药或糖皮质

激素等可加重或促发 NSAIDs 所致的溃疡及其并发症发生的危险性。NSAIDs 和幽门螺杆菌是引起消化性溃疡发病的两个独立因素,至于两者是否有协同作用则尚无定论。

3. 胃酸和胃蛋白酶　消化性溃疡的最终形成是由于胃酸、胃蛋白酶对黏膜的自身消化。因胃蛋白酶活性受到胃酸的制约,因此在探讨消化性溃疡发病机制和治疗措施时,主要考虑胃酸的作用。无酸情况下罕有溃疡发生以及抑制胃酸分泌药物能促进溃疡愈合的事实,均表明胃酸在溃疡形成过程中的决定性作用,是溃疡形成的直接原因。胃酸的这一损害作用一般只在正常黏膜防御、修复功能遭受破坏时才能发生。综合研究表明,DU 患者中大部分存在基础酸排量(BAO)、夜间酸分泌、最大酸排量(MAO)、十二指肠酸负荷等增高现象。

4. 其他因素　遗传、胃十二指肠运动异常、应激和心理因素、吸烟等与消化性溃疡发病有不同程度的关系。

DU 多发生在球部,前壁比较常见;GU 多在胃角和胃窦小弯。溃疡一般为单个,若 2 个以上,称为多发性溃疡;形状多呈圆形或椭圆形,直径多小于 10mm,GU 比 DU 稍大。亦可见到直径大于 2cm 的巨大溃疡。边缘光整、底部洁净,由肉芽组织构成,上面覆盖有灰白色或灰黄色纤维渗出物。活动性溃疡周围黏膜常有炎症水肿。溃疡浅者累及黏膜肌层,深者甚至达浆膜层,溃破血管时引起出血,穿破浆膜层时引起穿孔。溃疡愈合时周围黏膜炎症、水肿消退,边缘上皮细胞增生覆盖溃疡面,其下的肉芽组织纤维转化,变为瘢痕,瘢痕收缩使周围黏膜皱襞向其集中。

【临床表现】

本病的临床表现不一,典型的消化性溃疡有如下临床特点:①慢性过程,呈反复发作,病史可达数年至数十年;②周期性发作,发作与自发缓解相交替,发作期可为数周或数月,缓解期亦长短不一,短者数周、长者数年;发作常有季节性,多在秋冬或冬春之交发病,可因精神情绪不良或过劳而诱发;③发作时上腹痛呈节律性,以 DU 多见。部分患者可无症状或症状较轻而不为患者所注意,也有以出血、穿孔等并发症为首发症状者。

1. 症状

(1) 上腹痛:为本病的主要症状。多位于中上腹,可偏右或偏左。性质多为灼痛,亦可为钝痛、胀痛、剧痛或饥饿样不适感。一般为轻至中度持续性痛。多数患者疼痛常有典型的节律性,与饮食有关,GU 与 DU 的疼痛各有特点(表 4-1)。部分患者仅表现为无规律性的上腹隐痛不适。也可因并发症而发生疼痛性质及节律的改变。

表 4-1　GU 与 DU 的疼痛比较

	GU	DU
疼痛部位	剑突下正中或偏左	上腹正中或稍偏右
疼痛发作时间	多在餐后 0.5~1 小时 午夜痛少见	餐后 2~4 小时 或(及)午夜痛
疼痛性质	饱胀痛	饥饿痛
一般规律	进餐—疼痛—缓解	疼痛—进餐—缓解

（2）其他:尚可伴有反酸、嗳气、上腹胀、恶心、呕吐、食欲减退等消化不良症状,也可有失眠、多汗、脉缓等自主神经功能失调表现。

2. 体征　溃疡活动时上腹部可有局限性轻压痛,缓解期无明显体征。

3. 特殊类型的消化性溃疡

（1）复合溃疡:指胃和十二指肠同时发生的溃疡。DU 往往先于 GU 出现。幽门梗阻发生率较高。

（2）幽门管溃疡:与 DU 相似,胃酸分泌一般较高。腹痛的节律性不明显,对药物治疗反应较差,呕吐较多见,较易发生幽门梗阻、出血和穿孔等并发症。

（3）球后溃疡:指发生在十二指肠球部以下的十二指肠溃疡,多发生在十二指肠乳头的近端。具有 DU 的临床特点,但午夜痛及背部放射痛多见,对药物治疗反应较差,较易并发出血。

（4）巨大溃疡:指直径大于 2cm 的溃疡。对药物治疗反应较差、愈合时间较慢,易发生慢性穿透或穿孔。胃的巨大溃疡注意与恶性溃疡鉴别。

（5）老年人消化性溃疡:临床表现多不典型,疼痛多无规律,食欲缺乏、恶心、呕吐、消瘦、贫血等症状突出,易误诊为胃癌。

（6）无症状性溃疡:约 15% 消化性溃疡患者可无症状,而以出血、穿孔等并发症为首发症状。可见于任何年龄,以老年人较多见;NSAIDs 引起的溃疡近半数无症状。

4. 并发症

（1）出血:溃疡侵蚀周围血管可引起出血,约发生于 15% ~ 25% 的患者,DU 比GU 易发生。出血是消化性溃疡最常见的并发症,也是上消化道大出血最常见的病因。出血量与被侵蚀的血管大小有关,轻者粪便隐血试验阳性或黑便,重者呕血,超过1 000ml 可引起周围循环衰竭。

（2）穿孔:溃疡病灶向深部发展穿透浆膜层则并发穿孔,见于 2% ~ 10% 患者,临床上可分为:①急性穿孔:最常见,溃疡常位于十二指肠前壁或胃前壁,又称游离性穿孔。穿孔后胃肠内容物渗入腹膜腔而引起急性弥漫性腹膜炎。②亚急性穿孔:邻近后壁的穿孔或游离穿孔较小,只引起局限性腹膜炎,症状较急性穿孔轻而体征较局限。③慢性穿孔:溃疡穿透并与邻近器官、组织粘连,穿孔时胃肠内容物不流入腹腔,又称穿透性溃疡。这种穿透性溃疡改变了腹痛规律,变得顽固而持续,疼痛常放射至背部。

（3）幽门梗阻:主要是由 DU 或幽门管溃疡引起,约见于 2% ~ 4% 的患者。溃疡急性发作时可因炎症水肿和幽门部痉挛而引起暂时性梗阻,可随炎症的好转而缓解;慢性梗阻主要由于瘢痕收缩而呈持久性。临床表现为:餐后上腹饱胀、上腹疼痛加重,伴有恶心、呕吐,大量呕吐后症状可以改善,呕吐物含发酵酸性宿食。严重呕吐可致失水和低氯低钾性碱中毒。可发生营养不良和体重减轻。体检可见胃型和胃蠕动波,清晨空腹时检查胃内有振水声。进一步做胃镜或 X 线钡剂检查可确诊。

（4）癌变:少数 GU 可发生癌变,DU 则极少见。GU 癌变率在 1% 以下,长期慢性GU 病史、年龄在 45 岁以上、经严格内科治疗 6 ~ 8 周症状无好转,进行性消瘦,粪便隐血试验持续阳性者,应怀疑癌变,需进一步检查和定期随访。

【辅助检查】

1. 胃镜和胃黏膜组织活检检查　是确诊消化性溃疡首选的检查方法。可直接观察溃疡部位、大小、性质、分期。胃的良、恶性溃疡鉴别必须由活组织检查来确定。

2. X线钡餐检查 适用于对胃镜检查有禁忌或不愿接受胃镜检查者。龛影是直接征象,对溃疡诊断有重要价值。

3. 幽门螺杆菌检测 有无幽门螺杆菌感染决定治疗方案的选择。检测方法分为侵入性和非侵入性两大类。侵入性检测需通过胃镜取胃黏膜活检,主要包括快速尿素酶试验、组织学检查和幽门螺杆菌培养。快速尿素酶试验是侵入性检查的首选方法。非侵入性检测主要有血清学检查及 ^{13}C 或 ^{14}C 尿素呼气试验,可作为根除治疗后复查的首选方法。

4. 胃液分析和血清胃泌素测定 一般仅在疑有胃泌素瘤时做鉴别诊断之用。

5. 大便隐血试验 阳性提示溃疡处于活动期,一般经治疗 1～2 周内可转阴,如持续阳性,应考虑癌变。

【诊断要点】

根据慢性病程、周期性发作的节律性上腹疼痛病史,可做出初步诊断。确诊有赖胃镜检查。X线钡餐检查发现龛影亦有确诊价值。

【治疗要点】

治疗的目标是消除病因、缓解症状、愈合溃疡、防止复发和防治并发症。

1. 抑制胃酸药物 有 H_2 受体拮抗剂(H_2RA)、质子泵抑制剂(PPI)(表4-2)和碱性抗酸剂。H_2RA 能阻止组胺与 H_2 受体结合,使壁细胞分泌胃酸减少。PPI可使壁细胞胃酸分泌中的关键酶 H^+-K^+-ATP 酶失活,从而阻滞壁细胞胞浆内 H^+ 转移至胃腔而抑制胃酸分泌,因此抑酸作用比 H_2RA 更强且持久。PPI还是根除幽门螺杆菌治疗方案中最常用的基础药物。抗酸剂即氢氧化铝、铝碳酸镁等及其复方制剂,具有中和胃酸作用,可迅速缓解疼痛症状,目前多作为加强止痛的辅助治疗。溃疡的愈合与抑酸治疗的强度和时间呈正比。

表4-2 抑酸药常用药物的剂量、用法

药物		常规剂量	药物		常规剂量
H_2RA	西咪替丁	800mg 1 次/每晚(400mg,2 次/d)	PPI	奥美拉唑	20mg,1 次/d
	雷尼替丁	300mg 1 次/每晚(150mg,2 次/d)		兰索拉唑	30mg,1 次/d
	法莫替丁	40mg 1 次/每晚(20mg,2 次/d)		泮托拉唑	40mg,1 次/d
	尼扎替丁	300mg 1 次/每晚(150mg,2 次/d)		雷贝拉唑	10mg,1 次/d

2. 保护胃黏膜药物 有 3 类,即硫糖铝、胶体铋、前列腺素类。在酸性环境下,硫糖铝能与溃疡面的蛋白质渗出物相结合,形成一层保护膜,促进溃疡的愈合;并能促进内源性前列腺素 E 的合成以及吸附表皮生长因子,使之在溃疡或炎症处聚集,有利于黏膜再生。枸橼酸铋钾(胶体次枸橼酸铋)除具有类似硫糖铝作用外,兼有较强抑制幽门螺杆菌作用,可作为根除幽门螺杆菌联合治疗方案的组分。前列腺素类代表药物为米索前列醇,具有抑制胃酸分泌、增加胃十二指肠黏膜的黏液及碳酸氢盐分泌和增加黏膜血流等作用,主要用于 NSAIDs 溃疡的预防。

3. 根除幽门螺杆菌治疗 凡有幽门螺杆菌感染的消化性溃疡,无论初发或复发、活动或静止、有无并发症,均应予以根除幽门螺杆菌治疗。目前推荐以 PPI 或胶体铋为基础加上两种抗生素的三联治疗方案(表4-3)。治疗后应常规复查幽门螺杆菌是否已被根除,复查应在根除幽门螺杆菌治疗结束至少4周后进行。

表4-3　根除 Hp 三联疗法方案

PPI 或胶体铋	抗菌药物
奥美拉唑 40mg/d	克拉霉素 500～1000mg/d
兰索拉唑 60mg/d	阿莫西林 1000～2000mg/d
枸橼酸铋钾 480mg/d	甲硝唑 800mg/d
选择一种	选择两种
上述剂量分2次服,疗程7天	

4. 手术治疗　对于大量出血经内科治疗无效;急性穿孔;瘢痕性幽门梗阻;胃溃疡癌变;严格内科治疗无效的顽固性溃疡者,可行外科手术治疗。

【常用护理诊断/问题】

1. 疼痛　腹痛与胃酸刺激溃疡面、或穿孔有关。

2. 营养失调　低于机体需要量与疼痛致摄入量减少、消化吸收障碍有关。

3. 焦虑　与疼痛症状反复出现、病程迁延不愈有关。

4. 潜在并发症　上消化道出血、穿孔、幽门梗阻、癌变。

【护理措施】

1. 病情观察　观察腹痛的部位、性质、程度、发作规律、与饮食、服药的关系,剧烈腹痛要警惕穿孔及上消化道出血。注意观察大便颜色,及早发现黑便。

2. 起居护理　生活要有规律,避免过度劳累和精神紧张。对溃疡活动期、大便隐血试验阳性者应嘱其卧床休息,以促进溃疡愈合。

3. 饮食护理

(1) 进餐方式:指导患者定时进餐,细嚼慢咽,避免暴饮暴食,以维持正常消化活动的节律。在溃疡活动期,以少量多餐为宜,每天进餐4～5次,避免餐间零食和睡前进餐,使胃酸分泌有规律。一旦症状控制,应尽快恢复正常的饮食规律。饮食不宜过饱,以免胃窦部过度扩张而增加促胃液素的分泌。

(2) 食物结构:选择营养丰富,易消化的食物。除并发出血或症状较重外,一般无需规定特殊食谱。主食最好以面食为主或以软饭、米粥。在两餐间可适当摄取脱脂牛奶,因蛋白质食物具有中和胃酸的作用,但牛奶中的钙含量高,吸收后刺激胃酸分泌,故不宜多饮。脂肪到达十二指肠时虽能刺激小肠分泌抑促胃液素而抑制胃酸分泌,但同时又可引起胃排空减慢,胃窦扩张,致胃酸分泌增加,故脂肪摄取应适量。

(3) 食物禁忌:避免食用生、冷、硬、油炸、辛辣食物和粗纤维多的蔬菜及水果,忌食浓茶、咖啡。戒除烟酒嗜好。

4. 用药护理　指导患者正确服药,注意服药时间、服药禁忌及药物副作用。

(1) 抗酸药:饭后1小时服用,片剂嚼服,乳剂摇匀后服用。避免与奶制品同时服用,不宜与酸性食物及饮料同服。

(2) H_2受体拮抗剂:餐中或餐后即刻服用,也可一日剂量睡前服。若需同时服用抗酸剂,则两药应间隔1小时以上。药物可随母乳排出,哺乳期应停止用药。西咪替丁有乏力、皮疹、血清氨基转移酶升高、粒细胞减少、男性乳房发育等不良反应;雷尼替丁疗效优于西咪替丁,且不良反应少,无抗雄激素作用;法莫替丁疗效优于前两者,极少数患者可出现头痛、头晕、腹泻和便秘等不良反应。

(3)质子泵抑制剂:每日晨餐前或空腹口服。奥美拉唑可引起头晕,特别是用药初期,应嘱患者用药期间避免开车等须高度集中注意力的工作。此外,奥美拉唑有延缓地西泮及苯妥英钠代谢和排泄的作用,联合应用时需谨慎。

(4)胃黏膜保护剂:餐前1小时与睡前服用,片剂要嚼碎。合并应用制酸药,须在硫糖铝服前半小时或服后1小时给予。不宜与多酶片同服。不良反应有便秘、口干、恶心等。

5. 疼痛护理 疼痛较重时嘱患者卧床休息。详细了解疼痛的规律和程度,指导患者缓解疼痛的方法。如 DU 表现为空腹痛或午夜痛,指导患者在疼痛前或疼痛时进食碱性食物或服用抗酸剂、抑酸剂。轻度疼痛可采取局部热敷或压迫止痛。

6. 心理护理 指导患者保持乐观情绪,学习放松技巧如听音乐等,消除焦虑、紧张感。

7. 并发症护理

(1)出血:当出现大出血时应嘱患者卧床休息,并立即配合医生进行抢救,给予紧急输血、补充血容量、吸氧、止血等处理。参见本章第十一节"上消化道出血"。

(2)穿孔:若出现穿孔应早期发现病情,立即给予禁食、禁水、胃肠减压、静脉输液等处理,争取在穿孔后6~8小时内明确诊断,及早手术。

(3)幽门梗阻:如发生幽门梗阻,严重者应立即禁食,给予胃肠减压、静脉输液和补充电解质,以维持水、电解质及酸碱平衡,必要时可每晚睡前用3%盐水作胃灌洗。准确记录出入液量。完全性梗阻,需手术治疗时,应立即配合做好术前准备。

8. 中医护理 本病属中医"胃痛"范畴,且与血证、瘀证等有关。不同证型的患者应辨证选食。肝胃不和者,禁食土豆、山芋、南瓜等壅塞气机之品;脾胃虚寒者饮食宜温、热、软、烂,可适当选用姜葱、胡椒等作调料,多食扁豆、莲子、龙眼、大枣、鸡肉、牛肉等补中益气温胃之品;胃阴亏虚者饮食宜偏凉,忌辛辣、煎炸、浓茶、咖啡等刺激之品,可多食润燥生津之品,如番茄、荸荠、甘蔗、百合、莲子、银耳、牛奶、甲鱼等,可用石斛、麦冬煎汤代茶饮;胃寒疼痛者注意保暖,饮生姜茶等温中散寒止痛。胃寒疼痛者局部可热敷或艾灸中脘、内关、足三里;胃气郁滞胀痛者可行胃脘部自上而下或顺时针方向按摩。

【健康教育】

1. 知识宣教 帮助患者及家属了解本病的主要病因,诱发和加重溃疡病的相关因素,建立合理的饮食习惯和食物结构。

2. 生活指导 指导患者生活规律,劳逸结合,保持乐观情绪,避免精神过度紧张,注意季节转换对溃疡病的影响。

3. 用药指导 指导患者按医嘱正确服药,学会观察药效及不良反应。慎用或勿用致溃疡的药物,如阿司匹林、咖啡因、泼尼松、利血平等。

4. 就诊指导 嘱患者按期复诊。平时注意观察上腹痛的节律性及大便颜色,若上腹疼痛节律发生变化或加剧,或出现黑便时,应及时就诊。

【结语】

消化性溃疡根据发生部位不同,主要包括胃溃疡和十二指肠溃疡,幽门螺杆菌和非甾体抗炎药是导致其发病的最常见病因,胃酸在溃疡形成中起主要作用,溃疡发生是黏膜侵袭因素与防御因素失平衡的结果。其主要临床表现为慢性周期性发作的节律性上腹痛。治疗主要包括降低胃内酸度、保护胃黏膜和根除幽门螺杆菌治疗。饮食护理注意进食方式、食物结构、饮食禁忌;指导患者正确服药,注意服药时间、服药禁忌及药物副作用;疼痛护理时详细了解疼痛的规律和程度,指导患者缓解疼痛的方法。

第四节　胃　　癌

胃癌(gastric cancer)是源于上皮的恶性肿瘤,即胃腺癌(gastric adenocarcinoma),是我国最常见的恶性肿瘤之一,约占胃恶性肿瘤的95%以上。居消化道肿瘤死亡原因的首位。胃癌是全球性疾病,在不同人种、不同地区甚至同一地区不同时期发病率都有较大差异。男性居多,男女之比约为2∶1。发病年龄以中老年居多,55~70岁为高发年龄段。

【病因与发病机制】

胃癌的确切病因尚未阐明,但已认识到多种因素影响了胃黏膜上皮细胞的增殖与凋亡之间的动态平衡,即癌基因被激活,抑癌基因被抑制。

1. 环境和饮食因素　某些环境因素,如火山岩地带、高泥碳土壤、水土含硝酸盐过多、微量元素比例失调或化学污染,可直接或间接经饮食途径参与胃癌的发生。流行病学研究提示,多吃新鲜水果和蔬菜、乳品、蛋白质,可降低胃癌的发生。经常食用霉变食品、咸菜、腌制烟熏食品,以及过多摄入食盐,可增加发生胃癌的危险性。

2. 幽门螺杆菌感染　胃癌可能是Hp长期感染与其他因素共同作用的结果,其中Hp可能起先导作用。Hp导致的慢性炎症有可能成为一种内源性致突变原;Hp还原亚硝酸盐,形成的N-亚硝基化合物是公认的致癌物;Hp的某些代谢产物促进上皮细胞变异。

3. 遗传因素　致癌物质对有遗传易感者更易致癌。胃癌有明显的家族聚集倾向,家族发病率高于正常人群2~3倍。一般认为遗传素质使致癌物质对有遗传易感者更易致癌。

4. 癌前状态　分为癌前疾病和癌前病变,前者是指与胃癌相关的胃良性疾病,如慢性萎缩性胃炎、胃息肉、胃溃疡、残胃炎等有发生胃癌的危险性;后者是指较易转变为癌组织的病理学变化,如肠型化生、异型增生。

胃癌的好发部位依次为胃窦(58%)、贲门(20%)、胃体(15%)、全胃或大部分胃(7%)。组织学上,胃癌可分为乳头状腺癌、管状腺癌、黏膜腺癌、黏液细胞癌、低分化腺癌、未分化癌、腺鳞癌、鳞癌和类癌,以腺癌为主。

【临床表现】

1. 早期胃癌　多无症状,或者仅有一些非特异性消化道症状,无明显体征。因此,仅凭临床表现,诊断早期胃癌十分困难。

2. 进展期胃癌　随着病情的进展可出现由于胃癌引起的症状和体征。

(1) 上腹痛:最早出现。腹痛可急可缓,开始仅为上腹饱胀不适,餐后更甚,继之有隐痛不适,偶呈节律性溃疡样疼痛,但这种疼痛不能被进食或服用制酸剂缓解。在上腹部可扪及肿块,有压痛,肿块多位于上腹偏右相当于胃窦处。

（2）食欲减退：此症状多伴随上腹痛症状发生，常很明显，表现为食欲缺乏，厌食，体重进行性减轻。胃壁受累时，患者常有早饱感，即虽感饥饿，但稍进食即感饱胀不适，以及软弱无力。

（3）癌肿扩散：胃癌扩散可表现为：①直接蔓延侵袭邻近器官；②淋巴转移，淋巴结转移是胃癌扩散的重要途径，而且发生较早，胃的淋巴系统与左锁骨上淋巴结相连接，转移到该处时特称 Virchow 淋巴结；③血行转移，最常转移到肝脏，其次是肺、腹膜及肾上腺；④直接种植，癌细胞侵及浆膜层脱落于腹腔，种植于肠壁和盆腔，如种植于卵巢，称为 Krukenberg 瘤。

（4）其他：贲门癌累及食管下段时可出现吞咽困难，溃疡型胃癌出血时可引起呕血或黑便，胃窦癌可引起幽门梗阻。胃癌转移至肝脏可引起肝区疼痛、黄疸和腹水；转移至肺及胸膜可发生咳嗽、胸痛、呼吸困难等或出现胸腔积液；肿瘤透入胰腺时可出现背部放射性疼痛。某些胃癌患者可以出现副癌综合征（Paraneoplastic syndromes），包括反复发作的表浅性血栓静脉炎（Trousseau 征）及黑棘皮症，皮肤褶皱处有过度色素沉着，尤其是双腋下；皮肌炎、膜性肾病、累及感觉和运动通路的神经肌肉病变等。

3. 并发症　可并发大出血、贲门或幽门梗阻以及胃穿孔等。

【辅助检查】

1. 内镜检查　内镜检查结合黏膜活检，是目前最可靠的诊断手段。对早期胃癌，胃镜检查更是最佳的诊断方法。超声胃镜检查有助于评价胃癌浸润深度、判断胃周淋巴结转移状况，推荐用于胃癌的术前分期。

2. X 线钡餐检查　进展期胃癌 X 线的诊断率可达 90% 以上，对胃癌的诊断仍然有较大的价值。

3. 血常规检查　缺铁性贫血较常见，系长期失血所致。

4. 粪便隐血试验　常呈持续阳性，有辅助诊断意义。

5. 肿瘤血清学检查　如血清癌胚抗原（CEA）可能出现异常，对诊断胃癌的意义不大，也不作为常规检查。但这些指标对于监测胃癌术后情况有一定价值。

【诊断要点】

胃癌确诊主要依据内镜检查加活检，并需进行胃癌 TNM 分期（T：原发肿瘤，N：区域淋巴结，M：远处转移），以确定治疗方案和估计预后。早期诊断是根治胃癌的前提，对下列情况应及早和定期内镜检查：①40 岁以上，特别是男性，近期出现消化不良、呕血或黑粪者；②慢性萎缩性胃炎伴胃酸缺乏，有肠化或不典型增生者；③良性溃疡但胃酸缺乏者；④胃溃疡经正规治疗 2 个月无效，X 线钡餐提示溃疡增大者；⑤X 线发现大于 2cm 的胃息肉者；⑥胃切除术后 10 年以上者。

【治疗要点】

1. 手术治疗　外科手术切除加区域淋巴结清扫是目前治疗胃癌的唯一有可能根治的手段。手术效果取决于胃癌的分期、浸润的深度和扩散范围。早期胃癌首选手术，对那些无法通过手术治愈的患者，部分切除仍然是缓解症状最有效的手段。

2. 内镜下治疗　早期胃癌可在内镜下行电凝切除或剥离切除术（EMR 或 EPMR）。如癌变累及到根部或表浅型癌肿侵袭到黏膜下层，需追加手术治疗。

3. 化学治疗　化学治疗是胃癌综合性治疗的重要组成部分，主要作为手术的辅助治疗及晚期、复发患者的姑息治疗。化疗药物有氟尿嘧啶及氟尿嘧啶衍生物、丝裂霉素 C、阿霉素、顺铂、阿糖胞苷、依托泊苷、卡培他滨、奥沙利铂、伊立替康等。目前多采用联合化疗。联合化疗方案种类繁多，一般以氟尿嘧啶和丝裂霉素 C 为基本药，可以采取口服或静脉途径给药。

4. 疼痛治疗　治疗的目的是缓解疼痛，预防疼痛发生（即持续地控制疼痛）。治疗疼痛有药物治疗和非药物治疗两大类。

（1）药物止痛：药物是控制癌痛的主要手段。使用止痛剂应注意以下原则：

1）按阶梯用药：在给药前，对疼痛进行全面评估，按世界卫生组织（WHO）三阶梯癌痛治疗方案用药。所谓三阶梯疗法，是指根据轻、中、重不同程度的疼痛，单独和（或）联合应用一阶梯（以阿司匹林为代表的解热镇痛药）、二阶梯（以可待因为代表的弱阿片类药物）、三阶梯（以吗啡为代表的强阿片药物），配合其他必要的辅助药（镇静药、抗抑郁药、抗癫痫药）来处理癌性疼痛。

2）按时给药：在 24 小时内定时给药，而不是疼痛后才给药，按时给药可使药物在体内维持一定的浓度，有助于预防疼痛的再发。

3）给药途径：首选无创给药，尽量避免肌内注射。止痛药最好的给药途径是口服，具有使用方便、安全、经济的优点。其他无创给药的途径有透皮贴剂和直肠栓剂等，也可采用患者自控用药（PCA），适用于吞咽困难、严重呕吐或胃肠梗阻以及不愿口服药物的患者。

4）个体化：使用止痛药的原则是个体化，即针对患者的具体情况区别对待，使患者得到最满意的止痛效果，且尽量使药物的不良反应降至最低。

（2）非药物止痛：非药物治疗手段有三种模式，即物理模式（包括理疗、热疗、按摩、经皮电刺激、支具固定等）；认知模式（包括注意力分散疗法、放松疗法、认知行为训练等）；介入模式（包括外周神经阻滞、椎管内置管用药、神经毁损、脊髓电刺激等）。

5. 其他治疗方法　体外实验提示，生长抑素类似物及 COX-2 抑制剂能抑制胃癌生长，但对人类治疗尚需进一步临床研究。支持、免疫治疗能够增强患者体质，提高免疫力。

【常用护理诊断/问题】

1. 疼痛：腹痛　与癌细胞浸润有关。

2. 营养失调：低于机体需要量　与腹痛、厌食、呕吐、癌块造成吞咽困难有关。

3. 恐惧　与胃癌的确诊，不了解治疗计划，害怕治疗对机体的影响有关。

4. 潜在并发症：化疗药物不良反应。

【护理措施】

1. 病情观察　密切观察疼痛的部位、性质、程度，有无伴随恶心、呕吐、消化道出血，有无进行性加重的吞咽困难及幽门梗阻等表现。如有突发腹部剧痛及腹膜刺激征，应怀疑急性穿孔，须及时通知医生并协助做好相关检查或术前准备。

2. 起居护理　减少不良刺激，保证环境安静、舒适。抗癌治疗期间，患者多卧床休息，避免体力消耗。长期卧床的患者，应鼓励其进行深呼吸和有效咳嗽，定时更换体位，以防止肺炎及肺不张。

3. 饮食护理　胃癌患者往往伴有食欲减退、恶心、呕吐，尤其在化疗期间，护士应鼓励患者进食，给予适合患者口味的高热量、高蛋白易消化饮食，可少量多餐。对有吞咽困难者及不能进食的中晚期患者，及时遵医嘱给予胃肠外营养。

4. 用药护理 近年来,新一代的化疗药物被用于胃癌患者,提高了胃癌的治疗水平。这些化疗药物除了具有细胞毒性药物的共同副作用(静脉炎、胃肠反应、骨髓抑制、脱发等)外,也具有各自特殊的毒性反应。护士应遵医嘱根据药物的浓度、剂量、给药途径等正确给药,观察化疗药物的不良反应,做好相应的护理。

(1) 奥沙利铂:周围神经损害是奥沙利铂最常见的副作用,以急性、短暂的症状较为常见,并可能出现可逆的累积性的感觉神经异常,主要表现为四肢麻木、刺痛感,有时可以出现口腔周围、上消化道及上呼吸道的痉挛及感觉障碍。冷刺激可激发或加重急性感觉障碍及感觉异常。护理:①化疗前向患者详细地告知奥沙利铂的神经毒性,以利于患者观察发现,及时告知医护人员;②奥沙利铂必须用5%葡萄糖注射液溶解、稀释,禁止与生理盐水、碱性制剂等一起使用,也不能用含铝的静脉注射器具,以免产生难溶物质及铂被铝氧化置换而增加其毒性;③从用药之日起至用药周期结束,每日评估患者口周、肢端感觉及其他外周神经反应的程度及持续时间,做好记录,并及时反馈给医生;④患者化疗期间不能接触冷刺激,应使用温水洗脸、漱口及避免进食冷饮等,天气寒冷时在注射肢体远端置热水袋,热水袋温度低于50℃,并加棉被,穿贴身松软保暖衣服,戴手套等;⑤遵医嘱配合应用神经营养剂,如维生素 B_1、维生素 B_6 或复合维生素 B 等;⑥滴注奥沙利铂出现外渗禁止冷敷,以免诱发或加重毒副反应,可选用5%葡萄糖20ml+地塞米松5mg+2%普鲁卡因2ml局部封闭,疗效较好。

(2) 伊立替康:伊立替康联合氟尿嘧啶、伊立替康联合卡培他滨治疗的患者易出现腹泻。腹泻分为急性腹泻和迟发性腹泻,多在化疗第一周期出现。用药前患者应禁食2小时,遵医嘱给予预防性药物,如阿托品等。一旦出现稀便即遵医嘱给予洛哌丁胺(易蒙停)抗腹泻治疗。指导患者进食少渣、无刺激性饮食,鼓励多饮水,每日3000ml 以上。

(3) 氟尿嘧啶:口腔黏膜损害发生率较高,护理可参考白血病的护理。

(4) 卡培他滨:手足综合征(hand-foot syndrome,HFS)也叫肢端红斑,目前已被证明是卡培他滨的剂量限制性毒性,有较高的发病率。按照美国国立癌症研究所(NCI)的分级标准分为3度。Ⅰ度:轻微的皮肤改变或皮炎(如红斑、脱屑)或感觉异常(如麻木感、针刺感、烧灼感),但不影响日常活动;Ⅱ度:皮肤改变伴疼痛,轻度影响日常活动,皮肤表面完整;Ⅲ度:溃疡性皮炎或皮肤改变伴剧烈疼痛,严重影响日常生活,明显组织破坏(如脱屑、水疱、出血、水肿)。护理:①做好关于化疗药物的健康宣教,促使患者自觉监测 HFS 症状和体征,减少 HFS 发生率和程度。②用药期间避免日光照射,沐浴时水温不可过高。衣服和鞋袜要宽松、透气,以免皮肤受迫;坐或躺在松软的表面上且尽可能的抬高腿部,促进血液回流,以减轻水肿。③遵医嘱给予大剂量维生素 B_6 口服,进行预防性治疗。已发生 HFS 者,给予大剂量维生素 B_6 治疗的同时保持皮肤湿润,可控制患者局部症状的加重。

5. 对症护理

(1) 癌性疼痛:①评估疼痛程度:采用数字分级法,对疼痛导致患者的活动能力、情绪、工作和社交能力以及睡眠的干扰做出量化的评估,注意患者心理以及患者家庭、文化背景甚至宗教等因素对疼痛耐受的影响。②及时止痛:遵医嘱按时给药,注意正确用药。吗啡控释片(美施康定)服用时勿切开或咬碎;患者不能口服药物时,可直肠给药或经皮给药。经皮给药如芬太尼贴剂(多瑞吉)时注意:应在躯干或上臂未受刺激及未受辐射的平整皮肤表面贴用。选择无毛发部位,如有毛发,应在使用前剪除(勿用剃须刀剃除)。粘贴前先用清水清洁皮肤,待干燥后,启封贴膜将其平整、牢固地粘贴于皮肤,用手掌按压2分钟以确保贴剂与皮肤完全接触,注意使贴膜边缘无皱褶、无气泡,更换下一贴时应另选部位。③疼痛治疗后的再评估:严重疼痛的患者应在止痛治疗24小时内再评估。④消除患者对使用阿片类药物会导致成瘾的顾虑,纠正患者认为口服用药效果不佳的偏见。⑤避免加重疼痛的因素,活动困难患者在变换体位时,应避免推、拉动作,小心搬动,防止用力不当引起患者疼痛。

（2）吞咽困难:贲门癌患者出现吞咽困难时应评估患者进食梗阻的程度,是否仅在进干燥食物时有梗噎感,还是逐步加重,甚至进半流食、饮水都有困难。指导患者饮食以温热食物为宜,避免进食冷食及辛辣刺激性食物,以免引起食管痉挛,发生恶心呕吐、疼痛等。当患者有梗噎感时,不要强行吞咽,否则会刺激局部癌组织出血、扩散或转移。在梗噎严重时应进流质饮食或半流质饮食,完全梗阻者应静脉输注营养物质,维持机体代谢需要。

（3）幽门梗阻:可行胃肠减压,同时遵医嘱静脉补充液体和营养物质。

6. 心理护理　癌症患者心理反应常有五个阶段:否认阶段、愤怒阶段、妥协阶段、抑郁阶段、接受阶段,护士应及时了解患者及家属的心理状态,采取针对性的心理疏导,帮助患者面对现实,调整情绪,以积极的态度应对疾病。对晚期患者要充满爱心,给予人文关怀,使患者能较安详、无憾有尊严地离开人世。

7. 中医护理　本病属中医"癥瘕"范畴。不同证型的患者应辨证选食,如痰食交阻型,可食良姜胡椒猪肚汤、海带香菇猪瘦肉粥等;气血痰阻型,可食虫草蘑菇水鸭汤、鹅血蘑菇汤等。少食或忌食壅阻气机的食物,如马铃薯、红薯、南瓜等。多食萝卜、橙子以理气消胀。气滞腹痛可食冰糖话梅。

【健康教育】

1. 疾病知识指导　宣传胃癌发生的相关因素,指导群众注意饮食卫生,避免或减少摄入可能的致癌物质,如熏烤、腌制和霉变食物。提倡多食富含维生素C的新鲜蔬菜、瓜果。

2. 定期复查　重视可疑征象,对下列情况定期复查,并做内镜检查,以便及时发现癌变:如原因不明的上腹部不适、隐痛、食欲缺乏及进行性消瘦,特别是中年以上者;原因不明的呕血、黑便或大便隐血试验阳性者;原有长期胃病史,近期症状加重者;中年既往无胃病史,短期出现胃部症状者;多年前因胃良性疾病做胃大部切除手术,近年又出现消化道症状者。

3. 用药指导　指导胃癌患者合理使用止痛药,发挥自身积极的应对能力,提高控制疼痛的效果。

4. 心理指导　指导患者及家属放松的技巧,给予患者支持与鼓励,介绍胃癌治疗新进展,提高患者对疾病康复的信心,积极应对疾病。

【结语】

胃癌确切病因未明,目前认为与环境和饮食因素、Hp感染、遗传因素、癌前状态等有关。早期胃癌可无症状,进展期胃癌主要表现为上腹痛、食欲减退、体重进行性下降等。大部分胃癌在确诊时已处于中晚期,手术是最主要治疗手段。注意疼痛、吞咽困难等对症护理,应用化疗药物或阿片类止痛药时加强对药物不良反应的观察及护理。

加强胃癌的健康教育,对于可疑征象尽早检查并定期复查,以期早发现、早治疗。

第五节 肠结核和结核性腹膜炎

一、肠结核

肠结核(intestinal tuberculosis)是结核分枝杆菌引起的肠道慢性特异性感染,在消化系统结核病中最常见,其最主要的临床表现为腹痛、腹部肿块和大便习惯改变。多见于中青年,女性稍多于男性。近年来随着结核病发病率的提高,肠结核患者也日益增多。

【病因与发病机制】

肠结核多继发于肺结核,特别是活动性肺结核。感染途径主要为肠源性、血源性(粟粒性肺结核)和直接蔓延(盆腔结核、肾结核等),经口吞入含菌痰液或食物是最主要的感染方式。经常与开放性肺结核患者共餐,忽略餐具消毒,也可引起本病。肠结核可以发生于肠的任何部位,以回盲部最常见。根据病理特点的不同可分为溃疡型肠结核、增生型肠结核和混合型肠结核。溃疡型肠结核表现为肠壁淋巴组织充血、水肿、炎性渗出,最终干酪样坏死而形成溃疡,在病变修复过程中,大量纤维组织增生和瘢痕形成可导致肠管变形和狭窄;增生型肠结核病变多局限在回盲部,可有大量结核肉芽肿和纤维组织增生,使局部肠壁增厚、僵硬,亦可见瘤样肿块突入肠腔,上述病变均可使肠腔变窄,引起梗阻;混合型肠结核兼有溃疡和增生两种病变。

【临床表现】

本病起病慢,病程长,临床表现多不典型,且常与肠外结核并存。

1. 症状

(1) 腹痛:多位于右下腹或脐周,间歇性发作,常为痉挛性阵痛伴腹鸣,进餐可诱发或加重,排便或肛门排气后缓解。腹痛可能与进餐引起胃肠反射或肠内容物通过炎症、狭窄肠段,引起局部肠痉挛有关。并发肠梗阻时,可有腹绞痛、腹胀等。

(2) 腹泻与便秘:腹泻是溃疡型肠结核的主要临床表现之一。排便次数因病变严重程度和范围不同而异,一般每日 2~4 次,重者每日达 10 余次。粪便呈糊样,一般不含脓血,不伴有里急后重。有时患者会出现腹泻与便秘交替,这与病变引起胃肠功能紊乱有关。增生型肠结核常以便秘为主要表现。

(3) 全身症状:结核毒血症状多见于溃疡型肠结核,有午后低热,不规则热,伴有盗汗、消瘦、乏力、贫血等。可同时有肠外结核特别是活动性肺结核的临床表现。增生型肠结核病程较长,无发热或偶有低热,多不伴有肠外结核,全身情况一般较好。

2. 体征 患者呈慢性病容,消瘦、贫血。增生型肠结核可在右下腹触及腹部肿块,伴有轻度或中度压痛。溃疡型肠结核病变肠段与周围组织粘连或合并肠系膜淋巴结结核时,也可触及腹部肿块。伴有肠梗阻时可有肠鸣音亢进,腹部可见肠型及蠕动波。

3. 并发症 见于晚期患者,以肠梗阻多见,瘘管、腹腔脓肿、肠出血少见,也可合并结核性腹膜炎。

【辅助检查】

1. 一般检查及结核菌素（PPD）试验　溃疡型肠结核可有轻、中度贫血。活动期血沉多明显增快。粪便多为糊样，一般无肉眼黏液和脓血，但显微镜下可见少量脓细胞与红细胞，隐血试验阳性。结核菌素（PPD）试验呈强阳性有助于本病的诊断。

2. X线检查　X线小肠钡剂造影对肠结核的诊断具有重要价值。

3. 结肠镜检查　因肠结核病变主要在回盲部，常可发现病变，对本病诊断有重要价值。镜下取活体组织送病理检查具有确诊价值。如活体组织病检能找到干酪性肉芽肿具确诊意义，活检组织中找到抗酸染色阳性杆菌有助于诊断。

【诊断要点】

如有以下情况应考虑本病：①中青年患者有肠外结核，主要是肺结核；②临床表现有腹泻、腹痛、右下腹压痛，也可有腹块、原因不明的肠梗阻，伴有发热、盗汗等结核毒血症状；③X线小肠钡剂检查发现小肠有跳跃征、溃疡、肠管变形和肠腔狭窄等征象；④结肠镜检查发现主要位于回盲部的肠黏膜炎症、溃疡（常呈横形、边缘呈鼠咬状）、炎症息肉或肠腔狭窄；⑤结核菌素（PPD）试验强阳性。

【治疗要点】

原则上采取内科保守治疗，大多数患者能治愈。

1. 休息与营养　为基础治疗，可增强患者的抵抗力。

2. 化学药物治疗　抗结核药物治疗是关键。强调早期、规律、联用、适量、全程的用药原则。常用药物有异烟肼、利福平、乙胺丁醇、吡嗪酰胺、链霉素，强化期至少四联抗结核，疗程为 1.0～1.5 年。

3. 对症治疗　在抗结核的同时可辅助适时禁食、补液、解痉对症治疗。结核中毒症状严重的患者，可在抗结核的同时加用糖皮质激素治疗，症状改善后减量，一般应用 6 周后停药。

4. 手术治疗　仅当出现肠梗阻或穿孔时才考虑行外科手术治疗。

二、结核性腹膜炎

结核性腹膜炎（tuberculous peritonitis）是由结核分枝杆菌引起的慢性弥漫性腹膜感染。多数缓慢发病，以腹痛、腹胀、腹泻、发热、乏力、消瘦为主要症状；腹部压痛、腹壁柔韧感、腹部肿块、腹水是其主要体征。可见于任何年龄，以中青年多见，女性多于男性。

【病因与发病机制】

本病由结核分枝杆菌感染腹膜引起，多继发于肺结核或体内其他部位结核病。感染途径以腹腔内的结核病灶直接蔓延为主，肠系膜淋巴结结核、输卵管结核、肠结核等为常见的原发病灶。少数患者由血行播散引起，常可发现活动性肺结核（原发感染或粟粒性肺结核）、关节、骨、睾丸结核，并可伴结核性多浆膜炎、结核性脑膜炎等。

本病的病理改变可分为渗出、粘连、干酪三型，以前两型为多见。干酪型多由前两型演变而来，是本病的重型，并发症常见。

【临床表现】

一般起病缓慢，早期症状较轻；少数起病急骤，以急性腹痛或骤起高热为主要表现；有时起病隐袭，无明显症状，仅因与本病无关的腹部疾病在手术进入腹腔时，才被意外发现。

1. 症状

（1）腹胀与腹痛:结核性腹膜炎起病时常有腹胀,但腹痛不明显,以后可出现持续性隐痛或钝痛,也可始终没有腹痛。腹痛多位于脐周、下腹,有时在全腹。当并发不完全性肠梗阻时,有阵发性绞痛。干酪样坏死病灶溃破或肠结核急性穿孔时可表现为急腹症。

（2）腹泻:常见,一般每日不超过 3~4 次,糊状便。腹泻主要由腹膜炎所致的肠功能紊乱引起,偶可由溃疡型肠结核或干酪样坏死病变引起的肠管内瘘。有时腹泻与便秘交替出现。

（3）全身症状:结核毒血症常见,主要是发热与盗汗。热型以低热与中等热为最多,也可有弛张热或稽留热。高热伴有明显毒血症者,主要见于渗出型、干酪型,也可见于伴有粟粒型肺结核、干酪样肺炎等严重结核病的患者。后期有营养不良,表现为消瘦、水肿、贫血、舌炎、口角炎等。女性患者可出现经期延长及经量减少,少数患者甚至出现闭经。

2. 体征

（1）腹部压痛、腹壁柔韧感:腹部压痛一般轻微。少数压痛严重,且有反跳痛,常见于干酪型结核性腹膜炎。腹壁柔韧感系腹膜遭受轻度刺激或有慢性炎症而增厚、腹壁肌张力增高、腹壁与腹内脏器粘连而引起的一种表现,触之似揉面团一样,故又称揉面感,是结核性腹膜炎的常见体征。

（2）腹部肿块:粘连型或干酪型可在脐周触及腹部肿块,肿块多由增厚的大网膜、肿大的肠系膜淋巴结、粘连成团的肠曲或干酪样坏死脓性物积聚而成,其大小不一,边缘不整,表面不平,有时呈结节感,活动度小。

（3）腹水:以少量至中等量多见,中等量腹水时移动性浊音阳性。

3. 并发症　肠梗阻常见,多发生在粘连型。肠瘘一般多见于干酪型,常伴腹腔脓肿形成。

【辅助检查】

1. 血液检查及结核菌素(PPD)试验　部分患者有轻度至中度贫血。活动性病变时血沉增快。PPD 试验呈强阳性有助本病诊断。

2. 腹水检查　多作为常规检查,目的是排除癌性腹水。腹水为草黄色渗出液,腹水细菌培养阳性率低。

3. 腹部 B 超检查　B 超可发现少量腹水,并可协助腹腔穿刺准确定位。

4. X 线检查　腹部 X 线平片可见到钙化影,提示钙化的肠系膜淋巴结结核。胃肠 X 线钡餐检查可发现肠粘连、肠结核、肠瘘、肠腔外肿块等征象,对本病诊断有辅助价值。

5. 腹腔镜检查　对诊断有困难者行腹腔镜检查并做活组织检查具有确诊价值,但腹膜有广泛粘连者属禁忌证。

【诊断要点】

有以下情况应考虑本病:①中青年患者,有结核病史,伴有其他器官结核病证据;②长期发热原因不明,伴有腹痛、腹胀、腹水、腹壁柔韧感或腹部包块;③腹水为渗出液性质,以淋巴细胞为主,普通细菌培养阴性;④X 线胃肠钡餐检查发现肠粘连等征象;

⑤PPD 试验呈强阳性。

典型患者可做出临床诊断,予抗结核治疗(2 周以上)有效可确诊。不典型患者在排除禁忌证时,行腹腔镜检查并做活检。

【治疗要点】

1. 休息与营养　休息和营养是重要的辅助治疗措施。

2. 化学药物治疗　抗结核药物是关键性治疗。用药原则同肠结核。

3. 对症治疗　腹水过多可适量放腹水以减轻压迫症状。为加快腹水的吸收,减少其后的粘连和缓解发热等中毒症状,也可在应用足量抗结核药物的同时,给予小剂量、短期的糖皮质激素。

4. 手术治疗　手术适应证包括:①并发完全性肠梗阻或有不全性肠梗阻经内科治疗而未见好转者;②急性肠穿孔,或腹腔脓肿经抗生素治疗未见好转者;③肠瘘经抗结核化疗与加强营养而未能闭合者;④本病诊断有困难,与急腹症不能鉴别时,可考虑剖腹探查。

三、肠结核和结核性腹膜炎患者的护理

【常用护理诊断/问题】

1. 疼痛　腹痛与结核分枝杆菌侵犯肠道、腹膜炎、肠梗阻有关。

2. 营养失调　低于机体需要量与细菌毒素作用、消化吸收障碍有关。

3. 知识缺乏　缺乏肠结核、结核性腹膜炎的防治知识。

4. 潜在并发症　肠梗阻、穿孔、肠瘘。

【护理措施】

1. 病情观察　定时测量体温、脉搏,观察患者有无发热、盗汗症状;腹部体检时注意有无腹痛、腹胀、腹部肿块及移动性浊音等。对腹痛性质突然发生变化,一般治疗无效或反而加重时,要警惕某些并发症的发生,如突发急性腹痛伴腹胀、肠鸣音亢进,可能为肠梗阻;伴压痛、反跳痛,应考虑腹腔结核病灶破溃或急性穿孔,均应及时告知医生予以处理。观察腹泻的次数、量、性状,注意有无便血发生。

2. 起居护理　保持病室环境安静,空气流通,阳光充足,定期紫外线消毒。抗结核治疗期间,患者多卧床休息,避免劳累,注意腹部保暖。有发热、盗汗者应勤换内衣裤,及时更换床单,避免受凉。

3. 饮食护理　结核病患者一般处于消耗多、吸收差的负氮平衡状态,应保证营养摄入。饮食以高热量、高蛋白、高维生素、易消化流质或半流质食物为主,如鸡蛋、瘦肉、新鲜水果蔬菜等。为避免肠梗阻及肠穿孔等并发症,患者饮食应少渣、忌生冷、粗硬、辛辣刺激性食物,发生肠梗阻及肠穿孔时应禁食。有发热、盗汗者注意补充水分。注意餐具的消毒隔离。进食困难或重度营养不良者,遵医嘱静脉补充营养。

4. 用药护理　应用抗结核化疗药物的护理详见第二章第八节"肺结核"。

5. 对症护理

(1) 疼痛:参见本章第一节概述"腹痛护理措施"。

(2) 高热:应根据具体情况选择适宜的降温方式,如温水浴、乙醇擦浴、冰敷、冰盐水灌肠及药物降温等,降温过程中注意体温的监测,出汗较多而进食少者遵医嘱补充热量、水分和电解质。

（3）腹胀:应首先排除肠梗阻,评估患者有无伴随腹痛、肠鸣音是否亢进、有无停止排便排气。若怀疑肠梗阻,应嘱患者禁食、禁水,给予胃肠减压以减轻腹胀;取半卧位,以减轻对膈肌的压迫;严密观察病情,警惕绞窄性肠梗阻的发生;及时通知医生,做好术前准备。

6. 心理护理 本病病程长,抗结核治疗效果缓慢,应鼓励患者倾诉内心顾虑,并详细介绍治疗和疾病预后知识,使患者保持平静心态,积极配合治疗。

7. 中医护理 本病属中医"腹痛"、"泄泻"、"积聚"的范畴。患者可多食用赤豆、扁豆、山药、银耳等健脾养阴之品。忌食生冷,辛辣,肥甘,油炸等伤脾碍胃之品。有盗汗者,可用浮小麦煎汤代茶饮。睡前以五倍子粉调醋敷脐,可收敛止汗,缓解盗汗。艾灸脾俞、章门、中脘、天枢、足三里等穴,可健脾止泻。腹痛者可局部敷药以活血止痛,如三棱 12g,莪术 10g 研末,凡士林调贴痛处。

【健康教育】

1. 知识宣教 宣传结核病传播的相关知识。积极锻炼身体,增强机体的抵抗力。指导患者不可吞咽痰液。对肠外结核应早发现、早治疗。

2. 饮食指导 提倡分餐制,注意饮食卫生,不饮用未经消毒的带菌牛奶或乳制品。对患者的用具、粪便要消毒处理。

3. 用药指导 鼓励患者坚持遵医嘱治疗,保证足够的疗程和剂量。告知长期用药过程中可能出现的药物副作用,指导患者保持良好的心态,充分的休息与营养。

4. 定期随访 嘱患者定期门诊复查,以便医生根据病情调整治疗方案或药物剂量。

【结语】

肠结核主要是由结核菌经口感染肠道而发病,病变部位多在回盲部。结核性腹膜炎由结核菌感染腹膜引起。肠结核和结核性腹膜炎均有腹痛、腹泻、结核毒血症、腹部肿块等临床表现。治疗的关键是及早给予合理、足够疗程的抗结核化学药物。休息和营养是治疗的基础,饮食护理注意既保证营养,又不加重肠道损害。对症护理关注疼痛、高热、腹胀的护理。积极进行健康教育,使结核病能被早发现、早治疗。

第六节 炎症性肠病

炎症性肠病(inflammatory bowel disease,IBD)是一种特发性肠道炎症性疾病,包括溃疡性结肠炎(ulcerative colitis,UC)和克罗恩病(Crohn's disease,CD),以慢性、反复发作腹痛、腹泻为其特征。IBD 的发病率有明显的地域差异,在西方国家常见,我国近年报道的病例明显增多。患者多为青壮年,性别在 UC 中无差异,CD 则女性高于男性。目前该病已成为消化系统常见病和慢性腹泻的主要病因。

【病因与发病机制】

尚未完全明确,可能是多因素相互作用的结果,包括环境、遗传、感染和免疫因素。

1. 环境因素 在社会经济较发达的国家 IBD 发病率较高。随着经济的发展,我国发病率也呈上升趋势。脑力劳动者 IBD 发病率明显高于体力劳动者。这些现象反映了环境因素起着一定的作用。饮食、吸烟、卫生条件、生活方式或暴露于某些不明因素都是可能的环境因素。

笔记

2. 遗传因素　IBD 有明显家族聚集性和种族差异。通常患者一级亲属发病率是普通人群的 30～100 倍,而患者的配偶发病率不增加,单卵双生子比双卵双生子易发病。因此,目前认为,IBD 不仅是多基因病,而且也是遗传异质性疾病,患者在一定的环境因素作用下由于遗传易感而发病。

3. 感染因素　动物实验证明,用转基因或敲除基因方法造成免疫缺陷的 IBD 动物模型,在肠道无菌环境下不会发生肠道炎症,但如重新恢复肠道正常菌丛状态,则出现肠道炎症,使用抗生素后,又可减少肠道炎症的发生。提示肠道菌群含有的抗原可引起和启动 IBD 的异常免疫应答。

4. 免疫因素　研究表明,IBD 患者肠黏膜固有层中有大量淋巴细胞、巨噬细胞和免疫系统的其他细胞浸润,免疫激活主要限于胃肠道,且处于反应持续状态。在免疫反应过程中,肠黏膜局部分泌的调节黏膜微环境的细胞因子失去平衡,促炎症细胞因子增高,抗炎症细胞因子减少,形成扩大的肠道炎症反应和免疫反应。参与免疫炎症过程的因子和介质相当多,但相互作用的确切机制还不完全清楚。

总之,IBD 是环境因素作用于遗传易感者,在肠道菌群的参与下,启动了难以停止的、发作与缓解交替的肠道天然免疫及获得性免疫,导致肠黏膜屏障损伤、溃疡经久不愈、炎性增生等病理改变。

一、溃疡性结肠炎

溃疡性结肠炎(UC)是一种病因不明的直肠和结肠慢性非特异性炎症性疾病。主要表现为腹泻、黏液脓血便、腹痛。病情轻重不等,多呈反复发作的慢性病程。本病可发生在任何年龄,多见于 20～40 岁,男女发病率无明显差别。

【病理】

UC 病变主要位于直肠和乙状结肠,限于黏膜与黏膜下层,呈连续性弥漫性分布。范围多自肛端直肠开始,逆行向近段发展,甚至累及全结肠及末段回肠。黏膜组织学在活动期和缓解期的表现不同。

结肠炎症在反复发作的慢性过程中,可形成炎性息肉、瘢痕,黏膜肌层及肌层肥厚,使结肠变形缩短、结肠袋消失,甚至肠腔缩窄。少数患者可发生结肠癌变。

【临床表现】

起病多数缓慢,少数急性起病,偶见急性暴发起病。慢性病程,发作期与缓解期交替,少数症状持续并逐渐加重。饮食失调、劳累、精神刺激、感染等多为本病发作或加重的诱因。临床表现与病变范围、病型及病期等有关。

1. 症状

(1) 消化系统表现:①腹泻:持续或反复发作的腹泻是本病最主要的症状,见于绝大多数患者。黏液脓血便是本病活动期的重要表现。大便次数及便血的程度反映病情轻重,轻者每日排便 2～4 次,便血轻或无;重者每日可达 10 次以上,脓血显见,甚至大量便血。多数为糊状,重可至稀水样。病变限于直肠或累及乙状结肠的患者,除有便频、便血外,偶有便秘,因病变引起直肠排空功能障碍所致。②腹痛:缓解期多无腹痛或仅有腹部不适感;活动期有轻度至中度腹痛,多为左下腹或下腹的阵痛,亦可全腹痛。有疼痛-便意-便后缓解的规律,常有里急后重。若并发中毒性巨结肠或炎症波及腹膜,则有持续性剧烈腹痛。③其他症状:可有腹胀,严重患者有食欲缺乏、恶心、呕吐。

（2）全身表现：见于中、重型活动期，常有低度至中度发热，高热多提示并发症或见于急性暴发型。重症或病情持续活动可出现乏力、消瘦、贫血、低蛋白血症、水与电解质平衡紊乱等表现。

（3）肠外表现：如外周关节炎、结节性红斑、巩膜外层炎、口腔复发性溃疡等这些表现在结肠炎控制或结肠切除后可以缓解或恢复；强直性脊柱炎、原发性硬化性胆管炎及少见的淀粉样变性等，可与溃疡性结肠炎共存，但与溃疡性结肠炎本身的病情变化无关。

2. 体征　患者呈慢性病容，精神状态差，重者呈消瘦、贫血貌。轻、中型患者仅有左下腹轻压痛，有时可触及痉挛的降结肠或乙状结肠。重型和暴发型患者常有明显压痛和鼓肠。

3. 并发症

（1）中毒性巨结肠（toxic megacolon）：多发生在暴发型或重症患者。常因低血钾、钡剂灌肠、使用抗胆碱能药物或阿片类制剂而诱发。临床表现为病情急剧恶化，毒血症明显，有脱水与电解质平衡紊乱，出现鼓肠、腹部压痛，肠鸣音消失。血常规白细胞计数显著升高。X线腹部平片可见结肠扩大，结肠袋形消失。易引起急性肠穿孔，预后差。

（2）直肠结肠癌变：多见于广泛性结肠炎、幼年起病而病程漫长者。

（3）其他并发症：肠大出血在本病发生率约3%；肠穿孔多与中毒性巨结肠有关。肠梗阻少见。

【辅助检查】

1. 血液检查　可有不同程度的贫血。白细胞计数在活动期可有增高。血沉加快和C反应蛋白增高是活动期的标志。严重者血清清蛋白下降。

2. 粪便检查　常有黏液脓血便，镜检见红细胞和脓细胞，急性发作期可见巨噬细胞。

3. 自身抗体检测　血中外周型抗中性粒细胞胞浆抗体和抗酿酒酵母抗体分别为UC和CD的相对特异性抗体，同时检测这两种抗体有助于UC和CD的诊断和鉴别诊断。

4. 结肠镜检查　是本病诊断的最重要检查之一，应做全结肠及回肠末段检查，确定病变范围，并取活组织检查。本病病变呈连续性、弥漫性分布，从肛端直肠开始逆行向上扩展，内镜下所见：①黏膜血管纹理模糊、紊乱或消失、充血、水肿、易脆、出血及脓性分泌物附着，并常见黏膜粗糙，呈细颗粒状；②病变明显处见弥漫性糜烂和多发性浅溃疡；③慢性病变见假息肉及桥状黏膜，结肠袋变浅、变钝或消失。黏膜活检组织学见弥漫性慢性炎症细胞浸润，活动期表现为表面糜烂、溃疡、隐窝炎、隐窝脓肿；慢性期表现为隐窝结构紊乱、杯状细胞减少和潘氏细胞化生。

【诊断要点】

临床表现具有持续或反复发作腹泻和黏液脓血便、腹痛、里急后重，伴有（或不伴）不同程度全身症状者，结合结肠镜检查有本病特征性改变者，可诊断本病。

【治疗要点】

治疗原则：控制急性发作，促进黏膜愈合，维持缓解，减少复发，防治并发症。

笔记

1. 氨基水杨酸制剂　首选柳氮磺吡啶(SASP),适用于轻、中度患者或重度经糖皮质激素治疗已有缓解者。该药口服后被结肠细菌分解为5-氨基水杨酸(5-ASA)与磺胺吡啶,前者是主要有效成分,其滞留在结肠内与肠上皮接触而发挥抗炎作用。对SASP不能耐受者可口服5-ASA控释剂,如美沙拉嗪、奥沙拉嗪和巴柳氮。病变局限在直肠-乙状结肠或直肠者,适用于5-ASA的灌肠剂或栓剂。

2. 糖皮质激素　适用于对氨基水杨酸制剂疗效不佳的轻、中度患者,特别是重度患者及急性暴发型患者。一般予口服,重症患者可大剂量静脉滴注,7~10日后改为口服,病情缓解后逐步减量至停药。减量期间加用氨基水杨酸制剂逐渐接替激素治疗。病变局限在直肠-乙状结肠者,也可用激素加生理盐水做保留灌肠,以减少全身不良反应。

3. 免疫抑制剂　对激素治疗效果不佳或对激素依赖型,可试加用硫唑嘌呤或巯嘌呤。

4. 手术治疗　内科治疗无效,有严重并发症(并发大出血、肠穿孔、中毒性巨结肠、结肠癌)者,应及时采取手术治疗。

【常用护理诊断/问题】

1. 疼痛　腹痛与肠道炎症、溃疡有关。

2. 营养失调　低于机体需要量与长期腹泻、吸收障碍有关。

3. 腹泻　与炎症导致肠黏膜吸收障碍及肠管运动功能失常有关。

4. 焦虑　与疾病迁延不愈有关。

5. 潜在并发症　肠出血、中毒性巨结肠。

【护理措施】

1. 病情观察

(1) 观察排便次数、粪便的量、性状,并做记录。腹泻严重者观察生命体征变化、准确记录出入量,注意皮肤黏膜有无脱水表现。

(2) 观察腹痛的部位、性质变化,了解病情变化及进展情况,如腹痛性质突然发生变化,要警惕肠穿孔、大出血等并发症的发生。

2. 起居护理　环境安静、舒适。轻者适量运动,劳逸结合,重者应卧床休息,以减少胃肠蠕动及体力消耗。

3. 饮食护理　急性活动期患者应进食无渣流质饮食,病情缓解后以高糖、高蛋白、低脂、低渣饮食为原则。适当补充叶酸、维生素和微量元素。禁生冷、粗硬、辛辣刺激性食物,忌纤维素多的蔬菜,慎用牛奶和乳制品。病情严重者应禁食,遵医嘱静脉补充营养、水电解质。定期测量患者体重,监测血红蛋白和清蛋白指标,了解营养状况的变化。

4. 用药护理

(1) 向患者及家属说明药物的作用、用法、不良反应等,指导正确用药。柳氮磺吡啶(SASP)不良反分为两类:一类是剂量相关的不良反应如恶心、呕吐、食欲减退、头痛、可逆性男性不育等,应嘱患者餐后服药,减轻消化道反应。另一类不良反应为过敏反应,皮疹,粒细胞减少,自身免疫性溶血,再生障碍性贫血等;因此服药期间必须定期复查血象,一旦出现此类不良反应,应改用其他药物。

(2) 灌肠宜在晚上睡前进行,先嘱患者排净大便,行低压保留灌肠,灌肠毕嘱患者适当抬高臀部,以延长药物在肠道停留时间,便于药物充分吸收。

（3）使用抗胆碱能药物时应注意观察腹泻、腹部压痛及肠鸣音的变化,如出现鼓肠、肠鸣音消失、腹痛加剧等,要考虑中毒性巨结肠的发生,应及时通知医生处理。

5. 对症护理 对于有腹泻的患者应准确记录大便次数与性质,血便量多时应估计出血量并及时留取化验标本,遵医嘱给予止血药物。

6. 心理护理 本病病程长,病情易反复,患者易产生焦虑或抑郁情绪,丧失治疗的信心。护士应鼓励、宽慰患者,使患者保持平静、乐观心态,积极应对疾病。

7. 中医护理 本病属中医"泄泻"范畴。患者病情稳定后,可选食莲子、扁豆、山药、薏苡仁等,以健脾养胃。食欲恢复后,再增加瘦肉、鱼、蛋类、猪肝等补益气血。忌食生冷瓜果、芝麻、香蕉、核桃等滑利之品。腹胀者可用陈皮或佛手片泡茶饮。亦可给山楂炭、鸡内金粉各 1.5g,水调服。脐腹冷痛者,可予暖脐膏敷脐或腹部热敷,并做顺时针方向按摩,或艾灸足三里、神阙等穴。寒湿腹泻者,腹部应保暖,用热水袋热敷,或艾灸中脘、天枢、足三里、神阙等穴,10～15 分钟,以散寒止泻。

【健康教育】

1. 知识宣教 向患者及家属介绍本病的相关知识使其认识到本病一般呈慢性迁延过程,病程长,症状易反复,从而使其主动学会自我护理,以提高生活质量。

2. 生活指导 生活规律,劳逸结合,保持心情舒畅,避免受凉。

3. 饮食指导 讲究饮食卫生,饭前便后要洗手,食具要消毒。

4. 用药指导 告知患者及家属遵医嘱坚持服药的重要性指导药物不良反应的观察,以利于其出院后正确用药。

5. 定期随访 嘱患者定期门诊复查,以便医生根据病情调整治疗方案或药物剂量。如出现腹泻、腹痛加剧、便血等异常情况,应及时到医院就诊。

二、克罗恩病

克罗恩病（CD）是一种原因不明的胃肠道慢性肉芽肿性炎症性疾病,病变呈节段性或跳跃式分布,可累及消化道任何部位,其中以末端回肠最为常见。临床以腹痛、腹泻、体重下降、腹部包块、瘘管形成、肠梗阻为主要特征,且有发热、营养障碍和肠外表现等。病程多迁延,常有反复,不易根治。

本病在欧美发病率较高,且种族差异较明显,黑人发病仅为白人的1/5。我国近年发病率逐渐增多。发病年龄多在 15～30 岁,男女患病率近似。

【病理】

克罗恩病是贯穿肠壁各层的增殖性病变,并侵犯肠系膜和局部淋巴结。病变局限于小肠（主要为末端回肠）和结肠者各占30%,二者同时累及各占40%。病理变化分为急性炎症期、溃疡形成期、狭窄期和瘘管形成期（穿孔期）。病变呈节段分布,与正常肠段相互间隔,界限清晰,呈跳跃的特征。急性期以肠壁水肿炎变为主;慢性期肠壁增厚、僵硬,受累肠管外形呈管状,其上端肠管扩张。

【临床表现】

临床表现比较多样,与肠内病变的部位、范围、严重程度、病程长短以及有无并发症有关。

1. 腹痛 阵发性痉挛性腹痛是该病最常见的症状,随着病程进展可表现为持续

245

性钝痛。回肠病变常出现右下腹痛,进食后可加重。餐后腹痛与胃肠反射或肠内容物通过炎症、狭窄的肠段引起局部肠痉挛有关。腹痛也可由部分或完全性肠梗阻引起,并伴有肠梗阻的其他症状。腹腔内脓肿形成时出现持续性腹痛伴压痛。肠穿孔时则全腹出现剧痛、腹肌紧张等表现。

2. 腹泻　较常见且无脓血或黏液。约 40%～50% 的患者可有血便,出血部位主要为回肠和结肠。

3. 腹部肿块　多位于右下腹和脐周。易与腹腔结核和肿瘤等混淆。由肠粘连、肠壁增厚、肠系膜淋巴结肿大、内瘘或局部脓肿形成所引起。

4. 瘘管形成　是克罗恩病的特征性表现之一。分内瘘、外瘘。内瘘指病变肠段与其他肠段、膀胱、输尿管、阴道或尿道等处形成交通;外瘘是指病变肠管与体表皮肤相通。合并肠瘘的患者常有腹腔脓肿,出现发热、腹痛和腹部包块。肛周病变如肛周脓肿和肛瘘是克罗恩病常见的并发症,有些患者甚至是因为反复的肛周脓肿、肛瘘或肛瘘手术后伤口经久不愈而就诊,经检查才发现为该病。

5. 全身表现　较多且明显。发热常见,常间歇出现,与肠道炎症活动及继发感染有关。其他有食欲缺乏、乏力、消瘦、贫血、低清蛋白血症等营养障碍表现。

6. 肠外表现　以口腔黏膜溃疡、关节炎、皮肤结节性红斑及眼病多见。

7. 并发症　肠梗阻最常见,其次是腹腔内脓肿,偶可并发急性肠穿孔、大量便血。累及直肠或结肠黏膜时可发生癌变。

【辅助检查】

1. 肠镜检查　是明确诊断、排除其他疾病,以及监测治疗效果和了解复发的最重要手段,结肠镜应达末段回肠。其典型表现是肠管节段性、非对称性的黏膜炎症,纵行或阿弗他溃疡,鹅卵石样改变,可伴肠腔狭窄和肠壁僵硬等。

2. 黏膜活检　内镜取黏膜活组织包括炎症区域与非炎症区域,以确定炎症是否呈阶段性分布。

3. CT 和 CT 小肠造影(CTE)检查　也有助于帮助诊断,排除其他疾病,并明确病变程度、范围、是否有淋巴结肿大和腹腔脓肿等并发症。典型的改变是内外窦道形成,肠壁增厚、肠腔狭窄,形成"木梳征"和周围脂肪液化等。

4. 血液学检查　血常规、血生化检查除可以反映是否存在感染、贫血、营养不良等并发症外,还可以反映治疗药物对机体的影响。C 反应蛋白(CRP)和血沉(ESR)是反映病情活动的重要指标;血清抗酿酒酵母抗体(ASCA)也是 CD 较为特异性的指标。

【诊断要点】

有典型临床表现者为疑诊 CD 患者,若符合结肠镜或影像学检查中一项,可拟诊CD。若有非干酪样肉芽肿、裂隙状溃疡和瘘管及肛门部病变特征性改变之一,可以确诊。当病变单纯累及结肠时,注意与溃疡性结肠炎鉴别(图 4-3)。

【治疗要点】

本病目前尚无根治疗法。治疗目的主要是控制病情,维持缓解,减少复发,防治并发症。

1. 支持疗法　加强营养、纠正代谢紊乱、改善贫血和低白蛋白血症。补充多种维生素、叶酸以及铁、钙等矿物质。必要时可输血、血浆、白蛋白、复方氨基酸,甚至要素饮食或静脉内全营养。

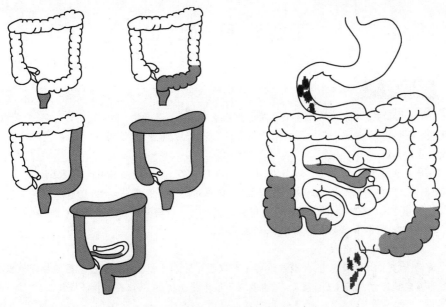

图4-3 溃疡性结肠炎和克罗恩病病变部位比较
A. 溃疡性结肠炎；B. 克罗恩病

2. 对症治疗 解痉、止痛、止泻和控制继发感染等也有助于症状缓解。应用阿托品等抗胆碱能药物，应警惕诱发中毒性巨结肠可能。

3. 药物控制 包括氨基水杨酸制剂、糖皮质激素、免疫抑制剂、抗生素、甲氨蝶呤及生物制剂等。可参考溃疡性结肠炎。

4. 外科手术 当克罗恩病药物治疗无效，出现完全性肠梗阻、急性穿孔、腹腔脓肿、瘘管形成或不能控制的大量出血时均可考虑手术治疗。

【常用护理诊断/问题】

1. 疼痛 腹痛与肠道炎症、肠管狭窄有关。

2. 营养失调 低于机体需要量与长期腹泻、吸收障碍有关。

3. 腹泻 与炎症渗出和肠黏膜吸收障碍有关。

4. 焦虑 与疾病迁延不愈有关

5. 潜在并发症 肠梗阻、肠出血。

【护理措施】

参见本节"溃疡性结肠炎"。

【健康教育】

参见本节"溃疡性结肠炎"。

【结语】

IBD 是一种特发性肠道炎症性疾病，包括 UC 和 CD，以慢性、反复复发为其特征；主要表现为腹痛、腹泻。结肠镜及黏膜活组织检查对本病有重要诊断价值，氨基水杨酸制剂和糖皮质激素是治疗 IBD 最有效的重要药物。护理应注意病情观察，强调饮食护理，避免饮食不当诱发或加重病情，指导患者正确用药，加强药物不良反应的预防。

笔记

第七节 肝 硬 化

 案例导入

　　曾先生,52 岁,本科学历,公务员。有乙肝病史十多年。因乏力、食欲缺乏近一年,症状加重伴腹胀、尿少及双下肢水肿 2 个月前来医院就诊。无呕血、黑便;睡眠尚可。已婚,育有一子,配偶及儿子均体健。

　　身体评估:T 37℃,P 92 次/分,R 22 次/分,BP 120/76mmHg,身高 174cm,体重 64kg。神清合作,反应性及定向力好。半坐卧位。肝病面容,体形消瘦。全身皮肤干燥,皮肤及巩膜黄染,颈部及前胸可见数个蜘蛛痣,肝掌征(+)。移动性浊音(+),肠鸣音正常。双下肢水肿(++)。

　　辅助检查:肝脏 B 超显示肝脏缩小、腹腔积液。

　　入院诊断:肝炎后肝硬化。

　　请问:为更好地护理患者,还需要进行哪些方面评估? 患者目前有哪些主要的护理诊断/问题? 为减轻其乏力、食欲缺乏、腹胀、尿少及双下肢水肿症状,应采取哪些护理措施?

　　肝硬化(hepatic cirrhosis)是由一种或多种原因引起的、以肝组织弥漫性纤维化、假小叶和再生结节为组织学特征的进行性慢性肝病。早期无明显症状,后期因肝脏变形硬化、肝小叶结构和血液循环途径显著改变,临床以门静脉高压和肝功能减退为特征,常并发上消化道出血、肝性脑病、继发感染等,可引起死亡。

　　肝硬化分布广泛,不论国籍、种族,都有较高的发病率,该病已成为严重危害人们身体健康的常见病。肝硬化发病率尚无准确统计资料。但据 55 个国家向 WHO 提供的数字,近几年每年全世界死于肝硬化的人数已增加到 50 万。本病发病年龄以 21 ~ 50 岁多见,占 85.2%;高峰年龄 35 ~ 50 岁,男女比例为(3.6 ~ 8):1,其中中年男性肝硬化发病率高于其他人群。

【病因与发病机制】

　　1. 病因　在我国,目前引起肝硬化的病因以病毒性肝炎为主;在欧美国家,酒精性肝硬化占全部肝硬化的 50% ~ 90%。

　　(1) 病毒性肝炎:乙型肝炎病毒(HBV)感染为最常见的病因,其次为丙型肝炎病毒(HCV)感染。从病毒性肝炎发展为肝硬化短至数月,长达数十年。甲型肝炎病毒和戊型肝炎病毒感染所致肝炎一般不发展为肝硬化。

　　(2) 慢性酒精中毒:长期大量饮酒(摄入乙醇 80g/d 达 10 年以上),乙醇及其中间代谢产物(乙醛)直接引起酒精性肝炎,并发展为肝硬化;酗酒因长期营养失调引起肝细胞代谢障碍,损害肝脏加重肝纤维化进程。

　　(3) 非酒精性脂肪性肝炎:非酒精性脂肪性肝炎(NASH)是非酒精性脂肪性肝病(NAFLD)的一个阶段。目前普遍认为 NAFLD 是一可进展至晚期肝脏病变的临床病理学状态。

　　(4) 胆汁淤积:肝外胆管阻塞或肝内胆汁淤积持续存在时,高浓度胆酸和胆红素可使肝细胞变性、坏死,逐渐发展为原发性或继发性胆汁性肝硬化。

　　(5) 肝静脉回流受阻:多见于慢性心力衰竭、缩窄性心包炎、肝静脉阻塞综合征

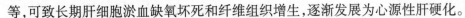

等,可致长期肝细胞淤血缺氧坏死和纤维组织增生,逐渐发展为心源性肝硬化。

(6)遗传代谢性疾病:由于遗传代谢性疾病,某些酶先天缺陷,致使某些物质不能被正常代谢而沉积于肝脏,造成肝损害并可致肝硬化。如肝豆状核变性(铜沉积)、血色病(铁沉积)、α_1-抗胰蛋白酶缺乏症和半乳糖血症。

(7)工业毒物或药物:长期反复接触化学毒物如四氯化碳、磷、砷等,或长期服用甲基多巴、双醋酚汀、异烟肼及四环素等,可引起中毒性或药物性肝炎,最终演变为肝硬化。长期服用甲氨蝶呤可引起肝纤维化而发展为肝硬化。

(8)免疫紊乱:自身免疫性慢性肝炎最终可进展为肝硬化。

(9)营养失调:长期食物中营养不足或营养不均衡、多种慢性疾病导致消化吸收不良、肥胖或糖尿病等导致的脂肪肝都可发展为肝硬化。

(10)寄生虫感染:血吸虫感染在我国南方依然存在,成熟虫卵被肝内巨噬细胞吞噬后演变为成纤维细胞,形成纤维结节。由于虫卵在肝内主要沉积在门静脉分支附近,纤维化常使门静脉灌注障碍,所导致的肝硬化常以门静脉高压为突出特征。华支睾吸虫寄生于人肝内与外胆管内,所引起的胆道梗阻及炎症(肝吸虫病)可逐渐进展为肝硬化。

(11)病因不明:部分患者无法用目前认识的病因解释肝硬化的发生,也称隐源性肝硬化。

2.发病机制 肝硬化发展的基本特征是肝细胞坏死、再生、肝纤维化和肝内血管增殖、系统紊乱。

肝脏具有很强的再生能力。正常肝脏切除70%～80%,仍可维持正常生理功能;人体正常肝叶切除约1年后,残存肝脏可恢复至原肝脏的重量。各种病因导致肝细胞变性、坏死,若病因持续存在,再生的肝细胞难以恢复正常的肝结构,形成无规则的结节。

炎症等致病因素激活肝星形细胞,胶原合成增加、降解减少,总胶原量可增至正常的3～10倍,沉积于Disse间隙,可导致间隙增宽,肝窦内皮细胞下基底膜形成,内皮细胞上窗孔变小,数量减少、甚至消失,形成弥漫性屏障,称为肝窦毛细血管化。肝细胞表面绒毛扁平以及屏障形成,肝窦内物质穿过肝窦壁到肝细胞的转运受阻,可直接干扰肝功能,导致肝细胞合成功能障碍。若肝窦变狭窄、血流受阻、肝内阻力增加,可影响门静脉血流动力学造成肝细胞缺氧和养料供给障碍,加重肝细胞坏死,使始动因子得以持续起作用。

汇管区和肝包膜的纤维束向肝小叶中央静脉延伸扩展,这些纤维间隔包绕再生结节或将残留肝小叶重新分割,形成假小叶,出现典型的肝硬化组织病理形态。肝纤维化发展的同时,伴有显著的、非正常的血管增殖,使肝内门静脉、肝静脉和肝动脉三个血管系之间失去正常关系,出现交通吻合支等,这是形成门静脉高压的病理基础,也是加重肝细胞的营养障碍、促进肝硬化发展的重要机制(图4-4)。

【临床表现】

起病隐匿,病程进展缓慢,可隐伏3～5年或10年以上,少数因短期内大片肝坏死可在数月后发展为肝硬化。临床上分为代偿期和失代偿期肝硬化。

代偿期肝硬化:早期无症状或症状轻微且无特异性,可有腹部不适、乏力、食欲减退、消化不良和腹泻等症状,多呈间歇性,常于疲劳、精神紧张或伴随其他疾病而出现,

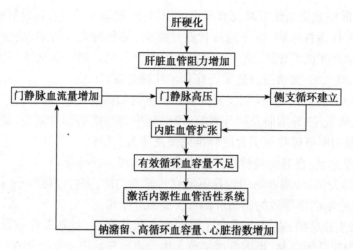

图 4-4 肝硬化门静脉高压的形成机制

休息及助消化的药物可缓解。患者营养状态尚可,肝脏是否肿大取决于不同类型的肝硬化,脾脏因门静脉高压常有轻、中度肿大。肝功能检查正常或轻度异常。

失代偿期肝硬化:主要为肝功能减退和门脉高压症表现,可累及全身多系统。

1. 肝功能减退

(1) 消化吸收不良:食欲减退、恶心、厌食,腹胀,餐后加重,荤食后易泻,常与门静脉高压时胃肠道淤血水肿、消化吸收障碍和消化道菌群失调等有关。

(2) 营养不良:患者一般情况较差,消瘦、乏力,精神不振,甚至因衰弱而卧床不起,皮肤干枯或水肿。

(3) 黄疸:皮肤、巩膜黄染,尿色深,与肝细胞进行性或广泛坏死有关;肝功能衰竭时,黄疸持续加重,多属肝细胞性黄疸。

(4) 出血和贫血:常有鼻腔、牙龈出血及皮肤黏膜瘀点、瘀斑和消化道出血等,与肝脏合成凝血因子减少、脾功能亢进以及毛细血管脆性增加有关。

(5) 内分泌失调:肝脏是多种激素转化、降解的重要器官。激素本身是代谢产物,可参与肝脏疾病的发生、发展过程。

1) 性激素代谢:常见雌激素增多,雄激素减少。前者与肝脏对其灭活减少有关,后者与升高的雌激素反馈抑制垂体促性腺激素释放,从而引起睾丸间质细胞分泌雄激素减少有关。男性患者可有性欲减退、睾丸萎缩、毛发脱落及乳房发育等;女性常有月经失调、闭经、不孕等症状。可见蜘蛛痣及肝掌。

2) 肾上腺皮质功能:肝硬化时,合成肾上腺皮质激素重要的原料胆固醇酯减少,肾上腺皮质激素合成不足;促皮质素释放因子受抑,肾上腺皮质功能减退,促黑细胞激素增加。患者面部和其他暴露部位的皮肤色素沉着、面色黑黄,晦暗无光,称肝病面容。

3) 抗利尿激素:促进腹水形成。

4) 甲状腺激素:肝硬化患者血清总 T_3、游离 T_3 降低,游离 T_4 正常或偏高,严重者 T_4 也降低,这些改变与肝病严重程度之间具有相关性。

(6) 不规则低热:肝脏对致热因子等活性降低,还可以由继发性感染导致。

(7) 低清蛋白血症:患者常有下肢水肿及腹水,详见本章腹水形成机制部分。

2. 门静脉高压(portal hypertension)　门静脉高压常导致食管胃底静脉曲张出血、腹水、脾大、脾功能亢进、肝肾综合征等,被认为是继发病因之后的推动肝功能减退的重要病理生理环节,是肝硬化的主要死因之一。

(1) 腹水(ascites):是肝功能减退和门静脉高压的共同结果,是肝硬化失代偿期最突出的临床表现。腹水出现时常有腹胀,大量腹水使腹部膨隆如蛙腹,甚至促进脐疝等腹疝形成。大量腹水使横膈抬高并且运动受限,出现呼吸困难和心悸。腹水形成机制如下:①门静脉高压,腹腔内脏血管床静水压增高,组织液回吸收减少而漏入腹腔,是腹水形成的决定性因素。②有效循环血容量不足,肾血流减少,使肾素-血管紧张素系统激活,肾小球滤过率降低,从而排钠和排尿减少。③低清蛋白血症,清蛋白低于30g/L时,血浆胶体渗透压降低,毛细血管内液体漏入腹腔或组织间隙。④肝脏对醛固酮和抗利尿激素灭能作用减弱,导致继发性醛固酮增多和抗利尿激素增多。前者作用于远端肾小管,使钠重吸收增加;后者作用于集合管,使水的吸收增加。水、钠潴留,使尿量减少。⑤肝淋巴液超过了循环引流的能力,使肝窦内压升高,肝淋巴液生成增多,自肝包膜表面漏入腹腔,形成腹水。

(2) 门-腔侧支循环开放:持续门静脉高压,机体代偿性脾功能亢进,出现肝内、外分流。肝内分流是纤维隔中的门静脉与肝静脉之间形成的交通支,使门静脉血流绕过肝小叶,通过交通支进入肝静脉;肝外分流主要与肝外门静脉的血管新生有关,也可使平时闭合的门-腔静脉系统间的交通支重新开放,其与腔静脉系统间形成侧支循环,使部分门静脉血流由此进入腔静脉,回流入心脏。常见的侧支循环如图4-5。

1) 食管胃底静脉曲张(esophageal-gastro varices,EGV):门静脉系统的胃冠状静脉在食管下段和胃底处,与腔静脉系统的食管静脉、奇静脉相吻合,形成食管胃底静脉曲张。其破裂出血是肝硬化门静脉高压最常见的并发症,因曲张静脉管壁薄弱、缺乏弹性收缩,难以止血,死亡率高。

2) 腹壁静脉曲张:出生后闭合的脐静脉与脐旁静脉在门静脉压力过高时重新开放,经腹壁静脉分别进入上、下腔静脉,位于脐周的腹壁浅表静脉可因此曲张,其血流方向呈放射状流向脐上及脐下。

3) 痔静脉扩张:门静脉系统肠系膜下静脉的直肠上静脉在直肠下段与腔静脉系统髂内静脉的直肠中、下静脉吻合,形成痔静脉曲张。部分患者因痔疮出血而发现肝硬化。

4) 腹膜后吻合支曲张:腹膜后门静脉与下腔静脉之间有许多细小分支,称为Retzius静脉。门静脉高压时,Retzius静脉增多和曲张,以缓解门静脉高压。

5) 脾肾分流:门静脉的属支脾静脉、胃静脉等可与左肾静脉沟通,形成脾肾分流。

(3) 脾功能亢进及脾大:脾大是肝硬化门静脉高压较早出现的体征。脾静脉回流阻力增加及门静脉压力逆传到脾,使脾脏被动淤血性肿大,脾组织和脾内纤维组织增生;此外,肠道抗原物质经门-体侧支循环进入体循环,被脾脏摄取,抗原刺激脾脏单核巨噬细胞增生,形成脾功能亢进、脾大。脾功能亢进时,患者外周血象呈白细胞减少、增生性贫血和血小板降低,易并发感染及出血,有脾周围炎时脾脏可有触痛。脾脏大小、活动度、质地与病程病因相关。如大结节性肝硬化患者比小结节性肝硬化患者脾大明显,血吸虫性肝硬化患者比酒精性肝硬化患者脾大更为突出。

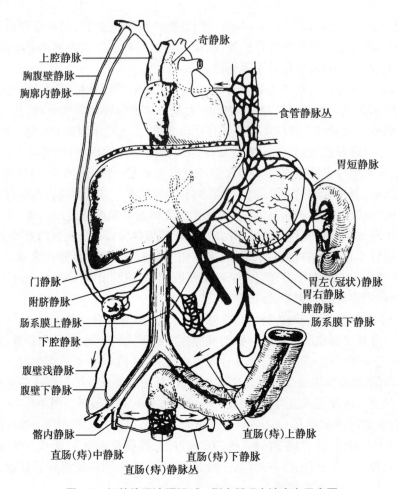

图4-5 门静脉回流受阻时，侧支循环血流方向示意图

3. 并发症

（1）食管胃底静脉曲张破裂出血：为最常见并发症。多表现为突然发生的呕血和（或）黑便，常为大量出血，导致出血性休克，可诱发肝性脑病。在出血暂停、血压稳定时内镜检查可以确诊。应注意的是，部分肝硬化患者上消化道大量出血是由其他原因如门脉高压性胃病、消化性溃疡引起。

（2）感染：由于肝硬化患者免疫功能低下、侧支循环开放等原因，易并发呼吸道、胃肠道、泌尿道等感染。部分有腹水的患者并发自发性细菌性腹膜炎（spontaneous bacterial peritonitis，SBP）。SBP 是指在无邻近组织炎症的情况下发生的腹腔细菌性感染，是因患者单核-吞噬细胞的吞噬作用减弱，肠道内细菌得以异常繁殖并经由肠壁进入腹膜腔，以及带菌的淋巴液漏入腹腔引起感染所致，是肝硬化常见的一种严重并发症。病原菌多为来自肠道的革兰阴性杆菌，腹水细菌培养有助确诊。主要临床表现是发热、腹痛、腹水短期内迅速增加、腹膜刺激征。部分患者表现为肝功能迅速恶化，发生休克，可诱发肝性脑病，应予注意。

（3）肝性脑病：是最严重的并发症、最常见的死亡原因（详见本章第九节）。

（4）电解质和酸碱平衡紊乱：常见的电解质和酸碱平衡紊乱有：①低钠血症：长期低钠饮食、利尿或大量放腹水致钠丢失、抗利尿激素增多使水潴留超过钠潴留而发生稀释性低钠;②低钾、低氯血症:进食不足、呕吐、腹泻、长期用利尿剂或高渗葡萄糖液、继发性醛固酮增多等,可使血钾和血氯降低,低钾、低氯血症可致代谢性碱中毒,诱发肝性脑病;③酸碱平衡紊乱:可发生各种酸碱平衡紊乱,最常见的是呼吸性碱中毒和代谢性碱中毒。

（5）原发性肝癌:患者出现肝区持续性疼痛、肝脏迅速增大、血性腹水、无法解释的发热时要考虑此并发症。

（6）肝肾综合征（hepatorenal syndrome,HRS）:HRS 是发生在严重肝病基础上的肾衰竭,肾脏本身无器质性损害,又称功能性肾衰竭。主要是肝硬化患者血流动力学改变,内脏血管床扩张,心排血量相对不足和有效血容量不足,致肾皮质血管强烈收缩、肾小球滤过率下降。表现为自发性少尿或无尿,氮质血症,稀释性低钠血症,低尿钠。

（7）肝肺综合征（hepatopulmonary syndrome,HPS）:HPS 是发生在严重肝病基础上的低氧血症,与肺内血管扩张相关而过去无心肺疾病基础。多表现为呼吸困难,尤以立位时加重低氧血症。晚期肝硬化患者常有轻度低氧血症,主要与大量腹水致膈肌抬高引起的呼吸障碍有关,但当动脉氧分压明显下降并排除了心肺疾病时应考虑 HPS。

（8）门静脉血栓形成:可有急性和慢性门脉血栓形成,前者出现剧烈腹痛、腹胀、血便、休克,脾脏迅速增大和腹水迅速增加;后者可无明显临床症状,或仅有腹部隐痛及腹胀。

【辅助检查】

1. 血常规　代偿期多正常,失代偿期可有贫血,感染时白细胞增高。血小板降低是较早出现的门静脉高压的信号,随着脾大、脾功能亢进的加重,红细胞及白细胞也降低。

2. 尿常规　一般正常,并发肝肾综合征时可有尿管型、血尿、蛋白尿,黄疸时尿胆红素阳性,尿胆原增加。

3. 粪常规及隐血试验　门脉高压性胃病引起慢性出血,粪便隐血试验阳性,消化道出血量大时可见黑便。

4. 肝功能检查　代偿期肝功能大多正常或仅有轻度酶学异常,失代偿期普遍异常。转氨酶轻、中度增高,肝细胞受损时 ALT 增高较显著,肝细胞严重坏死时 AST 升高更明显。失代偿期可见血清总胆固醇特别是胆固醇脂下降;血清清蛋白降低、球蛋白增高,A/G 比例倒置;凝血酶原时间有不同程度延长,且不能被维生素 K 所纠正。

5. 免疫功能检查　自身免疫性肝炎引起肝硬化者可出现抗核抗体、抗平滑肌抗体、抗线粒体抗体等非特异性自身抗体阳性;病毒性肝炎致肝硬化者,乙型、丙型和丁型肝炎病毒标记可呈阳性反应;甲胎蛋白（AFP）明显升高常提示合并原发性肝细胞癌,若肝细胞严重坏死时,则 AFP 随转氨酶同步升降。

6. 腹水检查　无感染的肝硬化腹水,通常为漏出液。合并自发性腹膜炎,腹水可呈典型渗出液或介于渗、漏出液之间。腹水细菌培养及药物敏感试验可作为抗生素选择时参考。血性腹水应考虑合并肝癌、门静脉血栓形成及结核性腹膜炎等。

7. 内镜检查

（1）上消化道内镜检查:可观察静脉曲张及其分布和程度,并据此评估出血风险。食管胃底静脉曲张是诊断门静脉高压的最可靠的指标。

（2）腹腔镜检查：可直接观察肝脾等腹腔脏器及组织情况，在直视下对病变明显处进行穿刺做活组织检查，以明确肝硬化病因，或鉴别肝硬化、慢性肝炎与原发性肝癌。

8. 影像学检查

（1）X 线检查：食管静脉曲张时进行食管吞钡 X 线检查可见虫蚀样或蚯蚓状充盈缺损，纵行黏膜皱襞增宽，胃底静脉曲张时胃肠钡餐可见菊花瓣样充盈缺损。

（2）腹部超声检查：B 超可提示肝硬化，可初步筛查肝硬化合并肝癌者。B 超常示肝脏表面不光滑、肝叶比例失调、肝实质回声不均匀等提示肝硬化改变。

（3）CT 和 MRI：CT 对肝硬化的诊断价值与 B 超相似，对肝硬化合并肝癌者的诊断价值高于 B 超，当 B 超疑有癌变时，行 CT 进一步检查，诊断仍有疑问者，可配合 MRI 检查，综合分析。

9. 肝穿刺活组织检查　适用于代偿期肝硬化的早期诊断、肝硬化结节与小肝癌的鉴别。

10. 门静脉压力测定　经颈静脉插管测定肝静脉楔入压与游离压，二者之差为肝静脉压力梯度，反映门静脉压力。正常多小于 5mmHg，大于 10mmHg 则为门脉高压症。

【诊断要点】

结合病史、临床表现和辅助检查，可做出临床诊断。代偿期肝硬化临床诊断常有困难，对原因不明肝脾大、慢性病毒性肝炎及长期酗酒者应密切随访，注意其肝脾情况及肝功变化，若有肝质地变硬、脾大或肝功异常，B 超示肝实质回声不均等情况，提示早期肝硬化，必要时行肝穿刺活检有助于早期确诊。

失代偿期肝硬化诊断依据如下：①有病毒性肝炎、长期酗酒等致肝硬化病史；②有肝功能减退与门脉高压症的临床表现；③肝功能检查示血清清蛋白下降、胆红素增高、凝血酶原时间延长等，提示肝功能失代偿；④B 超或 CT 提示肝硬化或内镜检查发现食管胃底静脉曲张。肝活组织检查见假小叶形成是诊断本病的金标准。

【治疗要点】

本病无特效治疗方法，治疗原则：对于代偿期患者，主要是延缓肝功能失代偿、预防肝细胞肝癌；对于失代偿期患者，则以改善肝功能、治疗并发症、延缓或减少肝功能衰退为目标。

1. 去除或减轻病因

（1）抗 HBV 治疗：复制活跃的 HBV 是肝硬化进展最重要的危险因素之一，对于 HBV 肝硬化失代偿，应给予抗 HBV 治疗。常用药物有阿德福韦、恩替卡韦及拉米夫定等口服核苷类药物，无固定疗程，应长期应用。失代偿期乙肝肝硬化不宜使用干扰素。

（2）抗 HCV 治疗：适用于肝功能代偿的肝硬化。可在严密观察下，采用聚乙二醇干扰素 α 联合利巴韦林或普通干扰素联合利巴韦林等方案。失代偿期丙肝肝硬化不宜使用干扰素。

（3）针对其他病因进行治疗。

2. 腹水的治疗

（1）限制钠、水的摄入：摄入钠盐 500～800mg/d（氯化钠 1.2～2.0g/d），入水摄入量<1000ml/d 左右，如有低钠血症，则应限制在 500ml 以内。

（2）利尿：常联合使用保钾及排钾利尿剂，即螺内酯联合呋塞米。利尿效果不满意时，应酌情静脉输注白蛋白。利尿速度不宜过快，以免诱发肝性脑病、肝肾综合征等。

（3）经颈静脉肝内门体分流术（TIPS）：是一种以血管介入的方法在肝内的门静脉分支与肝静脉分支建立分流通道。多数 TIPS 术后患者可不需限盐、限水和长期使用利尿剂，可减少对肝移植的需求。

（4）排放腹水加输注白蛋白：一般每次放腹水 1000ml，输注白蛋白 8g。

3. 并发症的治疗　关于上消化道出血、肝性脑病及原发性肝癌的治疗详见本章"上消化道出血"、"肝性脑病"及"原发性肝癌"的相应部分。

（1）感染：对肝硬化并发的感染，一旦疑诊，应立即经验性抗感染治疗，应遵循广谱、足量、肝肾毒性小的原则，首选第三代头孢菌素。一旦培养出致病菌，则应根据药敏试验选择窄谱抗生素。

（2）肝肾综合征：TIPS 有助于减少缓进型转为急进型。

（3）肝肺综合征：轻型、早期患者可给予吸氧和高压氧舱，肝移植可逆转肺血管扩张，使氧分压、氧饱和度及肺血管阻力均明显改善。

【常用护理诊断/问题】

1. 体液过多　与肝功能减退、门静脉高压引起水钠潴留有关。

2. 营养失调　低于机体需要量与肝功能减退、门静脉高压引起食欲减退、消化和吸收障碍有关。

3. 焦虑　与担心疾病预后有关。

4. 潜在并发症　上消化道出血、肝性脑病。

【护理措施】

1. 病情观察

（1）腹水：观察腹水和下肢水肿的消长，准确记录出入量，测量腹围、体重，并教会患者正确的测量和记录方法。监测血清电解质和酸碱度的变化，及时发现并纠正水电解质、酸碱平衡紊乱，防止肝性脑病、肝肾综合征的发生。

（2）黄疸征象：注意皮肤黏膜有无黄染、尿色有无异常。

（3）出血倾向：注意皮肤黏膜有无瘀点、紫癜、瘀斑，有无牙龈出血、鼻出血等。

（4）并发症：严密观察：①有无呕血、柏油样便和出血性休克表现；②有无行为改变、扑翼样震颤等肝性脑病表现；③是否伴有发热等感染表现，严密观察热型变化及抗生素的疗效；④是否有进行性肝脏肿大、持续性肝区疼痛、血性腹水等；⑤大量腹水时是否出现氮质血症、少尿和无尿等。⑥有无低钾血症、低钙血症、低钠血症、代谢性碱中毒等电解质紊乱及酸碱失衡表现，并遵医嘱及时处理。

2. 起居护理

（1）一般护理：代偿期患者若无明显精神、体力减退者可参加轻体力活动，避免过度疲劳。失代偿期患者应以卧床休息为主，适量活动以不引起疲劳、心悸、胸闷等为度。严重体力衰弱者应绝对卧床休息。大量腹水者卧床时取半卧位，减轻呼吸困难和心悸，同时避免腹内压骤增，以免诱发出血或脐疝。

（2）皮肤护理：臀部、阴囊、下肢等受压部位可用棉垫托起，经常给予热敷和按摩，以促进血液循环，预防压疮发生。可抬高下肢，用托带托起水肿的阴囊，以消退水肿。胆汁淤积性肝硬化者皮肤瘙痒明显，应及时进行止痒处理。水肿者使用热水袋时水温应控制在 40～50℃ 为宜。保持床铺干燥平整，患者穿宽松衣物。严格遵守无菌操作原则，以防感染。

3. 饮食护理　给予高热量、高蛋白质、高维生素、易消化饮食，严禁饮酒，适当摄入脂肪，避免摄入粗糙或刺激性食物。对于剧烈恶心、呕吐的患者及进食甚少或不能进食者，可遵医嘱给予静脉补充足够的营养，如高渗葡萄糖液、复方氨基酸、白蛋白或新鲜血。根据肝硬化饮食原则、病情变化、兼顾患者饮食习惯，及时更改饮食计划。

（1）高热量：肝硬化患者存在负氮平衡，应供应充足热量，减少体内蛋白质的消耗，维持在 2000～2500kcal/d。以碳水化合物供能为宜，占总量 70% 左右，以复合碳水化合物为主。脂肪供能占总量 20%～25%。

（2）蛋白质：是肝细胞修复和维持血浆清蛋白正常水平的重要物质基础，应保证其摄入量 1.5～2.0g/kg·d。包括植物性蛋白和动物性蛋白，前者主要来源于豆制品，后者可来源于鱼、肉、奶、蛋等。血氨升高时应限制或禁食蛋白质，待病情好转后再逐渐增加摄入量。

（3）维生素：包括脂溶性和水溶性维生素。肝功能下降者均应补充丰富的维生素，如进食西红柿、柑橘等富含维生素 C 的新鲜蔬菜和水果。

（4）限制水钠：根据腹水的不同程度给予低盐或无盐饮食。高钠食物有咸肉、酱菜、酱油、罐头食品、含钠味精等，应尽量限制食用；含钠较少的食物有粮谷类、瓜茄类、水果等。遵医嘱定期监测患者血中钠离子情况，注意有无稀释性低钠血症发生（血中钠离子低于 130mmol/L 或限钠利尿后体重仍增加）。动态评估患者有无不恰当的饮食习惯。

（5）避免损伤曲张静脉：咽下食团宜小且光滑，如用菜泥、肉末、炖煮软食，并应细嚼慢咽。切勿混入鱼刺、甲壳、糠皮、硬骨屑等，以防曲张静脉受损而破裂出血。

4. 用药护理　禁用一切损害肝脏的药物。

（1）利尿剂：使用利尿剂期间应严密监测有无水、电解质及酸碱平衡失调。每日记录尿量、腹围、出入液量。补充含钾丰富食物，如鲜橙汁、西红柿汁、香蕉、枣、杏、花菜等，必要时补充钾盐。利尿剂有效的观察指标为：①尿量大于 1500ml/d，若小于 1000ml/d 视为无效；②体重逐渐减轻，每周不超过 2kg；③腹围日益减小。

（2）拉米夫定：为核苷类反转录酶抑制剂，不良反应有头晕、头痛、高血糖、贫血、血小板减少、腹泻、肌痛、横纹肌溶解等。用药期间监测肝功能、肾功能及血常规变化。

5. 对症护理　食管下段和胃底静脉曲张破裂出血的抢救配合：

（1）立即准备抢救用物和药品，如双气囊三（四）腔管、止血药物、吸引器、静脉切开包等。

（2）患者取平卧位，头偏向一侧，保持呼吸道通畅，防止窒息。如患者呈休克状态应取休克体位。保持床单整洁。嘱患者暂时禁食，给予氧气吸入。

（3）安慰患者及家属以消除恐惧心理。

（4）立即建立静脉通路，配血、备新鲜血，补充血容量。对用垂体后叶素止血的患者，应注意观察药物不良反应，静脉滴注速度宜缓慢，并维持 24 小时以上。

（5）密切观察血压、脉搏、呼吸、面色、呕吐物及粪便量、颜色和性质,有无肝性脑病先兆出现。做好重危患者记录。

（6）需做双气囊三(四)腔管压迫止血者,按双气囊三(四)腔管护理。在抽去胃内积血后,用冰生理盐水洗胃或灌注。也可在上腹部放置冰袋,使血管收缩、血流减少。详见本章第十二节"消化系统疾病常用诊疗技术的护理"。

6. 心理护理

（1）向患者及家属介绍疾病有关知识,介绍本病发生发展及诱因,使其对疾病发展结果有充分认识,正确对待现实情况。勿过多考虑病情,遇事豁达开朗,树立战胜疾病信心,保持乐观情绪。

（2）强调肝硬化为慢性病程,疾病反复是诱因造成的,这些诱因是可控制的,致病后是可逆的,关键在于坚持正确的治疗和良好的自我保养方法。帮助患者分析并发症的诱因,增强患者防御能力,减轻焦虑。

7. 中医护理 本病属中医"鼓胀"、"积聚"等范畴。患者应根据不同的证型选择食物:气滞湿阻型可食理气健脾食物,如柑橘、佛手、萝卜、芍药、扁豆等;湿热蕴结型宜进食偏凉、滑利、渗湿的食物,如菠菜、芹菜、黄花菜、冬瓜、绿豆、茭白、荸荠等清热利湿之品;寒湿困脾的患者可食健脾温阳利湿食物,如鲤鱼、山药、薏米、赤小豆等;肝脾血瘀的患者可食行气活血的食物,如萝卜、橘子、山楂、桃仁等;脾肾阳虚的患者饮食应温热、忌生冷,可食健脾益肾的食物,如羊肉、南瓜、大枣、龙眼、鸡蛋、黄鱼、鳝鱼等;肝肾阴虚的患者可食平肝熄风、滋肾养阴的食物,如黑木耳、香菇、核桃、花生等。

【健康教育】

1. 疾病知识 向患者介绍本病的病因、诱因、疾病过程,肝硬化为慢性过程,护士应帮助患者和家属掌握本病的有关知识和自我护理方法,并发症的预防及早期发现,分析和消除不利于个人和家庭应对的各种因素,把治疗计划落实到日常生活中。禁酒。预防感染,注意保暖,预防呼吸道、消化道、泌尿系等感染。

2. 用药指导 按医生处方用药,加用药物需征得医生同意,以免服药不当而加重肝脏负担和肝功能损害。护士应向患者详细介绍所用药物的名称、剂量、给药时间和方法,教会其观察药物疗效和不良反应。例如服用利尿剂者,应记录尿量,如出现软弱无力、心悸等症状时,提示低钠血症、低钾血症,应及时就医。定期门诊随访。因患者有门脉高压性胃病,注意避免损害胃黏膜屏障的药物,如对乙酰氨基酚(扑热息痛)等易致出血。

3. 生活指导 肝硬化代偿期患者可参加轻工作,但应避免过度疲劳;失代偿期患者以卧床休息为主,活动量以不加重疲劳感和其他症状为度。指导患者保证充足睡眠,生活起居有规律。

【结语】

肝硬化由一种或多种病因长期反复作用导致肝脏弥漫性损害,起病隐匿,在我国主要病因是病毒性肝炎,酒精中毒次之,临床表现代偿期无特异性,以乏力、食欲缺乏为主要表现。失代偿期主要表现为肝功能减退和门脉高压,多系统受累。腹水是肝硬化最突出的症状。若肝功能处于代偿阶段就积极治疗原发病,病变可趋静止。肝硬化患者可出现肝性脑病、上消化道出血、肝肾综合征和继发感染等并发症。护理上注意休息,进食高热量、高蛋白质、高维生素、适量脂肪、清淡、易消化软食,应忌酒及避免食入粗糙或刺激性食物,并根据病情变化及时调整食物成分。注意防止各种感染,慎用药物以防损害肝脏。

第八节　原发性肝癌

 案例导入

　　患者李先生,56 岁,干部。主诉一个月前无明显诱因下出现右上腹疼痛,为持续性钝痛,伴恶心、食欲缺乏,无肩背部放射痛,一个月来体重下降约"10 余斤"。有"乙肝"病史十余年,抽烟10 年,20 支/日左右,不饮酒。

　　身体评估:T 37.4℃,P 80 次/分,R 18 次/分,BP 110/80mmHg。神志清楚,面色灰暗,形体消瘦,巩膜轻度黄染,未见肝掌,右上胸见一枚直径约 0.8cm 的蜘蛛痣,颈静脉无怒张。腹平软,无压痛,肝肋下未触及,脾肋下 2cm,质软,无触痛,移动性浊音(+)。双下肢无水肿。

　　辅助检查:血常规:WBC 3.1×10^9/L,RBC 3.5×10^{12}/L,PLT 68×10^9/L;血生化:AFP 360μg/L,ALT 53U/L,TBIL 42mmol/L。B 超:肝内多发性占位,肝硬化,脾大。

　　入院诊断:原发性肝癌。

　　请问:患者目前有哪些主要的护理诊断/问题? 此阶段,护士应如何为患者提供心理支持及健康指导?

　　原发性肝癌(primary carcinoma of the liver)简称肝癌,是指发生于肝细胞或肝内胆管上皮细胞的恶性肿瘤。临床表现为肝区疼痛、进行性肝肿大、食欲减退、消瘦、黄疸等,是我国常见恶性肿瘤之一。据世界卫生组织统计,全世界每年约有 25 万人死于本病,其死亡率在恶性肿瘤中居第二位。本病多见于中年男性,男女之比为 5:1。流行病学调查显示,肝癌的病死率地理差别很大,高发于东南亚、东非和中非,低发区为英、美(阿拉斯加除外)、北欧、加拿大、澳大利亚等。在我国,肝癌高发于江苏、福建、广东、广西等东南沿海地区的江、河、海口与岛屿。

【病因与发病机制】

　　原发性肝癌的病因和发病机制尚未完全明确,根据高发区流行病学调查显示,可能与下列因素有关。

　　1. 病毒性肝炎　在我国,肝癌患者中约 90% 有乙型肝炎病毒(HBV)感染的病史。HBV 感染→慢性肝炎→肝硬化→肝癌是最主要的发病机制,西方国家以丙型肝炎病毒(HCV)感染为常见,近年发现 5%~8% 肝癌患者抗 HCV 抗体阳性,提示丙型肝炎病毒感染也与肝癌发病有关。

　　2. 食物及饮酒　长期大量饮酒导致酒精性肝病,在此基础上的肝纤维化及肝硬化过程都可能引发肝癌。此外,HBV 及 HCV 感染者长期饮酒,会加速肝硬化的形成和发展,促使肝癌的发生。动物实验证明,长期进食霉变食物(黄曲霉毒素 B$_1$)能致肝癌,或进食含亚硝胺食物及饮用藻类毒素污染的水等都与肝癌的发生有着密切关系。

　　3. 毒物与寄生虫　一些化学物质如亚硝胺类、有机磷农药、乙醇等为可疑致肝癌物质。华支睾吸虫寄生于肝小胆管中,刺激其上皮增生,可致原发性胆管细胞癌。

　　4. 遗传因素　在不同种族及同一种族不同地理环境的人群之间,肝癌发病率均不同,常有家族聚集现象,也与家族饮食习惯及生活环境有关。

组织学上,肝癌分三型:肝细胞型(约90%)、胆管细胞型(较少见)或混合型(最少见)。大体形态上,肝癌分三型,即块状型、结节型、弥漫型。其中块状型最多见,常出现肝破裂、腹腔出血等并发症;结节型常伴肝硬化,单个癌结节直径小于3cm或相邻两个癌结节直径之和小于3cm者称为小肝癌;弥漫型最少见,不易与肝硬化区分,患者往往死于肝功能衰竭。

肝癌最早在肝内转移,侵犯门静脉及其分支,癌栓脱落在肝内形成多发转移灶,导致或加重门脉高压,引起顽固性腹水。可通过多种途径向肝外转移,血行转移最常见部位是肺,其次是胸、肾上腺、肾及骨等;淋巴转移至肝门淋巴结最常见,也可转移至胰、脾、主动脉旁及锁骨上淋巴结;癌细胞也可从肝表面脱落而种植在腹膜、横膈、盆腔、卵巢等处,少见,但可引起血性腹水、胸腔积液。

【临床表现】

原发性肝癌起病隐匿,早期缺乏典型表现。常以肝硬化为发病基础,或以转移灶症状首发。患者就诊时多属中晚期,主要表现如下:

1. 症状

(1)肝区疼痛:是肝癌最常见症状,50%以上患者有肝区疼痛,常局限于右上腹部,呈持续性胀痛或钝痛,系肿瘤生长迅速牵拉肝包膜所致。若病变侵及膈,则疼痛放散至右肩或背部;若肿瘤生长缓慢,则疼痛可不明显;若肝表面癌结节破裂,则引起突然剧烈腹痛,由肝区延至全腹,产生急腹症,甚者可致失血性休克。

(2)消化道症状:常有食欲缺乏、消化不良、恶心、呕吐。腹水或门静脉癌栓者可引起腹胀、腹泻等症状。

(3)全身性症状:呈进行性消瘦、发热、乏力、营养不良,晚期患者可呈恶病质等。

(4)转移灶症状:如转移至肺、骨、脑、淋巴结、胸腔等处,可产生相应部位受累症状,胸腔转移以右侧多见,部分患者以转移症状首发而就诊。

2. 体征

(1)肝脏肿大:肝脏呈进行性增大,腹部触诊时肝脏质地坚硬,表面凹凸不平,呈结节状,边缘不规则,可有不同程度触痛。若肝癌突出于右肋弓或剑突下时,腹部可见局部隆起或饱满,若癌肿位于膈面,则膈肌抬高而肝下缘不下移。

(2)伴癌综合征:原发性肝癌患者由于癌肿本身代谢异常或癌组织对机体影响而引起内分泌或代谢异常而出现的一组临床综合征,主要表现为自发性低血糖症、红细胞增多症、高血钙、高血脂、类癌综合征等,称为伴癌综合征。

(3)黄疸:一般出现在肝癌晚期,多为阻塞性黄疸,系因癌肿压迫或侵及胆管,或癌肿转移至肝门淋巴结肿大,致胆道梗阻;少数为肝细胞性黄疸,系因癌组织肝内浸润或合并慢性肝炎、肝硬化,致肝细胞损害。

(4)肝硬化征象:以肝硬化为发病基础者有肝功能失代偿期临床表现,常有脾大、腹水、上消化道出血、贫血等症状,部分患者伴肝掌及蜘蛛痣。患者腹水增加迅速且难治,一般为漏出液,血性腹水多因肝癌侵及肝包膜或破溃至腹腔引起,少数因癌肿转移至腹膜所致。

3. 并发症

(1)肝性脑病:常是肝癌的终末期最严重并发症,约1/3患者因此死亡。

（2）上消化道出血:约占肝癌死亡原因的15%。肝癌者常伴有肝硬化或门静脉、肝静脉癌栓导致门静脉高压引起食管胃底静脉曲张,一旦血管破裂,则发生呕血和黑便;部分晚期患者因胃肠道黏膜糜烂伴凝血功能障碍亦导致广泛出血。大量出血则进一步损害肝功能,易诱发肝性脑病。

（3）癌结节破裂出血:约10%肝癌患者因此死亡。肝癌组织坏死、液化可致自发破裂,或因外力而破裂。癌结节破裂若仅限于肝包膜下,可有局部疼痛,若破入腹膜可引起急性腹痛和腹膜刺激征。

（4）继发感染:患者在长期消耗及放疗、化疗引起白细胞减少的情况下,导致免疫功能低下,加之长期卧床及营养失调等因素,易继发感染,如肺炎、脓毒血症、肠道感染等。

【实验室检查】

1. 肝癌标志物检测

（1）甲胎蛋白（AFP）测定:肝癌早期诊断的重要方法之一。AFP检测广泛用于肝细胞癌普查、诊断、判断疗效、预测复发。肝癌者AFP阳性率为70%~90%。AFP假阳性见于生殖腺胚胎瘤、少数转移性肿瘤（胃癌）、妊娠、活动性肝炎、肝硬化炎症活动期。血清AFP浓度通常与肝癌大小呈正相关。该项检查诊断肝癌标准为:AFP>500μg/L,持续4周以上;AFP由低逐渐升高不降;AFP>200μg/L,持续8周以上。

（2）其他肝癌标志物:γ-谷氨酰转肽酶同工酶Ⅱ（GGT-Ⅱ）在原发性和转移性肝癌中可升高,阳性率达90%;其他血清异常凝血酶原（APT）、α_1-抗胰蛋白酶等活性增高。联合检测多种标志物可提高肝癌确诊率。

2. 影像学检查

（1）超声显像:超声检查可显示直径为1~2cm以上的肿瘤,对早期定位诊断有较大价值,有助于引导肝穿刺活检。彩色多普勒超声可了解肝内血流状况以判断病变性质。B型超声实时检测是目前肝癌筛查的首选方法。

（2）电子计算机X线体层摄影（CT）:CT对1cm以下肿瘤的检出率可达80%以上,是目前诊断小肝癌和微小肝癌的最佳方法。近年来,随着结合动脉插管注射造影剂的各种CT动态扫描技术发展日臻成熟,进一步提高了CT检查对肝癌检查的敏感性和特异性。

（3）X线肝血管造影:腹腔动脉和选择性肝动脉造影能显示直径在1cm以上的癌结节,是肝癌诊断的重要补充手段。适用于肝内占位病变经无创性检查未能定性者、疑似肝癌经无创性检查未明确定位者、拟行肝动脉栓塞化疗者及需施行配合CT检查的新技术者。

（4）其他:放射性核素肝扫描对肝内占位性病变有诊断价值。磁共振成像（MRI）可见癌内部结构,对判断子瘤、瘤栓有价值。

3. 肝穿刺活体组织检查　超声或CT引导下行肝穿刺组织学检查是确诊肝癌的最可靠方法,属有创性检查,偶有出血或沿穿刺途径转移的风险。

【诊断要点】

肝癌患者以典型临床症状就诊者,往往处于晚期,故强调早诊早治。对高危人群每年做一次血清 AFP 测定和 B 型超声检查以进行肝癌普查。经普查检出的肝癌可无任何症状和体征,称亚临床肝癌。有肝病史的中年人,特别是男性,若有不明原因肝区疼痛、进行性消瘦和肝大,应考虑肝癌,需做 AFP 测定和影像学检查,必要时行肝穿刺活检以确诊。

诊断标准如下:①两种影像学检查均显示有>2cm 肝癌特征性占位性病变;②一种影像学检查显示>2cm 肝癌特征性占位性病变,同时伴 AFP≥400μg/L,且排除妊娠、生殖腺胚胎瘤、活动性肝炎及转移性肝癌;③影像学不能确诊的≤2cm 的肝内结节通过肝穿刺活检证实原发性肝癌组织学特征。满足上述三项标准中的任何一项,即可诊断为肝癌。

【治疗要点】

早期肝癌尽量采取手术切除,不能切除者应采取综合治疗模式。

1. 手术治疗 是目前根治肝癌的最好方法,凡有手术指征者均应及早切除。手术适应证为:①诊断明确,估计病变局限于一叶或半肝,未侵及肝门和下腔静脉者;②肝功能代偿良好,凝血酶原时间不低于正常的 50%;③无明显黄疸、腹水或远处转移者;④心肺肾功能良好,能耐受手术者;⑤术后复发,但病变局限于肝一侧者;⑥经肝动脉栓塞化疗或肝动脉结扎、插管化疗后,病变明显缩小,估计可手术切除者。术后加强随访与综合治疗以防复发。

2. 局部治疗

(1) 肝动脉化疗栓塞治疗(TACE):是原发性肝癌非手术疗法中的首选方法,可明显提高患者三年的生存率。TACE 是经皮穿刺股动脉,在 X 线透视下将导管插至肝固有动脉或其分支,注射抗肿瘤药和栓塞剂。常用栓塞剂有碘化油和明胶海绵碎片。现临床多采用碘化油混合多种化疗药,注入肝动脉,以持久抗肿瘤,一般每 4~6 周重复一次,经 2~5 次治疗后,肝癌病灶明显缩小,再行手术切除。

(2) 经皮穿刺乙醇注射疗法(PEI):是在 B 超引导下,将无水乙醇直接注入肝癌组织内,使癌细胞脱水变性,产生凝固性坏死。PEI 可使小肝癌明显缩小,甚至可以根治,还可控制晚期癌肿生长速度,延长患者生存期。

(3) 物理疗法:冷冻疗法和直流电疗法可杀伤癌细胞。局部高温疗法可使癌细胞变性坏死,亦可增强癌细胞对放疗的敏感性,常用方法有微波组织凝固技术、射频消融、高功率聚焦超声治疗、激光等。

3. 肝移植 对肝癌合并肝硬化的患者,肝移植可将整个病肝切除,是治疗肝癌和肝硬化的有效手段。但如肝癌已经有血管侵犯及远处转移,则不宜行肝移植术。

4. 放射治疗 放疗对肝癌效果不佳。常采用放射性^{60}Co 和直线加速器局部照射,早期病灶局限、肝功能较好可耐受 40Gy(4000rad)以上放射剂量的患者,疗效显著。目前趋向用放疗联合化疗,同时结合中药和其他支持疗法,则效果更佳。

5. 化学治疗 常用药物为阿霉素、顺铂(DDP)、丝裂霉素、5-FU 等,一般采用CDDP 方案。

6. 生物和免疫治疗 近年来,随着对肝癌克隆起源、肝癌免疫逃避机制、肝癌分化诱导及特异性主动和被动免疫等研究的不断深入,为肝癌治疗开辟了崭新前景。目

笔记

前单克隆抗体和酪氨酸激酶抑制剂类的各项靶向治疗已应用于临床。此外,基因治疗和肿瘤疫苗技术也在研究中。

7. 中医治疗　配合手术、化疗和放疗使用,以增强机体免疫能力,减少不良反应,改善症状,提高疗效。

8. 综合治疗　因个体差异及肿瘤生物学特性不同,治疗应根据患者具体情况,合理选择多种方法,联合应用,目前综合治疗已成为中晚期肝癌的主要治疗方法。

【常用护理诊断/问题】

1. 疼痛　肝区痛与肿瘤生长迅速牵拉肝包膜或肝动脉栓塞术后产生栓塞后综合征有关。

2. 营养失调　低于机体需要量与恶性肿瘤对机体的慢性消耗、化疗所致胃肠道反应有关。

3. 预感性悲哀　与患者知道疾病的不良预后有关。

4. 潜在并发症　上消化道出血、肝性脑病、癌结节破裂出血。

【护理措施】

1. 病情观察

(1) 观察患者疼痛的部位、性质、程度、持续时间及伴随症状,以及有无发热、黄疸、腹水等。

(2) 观察肿瘤转移表现:突然出现门静脉高压的各种表现时,应考虑肝内血行转移和静脉癌栓阻塞所致;如出现咳嗽、咯血症状,应考虑肺转移;如出现骨骼疼痛提示骨转移,如出现神经定位体征提示颅内转移。

(3) 观察有无并发症征象:如意识状态的改变等肝性脑病征象;呕血、便血等上消化道出血征象;突发剧烈腹痛、急性腹膜炎和内出血表现等癌结节破裂征象,应做好相应准备,如降血氨药物、升压药、输血及手术前准备等。

2. 起居护理　给患者创造安静、舒适的休息环境,室内空气保持新鲜。病情较轻者应注意劳逸结合,适量活动以减轻负性情绪,以不引起疲劳、心悸、胸闷等为度。病情进展较快或严重者应绝对卧床休息,以增加肝肾血液回流量,促进肝细胞修复。肝硬化征象明显出现大量腹水者应取半卧位,增加肺活量,减轻呼吸困难和心悸;并注意避免腹内压骤增的因素,如剧烈咳嗽、打喷嚏、用力排便等以免诱发出血或脐疝。应注意不可突然改变体位或用力触摸肝区结节部位,以免癌结节破裂出血。

3. 饮食护理　患者食欲下降,应安排良好的进食环境,保持口腔清洁,鼓励其进食。饮食以高蛋白、高维生素、适当热量、易消化为宜,可选择肉类、鱼、蛋、乳类等优质蛋白,以及新鲜的蔬菜、水果等。恶心、呕吐患者遵医嘱给予止吐剂后进少量食物,增加餐次,尽可能增加摄入量。腹水严重者应限制水钠摄入量。伴有肝性脑病倾向的患者,应减少蛋白质的摄入量,以防诱发肝性脑病。对晚期肝癌患者,经口进食少,可遵医嘱给予静脉补充营养,维持机体代谢的需要。

4. 用药护理　化疗前应向患者及家属讲解有关药物副反应,让其有充分的心理准备。帮助患者采取适当的措施以避免或减轻不良反应,如出现恶心、呕吐时,可采用少量多餐的进食方式、深呼吸、使用止吐剂等方法来缓解。化疗时应加强巡视,避免把化疗药渗至血管外。

5. 对症护理

（1）腹水：伴有腹水和黄疸的患者需卧床休息，腹胀不适应取适当体位，使腹部放松，活动困难时应给予帮助。腹水患者使用利尿剂应谨防水、电解质、酸碱平衡失调。

（2）发热：如系继发感染，应按医嘱积极使用有效抗生素，若为肿瘤组织坏死而致癌性发热，则使用抗生素无效，即给予一般发热护理。

（3）疼痛：晚期肝癌患者大部分有中度至重度的疼痛，严重影响生存质量。护理人员除给予患者一定的心理支持外，还可鼓励患者采用其他非药物止痛方法进行止痛，如听音乐或回想一些以往的美好事物以转移注意力。同时通过询问病史、病情观察和运用评估工具来判断疼痛的部位、性质和程度，并遵医嘱按 WHO 三阶梯疗法原则给予止痛药。

1）24 小时内按时给药，而不是在患者疼痛已发作或加重时才给药，其目的是使疼痛处于持续被控制状态。

2）无创性给药，可选择口服、直肠栓剂或透皮贴剂给药等方式。

3）止痛剂量应个体化。

（4）肝动脉化疗栓塞术：对行肝动脉化疗栓塞术者，护士应做好术前护理、术中配合及术后护理，以减少患者疼痛及并发症的发生。

1）术前护理：①向患者及家属解释有关治疗的必要性、方法和疗效，减轻焦虑，取得配合；②做好各项检查，如肝功能、肾功能、出凝血时间、血常规、血型、超声检查；检查股动脉及足背动脉搏动情况；③行碘过敏试验、普鲁卡因过敏试验及抗生素过敏试验；④术区备皮，范围同肝动脉血管造影；⑤术前 6 小时禁食、禁水，以防术中呕吐误吸；⑥术前半小时遵医嘱给予镇静剂，并测量生命体征，尤其是血压。

2）术中配合：①安慰患者，并指导患者深呼吸和肌肉渐进性放松训练的方法；②注射造影剂时，严密观察患者有无心悸、胸闷、恶心、皮疹等过敏情况，监测血压改变，尤其是原有高血压者；③注射化疗药后，观察患者有无恶心、呕吐，一旦出现，立即头偏向一侧，口边垫弯盘，同时指导深呼吸，若反应明显，则遵医嘱应用止吐药；④术中观察有无腹痛及腹痛部位、性质和程度，处理同前述疼痛护理。

3）术后护理：肝动脉栓塞术后由于肝动脉血供突然减少，可产生栓塞后综合征，出现腹痛、发热、恶心、呕吐、血清清蛋白降低、肝功能异常等改变。具体措施如下：①穿刺部位压迫止血 15 分钟，加压包扎、沙袋压迫 6 小时，患肢伸直 24 小时，观察穿刺部位有无血肿及渗血，保持穿刺处敷料干燥完整无渗出，否则及时更换；②术后 48 小时内腹痛者根据情况遵医嘱注射哌替啶、阿法罗定以止痛；③大多数患者于术后 4～8 小时体温开始升高，持续一周左右，发热与栓塞物及坏死组织重吸收有关。中等程度发热者不需特别处理，高热者及时给予降温措施，主张以物理降温为主，避免机体大量消耗，以防肝性脑病；④密切观察意识状态等变化情况，发现肝性脑病前驱症状应及时报告医生并协助处理；⑤术后禁食 2～3 天，可减轻恶心呕吐，故进食初期摄取流食，且少食多餐，后期逐渐过渡到半流质饮食、软质饮食；⑥鼓励深呼吸、排痰，给予吸氧,提高血氧分压,促进肝细胞修复;⑦栓塞术1周后,注意补充葡萄糖和蛋白质,并保持体液平衡,因肝缺血影响肝糖原储存和合成清蛋白,如血浆清蛋白小于25g/L应由静脉输入白蛋白,体液失衡将影响心排血量,从而影响门静脉血流和供氧,需记录出入液量,如出汗、呕吐物、尿量,以作为补液参考;⑧防寒保暖,预防肺部并发症。

6. 心理护理　与其他肿瘤患者一样,肝癌患者及其家属往往经历否认、愤怒、协议、忧郁、接受期五个心理反应阶段。护士在不同阶段实施不同的心理护理,有助于提高患者及家庭的应对能力。

（1）肝癌患者一般具有共同的性格特征,即"C型行为模式",如习惯自我克制、情绪压抑、善于忍耐,多思多虑,内向而不稳定。因此,护士应多与患者交谈,鼓励其说出内心感受,建立良好的护患关系,并对其疑问给予适当客观的解释,注意适当保护患者运用的心理防御机制,如否认、退化等。但当其极度恐惧出现绝望甚至有自杀倾向时,要加强监护,寻找其亲朋等社会支持系统,取得合作,避免意外发生。

（2）对于临终阶段的患者,积极减轻患者身体不适,注意维护其尊严。护士一方面耐心解决患者及其家属的各种问题,鼓励家人多陪伴,以稳定情绪,另一方面对家属亦应做好心理支持和指导。

7. 中医护理　本病属中医"肝积"、"癥瘕"、"积聚"等范畴。根据患者不同证型辨证选食:肝气郁结者宜进疏肝理气之品,可用佛手片沸水泡后代茶饮,有理气消胀之功效;气血瘀滞者宜食高热量、易消化食物,禁食滞气碍胃之品;脾胃气虚有腹泻者可常食薏苡仁粥,以健脾益气,禁食肥甘厚味和凉性果蔬,以免损伤脾胃;热毒瘀肝者饮食宜清淡、柔软,可服清凉饮品,病情允许可多饮水,忌油腻、辛辣、油炸食物,可用玉米须煎汤代茶饮;肝肾阴虚者宜食清凉多津之品。肝区疼痛,可予活血化瘀、软坚散结、解毒止痛的中药,研末外敷肝区和期门穴,达到消散肿块、活血化瘀之目的。

【健康教育】

1. 知识宣教　向患者及家属介绍肝癌的有关知识,以观察病情变化,识别并发症,及时就诊。

2. 用药指导　指导患者按医嘱服药,了解药物的主要不良反应,忌用对肝脏有损害的药物。

3. 生活指导　建立健康的生活方式,戒烟酒,保持情绪乐观,积极参加社会性"抗癌俱乐部"等组织,以调动机体免疫功能。注意劳逸结合,避免身心俱疲,以减少肝糖原分解,减少乳酸和血氨产生。

【结语】

原发性肝癌在我国主要病因是病毒性肝炎,黄曲霉毒素B_1有强烈的致癌作用。临床表现常以肝硬化为发病基础,或以转移灶症状首发,肝区疼痛最突出,AFP和B超可用于原发性肝癌的人群普查。手术切除是根治本病的最好方法。不能手术者则采用综合治疗模式,其中局部肝动脉化疗栓塞术为首选方案。护理上注意卧床休息,提供高蛋白、高维生素、易消化软食,避免继发感染、对症护理。应从防治病毒性肝炎、预防粮食霉变、改进饮用水质、注意食物清洁、减少接触有害物质等方面着手积极预防本病。

第九节　肝 性 脑 病

案例导入

　　王先生,62 岁,退休。因意识模糊、行为异常 6 小时入院。患者白天与家人聚餐时进食较多高蛋白饮食,于 6 小时前开始出现意识模糊,不能准确回答问题,并出现行为异常,在家中随地小便,当时无抽搐、无头痛、呕吐等症状,患者既往有"肝硬化"病史 10 年,曾做过"脾切除"手术,无烟酒等特殊嗜好。

　　身体评估　T 36.5℃,P 102 次/分,R 18 次/分,BP 130/88mmHg。意识欠清,对答不应,左颈部及胸部各可见蜘蛛痣一枚,巩膜轻度黄染,腹平软,腹壁静脉轻度曲张,肝脾肋下未触及,移动性浊音(±),肌张力稍亢进,双手可及及扑翼样震颤。查 ALT:96U/L,血氨:123.3μmol/L(210g/dl)。脑电图:异常脑电图,可见 δ 波。

　　入院诊断:肝性脑病。

　　请问:该患者目前主要的护理诊断或问题是什么? 相应的护理措施有哪些? 病情稳定后,如何对患者及家属进行饮食指导?

　　肝性脑病(hepatic encephalopathy,HE)过去又称为肝性昏迷(hepatic coma),是严重肝病引起的、以代谢紊乱为基础的中枢神经系统功能失调的综合征,以意识障碍,行为失常和昏迷为主要临床表现。若脑病的发生是由于门静脉高压,门静脉与腔静脉侧支循环形成所致,称为门体分流性脑病(porto-system encephalopathy,PSE)。对有严重肝病尚无明显肝性脑病的临床表现及生化异常,而经精细智力测验和(或)电生理检测发现异常者,称之为轻微肝性脑病,也称为亚临床肝性脑病(subclinical hepatic encephalopathy,SHE)。

【病因与发病机制】

　　1. 病因　各型肝硬化及门体分流手术是引起肝性脑病的最常见原因,其中肝炎后肝硬化最多见;重症肝炎,如重症病毒性肝炎、中毒性肝炎和药物性肝炎;以及原发性肝癌、妊娠期急性脂肪肝、严重胆道感染等,均可导致肝性脑病。肝性脑病尤其是门体分流性脑病常见诱因有:

　　(1) 上消化道出血:出血后血液淤积在胃肠道内,经细菌分解作用后,产生大量的氨,由肠壁扩散至血循环,引起血氨升高,从而促发肝性脑病。

　　(2) 大量排钾利尿、放腹水:可引起低钾性碱中毒,促使 NH_3 透过血脑屏障进入脑细胞,产生氨中毒,还可造成大量蛋白质和电解质的丢失,加之血容量减少及肾功能减退,从而诱发肝性脑病。

　　(3) 高蛋白饮食:患者摄入的蛋白质超过肝脏代谢负荷时,加重已经衰竭的肝脏的负担,同时大量蛋白质分解后生成氨基酸,增加肠道内氨的产生,引起血氨升高,诱发肝性脑病。

　　(4) 感染:机体感染增加了肝脏吞噬、免疫及解毒功能的负荷,也引起机体代谢率增高与耗氧量增高。

　　(5) 药物:利尿剂可导致电解质平衡失调,从而加速肝性脑病的发生;安眠药、镇静药、麻醉药可直接抑制大脑和呼吸中枢,造成缺氧进而加重肝脏损伤;含氮药物可引起血氨增高;加重肝损害的药物也是诱发肝性脑病的常见原因,如抗结核药等。

(6) 便秘:可使含氮物质与肠菌接触时间延长,有利于氨的产生和吸收。

(7) 其他:腹泻、外科手术、尿毒症、分娩等可增加肝、脑、肾代谢负担或抑制大脑功能,从而促使肝性脑病的发生。

2. 发病机制 肝性脑病发病机制迄今不完全明确,其病理生理基础是肝细胞功能衰竭和门腔静脉之间由自然形成或手术造成的侧支循环,使主要来自肠道的许多毒性代谢产物不能被肝脏完全解毒和清除,经过侧支循环进入体循环,透过血脑屏障至脑部,引起大脑功能紊乱。有关肝性脑病的发病机制有许多学说,其中以氨中毒学说研究最多。

(1) 氨中毒学说:血氨升高是肝性脑病的临床特征之一,在慢性肝性脑病的发病机制中十分重要。

1) 氨的形成和代谢:血氨主要来自肠道。正常人胃肠道每日产氨4g,氨主要在结肠部位以非离子型(NH_3)弥散入黏膜内而被吸收,其吸收率比离子型(NH_4^+)高得多。游离的NH_3有毒性,且能透过血脑屏障;NH_4^+呈盐类形式存在,相对无毒,不能透过血脑屏障。游离的NH_3与NH_4^+的互相转化受肠腔pH值的影响。当结肠中pH>6时,NH_3大量弥散入血;pH<6时NH_4^+从血液转至肠腔,随粪便排出。此外,肾脏中的谷氨酰胺被谷氨酰胺酶分解而产氨,心肌及骨骼肌活动时也能产氨。机体清除血氨的途径有:①绝大部分来自肠道的有毒氨在肝脏内合成为无毒的尿素,经肾脏排出体外;②体内脑、肝、肾等组织利用和消耗氨合成谷氨酸和谷氨酰胺;③肾小管泌酸的同时以NH_4^+形式排出氨;④血氨过高时少量氨自肺呼出。

2) 血氨增高的原因:血氨增高的原因主要是由于氨生成过多和(或)代谢清除过少。肾前性与肾性氮质血症时,血中大量尿素弥散至肠腔转变为氨进入血液;肠源性氮质血症时,外源性氨如摄入过多含氮食物或药物,内源性氨如上消化道出血后停留在肠道内的血液分解,均可在肠道内产生氨,自肠腔弥散入血。肝功能衰竭时,肝脏利用氨合成尿素的能力减退,而门体分流存在时,肠道的氨未经肝脏解毒而直接进入体循环,使血氨增高。

3) 氨对中枢神经系统的毒性作用:一般认为氨的毒性作用主要是干扰脑细胞的三羧酸循环,使大脑细胞的能量供应不足,以致不能维持正常功能,同时氨是具有神经毒性的化合物,可直接损害中枢神经系统。氨在脑组织的去毒过程中,需消耗大量的辅酶、三磷酸腺苷、谷氨酸等,并产生大量的谷氨酰胺。谷氨酸是大脑的重要兴奋性神经递质,缺少则加重大脑抑制性,而谷氨酰胺是一种有机渗透质,其增多可导致脑细胞水肿。最近研究认为,星形胶质细胞是氨神经毒性的主要靶细胞,形成了"星形细胞学说",大脑"解氨毒"作用主要在星形细胞内由谷氨酰胺合成酶完成,星形细胞肿胀,功能受损进一步影响氨的代谢,并可影响神经元摄取和释放细胞外离子和神经递质的能力,出现HE表现。

(2) 假性神经递质学说:神经冲动的传导是通过递质完成的。神经递质有兴奋性和抑制性两类。兴奋性神经递质包括儿茶酚胺中的多巴胺和去甲肾上腺素、乙酰胆碱、谷氨酸和门冬氨酸等。正常情况下,食物中的芳香族氨基酸如酪氨酸、苯丙氨酸等经肠菌脱羧酶的作用转变为酪胺和苯乙胺,二者继续在肝内单胺氧化酶作用下被清除。当肝对酪胺和苯乙胺的清除发生障碍,二者则进入脑组织,在脑内 β 羟化酶作用下形成 β 羟酪胺和苯乙醇胺。这二者的化学结构与兴奋性神经递质多巴胺和去甲肾上腺素相似,称为假性神经递质,它们取代了突触中的正常递质,使神经传导发生障碍,出现意识障碍和昏迷。

(3)γ-氨基丁酸/苯二氮䓬(GABA/BZ)复合体学说:GABA 是哺乳动物大脑的主要抑制性神经递质,血浆中的 GABA 由谷氨酸经肠道细菌谷氨酸脱羧酶作用衍生而来,在门体分流和肝衰竭时,一方面肝脏对 GABA 的清除明显降低,另一方面,GABA 可绕过肝进入体循环,导致血中 GABA 浓度增高,相应的脑组织和脑脊液中 GABA 浓度也增高。近年在肝性脑病的动物模型中发现血浆中 GABA 浓度增高,血脑屏障通透性也增高,大脑突触后神经元的 GABA 受体增多。这种受体不仅与 GABA 结合,还与巴比妥类和苯二氮䓬类药物结合,故称为 GABA/BZ 复合体。上述三者的任何一种与受体结合后,均可导致神经传导抑制。

(4)氨基酸代谢失衡学说:研究证实,肝硬化失代偿患者血浆芳香族氨基酸(AAA,苯丙氨酸、酪氨酸、色氨酸)增多,支链氨基酸(BCAA,如缬氨酸、亮氨酸、异亮氨酸)减少。前组在肝内分解代谢,肝功能衰竭时分解减少,故血浓度增高。后组主要在骨骼肌而不在肝脏代谢分解,胰岛素有促使这类氨基酸进入肌肉的作用,肝功能衰竭时胰岛素灭活减少,使支链氨基酸大量进入肌肉,血浓度降低。此两组氨基酸通过血脑屏障是由同一载体转运的,因此它们是在竞争排斥中进入大脑。血中支链氨基酸浓度降低,其竞争力量减弱,芳香族氨基酸争得载体而入脑的机会就增多。进入脑内的芳香族氨基酸增多,可进一步形成假神经递质。肝硬化患者血中色氨酸增多,脑中增多的色氨酸可衍生为 5-羟色胺和 5-羟吲哚乙酸,二者都是中枢神经元的抑制性递质,有拮抗去甲肾上腺素的作用,与早期睡眠方式及日夜节律改变有关。

(5)锰离子:锰具有神经毒性,正常时由肝脏分泌入胆道,然后至肠道排出体外,肝病时锰不能正常排出并进入体循环,在脑部积聚产生毒性。

【临床表现】

肝性脑病临床表现常因原有肝病性质、肝功能损害轻重缓急及诱因不同而很不一致。一般可根据意识障碍程度、神经系统表现和脑电图改变,将肝性脑病由轻至重分为五期:

1. 0 期(潜伏期) 也称轻微肝性脑病,无行为和性格的异常,无神经系统病理征,脑电图正常,只在心理测试或智力测试时有轻微异常。

2. 1 期(前驱期) 轻度性格改变和行为失常,如欣快激动或淡漠少言、衣冠不整或随地便溺,应答尚准确,但有时吐词不清且较缓慢。不能完成简单的计算和智力构图(如搭积木等),可有扑翼样震颤,亦称肝震颤,即嘱患者两臂平伸,肘关节固定,手掌向背侧伸展,手指分开时,可见到手向外侧偏斜,掌指关节、腕关节、甚至肘与肩关节不规则的扑击样抖动。此期脑电图多数正常。此期持续数天及数周,因症状不明显易被忽视。

3. 2 期(昏迷前期) 以意识模糊、睡眠障碍、行为失常为主。前一期症状加重,定向力和理解力均减退,对时间、地点、人物的概念混乱,言语不清,举止反常,多有睡眠时间倒错、昼睡夜醒,甚至有幻觉、恐惧、狂躁而被看成一般精神病。此期患者有明显神经系统体征,如腱反射亢进、肌张力增高、踝阵挛及 Babinski 征阳性等。此期扑翼样震颤存在,脑电图表现特异性异常。

4. 3期(昏睡期) 以昏睡和精神错乱为主。各种神经体征持续存在或加重,患者大部分时间呈昏睡状态,但可唤醒。醒时尚能答话,但常有神志不清和幻觉。此期各种神经体征持续存在或加重,肌张力增加,四肢被动运动常有抵抗力,锥体束征呈阳性,配合者扑翼样震颤仍可引出。脑电图有明显异常。

5. 4期(昏迷期) 神志完全丧失,不能唤醒。浅昏迷时,对疼痛刺激有反应,腱反射亢进,肌张力增加,扑翼样震颤因患者不合作而无法引出。深昏迷时,各种反射均消失,肌张力降低,瞳孔散大,可出现阵发性惊厥、踝阵挛和换气过度。此期脑电图明显异常。

肝性脑病临床分期及各期主要表现见表4-4。

表4-4 肝性脑病临床分期及各期主要表现

主要表现	前驱期	昏迷前期	昏睡期	昏迷期	
	轻度性格改变行为失常	意识模糊睡眠障碍	昏睡精神错乱	浅昏迷	深昏迷
扑翼样震颤	有	有	有	无	无
腱反射亢进	无	有	有	有	无
锥体束征阳性	无	有	有	有	无
脑电图改变	无	有	有	有	有

以上各期的分界常不清楚,前后期表现可有重叠,肝功能损害严重的肝性脑病患者常有明显黄疸、出血倾向和肝臭,易并发各种感染、肝肾综合征和脑水肿等情况,临床表现更加复杂。

【实验室检查】

1. 血氨 慢性肝性脑病尤其是门体分流性脑病者多有血氨升高。急性起病者血氨多正常,故不作为常规检查。

2. 脑电图检查 前驱期正常。昏迷前期到昏迷期,脑电图明显异常,典型的改变为节律变慢,出现每秒 4~7 次的 θ 波和每秒 1~3 次的 δ 波。脑电图检查不仅有诊断价值,而且对判断预后有一定的价值。

3. 心理智能测试 主要用于早期肝性脑病的诊断。一般将木块图试验、数字连接试验、数字符号试验联合应用,方法简便,无需耗材,但受年龄、教育程度的影响。

4. 影像学检查 行 CT 和 MRI 检查时,急性肝性脑病患者可发现脑水肿,慢性肝性脑病患者则可发现不同程度的脑萎缩。

5. 诱发电位 当刺激各种感官时,其信息被大脑皮质或皮质下层所接受,而产生的电位,称之为诱发电位,它不同于脑电图所记录的大脑自发性电活动,可用于轻微肝性脑病的诊断和研究。

6. 临界视觉闪烁频率 肝性脑病早期,星形胶质细胞轻度肿胀,功能障碍,改变胶质神经元的信号传导,这种病变在视网膜胶质细胞上也存在,表现为临界视觉闪烁频率的改变,可借此观察大脑胶质星形细胞病变情况,用于检测轻微肝性脑病。

【诊断要点】

1~4 期 HE 的主要诊断依据为：①有严重肝病和(或)广泛门-体静脉侧支循环建立和开放；②有肝性脑病的诱因；③行为失常、昏睡或昏迷；④明显肝功损害或血氨增高；⑤扑翼样震颤和典型脑电图改变。

0 期肝性脑病的诊断依据为：①有严重肝病和(或)广泛门体静脉侧支循环形成的基础；②心理智能测验、诱发电位、头部 CT 或 MRI 检查及临界视觉闪烁频率异常。

【治疗要点】

目前尚无特效疗法，多采用综合措施，包括积极治疗原发肝病，去除病因和诱因，减少肠内毒物生成和吸收，促进氨代谢清除和调节神经递质等。

1. 识别及消除诱因　去除和避免诱发因素是 HE 治疗的关键环节，必须及时防治感染、上消化道出血；避免快速、大量排钾利尿和放腹水；纠正电解质和酸碱平衡紊乱；保持排便通畅，防止便秘；不用或慎用镇静、催眠、镇痛药及麻醉剂。

2. 减少肠内氮源性毒物的生成和吸收

(1) 调整饮食结构和限制蛋白质饮食，同时尽量保证热能供应和各种维生素补充。

(2) 抑制细菌生长

1) 抗生素：口服抗生素能抑制肠内产尿素酶的细菌，促进乳酸杆菌繁殖，减少氨的形成和吸收。常用抗生素有新霉素、甲硝唑、利福昔明等。

2) 乳果糖或乳梨醇：口服乳果糖后在小肠不被分解，在结肠中被细菌分解为乳酸和醋酸，使肠内呈酸性，不利于肠内产尿素酶的细菌繁殖，但有利于乳酸杆菌繁殖，从而减少氨的产生。另外，肠内酸性环境可促进血液中氨渗入肠道排出。乳梨醇疗效与乳果糖相似，但其甜度低，口感好，不良反应亦较少。

3) 益生菌制剂：口服某些不产尿素酶的有益菌可抑制有害菌的生长，对减少氨的生成有一定作用。

(3) 灌肠或导泻：清除肠内含氮物质或积血，适用于上消化道出血或便秘者。可用生理盐水或弱酸性溶液灌肠，也可用 25% 硫酸镁 30~50ml 导泻。弱酸液灌肠可使肠内的 pH 值保持于 5~6，利于血中 NH_3 进入肠腔随粪便排出。忌用肥皂水灌肠，因其可使肠腔内呈碱性，使氨离子易经肠黏膜弥散入血至脑组织，加重肝性脑病。应保持大便通畅，每日 2~3 次软便为宜。

3. 促进体内氨的代谢

(1) L-鸟氨酸-L-门冬氨酸(OA)：是一种鸟氨酸和门冬氨酸的混合制剂，能促进体内的尿素循环而降低血氨。

(2) 鸟氨酸-α-酮戊二酸：其降氨机制与 OA 相同，但其疗效不如 OA。

(3) 谷氨酸钾或谷氨酸钠：其机制是与游离氨结合形成谷氨酰胺，从而降低血氨。

(4) 精氨酸：可与氨合成尿素和鸟氨酸，从而降低血氨。

4. 调节神经递质

(1) GABA/BZ 复合体受体拮抗剂：氟马西尼是 BZ 受体拮抗剂，可以拮抗内源性苯二氮䓬所致的神经抑制。对于部分Ⅲ~Ⅳ期患者有促醒作用。

(2) 减少或拮抗假性神经递质：支链氨基酸(BCAA)制剂是一种以亮氨酸、异亮氨酸、缬氨酸等支链氨基酸为主的复合氨基酸。其机制为竞争性芳香族氨基酸进入大脑,减少假性神经递质的形成,其疗效尚有争议,但对不能耐受蛋白质的营养不良者,有助于改善其氮平衡。

5. 人工肝　用分子吸附剂再循环系统,血液灌流、血液透析等方法可清除血氨和其他有毒物质,适用于急性肝衰竭患者,为肝移植做准备。

6. 肝移植　是治疗各种终末期肝病的一种有效手段,适用于严重和顽固性肝性脑病有肝移植指征者。

【常用护理诊断/问题】

1. 急性意识障碍　与血氨增高影响大脑细胞正常代谢等有关。

2. 营养失调　低于机体需要量与食欲下降、消化吸收障碍、控制蛋白质摄入等有关。

3. 活动无耐力　与肝功能减退、营养摄入不足有关。

4. 知识缺乏　缺乏肝性脑病的预防保健知识。

【护理措施】

1. 病情观察　密切注意肝性脑病的早期征象,如有无冷漠或欣快,理解力和近期记忆力减退,行为异常(哭泣、叫喊,当众便溺等),以及扑翼样震颤。注意观察患者思维和认知的改变,可以通过定时唤醒或刺激等方法判断患者意识障碍的程度,及时与医生取得联系。观察水、电解质和酸碱平衡及血氨情况,定期复查肝肾功能、电解质、血氨的变化,有异常及时通知医生进行处理。监测并记录患者的体温、脉搏、呼吸、血压及瞳孔的变化。

2. 起居护理　专人看护,合理安排肝病患者的生活作息时间,病情轻者注意劳逸结合,病情重者以卧床休息为主,以利于肝细胞的再生,减轻肝脏负担。居室应通风良好,温湿度适宜。昏迷患者头偏向一侧,保持呼吸道通畅;烦躁不安者使用床挡,必要时用约束带,以保证患者安全;意识恢复清醒者要加强巡视,及时发现异常情况。

3. 饮食护理　肝性脑病患者饮食原则为高热量、高糖、高维生素、限制蛋白、适量脂肪、易消化饮食,保证每天总热量供应在 5.0~6.7MJ(1200~1600kcal)。以维持机体正氮平衡。

(1) 蛋白质:因饮食中的蛋白质可被肠菌氨基酸氧化酶分解产生氨,故肝性脑病患者应限制蛋白质的摄入,蛋白质摄入量 1.2g/(kg·d)为安全值,对血氨和 HE 的恢复没有负面影响。在发病开始数日内禁食蛋白质,尤其是昏迷者,病情好转或清醒后,可逐渐增加蛋白质饮食,每日 20g,以后每 3~5 日增加 10g,逐渐增至 1g/(kg·d),短期内不能超过 40~50g/d。以植物蛋白为宜,如豆制品,因其含蛋氨酸、芳香族氨基酸少,富含支链氨基酸和非吸收性纤维,并可促进肠蠕动,被细菌分解后还可降低结肠pH 值,并利于排便,故可加速毒物排出和减少氨吸收,故肝性脑病者首选植物蛋白。乳制品营养丰富,如病情稳定可适量摄入,肉类应尽量少摄入。大多数肝硬化患者存在营养不良,长时间限制蛋白质饮食会加重营养不良的程度,且负氮平衡会增加骨骼肌的动员而使血氨含量增加,应注意监测患者营养状况,必要时遵医嘱给患者口服或静脉补充支链氨基酸制剂。有低蛋白血症者,遵医嘱使用白蛋白。

(2) 糖类:肝性脑病者能量供应以糖类为主,给予蜂蜜、葡萄糖、果汁、面条、稀饭等。昏迷患者以鼻饲25%葡萄糖液供给热量,若胃排空不良可经静脉滴注,以减少体内蛋白质分解。

（3）维生素：食物配制中应含有丰富的维生素，尤其是维生素 C、B、E、K 等，但不宜用维生素 B_6，因其可使多巴在周围神经处转为多巴胺，影响多巴进入脑组织，减少中枢神经的正常传导递质。

（4）脂肪：应尽量少食用，因其可延缓胃排空。

（5）限制水、钠摄入：显著腹水者钠盐摄入应限制在 250mg/d，水摄入量一般为尿量加 1000ml/d。

4. 用药护理

（1）防止摄入大量液体或输液，因过多液体摄入可引起低血钾、稀释性低血钠、脑水肿等，可加重肝性脑病。如大量输注葡萄糖时，应警惕低钾血症、心力衰竭和脑水肿。

（2）患者慎用安眠药和镇静药物，以避免药物掩盖病情和加重对肝脏的损害，当患者狂躁不安或有抽搐时，可遵医嘱用地西泮、氯苯那敏等，但用量宜小，一般只用常用量的 1/3~1/2 量。禁用吗啡、水合氯醛、哌替啶及速效巴比妥类药物。

（3）谷氨酸钠（钾）偏碱性，碱中毒时要慎用，注意根据电解质情况选钠盐或钾盐。肾衰竭时慎用或禁用钾盐，以防血钾升高；水肿、腹水、心力衰竭、脑水肿时慎用或禁用钠盐。

（4）精氨酸呈酸性，适用于碱中毒时，含氯离子，不宜与碱性溶液配伍使用，静滴时不宜过速，因会引起流涎、面色潮红、呕吐、尿少，肾衰竭时禁用。

（5）新霉素长期应用有耳毒性和肾毒性，不宜超过 1 个月，用药期间监测听力和肾功能。

（6）乳果糖产气较多，不良反应为饱胀、腹痛、恶心、呕吐及电解质紊乱等，使用时应从小剂量开始。

（7）硫酸镁可刺激肠蠕动，有诱发出血可能，服药后应观察脉搏、血压、尿量和粪便颜色。

5. 对症护理

（1）兴奋、躁动不安：要注意患者安全，如取下义齿、发夹，加床挡或适当约束，防止坠床。

（2）昏迷：患者取仰卧位，头偏向一侧，以防舌后坠，阻塞呼吸道。做好口腔、眼及二便的护理，对眼睑闭合不全，角膜外露的患者可用生理盐水纱布覆盖眼部，特别要注意保持呼吸道通畅和防止感染。

（3）抽搐、脑水肿：患者可戴冰帽降低颅内温度以减少能量消耗，保护脑细胞功能。应用脱水剂时要注意滴速，密切观察尿量。

（4）出血倾向：护理中要注意保护皮肤、黏膜免受损伤，遵医嘱进行止血、输血治疗。

（5）感染征兆：如有感染症状出现，应及时报告医生并遵医嘱及时、准确地给予抗生素。

6. 心理护理

（1）随着病情进展，患者逐渐丧失自理能力，加强临床护理的同时，应多关心安慰患者。同时，与家属建立良好的关系，给予情感上的支持。

（2）长期治疗亦给家庭带来沉重的经济负担，使患者和家属出现各种心理问题，

笔记

应密切注意其心理状态,尤其应观察患者是罹患疾病后的心理问题还是该病意识障碍的表现。

(3)护士给照顾者讲解和示范各种照顾内容和方法,与其一起制定患者的护理计划,让其做好充分的心理准备。

7. 中医护理　本病属中医"瘟黄"、"神昏"、"厥证"等范畴。本病实证昏厥期,可按压涌泉、神阙、水沟等穴位以醒脑神、开清窍。中药保留灌肠对于降低血氨,改善肝性脑病引起的昏迷症状有较好的疗效。

【健康教育】

1. 知识宣教　向患者及家属讲解本病的发生、发展过程及治疗、预后,使其认识到疾病的严重性和自我护理保健的重要性。教会患者家属识别肝性脑病的早期征象,如出现性格行为异常、睡眠障碍等,需及时到医院就诊。

2. 心理指导　鼓励患者和家属树立战胜疾病的信心,保持乐观的情绪,配合医生积极治疗,家属应给予患者以精神支持和生活方面的照顾。

3. 饮食指导　坚持合理的饮食原则,讲解限制蛋白饮食的意义及各营养素摄入量。

4. 用药指导　避免使用镇静催眠药、含氮药物和对肝功能有损害的药物,避免诱发肝性脑病。指导患者按医嘱规定的药物、剂量、用法服药,了解药物的不良反应,并定期随访复诊。

【结语】

肝性脑病患者原有严重肝病病史,其中肝炎后肝硬化最多见,常由低血容量、含氮食物及药物摄入、感染、利尿不当等因素诱发,氨是促发肝性脑病的最主要神经毒素。临床表现包括原有肝病表现和意识障碍。分为五期,意识障碍从轻度性格改变至昏迷程度不等,五期界限不清,脑电图除一期外均异常,二期扑翼样震颤最明显,为本病特有体征。对肝性脑病患者早期诊断、早期治疗是治疗成功的关键。因本病早期症状不明显,时隐时现,护理上给予对症护理,限制蛋白饮食,强调严密观察病情、及时发现前驱症状,重点在于消除诱因,积极防治肝病。

第十节　急性胰腺炎

 案例导入

患者马先生,63岁,退休职员。主诉14小时前出现中上腹部疼痛,呈持续性钝痛并逐渐加重,疼痛在仰卧位加重,蜷曲位减轻,呕吐两次胃内容物,吐后腹痛无减轻。腹痛前参加聚餐饮白酒约200g及进食较多。有原发性高血压史5年,3年前B超发现有"胆囊炎、胆囊结石"。

身体评估:T 38.0℃,P 104次/分,R 20次/分,BP 130/80mmHg。急性疼痛病容,表情痛苦,蜷曲体位,神志清楚、查体合作;腹软,剑突下及剑脐间有压痛,无明显反跳痛及肌紧张。

入院诊断:腹痛待查,急性胰腺炎(?);胆囊炎、胆囊结石

请问:该患者目前主要的护理诊断/问题有哪些?对此急性期患者病情观察的要点是什么?如何对患者进行健康指导?

急性胰腺炎(acute pancreatitis,AP)是多种病因导致胰酶在胰腺内被激活后引起胰腺组织自身消化,从而出现水肿、出血甚至坏死的化学性炎症反应。临床上以急性上腹痛、恶心、呕吐、发热,血、尿淀粉酶增高为主要表现。

随着医疗技术及治疗策略的进步,近年来本病的病死率较前有所下降,但作为常见急腹症之一,其总死亡率仍达5%~10%,严重威胁着人类的生命健康,并带来沉重的社会和经济负担。据临床资料统计,该病患者平均发病年龄是55岁,男女比例为1.29:1。多数轻症胰腺炎患者以胰腺水肿为主,呈自限性,预后良好,临床多见,达80%~90%;少数重症胰腺炎患者胰腺出血坏死,而继发感染、腹膜炎、休克等并发症,病情重而凶险,预后差,临床少见,约占10%~20%。

【病因与发病机制】

1. 病因 急性胰腺炎的病因很多,我国以胆道疾病常见,西方国家以大量饮酒多见。

(1) 胆道疾病:约50%以上急性胰腺炎由胆结石、胆道炎症和胆道蛔虫所引起。这是因为约70%~80%的人胆总管和胰管共同开口于十二指肠乳头处,并被Oddi括约肌包绕,解剖上称为Vater壶腹,在胆石嵌顿、胆道感染分泌物、蛔虫阻塞等病理情况下,因壶腹部出口阻塞,引起Oddi括约肌水肿痉挛,同时伴胆道内压增高,可通过胆胰管共同通道使胆汁反流进入胰管,引起急性胰腺炎。另外,胆石在移行过程中也可损伤胆总管或壶腹部,会引起暂时性Oddi括约肌松弛,可使富含肠激酶的十二指肠液反流入胰管,引起急性胰腺炎。此外,胆道感染时细菌毒素、非结合胆红素等亦可通过胆胰间淋巴管交通支扩散至胰腺,激活胰酶,引起急性胰腺炎。

(2) 酗酒和暴饮暴食:酗酒和暴饮暴食均使胰液分泌旺盛;暴饮暴食时大量食糜涌入十二指肠以及酗酒时乙醇的直接刺激,均可引起十二指肠乳头水肿,Oddi括约肌痉挛;长期酒癖者胰管内蛋白沉淀,致蛋白栓形成而堵塞胰管,以上原因致胰液排出不畅,胰管内压增高而引起急性胰腺炎。酗酒引起剧烈呕吐者,又可使十二指肠内压力骤增,导致十二指肠液反流入胰管,激活胰酶而引起急性胰腺炎。

(3) 胰管梗阻:若胰管出现结石、肿瘤、蛔虫或狭窄,可引起胰管梗阻,致胰液排泄障碍,当胰液分泌旺盛时,胰管内压增高,可使胰管小分支和腺泡破裂,胰液消化酶溢入间质,引起急性胰腺炎。胰腺分裂症者系先天胚胎发育异常,多经副胰管引流大部分胰液,因相对狭窄而引流不畅,引起急性胰腺炎。

(4) 手术与创伤:腹腔手术特别是胰、胆或胃手术,腹部钝挫伤等,少数ERCP检查时重复注射造影剂或注射压力过高时,可直接或间接损伤胰腺组织及其血液供应而引起胰腺炎。

(5) 内分泌与代谢障碍:甲状旁腺肿瘤、维生素D过多等疾病引起的高钙血症,可刺激胰液分泌增加并促进胰蛋白酶原激活,还可通过胰管钙化、胰管内结石导致胰液引流不畅,甚至胰管破裂。任何原因引起高脂血症(如家族性高脂血症),可通过胰液内脂质沉着或来自胰外脂肪栓塞引发胰腺炎。

(6) 感染:某些急性传染病如流行性腮腺炎、柯萨奇病毒感染、传染性单核细胞增多症、Echo病毒和肺炎衣原体感染等,可增加胰液分泌引起急性胰腺炎,但症状多数较轻,随感染痊愈而自行消退,常伴特异性抗体升高。沙门菌或链球菌菌血症时可出现胰腺炎。

（7）药物：噻嗪类利尿剂、硫唑嘌呤、糖皮质激素、磺胺类等药物可直接损伤胰腺组织，使胰液分泌或黏稠度增加，引起急性胰腺炎，多发生在服药最初 2 个月，与剂量无明确相关。

（8）十二指肠乳头邻近部位的病变：邻近十二指肠乳头部的十二指肠憩室炎、球部溃疡并发炎症等情况下，可致胰管出口阻塞，引起急性胰腺炎。

（9）其他：胃部手术后输入袢综合征、肾或心脏移植术后、血管性疾病及遗传因素等，致胰腺血液循环障碍，可引发胰腺炎。

（10）病因不明：多数急性胰腺炎可找到致病因素，但仍有 5% ~25% 的患者病因不明，称为特发性胰腺炎。

2. 发病机制　近年来研究显示，急性胰腺炎的发病机制主要为：由于各种致病因素引起胰管内压力升高，腺泡细胞内钙离子水平显著上升，溶酶体在腺泡内提前激活酶原，使大量活化的胰酶消化胰腺自身组织。①损伤腺泡细胞，产生大量的炎症介质如氧自由基、血小板活化因子、前列腺素、白介素-1 等均可增加血管通透性，导致大量炎性渗出；②胰腺微循环障碍使胰腺出血、坏死。炎症过程中参与的众多因素可以通过正反馈方式，使炎症逐级放大，当超过机体抗炎能力时，炎症向全身扩展，出现多器官炎性损伤及功能障碍。

急性胰腺炎的病理表现可分为急性水肿型和出血坏死型两型。急性水肿型可发展为急性出血坏死型，但部分患者起病初期即为出血坏死型。

【临床表现】

急性胰腺炎根据患者临床表现和病情轻重的不同，可分为轻症急性胰腺炎、重症急性胰腺炎和中度重症急性胰腺炎。急性水肿型胰腺炎多表现为轻症、急性出血坏死型多表现为重症，临床上以急性水肿型较多见。

1. 症状

（1）腹痛：为本病主要表现和首发症状。多在胆石症发作不久、暴饮暴食或饮酒后 1 ~2 小时突然发作。腹痛常位于上腹正中，可偏左或偏右，常向腰背部呈带状放射。疼痛性质不一，可为钝痛、绞痛、钻痛或刀割样痛，疼痛剧烈而持续，可有阵发性加剧。进食后疼痛加重，且不易被胃肠解痉剂缓解。部分患者弯腰抱膝或上身前倾体位可减轻疼痛。水肿型患者腹痛 3 ~5 天可缓解，重症患者疼痛持续时间较长，当发生腹膜炎时，疼痛可波及全腹。极少数年老体弱患者腹痛极轻微或无腹痛。

腹痛发生机制包括：①胰腺炎症刺激和牵拉胰腺包膜上的神经末梢；②炎性渗出液和胰液外渗刺激腹膜和腹膜后组织；③炎症累及肠道引起肠胀气和肠麻痹；④胰管阻塞或伴胆囊炎、胆石症引起疼痛。

（2）恶心、呕吐与腹胀：起病时常伴恶心、呕吐，多在进食后出现，大多频繁而持久。剧烈呕吐者可吐出食物和胆汁，呕吐后腹痛并不减轻。大部分患者有腹胀，重症者甚至出现麻痹性肠梗阻。

（3）发热：多为中度发热，一般持续 3 ~5 天，不超过 38.0℃。若持续一周以上不退或逐日升高，超过 38.5℃ 并伴白细胞升高，应考虑有胰腺脓肿或胆道炎症等继发感染。特别在胰腺或腹腔有继发感染时，常出现高热。

（4）低血压和休克：仅见于重症者。可在起病数小时突然出现，提示胰腺有大片坏死。也可逐渐出现，或在有并发症时发生。这与胰蛋白酶激活各种血管活性物质致周围血管扩张、有效循环血容量不足、并发消化道出血有关。

（5）水电解质及酸碱平衡紊乱：多有轻重程度不等脱水，呕吐频繁者可有代谢性碱中毒，重症者常有显著脱水和代谢性酸中毒，并常伴高血糖、低钾血症、低镁血症、低钙血症（<2mmol/L），偶可发生糖尿病酮症酸中毒或高渗昏迷。

2. 体征

（1）轻型急性胰腺炎：患者一般情况尚好，仅表现为上腹部轻度压痛，无肌紧张与反跳痛，可有不同程度的腹胀，肠鸣音减弱。

（2）重症急性胰腺炎：患者呈急性病容，痛苦表情，伴呼吸急促、脉搏增快、血压下降，上腹压痛明显。并发急性腹膜炎时有全腹压痛、反跳痛与肌紧张。并发胰源性腹水时可有移动性浊音，腹水呈血性。胰酶或坏死组织液及出血沿腹膜后间隙及肌层渗到腹壁下可导致两侧胁腹部皮肤呈暗灰蓝色（Grey-Turner 征）或脐周皮肤青紫（Cullen 征）。低钙血症引起手足抽搐，常是重症与预后不良的征兆，一则因大量脂肪组织坏死时分解出脂肪酸与血中游离钙离子结合成脂肪酸钙，二则因胰腺炎致胰高血糖素释放，刺激甲状腺分泌降钙素所致。部分患者于病后 1~2 天出现一过性黄疸；系胰头炎症水肿压迫胆总管所致。如有胰腺脓肿或假性囊肿形成，上腹部可扪及肿块。

3. 并发症　主要见于重症胰腺炎，可有局部并发症和全身并发症。

（1）局部并发症：包括胰腺脓肿和假性囊肿。①胰腺脓肿：因胰腺及周围组织坏死继发感染引起，出现于起病后 2~3 周，高热不退、呈弛张热，持续腹痛，上腹部肿块；②假性囊肿：出现于起病后 3~4 周，为急性胰腺炎后形成的有纤维组织或肉芽囊壁包裹的胰液积聚，因胰腺坏死组织或脓肿内容物与胰管相通排出后所致，多位于胰腺体尾部，囊壁为坏死组织、肉芽无上皮组织覆盖，故易破裂致胰源性腹水，系难治性腹水，严重者囊肿破裂后并发急性弥漫性腹膜炎。

（2）全身并发症：重症胰腺炎并发不同程度多器官功能衰竭，包括：①急性呼吸窘迫综合征：最常见，突然发作、进行性呼吸窘迫、发绀等，常规氧疗不能缓解；②急性肾衰竭：少尿、蛋白尿和进行性血尿素氮、肌酐增高等；③心律失常和心力衰竭：可并发心包积液、心律失常和心力衰竭，严重心律失常可致猝死；④消化道出血：应激性溃疡或黏膜糜烂致上消化道出血，胰腺坏死穿透横结肠致下消化道出血；⑤胰性脑病：表现为精神症状，如幻觉、妄想、躁狂及定向力障碍等；⑥脓毒血症和真菌感染：病死率很高，早期以革兰阴性杆菌为主，后期为混合菌，脓毒血症与胰腺脓肿同时存在，重者机体免疫力极低，加之抗生素大量使用，极易产生真菌感染；⑦高血糖：多为暂时性，胰腺损伤严重时可出现糖尿病；⑧皮下等脂肪坏死；⑨弥散性血管内凝血。

【辅助检查】

1. 血常规　血白细胞计数升高，中性粒细胞明显增高及核左移。

2. 淀粉酶测定　急性胰腺炎时，血清和尿淀粉酶常有明显升高，但病情的严重性与淀粉酶升高的程度并不一致（表 4-5）。血清淀粉酶超过正常值 3 倍可确诊本病。尿淀粉酶值受尿量影响。胰源性腹水和胸腔积液中的淀粉酶值亦明显升高。其他急腹症如消化性溃疡、胆石症、肠梗阻等可有血清淀粉酶升高，但一般不超过正常值 2 倍。

表4-5　急性胰腺炎发病后血、尿淀粉酶的动态变化

种类	开始上升（小时）	到达高峰（小时）	开始下降（小时）	持续时间（天）	诊断值
血清淀粉酶	6～12	12～24	48～72	3～5	>500U
尿液淀粉酶	12～14			7～14	>256U

3. 血清脂肪酶测定　血清脂肪酶常在病后 24～72 小时开始升高,持续 7～10 天,超过 1.5U/L(Cherry-Crandall 法)时有意义,且特异性较高。

4. C 反应蛋白(CRP)　CRP 是组织损伤和炎症的非特异性标志物,在胰腺坏死时明显升高。

5. 生化检查　可有血钙降低(<2mmol/L),低血钙程度与临床严重程度平行,若低于 1.5mmol/L 则预后不良。暂时性血糖升高较常见。持久空腹血糖高于 10mmol/L 反映胰腺坏死。此外可有血清 AST、LDH 增加,血清清蛋白降低,血清甘油三酯升高。

6. 影像学检查

(1) 腹部 X 线平片:可见"哨兵样"和"结肠切割征",为胰腺炎的间接指征,可发现肠麻痹或麻痹性肠梗阻征象;可排除其他急腹症,如内脏穿孔等;弥漫性模糊影、腰大肌边缘不清,提示腹水。

(2) 腹部 B 超:作为急性胰腺炎常规初筛检查。可见胰腺肿大、胰内及胰周回声异常,可了解胆囊和胆道情况;后期有助于胰腺脓肿或假性囊肿的诊断。

(3) CT 显像:对急性胰腺炎的诊断和鉴别诊断、评估严重程度、鉴别轻症和重症胰腺炎,以及是否受累附近器官具有重要价值。增强 CT 是诊断胰腺坏死的最佳方法。轻症可见胰腺弥漫增大增厚,胰周边缘不规则;重症可见胰周区消失,网膜囊和网膜脂肪变性,密度增加,胸腔、腹腔积液。

【诊断要点】

根据病史、典型临床表现和实验室检查,常可做出诊断。患者有胆道疾病、酗酒、暴饮暴食等病史,突发剧烈而持续的上腹部疼痛、休克或是血尿淀粉酶增高,应考虑急性胰腺炎的可能。一般具备以下 3 条中的任意 2 条,诊断即可成立:①急性、持续中上腹痛;②血清淀粉酶或脂肪酶>正常值上限 3 倍;③发现胰腺炎症、坏死等急性胰腺炎的典型影像学改变。

轻症与重症急性胰腺炎的临床预后截然不同,区别二者十分重要,若有以下表现,应按重症胰腺炎处理:①临床症状:烦躁不安、四肢厥冷、皮肤呈斑点状等休克症状;②体征:腹肌强直、腹膜刺激征、Grey-Turner 征或 Cullen 征;③实验室检查:血钙显著下降(<2mmol/L)、无糖尿病史情况下血糖升高(>11.2mmol/L),血尿淀粉酶突然下降;④腹水检查示高淀粉酶活性。

【治疗要点】

治疗原则为减轻腹痛、减少胰液分泌、防治并发症。大多数轻症急性胰腺炎患者,经 3～5 天积极治疗可痊愈,重症胰腺炎患者必须采取综合性治疗措施,积极抢救。

1. 抑制或减少胰液分泌

(1) 禁食及胃肠减压:禁食、持续胃肠减压或经鼻行鼻胆管引流,可减少胃酸与食物刺激胰液分泌,减轻腹痛与腹胀。

（2）抑酸治疗：

1）H_2 受体拮抗剂或质子泵抑制剂，可减少胃酸分泌，从而减少对胰腺分泌的刺激。

2）抗胆碱能药：可解除胃肠平滑肌痉挛和抑制胃肠腺体分泌，从而减轻疼痛和减少胃酸分泌。常用阿托品或山莨菪碱(654-2)肌内注射。有肠麻痹、尿潴留、严重腹胀者不宜使用抗胆碱能药。

（3）生长抑素及其类似物的应用：生长抑素具有抑制胰液和胰酶分泌、抑制胰酶合成的作用，其类似物奥曲肽疗效亦较好。重症胰腺炎者应尽早使用。生长抑素如施他宁剂量为 $250\mu g/h$，奥曲肽为 $25\sim50\mu g/h$，持续静滴，持续 $3\sim7$ 天。

2. 抑制胰酶活性　仅用于重症胰腺炎早期，国内学者推荐使用。常用药物抑肽酶 20 万~50 万 U/d，分两次溶于葡萄糖液静滴，或用加贝酯 $100\sim300mg$ 溶于葡萄糖液，以 $2.5mg/(kg \cdot d)$ 速度静滴，病情好转后逐渐减量。

3. 解痉镇痛　疼痛剧烈者可用肌内注射哌替啶止痛，每次剂量为 $50\sim100mg$。因吗啡可增加 Oddi 括约肌压力，阿托品可诱发或加重肠麻痹，故均不宜使用。

4. 抗生素应用　胆道疾病所致胰腺炎和重症胰腺炎者应常规使用抗生素，以防胰腺坏死继发细菌感染。常用药物以喹诺酮类或亚胺培南为佳，因该类药物对肠道移位细菌敏感，且对胰腺有较好渗透作用；同时联合应用甲硝唑以抑制厌氧菌。

5. 抗休克治疗　重症胰腺炎患者低血容量休克时可于输全血、血浆、白蛋白或血浆代用品，补充血容量，可在扩容基础上应用血管活性药物。

6. 纠正水电解质平衡失调　由于禁食、呕吐、胃肠减压等易造成水、电解质平衡失调，应积极补充液体及电解质。

7. 营养支持　重症胰腺炎者早期一般采用全胃肠外营养，如无肠梗阻，应尽早过渡到肠内营养，以增强肠内黏膜屏障。

8. 其他治疗

（1）监护：通过观察患者的症状体征、实验室检查、影像学变化，了解病情发展。

（2）呼吸功能支持：轻症患者可给予鼻导管、面罩吸氧，使动脉氧饱和度>95%。当出现急性肺损伤、呼吸窘迫时，应给予正压机械通气。

（3）连续性血液净化：当患者出现急性肾功能不全时，可采用连续性血液净化清除体内有害的代谢产物或外源性毒物，达到净化血液的目的。

（4）中医治疗：对急性胰腺炎有一定疗效，主要有柴胡、黄连、黄芩、枳实、厚朴、木香、白芍、芒硝、大黄(后下)等，随症加减用量。

（5）手术治疗：①内镜下 Oddi 括约肌切开术：用于胆源性胰腺炎合并胆道感染或梗阻者，行 Oddi 括约肌切开术或放置鼻胆管引流；②腹腔灌洗：通过腹腔灌洗可清除腹腔内细菌、内毒素、胰酶、炎性因子等，以减少此类物质入血损害全身脏器；③手术治疗：胰腺坏死合并感染、胰腺脓肿、胰腺假性囊肿、胆道梗阻或感染、疑有腹腔脏器穿孔或肠坏死者诊断未明需行剖腹探查术者，是手术指征。

【常用护理诊断/问题】

1. 疼痛　腹痛与胰腺及其周围组织炎症、水肿或出血坏死有关。

2. 体温过高　与胰腺炎症有关。

3. 有体液不足的危险　与呕吐、禁食、胃肠减压或胰腺出血有关。

【护理措施】

1. 病情观察

（1）观察腹痛的程度、部位、性质及解痉药物效果。注意监测患者用药前后疼痛有无减轻、疼痛性质和特点有无改变。若疼痛持续存在伴高热，则应考虑并发急性胰腺脓肿；如疼痛剧烈、腹肌紧张、压痛、反跳痛明显，提示并发腹膜炎，及时通知医生。

（2）注意观察呕吐物的量及性质，行持续胃肠减压和鼻胆管引流者，观察和记录引流液的量、色、性状，准确记录24小时出入液量，观察患者皮肤黏膜色泽和弹性变化，判断脱水程度。

（3）定期留取标本，监测血尿淀粉酶、血糖、血电解质的变化；监测动脉血气分析；伴低钙血症者可给予静脉注射葡萄糖酸钙。

（4）重症胰腺炎者如有条件应收治在ICU，密切观察其体温、血压、脉搏、呼吸、尿量、中心静脉压及神志情况，注意有无尿量减少、呼吸急促、脉搏细速等多脏器功能衰竭表现。

2. 起居护理　急性期绝对卧床休息，降低机体代谢率，增加脏器血流量，促进组织修复。协助患者弯腰屈膝侧卧位，以减轻疼痛。鼓励患者翻身。因剧痛在床上辗转不安者要防止坠床，周围不要有危险物品。因疼痛多汗者要注意保持皮肤干燥。对重症胰腺炎者应协助其做好日常生活护理。

3. 饮食护理

（1）轻症急性胰腺炎患者禁食约需4～7天，重症患者禁食至少2周，过早进食可导致胰腺假性囊肿的发生。明显腹胀者需行胃肠减压，以减少胃酸分泌，进而减少胰液分泌，减轻腹痛腹胀。护士应向患者及家属解释禁食的意义。

（2）禁食期间一般不能饮水，口渴者可含漱或湿润口唇，应做好口腔护理。

（3）禁食期间通过静脉滴注葡萄糖注射液补充能量，对重症者进行全胃肠外营养，促进胰腺细胞修复。根据患者脱水程度、年龄和心肺功能，遵医嘱适当调整补液量及速度，及时补充因呕吐、发热、引流和禁食所丢失的液体，纠正酸碱失衡，胃肠减压时入液量需达到3000ml/d以上。

（4）肠内营养：对血尿淀粉酶显著下降、症状稍缓解且无肠梗阻者，可在胃镜直视下经鼻置入鼻肠营养管于十二指肠降段远端（距门齿约60cm），体外留置约10cm固定，进行肠内营养。①一般鼻肠营养管最多留置42天；②留置期间每8小时用25～50ml生理盐水冲洗管道，管饲前后用至少25ml生理盐水冲洗管道，以防堵塞；③开始时用营养泵控制肠内营养液滴速，从25ml/h开始，逐渐增至稳定数值，以此速度持续滴入，以后再分次滴入，以防止一过性高血糖及低血糖反应发生；④随着病情逐渐好转，待腹痛和呕吐基本消失，血常规和血尿淀粉酶降至正常，可给少量碳水化合物类流质饮食，逐渐恢复正常饮食，但忌油脂，避免刺激性强、产气过多、高蛋白饮食。

4. 用药护理

（1）H_2受体拮抗剂、质子泵抑制剂、抗胆碱能药物等抑酸剂的不良反应及护理详见本章第三节"消化性溃疡"。若患者有肠麻痹、尿潴留、严重腹胀则不宜使用抗胆碱能药，因其松弛平滑肌而加重上述症状。

（2）若患者疼痛剧烈，可遵医嘱给予哌替啶等解痉镇痛药，但哌替啶反复使用可致成瘾，禁用吗啡，因吗啡可引起Oddi括约肌痉挛，加重疼痛。

（3）遵医嘱应用生长抑素类药物，调整适当的输液速度和量。14 肽天然生长抑素（施他宁），用法为首剂 250μg 静脉缓注，继以 250μg/h（3mg 加 10% 葡萄糖液 500ml）持续静脉滴注。本药半衰期极短，仅 2～3 分钟，故应持续静滴，滴注过程中不能中断，若中断超过 5 分钟，应重新注射首剂。8 肽生长抑素拟似物（如善宁、奥曲肽）该药半衰期较长，用法为首剂 100μg 静脉缓注，继以 25～50μg/h（0.3mg 加 10% 葡萄糖液 500ml）持续静脉滴注。生长抑素及其拟似物使用时严格控制静脉推注或滴注速度，速度过快易引起恶心、呕吐。

（4）部分抑制胰酶活性的药物会引起过敏反应，使用前应做药物过敏试验，如抑肽酶试敏液 0.1ml 静脉内注射，15 分钟后观察患者有无胸闷、心悸等不适，过敏者则不可使用。

5. 对症护理

（1）腹痛：对重症胰腺炎者，需准备抢救用物如静脉切开包、血浆、输液用物、氧气、人工呼吸器、气管切开包等。腹腔内渗液严重需做好耻骨上切开引流的手术前准备。对重症胰腺炎有明显手术指征者，需立即做手术切除者，应做好术前准备。

（2）呼吸困难：对发生呼吸困难、有急性呼吸窘迫综合征患者，应配合医生应用气管切开与人工呼吸器等。

（3）休克：若患者出现神志改变、尿量减少、皮肤黏膜苍白、出冷汗等时，应给予休克体位（平卧位），注意保暖，吸入氧气，配血、备血及建立静脉通路，快速静脉输液、输血或输血浆以纠正低血容量。如血压仍不上升应按医嘱给予升压药物，必要时监测中心静脉压调节滴速。

6. 心理护理　①帮助患者减轻或去除加重疼痛的因素，指导患者采用减轻疼痛的方法如松弛疗法，皮肤刺激疗法等；②向患者及家属解释禁食的重要意义，并关心和照顾其生活，以减轻其焦虑；③对重症胰腺炎者，护士应简明扼要讲解疾病的发生发展，陪伴患者，给予适当安慰，减轻恐惧。

7. 中医护理　本病属中医"胃痛"范畴。急性期应禁食，待病情逐渐好转后，可给清淡的流质、半流质，逐渐恢复正常饮食，忌食辛辣之品，戒酒。腹痛者可给予穴位按摩，取穴：中脘、天枢、气海等；亦可遵医嘱予以耳穴贴压（耳穴埋豆），根据病情需要，可选择脾、胃、交感、神门、肝胆、内分泌等穴位；或遵医嘱配合艾灸、药熨疗法以温中止痛。恶心呕吐者可按摩内关、合谷、足三里、天突、中脘等穴。

【健康教育】

1. 知识宣教　向患者及家属介绍本病的主要诱发因素和疾病的过程，教育患者积极治疗胆道疾病，注意防治胆道蛔虫症。

2. 饮食指导　指导患者进食应定时定量、少量多餐，避免暴饮暴食。病情平稳后，应从低糖无脂饮食过渡到低脂低糖饮食，逐渐恢复，避免刺激性强、产气多、高脂肪、高蛋白食物，防止复发。患者应戒除烟酒。

【结语】

急性胰腺炎主要由胆道疾病和酗酒及暴饮暴食引起。临床上分为轻症、重症胰腺炎，轻症多见，重症因并发症而病死率升高。腹痛为本病主要表现和首发症状，血、尿淀粉酶增高有助于本病诊断，可有高血糖、低血钙，血钙过低提示预后不良。轻症胰腺炎治疗原则为抑制胰酶、抑酸、解痉止痛、营养支持。禁食和胃肠减压是首要措施。重

笔记

症胰腺炎必须采取综合措施,符合手术适应证者应及时手术,积极抢救。护理上注意卧床休息,避免暴饮暴食、戒酒,开始宜禁食,经少量低脂、低糖饮食逐渐恢复正常饮食,动态监测血、尿淀粉酶及生命体征,以观察疗效。

第十一节　上消化道出血

 案例导入

　　患者金先生,36 岁,公司员工。上腹节律性疼痛反复发作 6 年,每于空腹时腹痛,进食后缓解,有夜间痛。今晨进食山芋后连续呕血 3 次,总量约 1200ml,呕吐物初为咖啡色,后为鲜红色,自诉头晕、心慌,共解稀黑便 2 次。

　　身体评估:T 36℃,P 120 次/分,R 22 次/分,BP 80/50mmHg。辅助检查:Hb 134g/L,RBC 4.5×10^{12}/L,大便潜血(++++)。

　　入院诊断:十二指肠溃疡,上消化道大出血。

　　请问:为什么诊断该患者是上消化道大出血? 该患者目前主要的护理诊断/问题是什么? 应立即采取哪些措施?

　　上消化道出血(upper gastrointestinal hemorrhage)是指屈氏韧带以上的消化道,包括食管、胃、十二指肠、胰腺、胆道等病变引起的出血,以及胃空肠吻合术后的空肠病变引起的出血。上消化道大量出血是指在数小时内失血量超过 1000ml 或占循环血容量 20%,主要表现为呕血和(或)黑便,因血容量急剧减少,常伴有急性周围循环衰竭。本病是临床常见急症,病情严重者,常因失血性休克而死亡。

　　近年来,本病诊断及治疗水平有很大提高,临床资料统计显示,约 80% ~85% 急性上消化道大量出血患者短期内可自行停止,仅 15% ~20% 患者持续出血或反复出血,最终死于出血并发症,其中急性非静脉曲张性上消化道出血的发病率在我国仍居高不下,严重影响人民的生命健康,而且罹患本病的老年人因各器官储备功能下降,常伴有心脑血管疾病、慢性阻塞性肺疾病等基础病变,即使出血量不大也可引起多器官功能衰竭,病死率仍相当高。

　　【病因】

　　上消化道出血原因很多,上消化道疾病和全身性疾病均可引起。临床上常见病因有消化性溃疡、食管下段和胃底静脉曲张破裂、急性糜烂出血性胃炎和胃癌。食管贲门黏膜撕裂综合征(Mallory-Weiss 综合征)引起的出血亦不少见。归纳如下:

　　1. 上消化道疾病

　　(1) 食管、空肠疾病:食管炎、食管癌、食管贲门黏膜撕裂综合征。

　　(2) 胃、十二指肠疾病:临床最常见病因是消化性溃疡,此外急性糜烂出血性胃炎、胃癌、胃血管异常、急性糜烂性十二指肠炎、淋巴瘤、壶腹周围癌、胃手术后病变如吻合口溃疡、残胃癌,重度钩虫病或十二指肠克罗恩病等,也可能引起出血。

　　(3) 空肠疾病:强酸强碱或其他化学试剂引起的损伤、胃空肠吻合术后的空肠病变等。

　　2. 各种原因所致门静脉高压引起的食管下段和胃底静脉曲张破裂

（1）各种病因引起的肝硬化。

（2）门静脉阻塞：门静脉炎、门静脉血栓形成、门静脉受邻近肿块压迫。

3. 上消化道邻近器官或组织的疾病

（1）胆道出血：胆管结石、胆道蛔虫病，胆管癌、肝癌、肝脓肿或肝血管瘤破入胆道等。

（2）胰腺疾病：侵及十二指肠的胰腺癌、急性胰腺炎并发脓肿破溃。

（3）主动脉瘤破入食管、胃或十二指肠。

（4）纵隔肿瘤或脓肿破入食管。

4. 全身性疾病

（1）血液病：白血病、血小板减少性紫癜、血友病、DIC 及其他凝血机制障碍等。

（2）血管性疾病：过敏性紫癜、遗传性出血性毛细血管扩张、弹性假黄瘤、动脉粥样硬化等。

（3）尿毒症。

（4）结缔组织病：结节性多动脉炎、系统性红斑狼疮或其他血管炎等。

（5）急性感染：流行性出血热、钩端螺旋体病等。

（6）应激相关胃黏膜损伤：是指各种严重疾病引起的应激状态下产生的急性糜烂出血性胃炎乃至溃疡形成，可引起出血，溃疡形成时多发生大出血。

【临床表现】

上消化道出血的临床表现取决于出血量、出血速度、出血部位和性质，并与患者年龄及出血前的全身状况有关，如是否合并心、肝、肾功能障碍，贫血以及疾病严重程度。

1. 呕血与黑便　是上消化道出血的特征性表现。

（1）上消化道大量出血之后均有黑便，但不一定有呕血。出血部位在幽门以上者常有呕血，若出血量少，速度较慢，亦可无呕血。反之，出血部位在幽门以下者，若出血量大，速度快，可因血液反流入胃内，引起呕血。

（2）呕血与黑便的颜色、性质亦与出血量和速度有关。如呕血为鲜红色或有血块提示出血量大、速度快，血液在胃内停留的时间短，未经胃酸充分混合即呕出；呕血棕褐色呈咖啡渣样，系血液在胃内停留时间长，经胃酸作用形成正铁血红素（Fe^{3+}）所致。一次出血后的黑便约经 3 天才可排净。黑便呈柏油样，黏稠而发亮，系血红蛋白的铁与肠内硫化物作用形成硫化亚铁（Fe^{2+}）所致；若出血量大，血液在肠内推进快，粪便可呈暗红甚至鲜红色，需与下消化道出血相鉴别；反之，若空肠、回肠出血，量不大且在肠道停留时间长，亦可表现为黑便，需与上消化道出血相鉴别。

2. 失血性周围循环衰竭　上消化道出血的量及速度决定了急性周围循环衰竭的程度。急性大量出血致有效循环血容量迅速减少，静脉回心血量不足，心排血量迅速降低，心、脑、肾等重要脏器血供不足而功能障碍。临床上可出现头昏、心悸、乏力、晕厥、肢体冷感等一系列组织缺血的表现。患者晕厥常在排便时或便后突然起立时发生，系因消化道内血液刺激肠蠕动增加，患者总有便意，排血便致失血及体位性低血压所致。

休克早期血压因机体代偿作用而正常或呈一过性升高，脉搏无明显增快，头晕乏力明显，此时应特别注意血压波动，若不及时补充血容量，则血压将迅速下降。严重者呈休克状态，表现为精神萎靡、烦躁不安、甚至反应迟钝或神志不清；面色苍白、口唇发绀、呼吸急促、四肢湿冷,皮肤呈灰白色或紫灰花斑,压之褪色经久不恢复,体表静脉塌陷;血压下降(收缩压低于80mmHg),脉压变小(低于25~30mmHg),心率加快,脉搏细数(120次/分以上)等。休克未改善时尿量减少,若补充血容量后仍少尿或无尿,应考虑并发急性肾衰竭。

3. 贫血和血象变化　上消化道大量出血后均有失血性贫血,但在出血早期,血红蛋白浓度、红细胞计数和血细胞比容可无明显变化,一般须经3~4小时后,组织液渗入血管内,使血液稀释,才出现贫血,出血后24~72小时血液稀释到最大限度。贫血程度取决于失血量、出血前有无贫血基础、出血后液体平衡状况等因素。急性出血者为正细胞正色素性贫血,出血后骨髓有明显代偿性增生,暂时出现大细胞性贫血,慢性失血则为小细胞低色素性贫血。出血24小时内网织红细胞即可增高,出血停止后逐渐降至正常。

4. 发热　多数患者于大量出血24小时内出现发热,一般不超过38.5℃,持续3~5天后降至正常。发热原因尚不清楚,可能是由于出血后体温调节中枢功能障碍和出血后坏死物质吸收热所致。临床上分析发热病因时还应注意是否合并肺炎及其他部位感染。

5. 氮质血症　上消化道大量出血后,由于大量血液蛋白质的消化产物在肠道内被吸收,血中尿素氮浓度暂时增高,称为肠源性氮质血症。一般在出血后数小时内尿素氮开始上升,约24~48小时达高峰,大多不超出14.3mmol/L(40mg/dl),3~4天后降至正常。如血容量基本纠正且尿量正常,但血尿素氮持续增高超过3~4天,则提示有上消化道继续出血或再出血。

【辅助检查】

1. 实验室检查　血常规(红细胞、血红蛋白、网织红细胞、白细胞、血小板计数)、肝肾功能、生化检测以及粪便隐血试验等检验,有助于估计失血量及动态观察有无活动性出血,判断治疗效果及协助病因诊断。

2. 胃镜检查　是目前诊断上消化道出血病因的首选检查方法,在出血后24~48小时内进行,称急诊内镜检查,可以直接观察病灶情况,明确出血部位,并根据病变特征判断是否继续出血或有再出血的危险,同时可对出血灶进行内镜下紧急止血治疗。在急诊内镜检查前,需先纠正休克、补充血容量、改善贫血以及使用止血药物,在患者生命体征平稳后进行,并尽可能在出血间歇期进行。

3. X线钡剂造影检查　对明确病因亦有价值。主要适用于有胃镜检查禁忌证,不宜或不愿进行内镜检查者,或经胃镜检查未能明确病因,需排除十二指肠降段以下的小肠段有无出血病灶者。在出血停止和病情基本稳定数天后进行为宜,因活动性出血早期胃内有积血,且患者处于抢救阶段不能满意配合。

4. 其他　选择性腹腔动脉造影、放射性核素扫描、胶囊内镜及小肠镜检查等,适用于胃镜及X线钡剂造影未能确诊而反复出血者。胶囊内镜对排除小肠病变引起的出血有特殊价值。若患者处于持续严重大量出血状态且有手术禁忌,内镜无法安全进行或积血影响镜下视野,此时可行选择性肠系膜上动脉造影帮助确定出血部位,并同时行介入治疗。不能耐受X线、内镜或动脉造影检查的患者,可做吞线试验,根据棉线有无沾染血迹及其部位,可以估计活动性出血部位。

【诊断要点】

1. 上消化道出血诊断的确立　有引起上消化道出血疾病的病史;有呕血黑便甚

至周围循环衰竭的表现;血液检查有红细胞、血红蛋白、血细胞比容下降的证据,粪便隐血试验呈强阳性等,可做出上消化道出血的诊断。需注意以下几点:①排除消化道出血以外的因素,如口、鼻、咽喉等处出血时咽下血液引起呕血和黑便;某些心肺疾患所致咯血等;以及进食动物血、碳粉、铁剂、铋剂等引起的黑便。②初步判断是上消化道出血还是下消化道出血,呕血与黑便多提示上消化道出血,血便多为下消化道出血;难以明确者在病情稳定后行胃镜或其他检查确诊。部分患者出血速度快,可先出现周围循环衰竭而无呕血和黑便,疑有上消化道大量出血时,应及早行直肠指检,以发现未排出的黑便。

2. 出血病因的诊断 根据病史、症状和体征提供的线索,结合辅助检查结果确诊出血原因及部位。常见病史特点为:①消化性溃疡:有慢性、周期性、节律性上腹痛,冬春或春秋交界季好发,有饮食失调、劳累、精神紧张受伤等诱因,出血前疼痛加剧,出血后疼痛减轻;②急性糜烂出血性胃炎:有服用吲哚美辛、保泰松、肾上腺糖皮质激素等损伤胃黏膜的药物史或酗酒史,有创伤、颅脑手术、休克、严重感染等应激史;③胃癌:中年以上患者有近期无规律性上腹痛,伴厌食、进行性消瘦、贫血,粪便隐血试验呈持续阳性,出血后疼痛无缓解;④食管下段胃底静脉曲张破裂出血:既往有病毒性肝炎、酗酒等病史,有肝功能减退和门静脉高压表现,肝功能结果异常,血常规红细胞、血小板、血红蛋白减少等,特征为突然呕出大量鲜红色血液,不易止血,易致失血性休克,肝功能进一步受损,并诱发肝性脑病。值得注意的是,约 1/3 肝硬化者出血系因门静脉高压性胃病、消化性溃疡、急性糜烂出血性胃炎等病变所致。

【治疗要点】

上消化道大量出血是临床急症,重者危及生命,应采取积极措施进行抢救:迅速补充血容量、抗休克、止血、纠正水电解质紊乱,同时积极进行病因诊断和治疗。

1. 积极补充血容量 立即查血型配血,尽快建立有效的静脉通道补充血容量。在等待配血过程中可先输平衡液或葡萄糖盐水或其他血浆代用品。输液量可根据估计的失血量来确定,要注意避免因输液过快、过多而引起肺水肿。紧急输血指征包括:①收缩压<90mmHg,或较基础收缩压降低幅度>30mmHg;②心率加快(>120 次/分);③血红蛋白低于 70g/L 或血细胞比容低于 25%。

2. 止血措施

(1) 食管下段胃底静脉曲张破裂大出血:本病往往出血量大、再出血率高、死亡率高,止血措施有其特殊性。

1) 药物止血:包括全身用药和局部用药两部分。前者经静脉进入体内,发挥止血作用;后者经口或经胃管注入消化道内,对病灶局部进行止血。全身用药主要有:①生长抑素及其拟似物:可明显减少内脏血流量,并减少奇静脉血流量,止血效果好,近年来该类药物已经成为治疗食管胃底静脉曲张出血的最常用药物;②血管加压素及其拟似物:通过收缩内脏血管,减少门脉血流量,降低门静脉及其侧支循环的压力,从而控制食管胃底静脉曲张出血,特列加压素为加压素拟似物,止血效果好,不良反应少,因价格昂贵目前国内尚未推广使用;③注射用蛇毒血凝酶(巴曲亭):是一种凝血酶素,具有止血功能,且不形成血栓;④氨甲环酸注射液(雪搏):通过竞争抑制纤溶酶在纤维蛋白上吸附,从而防止其激活,保护纤维蛋白不被纤溶酶所降解和溶解,最终达到止血效果。局部用药主要有:①去甲肾上腺素:可强烈收缩出血的小动脉而止血,适用于胃、十二指肠出血;②凝血酶:经接触性止血,促使纤维蛋白原转变为纤维蛋白,加速血液凝固,近年来被广泛应用于局部止血。

2)三(四)腔二囊管压迫止血:仅适用于食管下段胃底静脉破裂出血者。气囊压迫止血效果肯定,但缺点是患者痛苦大,并发症多。因不能长期压迫,停用后早期再出血率高,目前已不推荐气囊压迫作为首选止血措施,限于药物无效时做暂时止血用。

3)内镜治疗:在用药物治疗和气囊压迫基本控制出血,病情基本稳定后,进行急诊内镜检查和止血治疗。内镜直视下注射硬化剂或组织黏合剂至曲张的静脉(前者用于食管曲张静脉、后者用于胃底曲张静脉),或用皮圈套扎曲张静脉,不但能达到止血目的,而且可有效防止早期再出血,是目前治疗食管胃底静脉曲张破裂出血的重要手段。并发症主要有局部溃疡、出血、穿孔、瘢痕狭窄、感染等。

4)手术治疗:食管胃底静脉曲张破裂出血经上述内科治疗无效时,应考虑外科手术或经颈静脉肝内门体静脉分流术。急诊外科手术并发症多、死亡率高,因此应尽量避免。

5)介入手术:选择性肠系膜上动脉造影后发现出血部位,可行脾动脉栓塞术等介入治疗。

(2)非曲张静脉上消化道大出血:除食管胃底静脉曲张破裂出血之外的其他病因引起的上消化道大量出血,习惯上称为非曲张静脉上消化道大出血,其中以消化性溃疡所致出血最为常见。止血措施主要有:

1)药物止血:在 pH<5.0 时,新形成的凝血块在胃液中迅速会被消化,在 pH>6.0时,血浆凝血功能所诱导的止血作用才能有效发挥,故应用抑酸药,提高胃内 pH,有利于血小板聚积。常用的药物有 H_2 受体拮抗剂或质子泵抑制剂,后者疗效优于前者。

2)内镜治疗:消化性溃疡出血约80%不经特殊处理可自行止血,其余患者中的一部分则会持续出血或再出血。内镜治疗适用于有活动性出血或暴露血管的溃疡,包括激光光凝、高频电凝、微波止血、热探头止血、血管夹钳夹等方法。此外,也可用去甲肾上腺素、凝血酶等药物局部喷洒,局部注射硬化剂(如乙醇)等。

3)介入治疗:严重消化道大出血在少数特殊情况下,既无法进行内镜治疗,又不能耐受手术,可考虑在选择性肠系膜动脉造影找到出血灶的同时进行血管栓塞治疗。

【常用护理诊断/问题】

1. 体液不足 与上消化道出血有关。
2. 活动无耐力 与失血后周围循环衰竭有关。
3. 营养失调 低于机体需要量与急性期禁食及贫血有关。
4. 恐惧 与上消化道大量出血致生命或健康受到威胁有关。
5. 潜在并发症 失血性休克。

【护理措施】

1. 病情观察

(1)早期识别出血先兆:如头昏、口渴、恶心;频繁呃逆、恶心欲呕、上腹不适等为呕血先兆;肠鸣音增强、腹胀、有便意等为便血先兆,早期识别上述征象,早期处理。

(2)评估出血量:成人粪便隐血试验阳性提示每天出血量>5~10ml;出现黑便表明出血量在 50~100ml/日以上;胃内积血量在 250~300ml,可引起呕血;一次出血量小于400ml,因轻度减少的血容量可由组织液及脾脏贮血补充,可不引起全身症状;出血量超过 400～500ml,可出现头昏、心悸、出汗、乏力等全身症状;短期内出血量超过 1000ml,可出现失血性周围循环衰竭表现。

（3）周围循环状况的观察:生命体征监测,对大量出血患者每 5～20 分钟测量血压、脉搏 1 次;观察呕血、黑便的量及颜色;准确记录出入量;并注意出血速度及随之出现的状况,包括患者出现的主观感觉、意识状态及肝性脑病的特征、肢体温度和湿度、皮肤与甲床色泽和颈静脉充盈情况。如烦躁不安、面色苍白、皮肤湿冷、四肢冰凉提示微循环血流灌注不足,应注意保温,当皮肤逐渐转暖、出汗停止则提示血流灌注好转。疑有休克时应留置导尿管,测每小时尿量,应保持尿量>30ml/h。

（4）判断出血是否停止:临床上出现下列征象,提示继续出血或再出血:①反复呕血,甚至呕出物由咖啡色转为鲜红色,黑便次数增多且粪质稀薄色泽转为暗红色,伴肠鸣音亢进;②周围循环衰竭现象经充分补液输血而未见明显改善,或虽暂时好转而又恶化,血压波动,中心静脉压不稳定;③红细胞计数,红细胞比容,血红蛋白不断下降,网织红细胞计数持续增高;④在补液足够、尿量正常的情况下,血尿素氮持续或再次增高;⑤门静脉高压患者原有脾大,出血后常暂时缩小,如未见脾恢复肿大则提示出血未止。

2. 起居护理　大出血者急性期绝对卧床休息,协助患者取舒适卧位并定时更换体位,呕吐时头偏向一侧,防止窒息或误吸;注意保暖,床栏保护,防止坠床;护理操作应有计划集中进行,保证患者的休息和睡眠,有利于出血停止。轻症患者可起身稍事活动,指导患者坐起或站起时动作缓慢,病情稳定后逐渐增加活动量。注意有活动性出血时,患者常因有便意而上厕所,在排便时或便后起立时出现晕厥。指导患者尽可能床上大小便,或有专人陪同入厕,当出现头晕、心悸、出汗时立即卧床休息,并告知护士。限制活动期间,协助患者完成个人日常生活活动,例如进食、口腔清洁、皮肤清洁、会阴护理等。长期卧床者预防压疮发生,呕吐后及时漱口,便次多者注意肛周皮肤护理。

3. 饮食护理

（1）急性大出血伴恶心、呕吐者应禁食。

（2）消化性溃疡少量出血无呕吐者,一般不需禁食,可摄入少量清淡流质,以中和胃酸,减少饥饿性胃肠蠕动,促进溃疡愈合,利于止血;出血停止后24～48 小时改为营养丰富、易消化、无刺激性半流质、软食,逐步过渡至正常饮食。

（3）食管下段和胃底静脉曲张破裂出血者,需禁食时间较长,一般于出血停止48～72 小时后可先予试验性半量冷流质饮食,渐进高热量、高维生素流质饮食,限制钠和蛋白质摄入,避免粗糙、坚硬、刺激性食物。

（4）进食时应注意细嚼慢咽、少量多餐,减轻胃肠负担。

4. 用药护理　积极补充血容量、使用各种止血药,用药期间均应注意其用法并观察呕血、便血量及性质的改善情况。

（1）输血:在配血期间,先输平衡液或葡萄糖盐水。一般先输浓缩红细胞,活动性大出血者输全血。宜输新鲜血,因库存血含氨量高,易诱发肝性脑病。输血量视患者周围循环动力学及贫血改善而定,尿量是有价值的参考指标。应注意因输液、输血过快、过多导致肺水肿,原有心脏病或老年患者必要时可根据中心静脉压调节输液量。

（2）生长抑素及其拟似物:生长抑素用法为首剂 $250\mu g$ 缓慢静脉注射,继以

笔记

250μg/h 持续静脉滴注。由于本品半衰期极短,滴注过程中不能中断,应确保用药的连续性,若中断超过 5 分钟,应重新静脉注射首剂。奥曲肽是由人工合成的 8 肽生长抑素拟似物,半衰期较长,常用首剂 100μg 缓慢静脉注射,继以 25～50μg/h 持续静脉滴注。

(3) 血管加压素:用法为 0.2U/min 持续静滴,根据治疗反应可逐渐增加到 0.4U/min。该药在较大剂量时才能发挥止血效果,此剂量时其不良反应较大,如腹痛、呕吐、血压升高、心律失常、心绞痛、重者可发生心肌梗死等,故使用时应静滴或舌下含服硝酸甘油,以减少其不良反应及协同降低门静脉压,注意有冠心病、高血压者禁用;静脉点滴过程中控制好滴速,保证有效浓度;加强巡视,防止外溢,一旦外溢用 50% 硫酸镁湿敷;因该药有抗利尿作用,突然停用血管加压素会引起反射性尿液增多,故应观察尿量并向家属做好解释工作。

(4) 氨甲环酸注射液:用法为 0.5g 加 10% 葡萄糖液 250ml/日一次静滴,使用时应注意有血栓形成倾向者慎用,与青霉素和输血有配伍禁忌。

(5) 巴曲亭(立止血):显效快慢、作用时间长短与给药途径有关,通常静脉给药 5～10 分钟即起作用,持续 24 小时,内和皮下注射 20～30 分钟发挥作用,持续 48～72 小时,静脉注射与肌内注射或皮下注射联合使用,则起效快而持久。上消化道出血时,立即给予巴曲亭静脉注射 1KU 并肌内注射 1KU,大出血者每 6 小时重复 1 次,以后每日肌内注射 1KU 直至出血停止。不良反应发生率低,偶有过敏现象,可用抗组胺药物或糖皮质激素对抗。

(6) 凝血酶:可采取口服、局部灌注或内镜下局部喷洒的方法。严禁静脉、皮下、肌内给药,因可致血栓形成。口服凝血酶时指导患者变换体位,观察是否有恶心等副作用。此药不能与酸碱及重金属等药物配伍,应现用现配,若出现过敏现象应立即停药。

5. 对症护理

(1) 急性周围循环衰竭

1) 患者取平卧位,头偏一侧,保持呼吸道通畅,下肢略抬高 10°～15°。

2) 给予高流量氧气吸入。

3) 立即建立静脉通路,配合医生迅速抽血送检,应用各种止血急救用品及药物等抢救措施,并观察治疗效果及不良反应。

4) 纠正出血性休克的关键在于短期内补充血容量。根据患者血压、脉搏、周围循环情况、血红蛋白量,调整补液速度,如收缩压<80mmHg,脉搏>120 次/分,血红蛋白<80g/L,尿量<20ml/h,心肺功能正常者,可每小时输全血或新鲜血 300ml,或补液 1000ml;当收缩压>100mmHg,输血、补液的速度可适当减慢,以免引起急性肺水肿或因血压突然升高引起再出血。输液开始宜快,必要时测定中心静脉压,作为调整输液量和速度的依据。

(2) 三(四)腔二囊管压迫止血的护理 详见本章第十二节"消化系统疾病常用诊疗技术的护理"。

6. 心理护理

(1) 观察患者的心理变化,如紧张、恐惧或悲观、沮丧等,特别是慢性病或全身性疾病所致反复出血者,有无对治疗失去信心、不合作。

（2）解释各项检查、治疗措施，耐心细致地解答患者或家属的提问，消除他们的疑虑。说明情绪稳定有助于止血，而过度的精神紧张则可加重出血。

（3）患者呕血或黑便后应及时清除血迹或污物，以减少对患者的不良刺激。

（4）经常巡视，大出血时陪伴患者，抢救工作应迅速而不忙乱，使其产生安全感、信任感，保持稳定情绪，帮助患者消除紧张恐惧心理，更好地配合治疗及护理。

7. 中医护理　本病属中医"血证"中吐血、便血的范畴。应根据患者不同的证型辨证选食，胃肠积热者中药汤剂宜凉服，中成药可研成细末加入冷盐水中，口服或胃管内注入；肝肾阴虚者可用石斛、麦门冬煎汤代茶饮；脾胃虚寒者饮食以温、软、细、烂、少量多餐为原则，可多食温中健脾之品，如桂圆、生姜、大枣等，食疗方：山药莲肉粥、羊肉萝卜汤。出血停止后应遵医嘱补充营养。

【健康教育】

1. 知识宣教　消化道出血的临床过程及预后因引起出血的病因而异，应帮助患者和家属掌握与患者消化道出血有关疾病的病因、诱因、预防、治疗和护理知识，以减少再度出血的危险。患者及家属应学会早期识别出血征象及相应的应急措施，如出现头晕、心悸等不适，或呕血、黑便时，立即卧床休息，保持安静，减少身体活动；呕吐时取侧卧位以免误吸。

2. 用药指导　指导患者用药方法，讲解药物的作用及不良反应，嘱患者定时定量服药。禁用阿司匹林、保泰松等解热镇痛剂。

3. 休息与活动　生活起居要有规律，劳逸结合，保持乐观情绪，注意身心休息，避免长期紧张及过度劳累。应戒烟酒。

4. 饮食指导　饮食应规律卫生，细嚼慢咽，少量多餐。进食营养丰富、易消化饮食，避免食物粗糙，生、冷、硬、刺激性、产气多的食物和饮料。

【结语】

上消化道大量出血是常见的临床急症，常见病因有消化性溃疡、急性胃黏膜损害、食管胃底静脉曲张破裂和胃癌。临床表现与出血部位、病变性质、出血量及速度、患者原有全身状态有关，呕血和（或）黑便是其特征性表现，常伴有急性周围循环衰竭、贫血、网织红细胞增加，氮质血症等。治疗上强调尽快补充血容量、止血、抗休克。可通过药物、内镜下、手术方法止血，食管胃底曲张静脉破裂出血者还可行三（四）腔二囊管压迫止血。护理上注意立即查血型配血，建立静脉通路补充血容量，绝对卧床，急性期禁食，严密观察病情，正确估计出血量，准确判断出血是否停止，同时做好心理护理及三（四）腔二囊管的护理。

第十二节　消化系统疾病常用诊疗技术的护理

一、三（四）腔二囊管压迫止血术

三（四）腔二囊管压迫止血术是利用柔软的气囊压力，直接压迫胃底和食管的下段出血的曲张静脉上，以达到止血的目的。适用于食管下段和胃底静脉曲张破裂出血者。该管的两个气囊分别称胃气囊和食管气囊，该管内的三个腔分别通患者的胃腔和两个气囊，四腔管较三腔管多了一条在食管气囊上方开口的管腔，用来抽吸食管内积

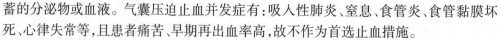

蓄的分泌物或血液。气囊压迫止血并发症有：吸入性肺炎、窒息、食管炎、食管黏膜坏死、心律失常等，且患者痛苦、早期再出血率高，故不作为首选止血措施。

【适应证】

食管胃底静脉曲张大量出血，药物不能控制出血时暂时使用。

【禁忌证】

1. 严重的心、肺、肾功能不全者。

2. 各种原因导致的休克、昏迷、癫痫发作等危重状态者。

3. 严重咽喉部疾病、主动脉瘤及严重的颈胸段脊柱畸形者。

4. 食管、胃底、十二指肠的急性炎症（特别是腐蚀性炎症）或疑有穿孔者。

5. 神志不清或精神心理因素不能配合检查者。

【术前准备】

1. 向患者做好解释工作，使其了解使用三（四）腔二囊管的目的、意义、配合要点及不适。

2. 用物准备 双气囊三（四）腔管、50ml 注射器、血管钳、治疗盘、0.5kg 砂袋、液体石蜡、胶布、剪刀等。

3. 检查气囊性能，分别向胃气囊和食管气囊注气，确认无漏气后，抽尽囊内气体，做好标记，用液体石蜡润滑管及气囊外部，备用。

【操作步骤】

1. 核对 核对患者床号、姓名，向患者解释。

2. 体位 协助取坐位或半卧位（休克患者去枕仰卧位，头后仰）。协助患者服液体石蜡 10ml。检查并清洁鼻腔，颌下铺治疗巾，备胶布。

3. 插管 戴手套。充分润滑三腔二囊管。同鼻饲插胃管法插入三腔二囊管，插入约 15cm 时，嘱患者做吞咽动作，以减少管壁对咽喉部的摩擦和黏膜损伤，保证三腔二囊管顺利进入食管。插管深度约 55～65cm。

4. 牵引 回抽胃液，确定三腔二囊管在胃内后先向胃气囊内注气约 150～200ml（压力约 50～60mmHg），用血管钳夹闭胃气囊开口端。缓慢向外牵拉三腔管至有轻度弹性阻力感，使胃气囊压迫胃底扩张的静脉。在管尾扎一粗纱绳，用 0.5kg 沙袋通过滑车装置牵引三腔管压迫胃底，稍抬高床脚，牵引重物距地面 30cm。牵引方向应顺身体纵轴与鼻唇部呈 45°，牵引完毕后在靠近鼻腔端的管腔上粘贴胶布，作为定位标志。如未能止血，继续向食管囊注气约 100ml，用血管钳夹紧食管气囊开口端，并做好标志。胃管腔接胃肠减压器。

5. 整理 整理用物，床边放置剪刀，以备急救时使用。

6. 记录 记录插管过程及患者情况。

【术后护理】

1. 置管期护理 ①初次压迫可持续 6～12 小时，以后每 12～24 小时放气 15～30 分钟后再注气压迫，避免压迫时间过长致黏膜发生缺血和坏死，气囊压迫一般 3～4 日，继续出血者可适当延长。气囊持续压迫最长不应超过 24 小时，放气解除压迫一段时间后，必要时重复充盈气囊恢复牵引。②经胃管用冰水或冰盐水洗胃，清除积血，减少有毒物质在肠道的吸收，防止诱发肝性脑病。③定期抽吸胃内容物，避免胃膨胀引起呕吐，观察和记录胃内容物量、色、性状，评估出血是否停止。如无血性液体抽出，应遵医嘱局部注入止血药;如见新鲜血液说明止血效果不好,应检查牵引松紧或气囊压力,予以调整。④若患者出现恶心、胸骨下不适或频发早搏,应检查胃囊是否进入食管下端压迫心脏,给予调整;若提拉不慎或患者用力咳嗽,可将胃气囊拉出而阻塞咽喉部,引起呼吸困难或窒息,此时应将气囊口打开,放出气体。⑤定期做好口鼻腔护理,每日三次向鼻腔滴入少量润滑油,以免三腔管黏附鼻黏膜,每日两次口腔护理,嘱痰液不要咽下,以免误入气管致吸入性肺炎。⑥定期做好雾化吸入,可用生理盐水,每日两次,减轻置管所致咽部疼痛及拔管后的声音嘶哑。⑦留置气囊管给患者带来不适,易出现紧张、焦虑、恐惧等心理反应,应与患者多沟通,给予鼓励和安慰,取得配合。

2. 拔管护理 出血停止24小时后,食管气囊放气同时放松牵引,将三腔管向胃内送入少许,即游离胃囊,以解除胃底贲门压力,在此情况下继续置管24小时,如未再出血,即可拔管。拔管前嘱患者口服液体石蜡20～30ml,润滑黏膜和气囊管外壁,轻柔缓慢拔管。拔管后24小时内仍需严密观察,如发现出血征象,仍可用三(四)腔二囊管止血。

二、腹腔穿刺术

腹腔穿刺术(abdominocentesis)是运用穿刺技术抽取腹腔液体,以明确腹水的性质、协助确定病因、降低腹腔压力或向腹腔内注射药物,进行局部治疗的方法。

【适应证】

1. 抽取腹腔积液进行各种实验室检查,以寻找病因,协助诊断。

2. 对大量腹水患者,可适当抽放腹水,以缓解胸闷、气促等症状。

3. 腹腔内注射药物,以协助治疗疾病。

【禁忌证】

1. 有肝性脑病先兆者。

2. 有粘连性结核性腹膜炎、包虫病、卵巢囊肿者。

3. 伴有严重电解质紊乱者。

4. 精神异常或不能配合者。

【术前准备】

1. 向患者解释穿刺的目的、意义、过程及操作中可能会产生的不适,解除其紧张心理以利配合。

2. 操作前协助患者排尿,以防穿刺时损伤膀胱。

3. 穿刺前测量腹围、脉搏、血压,注意腹部体征,以观察病情变化。

4. 用物准备 腹腔穿刺包、无菌手套、口罩、帽子、2%利多卡因、5ml注射器、20ml注射器、50ml注射器、消毒用品、胶布、盛器、量杯、多头绷带等。

【操作步骤】

1. 协助患者准备体位:可取坐位,或平卧、半卧、稍左侧卧位,屏风遮挡。

2. 选择合适的穿刺点:①左下腹部脐与髂前上棘连线中外1/3交点处,此处不易损伤腹壁动脉;②脐与耻骨联合中点上方1cm、偏左或偏右1.5cm处;③侧卧位时脐水平线与腋前线或腋中线的交点;④对少量或包裹性腹水,需在B超定位下穿刺。

3. 协助医生穿刺部位常规消毒,戴无菌手套,铺消毒洞巾,自皮肤至腹膜壁层用2%利多卡因逐层做局部浸润麻醉。

4. 术者左手固定穿刺部位皮肤,右手持针经麻醉处垂直刺入腹壁,待感到针尖抵抗感突然消失时,表示针尖已穿过腹膜壁层,即可行抽取和引流腹水,并置腹水于消毒试管中以备检验用。诊断性穿刺一般选用 7 号针头进行穿刺,直接用无菌的 20ml 或 50ml 注射器抽取腹水。大量放液时可用针尾连接橡皮管的 8 号或 9 号针头,在放液过程中,用血管钳固定针头并夹持橡皮管。

5. 放液结束后拔出穿刺针,穿刺部位覆盖无菌纱布按压 5~10 分钟,并用多头绷带将腹部包扎,如遇穿刺处继续有液体渗出时,可用明胶海绵封闭。

6. 术中应密切观察患者生命体征变化以及有无头晕、恶心、心悸、气短、面色苍白等,一旦出现应立即停止操作,并对症处理。注意腹腔放液速度不宜过快,以防腹压骤然降低,内脏血管扩张而发生血压下降甚至休克等现象。肝硬化患者一次放腹水一般不超过 3000ml,过多放液可诱发肝性脑病和电解质紊乱,但在补充输注大量白蛋白的基础上,也可以大量放液。

【术后护理】

1. 术后卧床休息 8~12 小时,尽可能卧向穿刺部位的对侧,防止腹水外溢。

2. 穿刺点如有液体渗出时,应及时更换敷料,预防伤口感染。

3. 测量腹围,观察腹水消长情况。

4. 观察患者面色、血压、脉搏等变化,如有异常及时处理。

5. 密切观察穿刺部位有无渗液、渗血,有无腹部压痛、反跳痛和腹肌紧张等腹膜炎征象。

三、^{13}C 或 ^{14}C 尿素呼气试验

幽门螺杆菌是急慢性胃炎及消化性溃疡的重要致病因素,并与胃癌的发生和发展有密切关系。由于幽门螺杆菌能产生活性较强的尿素酶,因此,尿素酶的存在是幽门螺杆菌感染和代谢活跃状态的依据。当胃内存在幽门螺杆菌时,口服示踪碳(C)标记的尿素被其产生的尿素酶分解,示踪碳以 CO_2 形式经肺呼出。C-尿素呼气试验正是利用这一原理来检测幽门螺杆菌的感染,是一种非侵入性、无痛苦、敏感而可靠的检查方法。根据示踪原子 C 不同,C-尿素呼气试验可分成 2 种,^{13}C 尿素呼气试验和 ^{14}C 尿素呼气试验。

【适应证】

1. 消化不良初诊者,临床怀疑有幽门螺杆菌感染。

2. 急慢性胃炎和胃、十二指肠溃疡、黏膜相关性淋巴组织淋巴瘤患者。

3. 预防胃癌或有胃癌家族史者。

4. 幽门螺杆菌根除治疗后疗效评价和复发诊断。

5. 长期使用 NSAIDs(非甾体抗炎药)类药物者。

6. 幽门螺杆感染的流行病学调查与筛选。

【操作步骤】

1. 患者服药前 0 分钟气体收集 操作医生将患者 0 分钟气袋做好标记号后,患者先屏住呼吸 5~10 秒,然后口含 0 分钟吹气袋,缓缓吹气,最后尽力将气袋吹胀,赶紧盖好盖子。0 分钟气体收集完毕。

2. 患者服用 ^{13}C 或 ^{14}C 尿素胶囊一粒 ①操作医生交给患者 ^{13}C 或 ^{14}C 尿素胶囊一

粒,患者用20~50ml饮用水及时吞服,切不可长时间放在手上或咬碎咀嚼胶囊吞服; ②儿童吞服有困难,可将胶囊内尿素倒入适量饮用水中溶解服下。如患者感觉胶囊没 有完全吞服到胃,应多喝水直至完全吞服。

3. 患者服药后的活动　①静候30分钟。②切不可剧烈运动。

4. 30分钟气体收集　操作医生将患者30分钟气袋做好标记后,患者服药后30 分钟按0分钟气袋收集气体方法开始向气袋吹气,直至收集完毕。

【护理】

1. 向患者说明检查的目的、方法和注意事项,以充分取得患者的合作。

2. 对使用过抗生素、铋制剂、质子泵抑制剂等HP敏感药物的患者必须停药至少 30天,再做检查。

3. 患者应在早上空腹或禁食2小时以后受试。

4. 每次取胶囊后应随即盖紧盖子,避免造成胶囊潮解粘连。

5. 胶囊如有破损,不得使用。

6. 注意切不可张口猛吹气袋,气袋收集气量不足时,应及时按要求重吹。

四、上消化道内镜检查术

(一)胃镜检查术

上消化道内镜检查包括食管、胃、十二指肠的检查,是应用最广、进展最快的内镜 检查,亦称胃镜检查。胃镜可清晰地观察食管、胃、十二指肠炎症、溃疡或肿瘤等的性 质、大小、部位及范围,对上消化道黏膜的病变及畸形能做出诊断,并可通过行活体的 病理学或细胞学的检查使诊断更有依据。

【适应证】

1. 有明显消化道症状,但不明原因者。

2. 上消化道出血不明原因者。

3. 疑有上消化道肿瘤,但不能确诊者。

4. 需要随访观察的病变,如溃疡病、慢性萎缩性胃炎、胃手术后及药物治疗前后 对比观察等。

5. 需做内镜治疗者,如摘取异物、急性上消化道出血的局部止血、摘除息肉、食管 静脉曲张的硬化剂注射与结扎、食管狭窄的扩张治疗等。

【禁忌证】

1. 严重心肺疾病,如严重心律失常、心力衰竭、严重呼吸衰竭及支气管哮喘发 作等。

2. 各种原因所致休克、昏迷等危重状态者。

3. 急性食管、胃、十二指肠炎症(尤其是腐蚀性炎症)或疑有穿孔者。

4. 神志不清、精神心理因素不能配合检查者。

5. 严重咽喉部疾病、主动脉瘤及严重的颈胸段脊柱畸形者。

【术前准备】

1. 向患者介绍检查的目的、意义、方法、如何配合及可能出现的不适,使患者消除 紧张、恐惧的情绪,检查时放松并主动配合。仔细询问病史,进行体格检查及心电图检 查,以排除检查禁忌证。检测乙、丙型肝炎病毒标志,对阳性者用专门胃镜检查。

2. 检查前禁食8小时,有幽门梗阻者,在检查前2~3天进食流质,检查前一晚应洗胃。曾做过X线胃肠钡餐造影者,3天内不宜做胃镜检查。

3. 如患者过分紧张,可遵医嘱给予地西泮5~10mg肌内注射或静脉注射;为减少胃蠕动和胃液分泌,可遵医嘱于术前半小时给予山莨菪碱10mg或阿托品0.5mg肌内注射。

4. 用物准备　胃镜检查仪器、喉头麻醉喷雾器、无菌注射器、2%利多卡因或利多卡因胶浆、地西泮、无菌手套、弯盘、牙垫、润滑剂、酒精棉球、纱布、甲醛固定液标本瓶等。

【操作步骤】

1. 检查前5~10分钟给患者用2%利多卡因咽喉部喷雾麻醉2~3次,或口服利多卡因胶浆0.2g,以减少呕吐反射及疼痛。

2. 协助患者取左侧卧位,双腿屈曲,头垫低枕,使颈部松弛,松开领口及腰带。取下假牙,患者口边置弯盘,将牙垫放于患者口中,嘱其咬紧牙垫。

3. 胃镜插入法有单人法和双人法。①单人法:术者面对患者,左手持操作部,右手执镜端约20cm处,直视下经咬口插入口腔,缓缓沿舌背、咽后壁向下推进至环状软骨水平时,可见食管上口,并将胃镜轻轻插入。②双人法:助手站立于术者右后方,右手持操作部,左手托住镜身。术者右手执镜端约20cm处,左手示指、中指夹住镜端,右手顺前方插入,当进镜前端达环状软骨水平时,嘱患者做吞咽动作,即可通过环咽肌进入食管。当胃镜进入胃腔内时,要适量注气,使胃腔张开至视野清晰为止。

4. 检查中配合医生将内镜从患者口腔缓缓插入。插镜过程中,护士应密切观察患者的反应,保持患者头部位置不动,当胃镜插入15cm到达咽喉部时,嘱患者做吞咽动作,但不可将唾液咽下以免呛咳,让唾液流入弯盘或用吸管吸出。如患者出现恶心不适,护士应适时做好解释,并嘱其深呼吸,放松肌肉;如恶心较重,可能是麻醉不足,应重新麻醉。检查过程中应随时观察患者面色、脉搏、呼吸等情况,一旦出现异常应立即停止检查并做相应处理。

5. 配合医生插镜过程中可能遇到的问题:①如将镜头送入气管,术者可看到环形气管壁,患者有明显呛咳,应立即将内镜退出,重新插镜;②如镜头在咽喉部打弯,术者可看到镜身,患者会出现明显疼痛不适,应把角度钮放松,慢慢将内镜退出重新进镜;③插镜困难的原因可能是未对准食管入口或食管入口处的环咽肌痉挛,应查明原因,切不可用力,必要时在镇静药物的辅助下再次试插;④当镜面被黏液血迹、食物遮挡时,应注水冲洗。

6. 检查完毕退出内镜时尽量抽气,防止患者腹胀,并手持纱布将镜身外黏附的黏液、血迹擦净。

【术后护理】

1. 术后因患者咽喉部麻醉作用尚未消退,嘱其不要吞咽唾液,以免呛咳。术后2小时可先饮少量水,如无呛咳可进饮食。当日饮食以流质、易消化的半流质为宜,行活检的患者应进温凉饮食,以减少对胃黏膜的刺激,引起出血。

2. 检查后少数患者出现咽痛、咽喉部异物感及声音嘶哑等,1~2天症状会自行消退,嘱患者不要用力咳嗽,以免损伤咽喉部黏膜。若患者出现腹痛、腹胀,嘱患者可进行腹部按摩,促进肠道气体排出。

3. 检查后数日内应密切观察患者有无消化道穿孔、出血、感染等并发症,一旦发现及时协助医生进行对症处理。

4. 彻底清洁、消毒内镜及有关器械,妥善保管,避免交叉感染。

（二）无痛胃镜检查术

无痛胃镜检查相对于一般胃镜而言,指在做胃镜检查前,先由医生对患者实施麻醉,减轻患者检查的痛苦,缩短检查时间。

【适应证】

1. 有胃镜检查适应证但恐惧常规胃镜检查者。

2. 剧烈呕吐或其他原因难以完成常规胃镜检查者。

3. 伴有其他疾病而急需做胃镜检查者。如伴有高血压、轻度冠心病、陈旧性心肌梗死、有癫痫病史者及小儿患者或精神病等不能合作者。

【禁忌证】

1. 原则上同常规胃镜检查禁忌证。

2. 有药物过敏史,特别是有镇静药物过敏史。

3. 孕妇及哺乳期妇女。

4. 容易引起窒息的疾病,如支气管炎致多痰者、胃潴留者、急性上消化道大出血致胃内潴留较多血液者。

5. 心动过缓者慎用。

6. 严重鼾症及过度肥胖者慎用。

【术前准备】

1. 同常规胃镜检查。

2. 详细询问是否有镇静药物过敏史。

3. 用物准备 电子胃镜、活检钳、麻醉机、监护仪、吸引器、吸氧装置、麻醉药品如异丙酚及急救药品如盐酸肾上腺素、阿托品等。

【操作步骤】

1. 按常规胃镜操作摆好体位,松开腰带及衣领,取下活动义齿。取左侧卧位,下肢微屈,在推注异丙酚前咬好牙垫。

2. 同时给予吸氧,监测血压、心率、血氧饱和度。建立有效静脉通道,严格执行无菌操作原则,确保输液通畅。

3. 进镜前检查牙垫是否固定恰当,再次监测血压、心率、血氧饱和度。缓慢而均匀地推注异丙酚,注药速度为 $40 \sim 60 mg/min$,一般需要 $40 \sim 70 mg$,使患者达到不能应答、睫毛反射消失及全身肌肉松弛等程度。及时清除口腔分泌物,保持呼吸道通畅。

4. 术中密切观察患者的血压、心率、血氧饱和度、神志情况等,如有异常立即报告医生以便及时处理。

【术后护理】

1. 同常规胃镜检查。

2. 术后应在医院观察 30 分钟,并监测血压、心率、血氧饱和度及意识情况。患者坐起时需观察有无头晕、四肢无力的症状。防止跌倒等意外发生。

3. 向患者或陪护人员交代清楚术后注意事项,如术后 3 小时需有人陪护,术后当

笔记

天尽量不骑车、驾车,不从事高空作业或操作重型机器等危险工作,以防意外。

五、食管胃底静脉曲张内镜下止血术

食管胃底静脉曲张内镜下止血术主要包括内镜食管静脉曲张硬化剂治疗(endoscopic variceal sclerotherapy,EVS)和内镜食管静脉套扎术(endoscopic variceal ligation,EVL)。前者主要目的是控制急性出血和预防再出血,后者则主要适用于中度和重度静脉曲张的患者,与硬化剂治疗联合应用可提高疗效。

【适应证】

1. 食管和(或)胃底静脉曲张破裂出血药物止血无效者。

2. 曾接受分流术、断流术或脾切除术后再出血者。

3. 经三腔管压迫和血管加压素或生长抑素暂时止血后数小时。

4. 重度食管静脉曲张所致出血,全身状况不能忍耐外科手术者。

5. 拟外科手术治疗,术前行 EVS。

6. 预防食管静脉曲张破裂出血的择期治疗。

【禁忌证】

1. 严重出血,出血性休克未纠正。

2. 心、肺、脑、肾功能严重不全。

3. 全身情况极差,不能配合和耐受治疗者。

【术前准备】

1. 观察患者生命体征和全身情况,失血性休克或肝性脑病者需纠正后才能施行内镜下止血术。

2. 向患者解释止血术的目的、意义、方法、注意事项,解除其顾虑,取得配合。

3. 术前常规禁食 8 小时。

4. 术前常规检查血常规、出凝血时间;准备充足的新鲜血以备用。

5. 建立静脉通道(选用静脉留置针),第一次做硬化剂注射或曲张静脉套扎术者可在术前和术中遵医嘱静滴降门脉压药物(如生长抑素等),以后酌情应用。

6. 术前半小时遵医嘱酌情给予镇静剂及解痉剂如地西泮、丁溴东莨菪碱。

其余同胃镜检查的准备。

【操作步骤】

1. 内镜食管静脉曲张硬化剂治疗 主要作用包括增厚静脉管壁、静脉内血栓形成以及静脉周围黏膜凝固坏死形成纤维化,增强静脉的覆盖层,从而防止静脉曲张破裂出血。

(1)患者体位、内镜插入方法等同胃镜检查。

(2)给患者进行咽喉部的麻醉后,插入内镜达十二指肠球部,在胃镜顺序退出的同时,观察并记录出血病变部位和(或)静脉曲张程度、范围。

(3)常用的硬化剂有 0.5% ~ 1.0% 乙氧硬化醇、5% 鱼肝油酸钠、95% 乙醇组织黏合胶。协助操作医生将准备好的硬化剂自活检孔道送入注射针,在食管或胃底静脉外选择穿刺点,先远端后近端,不在同一平面上注射,以防术后狭窄,然后伸出针尖穿刺静脉,可静脉内外结合注入硬化剂。剂量为静脉外每点 1ml,静脉内每点 3 ~ 6ml,总剂量不超过 20 ~ 30ml,一般共选择 4 ~ 5 个点。注射结束后拔出针头需观察数分钟,有穿刺点出血者立即喷洒肾上腺素或凝血酶或压迫注射点。

（4）注射点的压迫方法有套管压迫法、气囊压迫法和镜身压迫法。注射点压迫的目的包括:①注射前压迫曲张静脉的近侧端,使血管充盈,易于穿刺;②注射后压迫使血流缓慢,有利于硬化剂与血管壁有较长时间的接触,不至于快速消散于血流;③对注射后针孔予以压迫,可以止血。

（5）术中注意监测患者的血压、脉搏,如有异常及时通知医生给予对症处理。

2. 内镜食管静脉套扎术　是在内镜下,用食管静脉曲张套扎器把安装在内镜头端的橡皮圈套扎在被吸入的曲张静脉上,形成息肉,数天后自行脱落。EVL不影响食管壁肌层,不会导致食管腔狭窄。

（1）患者体位及插镜方法同胃镜检查。

（2）协助操作医生将安装好套扎器的胃镜送入食管或胃内确定套扎的部位。套扎器由以下几部分组成:①外罩:接于内镜末端;②内环:为可滑入外罩的小圆圈,其内有一缺口用于连接操作钢丝;③装线圆锥:与内环连接;④操作钢丝。

（3）直视下使内环全周与套扎部位接触后进行负压吸引,将曲张静脉吸入内环所形成的腔内,此时视野成红色,即拉操作钢丝,O形橡皮圈则从内环脱落自然固定在病变基底部,将病变套扎,然后退镜即完成1次套扎。用多发连续结扎器(有5环、6环)1次插入可连续结扎多个点。结扎顺序从贲门与食管交界处开始,然后依次向近侧结扎,一般应在据切牙30cm范围内多次结扎。每次结扎数目根据静脉曲张数量与严重程度而定。

（4）术中严密监测血压、脉搏,注意患者有无恶心、呕吐,呕吐物是否为血性,以防止大出血。

（5）套扎治疗可反复进行,一般需间隔2周,有利于病灶的修复。

【术后护理】

1. 术后禁食24小时,以后进流质饮食2天。

2. 遵医嘱给予抗生素2~3天,并连续服用氢氧化铝凝胶3天。

3. 术后严密观察病情,定时监测血压、脉搏,观察有无呕血、便血等迟发性出血及溃疡、穿孔、狭窄等并发症,并给予积极处理。

六、结肠镜检查术

结肠镜(colonoscope)检查是通过肛门插入内镜,在X线监视下操作,进行肠道的直视检查,主要用于诊断溃疡性结肠炎、肿瘤、出血、息肉等,还可以行息肉摘除、钳取异物等治疗,是诊断和治疗大肠疾病安全有效的方法之一。

【适应证】

1. 原因不明的慢性腹泻,便血及下腹疼痛,疑有结肠、直肠、末端回肠病变者。

2. 钡剂灌肠发现肠道内有可疑病变,需进一步明确诊断者。

3. 炎症性肠病的诊断与随访。

4. 需做止血及结肠息肉摘除等治疗者。

5. 结肠癌术前诊断、术后随访、息肉摘除术后随访。

6. 大肠肿瘤的普查。

【禁忌证】

1. 严重心肺功能不全、休克及身体极度虚弱者。

2. 急性弥漫性腹膜炎、腹腔脏器穿孔、腹腔手术后有广泛粘连及大量腹水者。

3. 肛门、直肠严重狭窄者。

4. 急性重度结肠炎,如急性细菌性痢疾、急性重度溃疡性结肠炎及憩室炎等。

5. 女性月经期及妊娠期。

6. 精神或心理原因不能配合者。

【术前准备】

1. 向患者详细讲解检查的目的、方法、注意事项,解除其顾虑,取得配合。

2. 告知患者检查前 1 天进食少渣半流质饮食,如粥、面食(避免食用瓜果蔬菜、肉类等),检查当日晨空腹。严重便秘者,建议进行肠道准备前几天在医生指导下行必要的通便治疗。静脉麻醉(无痛)者,术前禁食 6 小时,需有家属陪同,当天禁止驾驶各种车辆。

3. 做好肠道准备 肠镜检查当天,一般术前 5 小时服用泻药,临床常用硫酸镁或复方聚乙二醇电解质散(和爽)。口服硫酸镁方法:50% 硫酸镁 100ml 内加凉开水稀释到 200ml 后口服,随后口服 1500～2000ml 凉开水(冬季改温开水),尽量 1.5 小时内喝完,可分次服用,可以适量加糖、盐或(和)橙汁。口服和爽方法:将和爽 2 包(每包含 68.56g),全部倒入 2L 容器内。加凉开水(冬季改温开水)配置成 2L 溶液,边加水边搅拌,使药物完全溶解。1L 溶液在 1 小时内喝完,全部 2L 溶液尽可能在 1.5 小时内喝完,适当加快速度有利于提高清肠效果。排泄物为水样时即可。

4. 用物准备 肠镜检查仪器、止血钳、无菌手套、弯盘、润滑剂、纱布、棉签、甲醛固定液标本瓶、一次性活检钳、一次性使用垫巾等。

【操作步骤】

1. 协助患者穿上检查裤后取左侧卧位,双腿弯曲、腹部放松、嘱患者尽量在检查中保持身体不要摆动。

2. 术者先做直肠指检,了解有无肿瘤、狭窄、痔疮、肛裂等。助手将镜前端涂上润滑剂(一般用硅油不可用液体石蜡)后,嘱患者张口呼吸、放松肛门括约肌,以右手示指按物镜头,使镜头滑入肛门,此后按术者口令,遵照循腔进镜配合滑进、少量注气,适当钩拉、去弯取直、防袢,解袢等插镜原则逐渐缓慢插入肠镜。

3. 检查过程中,护士应密切观察患者反应,如患者出现腹胀不适,可嘱其做缓慢深呼吸,对于过分紧张或高度肠痉挛的受检者,酌情使用镇静剂或解痉药物。如出现面色、呼吸、脉搏改变应停止插镜,同时建立静脉通路以备抢救及术中用药。

4. 根据情况可摄像或钳取组织行细胞学等检查。

5. 检查结束退镜时,应尽量抽气以减轻腹胀。

【术后护理】

1. 检查结束后,嘱患者稍事休息,并观察 15～30 分钟再离开。指导患者术后 3 天内进少渣饮食。如行息肉摘除、止血治疗者,应给予抗生素治疗,进半流质饮食并适当休息 3～4 天,避免剧烈运动。

2. 观察患者病情变化,注意有无腹胀、腹痛症状及排便情况。腹胀明显者,可行内镜下排气,观察粪便颜色,必要时行粪便隐血试验检查,腹痛明显或排血便者应留院继续观察。如发现剧烈腹痛、腹胀、面色苍白、心率增快、血压下降、大便次数增多呈黑色,考虑并发肠出血、肠穿孔可能,应及时报告医生、协助处理。

　　3. 护理人员应做好内镜的消毒工作,妥善保管,避免交叉感染。

学习小结

　　1. 学习内容

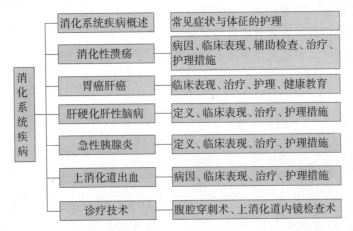

	消化系统疾病概述	常见症状与体征的护理
	消化性溃疡	病因、临床表现、辅助检查、治疗、护理措施
消化系统疾病	胃癌肝癌	临床表现、治疗、护理、健康教育
	肝硬化肝性脑病	定义、临床表现、治疗、护理措施
	急性胰腺炎	定义、临床表现、治疗、护理措施
	上消化道出血	病因、临床表现、治疗、护理措施
	诊疗技术	腹腔穿刺术、上消化道内镜检查术

　　2. 学习方法

　　本章的学习要结合病例分析和临床实践,对胃炎与消化性溃疡的学习采用比较学习法;对肝硬化、肝性脑病、上消化道出血采用联系、分析法;对诊疗技术的学习采用演示法和视频学习法来掌握本系统常用操作技能。

(高小莲　谷敏　张春玲)

复习思考题

　　1. 急性胃炎、慢性胃炎、消化性溃疡的病因、临床表现、治疗有什么相同点?

　　2. 脑出血患者急性期有发生急性胃炎的可能性吗? 为什么?

　　3. 慢性萎缩性胃炎患者是否要注意贫血护理? 为什么?

　　4. 胃溃疡与十二指肠溃疡的不同点有哪些?

　　5. 如何进行消化性溃疡的健康教育?

　　6. 老年消化性溃疡应首先排除什么疾病? 饮食护理应注意哪些内容?

　　7. 胃癌患者疼痛发生时如何评估,应采取怎样的止痛措施?

　　8. 癌症患者心理反应有几个阶段,应如何应对?

　　9. 肠结核和结核性腹膜炎腹痛有何特点?

　　10. 肠结核、结核性腹膜炎与肺结核的饮食护理相同吗? 为什么?

　　11. 肠结核和炎症性肠病的结肠镜检查结果的区别点有哪些?

　　12. 试比较溃疡性结肠炎与克罗恩病的临床表现的异同?

　　13. 溃疡性结肠炎与消化性溃疡发病机制、药物治疗有何不同?

　　14. 溃疡性结肠炎与肝性脑病灌肠治疗的目的是一致的吗?

　　15. 肝硬化失代偿期肝功能减退的表现有哪些?

　　16. 简述肝硬化腹水患者的护理措施。

17. 门脉性肝硬化患者出现上消化道出血的抢救原则有哪些？

18. 肝性脑病各期的临床表现有何异同？

19. 如何指导肝癌高发区人群防治肝癌？

20. 如何护理肝癌晚期肝区剧烈疼痛的患者？

21. 肝性脑病的诱发因素有哪些？

22. 如何指导肝性脑病患者合理进食？

23. 急性胰腺炎腹痛的特点有哪些？

24. 如何为急性胰腺炎患者提供正确的饮食护理？

25. 如何评估上消化道出血患者的出血量及出血是否停止？

第五章

泌尿系统疾病患者的护理

 学习目的

1. 通过对泌尿系统常见症状与体征护理的学习,为泌尿系统疾病患者的护理评估,实施护理措施打下基础。

2. 通过学习肾病综合征、各类肾小球肾炎的病因病机、临床表现、治疗原则等内容,为该类疾病的预防、护理措施的制定、健康教育提供理论依据和临床实践指导。

3. 通过对尿路感染的病因病机、临床表现、治疗原则、用药等内容的学习,指导此类疾病的预防、护理,有效减少尿路感染的发生。

4. 通过对急、慢性肾衰竭的临床表现、治疗方法、诊断要点等内容的学习,指导患者合理用药,加强健康教育,提高人们对肾脏的保护意识,维护肾功能,减少肾衰竭的发生。

5. 通过对血液净化治疗方法、机制、适应证、禁忌证等内容的学习,为血液透析、腹膜透析的患者进行术前、术中、术后指导,为临床护理奠定基础。

学习要点

泌尿系统常见症状与体征护理;肾小球肾炎的分类、临床表现、治疗原则、护理措施、健康教育;肾病综合征与尿路感染的临床表现、诊断、治疗原则、护理;慢性肾衰竭的临床表现、护理措施、饮食指导、健康教育;血液透析的术前、术后护理,腹膜透析的护理。

第一节　概　　述

泌尿系统疾病属于临床常见病,特别是慢性肾脏疾病(chronic kidney disease,CKD),已经成为全球范围内的公共卫生健康问题。近年来,美国、欧洲、日本、澳大利亚等国家及我国的部分地区相继进行了大规模的流行病学调查,均提示成人慢性肾脏病的患病率高达 10% 以上;我国成人慢性肾脏病的患病率为 10.8%,而患者对该疾病的知晓率仅为 12.5%。慢性肾脏疾病已经成为继心血管疾病、糖尿病之后又一个常见的"隐形杀手"。肾脏疾病的高发病率增加了心血管疾病的危险性,产生了巨额的医疗费用,增加了社会的经济负担。因此,通过本节学习,了解泌尿系统的结构和功能,熟悉该系统的常见症状及体征,掌握泌尿系统疾病患者的评估及护理,为今后做好临床护理工作打下基础。

一、泌尿系统的结构与功能

泌尿系统由肾脏、输尿管、膀胱和尿道等器官组成。其主要功能是生成及排出尿液,借以排出人体代谢过程中产生的废物和毒物,并排出多余的水分和无机盐类,维持机体内环境的稳定。其中肾脏是尿液生成最重要的器官,输尿管、膀胱和尿道是排尿管道。肾脏还具有重要的内分泌功能。

【肾脏】

1. 肾脏解剖及组织学结构　肾脏位于脊柱两侧,左右各一个。肾单位是肾脏的结构和功能的基本单位,由肾小体和肾小管组成。肾小体由肾小球和肾小囊组成。肾小球的核心是一团毛细血管球,血管球始于肾小球入球小动脉,进入肾小球后形成5~8个初级分支。初级分支再分出数个分支,共形成20~40个盘曲的毛细血管袢,毛细血管袢汇合成出球小动脉。肾小囊是肾小球外由两层上皮细胞形成的腔隙,与近曲小管相连。肾小管分为近端小管、细段和远端小管,远端小管最后汇入集合管。

肾小球毛细血管内皮细胞、基底膜和肾小囊脏层上皮细胞构成滤过膜。滤过膜具有机械屏障和电荷屏障两种作用。滤过膜内层是毛细血管内皮细胞,上面有许多小孔,称窗孔,可允许小分子溶质及小分子量蛋白质通过,但血细胞不能通过。中层是肾小球基底膜,基底膜对维持正常肾小球结构、固定邻近细胞及构成机械屏障和电荷屏障起着重要作用。基底膜主要由带负电荷的阴离子蛋白多糖组成,内皮细胞和脏层上皮细胞表面也含有带负电荷的唾液酸糖蛋白,这种电荷状态有利于带阳性电荷的分子通过肾小球滤过膜,限制带负电荷的分子跨膜移动,这构成了肾小球的电荷屏障。滤过膜的外层由肾小囊脏层上皮细胞组成,其长突起相互交错,其间的裂隙构成滤过膜的最后一道屏障。肾小球滤过膜三层结构的精细构造构成了肾小球的机械屏障。上述两种屏障保证了肾脏正常的滤过功能。除了滤过物质的分子量大小外,滤过物携带电荷状态、分子体积及形状等因素也可影响其滤过程度。当滤过膜的面积及通透性发生变化时,肾小球的滤过将受到影响。

肾小球系膜由系膜细胞和基膜样的系膜基质组成,系膜位于毛细血管之间,构成肾小球小叶的中轴,起支持作用。系膜细胞具有收缩、吞噬、合成系膜基质和胶原等功能,还可产生血管活性物质、细胞因子等。

肾小球旁器由球旁细胞、致密斑和球外系膜细胞组成。球旁细胞位于入球小动脉的中膜内,可分泌肾素。致密斑位于皮质部髓袢升支,可感受远曲小管内钠浓度的变化并将信息传递至球旁细胞,调节肾素释放。球外系膜细胞是入球小动脉和出球小动脉之间的一群细胞,具有吞噬功能,可以清除肾小球滤过的某些大分子物质,其细胞内的肌丝收缩可调节肾小球的滤过面积。

2. 肾脏的生理功能　肾脏的主要生理功能是排泄代谢产物及调节水、电解质和酸碱平衡,维持机体内环境的稳定。

(1) 肾小球的滤过功能:当血流流经肾小球时,血浆中的水和小分子溶质,包括分子量较小的血浆蛋白可以滤入肾小囊,形成超滤液或称原尿。人体两侧肾脏24小时的原尿量约180L,其晶体渗透压与血浆完全相等。然而,原尿进入肾小管,经过肾小管、集合管的选择性重吸收,大约99%的水分被重吸收,只有1%的水分成为终尿被排出体外。单位时间内两肾生成的超滤液量称为肾小球滤过率(glomerular filtration

rate,GFR),正常成人为125ml/min左右。影响肾小球滤过率的主要因素包括肾小球滤过的面积、滤过膜的通透性、有效滤过压及肾血流量。肾小球滤过率是衡量肾功能的重要指标。

(2)肾小管的功能

1)重吸收功能:肾脏的重吸收功能主要由近端肾小管承担。滤过的葡萄糖、氨基酸全部被重吸收,90%的碳酸氢根(HCO_3^-)、约70%的水和NaCl被重吸收,一些代谢废物、毒物、药物不被重吸收而随终尿排出体外。

2)分泌和排泄功能:肾小管上皮细胞能将血液中及自身产生的某些物质排泌到尿液中,如H^+、NH_3、K^+、肌酐等,以调节电解质及酸碱平衡。

3)浓缩和稀释功能:当体内缺水时,机体将排出高渗尿,即尿液被浓缩。当体液过多时,机体将排出低渗尿,即尿液被稀释。当肾脏对尿液的浓缩稀释能力受损时,终尿的渗透压和血浆相似,此为等渗尿。因此,根据尿液的渗透压可了解肾脏的浓缩稀释功能。肾脏对尿液的浓缩与稀释,在调节体液平衡方面起着极为重要的作用。

(3)肾脏的内分泌功能:肾脏不仅是激素作用的靶目标,而且它还合成、调节和分泌激素。肾脏分泌的激素可分为血管活性激素和非血管活性激素。前者作用于肾脏本身,参与肾脏的生理功能,主要调节肾脏的血流动力学和水钠代谢,包括肾素、血管紧张素、前列腺素、激肽释放酶-激肽系统、内皮素、利钠肽等;非血管活性激素包括1α-羟化酶和促红细胞生成素等。

1)肾素:由球旁细胞产生。当有效循环血量减少、交感神经兴奋、血钠含量降低时,分泌增加。肾素可使肝脏产生的血管紧张素原转换为血管紧张素Ⅰ,再经肝、肾转换酶作用生成血管紧张素Ⅱ及Ⅲ,二者均可引起小动脉平滑肌收缩使血压升高,同时刺激醛固酮的合成和分泌,促进肾小管重吸收,增加血容量。

2)前列腺素(PG):主要由肾髓质间质细胞分泌,包括PGE_2、PGA_2、PGF_2。前两者可扩张肾血管,增加肾血流量和水钠排出,使血压下降,$PGF_{2\alpha}$则使血管收缩。

3)促红细胞生成素(EPO):EPO可刺激骨髓红细胞系增殖分化,促进网织红细胞释放入血、加速血红蛋白合成。当慢性肾脏疾病导致肾实质破坏而使EPO分泌减少时,可引起肾性贫血。

4)$1-\alpha$羟化酶:由肾皮质产生。25-羟维生素D_3经肾脏$1-\alpha$羟化酶催化形成有活性的$1,25-(OH)_2D_3$,后者可增加肠道对钙、磷吸收,促进肾小管对钙、磷重吸收,从而使血钙增高,骨盐沉积。

5)激肽释放酶:激肽释放酶90%由远端小管细胞产生,可使激肽原活化为激肽,对抗血管紧张素的作用,刺激PG的释放,使小动脉扩张,增加肾血流量。此酶产生、分泌受细胞外容量、体内钠量、醛固酮、肾血流量等因素调节。

(4)肾脏对激素的灭活作用:肾脏可灭活胰岛素、甲状旁腺激素、促胃液素。当肾功能不全时,促胃液素灭活减少,可诱发胃溃疡。

二、影响泌尿系统疾病的主要相关因素

1.感染　感染是肾脏疾病的诱因之一,咽炎、扁桃体炎等感染都会引发肾脏疾病,慢性泌尿道感染、尿路梗阻可导致肾盂压力增高,压迫肾实质,造成肾脏损伤引发疾病。

2. 不良生活方式　高盐、高脂、高蛋白饮食均可加重肾脏负担。高盐饮食导致高血压的发病率增高,继而并发肾损伤。长期憋尿不仅容易引起膀胱损伤,尿液长时间滞留在膀胱内易造成细菌繁殖,一旦反流回输尿管和肾盂,有可能造成肾脏感染,从而引发尿路感染或急性肾衰竭。喝水少可导致尿液浓缩,尿盐沉积,易形成结石,造成尿路梗阻及肾损害。

3. 滥用药物　滥用减肥药、无批号保健药物,或长期使用肾毒性药物,如非甾体抗炎药物、多种抗生素(两性霉素、新霉素、氨基糖甙类、磺胺类等)、抗肿瘤化疗药物、抗癫痫药物等,容易造成肾损害。

三、泌尿系统疾病患者的护理评估

通过问诊、体格检查及查阅实验室资料等方法,在全面收集患者主客观资料的基础上,进行评估。泌尿系统疾病患者应重点评估以下内容。

【病史】

1. 现病史

(1) 起病情况:起病时间、缓急、有无诱因及相关病史。如有无上呼吸道感染、皮肤脓疱疮及有害物质接触史,有过敏性紫癜、系统性红斑狼疮等病史及长期使用肾损害药物等。评估患者自患病以来至目前病情的发展与演变。

(2) 主要症状及伴随症状:如血尿、蛋白尿、水肿、高血压、排尿异常、腰痛、尿毒症等,详细询问出现的程度、发作频率、持续时间、加重或缓解因素。伴随情况:自患病以来有无其他不适,如贫血、营养不良、骨折等。

(3) 诊治经过:询问患者自发病以来的就医过程,包括初始诊断、做过何种检查及检查结果、服过何种药物,其剂量、用法、时间、效果与反应等。长期服药的患者还应评估其用药的依从性。

(4) 一般状况:评估患者发病以来的精神状态、饮食、睡眠、体力、体重、大小便等变化。

2. 既往史及家族史　评估患者从出生到本次发病前的健康状况。其内容包括:既往健康状况、所患疾病情况、预防接种史、手术史、中毒史、过敏史等。此外,还应评估患者父母、兄弟姊妹及子女健康状况。重点询问与现病史有关的过去史、遗传史,如是否接触过有害物质,是否出现过肾功能异常等,以助于对患者病情进行正确的评估。

3. 个人史及婚育史　评估生活中与泌尿系统疾病发病关系密切的因素,特别应注意询问职业、工作条件及居住环境等。日常生活方式是否规律、健康;有无过度劳累,是否注意个人卫生。平时饮食习惯,有无特殊的食物喜好或禁忌,有无食物过敏史,每天的饮水习惯及量等。遗传性肾炎、多囊肾患者还应了解其家族史。肾功能受损者还应了解有无系统性红斑狼疮等疾病史以及药物史等。

评估患者的婚姻情况,配偶健康状况及夫妻关系等。对已婚妇女,询问其妊娠及生育次数等。

【心理-社会状况】

运用交谈、观察、问询家属等方法,了解患者的心理、社会情况。主要包括以下几方面:

笔记

1. 对疾病的认识　患者对疾病的病因、性质、过程、预后、防治及危害性的了解程度。譬如如何防治急性肾损害;急性肾炎患者是否清楚下床活动的指标;慢性肾炎患者对该疾病预后的认识,以及如何预防肾衰竭发生等。

2. 患者的心理状况　患者的性格、精神状态。有无焦虑、抑郁等负性情绪及其程度。评估患者是否能正确地面对疾病,配合治疗等。

3. 社会支持系统　其家庭主要成员的经济状况及文化背景,对患者所患疾病认识程度、关怀和支持程度;医疗费用来源或支付方式;慢性病患者出院后就医的条件,患者的工作单位或社会所能提供的帮助或支持;慢性肾衰竭需要换肾或透析的患者,个人往往难以支付昂贵的医疗费用,要特别注意评估患者的经济状况、社会支持程度、居住地医疗条件设施等。

【身体评估】

运用视诊、触诊、叩诊、听诊、嗅诊的方法或借助体温表、血压计、听诊器等,对泌尿系统疾病患者进行针对性的身体评估,主要包括以下几方面:

1. 一般状态　评估生命体征、营养状况、体重、精神状态及皮肤颜色有无异常。泌尿系统疾病患者常有水肿、皮肤色素沉着,尿素霜、抓痕等,应注意观察上述体征。若出现水肿,应评估水肿出现的时间、部位、程度、消长影响因素等。

2. 头、颈、颜面检查　评估面部、颈部皮肤颜色,有无面部及眼睑水肿,对睁眼及视力是否有影响。

3. 胸部检查　通过叩诊观察有无肺下界上移,有无胸腔积液,心浊音界扩大;听诊有无湿啰音,心音有无异常。

4. 腹部检查　检查有无移动性浊音,有无肾区叩击痛、输尿管压痛点。

【辅助检查】

1. 尿液检查

(1) 尿液的一般检查:包括尿液的理化性状检查、化学成分检查、显微镜检查。①一般性状:如尿量、颜色、酸碱度及尿比重等;②化学检查:如蛋白质、葡萄糖等;③显微镜检查:如细胞、管型等;④尿沉渣检查:沉渣定量检查和尿细胞学检查等。

(2) 24 小时尿蛋白定量检查:24 小时尿蛋白持续超过 150mg 或尿蛋白超过100mg/L 称为蛋白尿。24 小时尿白蛋白排泄在 30～300mg 称微量蛋白尿。近年来认识到蛋白尿是进展性肾脏病、糖尿病和心血管病的一种独立的危险因素,直接针对减少蛋白尿的干预性治疗现在已成为慢性肾脏病治疗的主要方法之一。

(3) 尿标本采集注意事项:①尿常规标本一般采集清晨第一次尿,使用清洁干燥容器,留取中段尿。留取后立即送检,从留取标本到检验完成,夏季不超过 1 小时,冬季不超过 2 小时。②女性患者应避开月经期。尿细菌培养标本在无菌操作下留取清晨第一次中段尿,最好在使用抗生素前或停用抗生素 5 天之后留取尿标本,若已经使用抗生素,应在送验单上注明。③尿蛋白定量检查应留取 24 小时尿标本,在首次留尿后加入防腐剂。

2. 肾功能检查

(1) 肾小球滤过率测定(GFR):肾小球滤过率是指肾在单位时间内清除血浆中某一物质的能力。常用内生肌酐清除率(Ccr)、血肌酐(Cr)、血尿素氮(BUN)检测肾小球滤过功能。

1）内生肌酐清除率（Ccr）测定：Ccr 是反映肾小球滤过功能的敏感指标。可用 Ccr 判断病情，指导治疗。当 Ccr<40ml/min 时，需限制蛋白质的摄入；Ccr<30ml/min 时，使用噻嗪类利尿剂无效；Ccr<10ml/min 时，对呋塞米等利尿剂疗效明显减低，需进行透析治疗。

测定前，患者需要连续 3 天低蛋白饮食（<40g/d），禁饮咖啡、浓茶等饮料，避免剧烈运动。于第四天晨 8 时将尿液排尽，开始留取 24 小时尿液，加入 4～5ml 甲苯防腐，次晨 8 时将尿排入容器，同时采血 2～3ml，一起送检。

2）血肌酐（Cr）测定：当肾实质损害，GFR 约降低到正常人的 1/3 时，血肌酐明显上升，故测定血肌酐浓度可作为 GFR 受损的指标，但并非早期诊断指标。

3）血尿素氮（BUN）测定：尿素的生成量与饮食、组织蛋白分解及肝功能状况有关。当急性肾衰竭肾功能轻度受损时，BUN 可无变化，因此，其不能作为肾衰竭的早期诊断指标。但对于慢性肾衰竭，BUN 的增高程度一般与病情严重性一致。因此，也是临床常用的检查方法之一。

（2）肾小管功能测定：包括近端肾小管功能测定及远端肾小管功能测定。检查近端肾小管功能常用 β_2 微球蛋白（β_2-MG）测定，检查远端肾小管功能常用尿浓缩稀释试验及尿渗量测定。

1）β_2 微球蛋白（β_2-MG）测定：体内产生的 β_2-MG 经肾小球滤出到原尿中，几乎全部在近端肾小管被重吸收。当疾病、药物导致肾小管功能受损时，β_2-MG 重吸收减少，从尿中排出，形成肾小管性蛋白尿。因此，测定尿中 β_2-MG，可较敏感地反映近端肾小管的重吸收功能。

2）尿浓缩稀释试验：肾脏浓缩和稀释功能试验常用方法有昼夜尿比重试验（莫氏试验）及 3 小时尿比重试验。莫氏试验时要求患者受检日正常进食，但每餐含水量控制在 500～600ml。除三餐外不再饮任何液体。3 小时尿比重试验时患者可保持正常饮食和活动。两试验均应按要求分段留取 24 小时尿标本送检。当出现多尿、低比重尿、夜尿增多或尿比重固定在 1.010 时，说明肾小管浓缩功能差，可见于慢性肾小球肾炎、慢性肾衰竭、急性肾衰竭多尿期等。

3）尿渗量测定：尿渗量与尿比重均可反映尿中溶质的含量，但尿蛋白、葡萄糖等对尿比重的影响较尿渗量大，故在判断肾浓缩-稀释功能时，测定尿渗量比尿比重更有意义。试验时嘱患者晚餐后禁饮 8～12 小时，留取晨尿 100ml（不加防腐剂），同时采集肝素抗凝静脉血一起送检。若尿渗量与血浆渗量比值降低，说明尿浓缩功能受损，比值等于或接近 1，称为等渗尿，表明肾浓缩功能几乎丧失，可见于慢性肾小球肾炎、多囊肾及慢性肾盂肾炎晚期。

3. 肾活组织检查　肾穿刺活组织检查可明确肾脏疾病的病理类型，对协助诊断、指导治疗和判断预后有重要意义。

4. 影像学检查　包括超声显像、静脉尿路造影、CT、MRI、肾血管造影、放射性核素检查等。可了解泌尿系统各器官的形态、位置及功能改变。

5. 免疫学检查　原发性肾小球疾病多与免疫介导的炎症反应有关，故免疫学检查有利于疾病病因的查找。常用的检查包括血清补体成分测定、血清抗链球菌溶血素"O"测定等。

四、泌尿系统疾病患者常见症状与体征的护理

【水肿】

1. 概述　水肿（edema）是指过多的液体积聚在人体的组织间隙使组织肿胀，是肾小球疾病最常见的临床表现。按发生机制可分为两大类：①肾炎性水肿：发生机制是肾小球滤过率降低，出现球-管功能失衡；毛细血管通透性增高；血容量增加和高血压导致心力衰竭，加重水、钠潴留。水肿多从眼睑、颜面部开始，重者波及全身，指压凹陷不明显。多伴有少尿、血尿、高血压等。②肾病性水肿：发生机制是长期大量蛋白尿导致低蛋白血症，血浆胶体渗透压降低，液体进入组织间隙产生水肿。而继发有效循环血容量减少激活了肾素-血管紧张素-醛固酮系统，刺激抗利尿激素（ADH）分泌增多，加重水、钠潴留。水肿的严重程度与低蛋白血症的严重程度呈正相关，水肿一般较为严重，常呈全身性，因受重力影响，以体位最低处更显著，最初多在足踝部出现凹陷性水肿，病情严重者可伴有胸腔积液、腹水、心包腔积液及会阴部水肿等。

2. 护理评估

（1）病史：询问水肿发生的时间、部位、特征、原因及诱因，水肿消长的影响因素及伴随症状等。水肿的治疗措施，患者出入水量、饮食情况等。

（2）心理-社会状况：患者的心理精神状况，是否有焦虑、失眠等。

（3）身体评估：评估水肿的特征，水肿是局部性还是全身性的，是颜面部重还是下肢重，有无肺部湿啰音、胸腔积液、腹水及移动性浊音等。测量体重，观察水肿消长情况；评估皮肤、黏膜有无异常；评估尿量、血压、脉搏、心率的改变。

（4）辅助检查：尿常规检查，如尿量、颜色、酸碱度及尿比重等；尿蛋白定性、定量检查；血清电解质检查，肾功能检查等。

3. 常用护理诊断/问题

（1）体液过多　与肾小球滤过功能下降导致水钠潴留、大量蛋白尿致血清清蛋白浓度降低有关。

（2）有皮肤完整性受损的危险　与皮肤水肿、营养不良有关。

4. 目标

（1）患者水肿消退或减轻。

（2）未发生皮肤损伤或感染。

（3）患者能说出自身疾病的用药方法及预防措施。

5. 护理措施

（1）病情观察：观察患者的生命体征、意识、尿量、皮肤黏膜的变化并做好记录。注意观察患者泌尿系统的症状体征，如水肿程度、进展情况、血压变化、有无排尿异常、尿液的量、颜色，若尿中有大量泡沫，表明含大量蛋白质。注意患者实验室检查结果，发现异常及时通知医生。

（2）起居护理

1）病室及居住环境：应保持室内环境整洁、安静、舒适，定时通风，保持空气清新，但应避免对流以免患者受凉，诱发呼吸道感染。注意调整室内温度、湿度。美化周围环境，利于患者的修养康复。

2）体位与活动：严重水肿、酸碱失衡和电解质紊乱等患者应绝对卧床休息，待水

肿消退、病情缓解后方可逐渐增加活动量,但应避免劳累。卧床患者在病情允许情况下应适度活动,防止下肢静脉血栓形成。

(3)饮食护理:向患者及家属宣传饮食控制与健康的关系,取得患者及家属的理解与配合。水肿患者应给予低盐、高热量、高维生素、易消化饮食,蛋白质摄入视病情而定。①低盐饮食:食盐量以每天 2 ~ 3g 为宜。②液体管理:液体摄入量视水肿程度和尿量而定。如每天尿量超过 1000ml,可不严格限制水的摄入;若每天尿量低于 500ml,或有严重水肿者,应限制水的摄入。原则为量出为入,摄入量一般以前一天的尿量加 500ml(机体不显性失水)计算。尿少时尚需限制含钾、磷高的食物摄入。③蛋白质控制:患者对蛋白质的摄入根据其肾功能情况而定。肾衰竭时给予高热量、优质低蛋白饮食,或暂禁蛋白饮食。优质蛋白指富含必需氨基酸的动物蛋白,如牛奶、鸡蛋、肉、鱼等。

(4)用药护理:遵医嘱合理使用利尿、降压、激素、抗生素等药物,向患者讲解用药的方法及注意事项,用药期间注意观察患者的反应、药物的副作用和毒性反应,以便及早发现异常和及时处理。

(5)对症护理

1)一般水肿者应卧床休息,严重者绝对卧床休息,抬高下肢,增加静脉回流。阴囊水肿者可用吊带托起。症状好转后,可下床活动,但注意避免劳累。

2)加强皮肤护理,衣着宽松,防止压疮。

3)使用利尿药物时应密切观察电解质及酸碱平衡情况,防止低钾血症、低钠血症及低氯性碱中毒出现。呋塞米等强效利尿剂可引起眩晕、耳鸣、听力丧失等,应加强监测。

6. 评价

(1)患者水肿消退或减轻。

(2)未发生皮肤损伤或感染。

【高血压】

1. 概述　肾脏疾病多数可引起高血压,肾性高血压是继发性高血压的常见原因之一。①肾性高血压按解剖特点分为肾血管性和肾实质性。前者主要由肾动脉狭窄或阻塞引起,高血压程度较重,易进展为急进性高血压,较少见。后者主要由肾小球肾炎、慢性肾盂肾炎、慢性肾衰竭等疾病引起,临床较常见。②肾性高血压按发生机制分为容量依赖型和肾素依赖型。前者约占到80%以上,主要与水钠潴留引起的血容量增多有关,限制水钠摄入及使用排钠利尿剂可明显降低血压,常见于急慢性肾炎及大多数肾功能不全。后者(肾素依赖性)约占10%,由肾素-血管紧张素-醛固酮(RAAS)被激活引起,见于肾血管疾病及慢性肾衰竭晚期。应用利尿剂效果差,可使用血管紧张素转换酶抑制剂(ACEI)、血管紧张素Ⅱ受体拮抗剂和钙通道阻滞剂降压。

2. 护理评估　评估高血压的发生时间、程度,定时测量血压,观察靶器官(心、脑、肾、眼)受累的表现,疲倦乏力明显时卧床休息,服降压药时注意观察不良反应。

3. 常用护理诊断/问题

(1)疼痛:头痛　与血压升高有关。

(2)有受伤的危险　与头晕、视力模糊、意识改变或发生直立性低血压有关。

(3)知识缺乏:缺乏预防疾病、保健、用药知识。

4. 目标

（1）头痛减轻或不发生头痛。

（2）未发生受伤。

5. 护理措施

（1）病情观察：观察患者的生命体征、特别是血压的变化，监测血压变化并做好记录；一旦发现患者血压骤增，出现头痛、恶心、肢体活动障碍、视力下降、意识改变等，应立即报告医生。观察有无高血压的并发症；观察肾脏疾病与血压改变之间的关系。

（2）起居护理

1）病室及居住环境：应保持室内环境安静、整洁、温湿度适宜，定时通风，保持空气清新。减少探视，护理操作尽量集中进行，减少对患者的打扰。

2）体位与活动：保持舒适体位，头痛时可抬高床头；改变体位时要缓慢，服降压药后休息片刻再活动，防止直立性低血压。避免地面湿滑、室内有障碍物等不安全因素；呼叫器放置床旁，方便患者有紧急情况时使用。

（3）饮食护理：向患者及家属宣传饮食控制与健康的关系，取得患者及家属的理解与配合。①减少钠盐的摄入：食盐量<6g/d 为宜，少食或不食腌制食品；②减少脂肪的摄入，控制体重，均衡膳食，补充钙和钾盐，多食新鲜蔬菜、水果，增加粗纤维食物的摄入。

（4）用药护理：①强调长期药物治疗的重要性，嘱患者坚持服药，维持血压的稳定。②介绍常用药物的名称、剂量、用法、不良反应，嘱患者不可擅自停药或减量，防止血压波动。③使用利尿药物时应密切观察电解质及酸碱平衡情况，防止低钾血症、低钠血症及低氯性碱中毒出现。呋塞米等强效利尿剂可引起眩晕、耳鸣、听力丧失等，应加强监测。

（5）对症护理

1）头痛：卧床休息、保证睡眠时间，避免劳累、情绪激动、环境嘈杂等不良因素刺激，遵医嘱服药、放慢生活节奏，保持平和心态。

2）直立性低血压：告知患者直立性低血压的表现，如乏力、头晕、心悸、出汗、恶心呕吐等，有上述表现应立即平卧休息。指导患者预防直立性低血压，如避免长期站立；服用降压药后应平静休息一段时间再活动；避免用过热的水洗澡和蒸汽浴；不宜大量饮酒等。若出现低血压，应立即平卧，抬高下肢，促进下肢血液回流。

6. 评价

（1）头痛减轻或不发生头痛。

（2）未发生受伤。

（3）患者可说出药物的服用方法及注意事项。

【排尿异常】

1. 尿量异常　正常人每天尿量为 1000～2000ml 左右，平均约 1500ml。尿量异常包括多尿、少尿、无尿及夜尿增多。①多尿：指每昼夜尿量>2500ml。多尿包括暂时性多尿及持续性多尿。暂时性多尿可因大量饮水、饮入含糖分多的饮料，使用利尿剂等

笔记

出现。持续性多尿又可分为肾源性及非肾源性两类。肾源性多尿常见于慢性肾炎、慢性肾盂肾炎、急性肾衰竭的多尿期;非肾源性多尿见于尿崩症、糖尿病、精神性多饮多尿症等。②少尿或无尿:每昼夜尿量<400ml为少尿,若每昼夜尿量<100ml称为无尿。按病因可分为:肾前性(如血容量不足或心排血量减少)、肾性(如急、慢性肾衰)、肾后性(如尿路梗阻等)。③夜尿增多:指夜间尿量超过白天尿量或夜间尿量超过750ml。持续的夜尿增多,尿比重低而固定,提示肾小管浓缩功能减退。

2. 蛋白尿　尿中蛋白含量超过正常范围时(尿蛋白>150mg/d)或尿蛋白定性试验阳性称为蛋白尿。若尿蛋白>3.5g/d称为大量蛋白尿。蛋白尿是肾脏疾病(尤其是肾小球疾病)最常见的临床表现之一。按照发生机制,蛋白尿分为6类:

(1) 功能性蛋白尿:肾脏功能正常,多为暂时性蛋白尿。当发热、心力衰竭、脱水、青少年剧烈运动后、直立位时出现,程度较轻,一般<1g/d。

(2) 肾小球性蛋白尿:最常见,各种因素导致肾小球毛细血管壁损伤,电荷屏障作用减弱或滤过膜完整性被破坏,使血浆中大量蛋白滤过并超出肾小管的重吸收能力,而出现于尿中。如病变较轻,则仅有血清清蛋白滤过,称为选择性蛋白尿;当病变较重,较大分子量蛋白质无选择性地滤出,称为非选择性蛋白尿。

(3) 肾小管性蛋白尿:当肾小管受损,近端肾小管重吸收能力下降,导致小分子蛋白质从尿中排出,包括 β_2 微球蛋白、溶菌酶等。

(4) 混合性蛋白尿:肾小球和肾小管同时受损时出现的蛋白尿,具有上述两种蛋白尿的特征。

(5) 溢出性蛋白尿:见于多发性骨髓瘤患者(尿中有本-周蛋白)、严重挤压伤的肌红蛋白尿,骨髓瘤、单核细胞白血病时的溶菌酶尿等。血循环中较低分子量的蛋白质异常增多,经肾小球滤过,超过肾小管重吸收能力而出现于尿中。

(6) 组织性蛋白尿:由肾组织被破坏或肾小管分泌蛋白质增多所致的蛋白尿,多为低分子量蛋白。此类蛋白尿可与肾小球性及肾小管性蛋白尿同时出现。

3. 血尿　尿液中含有一定量的红细胞称为血尿。新鲜尿沉渣每高倍视野红细胞超过3个(RBC>3/HP),或1小时红细胞计数超过10万,称镜下血尿。尿外观呈血样或洗肉水样,称肉眼血尿。发生血尿的原因可见于泌尿系统疾病,如炎症、结石、肿瘤、外伤、结核等;全身性疾病,如血液病、高血压、肾动脉硬化症、风湿病等;此外,还可发生功能性血尿,如肾下垂、剧烈运动后。

4. 白细胞尿(脓尿)、菌尿　新鲜离心尿液每个高倍镜视野白细胞超过5个或1小时新鲜尿液白细胞数超过40万或12小时尿中超过100万者称为白细胞尿或脓尿。取中段尿标本涂片镜检,每个高倍镜视野均可见细菌,或尿培养菌落计数超过 10^5/ml时,称为菌尿,可诊断为泌尿系感染。

5. 管型尿　尿中管型是由蛋白质、细胞或其碎片在肾小管中凝结而成。包括透明管型、细胞管型、颗粒管型、蜡样管型等。其形成与尿蛋白的性质和浓度、尿液酸碱度以及尿量关系密切。正常人尿中偶见透明管型。若12小时尿沉渣计数管型超过5000个,或镜检出现异常类型管型称为管型尿。白细胞管型是诊断肾盂肾炎或间质性肾炎的重要依据,红细胞管型见于急性肾小球肾炎,上皮细胞管型见于急性肾小管坏死,蜡样管型见于慢性肾衰竭。

【尿路刺激征】

1. 概述　尿频、尿急、尿痛,常伴有排尿不尽感及下腹胀痛,合称尿路刺激征(urinary irritation symptoms),由泌尿道感染引起。尿频是指单位时间排尿次数增多而尿量较少;尿急是指一有尿意便迫不及待需要排尿;尿痛指排尿时感觉耻骨上区、会阴部或尿道内疼痛或有烧灼感。

2. 护理评估

(1) 病史:评估排尿的次数、尿量,排尿时有无尿急、尿痛及严重程度;有无发热、腰痛等伴随症状。询问引起此症状的原因,如有无留置导尿管、尿路梗阻、盆腔炎症及不洁性生活史等。询问治疗及用药过程。

(2) 心理-社会状况:评估患者有无焦虑、紧张不安、害羞等心理表现。

(3) 身体评估:评估患者有无体温增高,有无肾区压痛、叩击痛,输尿管压痛点压痛,评估患者的精神、营养状况。

(4) 辅助检查:了解尿液检查结果,是否有血尿、脓尿(白细胞尿)、24小时尿量和尿比重有无异常;通过影像学检查了解有无尿道梗阻及畸形。

3. 常用护理诊断/问题

(1) 排尿障碍:尿频、尿急、尿痛　与尿路感染引起的膀胱激惹状态有关。

(2) 知识缺乏:缺乏保持外阴及尿道卫生的相关知识。

4. 目标

(1) 患者尿路刺激征减轻或消失。

(2) 患者知晓保持外阴及尿道卫生的相关知识。

5. 护理措施

(1) 休息:急性期卧床休息,保持舒适体位,转移患者注意力,减轻焦虑情绪。

(2) 多饮水:每天饮水量超过2500ml(限制水摄入的患者除外),通过多饮水增加排尿次数及尿量,起到冲洗尿道的作用。

(3) 缓解不适:指导患者轻柔按摩或热敷膀胱区,减轻不适感。

(4) 健康教育:告知患者保持外阴清洁,注意性生活卫生,避免引起尿路感染,有排尿异常症状及时就诊。指导患者合理使用抗生素,增加用药依从性。

6. 评价

(1) 患者尿路刺激征消失。

(2) 患者知晓保持外阴及尿道卫生的相关知识。

第二节　肾小球疾病概述

肾小球疾病是一组以血尿、蛋白尿、水肿、高血压等为主要临床表现的肾脏疾病,常累及双侧肾脏。此类疾病虽有相似的临床表现,但病因、发病机制、病理改变、病程及预后并不完全相同。根据病因可将该类疾病分为原发性、继发性和遗传性三大类。原发性肾小球疾病病因不明;继发性肾小球疾病是指全身性疾病引起的肾脏损害,如狼疮性肾炎、糖尿病肾病、高血压肾病等;遗传性肾小球疾病是指遗传变异基因所致的肾小球疾病。上述三类疾病中以原发性肾小球疾病最多见,是导致慢性肾衰竭的主要原因。本节主要介绍原发性肾小球疾病。

笔记

【病因与发病机制】

原发性肾小球疾病病因不明。一般认为,免疫机制及免疫引发的炎症反应是肾小球疾病的主要发病机制。在疾病发展过程中,可有非炎症因素参与,如健存肾单位中肾小球受到高压力、高灌注、高过滤的影响而发生硬化,高脂血症的"肾毒性"可加重肾小球损伤,大量蛋白尿对肾脏的损害等。

1. 免疫反应 体液免疫在肾小球疾病中的作用已经得到公认。根据免疫复合物形成的途径分为两类,即循环免疫复合物沉积及肾小球原位免疫复合物形成。

(1) 循环免疫复合物沉积:内源性或外源性抗原刺激机体产生抗体。抗原与抗体在血循环中结合形成免疫复合物,随血液流经肾脏时,在肾小球系膜区和(或)内皮细胞下沉积,激活炎症介质后导致炎症反应,引起肾小球损伤。此种机制在肾小球免疫损伤中最为常见。

(2) 肾小球原位免疫复合物形成:在肾小球内固有的(肾小球基底膜抗原)或植入的抗原,与循环中的抗体在肾小球内直接结合形成免疫复合物,激发炎症反应引起肾小球损伤。

上述两种免疫复合物若被单核-巨噬细胞、中性粒细胞或肾小球系膜细胞所吞噬,则病变多可恢复;若两种复合物继续形成和沉积,则病变将持续进展。

2. 炎症反应 始发的免疫反应须经炎症介导系统引发炎症反应,才能导致肾小球损害及出现临床症状。炎症介导系统包括炎症细胞和炎症介质两大类。炎症细胞主要有单核-巨噬细胞、中性粒细胞、上皮细胞、内皮细胞、系膜细胞、血小板等,其可产生多种炎症介质,如补体、血管活性肽、白细胞介素、凝血及纤溶因子等。炎症介质又可趋化激活炎症细胞,两者共同参与、相互作用最终导致肾小球损害。

【原发性肾小球疾病的分类】

1. 原发性肾小球疾病的临床分型 ①急性肾小球肾炎;②急进性肾小球肾炎;③慢性肾小球肾炎;④无症状性血尿或(和)蛋白尿(隐匿性肾小球肾炎);⑤肾病综合征。

2. 原发性肾小球疾病的病理分型

(1) 轻微病变性肾小球肾炎

(2) 局灶性节段性病变

(3) 弥漫性肾小球肾炎

1) 膜性肾病

2) 增生性肾炎:包括①系膜增生性肾小球肾炎;②毛细血管内增生性肾小球肾炎;③系膜毛细血管性肾小球肾炎;④新月体和坏死性肾小球肾炎。

3) 硬化性肾小球肾炎。

(4) 未分类的肾小球肾炎:肾小球疾病的临床分型与病理分型之间有一定的联系,但并非肯定的对应关系。同一病理类型可有多种不同的临床表现,而同种临床表现又可见于不同的病理类型。因此,肾活组织检查是确定肾小球疾病病理类型和病变程度的必要手段,而正确的病理诊断又必须与临床紧密结合。

第三节　肾小球肾炎

 案例导入

　　患者李先生,38 岁,工人。主诉近几日有轻度眼睑水肿,今晨起床感觉头晕、头痛、乏力,眼睑水肿加重,双侧足踝部凹陷性水肿,晨尿呈洗肉水样。患者诉 2 周前患急性扁桃体炎、咽炎,经治疗病情已好转。发病以来食欲正常,睡眠尚可。患者已婚,有一儿一女,夫妻关系正常。

　　身体评估:T 37℃,P 74 次/分,R 18 次/分,BP 140/90mmHg。神志清楚,无发绀。眼睑水肿,胸部检查(－),腹部检查(－),双侧足踝部凹陷性水肿。

　　尿液检查:肉眼血尿,有大量泡沫,显微镜下可见红细胞管型、颗粒管型。

　　入院诊断:急性肾小球肾炎。

　　请问:患者目前有哪些主要的护理诊断/问题? 应采取哪些护理措施?

一、急性肾小球肾炎

　　急性肾小球肾炎(acute glomerulonephritis,AGN)简称急性肾炎,是以急性肾炎综合征为主要临床表现的一组肾小球疾病。临床特点为起病急,患者常出现血尿、蛋白尿、水肿、高血压,可伴有少尿和一过性氮质血症。本病好发于儿童,男性多于女性。常见于链球菌感染后,也可见于其他细菌、病毒及寄生虫感染。本节主要介绍链球菌感染后急性肾小球肾炎。

　　【病因与发病机制】

　　本病常发生于 β-溶血性链球菌"致肾炎菌株"感染后,如上呼吸道感染(急性扁桃体炎、咽峡炎)、皮肤感染(脓疱疮)等。其发生机制是链球菌胞壁上的 M 蛋白、胞浆及分泌蛋白的某些成分刺激机体产生抗体,形成循环免疫复合物沉积于肾小球或原位免疫复合物种植于肾小球,继而致补体激活、中性粒细胞及单核细胞浸润,导致双侧肾脏弥漫性炎症。本病病理类型为毛细血管内增生性肾炎。光镜下可见弥漫性肾小球内皮细胞及系膜细胞增生。肾小管病变多不明显,但肾间质可有水肿及炎性细胞浸润。

　　【临床表现】

　　1. 症状和体征　常于前驱感染后 1～3 周发病,平均 10 天,呼吸道感染者较皮肤感染者稍短。本病起病急、病情轻重不一,轻者可仅有镜下血尿及血清补体异常;重者可发生急性肾衰竭;典型病例呈急性肾炎综合征的表现。预后大多良好,常在数月内临床自愈。

　　(1) 急性肾炎综合征的表现

　　1) 尿液异常:①尿量减少:多数患者起病初期尿量减少到 400～700ml/d,少数可发展为无尿。少尿可导致一过性氮质血症。大约 1～2 周后肾功能逐渐恢复,尿量增加。②血尿:常为首发症状,几乎见于所有的患者。有肉眼血尿者约占 40%,数天至 1～2 周后肉眼血尿转为镜下血尿,镜下血尿可持续 3～6 个月或更久。③蛋白尿:大多数患者尿蛋白定性(＋),定量检查 0.5～3.5g/d,少数患者出现大量蛋白尿,以清蛋白为主,也可出现更大分子的血浆蛋白。

 笔记

2）水肿：常为首发症状，见于 80% 以上患者。晨起眼睑水肿，或伴下肢轻度水肿，呈凹陷性；严重者可波及全身，并形成胸腔积液、腹水。主要是肾小球滤过率下降导致水钠潴留所致。大部分患者在 2~4 周自行利尿消肿，水肿持续者预后不佳。

3）高血压：见于 80% 的患者，可为一过性轻、中度高血压，与水钠潴留有关，因此可随利尿而恢复正常。少数患者出现重度高血压，甚至导致高血压脑病。

4）肾功能异常：部分患者在疾病早期出现一过性氮质血症，严重患者可出现急性肾衰竭（ARF）。主要因肾小球滤过率下降、少尿而引起，随着尿量增加可逐渐恢复正常。

（2）非特异性表现：患者可出现倦怠乏力、厌食、恶心、呕吐、嗜睡、头晕、视力模糊、腰痛等。

2. 并发症　少数患者在急性期可出现并发症。

（1）心力衰竭：老年患者多见。多在急性期因水钠潴留及高血压所致。

（2）高血压脑病：病程早期出现，以儿童多见。

（3）急性肾衰竭：很少见，是急性肾炎死亡的主要原因，但多数可逆。

【实验室检查】

1. 尿液检查　几乎所有患者均有镜下血尿；尿蛋白定性为 +~++，少数为 +++~++++；尿沉渣涂片可见红细胞管型、颗粒管型、白细胞增多等。

2. 血液检查　RBC、Hb 可有轻度下降（血液被稀释所致），血沉明显增快。

3. 抗链球菌溶血素"O"抗体（ASO）检查　ASO 滴度明显增高表明近期有链球菌感染，增高程度与链球菌感染的严重程度相关，但早期应用青霉素后滴度可不高。

4. 血清补体检查　发病初期血清总补体及补体 C3 水平均明显下降，8 周内逐渐恢复正常。

5. 肾功能检查　肾小球滤过率可轻度降低，血肌酐、血尿素氮可短暂升高。

6. 肾活组织病理检查　可明确病理类型。

【诊断要点】

①病前 1~3 周有链球菌感染史；②有血尿、蛋白尿、水肿、高血压等肾炎综合征的典型表现；③血清 C3 下降；④病情于发病 8 周内逐渐减轻到完全恢复。根据上述 4 点可做出急性肾小球肾炎的临床诊断。若病情 2 个月内未见明显好转，可做肾活检，进一步明确诊断。

【治疗要点】

治疗以卧床休息及对症处理为主，发生急性肾衰竭时应给予透析。

1. 一般治疗　急性期须卧床休息，待肉眼血尿消失、水肿消退、血压恢复正常后，可下床活动。急性期应予低盐饮食（<3g/d），肾功能正常者，不必限制蛋白质摄入，氮质血症期应给予优质低蛋白饮食。

2. 控制感染灶　对有上呼吸道及皮肤感染的患者，选用青霉素、头孢菌素等无肾毒性的抗生素治疗。对反复发作的扁桃体炎，待病情稳定后行扁桃体摘除术，手术前、后 2 周使用青霉素。一般不主张长期预防性使用抗生素。

3. 对症治疗　对于限制水钠摄入后水肿仍较明显的，可使用利尿剂，在休息、限制水钠摄入及使用利尿剂后血压仍不能控制者，可给予降压治疗。

4. 透析治疗　发生急性肾衰竭且有透析指征的，应给予短期透析治疗，帮助患者度过危险期。本病有自愈倾向,一般不需要长期透析。

5. 中医中药治疗 急性肾小球肾炎发展期往往采用祛风利水、清热解毒、凉血止血等;常用方剂如越婢加术汤等。

【常用护理诊断/问题】

1. 体液过多 与肾小球滤过率下降导致水钠潴留有关。

2. 活动无耐力 与疾病导致的血尿、蛋白尿、水肿及高血压有关。

3. 有皮肤完整性受损的危险 与皮肤水肿、营养不良有关。

【护理措施】

1. 病情观察

(1) 水肿情况:水肿的部位、程度、消长的变化。每天测量体重 1 次,记录 24 小时出入量。

(2) 尿液情况:观察尿量、尿液颜色,及时发现有无血尿、蛋白尿、少尿、无尿。如尿液中含有大量泡沫,提示蛋白尿。尿量急剧减少时提示发生了急性肾衰竭,应及时通知医生。

(3) 生命体征:尤其观察血压的变化,每天监测血压,观察有无高血压脑病及急性左心衰竭先兆,认真做好记录。注意观察体温变化,监测有无感染的情况发生。

(4) 肾功能:密切关注内生肌酐清除率、血肌酐、尿素氮等指标的变化。急性肾衰竭时,血肌酐、尿素氮进行性升高,内生肌酐清除率快速下降。

2. 起居护理

(1) 休息与活动:急性期患者卧床休息至少 4 周,待肉眼血尿消失、水肿消退、血压恢复正常后,可逐渐增加活动量,但在 1～2 年内应避免重体力劳动及过度劳累。

(2) 室内环境:保持室内空气清新、流通和适宜的温度、湿度。

(3) 日常生活护理:保持口腔、皮肤卫生,防止皮肤黏膜损伤,注意保暖及防止上呼吸道感染。儿童患者应指导、协助其处理好大小便,做好皮肤清洁卫生及日常生活护理。

3. 饮食护理 给予高热量、正常量优质蛋白、高维生素易消化饮食,氮质血症时给予低蛋白饮食,尿量明显减少者限制钠水的摄入。当病情严重,出现肾衰竭时,给予高热量优质低蛋白饮食,摄水量严格遵守"量出为入"的原则,当尿量增加、肾功能逐渐恢复后给予正常饮食。

4. 用药护理 遵医嘱给药。使用青霉素时应先做药物过敏试验;使用头孢类抗生素者应观察有无过敏、皮疹等;使用利尿剂时应观察有无低钾血症、低钠血症、低氯性碱中毒等电解质紊乱;使用降压药物应注意控制输液滴速,密切监测血压变化。避免使用损害肾功能的药物。

5. 对症护理

(1) 水肿:急性期卧床休息,但应经常变换卧位,防止压疮;抬高下肢,必要时托起阴囊;给患者擦洗时避免过度用力,防止擦伤;衣着宽松,注意个人卫生,防止感染;低盐饮食。

(2) 高血压:参见循环系统高血压患者的护理。

6. 心理护理 因长期卧床及知识缺乏,患者常出现焦虑情绪,护理过程中,应耐心倾听患者的倾诉,告知其经过充分休息及合理治疗可痊愈。增强患者对治疗的信心,增强治疗的依从性。若为儿童患者,应根据儿童的心理特点,选择一些有兴趣的活动,如听故事、看动画片等。多采用赞赏、鼓励的语言,诱导患儿配合治疗。

7. 中医护理 本病属中医"水肿"范畴。治疗以疏风宣肺、健脾利水、解毒化湿为主。该病食疗方有多种,如玉米须茅根饮:玉米须、白茅根各 50g,共煎汤,加适量白糖分次服用,适用于阳水;赤小豆鲤鱼汤:赤小豆 60g,鲤鱼 1 条(去肠脏),生姜 10g,共炖汤,不放盐,吃鱼饮汤,适用于阴水;黄芪瘦肉汤:黄芪 60g,猪瘦肉适量,共煎汤,不放盐,吃肉饮汤,适用于阴水;白茅根(鲜者佳)60g,金银花 30g,开水冲泡,当茶服。护理方面应注意增进营养,少进咸食,注意保暖,保持居室干燥,避免冒雨涉水,防止感冒,劳逸结合,调节情志,节制房事。

【健康教育】

1. 休息与活动 嘱患者充分休息,必要时卧床休息,但应适度活动,避免肢体血栓形成。待身体痊愈后积极锻炼,增强体质,减少呼吸道感染的发生,但应避免过度劳累。

2. 饮食指导 指导患者选用高热量、低盐、高维生素、高膳食纤维及优质蛋白饮食。

3. 预防感染 给患者讲解呼吸道及皮肤感染对本病的影响,嘱患者尽量减少到公共场所,避免呼吸道感染。儿童特别应注意皮肤卫生,防止皮肤感染,指导患者衣着宽松,防止擦伤皮肤。

【结语】

急性肾小球肾炎常继发于链球菌感染后,临床表现轻重不一。常以血尿、蛋白尿、水肿、高血压为特征,大多预后良好,常在数月内自愈。急性期应卧床休息,低盐饮食,限制钠水摄入,同时应预防上呼吸道感染及皮肤感染。

二、急进性肾小球肾炎

急进性肾小球肾炎(rapidly progressive glomerulonephritis,RPGN)是以急性肾炎综合征、肾功能急剧恶化、早期出现急性肾衰竭为特征的临床综合征,简称急进性肾炎。肾病理检查显示肾小球囊腔内大量新月体形成,故又称新月体性肾小球肾炎。RPGN是肾小球肾炎中最严重的类型,病情发展迅速,多在数周至半年内发展为尿毒症,死亡率高。

【病因与发病机制】

本病根据病因可分为三类:原发性急进性肾小球肾炎、继发性急进性肾小球肾炎(如狼疮性肾炎)、由其他病理类型转化而来的新月体性肾小球肾炎。本文着重讨论原发性急进性肾小球肾炎。

根据免疫病理特点,原发性 RPGN 可分为 3 型:①Ⅰ型,又称抗肾小球基底膜型,由于抗肾小球基底膜抗体与肾小球基底膜抗原结合激活补体而致病;②Ⅱ型,又称免疫复合物型,因肾小球内循环免疫复合物的沉积或原位免疫复合物形成,激活补体而致病;③Ⅲ型,为非免疫复合物型,与肾微血管炎有关(原发性小血管炎肾损害)。患者血清中抗中性粒细胞胞浆抗体(ANCA)常呈阳性。

本病可致双侧肾脏增大,光镜下超过 50% 的肾小球有新月体形成(占囊腔>50%)。病变早期主要是细胞性新月体,晚期可逐渐发展为纤维性新月体,最后发生肾小球硬化。

【临床表现】

本病多见于男性；Ⅰ型好发于中、青年，Ⅱ型及Ⅲ型常见于中、老年，我国以Ⅱ型多见。患者多有上呼吸道感染的前驱病史，起病急，病情进展迅速。

1. 症状和体征 临床表现类似急性肾炎综合征，以血尿、蛋白尿、水肿、高血压、少尿、无尿及进行性肾功能恶化为临床特征，最终发展为肾衰竭、尿毒症。多数患者在6个月内死亡或依赖透析生存。Ⅱ型患者多伴肾病综合征，Ⅲ型患者常有不明原因的发热、乏力、关节痛等前驱表现。

2. 并发症

（1）感染：因糖皮质激素及免疫抑制剂治疗，透析、血浆置换等治疗及大量蛋白尿等所致机体抵抗力低下引起感染。

（2）贫血：患者肾衰竭后常伴有中度贫血。

【实验室检查】

1. 尿液检查 常为肉眼血尿，镜下可见大量红细胞、白细胞及红细胞管型，尿蛋白定性呈+～++++不等。

2. 肾功能检查 内生肌酐清除率降低，血肌酐、尿素氮可进行性升高。

3. 免疫学检查 Ⅰ型可见抗肾小球基底膜抗体阳性；Ⅱ型患者的血循环免疫复合物及冷球蛋白可呈阳性，并可伴血清补体 C3 降低；Ⅲ型可见抗中性粒细胞胞浆抗体（ANCA）阳性。

4. B 超检查 多数患者双侧肾脏增大

5. 肾活组织检查 有利于确诊，可估计病变的程度及阶段、有助于治疗有效性判断，估计预后。

【诊断要点】

①急性肾炎综合征的表现；②迅速发生的进行性肾功能下降；③肾活检显示为新月体型肾炎；④排除继发原因。

凡急性肾炎综合征伴肾功能急性恶化，无论是否已达到少尿性急性肾衰竭，应怀疑本病并及时进行肾活检。若肾活检显示 50% 以上肾小球有新月体形成，根据临床表现和实验室检查可确诊。

【治疗要点】

应在早期做出病因诊断和免疫病理分型的基础上尽早进行强化治疗。

1. 强化疗法

（1）强化血浆置换疗法：该疗法主要适用于Ⅰ型急进性肾炎，宜早期应用。方法为：应用血浆置换机将患者的血浆和血细胞分离，弃去血浆，将等量正常人的血浆或血浆清蛋白和患者血细胞重新输入体内。每次置换 2～4L，每日或隔日 1 次，直到血清抗基膜抗体或免疫复合物转阴、病情好转，一般需置换 10 次左右。该疗法须同时联合糖皮质激素及细胞毒药物口服治疗。

（2）冲击疗法：该疗法主要适用于Ⅱ、Ⅲ型，Ⅰ型疗效较差。首选甲泼尼龙 0.5～1.0g 溶于 5% 葡萄糖溶液中静脉滴注，每日或隔日 1 次，3 次为一疗程。必要时间隔 3～5 天可进行下一疗程，一般不超过 3 个疗程。该疗法需辅以泼尼松及环磷酰胺常规治疗，口服泼尼松 1mg/（kg·d），口服 8～12 周，逐渐减量，当减至最小有效量时，维持

笔记

半年。环磷酰胺 2～3mg/(kg·d)，累积量达到 6～8g 停药。

2. 替代治疗　凡急性肾衰竭已达透析指征者，应及时透析。对强化治疗无效的晚期患者或肾衰竭至终末期的患者，予以透析治疗长期维持，在病情稳定 1 年后可进行肾移植。

3. 对症治疗　积极治疗高血压、感染、水钠潴留及电解质酸碱平衡紊乱等。

【常用护理诊断/问题】

1. 潜在并发症：急性肾衰竭。

2. 有感染的危险　与激素、细胞毒药物应用、透析治疗、血浆置换、大量蛋白尿所致机体抵抗力降低有关。

3. 体液过多　与肾小球滤过率下降、大剂量激素治疗导致水钠潴留有关。

【护理措施】

1. 病情观察

（1）水肿情况：观察水肿的开始部位、严重程度、消长情况。定时测量体重，记录 24 小时出入量。

（2）尿液情况：重点观察尿量、尿液颜色，及时发现血尿、蛋白尿、少尿、无尿。

（3）生命体征：密切观察血压的变化，每天测量血压 1～2 次，观察有无高血压脑病及急性左心衰竭，认真做好记录。同时观察体温、脉搏、呼吸有无改变。

（4）肾功能：密切关注内生肌酐清除率、血肌酐、尿素氮等指标的变化。急性肾衰竭时，血肌酐、尿素氮进行性升高，内生肌酐清除率快速下降。

（5）电解质及酸碱平衡情况：少尿可导致高血钾、酸中毒，引起心肌损害，继而可导致心律失常和呼吸改变，应关注检验结果，及时发现征象，遵医嘱对症处理。

（6）全身状况：如有无贫血及贫血的程度、有无恶心、呕吐、胸闷、气促、呼吸困难等情况。

2. 起居护理

（1）休息与活动：嘱患者卧床休息，避免劳累。急性期绝对卧床休息，时间较急性肾炎更长，但应在床上适度活动肢体，注意翻身叩背，指导患者有效咳嗽，防止下肢静脉血栓形成，防止肺部感染。进行血液及腹膜透析治疗的患者，按本章第六节透析患者实施护理。

（2）室内环境：保持室内空气清新、流通和适宜的温度、湿度。

（3）预防感染：保持口腔、皮肤卫生，防止皮肤黏膜损伤，注意保暖及防止上呼吸道感染。

3. 饮食护理　给予高热量、正常量优质蛋白、高维生素易消化饮食，急性肾衰竭时给予低蛋白饮食，同时限制水、钠的摄入。

4. 用药护理　遵医嘱给药，密切观察疗效和不良反应。应用肾上腺糖皮质激素治疗应密切观察有无感染、药物性糖尿、医源性库欣综合征（如满月脸、水牛背、多毛、痤疮、向心性肥胖等）、血压增高、消化道溃疡或出血、骨质疏松、股骨头坏死、伤口愈合不良等多项不良反应。使用细胞毒药物时应观察有无骨髓抑制、中毒性肝损伤、性腺抑制（尤其男性）、出血性膀胱炎、胃肠道反应、脱发等毒副作用。此外，大量使用糖皮质激素及细胞毒药物后可使机体免疫力受到抑制，继发感染的机会增加，因此应注意观察有无呼吸道、皮肤、泌尿道感染的征象，必要时实行保护性隔离。使用利尿剂时应观察有无低钾血症、低钠血症、低氯性碱中毒等电解质紊乱。

5. 对症护理

（1）水肿：急性期卧床休息，但应经常变换卧位，防止压疮；抬高下肢，必要时托起阴囊；给患者擦洗时避免过度用力，防止擦伤；衣着宽松，注意个人卫生，防止感染；低盐饮食。

（2）急性肾衰竭：参见本章第六节中急性肾衰竭的护理。

6. 心理护理 因病情进展快、预后差，患者常出现焦虑、恐惧心理。护理过程中，应充分了解患者的心理状态，耐心倾听患者的倾诉，及时给予安慰与精神支持。与患者家属充分沟通，增加他们对本疾病的认知，使其能充分帮助及关爱患者，增强患者战胜疾病的信心。

7. 中医护理 本病属中医"水肿"范畴。中医食疗方法、护理参见急性肾小球肾炎。

【健康教育】

1. 休息与活动 嘱患者充分休息，避免劳累，急性期绝对卧床休息，病情缓解后适度活动。

2. 用药指导 与患者及家属讲明本病的特点及治疗目的，强调遵医嘱规律用药的重要性，嘱其不可自行增减药量或停药，以免引起"反跳"现象。告知服用糖皮质激素及细胞毒药物可能发生的不良反应及服药注意事项，增强治疗的依从性。

3. 预防感染 注意防止感冒，尽量避免到人群聚集的场所，减少呼吸道感染的发生。保持皮肤卫生，指导患者衣着宽松，防止擦伤皮肤及引起感染。

4. 定期随访 向患者解释自我监测病情的意义及方法，告知其随访时间及规律，防止疾病复发及恶化。

【结语】

急进性肾小球肾炎又称新月体性肾小球肾炎，以少尿、血尿、蛋白尿、水肿、高血压为临床特征。病情进展迅速，肾功能急剧恶化，多在数周至半年内发展为尿毒症。本病预后差，常需要透析治疗或激素、细胞毒药物冲击治疗，应加强针对性护理。注意预防呼吸道及皮肤感染。

三、慢性肾小球肾炎

慢性肾小球肾炎（chronic glomerulonephritis,CGN）简称慢性肾炎，是以蛋白尿、血尿、高血压、水肿为基本临床表现的一组肾小球疾病。本病起病隐匿、方式多样、病情迁延，患者逐渐出现不同程度的肾功能减退，终至慢性肾衰竭。

【病因与发病机制】

慢性肾炎仅少部分是由急性肾炎发展而来，绝大多数由不同病理类型的原发性肾小球病变迁延、发展所致。慢性肾炎的病因、发病机制和病理类型不尽相同，但导致病情慢性化的机制主要是免疫炎性病变的持续进展，而非免疫非炎症因素也起着重要作用。

慢性肾炎可有多种病理类型，常见的有系膜增生性肾小球肾炎（包括 IgA 和非 IgA 系膜增生性肾小球肾炎）、系膜毛细血管性肾小球肾炎、膜性肾病及局灶性节段性肾小球硬化等。上述所有类型后期可出现程度不等的肾小球硬化、肾小管萎缩、肾间

笔记

质纤维化,导致肾体积缩小、肾皮质变薄,转化为硬化性肾小球肾炎。

【临床表现】

本病多发于青壮年男性。多数起病缓慢、隐匿,临床表现个体差异较大。

1. 症状和体征 基本临床表现为蛋白尿、血尿、高血压、水肿。早期患者可有疲倦、乏力、食欲下降、腰部酸痛表现,水肿可有可无,多为眼睑和(或)下肢轻、中度凹陷性水肿。部分患者可无明显临床症状,出现较长时间的无症状性尿异常,主要表现为蛋白尿、镜下或肉眼血尿;血压可正常或轻度升高。经历数年,数十年的慢性损害,逐渐发展为肾衰竭,并出现贫血、高血压等相应的临床表现。肾衰竭时,多数患者有中度以上高血压(尤其是舒张压),可出现眼底渗出、出血、视盘水肿等表现,夜尿逐渐增多。如血压控制不好,肾功能恶化较快,预后差。

该病慢性进展过程中,部分患者因感染、劳累、妊娠、预防接种、用肾毒性药物而致病情恶化,肾功能急剧下降。病理类型与疾病的进展速度密切相关,如系膜毛细血管性肾小球肾炎进展较快、膜性肾病进展较慢。

2. 并发症

(1) 感染:慢性肾衰竭可导致机体抵抗力逐渐降低,引发机体感染,特别是呼吸道及泌尿道的感染。

(2) 心脏损害:由于高血压、贫血等多因素作用,可引起心肌损害,导致心律失常甚至心力衰竭。

【辅助检查】

1. 尿液检查 早期为轻度尿异常,尿蛋白定性为+~+++;定量1~3g/24h;尿沉渣镜检红细胞增多,可见管型。

2. 血常规检查 早期RBC、Hb可正常或有轻度下降,晚期可有明显下降。

3. 肾功能检查 多数患者肾功能长期稳定,晚期内生肌酐清除率明显下降,血肌酐、尿素氮升高,尿浓缩功能减退。

4. B超 早期肾脏大小正常,晚期可对称性缩小、皮质变薄。

5. 肾活组织病理检查 可明确病理类型,对确定治疗方案及判断预后有重要参考价值。

【诊断要点】

有尿液检查异常,伴或不伴水肿、高血压,病史达三个月以上,无论有无肾功能损害均可做出慢性肾炎的临床诊断,但应除外继发性肾小球肾炎及遗传性肾小球肾炎。

【治疗要点】

慢性肾炎的治疗原则是防止或延缓肾功能进行性恶化、缓解临床症状、防治严重并发症。

1. 控制高血压 高血压是导致肾小球硬化及慢性肾衰竭的重要因素,因此积极控制高血压十分重要。应根据蛋白尿程度把血压控制在理想水平,即蛋白尿≥1g/d者,血压应控制在125/75mmHg以下;尿蛋白<1g/d者,血压可控制在130/80mmHg以下。宜选择对肾脏有保护作用的降压药物,如血管紧张素转换酶抑制剂(ACEI)或血管紧张素Ⅱ受体拮抗剂(ARB),常用药物有卡托普利25mg,每日3次或贝那普利

10~20mg,每日 1 次;氯沙坦 50~100mg,每日 1 次。

上述两类药物除具有降压作用外,还可改善肾小球内高压力、高灌注和高滤过状态,具有减少尿蛋白、延缓肾功能恶化、保护肾脏的作用。有钠水潴留容量依赖性高血压的患者可选用噻嗪类利尿剂,如氢氯噻嗪 12.5mg,每日 2 次。其他降压药物有钙拮抗剂,如氨氯地平 5~10mg,每日 1 次;β 受体阻滞剂,如美托洛尔 25~50mg,每日 1 次。高血压难以控制时可选用不同类型的降压药联合应用。

2. 调整饮食 慢性肾炎患者出现氮质血症时应限制食物中蛋白质及磷的摄入量,应给予优质低蛋白饮食或加用低磷饮食,以减轻高灌注、高滤过、高压力引起的肾小球硬化,延缓肾功能减退。注意补充必需氨基酸或 α-酮酸,防止负氮平衡。

3. 应用糖皮质激素和细胞毒药物 一般不主张常规使用,但患者肾功能正常或仅轻度受损,病理类型较轻(如轻度系膜增生性肾小球肾炎、早期膜性肾病等),尿蛋白较多者,若无禁忌可考虑使用,无效者再逐步停用。

4. 避免加重肾损害的因素 感染、劳累、妊娠及应用肾毒性药物,均可能损伤肾脏,导致肾功能恶化,应予以避免。

【常用护理诊断/问题】

1. 体液过多 与肾小球滤过率下降导致水钠潴留、长期蛋白尿引起低蛋白血症有关。

2. 有营养失调的危险:低于机体需要量 与长期蛋白尿和(或)低蛋白饮食有关。

3. 潜在并发症:慢性肾衰竭。

【护理措施】

1. 病情观察

(1) 尿液情况:注意观察尿液中有无大量泡沫,其可反映尿液中蛋白质的多少,是否有肉眼血尿及程度,是否有夜尿增多、尿比重降低等表现。

(2) 肾功能:密切关注内生肌酐清除率、血肌酐、血尿素氮等检验结果。注意排除外源性肌酐及药物对结果的影响。慢性肾炎晚期,血肌酐、尿素氮进行性升高,内生肌酐清除率明显下降,夜尿增多。

(3) 全身状况:监测营养状态,观察指甲、口唇、皮肤黏膜颜色,每周测一次体重,定期测定血红蛋白及血清清蛋白浓度;观察高血压、水肿程度、贫血及严重程度、有无恶心、呕吐、胸闷、气促、呼吸困难、心律失常等情况;观察有无感染的发生。

2. 起居护理

(1) 休息与活动:病情较轻时,可维持日常活动,但避免劳累。当血压增高、尿液明显异常时,可嘱患者卧床休息,但要注意防止下肢血栓及压疮。

(2) 病室环境:保持室内空气清新,适宜的温度(18~20℃)、湿度(50%~60%)。

(3) 预防感染:保持口腔、皮肤卫生,勤剪指甲防止皮肤黏膜损伤,避免用过热的水洗澡,沐浴后涂润肤霜防止皮肤干燥,注意保暖,防止皮肤、泌尿道及上呼吸道感染。

3. 饮食护理 慢性肾炎氮质血症期应给予优质低蛋白、低磷、低盐、高热量、高维生素饮食。盐摄入量<3g/d;蛋白质摄入量一般在 0.6~0.8g/(kg·d),可满足基本生

理需求,动物蛋白及植物蛋白的比例各占50%;当GFR<5ml/min,蛋白质总量<20g/d,增加动物蛋白质的比例(如鸡蛋、牛奶、瘦肉等),同时需静脉补充α-酮酸或必需氨基酸。摄入热量不低于126kJ/(kg·d),以减少体内蛋白质的分解。

4. 用药护理　遵医嘱给药,观察疗效及不良反应。应用血管紧张素转换酶抑制剂(如卡托普利)时观察有无咳嗽、低血压、头痛等不良反应;使用降压药时注意防止体位性低血压的发生;使用利尿剂时应观察有无低钾血症、低钠血症、低氯性碱中毒等电解质紊乱。

5. 对症护理

(1) 水肿:急性期卧床休息,但应经常变换卧位,防止压疮;抬高下肢,必要时托起阴囊;给患者擦洗时避免过度用力,防止擦伤;衣着宽松,注意个人卫生,防止感染;低盐饮食。

(2) 高血压:定时测量血压,观察靶器官(心、脑、肾、眼)受累的表现,疲倦、乏力明显时卧床休息,服用降压药时注意观察不良反应。

6. 心理护理　因病情逐渐进展、预后差,患者常感到焦虑、恐惧。护理过程中,应充分了解患者的心理状态,耐心倾听患者的倾诉,及时给予安慰与精神支持。与患者家属充分沟通,增加他们对本病的认知,使其能充分帮助及关爱患者,增强患者战胜疾病的信心。

7. 中医护理　本病属中医"水肿-阴水"范畴。患者中药汤剂宜温服,恶心呕吐者,宜少量多次进服。服药前滴少量生姜汁于舌上,对防止呕吐有效。配合艾灸脾俞、肾俞、三阴交、命门、阳陵泉、委中等穴,以温肾行水。脾阳虚衰者可服鲤鱼汤、玉米须汤,忌生冷、烈酒,少食牛奶、红薯等产气食物。肾阳衰微者饮食富营养,可予乳类、蛋类、黑芝麻等补肾利水,酌情加用龟甲胶、鹿角胶等血肉有情之品,以填补精血。

【健康教育】

1. 休息与活动　嘱患者充分休息,避免劳累,延缓肾功能减退。向患者及家属解释低蛋白、低磷、低盐、高热量饮食的重要性及意义,增强治疗的依从性。指导患者合理选择食物。

2. 用药指导　告知患者及家属使用降压药物的意义及注意事项,防止体位性低血压的发生。使其明白病情预后与肾脏的保护及治疗息息相关。

3. 预防感染　注意防止感冒,尽量避免到人群聚集的地方去,减少呼吸道感染的发生。保持皮肤清洁卫生,指导患者衣着宽松,防止擦伤皮肤及引起感染。合理增加营养,增强机体抗感染能力。

4. 定期随诊　向患者解释自我监测病情的意义及方法,告知其随访时间及规律,防止疾病复发及恶化。

【结语】

慢性肾小球肾炎是以蛋白尿、血尿、水肿、高血压为临床特征的一组肾小球疾病。起病隐匿,病变进展缓慢,逐渐出现不同程度的肾功能减退,终至肾衰竭。控制血压对延缓肾衰竭十分重要。应避免感染、劳累、妊娠及应用肾毒性药物。当出现氮质血症时应给予优质低蛋白、低磷、低盐、高热量、高维生素饮食。

第四节 肾病综合征

 案例导入

患者刘先生,35岁,公司职员;大专文化。3个月前发现尿中有泡沫,未予重视,后逐渐加重。近一周来颜面及双下肢水肿加重,伴乏力来医院就诊。夫妻关系和睦,经济状况较好。

身体评估:T 36.5℃,P 72次/分,R 18次/分,BP 110/75mmHg。神志清晰,皮肤黏膜无出血、无黄染,颜面水肿明显。心、肺(-),肝脾肋下未触及,肠鸣音正常,下肢明显水肿。

辅助检查:尿常规:尿蛋白(++++),尿红细胞(+-);血液检查:清蛋白20g/L,胆固醇11.2mmol/L,甘油三酯8.6mmol/L。

入院诊断:肾病综合征。

请问:患者目前有哪些主要的护理诊断或问题?为更好地护理患者,还需要进行哪些方面评估?为减轻其水肿症状,应采取哪些护理措施?

肾病综合征(nephritic syndrome,NS)是由各种肾脏疾病所致,以大量蛋白尿(尿蛋白>3.5g/d)、低蛋白血症(血浆清蛋白<30g/L)、水肿、高脂血症,即呈现"三高一低"特征的一组综合征。根据病因可分为原发性和继发性两大类,本节仅讨论原发性肾病综合征。

【病因与发病机制】

肾病综合征病因及分类(表5-1)。

表5-1 肾病综合征的分类和常见病因

分类及病因	儿 童	青 少 年	中 老 年
原发性	微小病变型肾病	系膜增生性肾小球肾炎 系膜毛细血管性肾小球肾炎 局灶性节段性肾小球硬化	膜性肾病
继发性	过敏性紫癜肾炎 乙肝病毒相关性肾炎 狼疮性肾炎	狼疮性肾炎 过敏性紫癜肾炎 乙肝病毒相关性肾炎	糖尿病肾病 肾淀粉样变性 骨髓瘤性肾病 淋巴瘤/实体瘤性肾病

原发性肾病综合征发病机制主要是免疫介导炎症所致的肾损害。具体为:①大量蛋白尿:是由于肾小球滤过膜的分子屏障及电荷屏障受损,肾小球滤过膜的通透性增高,原尿中的蛋白(主要是血浆清蛋白)含量增多,当蛋白增加超过肾小管的重吸收能力时,导致大量蛋白溢入尿中,形成蛋白尿;②低蛋白血症:是由于大量蛋白从尿中丢失,肝脏相对合成不足,此外,胃肠黏膜水肿导致食欲减退、摄入不足、吸收不良;③水肿:是因低蛋白血症导致血浆胶体渗透压明显下降而出现,严重时甚至出现腹水、胸腔积液;④高脂血症:主要为高胆固醇和(或)高甘油三酯血症,其发生机制是低蛋白血症刺激肝脏合成脂蛋白增加以及脂蛋白分解减少。

笔记

导致原发性肾病综合征的肾小球疾病的主要病理类型有微小病变型肾病、系膜增生性肾小球肾炎、系膜毛细血管性肾小球肾炎、膜性肾病、局灶性节段性肾小球硬化。

【临床表现】

1. 症状和体征 原发性肾病综合征不同病理类型的临床特征如下:

(1) 微小病变型肾病:见于儿童,约占80%~90%。男性多于女性。但60岁后发病率又有增高。表现为典型的肾病综合征(三高一低),少数患者伴有镜下血尿,一般无持续性高血压及肾功能减退。部分病例可自发缓解,但复发率高。90%病例对激素治疗敏感。若大量蛋白尿长期得不到控制,可转变为局灶性节段性肾小球硬化。

(2) 系膜增生性肾小球肾炎:本类型我国发病率很高,占原发性NS的30%;好发于青少年,男性多于女性;约半数患者在上呼吸道感染后急性起病,部分患者起病隐匿。根据免疫病理检查将本组疾病分为IgA肾病和非IgA肾病。后者约50%患者表现为NS,多数伴有血尿;而IgA肾病几乎均有血尿,15%患者出现NS。随着增生性病变由轻至重,肾功能不全及高血压发生率逐渐增加。

(3) 系膜毛细血管性肾小球肾炎:好发于青壮年,男性多于女性。30%患者在前驱感染后表现为急性肾炎综合征;约50%~60%患者表现为NS;几乎所有患者伴有血尿;其中少数为发作性肉眼血尿。50%~70%病例的血清C3持续降低;肾功能损害、高血压及贫血出现较早;本病疗效差、进展快,发病后10年约50%的病例进展至慢性肾衰竭。

(4) 膜性肾病:常见于中老年,男性多于女性;起病隐匿。约80%患者表现为NS;一般无肉眼血尿,30%伴有镜下血尿;早期可无肾功能损害。因患者血液常伴高凝状态易导致血栓、栓塞性并发症,肾静脉血栓发生率可高达40%~50%。早期患者经治疗多数可达临床缓解,5~10年后逐渐出现肾功能损害。

(5) 局灶性节段性肾小球硬化:好发于青少年男性,占原发性NS的5%~10%。起病多隐匿,部分病例可由微小病变型转变而来。主要临床表现为肾病综合征,约70%伴有血尿;半数以上有高血压,约30%有肾功能减退。有30%~50%的患者用激素治疗有效,但显效较慢。经治疗不缓解者6~10年后超过半数进入终末肾衰竭期。

2. 并发症

(1) 感染:是常见的并发症。其发生与低蛋白血症、免疫功能紊乱及糖皮质激素治疗有关。感染常起病隐匿、症状不典型,主要发生的部位是呼吸道、泌尿道、皮肤、腹腔。感染是导致肾病综合征复发及疗效不佳的主要原因。

(2) 血栓形成、栓塞:最常见为肾静脉血栓。由于水肿、有效循环血容量减少,血液浓缩,加之高脂血症,使血液黏稠度增大;低蛋白血症刺激肝脏代偿性合成蛋白质增多,引起机体凝血、抗凝及纤溶系统失衡,利尿剂的应用进一步加重了高凝状态,易形成血栓或栓塞。该并发症是影响肾病综合征治疗效果和预后的重要因素。

(3) 急性肾衰竭:由于有效循环血容量减少,肾血流量减少,导致肾前性氮质血症。多数病例经扩充血容量、利尿治疗可恢复,少数病例可出现急性肾衰竭。病理类型以微小病变型肾病居多。肾衰的发生机制是肾间质水肿压迫肾小管和蛋白管型堵塞肾小管引起。

(4) 其他:长期低蛋白血症可导致营养不良、小儿生长发育迟缓,机体免疫力低

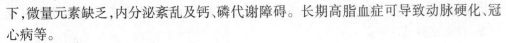

下,微量元素缺乏,内分泌紊乱及钙、磷代谢障碍。长期高脂血症可导致动脉硬化、冠心病等。

【辅助检查】

1. 尿液检查　尿蛋白定性检查为+++~++++,定量检查尿蛋白超过 3.5g/24h。尿中可有红细胞、颗粒管型等。

2. 血液检查　血浆清蛋白<30g/L,血中胆固醇、甘油三酯、低密度脂蛋白、极低密度脂蛋白和脂蛋白 α 均可增高,血 IgG 可减低。

3. 肾功能检查　内生肌酐清除率可正常或降低,血肌酐、尿素氮可正常或升高。

4. 肾活组织病理检查　肾穿刺活检可明确肾小球病变的病理类型,指导治疗及判断预后。

5. 影像学检查　B 超显示双肾正常或缩小。

【诊断要点】

诊断包括三个方面:①根据尿蛋白>3.5g/d、血浆清蛋白<30g/L、水肿、高脂血症(其中前 2 项为必备),可诊断 NS;②根据病因明确原发性、继发性 NS;根据肾活检结果明确病理类型;③判断有无并发症。

【治疗要点】

抑制免疫与炎症反应是肾病综合征的主要治疗手段。

1. 一般治疗　水肿严重者需卧床休息,待水肿消退,一般情况好转后,可逐步增加活动量。给予高热量、低盐、低脂、高维生素及富含可溶性纤维的饮食。肾功能正常者,给予正常量优质蛋白,肾功能减退者给予优质低蛋白饮食。

2. 对症治疗

(1) 利尿消肿:原则是不宜过快、不宜过猛,以免造成有效循环血容量不足、加重血液黏度,诱发血栓、栓塞等并发症。常用的利尿剂包括:①噻嗪类利尿剂:常用氢氯噻嗪 25mg,每日 3 次。②保钾利尿剂:常用氨苯蝶啶 50mg,每日 3 次。与噻嗪类利尿剂合用。③袢利尿剂:呋塞米(速尿)20~120mg/d,口服或静脉滴入。④渗透性利尿剂:常用低分子右旋糖酐或 706 代血浆。可加用袢利尿药增强利尿效果。⑤提高血浆胶体渗透压:用血浆或血浆白蛋白提高血浆胶体渗透压,同时加用袢利尿剂达到利尿效果。

(2) 减少尿蛋白:持续大量蛋白尿可导致肾小球的高滤过,加重肾损伤,促进肾小球硬化。因此应积极控制蛋白尿,保护肾功能。血管紧张素转换酶抑制剂(ACEI)及血管紧张素 II 受体拮抗剂(ARB)类药物在控制血压的同时有减少尿蛋白的作用,但所用剂量大于常规降压时的剂量。

(3) 降脂治疗:高脂血症增加了心脑血管病的患病风险,多数患者需用降脂药物。常用药物为洛伐他汀、非诺贝特等。

3. 抑制免疫与炎症反应

(1) 肾上腺糖皮质激素(简称激素):激素通过抑制炎症、免疫反应,抑制醛固酮和 ADH 分泌,影响肾小球基底膜通透性等综合作用而发挥利尿、消除尿蛋白的疗效。使用原则为:起始足量、慢减量、长期维持。常用药物为泼尼松 1mg/(kg·d),顿服,口服 8~12 周。足量治疗后每 2~3 周减少原用量 10%,当减至 20mg/d 时,病情易反复,应更加缓慢减量。最后以 10mg/d 的最小有效剂量维持半年左右,此时可隔日顿服以减轻不良反应。当泼尼松效果不佳或严重水肿、肝功能损害时,可考虑使用甲泼尼龙,口服或静脉注射。

（2）细胞毒药物:可用于"激素依赖型"和"激素抵抗型"肾病综合征,常用环磷酰胺、盐酸氮芥等药物协同激素治疗,一般不单独使用。环磷酰胺用量2mg/（kg·d）,分1~2次口服;或200mg,隔日静脉注射。总量达到6~8g后停药。

（3）环孢素:可选择性抑制T辅助细胞及T细胞毒效应细胞,作为二线用药用于治疗激素及细胞毒药物无效的难治性肾病综合征。常用剂量为3~5mg/（kg·d）,分2次口服,服药2~3个月后缓慢减量,总疗程至少一年。此药昂贵、副作用大,停药后病情易复发。

（4）麦考酚吗乙酯:选择性抑制T、B淋巴细胞增殖及抗体形成达到治疗目的。常用剂量为1.5~2g/d,分2次口服,用3~6个月,酌情减量后维持半年。该药已广泛应用于肾移植后排斥反应,副作用相对较小。

4. 并发症治疗

（1）感染:无感染时不需要使用抗生素预防感染。一旦发生感染应立即选择敏感、高效、无肾毒性的抗生素,尽快去除感染灶,严重感染难控制时考虑减少或停用激素。

（2）血栓及栓塞:当血浆出现高凝状态时应预防性使用抗凝剂,如肝素钠、华法林等,同时配合使用双嘧达莫或阿司匹林抑制血小板聚集。当出现血栓或栓塞时,应尽早应用尿激酶或链激酶溶栓。抗凝及溶栓时应避免药物过量而导致出血。

（3）急性肾衰竭:当NS出现急性肾衰竭时可首先选用较大剂量袢利尿剂,无效时进行透析,同时碱化尿液、积极治疗原发病。

【常用护理诊断/问题】

1. 体液过多 与低蛋白血症致血浆胶体渗透压下降等有关。

2. 营养失调 低于机体需要量与大量蛋白尿、摄入减少及吸收障碍有关。

3. 有感染的危险 与机体抵抗力下降、应用激素和（或）免疫抑制剂有关。

4. 有皮肤完整性受损的危险 与水肿、营养不良有关。

【护理措施】

1. 病情观察

（1）水肿消长情况:记录24小时出入液量;每天测量体重;定期评估水肿程度;观察有无胸闷、气促、腹胀、呼吸困难等浆膜腔积液及心衰的征象。

（2）营养状态:关注血浆清蛋白、血红蛋白的检测值,评估营养状态。

（3）皮肤黏膜完整性:观察皮肤黏膜有无红肿、破损、压疮、感染发生。

（4）感染征象:监测体温,观察有无咳嗽、咳痰、肺部湿啰音、尿路刺激征、皮肤红肿等感染征象。

（5）肾功能:观察有无肉眼血尿,密切关注检验结果,如尿常规、内生肌酐清除率、血肌酐、尿素氮等。

（6）其他:观察有无烦躁、乏力、心律失常、高钾血症、低钾血症的情况,及早识别心力衰竭、呼吸困难及重度高血压的征象。

2. 起居护理

（1）休息与活动:平时保证充分休息、避免劳累,病情严重时卧床休息,待水肿消退,病情好转后,可逐步增加活动量。

（2）病室环境:保持室内空气清新、流通;保持适合的温度（18～22℃）、湿度（50%～60%）。

（3）预防感染:定时进行空气及室内物品消毒。保持口腔卫生,防止皮肤黏膜损伤,注意保暖及呼吸道隔离,减少探视,防止交叉感染。

3. 饮食护理　保证足够热量饮食,热量不少于126～147kJ/（kg·d）一般给予正常量0.8～1.0g/（kg·d）的优质蛋白,如鱼、虾、乳类、瘦肉等。肾功能不全时,应根据肌酐清除率调整蛋白质的摄入量。同时给予低盐（<3g/d）饮食,禁食腌制食品。给予含不饱和脂肪酸（植物油）、高维生素及富含可溶性纤维素（燕麦、豆类、米糠）的饮食。

4. 用药护理　遵医嘱给药。①应用糖皮质激素治疗时,密切观察有无感染、药物性糖尿、医源性库欣综合征、血压增高、消化道溃疡或出血、骨质疏松、股骨头坏死等不良反应。②使用细胞毒药物时应观察有无骨髓抑制、中毒性肝损伤、性腺抑制（尤其男性）、出血性膀胱炎、胃肠道反应、脱发等毒副作用。③环孢素除了肝肾毒性外,还可导致高血压、高尿酸血症、多毛及牙龈增生等。④长期服用噻嗪类利尿剂应防止低钾血症、低钠血症。常用保钾利尿剂如氨苯蝶啶,需防高血钾。使用袢利尿剂,如呋塞米（速尿）,应注意防止低钠血症及低钾、低氯性碱中毒。⑤渗透性利尿剂如低分子右旋糖酐或706代血浆,少尿时应慎用,因易与肾小管分泌的蛋白和肾小球滤过的清蛋白一起形成管型,阻塞肾小管;高渗作用致肾小管上皮细胞变性、坏死,致急性肾衰竭。

5. 对症护理　水肿时皮肤弹性降低、脆性增大、抵抗力下降,加之严重水肿时需卧床休息,容易导致皮肤破损、感染,易出现压疮等并发症。因此水肿患者卧床休息时,应经常变换卧位,防止压疮;抬高下肢,必要时用绷带托起阴囊;给患者擦洗时避免过度用力,防止擦伤;衣着宽松,勤换内衣,注意个人卫生,防止感染。

6. 心理护理　本病病程长、易复发,患者及家属常出现焦虑、悲观情绪。护理过程中,应耐心倾听患者及家属的倾诉,告知其经过规律治疗可稳定病情,维持正常活动。长期使用糖皮质激素患者可出现满月脸、水牛背、多毛、痤疮、向心性肥胖等,自我形象紊乱可伤害患者自尊心,应向其解释此现象是暂时的,随着病情好转、药物减量会逐渐好转,从而使其对治疗及疾病预后充满信心。注意评估患者的经济状况及社会支持程度,有针对性的予以疏导。

7. 中医护理　本病属中医"水肿"范畴。体虚易感者,可常服用人参大枣粥、黑芝麻粥以及动物肾脏、紫河车、蛋类、乳制品、核桃、赤小豆、乌龟、鲫鱼等以补肾利尿。宜食西瓜、冬瓜、葫芦、赤豆等具有利尿作用的食物,避免辛辣肥厚之物,尤忌海腥、鱼虾、鹅肉等。

【健康教育】

1. 知识指导　指导患者对病情进行自我监测,嘱其定时测量体重、记录每日尿量、观察尿液颜色、新鲜尿液有无泡沫等。

2. 生活指导　向患者解释饮食配合对治疗疾病的重要性,指导患者坚持服用高热量、低盐、低脂、高维生素、高膳食纤维及优质蛋白饮食,指导患者选择合适食物。嘱患者充分休息,必要时卧床休息,但应适度活动,避免肢体形成血栓、压疮等并发症。指导患者衣着宽松,防止擦伤;注意个人卫生,尽量减少出入公共场所,避免呼吸道感染。

3. 用药指导 介绍药物的使用方法、注意事项，不良反应，特别是使用激素时，嘱其不可自行停药、减量或增量。

【结语】

原发性肾病综合征是由肾小球病变引起的一类临床综合征。主要表现为"三高一低"，即大量蛋白尿、低蛋白血症、高度水肿及高脂血症。以激素治疗为主。饮食原则为适量优质蛋白、高热量、低盐、低脂、高维生素及富含膳食纤维。主要的护理措施包括水肿的护理、饮食护理、并发症的防治、药物不良反应的防治。

第五节 尿 路 感 染

 案例导入

患者王女士，30 岁，工厂职工，大专文化。1 周前行剖腹产手术，术后留置导尿管 3 天，现导尿管已拔除，但患者今日出现尿频、尿急、尿痛，感到尿道口灼热感，且有发热、全身酸痛、乏力、食欲不振等。

身体评估：T 39.5℃，P 110 次/分，R 20 次/分，Bp 110/75mmHg。神志清晰，皮肤黏膜无出血、无黄染、无发绀，心、肺(−)，肝脾肋下未触及，下腹部膀胱区有轻度压痛。

辅助检查：血常规：白细胞 13.5×10⁹/L。尿常规：白细胞(++)，尿蛋白(−)，尿红细胞(+−)，2 次中段尿细菌定量培养≥10⁵/ml。

入院诊断：急性肾盂肾炎。

请问：患者目前有哪些主要的护理诊断/问题？尿培养标本如何留取？应采取哪些护理措施？

尿路感染(urinary tract infection, UTI)简称尿感，是由各种病原微生物感染所引起的尿路急、慢性炎症，多见于育龄女性、老年人、免疫功能低下及尿路畸形者。根据感染部位的不同，可分为上尿路感染(主要是肾盂肾炎)和下尿路感染(主要是膀胱炎)。

本病女性发病率明显高于男性，比例约 8:1。未婚女性约 1% ~3%，已婚女性约 5%，与性生活、月经、妊娠、应用杀精子避孕药等因素有关。60 岁以上女性尿感发生率高达 10% ~12%，多为无症状性细菌尿。除非存在易感因素，成年男性极少发生尿路感染，50 岁以后男性因前列腺肥大尿感发生率也相应增高，约为 7%。

【病因与发病机制】

1. 病因 以细菌感染为主。其中大肠埃希菌最为常见，约占 85%。其次为克雷伯杆菌、变形杆菌、柠檬酸杆菌属等。其中大肠埃希菌最常见于无症状性细菌尿、非复杂性尿路感染或首次发生的尿路感染。铜绿假单胞菌多见于尿路器械检查或长期留置导尿的患者，变形杆菌、克雷伯杆菌在尿路结石患者中多见。真菌感染多见于糖尿病及免疫功能低下者。

2. 发病机制

(1) 感染途径：以上行感染为主，即病原菌经由尿道上行至膀胱，甚至输尿管、肾盂所致的感染，约 90%。正常情况人体前尿道和尿道口周围所定居的少量细菌不会致病，但某些因素，如性生活、尿路梗阻、医源性操作、生殖器感染等，可导致上行感染的发生。少数患者是通过血行感染、直接感染或淋巴道感染。

（2）机体防御能力：尿路感染发生与否，与细菌的数量、致病力以及机体的防御能力均有关。机体防御能力包括：①排尿的冲刷作用；②尿道与膀胱黏膜的抗菌力；③尿液中高浓度尿素、高渗透压和低 pH 值等；④前列腺分泌物中所含的抗菌成分；⑤感染后白细胞的趋化与清除细菌的作用；⑥输尿管膀胱连接处的活瓣防止尿液、细菌进入输尿管。

（3）易感因素

1）尿路梗阻：如结石、狭窄、肿瘤、前列腺增生等均可阻碍尿液自由流出，导致尿液积聚、细菌不易被冲洗清除，而在局部大量繁殖引起感染。尿路梗阻合并感染时可快速破坏肾组织结构，因此应及时解除梗阻。

2）膀胱输尿管反流：当输尿管壁内段及膀胱开口处的黏膜发生功能或结构异常时，可促使尿液从膀胱逆流至输尿管，甚至到达肾盂，导致细菌在局部定植引发感染。

3）性别与性活动：女性由于尿道短而宽，距离肛门较近，开口于阴唇下方，因此容易发生尿路感染。性生活时可将尿道口周围的细菌挤入膀胱而引发尿路感染。中老年男性尿路感染发生主要与前列腺增生有关。包茎、包皮过长易诱发男性尿路感染。

4）机体免疫力低下：如长期使用免疫抑制剂、糖尿病、长期卧床、艾滋病等。

5）神经源性膀胱：如脊髓损伤、糖尿病、多发性硬化等疾病，可出现支配膀胱的神经功能发生障碍，导致长时间的尿液潴留和（或）应用导尿管引流尿液而引发感染。

6）妊娠：由于孕期输尿管蠕动功能减弱、暂时性膀胱输尿管活瓣关闭不全及妊娠后期子宫增大的缘故，使得尿液引流不畅而引发感染。在妊娠妇女中约占 2% ~8%。

7）医源性因素：导尿或留置导尿管、膀胱镜或尿道镜检查、逆行性尿路造影等可损伤尿路黏膜，将细菌带入尿路，易引发尿路感染。

8）泌尿系统结构异常：如肾发育不良、肾盂及输尿管畸形、移植肾、多囊肾等。

【临床表现】

1. 膀胱炎　占尿路感染的 60% 以上。以尿频、尿急、尿痛等膀胱刺激征为主要表现，伴有耻骨上不适，多无全身毒血症状。常有白细胞尿，30% 可见血尿，偶有肉眼血尿。

2. 肾盂肾炎

（1）急性肾盂肾炎：各年龄段均可发生，育龄女性最为多见。起病较急，临床表现与感染程度相关。

1）全身症状：寒战、高热（体温多在 38℃ 以上，且多为弛张热）、头痛、全身酸痛、无力、食欲减退。轻者较少出现。

2）泌尿系统表现：膀胱刺激征，腰痛或肾区不适，肋脊角压痛或叩击痛，脓尿和血尿。部分患者可无明显的膀胱刺激症状，而以全身症状为主。

（2）慢性肾盂肾炎：可有急性肾盂肾炎、膀胱炎病史，或急性肾盂肾炎未彻底治愈而反复发作。临床表现与急性肾盂肾炎相似，慢性期全身表现较轻，甚至无全身表现。起病常隐匿，仅有低热、头晕、疲乏无力等。膀胱刺激症状及尿液改变也不如急性期典型。急性发作时可与急性肾盂肾炎类同，但通常症状较轻。可出现水肿和高血压。病情持续可发展为慢性肾衰竭。

3. 无症状性菌尿　指尿培养可有真性菌尿但无尿路感染症状。多见于老年人，如不治疗，部分患者可发生急性肾盂肾炎。

4. 并发症　及时治疗较少发生并发症，若细菌毒力强、合并尿路梗阻或机体抵抗力低下者，可发生并发症。如肾乳头坏死（表现为高热、剧烈腰痛和血尿，肾绞痛）和肾周脓肿（原有肾盂肾炎症状加重外，有单侧腰痛，向健侧弯腰时疼痛加剧）。

【辅助检查】

1. 尿常规　尿中白细胞数显著升高，可有镜下血尿，极少数有肉眼血尿，尿蛋白多为阴性或微量。

2. 尿细菌学检查

（1）尿涂片细菌检查：清洁中段尿沉渣涂片，若每个视野下可见 1 个或更多细菌，提示尿路感染。

（2）尿细菌培养：中段尿细菌定量培养 ≥10^5/ml，且能排除假阳性，称为真性菌尿，可确诊尿路感染；尿细菌定量培养 10^4 ~ 10^5/ml，为可疑阳性，需复查；如<10^4/ml，可能为污染。耻骨上膀胱穿刺尿细菌定性培养有细菌生长，即为真性菌尿。其中膀胱穿刺尿培养结果最可靠。

3. 影像学检查　如 B 超、腹部平片或静脉肾盂造影（IVP）等，可协助慢性、反复发作或经久不愈者确定有无结石、梗阻、畸形等。但急性期不宜做 IVP。

4. 其他　如血常规、肾功能、亚硝酸盐还原试验等。

【诊断要点】

1. 典型尿路感染　依据膀胱刺激征、尿液改变、尿液细菌学检查（新鲜清洁中段尿细菌定量培养菌落计数 ≥10^5ml）可确诊。

2. 不典型者　主要依据尿细菌学检查确诊（新鲜清洁中段尿细菌定量培养菌落计数 ≥10^5/ml），要求两次细菌培养均为同一菌种的真性菌尿。

3. 尿感定位诊断　可根据临床表现、实验室检查等协助定位诊断。

4. 慢性肾盂肾炎的诊断　除反复发作尿路感染病史外，还需结合影像学及肾功能检查。

（1）肾外形凹凸不平，且双肾大小不等；

（2）静脉肾盂造影可见肾盂肾盏变形、缩窄，分割成几段；

（3）持续性肾小管功能损害。

具备上述第（1）、（2）条的任何一项再加第（3）条可确诊。

【治疗要点】

用药原则：①选用敏感抗生素。无病原学结果前，一般首选对革兰阴性杆菌有效的抗生素，尤其是首发尿感。治疗 3 天症状无改善，应按药敏结果调整用药。②抗生素应在尿内和肾内的浓度高。③选用肾毒性小，副作用少的抗生素。④单一药物治疗失败、严重感染、混合感染、耐药菌株出现时应联合用药。⑤对不同类型的尿路感染给予不同治疗时间。

1. 急性膀胱炎　可采用单剂量或短疗程的抗菌药物治疗。

（1）单剂量疗法：复方磺胺甲噁唑 2.0g，甲氧苄啶 0.4g，碳酸氢钠 1.0g，1 次顿服（简称 STS 单剂）；氧氟沙星 0.4g，1 次顿服；阿莫西林 3.0g，1 次顿服。但单剂量疗法易复发。

（2）短程疗法：3日疗法，如氟喹酮类（氧氟沙星0.2g，2次/日）或磺胺类（复方磺胺甲噁唑1.0g，2次/日）。

停服抗生素7天后，需进行尿细菌定量培养。如结果阴性表示急性细菌性膀胱炎已治愈。如仍有真性细菌尿应继续给予2周抗生素治疗。

对于老年患者、糖尿病患者、机体免疫力低下、妊娠妇女及男性患者不宜使用单剂量及短程疗法，应采用较长疗程。

2. 急性肾盂肾炎

（1）抗生素：轻者可选用喹诺酮类、半合成青霉素类、头孢菌素类等口服，疗程10～14天，若尿菌仍为阳性，则应根据药敏试验结果选用敏感抗生素治疗4～6周。严重者需住院治疗，静脉给药，必要时联合用药。

（2）碱化尿液：碳酸氢钠片1.0g口服，3次/日。

（3）严重者在病情允许的情况下做影像学检查以确定有无尿路梗阻。

3. 慢性肾盂肾炎　治疗的关键是积极寻找并去除易感因素。急性发作时治疗同急性肾盂肾炎。

4. 无症状细菌尿

（1）非妊娠妇女和老年人一般不予治疗。

（2）妊娠期妇女应予治疗，选用肾毒性较小的抗菌药，如青霉素、头孢类等，不宜使用氯霉素、四环素、喹诺酮类，慎用复方磺胺甲噁唑和氨基糖苷类。

（3）学龄前儿童也应予以治疗。

（4）肾移植、尿路梗阻及其他尿路有复杂情况者应予治疗。

（5）曾出现有症状感染者应予治疗。

5. 再发性尿路感染

（1）复发：原致病菌再次引起感染，通常在停药后1个月内发生。应在积极去除诱因的基础上，选用敏感强有力的抗生素治疗。

（2）重新感染：另一种新致病菌侵入所引起的尿路感染，多在停药1个月后发生。积极寻找并祛除易感因素，选用强效杀菌剂，在允许范围内用最大剂量治疗6周，如不成功再延长疗程或改为注射用药。如提示尿路防御功能低下，可长期预防性治疗。

【常用护理诊断/问题】

1. 排尿障碍：尿频、尿急、尿痛　与泌尿系统感染有关。

2. 体温过高　与急性肾盂肾炎有关。

3. 焦虑　与膀胱刺激征引起的不适、担心预后有关。

【护理措施】

1. 病情观察　观察体温、尿液的变化、有无腰痛加剧。若高热持续不退，且出现腰痛加剧等症状时，应考虑可能出现肾周脓肿、肾乳头坏死等并发症，需及时通知医生。

2. 起居护理　症状明显时卧床休息，可取屈曲位以减轻不适感，尽量减少站立或坐直。平时无不适时应适当锻炼以增强体质。养成良好的个人卫生习惯，选择透气性好、吸湿性强的纯棉内裤，每晚睡前用温开水清洗外阴。

3. 饮食护理 饮食宜清淡、营养、易消化,高热者在无禁忌证的情况下,鼓励患者多饮水,保证每日饮水量在 2500ml 以上,使尿量增加,起到稀释尿液、冲刷膀胱、利于引流的作用,减少细菌进入尿道的机会。注意营养的均衡搭配以增强机体抵抗力。

4. 用药护理

(1) 遵医嘱给予抗菌药物和口服碳酸氢钠,注意观察药物的疗效及不良反应。嘱患者按时、按量、按疗程服药,勿随意停药。

(2) 使用复方磺胺甲噁唑期间注意多饮水,并同时服用碳酸氢钠,以增强疗效和减少磺胺结晶形成。

5. 对症护理

(1) 发热:物理降温,如冰敷、酒精擦浴等。

(2) 尿频:保持心情舒畅,缓解紧张情绪,可从事一些感兴趣的活动以转移患者的注意力,减轻尿频症状。

(3) 尿痛:膀胱区热敷或按摩,必要时服用解痉镇痛药物。

6. 心理护理 给予患者充分的理解、尊重、关心与帮助,建立相互信任的护患关系。过分紧张可加重尿频,故应保持心情舒畅。从事一些感兴趣的活动,以分散患者的注意力,减轻焦虑,缓解尿路刺激征。

7. 中医护理 本病属中医"淋证"范畴。血淋者,用白茅根煮水代茶饮,也可用琥珀粉、三七粉各 1.5g 调服。甘蔗、莲藕各 500g,榨取汁液后分 3 次饮服,对尿频、尿急、血尿者有效。石淋者用金钱草煎水多饮,少食含钙、磷高的食物,如牛奶等。气淋者可用佛手、橘皮泡水喝,饮食宜选青豆、红枣、槟榔、黄花菜、食醋等理气之品。膏淋者可选南瓜子煮水服或水芹菜、荠菜花煮水饮。劳淋者宜多选补益脾肾之品,如山药、胡桃、百合、莲子、龟板胶、紫河车、藕、蜂蜜等,或枸杞子、菟丝子煎水服。

【健康教育】

1. 生活指导 保持规律生活,避免劳累,坚持体育锻炼,增强抵抗力。

2. 预防指导 多饮水、勤排尿,尿量>1500ml/d,是预防尿路感染最简便有效的方法。

3. 生活指导 注意个人卫生,尤其是会阴部及肛周皮肤的清洁,应教会患者正确清洁外阴部的方法。与性生活有关的反复发作者,应注意性生活后立即排尿,并服抗菌药预防。

4. 用药指导 告知患者按时、按量、按疗程服药,切不可随意停药,否则易复发或者转为慢性肾盂肾炎,一旦发生尿频、尿急、尿痛、寒战、发热、腰痛等症状,应及时就医。

【结语】

尿路感染系由各种病原微生物感染所引起的尿路急、慢性炎症,多见于育龄女性、老年人、免疫功能低下者。是最常见的泌尿系统疾病之一。临床多表现为尿频、尿急、尿痛,伴或不伴全身中毒症状。防治尿路感染应做到多喝水、勤排尿、不憋尿;女性因其特殊的尿道结构,更应注意做好个人卫生;同时应注意锻炼身体以增强体质。

第六节　肾　衰　竭

一、急性肾损伤

急性肾损伤(acute kidney injury, AKI)以往称为急性肾衰竭(acute renal failure, ARF),是由于各种原因引起的肾功能在短时间内(数小时至数天)突然下降而出现的临床综合征。可发生于既往无肾脏病者,也可发生在原有慢性肾脏病的基础上。目前仍无特异治疗,死亡率高,是肾脏病中的急危重症。

【病因和发病机制】

急性肾衰竭根据发生的部位不同可分为肾前性、肾性和肾后性。

1. 病因　肾前性常见病因有血容量减少(体液丢失和出血)和肾内血流动力学改变等;肾后性常见病因有急性尿路梗阻;肾性病因有肾实质损伤。肾小管性肾衰竭是急性肾衰竭最常见的原因,其常见病因是肾缺血或肾毒性药物或物质(如抗生素、血红蛋白等),导致肾小管上皮细胞损伤,引起急性肾小管坏死(acute tubular necrosis, ATN)。

2. 发病机制

(1) 肾前性:最常见。由肾脏血流灌注不足所致。肾脏血流灌注致血压过低时,超过自我调节能力即可导致肾小球滤过率下降,但短期内并无明显的肾实质损伤。如果肾灌注量减少能在 6 小时内得到纠正,则血流动力学损害可以逆转,肾功能也可迅速恢复。若低灌注持续,则可发生肾小管上皮细胞明显损伤,继而发展为 ATN。

(2) 肾性:缺氧、缺血和肾毒性物质可引起近端肾小管损伤,肾小管严重受损可导致肾小球滤过液的反渗,通过受损的上皮或小管基底膜漏出,致肾间质水肿和肾实质进一步损伤;肾缺血后对血管收缩刺激和肾自主神经刺激的敏感性增加,导致肾自主调节功能损害、血管舒缩功能紊乱和内皮损伤,也可产生炎症反应。内皮损伤和炎症反应引起血管收缩因子(内皮素、血栓素 A_2 等)产生过多,而血管舒张因子(一氧化氮、前列腺素 PGI_2 和 PGE_2)合成减少。这些改变进一步引起血流动力学异常,主要为肾血流量下降、肾内血流重新分布,结果肾皮质血流量减少、肾髓质充血等,引起肾小球滤过率下降;肾缺血可通过炎症反应直接使血管内皮细胞受损,也可通过肾小管细胞产生炎症介质(白细胞介素、肿瘤坏死因子-α 等)使内皮细胞受损,并通过细胞黏附分子-1(ICAM-1)和 P 选择素(血小板活化标志物)的增加,使白细胞黏附及移行增加,从而导致肾组织的进一步损伤,使肾小球滤过率下降。

(3) 肾后性:双侧尿路梗阻或孤立肾患者单侧尿路出现梗阻时可发生。尿路发生梗阻时尿路内反向压力首先传导到肾小球囊压,由于肾小球入球小动脉扩张,早期肾小球滤过率暂时能维持正常。如果梗阻持续无法解除,肾皮质大量区域出现无灌注或低灌注状态,肾小球滤过率逐渐降低。

【临床表现】

ATN 是急性肾衰竭最常见的类型。引起 ATN 的原发病、病情轻重及病期等不同,临床表现亦有不同。典型病程可分为起始期、维持期和恢复期。

1. 起始期　有导致 ATN 的诸多病因,如缺血、低血压和肾毒素等,但尚未发生明

笔记

显的肾实质损伤,此期的急性肾衰竭可预防,患者的主要表现是原发病的症状和体征。此期历时短,仅数小时至 1~2 天。

2. 维持期(少尿期)　典型的病程为 7~14 天,也有短至几天,长至 4~6 周者。此期肾小球滤过率持续在低水平,多数患者出现少尿。但也有不出现少尿者,称为非少尿型急性肾衰竭,预后较好。然而,不论尿量是否减少,随着肾功能的减退,临床上均可出现一系列尿毒症表现。

(1) 各系统症状

1) 消化系统:症状出现最早,常有食欲减退、恶心、呕吐、腹胀、腹泻等。严重者可出现消化道出血等。

2) 呼吸系统:因肺部感染、过度容量负荷等,患者可出现呼吸困难、咳嗽、憋气、胸痛等症状。

3) 循环系统:由于少尿、未控制饮水,导致体液过多,出现高血压、心力衰竭及肺水肿,表现为气促、端坐呼吸、咳嗽、咳痰等。另一方面,因毒素潴留、贫血、电解质紊乱及酸中毒引起各种心律失常及心肌病变,出现乏力、疲倦、心悸、胸闷等症状。

4) 神经系统:出现意识障碍、性格改变、躁动、谵妄、抽搐、昏迷等尿毒症脑病症状。

5) 血液系统:可有出血倾向及轻度贫血等。

6) 其他:因免疫力低下、营养不良等常导致感染。在急性肾衰竭同时或疾病发展过程中还可出现多脏器功能衰竭,如发生此类情况,死亡率可高达 70%。

(2) 水、电解质和酸碱平衡紊乱:高钾血症和代谢性酸中毒最为常见。

1) 高钾血症:肾脏排泄减少、酸中毒、组织分解过快(见于感染、热量摄入不足等)是导致患者高钾血症的主要原因。严重创伤、烧伤引起的急性肾衰竭,有时血钾每日可上升 1.0~2.0mmol/L 以上。患者表现为恶心、呕吐、四肢麻木、烦躁、胸闷等,还可发生心率减慢、心律失常,甚至室颤、心脏骤停。

2) 代谢性酸中毒:主要因为肾脏排酸能力下降,同时急性肾衰竭常合并高分解代谢状态,使酸性产物明显增多。患者表现为恶心、呕吐、疲乏、嗜睡和呼吸深长等。

3) 低钠血症:主要是由水钠潴留引起的稀释性低钠。患者表现为疲乏、头晕、手足麻木、恶心、呕吐、血压下降、神志不清、昏迷等。

4) 其他:可有低钙、高磷血症,但症状远不如慢性肾衰竭时明显。

3. 恢复期　肾功能恢复或基本恢复正常。肾小球滤过率逐渐恢复正常或接近正常范围,少尿型患者开始出现利尿,可有多尿表现,每天尿量可达 3000~5000ml 或更多(不使用利尿剂的情况下)。通常持续 1~3 周,继而逐渐恢复。肾小管上皮细胞功能较肾小球滤过率恢复相对延迟,常需数月后才能恢复。少数患者可能遗留永久性肾脏结构和功能缺陷。

【辅助检查】

1. 血液检查　可有不同程度的贫血、血肌酐和尿素氮的进行性上升,血清钾浓度 >5.5mmol/L,pH 常低于 7.35,血钙降低,血磷升高。

2. 尿液检查　尿蛋白±~+(以小分子蛋白为主),尿沉渣检查可见肾小管上皮细胞、上皮细胞管型、颗粒管型及少许红细胞和白细胞等。尿比重降低且固定,多数 <1.015,尿渗透浓度<350mmol/L,尿钠含量增高,多在 20~60mmol/L。尿液指标检查

须在输液、使用利尿剂、高渗药物前进行,以免影响结果。

3. 影像学检查　尿路超声显像有助于排除尿路梗阻,必要时可做 CT 检查、肾盂造影、MRI 或放射性核素检查等。但明确诊断仍需进行肾血管造影。

4. 肾活组织检查　是重要的诊断手段。在排除了肾前性及肾后性原因后,没有明确致病原因的肾性 ARF 都可做肾活检。

【诊断要点】

根据原发疾病、肾功能急剧进行性减退,再结合临床症状和体征、辅助检查等,一般不难做出诊断。

【治疗要点】

治疗原则为早期诊断、及时干预,最大限度减轻肾损伤,促进肾功能恢复。

1. 纠正可逆病因　急性肾衰竭治疗首先要纠正可逆病因,主要去除导致有效血容量下降的因素(如急性失血、大量液体丢失等)及停用影响肾灌注或具有肾毒性的药物(磺胺类、非甾体抗炎药、造影剂等)。

2. 维持体液平衡　应按照“量出为入”的原则补充液体。每日补液量应为显性失液量加上非显性失液量减去内生水量。因非显性失液量和内生水量估计有困难,每日进液量按前一日尿量加 500ml 计算。具体补液时需考虑患者体温、房间温度和湿度等因素。

3. 饮食和营养疗法　补充营养以维持机体的正常代谢,有助于损伤细胞的修复和再生,提高存活率。必要时鼻饲或静脉补充。

4. 高钾血症的处理　血钾>6.5mmol/L,心电图有明显变化时应予以紧急处理:①10% 葡萄糖酸钙 10～20ml 稀释后缓慢静脉注射(5 分钟);②11.2% 乳酸钠或 5% 碳酸氢钠 100～200ml 静滴,纠正酸中毒并促进钾离子向细胞内流动;③50% 葡萄糖液 50～100ml 加普通胰岛素 6～12U 缓慢静脉注射,可使钾离子向细胞内移动;④口服离子交换树脂 15～30g,每日 3 次。以上措施无效或存在高分解代谢的急性肾衰竭,透析是最有效的方法。

5. 纠正代谢性酸中毒　当血浆 HCO_3^- <15mmol/L 时应及时处理,可选用 5% $NaHCO_3$ 100～250ml 静滴,严重者应立即开始透析。

6. 防治感染　感染是急性肾衰竭主要死亡原因之一。一旦发生感染,应尽早使用抗生素。根据细菌培养和药敏试验选用无肾毒性或肾毒性低的药物,并按内生肌酐清除率调整药物剂量。

7. 透析疗法　凡符合透析指征的患者应行透析治疗,重症患者倾向于早期进行。

8. 多尿期的治疗　此期肾功能还未恢复正常,治疗重点仍是维持水、电解质和酸碱平衡,控制氮质血症和防治各种并发症。

【常用护理诊断/问题】

1. 营养失调:低于机体需要量　与食欲减退、限制蛋白质、透析等有关。

2. 体液过多　与肾小球滤过率降低、水钠潴留有关。

3. 有感染的危险　与机体免疫功能低下、透析等有关。

【护理措施】

1. 病情观察

(1) 酸中毒:密切观察患者有无呼吸深长、恶心呕吐、疲乏、嗜睡等。

（2）高钾血症：观察有无恶心呕吐、四肢麻木、烦躁、胸闷、心率减慢及心律不齐等。

（3）水钠失衡：观察有无水肿、体重增加、乏力、疲倦、意识障碍、抽搐等。

（4）其他：监测生命体征、尿液及电解质变化，记录 24 小时出入量。

2. 起居护理　病室保持安静，温湿度要适宜。病情严重时绝对卧床休息，下肢水肿时抬高下肢，对躁动、抽搐的患者加床挡，昏迷患者按昏迷常规护理进行。病情好转后可逐渐增加活动量，以不感到劳累为宜。

3. 饮食护理

（1）蛋白质：摄入量应限制在 0.8g/（kg·d），有高分解代谢或营养不良及接受透析的患者适当增加蛋白质摄入量。必要时静脉补充必需氨基酸。

（2）热量：每日所需热量为 147kJ/kg·d（35kcal/kg·d），主要由碳水化合物和脂肪来供给。

（3）其他：如有高钾血症应限制钾的摄入，少用或忌用含钾多的食物，如香蕉、菠菜、薯类等，禁止输入库存血；根据病情限制钠盐；如有低钙血症，多饮牛奶或可遵医嘱使用维生素 D 及钙剂等。

4. 用药护理　遵医嘱合理使用对肾无毒性或低毒性的药物。使用 10% 葡萄糖酸钙时稀释后缓慢静脉注射，以免引起心律失常和减轻对血管的刺激，用药期间注意巡视病房，及时发现有无外渗，如有外渗立即更换注射部位，进行湿敷或局部封闭。使用 11.2% 乳酸钠或 5% 碳酸氢钠时注意观察有无碱中毒和低钾血症的发生。

5. 对症护理

（1）皮肤口腔护理：①皮肤护理：注意皮肤清洁（清洁时不能过分用力），保持衣被柔软、清洁、平整、干燥，经常更换体位，防止压疮发生，年老体弱者可协助翻身或使用软垫。肌内注射时应严格消毒后深部注射，拔针后用无菌棉球按压注射部位，以防药物外渗。②口腔护理：有恶心、呕吐患者可遵医嘱用止吐剂，做好口腔清洁护理，预防感染，增进食欲。

（2）预防感染：①观察感染征象：注意体温变化，观察有无肺部感染及尿路感染表现，必要时做血液、尿液、痰液的检查；②预防感染：有条件时住单人间，病室要定期消毒；各项检查治疗和护理严格无菌操作，注意观察各部位留置导管有无感染；加强日常清洁护理，尽量避免到公共场所；透析患者乙型肝炎发生率高于正常人群，应接种乙肝疫苗，尽量减少输注血液制品。

6. 心理护理　急性肾衰竭病情发展快，病情较重，患者常有焦虑、恐惧心理。护理人员应加强与患者的沟通，关心、帮助和安慰患者，介绍本病的治疗新进展，告知患者治疗效果，以配合治疗，帮助患者树立战胜疾病的信心。

7. 中医护理　本病属中医"水肿"范畴。阳水兼表证者，汤药轻煎热服，药后可盖被安卧，以助药力；便秘者多食新鲜蔬菜、水果及含粗纤维的食物，以润肠通便；阴水者饮食宜温热，多食补中益气温阳之品，以温阳利水，多作温热疗法。

【健康教育】

1. 知识宣教　指导患者及家属了解急性肾衰竭的诱发因素，尽量避免使用具有肾毒性药物，老年人、肾血流灌注不良者尽量避免使用大剂量造影剂的检查，工作和生活中避免接触重金属、毒物等。

笔记

2. 生活指导　指导患者合理安排休息和活动,适当锻炼,劳逸结合。注意清洁卫生,注意保暖,避免感冒。指导患者制定合理的饮食计划,加强营养。

3. 定期随访　向患者及家属介绍监测肾功能和电解质变化的重要性,嘱患者定期随访,教会测量和记录尿量的方法,告知病情有变化及时就诊。

二、慢性肾衰竭

 案例导入

患者赵女士,55岁,农民。主诉反复乏力、眼睑水肿6年,曾查尿常规为蛋白尿+~++,当地医院诊断为"肾炎",间断服用中药治疗,蛋白尿一直未消失。近5天因恶心、皮肤瘙痒、尿量显著减少、水肿加重、夜间睡眠差入院。患者平时主要做农活,家庭经济状况不宽裕。患者有吸烟史,每天吸10~20支。该患者入院后予以透析治疗。

身体评估:T 36.5℃,P 80次/分,R 19次/分,BP 110/65mmHg。神志清楚,颜面水肿,双下肢凹陷性水肿。

尿常规:尿蛋白++,红细胞+++,白细胞0~3/HP,24h尿蛋白定量为2012mg;血液检查:Hb 70g/L,血尿素氮55mmol/L,血肌酐1390μmol/L。

初步诊断:慢性肾衰竭。

请问:患者目前护理评估重点是什么?有哪些主要的护理诊断或问题?为减缓其病情发展,应采取哪些护理措施?

慢性肾衰竭(chronic renal failure,CRF)简称慢性肾衰,是指慢性肾脏病引起的肾小球滤过率下降和肾功能损害,出现以代谢产物潴留、水电解质和酸碱平衡紊乱为主要表现的临床综合征。为各种慢性肾脏疾病持续进展的共同结局。根据慢性肾衰竭的程度可分为四个阶段:肾功能代偿期、肾功能失代偿期、肾功能衰竭期、尿毒症期(表5-2)。我国慢性肾衰竭发病率约为100/百万人口(患病率约为10.8%),男女发病率分别占55%和45%,高发年龄为40~50岁。慢性肾脏病的防治已成为重要的公共卫生问题之一,近20年来因慢性肾衰死亡人数不断增多,成为人类生存的重要威胁之一。

表5-2　慢性肾衰竭分期

CRF分期	肌酐清除率(Ccr) (ml/min)	血肌酐(Scr) (μmol/L或mg/ml)
肾功能代偿期	50~80	133~177或1.5~2.0
肾功能失代偿期	20~50	178~450或2.1~5.0
肾功能衰竭期	10~20	451~707或5.1~7.9
尿毒症期	<10	≥707或8.0

【病因和发病机制】

1. 病因　各种原发性和继发性肾脏疾病均可导致慢性肾衰竭。我国常见病因有原发性肾小球肾炎、糖尿病肾病、高血压肾病(高血压肾小动脉硬化)等。发达国家常见病因有糖尿病肾病、高血压肾病(高血压肾小动脉硬化)等。此外,引起慢性肾衰竭的病因还有肾小管间质病变(如慢性肾盂肾炎、梗阻性肾病等)、肾血管病变、遗传性肾病(如多囊肾、遗传性肾炎)等。

2. 慢性肾衰进展的危险因素

(1) 慢性肾衰渐进性进展的危险因素:据研究,高血糖控制不满意、高血压、蛋白尿、低蛋白血症、吸烟等为慢性肾衰渐进性进展的危险因素。贫血、高脂血症、营养不良等可能在慢性肾衰的病情进展中起一定作用。

(2) 慢性肾衰急性加重的危险因素:主要原因有:①有效血容量不足(低血压、脱水、大出血或休克等);②肾脏局部血液供应急剧减少(肾动脉狭窄患者应用 ACEI 等药物);③肾脏疾病(原发性或继发性肾小球肾炎、高血压等)复发或加重;④严重高血压未能控制;⑤肾毒性药物(氨基糖苷类抗生素等);⑥泌尿道梗阻;⑦其他:严重感染(呼吸道感染、败血症)、肝衰竭、心力衰竭等。在上述因素中有效血容量不足或肾脏局部血供急剧减少是导致肾功能急剧恶化的主要原因之一;肾毒性药物的不当使用也是导致肾功能恶化的常见原因。存在这些危险因素时应及时处理,如诊治延误或恶化极为严重,可能导致不可逆性发展。

3. 发病机制

(1) 慢性肾衰进展的发生机制

1) 肾单位高滤过和高代谢:慢性肾衰时,残余肾小球出现高灌注和高滤过状态,导致肾小球硬化和残余肾单位进一步丧失。高灌注和高滤过促进系膜细胞增殖和基质增加,形成微动脉瘤,损伤内皮细胞,增强血小板聚集,炎性细胞浸润等,从而促使肾小球硬化不断发展。慢性肾衰时残余肾单位肾小管出现高代谢状况,是肾小管萎缩、间质纤维化和肾单位进行性损害的重要原因之一。高代谢引起肾小管氧消耗增加和氧自由基增多,导致肾小管和间质损伤。

2) 细胞因子和生长因子的作用:慢性肾衰竭时肾组织内一些细胞因子和生长因子(如白细胞介素-1、TGF-β_1、血管紧张素-II、内皮素-1 等)参与了肾小球和肾小管间质的损伤过程,并对细胞外基质的产生起重要的促进作用。某些降解细胞外基质的蛋白酶(如基质金属蛋白酶)表达下调,金属蛋白酶组织抑制物、纤溶酶原激活抑制物等表达上调,在肾小球硬化和肾间质纤维化过程中也发挥重要作用。

3) 肾组织上皮细胞表型转化的作用:在某些生长因子(如 TGF-β_1)或炎症因子的诱导下,肾小管上皮细胞、肾小球上皮细胞、肾间质成纤维细胞等均可转变为肌成纤维细胞,在肾间质纤维化、局灶节段性或球性肾小球硬化过程中起重要作用。

(2) 尿毒症症状的发生机制:尿毒症症状及体内各器官系统损害的原因主要有以下几点:

1) 肾脏排泄和代谢功能下降:导致水、电解质和酸碱平衡失调,如水、钠潴留,高血压,代谢性酸中毒等。

2) 尿毒症毒素的作用:尿毒症毒素是由于功能肾单位减少,不能充分排泄体内代谢废物或降解某些激素、肽类等而在体内蓄积并引起各种症状和体征的物质。尿毒症毒素中,小分子毒性物质以尿素最多,其他还有胍类、胺类、酚类等均可在体内蓄积引起症状体征;中分子毒性物质的蓄积与远期并发症相关(如尿毒症脑病、内分泌紊乱等),甲状旁腺激素是最常见的中分子物质,可引起肾性骨营养不良、软组织钙化等;大分子毒性物质有核糖核酸酶、β_2-微球蛋白、维生素 A 等也具有某些毒性。

3）肾脏内分泌功能障碍：慢性肾衰时由肾脏分泌的激素，如促红细胞生成素（EPO）、骨化三醇缺乏，引起肾性贫血和肾性骨病。

4）其他：持续炎症状态、营养素（如必需氨基酸、水溶性维生素等）的缺乏也可引起或加重尿毒症症状。

【临床表现】

慢性肾衰竭的不同阶段，其临床表现也各不相同，早期可无任何症状或有轻度不适，随着病情发展，症状逐渐明显，晚期可出现各系统表现及各种代谢紊乱。

1. 水、电解质和酸碱平衡紊乱　慢性肾衰时，酸碱平衡失调和各种电解质紊乱非常常见。其中，最常见的是代谢性酸中毒和水钠失衡。

（1）代谢性酸中毒：部分慢性肾衰竭（GFR>25ml/min）患者由于肾小管分泌氢离子障碍或肾小管重吸收 HCO_3^- 的能力下降致肾小管性酸中毒。当 GFR<25ml/min 时，酸性代谢产物（如磷酸、硫酸等）因排泄障碍而潴留，可发生尿毒症性酸中毒。

（2）水钠代谢紊乱：主要为水钠潴留，可表现为不同程度的皮下水肿或（和）体腔积液，在临床相当常见；少数患者由于长期低钠饮食、进食差等可出现低血容量和低钠血症。

（3）钾代谢紊乱：GFR 降至 20～25ml/min 或更低时，肾脏排钾能力下降出现高钾血症。尤其是钾摄入过多、酸中毒、感染、创伤、消化道出血等情况时更易出现高钾血症。某些药物容易引起高钾血症，如 ACEI 或 ARB、保钾利尿剂等，肾功能不全的患者应用此类药物时应特别注意。钾摄入不足、丢失过多、应用排钾利尿剂等时也可出现低钾血症。

（4）钙磷代谢紊乱：主要表现为钙缺乏和磷过多。钙缺乏主要由摄入不足、维生素 D 缺乏、高磷血症、代谢性酸中毒等因素引起。当肾小球滤过率下降，尿排出减少时血磷浓度逐渐增高。肾衰中晚期，肾小球滤过率<20ml/min 时出现低钙血症和高磷血症。

2. 营养素代谢紊乱　主要包括蛋白质、脂肪、糖类和维生素的代谢紊乱。

（1）蛋白质代谢紊乱：主要表现为蛋白质代谢产物潴留（氮质血症），也可表现为血浆清蛋白和必需氨基酸水平下降。主要与清蛋白分解和（或）合成代谢异常、负氮平衡、肾脏排出障碍等有关。

（2）糖代谢异常：主要表现为糖耐量减低，与胰高血糖素升高、胰岛素受体功能障碍等有关。

（3）脂肪代谢紊乱：高脂血症常见，多数患者表现为高甘油三酯血症，少数患者表现为高胆固醇血症和其他脂质代谢紊乱。

（4）维生素代谢紊乱：主要是维生素 A 增高、维生素 B_6 及叶酸缺乏等，与摄入不足、某些酶活性下降有关。

3. 各系统表现

（1）心血管系统表现：心血管病变是慢性肾衰竭患者的主要并发症和最常见的死亡原因。尤其进入终末期肾病阶段，死亡率进一步增高（占尿毒症死因 45%～60%）。

1）高血压和左心室肥厚：多数患者有不同程度的高血压，主要与水钠潴留、肾素-血管紧张素增高和（或）某些舒血管因子产生不足有关。高血压可引起左心室肥厚、动脉硬化、心力衰竭。

2）心力衰竭：是尿毒症患者最常见的死亡原因。导致心衰的主要原因有水钠潴留、高血压、尿毒症心肌病变（由代谢产物潴留和贫血引起）等。随着肾功能的不断恶化，心力衰竭患病率明显增加，至尿毒症期可达65%～70%。

3）心包病变：心包积液常见，主要与尿毒症毒素、低蛋白血症、心力衰竭等有关。轻者可无症状，重者可有心音低钝、遥远，少数患者有心脏压塞。心包炎可分为尿毒症性心包炎和透析相关性心包炎。前者已较少见，后者的临床表现与一般心包炎相似，但心包积液多为血性，可能与毛细血管破裂有关。

4）血管钙化与动脉粥样硬化：由于高磷血症、钙分布异常和"血管保护性蛋白"（如胎球蛋白A）缺乏而引起血管钙化，在慢性肾衰竭心血管病变中起着重要作用。动脉粥样硬化进展迅速，血液透析患者更甚于未透析患者，其原因与高脂血症、高血压有关。除了冠状动脉外，脑动脉及全身周围动脉亦同样发生粥样硬化和钙化。

5）尿毒症性心肌病：可能与代谢废物的潴留及贫血有关，部分患者伴有冠心病。各种心律失常与心肌损伤、缺氧、电解质紊乱等有关。

（2）呼吸系统表现：患者可有气短、气促，与体液过多、酸中毒有关，严重酸中毒可致呼吸深长。肺水肿或胸腔积液见于体液过多、心功能不全患者。尿毒症毒素诱发的肺泡毛细血管通透性增加、肺充血可引起尿毒症肺水肿，X线检查时表现为"蝴蝶翼"征。

（3）消化系统表现：主要表现有食欲缺乏、恶心、呕吐、腹胀、舌和口腔黏膜溃疡，口腔有尿味。尿毒症患者消化道出血也较常见，主要与胃黏膜糜烂或消化性溃疡有关。

（4）血液系统表现：主要为肾性贫血和出血倾向。

1）贫血：大多数患者有轻中度贫血（正细胞正色素性），主要由红细胞生成素不足引起（肾性贫血）。此外，铁摄入不足、急慢性失血、叶酸和蛋白质缺乏等也可引起贫血。

2）出血倾向：晚期患者有出血倾向。轻者表现为皮下出血、黏膜出血（如鼻黏膜出血等）、瘀斑等，重者可发生消化道出血、颅内出血等。出血倾向与血小板功能降低和凝血因子减少等有关。

（5）神经肌肉系统表现

1）中枢神经系统表现：早期症状有疲乏、失眠、注意力不集中等，其后会出现性格改变、抑郁、记忆力下降、判断力降低等，晚期常有淡漠、谵妄、幻觉、昏迷、精神异常等表现。

2）周围神经病变：很常见。感觉神经障碍显著，最常见的是肢端袜套样分布的感觉丧失。可有肢体麻木、灼热感或疼痛感、深反射迟钝或消失，并可出现肌肉震颤、痉挛、不宁腿综合征等神经肌肉兴奋性增加表现，晚期患者出现肌无力和肌萎缩。

3）透析失衡综合征：第一次透析患者因血尿素氮等物质降低过快，血浆渗透压降低，而血脑屏障使脑脊液中的毒素下降较慢，以至脑脊液中的渗透压大于血浆渗透压，水分由血液进入到脑脊液中形成脑水肿，可发生透析失衡综合征。主要是颅内压增高和脑水肿的表现，如头痛、恶心呕吐、惊厥等。长期透析患者有时会发生"透析性痴呆"，可能与透析用水铝含量过多有关。

（6）内分泌功能紊乱：慢性肾衰时出现多种内分泌紊乱。①肾脏内分泌功能紊乱：如促红细胞生成素（EPO）、1,25-(OH)$_2$D$_3$ 不足和肾内肾素-血管紧张素Ⅱ过多；②糖耐量异常和胰岛素抵抗：与骨骼肌和外周器官糖吸收能力下降、酸中毒、肾脏降解小分子物质能力下降有关；③下丘脑-垂体内分泌功能紊乱：泌乳素、促黄体生成素、促卵泡激素、促肾上腺激素等水平增高；④外周内分泌腺功能紊乱：大多数患者有继发性甲旁亢（甲状旁腺激素升高），部分患者有轻度甲状腺素水平降低；⑤其他：如性功能减退等也相当常见。

（7）骨骼病变：慢性肾衰患者存在钙、磷代谢及内分泌功能紊乱，导致骨骼病变（肾性骨营养不良）。常见的肾性骨营养不良有高转化性骨病（纤维囊性骨炎）、低转化性骨病（骨软化症和骨再生不良）和混合性骨病，以高转化性骨病最多见。骨骼病变患者中出现临床症状（骨痛、行走不便和自发性骨折等）者少于10%，X线检查发现异常者约35%，骨活体组织检查（骨活检）异常者约90%，故早期诊断依靠骨活检。

（8）皮肤表现：皮肤瘙痒是常见症状，有时难以忍受，可能与钙盐在皮肤以及神经末梢沉积和继发性甲状旁腺功能亢进有关。尿毒症患者面部肤色常较深并萎黄，有轻度水肿感，称为"尿毒症面容"，与贫血、尿素霜沉积于皮肤有关。

（9）感染：尿毒症患者易于并发感染，为重要死亡原因。主要与机体免疫功能低下、白细胞功能异常等有关。临床上可表现为呼吸系统、泌尿系统和皮肤等部位感染。透析患者可发生动静脉瘘感染、肝炎病毒感染等。

【辅助检查】

1. 血液检查 红细胞计数及血红蛋白浓度降低，表现为正细胞正色素性贫血。

2. 尿液检查 尿比重和尿渗透压下降。尿沉渣检查可见红细胞、颗粒管型及蜡样管型。

3. 肾功能检查 内生肌酐清除率降低，血尿素氮和血肌酐浓度升高。

4. 血生化检查 血浆清蛋白、血钙降低，血磷升高。

5. 影像学检查 B超或X线检查可见双肾缩小。

【诊断要点】

主要依据病史、临床表现及肾功能检查。首先明确基础肾脏病诊断，再结合肾功能检查、血生化检查及影像学检查明确诊断。

【治疗要点】

治疗原则为早期防治、有效治疗原发疾病，去除导致肾功能恶化的危险因素，保护肾功能和延缓慢性肾衰进展。

1. 早期防治对策和措施 坚持病因治疗、避免和消除肾功能急剧恶化的危险因素、阻断或抑制肾单位损害渐进性发展的各种途径、保护健存肾单位。

（1）及时、有效控制高血压：24小时持续、有效地控制高血压，对保护靶器官具有重要作用。目前认为血压控制目标需在130/80mmHg以下。ACEI和ARB既有良好的降压作用，还有减低高滤过、减轻蛋白尿、抗氧化、减轻肾小球基底膜损害等作用。

（2）严格控制血糖：使糖尿病患者空腹血糖控制在5.0~7.2mmol/L，糖化血红蛋白<7%，可延缓疾病进展。

（3）控制蛋白尿：蛋白尿控制在<0.5g/24h，可改善疾病预后，包括延缓病程进展和提高生存率。

笔记

2. 营养治疗　详见饮食护理。

3. 药物治疗

（1）水电解质和酸碱平衡紊乱的防治

1）水、钠紊乱的防治：为了防止出现水钠潴留需限制钠摄入量。一般氯化钠摄入量不应超过 6~8g/d。有明显水肿、高血压者氯化钠摄入量限制在 5~7g/d，个别严重病例可限制在 2.5~5g/d。也可根据需要使用呋塞米 20~200mg/d，分 2~3 次给予。对严重肺水肿者及时给予血液透析。

2）高钾血症的防治：首先应积极预防高钾血症的发生。GFR<25ml/min 时应适当限制钾摄入。当 GFR<10ml/min 或血清钾水平>5.5mmol/L 时，则应严格限制钾摄入。限制钾摄入的同时还应注意及时纠正酸中毒，适当应用呋塞米等利尿剂，增加尿钾排出。

高钾血症的处理措施有：①积极纠正酸中毒，口服或静脉给予碳酸氢钠，根据病情需要 4~6 小时后可重复给予；②使用袢利尿剂，静脉或肌内注射呋塞米 40~80mg，必要时加大剂量静脉注射；③输入葡萄糖-胰岛素溶液（葡萄糖 5g 加胰岛素 1U），使钾离子转移至细胞内；④口服聚磺苯乙烯，一般每次 5~20g，3 次/日，增加肠道钾的排出，其中最常用的是聚苯乙烯磺酸钙，因为离子交换过程中只释放出钙，不增加钠负荷；⑤血钾超过 6.5mmol/L，应及时给予血液透析治疗。

3）纠正代谢性酸中毒：主要为口服碳酸氢钠。轻者口服 1.5~3.0g/d，中、重度者口服 3~15g/d，必要时静脉输入。有明显心衰的患者静脉输入碳酸氢钠时速度宜慢，可根据情况同时口服或注射呋塞米 20~200mg/d，以防水钠潴留。

（2）高血压的治疗：对高血压进行及时、合理的治疗，不仅是为了控制高血压症状，也是为了保护心、肾、脑等靶器官。可以选用 ACEI、ARB 和钙通道阻滞剂（CCB）、β 受体阻滞剂、袢利尿剂等，以 ACEI、ARB 和 CCB 应用较为广泛。透析前血压控制在 <130/80mmHg，维持透析患者血压不超过 140/90mmHg，用药过程中监测血钾和肾功能。

（3）贫血的治疗：排除其他原因造成的贫血后 Hb<100g/L 可考虑开始应用重组人促红细胞生成素（rHuEPO）治疗贫血。一般开始用量为每周 80~120U/kg，分 2~3 次皮下或静脉注射，皮下注射更为理想（疗效好、节约用量）。透析前患者小剂量疗法，疗效佳，副作用小。个别透析患者 rHuEPO 剂量可能需增加，但不应盲目单纯加大剂量，应分析影响疗效的原因后再调整剂量和治疗方案。影响 rHuEPO 疗效的主要原因是缺铁，应注意补充铁剂，部分透析患者口服铁剂吸收差，应静脉途径补充氢氧化铁蔗糖复合物（蔗糖铁）。

（4）防治感染：抗感染治疗时，抗生素的选择和应用原则与一般感染相同。疗效相近的情况下，应选用肾毒性最小的药物，并按肾小球滤过率来调整药物剂量。

（5）钙磷代谢紊乱和肾性骨营养不良的治疗：当 GFR<30ml/min 时，除限制磷摄入外，可餐中应用磷结合剂口服，如碳酸钙 0.5~2g/次，每日 3 次，既补充钙，又能减少磷的吸收。司维拉姆、碳酸镧为新型不含钙的磷结合剂，可有效降低血磷水平而不增加血钙水平。明显高磷血症者（2.26mmol/L）或血清钙浓度升高者，应暂停应用钙剂。明显低钙血症者可口服 1,25-(OH)$_2$D$_3$（骨化三醇），0.25μg/d，连服 2~4 周；如血钙和症状无改善，可将用量增加至 0.5μg/d；对血钙不低者，则宜隔日口服 0.25μg。

（6）其他

1）糖尿病肾病患者随着 GFR 不断下降,必须调整胰岛素用量,一般应逐渐减少。

2）皮肤瘙痒患者外用乳化油剂,口服抗组胺药,控制磷的摄入及强化透析,有部分患者有效。

3）高尿酸血症患者如有痛风予以别嘌醇 0.1g,每日口服 1～2 次。

4. 肾脏替代治疗

（1）透析疗法:当慢性肾衰患者 GFR 小于 10ml/min 并有明显尿毒症临床表现,经治疗不能缓解时进行透析治疗（糖尿病肾病患者可提前到 GFR10～15ml/min 时进行）。目前常用的透析方法是血液透析和腹膜透析,两者疗效相近,各有优缺点,在临床应用上可互为补充。但透析疗法仅可部分代替肾脏的排泄功能,不能代替肾脏的分泌和代谢功能。

（2）肾移植:患者通常先做透析治疗,待病情稳定并符合条件后可考虑肾移植。成功的肾移植会恢复正常的肾功能,包括内分泌和代谢功能。亲属肾移植的效果更好,肾移植后需长期用免疫抑制剂（糖皮质激素、环孢素、硫唑嘌呤等）,以防排斥反应。

【常用护理诊断/问题】

1. 营养失调:低于机体需要量　与食欲减退、长期限制蛋白质摄入、尿毒症所致的消化吸收功能障碍等有关。

2. 体液过多　与肾小球滤过率降低、水钠潴留有关。

3. 有皮肤完整性受损的危险　与皮肤水肿、瘙痒、凝血机制异常、机体抵抗力下降有关。

4. 活动无耐力　与心血管并发症、贫血、水电解质和酸碱平衡紊乱有关。

5. 有感染的危险　与机体免疫功能低下、白细胞功能异常、透析等有关。

【护理措施】

1. 病情观察

（1）生命体征:尤其观察体温及血压的变化,每天定时检测并记录,观察有无高血压及继发感染,以避免病情加重,甚至死亡。

（2）神经精神状态:有无注意力不集中、性格改变、记忆力下降等中枢神经系统异常表现;有无肢体麻木、灼热感或疼痛感、深反射迟钝或消失、不安腿综合征等周围神经病变表现;有无颅内压增高和脑水肿的表现及“透析性痴呆”等。

（3）水肿情况:观察水肿部位、性质、程度,准确记录 24 小时出入水量,每日测体重;有无短期内血压迅速增加、血压升高、意识改变及心率加快等体液过多表现。

（4）各系统表现:观察有无尿毒症肺炎、高血压脑病、心力衰竭、严重贫血等表现,如出现及时处理。

（5）肾功能:定期观察血尿素氮、血肌酐、内生肌酐清除率等,以判断病情。

（6）感染:观察有无寒战、疲乏无力、咳嗽、咳脓痰、尿路刺激征及白细胞计数升高等感染征象。

2. 起居护理　病室要安静、整洁、空气要新鲜,温湿度要适宜,根据病情安排休息和活动。

（1）症状不明显、病情稳定患者在家属或医护人员的陪伴下可以适当活动,应避免劳累和受凉,以不出现乏力、心慌等症状为宜。

(2)症状明显、病情加重患者,应卧床休息,提供安静舒适的环境,协助患者做好各项生活护理。

(3)贫血严重患者应卧床休息,改变体位或活动时动作宜缓慢,以免发生头晕。出血倾向者注意安全,避免皮肤黏膜损伤致出血。

(4)长期卧床患者指导或帮助其进行床上主动运动或指导家属为患者做被动运动,以预防血栓形成和肌肉萎缩。

3. 饮食护理 合理科学的饮食可维持氮平衡,增强抵抗力,减缓病情发展,提高生活质量,改善预后。

(1)蛋白质:慢性肾衰患者一般的蛋白质摄入量是 $0.6 \sim 0.8g/(kg \cdot d)$,以满足基本生理需要,维持氮平衡。当 GFR<50ml/min 时限制蛋白质的摄入,但其中 50% 以上必须是优质蛋白(鸡蛋、鱼、瘦肉、牛奶等),尽可能少食植物蛋白(花生、黄豆及其制品等),以增加必需氨基酸的摄入比例。糖尿病肾病患者则从出现显性蛋白尿起就应该限制蛋白质摄入,推荐蛋白质量为 $0.6 \sim 0.8g/(kg \cdot d)$。蛋白质的摄入量可根据 GFR 来调整。GFR>20ml/min 时可给予 $0.7g/(kg \cdot d)$,GFR10～20ml/min 时 $0.6g/(kg \cdot d)$,GFR5～10ml/min 时 $0.4g/(kg \cdot d)$,GFR<5ml/min 时 $0.3g/(kg \cdot d)$。患者蛋白质摄入量在 $0.4 \sim 0.6g/(kg \cdot d)$ 时,有条件可补充必需氨基酸或(和)α-KA(α 酮酸),有助于尿素氮的再利用和改善蛋白营养状况,对纠正钙磷代谢紊乱和减轻继发性甲状旁腺功能亢进有一定疗效。

(2)热量:患者必须摄入足够的热量,主要由足够的碳水化合物和脂肪来供给,以减少蛋白质的分解和体内蛋白质的消耗。一般为 $125.6 \sim 146.5kJ/(kg \cdot d)[30 \sim 35kcal/(kg \cdot d)]$。

(3)其他:①注意补充维生素:多食富含维生素 C 和 B 族的食物;②低磷饮食:磷摄入量每日不超过 500mg,严重的高磷血症患者,应同时给予磷结合剂;③钠的摄入:除有水肿、高血压和少尿要限制食盐外,一般不宜严格限制;④钾的摄入:尿量>1000ml,一般无需限制饮食中的钾;⑤饮水:有尿少、水肿、心力衰竭者,应严格控制进水量。尿量>1000ml、无水肿者,不宜限制水的摄入量。

(4)改善食欲:适当增加活动量,烹饪时注意色、香、味,尽量提供患者愿意进食的食物,提供整洁舒适的进餐环境,消化道症状明显的患者加强口腔护理,以促进食欲。

4. 用药护理 ①rHuEPO:注意观察患者有无头痛、高血压及癫痫发作等副作用,定期检查血常规;②降压药:遵医嘱给药,注意观察不良反应(具体参照第三章第六节原发性高血压用药护理);③抗生素:遵医嘱合理使用对肾无毒性或毒性低的药物,观察药物疗效和副作用。

5. 对症护理

(1)皮肤瘙痒:注意全身清洁卫生,避免皮肤干燥,可涂润肤剂。避免使用刺激性沐浴液,指导患者勤剪指甲。必要时遵医嘱给予抗组胺药和止痒剂(如炉甘石洗剂等)。

(2)水肿:衣被、床褥要清洁、柔软、宽松、干燥,定时更换体位,严重水肿时可用气垫床,骨突出处用软垫支撑,易发生压疮部位经常按摩,护理动作要轻柔,避免人为损伤,下肢明显水肿者卧床时抬高下肢,男性患者有阴囊水肿,可用托带托起。

（3）预防感染:参照急性肾衰竭。

6. 心理护理　慢性肾衰竭往往是肾脏疾病发展至晚期的表现。长期的住院治疗和透析,不能正常工作和生活,患者感到绝望、恐惧。护理人员应经常与患者沟通交流,认真倾听患者的倾诉,真诚地关心、帮助和安慰患者,避免一切不良刺激,指导患者自我心理调整的方法,保持健康心态,配合治疗,帮助患者树立战胜疾病的信心。

7. 中医护理　本病属中医"水肿"、"淋证"、"癃闭"等范畴。患者饮食以清淡少盐,少食多餐为原则,可选食补肾利水之品,如动物肾脏、紫河车、蛋类、乳类、黑芝麻、核桃仁、赤小豆、薏苡仁等,也可常服葱白粥、鲤鱼汤、乌鱼汤或老母鸡汤。腰酸痛者可用附子、干姜、川续断、大葱等份捣为泥状局部外敷,或在脾俞、肾俞穴位处拔火罐。

【健康教育】

1. 知识宣教　指导患者及家属了解慢性肾衰竭的基本知识,消除或避免加重肾功能恶化的危险因素,延缓病情进展,提高生活质量。

2. 用药指导　严格遵医嘱用药,避免使用肾毒性药物,不能自行用药。

3. 饮食指导　强调合理、科学的饮食对疾病治疗的重要性,指导患者按饮食原则制定热量、蛋白质等的摄入量,根据病情选择适合的食物品种,予以适当的增减。

4. 疾病预防指导　保持室内空气新鲜,经常开窗通风,注意保暖,避免与感染性疾病患者接触,尽量减少到公共场所。根据病情适当活动,避免劳累。

5. 定期随访　定期复查肾功能等,观察体温变化,及时发现感染征象、及时处理。病情有变化及时就诊。

【结语】

肾衰竭是指各种原因或肾脏疾病引起的肾脏功能部分或全部丧失的病理状态。根据其发作缓急分为急性肾衰竭和慢性肾衰竭两种。

急性肾衰竭是肾功能在短期内突然下降而出现的临床综合征,是由肾实质损伤所致。其中最常见的是急性肾小管坏死。其临床表现主要为高血钾、代谢性酸中毒及各系统症状,治疗要点是纠正高钾血症和代谢性酸中毒,符合透析指征者进行透析治疗。饮食护理、预防感染等为护理重点。

慢性肾衰竭是长期肾脏疾病致肾功能逐渐下降而出现的一组临床综合征。其病因主要包括原发性肾小球肾炎、糖尿病肾病、高血压肾病等。主要表现为水、电解质紊乱、酸碱平衡失调和全身各系统症状。治疗要点包括治疗原发病、合理饮食、控制肾衰进展的危险因素。护理上要重视饮食护理、心理护理及健康教育。

第七节　血液净化技术的护理

血液净化是指将患者体内的血液引至体外,借助净化装置,除去血液中某些致病物质,净化血液,达到治疗疾病的目的。种类包括:血液透析、血液滤过、血浆置换、血液灌流、免疫吸附等。血液透析只是治疗慢性肾衰的方法之一。

一、血液透析

血液透析(Hemodialysis,HD)简称血透,是血液净化方法中最常用的一种。是现代肾脏替代治疗的重要手段之一。主要是采用半透膜,利用弥散、对流原理清除血液中的代谢废物,维持电解质和酸碱平衡,清除过多的水分,部分替代肾脏的排泄功能。

【透析原理】

血液透析时,将患者的血液与透析液同时引进透析器,两者在透析膜的两侧呈反方向流动,借助透析膜两侧所形成的渗透梯度、溶质梯度以及水压梯度,通过弥散、对流的方式,使血液中的尿素氮、肌酐、K^+、H^+、磷酸盐等弥散到透析液中,以达到清除血液中的毒素和体内潴留过多的水分,同时补充体内所需的物质(如碳酸氢根、醋酸根等)。

【透析装置与用物】

包括透析器、透析机、透析液、透析管道及穿刺针、透析用药、清洗消毒系统等。

(1) 透析器 又称为"人工肾",主要由支撑结构和透析膜构成。透析器包括三类,即平板型、蟠管型和空心纤维型。其中空心纤维型是目前临床上使用最多、效果最好的一种。决定透析器性能最重要的部件是透析膜,它是一种人工半透膜,允许小分子溶质和水分子通过,而大分子物质不能通过。

(2) 透析机

1) 透析液配制供应系统:包括透析液稀释(用反渗水稀释,并调节适当的温度、血泵调节血流量、肝素泵调节肝素用量等)与供应。

2) 透析监测系统:包括监测浓度、温度、血管通路内的压力、透析膜有无破损及血流量等。①温度:35～40℃,常规为37℃;透析液压力:-450～+100mmHg,负压过大超过500mmHg可导致透析器破膜;②透析液流量维持在(500±50)ml/min。

(3) 透析液:将透析用水和透析浓缩液(或透析浓缩干粉)按一定的比例混合而成。

1) 透析用水:目前主要采用反渗水,即将普通自来水经过滤、软化、活性碳吸附及反渗透处理形成。

2) 浓缩透析液成分和含量:钠 135～145mmol/L,钾 0～4mmol/L,钙 1.25～1.75mmol/L,镁 0.5～0.75mmol/L,氯 100～115mmol/L,碳酸氢盐或醋酸盐 32～38mmol/L,葡萄糖 0～5.5mmol/L 等。

(4) 透析管道和穿刺针:血透穿刺针的粗细约为普通输液、输血穿刺针的两倍。

(5) 透析用药:包括透析用药(如生理盐水、肝素、5%碳酸氢钠)、急救用药、高渗葡萄糖注射液、10%葡萄糖酸钙、地塞米松等。

(6) 清洗消毒系统:①清洗;②消毒;③酸洗。

【血管通路】

血管通路是指将血液从体内引出,经过血液净化治疗后返回体内的通道。建立和维持可靠的血管通路并对其实施良好的护理是血液净化的先决条件,也是患者赖以生存的"生命线"。

1. 临时性血管通路 临时性血管通路适用情况包括:①急性肾衰;②慢性肾衰病情急剧恶化或在内瘘成熟前需做紧急透析;③急性中毒;④血浆置换术;⑤多脏器功能衰竭行连续性肾脏替代治疗等。

(1) 直接穿刺法:一般选用足背动脉、桡动脉或股动脉直接穿刺作为动脉端,选用肘正中静脉、头静脉、股静脉或足背静脉为静脉端,从而建立血管通路。此法操作相对简便,能迅速建立血管通路,血液重复循环率低,对心血管系统影响较小。但因每次透析均需穿刺易损伤血管,影响日后内瘘的制备;且局部易发生出血或血肿等。通常只临时用于极度血容量超负荷、严重心衰、肺水肿等致命性并发症而不宜进行中心静脉置管的患者。

(2)经皮中心静脉穿刺置管:是目前应用最多的临时性血管通路。插管部位主要有颈内静脉、股静脉或锁骨下静脉,其中首选颈内静脉,其次是股静脉。

(3)动静脉外瘘:平均使用寿命不长,易产生血栓、出血、感染(静脉炎、蜂窝织炎、败血症)等并发症,近年来已被内瘘、中心静脉置管所取代。

2. 永久性血管通路　适用于维持性血液透析,主要包括动静脉内瘘及置入永久性透析管道两大类。

(1)动静脉内瘘(AVF):指在皮下将动静脉吻合,于术后使静脉血管动脉化,所建立的血管通道。可以反复穿刺进行长期血液透析。动静脉内瘘根据吻合方式的不同又分为自体动静脉内瘘和血管移植动静脉内瘘。

1)自体动静脉内瘘:目前是国内维持血液透析首选的一种血管通路。将表浅相邻的动静脉直接吻合,常用的血管有桡动脉与头静脉、肘静脉与肱动脉等。因其感染率低,血栓形成发生率低,血流量稳定,使用时间长等优点,直至目前仍然是不可替代的永久性血管通路。主要适用于慢性肾衰竭等需要长期透析者。该通路的缺点主要是尚未成熟,表现为早期血栓形成或血流量不足。对于严重心绞痛或心力衰竭,不能耐受内瘘所增加的心脏负荷以及估计生存不超过1年的患者不应行动静脉内瘘手术。

自体动静脉内瘘的术前护理:术前保持生命体征平稳,造瘘侧肢体保持清洁,修剪指甲,毛发过多时剃去,更换内衣,确保手术部位皮肤无破损、感染,勿在造瘘侧肢体上进行输液和抽血。

自体动静脉内瘘的术后护理:①内瘘术后48～72小时应抬高患肢,以减少肿胀。禁止术后在内瘘测量血压、静脉穿刺、冷热敷、拆线前沐浴等,睡觉时不能压迫术侧肢体,不穿过紧的衣服、不佩戴过紧的饰物,不提重物,局部伤口敷料不能包扎过紧。②术后第三天开始进行内瘘锻炼,手捏橡皮健身球每天3次,每次10～15分钟。锻炼初始动作应轻,力度由小到大慢慢增加。内瘘成熟所需时间为4～8周,内瘘使用过早,不仅粗大的穿刺针不宜刺入,不能满足透析所需的血流量,而且透析机血泵的抽吸可使吻合口狭窄,导致内瘘失败。③观察末梢循环情况,如手指颜色和温度,经常询问患者有无感觉和运动异常;观察伤口渗血渗液情况,如渗血渗液较多,立即更换敷料,及时通知医生处理;观察瘘管的功能,监测AVF通畅情况,术后24小时内用听诊器在切口近口端听诊,每2小时一次并用手指触摸静脉端,听到杂音或扪及震颤表示AVF通畅,并详细记录杂音的强度、传导方向、距离、静脉扩张情况,做好生命体征监测。

自体动静脉内瘘的穿刺护理:①穿刺前评估瘘管情况,严格遵守无菌操作原则,预防感染。正确选择穿刺点,动脉穿刺点应离开内瘘吻合口5cm以上,静脉穿刺点要尽量离开动脉穿刺点8～10cm以上,最好勿与动脉穿刺在同一血管上,以减少血管通路再循环,提高透析效果。通常采用绳梯式穿刺法,即穿刺点不固定,且新穿刺点距离上次进针点至少1cm以上,自上而下或自下而上,使血管臂受压均衡,阻止内瘘局部阻塞。②透析结束后,在拔针前,要做好穿刺点皮肤消毒,用无菌纱布持续压迫止血。压迫的力量要适当,以不出血而且感到波动或震颤为原则,压迫的部位在距穿刺针尖

笔记

0.5~1.0cm 处,压迫时间为 20~30 分钟,要避免压力过大或压迫过长引起内瘘阻塞。

2）血管移植动静脉内瘘:适用于高龄、动脉硬化、肥胖、反复穿刺静脉狭窄、糖尿病血管病变、患者自体血管不能行自体内瘘或多次内瘘栓塞者。主要包括自体血管移植、同种异体或异种血管移植及人造血管移植等。目前临床多使用聚四氟乙烯人造血管(PTFE)内瘘,具有生物相容性好、长期通畅率高、血流量大、口径和长度可任选、易穿刺等优点,因此是目前应用最广泛的人工血管。但其突出缺点是术后患肢水肿明显且持续时间长,穿刺后止血较困难,血栓形成率高,使用寿命短于自体动静脉内瘘,价格昂贵等,限制了 PTFE 血管内瘘广泛应用,仅在自体血管不能再利用时被采用。

（2）置入永久性透析管道　由硅胶或聚氨基甲酸酯等制成,质地较临时性导管更加柔软、光滑并带涤纶套(Cuff)的双腔导管。通常留置于颈内静脉或锁骨下静脉,将 Cuff 置于皮下,使其不易脱出,而且防止了皮下隧道感染,留置时间大大延长。该类导管的平均使用寿命为 17 个月,超过 3 年者极少,因此,又称之为半永久性血管通路。因其价格昂贵目前在我国尚未得到推广应用。

3. 无针透析通路　该通路把移植血管内瘘与动静脉外瘘的特点结合起来,不用穿刺皮肤,又叫钮扣形无针移植物血管通路(NNAVG)。其缺点是感染和血栓的发生率高,长时间使用可引起严重出血且费用昂贵,未能普及。

【适应证】

1. 血尿素氮≥28mmol/L;慢性肾衰竭:血肌酐≥707.2μmol/L,或急性肾损伤:血肌酐≥884μmol/L。

2. 血钾≥6.5mmol/L。

3. HCO_3^-<6.8mmol/L

4. 尿毒症综合征。

5. 容量负荷过重所致的脑水肿,肺水肿及高血压。

6. 可逆性的慢性肾衰竭、肾移植前准备、肾移植后急性排斥导致急性肾衰竭,或慢性排斥,移植肾失去功能时。

7. 其他　如部分药物中毒或毒物、高钙血症、代谢性碱中毒、溶血时游离血红蛋白>80mg/L。

其中高钾血症、肺水肿、尿毒症脑病、尿毒症性心包炎为紧急透析的指征。

【禁忌证】

血液透析无绝对禁忌证,相对禁忌证有:

1. 晚期恶性肿瘤。

2. 非容量依赖型高血压。

3. 严重心肌病变而不能耐受血液透析。

4. 精神病患者和拒绝接受透析治疗者。

5. 颅内出血及其所致的颅内压增高。

6. 严重休克和心肌病变所致的顽固性心力衰竭、低血压。

【透析时肝素的应用】

血液透析过程需要使用抗凝剂肝素,以延长体内外凝血时间,使用的方法包括以下几种:

1. 常规肝素化　又称全身肝素化,用于无出血倾向和无心包炎的患者,透析前 10

分钟将 15～20mg 的首次剂量从瘘管静脉端注入。透析过程采用肝素泵 10mg/h 泵入,并监测活化凝血时间(ACT)或部分凝血活酶时间(APTT)以调整肝素用量,透析结束前 60 分钟停用。

2. 小剂量肝素化　轻中度出血或有心包炎病史的患者,首次肝素剂量 0.1～0.2mg/kg,透析过程中用肝素泵以每小时 0.2mg/kg 注入,直至透析结束,同时监测 APTT,以调整肝素用量。

3. 局部肝素化　适用于活动性出血、新近外科手术和心包炎的患者,在动脉端用肝素泵注入肝素,同时于静脉端注入鱼精蛋白,比例为 1:1,同时监测 APTT,以调整肝素用量。

4. 无肝素化　适用于对肝素有明显禁忌证者,如肝素过敏、有明显出血倾向的患者。透析前用无肝素的生理盐水冲洗透析器,透析时每 30～60 分钟用 100～200ml 生理盐水冲洗管路和透析器。

5. 低分子量肝素　半衰期较长,抗凝效果好,对凝血酶活性影响小,能减少出血的不良反应,有取代普通肝素的趋势。

6. 局部枸橼酸抗凝疗法　枸橼酸可与血中的钙离子结合,形成不易降离的枸橼酸钙,阻止凝血酶源的活化而发挥抗凝作用。可采用无钙透析液同时配合外周静脉输入钙盐和动脉端输入枸橼酸,或者选用普通含钙透析液的同时从动脉端输入枸橼酸。

【透析护理】

1. 起居护理

(1) 保持室内清新、通风良好、光线柔和,以提供舒适的透析环境。调节合适的温湿度,一般室温以 22～24℃ 为宜,湿度保持在 60%,由于透析时间较长,可根据患者的需求,播放轻音乐或电视。

(2) 舒适体位:根据患者病情需要可将床头抬高至所需角度,给予靠背垫,使患者保持舒适的体位。

(3) 结束当天保持内瘘干燥,避免搬提重物,次日可用温水毛巾热敷,以利于软化、营养内瘘血管。

2. 病情观察

(1) 测量生命体征、体重和留取血标本做生化检查,用于前后效果比较、病情监控和有助于针对性指导。

(2) 透析过程的病情监测:①密切观察病情变化,经常询问患者的感受与需要,若出现打哈欠、冷汗,并伴有肌肉痉挛症状时可减慢超滤速度,协助患者活动肢体并给予按摩,必要时可给高钠透析。②加强巡视,观察穿刺处是否有血液外渗,透析管路是否通畅,透析器是否有凝血症状,做到早发现早处理,确保血液透析的顺利进行,减轻患者痛苦,提高透析质量,降低透析过程中的病死率。③若症状加重、面色苍白、眼花、血压降至 90/60mmHg 甚至更低时,立即暂停脱水,降低血流量,给予 50% 葡萄糖注射液静脉推注或快速静脉滴注生理盐水,指导患者深呼吸,肢体放松。

3. 饮食护理

(1) 纠正饮食观:即认为血液透析可完全满足患者消除代谢废物的需要,于血液透析后不限制地进食和饮水,从而使病情加重,甚至危及生命。因此护理人员应向其讲解合理饮食的重要性,平时应遵循低盐、低钾、优质高蛋白,清淡易消化、避免油腻辛辣的进食原则,让患者了解各种食物的营养含量,掌握增加饮食的技巧及饮食的控制方法,并为患者创造良好的就餐环境,合理安排,协助饭后漱口,保持口腔清洁,促进生理舒适。

（2）限制水钠的摄入:根据患者每日的尿量、透析频率、透析时间、水肿及血压等情况确定饮水量,说明限制水钠的重要性和对疾病恢复的影响,两次透析期间体重增加应控制在干体重的5%以内,最多不超过7%,以免引起心衰。

（3）高热量以及优质高蛋白饮食:蛋白质摄入量为$1.2 \sim 1.5 g/(kg \cdot d)$;其中50%以上为优质蛋白,可选用鸡蛋、牛奶、瘦肉、鱼等,不宜食用豆类及豆制品等非必需氨基酸的食物。热量摄入为$125.6 \sim 146.5 kJ/(kg \cdot d)$,故应鼓励多进食。应以多糖类为主(如纤维多糖类)以降低甘油三酯及血糖;脂肪提供的热量不超过30%,其中饱和脂肪酸不超过10%,不饱和脂肪酸与饱和脂肪酸之比为$2:1$,胆固醇摄入量为$0.78 \sim 1.04 mmol/d$。

（4）适量补充维生素:尤其补充叶酸和维生素C等水溶性维生素。

4. 对症护理

（1）低血压:是最常见的并发症,其发生率为20%~40%。指透析过程中如患者的平均动脉压比透析前下降≥10mmHg或收缩压下降≥20mmHg。可引起头晕、头痛、恶心、呕吐等症状。相关因素可能有:超滤量过多,单位时间内脱水过多导致循环血容量不足;患者终末期肾功能不全,引起心功能不全,心力衰竭;透析前使用降压药;在透析过程中后期进食血液重新分布;透析液中钠浓度过低,可使血浆胶体渗透压下降;透析液温度过高等。预防与处理的方法:①对首次进行血液透析的患者应对其做好安慰解释工作,解除患者的恐惧心理;②在透析过程中,控制脱水速度,防止单位时间内脱水过多;③合理使用降压药,正确评估患者干体重,限制水、钠的摄入量,对容易发生低血压者,采用调钠透析;④透析过程中应尽量避免在中后期进食;⑤出现低血压时应减慢血流速度流量,停止超滤,非糖尿病患者迅速静推50%的葡萄糖,同时监测血压变化,必要时可使用升压药。

（2）肌肉痉挛:肌肉痉挛发生率约为20%。原因:透析过程中超滤量过多过快,透析液温度过低,钠浓度过低等。护理:发生肌肉痉挛时应减慢超滤速度,或停止超滤,静脉推注葡萄糖酸钙,可快速静滴高渗糖、0.9%氯化钠溶液,可适当提高透析液温度。

（3）出血

1）出血原因:透析过程中体外管路漏血、穿刺部位渗血、血泵破裂、透析器漏血、针头滑脱等。

2）护理:如患者有开放性伤口、术后有出血倾向,予以无肝素透析或小剂量肝素;出血较多时,应立即输血。内瘘穿刺时,勿固定穿刺点,采取绳梯式或纽扣式穿刺,以防穿刺点渗血;加强巡视,仔细观察患者,观察体外循环管路是否连接稳妥,妥善固定穿刺点及管道,防止针头滑脱。

（4）失衡综合征:主要与弥散溶质快速清除有关,严重氮质血症患者经血透后尿素氮、肌酐急剧下降,引起血液脑脊液渗透压力变化从而导致失衡。不规律性透析疗法,使透析不充分,或更换透析器后,有的透析者开始透析时难以适应体液量、代谢产物清除的变化,加之使用透析器面积过大,血流量过快或时间过长,则易失衡,表现为恶心、呕吐或头痛等。预防与处理方法:根据患者病情,正确评估,合理拟定治疗方案,对严重高氮质血症、不规律透析的患者,适当减少透析时间,避免高血流量透析,透析中输入白蛋白或 50% 葡萄糖或 20% 甘露醇,可收到良好的效果。对病情轻的患者经处理后可继续透析,严重者应停止透析,并给予对症处理。

(5)致热源反应:因内毒素进入体内所引发,常于透析后 1 小时出现寒战、发热等表现。预防与处理的方法:严格无菌操作,做好消毒和冲洗等;一旦发生立即停止透析,遵医嘱给予异丙嗪 25mg 肌内注射,地塞米松 2~5mg 静脉注射,并注意保暖。

5. 心理护理 由于患者受疾病本身、透析并发症以及家庭社会的影响,容易产生各种心理问题。应与患者建立良好的护患关系,主动答疑解惑,针对患者的不同心理状态做好解释工作;创造舒适放松的环境;通过鼓励、安慰等措施改善患者的不良情绪。

二、腹膜透析

腹膜透析(Peritoneal dialysis,PD)是利用人体天然的半渗透膜——腹膜作为透析膜,同时利用重力作用将配制好的腹膜透析液经导管灌入患者的腹膜腔,使其在腹膜两侧形成溶质的浓度差,溶质从高浓度一侧向低浓度一侧弥散,而水分则从低渗一侧向高渗一侧渗透,以此达到清除体内代谢产物、毒性物质及纠正水、电解质酸碱平衡紊乱目的的一种血液净化技术。主要原理是利用弥散、超滤和吸收的作用。因其治疗费用较低、操作简便、患者可在家自行透析,适合大多数尿毒症患者。

【透析方法】

腹膜透析的方法包括:紧急腹膜透析、持续性不卧床腹膜透析(CAPD)、间歇性腹膜透析(IPD)、持续循环腹膜透析(CCPD)、夜间间断性腹膜透析(NIPD)、白天自动化腹膜透析(DAPD)以及潮式腹膜透析(TPD)等。根据患者的病情和生活规律来选择合适的腹膜透析方法。

【透析设备】

1. 腹膜透析管 目前国内主要使用的腹膜透析导管包括标准 Tenkhoff 导管(直形双 cuff Tenkhoff 导管)、卷曲管、鹅颈直管及鹅颈卷曲管。其中,以标准 Tenkhoff 导管发生腹膜透析管相关性感染率最低,且直形双 cuff Tenkhoff 导管最为经济、置管技术易掌握,是目前临床的首选管路。国际上有另外 2 种应用较多的腹膜透析管,即 Missouric 管和 Moncrief-Poprovich 管。

2. 腹膜透析液 传统的腹膜透析液采用葡萄糖作为渗透剂,乳酸盐作为缓冲碱。这种高糖、高渗、低 pH 值、含葡萄糖降解产物的腹膜透析液已经被证实是一种非生物相容性的透析液,可能会引起腹膜炎症因子的产生,促使血管新生或腹膜纤维化,影响腹膜的防御功能。新型的腹膜透析液有 lcodextrin 腹膜透析液、氨基酸腹膜透析液、碳酸氢盐作为缓冲碱的腹膜透析液以及联合使用多种新型腹膜透析液,其生物相容性优于传统的葡萄糖腹膜透析液,在超滤量、容量控制、营养状况、腹膜结构和功能的保护及代谢状况等方面具有不同的优势,但同时也存在不足之处。

【适应证】

同血液透析,对于以下情况更加适用:年龄大于 65 岁;原有心血管疾病或心血管系统功能不稳定的患者;糖尿病患者;儿童;反复血管造瘘失败者;有明显出血倾向不适合肝素化者。

【禁忌证】

1. 绝对禁忌证　腹膜有缺陷者,各种腹膜病变导致腹膜清除率降低。

2. 相对禁忌证　腹部手术 3 天内,腹腔置有外科引流管;腹腔有局限性炎性病灶;肠梗阻、腹部疝未修补和椎间盘疾病;晚期妊娠及腹内巨大肿瘤;严重肺功能不全;长期蛋白质及热量摄入不足;高分解代谢;硬化性腹膜炎;不合作者或精神病患者;横膈有裂孔;过度肥胖等。

【透析的护理】

1. 起居护理

（1）提供良好的腹透环境:选择采光好、空气流通的房间。每天用紫外线进行空气消毒 30 分钟,操作前用 75% 酒精棉球擦拭操作台面,地面每日湿式清洁 2 次,操作时避开通风口,暂时关上电风扇和门窗,尽量减少人员进出。

（2）手的消毒:每次操作前采用六步洗手法洗手。最好选用有抗菌成分的洗手液,2～3 分钟/次,采用流动水下彻底冲洗,使用一次性纸巾或者干净的小毛巾擦干。

（3）养成良好个人卫生习惯,最好每日淋浴一次,水流自上而下。

（4）不穿紧身衣服,以免导管屈曲或压迫导致破裂。佩戴腰带时,腰带每天更换并及时清洗。

2. 病情观察　密切观察患者有无各类并发症的发生、导管是否固定妥当、有无弯曲受压等,一般可顺着导管走向、于距离出口处 6cm 处用胶布固定,避免反向弯折,以减少因反复牵拉造成出口扩张的发生。

3. 饮食护理

（1）维持性腹透患者:蛋白质摄入量应≥1.2g/(kg·d);摄入热量≥147kJ/(kg·d),其中 50% 以上为优质蛋白质,尽量少摄入植物蛋白。增加富含膳食纤维的食物摄入,多食含维生素丰富的谷类、干果、新鲜水果和蔬菜。指导患者掌握既可促进食欲又不破坏营养成分,且色香味美,利于健康的食物烹调方法。

（2）控制水盐的摄入,防止容量超负荷,可使用有容量刻度的杯子喝水,每天监测体重的变化,每日盐摄入 2～3g,摄入的水分＝前 1 天的尿量+前 1 天腹透超滤量+500ml。

（3）进食低磷、高钙、高铁饮食,同时增加含锌丰富的食物。

4. 腹透导管出口的护理　透析管植入第 7 周后开始长期护理。于每天洗澡后进行,每日一次。护理时注意观察出口处有无感染的发生,以减少隧道炎、腹膜炎的发生。出口处周围 1cm 以内用生理盐水棉签由内到外环形清洗,出口处周围 1cm 以外用碘伏消毒,由内到外,直径 4～5cm。注意碘伏不可流入出口处,自然风干 1 分钟。周围痂皮不可强行清除,可以用生理盐水软化后轻轻去除。淋浴时出口处使用洗澡袋进行保护,水流应自上而下,胸腹部不要直接进行冲洗。置管术后 6 个月,愈合良好的伤口可不使用敷料,但仍需每日清洁消毒和观察出口处情况。

5. 腹膜透析操作注意事项包括　①严格无菌操作;②正确连接各管道;③透析液输入前应干加热到 37℃;④准确记录每次透析的时间、液量,定期将腹透液送检,监测生命体征。

6. 对症护理

（1）隧道及导管口感染：表现为皮肤发红、肿胀或出现肉芽流脓或有分泌物、疼痛或触痛。处理方法：每天用生理盐水清洗 1～2 次；用生理盐水或过氧化氢软化痂块，不可用力去除；必要时使用有效的抗生素。

（2）导管引流不畅或堵塞：表现为透析液灌入或流出困难、透析出的液体中可见纤维条索或者白色团块物。处理方法：①检查腹透管通畅与否：确定腹透管路系统引流通畅，检查 Tenkhoff 导管、短管、出液管和引流袋；②采取不同体位引流：可采用直立体位，下床步行，由上至下腹部按摩等方法；③如有便秘者，可服用胃肠动力药，如莫沙比利，或泻药，如乳果糖或使用开塞露；④向透析管内注入肝素、尿激酶、生理盐水或透析液等，以溶解堵塞的纤维块；⑤排空膀胱；⑥在 X 线下调整透析管的位置或重新置管。

（3）腹膜炎：是腹透最常见的并发症，也是导致腹透失败的常见原因之一。可表现为透出液引流不畅、腹膜透析液混浊（类似米汤或者淘米水样）、放液或入液时疼痛（尤其是入液初期或者放液结束时）、腹痛伴有发热。处理方法：①用 2000ml 透析液连续腹腔冲洗 3～5 次；②暂时改为 IPD；③腹膜透析液体内加入抗生素及肝素，或者全身使用抗生素；④2～4 周后感染仍然无法控制，应考虑拔除透析管。

（4）腹痛：可因透析液温度或酸碱度不合适、渗透压过高、透析液流入或流出过快、腹膜炎等。护理上应确保相关操作准确无误。

（5）其他并发症：脱水、低血压、腹腔出血、肠粘连或腹膜后硬化等。

7. 心理护理　与患者建立良好的护患关系，充分讲解腹膜透析的原理和效果，消除紧张焦虑情绪，重塑信心。

学习小结

1. 学习内容

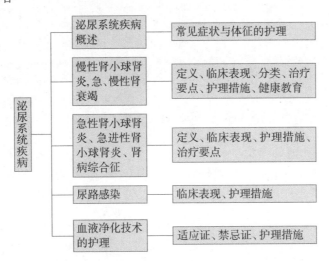

2. 学习方法

结合泌尿系统的临床病例分析和临床实践，学习本章内容；对于各种肾小球肾炎采用对比学习法，对于急慢性肾衰竭等内容采用归纳、推理法，对于诊疗技术的学习采用演示法和视频学习法。

（张勇勤　梁伍今）

复习思考题

1. 由肾衰竭而引起的继发性内分泌疾病有哪些?
2. 急性肾小球肾炎的治疗为什么强调以休息和对症处理为主?
3. 慢性肾小球肾炎是否主要有急性肾炎转化而来? 两者预后有何不同?
4. 应怎样控制慢性肾炎的血压水平?
5. 如何对慢性肾炎患者进行饮食指导?
6. 对肾病综合征的患者如何进行饮食指导?
7. 如何护理高度水肿患者?
8. 如何预防留置导尿管患者发生尿路感染? 怎样治疗尿路感染?
9. 再发性尿路感染时复发与重新感染的区别如何?
10. 使用密闭式膀胱冲洗装置如何降低尿路感染的发生几率?
11. 分析慢性肾衰常见的死亡原因及其机制。
12. 比较肝硬化患者和慢性肾衰患者的蛋白质饮食护理措施的异同点。
13. 血液透析可以替代肾脏的哪些功能? 哪些功能无法替代?
14. 分析血液透析和腹膜透析的优缺点。
15. 怎样对透析患者进行生活指导?

笔记

第六章

血液系统疾病患者的护理

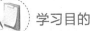 学习目的

1. 通过对血液病常见症状体征护理的学习，为血液系统疾病患者的护理评估，实施护理措施打下基础。

2. 通过对各类贫血病因、治疗要点的学习，为护理措施及健康教育提供理论依据和实践指导；通过对临床表现、辅助检查的学习，为临床护理观察病情、判断病情发展提供依据；通过对护理诊断、护理措施及健康教育的学习，学会护理程序在本病中的应用，为临床护理实践奠定基础。

3. 通过对特发性血小板减少性紫癜、过敏性紫癜及血友病定义、病因、治疗要点的学习，为疾病的预防、护理提供依据和指导；通过对弥散性血管内凝血的定义、病因、发病机制、临床表现的学习，指导对其的抢救及护理。

4. 通过对急性白血病的临床表现、治疗要点的学习，为临床护理观察病情、判断病势提供依据；通过对常见化疗药物的用法学习，指导患者正确用药及并对相应不良反应的进行适当预防和处理；通过对护理诊断、护理措施及健康教育的学习，学会护理程序在本病中的应用，为临床护理的实践奠定基础。

5. 通过对造血干细胞移植及骨髓穿刺术的适应证、禁忌证及护理的学习，为临床操作配合及护理提供知识基础。

学习要点

血液系统常见症状与体征的护理；缺铁性、再生障碍性贫血的定义、病因、临床表现、治疗要点、护理、健康教育；巨幼细胞贫血、溶血性贫血的定义、病因、治疗要点；特发性血小板减少性紫癜、过敏性紫癜、血友病的定义、临床表现、治疗要点、护理；弥散性血管内凝血的定义、病因、临床表现、护理；急性、慢性粒细胞及慢性淋巴细胞白血病的定义、临床表现、护理及健康教育；淋巴瘤的定义、分类；造血干细胞移植及骨髓穿刺术的适应证、禁忌证及护理。

第一节 概 述

血液系统疾病简称血液病，是指原发于或主要累及血液和造血系统的疾病。血液病的种类较多，包括各类红细胞疾病、白细胞疾病、出血性疾病和其他（如脾功能亢进、血栓性疾病）。其共同特点多表现为骨髓、脾、淋巴结等器官的病理性损害，外周血细胞和血浆成分的病理性改变，免疫功能障碍，出、凝血机制紊乱。近年来，由于遗传因素、细菌病毒感染、免疫反应、电离辐射、药物等理化因素的影响，使得血液系统疾

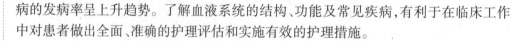

病的发病率呈上升趋势。了解血液系统的结构、功能及常见疾病,有利于在临床工作中对患者做出全面、准确的护理评估和实施有效的护理措施。

一、血液系统的结构与功能

【造血器官】

1. 人体不同时期的造血器官　在不同生理阶段,机体的造血器官不同。在胎儿出生前,造血大致分为三个阶段:①卵黄囊造血期:胚胎第 3 周~第 9 周,是由卵黄囊壁上的血岛负责造血,这是最初的造血中心。②肝、脾造血期:肝脏造血起自于胚胎第 6 周,至第 4~5 个月达高峰,以红、粒细胞造血为主,不生成淋巴细胞。此阶段脾、肾、胸腺和淋巴结等也共同参与造血。脾脏自第 5 个月有淋巴细胞形成,至出生时成为生成淋巴细胞的器官。③骨髓造血期:开始于胚胎第 4 个月,第 5 个月以后逐渐成为造血中心,此期肝脾造血功能逐渐减退,而骨髓造血功能迅速增强,直至出生后,骨髓成为最主要的造血器官,负责生成各种血细胞。在某些病理情况下(如慢性溶血、骨髓纤维化、造血系统恶性病变等),胚胎时期主要负责造血的肝脾可恢复部分造血功能,称为髓外造血。

骨髓分为红骨髓和黄骨髓。5~7 岁以前全身骨髓腔内充满着红骨髓,造血十分活跃,之后骨髓由四肢远端起呈向心性退缩,仅扁骨、不规则骨和长骨干骺端仍为红骨髓,而四肢长骨中的红骨髓逐渐被脂肪组织所替代,成为黄骨髓。黄骨髓内仅有少量幼稚的血细胞,平时无造血功能,但在生理需要时(如大失血或溶血),黄骨髓可转变为红骨髓参与造血。

2. 血细胞的生成　现已公认造血干细胞(hemopoietic stem cell,HSC)是各种血液细胞与免疫细胞的起始细胞。它主要存在于骨髓、脐带血或动员的外周血中。造血干细胞具有自我更新与多向分化两大特征。自我更新就是指 HSC 有很强的复制再生能力,从而保证其自身数量的恒定性。多向分化的能力是指在一定条件和某些因素的调节下,HSC 能增殖、分化发育成各类血细胞的祖细胞,因此造血干细胞又被称为多能干细胞。

血细胞的生成除了要有正常造血干细胞这一前提条件外,还需有正常的造血微环境及正、负造血调控因子的存在。造血微环境由骨髓基质细胞、细胞因子及细胞外基质组成,为 HSC 提供营养和黏附的场所,维持体内造血功能的恒定。

造血干细胞在最早期分化为髓系祖细胞和淋巴系祖细胞。髓系祖细胞进一步发育分化为粒/单核细胞系、红细胞系和巨核细胞系祖细胞。淋巴系祖细胞在骨髓内分化为前体 T、B 淋巴细胞,进而分别在胸腺和骨髓内(即中枢淋巴器官)发育为成熟 T、B 淋巴细胞。此外,周围淋巴器官(如淋巴结、扁桃体、脾及消化道、呼吸道黏膜下的淋巴组织)成为了淋巴细胞定居和繁殖的又一重要场所。血细胞的发育是一个连续、动态、有规律的过程,大致分为三个阶段:原始阶段、幼稚阶段(包括早、中、晚三期)和成熟阶段。若造血原始细胞在分化过程中出现恶性增殖、凋亡受阻的现象,就导致了白血病的发生。反之,临床采用造血干细胞移植则可起到治疗多种血液系统恶性疾病(如白血病、多发性骨髓瘤、骨髓异常增生综合征、淋巴瘤、重型再生障碍性贫血等)的作用,使之重建造血和免疫。

【血液】

血液是由血浆及血细胞组成,其中 55% 为血浆,45% 为血细胞。血细胞是血液的重要组成部分,包括红细胞、白细胞及血小板。红细胞成熟时,外形呈双凹圆盘形,中央较薄,周缘较厚,细胞内无细胞核和细胞器,细胞质中充满血红蛋白,其功能是结合与输送 O_2 和 CO_2。白细胞种类多,形态和功能各异,主要功能是参与人体对入侵异物的反应过程,具体包括:①中性粒细胞主要具有吞噬异物尤其细菌的作用,是机体抵御细菌的第一道防线;②嗜酸性粒细胞主要具有抗过敏、抗寄生虫作用;③嗜碱性粒细胞主要与变态反应有关;④单核细胞是巨噬细胞的前身,负责吞噬、消灭细胞内微生物,清除衰老组织、杀灭肿瘤细胞;⑤淋巴细胞在免疫应答中起核心作用,又称免疫细胞,T 淋巴细胞参与细胞免疫,并具有调节免疫的功能,约占淋巴细胞总数的 75%,B 淋巴细胞,受抗原刺激后增殖分化为浆细胞,产生抗体,参与体液免疫。血小板具有止血功能,参与生理性止血和血液凝固,具有黏附、释放、聚集、收缩与吸附的生理特性。

　　红细胞进入血液循环后的寿命平均为 120 天,成熟粒细胞在外周血流中半衰期约 6～7 小时,血小板在循环血中寿命为 8～11 天。由于血细胞寿命不同,输血治疗时,应根据治疗目的,选择合适的血液。例如血小板减少患者输血时,应该选择新鲜血液。

　　血浆的主要成分是水,约占血浆的 90%。溶质约占 10%,包括血浆蛋白、酶类、激素、无机盐、营养素及代谢终产物等。其主要功能为运载血细胞,运输营养物质和代谢废物。此外,血浆中的蛋白质和无机盐有助于维持血浆胶体和晶体渗透压,参与维持酸碱平衡;血浆蛋白分解产生的氨基酸,可用于合成组织蛋白质或氧化供能;血浆中还含有多种凝血因子,参与机体凝血。

　　【血液系统疾病的分类】

　　血液病常表现为血细胞数量和质量的改变及出凝血机制的障碍,故将血液病大致分为下列几类:

　　1. 红细胞疾病　各类贫血和红细胞增多症等。

　　2. 粒细胞疾病　粒细胞缺乏症、中性粒细胞分叶功能不全及类白血病反应等。

　　3. 单核细胞和巨噬细胞疾病　炎症性组织细胞增多症、恶性组织细胞病等。

　　4. 淋巴细胞和浆细胞疾病　各类淋巴瘤、急慢性淋巴细胞白血病、多发性骨髓瘤等。

　　5. 造血干细胞疾病　再生障碍性贫血(简称再障)、阵发性睡眠性血红蛋白尿、骨髓增生异常综合征、骨髓增殖性疾病以及急性非淋巴细胞白血病等。

　　6. 脾功能亢进。

　　7. 出血性及血栓性疾病　血管性紫癜、血小板减少性紫癜、凝血功能障碍性疾病、弥散性血管内凝血(DIC)以及血栓性疾病等。

二、影响血液系统疾病的主要相关因素

　　1. 遗传因素　血友病是一种性染色体连锁隐性遗传疾病。临床资料也表明,白血病、再障均可能与遗传因素相关。

　　2. 物理因素　长期接触各种电离辐射如 X 射线、γ 射线及其他放射性物质等可因阻碍 DNA 的复制而抑制细胞的有丝分裂,使 HSC 的数量减少,可引起血液系统疾病。

　　3. 感染因素　病毒感染,如肝炎病毒、风疹病毒、EB 病毒等均可引起再障。约 80% 的急性特发性血小板减少性紫癜的发病与上呼吸道感染有关。在发病前 2 周左

右有上呼吸道感染史。同样,感染也是过敏性紫癜、DIC 的重要原因。

4. 化学因素　油漆、塑料、染料、杀虫剂等化学物品及某些药物如氯霉素、抗肿瘤药物等对骨髓有抑制作用,可导致再障的发生。同时长期接触上述化学因素人群白血病的发生率也高于一般人群。

5. 免疫因素　研究表明,淋巴瘤、特发性血小板减少性紫癜、再障的发病均与免疫因素密切相关。

三、血液系统疾病患者的护理评估

【病史】

1. 现病史　询问病情发生发展及治疗经过,有助于掌握病情的轻重缓急,并对其预后做出初步判断。询问时应包括如下内容:①起病情况:病变的初发时间、起病特点、起病缓急、诱因。如有无受凉、劳累、化学品接触史及服用某些药物等。②主要症状:如发热的热型、持续时间;出血的部位、颜色、性质、出血量;关节疼痛的部位、发作频率、持续时间、缓解因素等。③发病过程:患者自患病以来至今病情的发展与演变,了解实验室检查结果,特别是外周血象和骨髓检查。④伴随情况:即自患病以来有无其他不适,如头晕、乏力、淋巴结肿大、脾肿大等。⑤诊疗经过:了解既往检查、治疗用药及效果等,包括药物的种类、剂量、用法、疗程、遵医嘱用药等。⑥目前状况:一般情况如精神状态、营养状况、饮食、睡眠、大小便等。

2. 既往史及家族史　主要了解患者有无与血液病相关的疾病史及可能影响患者康复和治疗效果的相关疾病史,如肝脏疾病、系统性红斑狼疮、慢性肾脏疾病与消化道疾病等。了解患者的工作环境、工作性质及居住条件,了解其饮食习惯。女性患者的月经史和妊娠分娩史对于贫血原因的诊断也有帮助。了解患者亲属中有无类似疾病或相关疾病史,如白血病、血友病等具有明显的家族遗传倾向。

【心理-社会评估】

1. 疾病知识　多数血液病具有治疗周期长、病情复发、反复多次住院、治疗效果欠佳等特点,加上化疗等药物所带来的不良反应,易致患者及其家属产生焦虑、恐惧、忧郁、悲观等负性情绪。

2. 心理状况　了解患者的性格特征、对疾病治疗与康复的态度及其行为倾向。是否存在角色适应不良和应对无效等情况。

3. 社会支持系统　了解患者的家庭成员组成、经济状况,家庭成员对患者所患疾病的认识程度以及对患者的关心和支持程度。了解患者的工作单位或现有条件所能提供的帮助和支持,有无医疗保障等。

【身体评估】

1. 一般状态

(1) 生命体征和意识状态:评估患者有无体温、脉搏、呼吸、血压异常及意识障碍。如再障、白血病、淋巴瘤患者常因继发感染或疾病原因产生内源性致热原而出现高热或反复发热。中度以上贫血时常出现脉搏和呼吸增快,大量失血后可引起血压下降、脉搏加快。颅内出血或肿瘤浸润中枢神经时,则可出现不同程度的意识障碍。

(2) 营养状态:测量患者身高、体重和皮下脂肪厚度。严重贫血、造血系统恶性疾病的患者可出现消瘦、甚至恶病质的体征。

（3）面容与表情：注意观察患者的面容与表情。贫血患者可有贫血貌，高热患者可出现急性面容，长期应用糖皮质激素者可有满月脸，用雄激素治疗的女性患者可出现男性化特征。

（4）体位：评估患者是自主体位还是被动或强迫体位。重度以上的贫血患者因并发贫血性心脏病常取半坐卧位；慢性粒细胞白血病患者因脾肿大取半坐卧位、屈膝仰卧位或左侧卧位，可减轻腹胀感。

2. 皮肤与黏膜 观察皮肤、黏膜颜色有无苍白或黄染，有无出血表现。贫血患者多表现为睑结膜和口唇苍白，溶血性贫血患者可见皮肤、巩膜黄染，出血性疾病患者其皮肤、黏膜可见瘀点、瘀斑或血疱形成。对长期卧床、营养不良患者要仔细检查有无压疮。贫血患者应检查踝部和胫前有无水肿。某些恶性血液病（如白血病）还有可能发生因肿瘤细胞浸润皮肤而形成的皮肤丘疹、红斑或结节。

3. 浅表淋巴结 淋巴结肿大是许多疾病的报警信号，特别是无痛性淋巴结肿大更应警惕，常为某些恶性血液病的重要体征。检查淋巴结时应注意其部位、数目、大小、硬度、压痛、活动度等。

4. 头面部 检查双侧瞳孔是否等大、等圆，对光反射是否灵敏。口腔和鼻腔黏膜有无出血、溃疡。牙龈有无增生肿胀。咽喉部和扁桃体有无充血、红肿或化脓等。

5. 胸部 触诊胸壁有无压痛，白血病患者常有胸骨中下段压痛。听诊双肺有无啰音，若有多为肺部感染的征象。听诊有无心率、心律改变和心脏杂音，当极重度贫血并发贫血性心脏病时，可出现上述体征的异常。

6. 腹部 重点触诊腹部有无包块、肝脏和脾脏有无肿大。淋巴瘤远处扩散侵犯胃肠道时腹部可触及肿块，白血病患者常可触及不同程度的肝、脾肿大，慢性淋巴细胞白血病患者可触及巨脾。

7. 骨、关节和神经系统 评估患者有无全身骨骼和关节疼痛，关节活动度有无异常，有无神经系统的阳性体征。

【辅助检查】

1. 外周血象检查 外周血细胞质和量的改变常可反映骨髓造血的病理变化，因此外周血象检查是血液病诊断和病情观察不可或缺的手段。必要时进行血培养。

（1）红细胞计数和血红蛋白测定：主要用于评估患者有无贫血及其严重程度。正常成人红细胞计数：男性为 $(4 \sim 5.5) \times 10^{12}/L$，女性为 $(3.5 \sim 5.0) \times 10^{12}/L$；血红蛋白：男性为 $120 \sim 160g/L$，女性为 $110 \sim 150g/L$。

（2）白细胞计数及分类：主要用于判断有无感染及其原因，也有助于某些血液病的诊断。正常成人：白细胞计数为 $(4 \sim 10) \times 10^9/L$；白细胞计数 $>10 \times 10^9/L$ 称白细胞增多，常见于急性感染、白血病等；白细胞计数 $<4 \times 10^9/L$ 称白细胞减少，其中以中性粒细胞减少为主；当中性粒细胞绝对值 $<1.5 \times 10^9/L$ 时称粒细胞减少症，$<0.5 \times 10^9/L$ 时称粒细胞缺乏症，常见于病毒感染、再障、粒细胞减少症等。正常白细胞分类中不应出现或偶尔可见少许幼稚细胞，若出现大量幼稚细胞，则应高度怀疑白血病或类白血病，需做进一步检查以明确诊断。

（3）网织红细胞计数：正常成人网织红细胞在外周血中占 $0.5\% \sim 1.5\%$，绝对值为 $(77 \pm 23) \times 10^9/L$。网织红细胞增多，表示骨髓红细胞增生旺盛，可见于急性失血性贫血、溶血性贫血、贫血经有效治疗后；网织红细胞减少，表示骨髓造血功能低下，常见于再障。

（4）血小板计数：是出血性疾病最常见的筛查项目之一。正常值为 $(100 \sim 300) \times 10^9/L$，血小板 $<100 \times 10^9/L$ 时称血小板减少，当血小板 $<50 \times 10^9/L$ 时患者可有出血症状，常见于特发性血小板减少性紫癜、再障、急性白血病等；血小板 $>400 \times 10^9/L$ 称为血小板增多，可见于骨髓增生性疾病、慢性粒细胞白血病早期等。

2. 骨髓细胞学检查　主要用于了解骨髓造血细胞生成的质与量的变化，对血液病的诊断和鉴别诊断起决定性作用。

（1）骨髓涂片：常用于了解骨髓的增生程度，骨髓中各种系列细胞及其各发育阶段细胞的比例。

（2）血细胞化学染色：通过对细胞各种生化成分、代谢产物的测定，了解血细胞的类型，对某些血液病的诊断和疗效评价具有重要作用。

3. 止血、凝血功能检查

（1）束臂试验：又称毛细血管脆性试验或毛细血管抵抗力试验。其方法是：用血压计袖带缚于上臂，充气，使压力维持在收缩压与舒张压之间，以对毛细血管壁施加压力。持续 8 分钟后放松袖带，5 分钟后记录前臂屈侧直径为 5cm 圆周内的新出血点数目。新出血点数目 >10 个为阳性，提示毛细血管脆性增加，见于血小板减少症、血小板功能缺陷、遗传性毛细血管扩张症、过敏性紫癜等。

（2）出血时间（bleeding time, BT）测定：出血时间是指在一定条件下，将皮肤毛细血管刺破后血液自然流出到自然停止的时间。出血时间主要受血小板的数量与功能、毛细血管的通透性与脆性的影响。正常值 Duke 法测定为 $1 \sim 3$ 分钟，BT>4 分钟为延长，见于遗传性毛细血管扩张症、血小板减少性紫癜、血小板无力症及服用阿司匹林后。

（3）凝血时间（clotting time, CT）测定：凝血时间是指静脉血离体后发生凝固的时间，是内源性凝血系统的筛选试验之一。正常值试管法为 $4 \sim 12$ 分钟，CT>12 分钟为延长，见于各型血友病、抗凝药物治疗等。

4. 免疫学检查　血液免疫学检查，如抗人球蛋白试验、红细胞血型测定、免疫电泳检查单株免疫球蛋白存在的情况和酶标法测定各种细胞因子；放射性核素测定红细胞寿命等。

5. 影像学检查　如超声显像、电子计算机体层显像（CT）、磁共振显像（MRI）、正电子发射计算机体层显像 CT（PETCT）和放射性核素进行脾、淋巴系统及骨骼显像扫描等，对不同的血液病都有其相应的诊断价值。

四、血液系统疾病患者常见症状与体征的护理

【贫血】

详见本章第二节"贫血"。

【出血或出血倾向】

1. 概述　出血倾向是指皮肤及黏膜自发性出血，或微小血管遭受创伤后出血不止者。引起机体出血的主要原因为血小板数量或质量异常、血管壁功能异常及凝血功能异常。

血液病出血的临床特点：①全身性，即可累及全身各部位；②出血程度和引起出血

的创伤程度不成比例,甚至可无创伤史。患者可表现为皮肤或黏膜自发性出血,轻微外伤致软组织或关节的大血肿,拔牙或手术后创口出血不止,消化道、泌尿道等内脏出血,女性月经过多等,严重者可发生颅内出血,常危及患者生命。一般情况下,血小板或血管壁异常所致的出血以皮肤、黏膜的瘀点和瘀斑为多,而凝血因子缺乏所致的出血部位常见于关节腔和软组织。

2. 护理评估

(1) 病史:评估患者出血发生的缓急程度,发病时间,出血部位,出血范围(或次数、量);有无明确的病因或诱因,如有无使用影响机体止、凝血功能的药物(如非甾体抗炎药、抗凝药或溶栓药等);有无伴随症状;既往就诊和处理经过,症状有无缓解;家族成员中有无出血性疾病患者等。

(2) 心理-社会状况:反复出血,尤其是大出血患者,可出现恐惧心理;慢性反复出血患者可产生焦虑、抑郁情绪。

(3) 身体评估:重点检查出血相关的体征,如有无皮肤黏膜出血;有无鼻出血、牙龈出血和口腔血疱;伤口有无渗血;关节有无肿胀变形、疼痛和活动受限;密切观察患者的生命体征、瞳孔、意识状态等,判断有无因大出血发生休克或颅内出血。

(4) 辅助检查:详见本章第三节"出血性疾病"。

3. 常用护理诊断/问题

(1) 有损伤的危险:出血 与血小板减少、血管壁异常、凝血因子缺乏有关。

(2) 恐惧 与出血量大或反复出血有关。

4. 护理目标

(1) 患者不发生出血或出血能及时被发现并得到有效处理。

(2) 患者恐惧程度减轻或消失。

5. 护理措施

(1) 病情观察:严密观察有无皮肤黏膜出血和内脏出血的表现,及时发现出血先兆。对于出血量较大的患者,除询问患者有无头晕、心慌等自觉症状外,还应监测其生命体征,注意有无血压下降、脉率增快的表现,注意患者的精神状态。了解相关的辅助检查结果,如血红蛋白,血小板计数,出、凝血时间等,有助于全面、正确地判断病情。

(2) 起居护理:保持环境的舒适、安静,以保证患者充足的睡眠和休息。患者的活动场所内避免有任何障碍物。根据病情,进行相应的活动指导。若血小板<50×10^9/L,应嘱其减少活动量,增加卧床休息时间;若血小板<20×10^9/L者,应绝对卧床休息。

(3) 饮食护理:为保证能量供应,给予高热量、高蛋白、高维生素、少渣软食或半流质饮食,并禁食过硬、粗糙的食物。

(4) 对症护理

1) 皮肤出血:定期检查皮肤出血部位和范围大小,四肢皮肤或深层组织出血可抬高患肢,深部组织血肿也可应用局部压迫法。剪短指甲,避免搔抓皮肤。定期擦洗或沐浴,以保持皮肤清洁。使用注射药物时,在注射后用消毒棉球充分压迫局部直至止血。

2) 鼻出血:出血量少,可用干棉球或1:1000肾上腺素棉球填塞压迫止血,并局部冷敷,冰袋放在前额部,促进血管收缩达到止血目的。若出血不止,应请医生用油纱条作后鼻孔填塞术压迫止血,术后定时用无菌液体石蜡滴入,保持鼻黏膜湿润。术后三天可轻轻取出油纱条,如仍出血,需更换油纱条再填塞。嘱患者不要用手挖鼻痂,以防出血因素未纠正造成再出血;可用液体石蜡滴鼻,防止黏膜干裂出血。

3)口腔、牙龈出血:牙龈渗血时,可用肾上腺素棉球或吸水性明胶海棉片贴敷齿龈,或局部涂抹凝血酶粉剂、三七粉等。牙龈出血时口腔内易存有陈旧血块,引起口臭,使患者食欲或心情受影响,可用棉签蘸水擦洗去除,1%过氧化氢液体效果更佳,可嘱患者进餐前后用该液体漱口。不要用牙刷、牙签清理牙齿,可用棉签蘸漱口液擦洗牙齿。保持口腔卫生,定时用氯己定或苏打漱口液漱口,用液体石蜡涂抹口唇,以防干裂。

4)关节腔出血:应减少活动,避免关节负重或受伤。出血时,须立即限制活动,观察血肿范围,局部冰敷,绷带压迫止血,抬高患肢并置于功能位。

5)眼底出血:若患者主诉视力下降或视野缺损,常提示眼底出血。此时应让患者卧床休息,减少活动,嘱其不要揉擦眼睛,以免加重出血。

6)颅内出血:血小板计数低、止凝血功能较差的患者易并发颅内出血,护士应密切观察生命体征、意识状态和瞳孔的变化,告知患者避免易致颅内压升高的因素,如用力排便、剧烈咳嗽和情绪激动等。若患者突发剧烈头痛、视物模糊、频繁呕吐、呼吸急促,体检发现双侧瞳孔不等大、对光反射迟钝、意识模糊等,应立即通知医生,配合救治:①立即去枕平卧、头偏向一侧;②严密观察病情变化,予心电监护;③及时吸出呕吐物和口鼻分泌物,保持呼吸道通畅;④给予高流量吸氧,以改善脑细胞缺氧状态;⑤快速建立两条静脉通道,按医嘱给予降颅压药、止血药或输浓缩血小板悬液;⑥头部可放置冰袋或冰帽,以降低脑细胞耗氧,延缓脑细胞死亡;⑦备好气管切开包、脑室穿刺引流包等抢救用物。

(5)用药护理:遵医嘱使用止血药,护士应熟悉常用止血药的作用原理、剂型、剂量、用药注意事项及不良反应。若有输血治疗,输血前应认真核对,输血中和输血后经常巡视病房,观察有无输血反应发生;正确掌握各种成分血的输注方法,如血小板取回后应尽快输入(80～100滴/分),新鲜冰冻血浆融化后应在6小时内输完,速度不宜过快。

(6)心理护理:护士应给予患者耐心的解释和悉心的安慰,还可以恰当地运用一些非语言性的沟通技巧(如眼神交流、面部表情、身体语言等),尽量使患者保持情绪平静,并取得家属的理解和支持。患者出血时,应及时处理被血液污染的衣被、床单位等,避免各种不良刺激对其情绪的影响。

6. 评价

(1)患者出血程度减轻并能说出出血的原因及避免引起出血的诱因。

(2)患者自述恐惧程度减轻或消失。

【继发感染】

1. 概述　血液病患者继发感染的常见病因有再障、白血病、淋巴瘤、恶性组织细胞病及粒细胞缺乏症等。主要机制是正常粒细胞数量减少或功能缺陷、免疫抑制剂的使用及疾病所致营养不良等,导致机体免疫功能下降、继发各种感染所致。患者多因受凉、接触感染性疾病、食用不洁食物、皮肤黏膜破损、长期留置导管等诱发感染。

感染好发于口腔黏膜、呼吸道、泌尿道、消化道和肛周皮肤等处,严重者可发生脓毒症,是血液系统疾病最常见的死亡原因之一。感染的症状因部位不同而不同,呼吸道感染主要表现为咳嗽、咳痰、胸痛、气急等;口腔黏膜感染表现为口角糜烂、口腔溃疡、咽部红肿疼痛等;泌尿道感染时常有典型的尿路刺激征,即尿频、尿急、尿痛;消化道感染以腹痛、腹泻为特征;肛周脓肿形成时可见肛周红肿、糜烂、疼痛、出血等表现。

感染最常见的症状是发热。发热的常见原因:①感染性发热:多为高热,因感染细菌、病毒、真菌所致,多发生于长期应用抗生素、免疫抑制剂和细胞毒性药物后;②非感染性发热:多系肿瘤性发热,与肿瘤细胞坏死和肿瘤组织本身释放内源性致热源等有关,一般为持续性低到中度发热,除发热外无其他明显感染症状,抗菌治疗无效,但对解热镇痛药反应较好。

2. 护理评估

(1) 病史:评估患者有无发热及程度;感染的部位及特点;有无乏力、头痛等伴随症状;有无明确的感染诱因;了解其诊疗经过及效果,如抗生素、解热镇痛药的使用情况。

(2) 心理-社会状况:患者常因反复感染及治疗效果不佳,而产生抑郁、焦虑等负性情绪。

(3) 身体评估:评估生命体征,重点观察体温变化;判断有无意识改变;检查有无口腔溃疡、扁桃体肿大;肺部听诊有无啰音;有无肾区叩击痛、输尿管压痛等阳性体征;检查肛周皮肤的完整性。

(4) 辅助检查:了解血常规、尿常规、大便常规、胸片检查有无异常。血液及感染部位分泌物或排泄物的细菌培养、药敏试验,有利于进一步明确病原菌。

3. 常用护理诊断/问题

(1) 体温过高　与感染,肿瘤细胞增殖、浸润和坏死有关。

(2) 有感染的危险　与粒细胞减少或功能缺陷、免疫功能下降等有关。

4. 护理目标

(1) 患者体温下降至正常。

(2) 患者不发生感染或感染被及时发现,并能得到有效控制。

5. 护理措施

(1) 病情观察:观察患者体温高低、有无发热及热型变化,发热前有无寒战;评估咽部、扁桃体、呼吸道、皮肤、泌尿道、肛门周围有无感染征象;对长期使用抗生素的患者应注意观察口腔黏膜有无溃疡和白斑,以早期发现有无真菌感染;及时了解相关实验室检查的结果。

(2) 起居护理:病室应阳光充足、空气新鲜、定时通风,但避免对流风以免患者受凉。房间保持整洁、安静和舒适。保持适当温度、湿度,室内空气定期消毒。保证充足的睡眠与休息,可减少机体的消耗,缓解症状;适当活动可调节身心状况,提高患者的活动耐力和抗病能力。急性期应减少活动或卧床休息。

(3) 饮食护理:为患者提供高热量、高蛋白、高维生素易消化饮食,可少量多餐。

(4) 对症护理

1) 发热护理:①指导患者多卧床休息,以减少机体能量的消耗;②鼓励多饮水(>2000ml/d),可补充淡盐水、果汁等液体,必要时根据医嘱予静脉补液,防止高热引起的脱水和电解质紊乱;③采取合适的降温措施,高热患者可予物理降温,伴出血者禁用酒精擦浴,因其易致血管扩张而加重皮下出血;④若物理降温无效,遵医嘱使用药物降温,掌握用药的注意事项,体弱患者或老年人用药后注意观察体温变化和汗出情况,防止因大汗而虚脱;⑤降温过程中,定期监测体温,评估降温效果。

2) 皮肤护理:①保持皮肤清洁和卫生,勤洗澡、勤更衣,尤其是高热大量出汗者,应及时擦洗身体和更换汗湿的衣被;②勤剪指甲,避免抓伤皮肤,但指甲不能剪得过短,也不要随意拔除倒刺,以免发生甲沟炎;③进行各种损伤性穿刺和留置导管护理时,应严格遵循无菌原则;④女性患者注意保持会阴部清洁,以免发生局部皮肤和泌尿道感染;⑤年老体弱、久病卧床者,予定时翻身,预防压疮的发生。

3) 口腔护理:①注意口腔卫生,告知患者睡前、晨起和进餐前后用指定的漱口液漱口;②有口腔溃疡时,应增加漱口次数,并在溃疡处涂冰硼散、锡类散或西瓜霜喷雾剂等;③并发真菌感染时,可使用2.5%制霉菌素或两性霉素B联合碳酸氢钠交替漱口;④口腔溃疡疼痛影响进食和睡眠者,可用0.5%~1%普鲁卡因液或0.5%~1%丁卡因液,涂于溃疡面上,起到局部止痛作用。

4) 呼吸道护理:①保持病室环境清洁卫生,定期空气消毒及用消毒液擦拭床旁桌椅、地面等;②限制探视,防止交叉感染;③白细胞过低(<0.5×10⁹/L)者,应进行保护性隔离,有条件者安排在无菌层流室;④护理操作必须严格按无菌原则进行,防止医院性感染的发生。

5) 肛周皮肤护理:保持排便通畅,便后清洁肛周皮肤,督促患者于睡前和便后用1:5000高锰酸钾溶液坐浴,每次15~20分钟。若发生肛周脓肿,应及时报告医生进行处理。

(5) 用药护理:按医嘱给予抗感染治疗,正确配制抗生素,观察药物效果及不良反应。

6. 评价

(1) 患者体温下降至正常。

(2) 患者未发生感染或感染被控制。

第二节　贫　　血

 案例导入

　　患者王先生,50岁,农民。1年来自觉头晕、乏力、精神差,时感心悸、气促感,活动时为甚,近1月来上述症状加重。患者既往有胃溃疡8年,有黑便史,服用过抗溃疡病药物(药名记不清)。患病以来情绪较紧张,担心疾病预后。妻子健康,关系和睦。有一女一儿,孝顺。

　　身体评估:T 37℃,P 96次/分,R 23次/分,BP 120/80mmHg。慢性病面容,面色苍白,睑结膜及口唇色淡;指甲薄而无光泽,浅表淋巴结无肿大;HR 96次/分,律齐,心尖部可闻及收缩期杂音2/6;肝脾未触及。

　　辅助检查:血常规:RBC 3.0×10¹²/L,Hb 60g/L,WBC 5.0×10⁹/L。血清铁蛋白10μg/L,血清铁6.68μmol/L。

　　入院诊断:胃溃疡,缺铁性贫血。

　　请问:该患者目前最主要的护理诊断/问题是什么?为进一步了解患者病情,需进行哪些辅助检查?为改善患者症状,护士应采取哪些措施?

一、概述

贫血(anemia)是指单位容积外周血液中血红蛋白浓度(Hb)、红细胞计数(RBC)和血细胞比容(HCT)低于相同年龄、性别和地区正常值低限的一种常见的临床症状。由于红细胞容量测定较复杂,临床上常以血红蛋白(Hb)浓度来代替。我国血液病学家认为在我国海平面地区,成年男性 Hb<120g/L,成年女性(非妊娠)Hb<110g/L,孕妇 Hb<100g/L 就有贫血。

【分类】

贫血有多种分类方法,各有其优缺点。通常是根据引起贫血的原因及红细胞形态进行分类。

1. 按病因和发病机制分类　可将贫血分为红细胞生成减少性贫血、红细胞破坏过多性贫血和失血性贫血三大类。

(1) 红细胞生成减少性贫血:包括造血干细胞异常、造血微环境和造血物质缺乏或利用障碍所致贫血。

1) 造血干细胞异常所致贫血:如再障、骨髓异常增生综合征、先天性红细胞生成异常性贫血、白血病等。

2) 造血微环境异常所致贫血:造血微环境包括骨髓基质、基质细胞和细胞因子。①骨髓基质和基质细胞受损所致贫血,如骨髓纤维化、感染或非感染性的骨髓炎;②造血调节因子水平异常所致贫血,如肾功能不全引起的促红细胞生成素(EPO)不足。

3) 造血物质缺乏或利用障碍:如缺铁性贫血、巨幼细胞贫血。

(2) 红细胞破坏过多性贫血:由红细胞内在缺陷或外来因素等各种原因引起的溶血。红细胞内在缺陷包括细胞膜、红细胞能量代谢有关酶和血红蛋白分子异常,导致红细胞寿命缩短,如遗传性球形红细胞增多症、葡萄糖-6-磷酸脱氢酶缺乏、地中海贫血等。

(3) 失血性贫血:根据失血速度分为急性和慢性。急性失血性贫血常见于内脏、大血管破裂,功能失调性子宫出血等;慢性失血性贫血常见于月经过多、钩虫病、痔疮出血等,多合并缺铁性贫血。

2. 按血红蛋白的浓度分类　根据血红蛋白浓度可将贫血分为轻度、中度、重度和极重度四个等级,见表6-1。

表6-1　贫血的严重度划分标准

贫血程度	血红蛋白浓度	临床表现
轻度	>90g/L	症状轻微
中度	60~90g/L	活动后气促、心悸
重度	30~59g/L	休息时仍气促、心悸
极重度	<30g/L	常并发贫血性心脏病

3. 按红细胞形态特点分类　可将贫血分为大细胞性贫血、正常细胞性贫血和小细胞低色素性贫血,见表6-2。

表6-2 贫血的红细胞形态划分标准

类型	常见疾病
大细胞性贫血	巨幼细胞贫血、骨髓增生异常综合征
正常细胞性贫血	再障、急性失血性贫血、溶血性贫血
小细胞低色素性贫血	缺铁性贫血、铁粒幼细胞性贫血、珠蛋白生成障碍性贫血

4. 按骨髓红系增生情况分类 可将贫血分为骨髓增生低下性贫血,常见于再障;骨髓增生性贫血,见于除再障以外的贫血。

【病因与发病机制】

贫血的病因和发病机制主要与红细胞形态密切相关,类型不同的贫血其机制各不同,详见本节相关内容。

【临床表现】

贫血临床表现的病理生理基础是由于血红蛋白含量减少,血液携氧能力下降,导致全身各组织、器官缺氧与功能障碍。其严重程度与贫血的病因、血液携氧能力的下降程度、血容量下降的程度、发生贫血的速度和个体的代偿和耐受能力等有关。

1. 一般表现 疲乏无力是贫血最早出现也是最常见的症状,常易被患者忽视。皮肤黏膜苍白是贫血最突出的体征,也是患者就诊的主要原因。苍白程度与肤色、皮肤厚度、皮下毛细血管的舒缩状态、皮下水肿等因素有关。临床常以检查指(趾)甲、口唇黏膜和睑结膜等处结果较为可靠。

2. 神经系统表现 头晕、头痛、耳鸣、失眠、多梦、记忆力减退、注意力不集中等,为贫血最常见的症状,是由于脑组织缺血缺氧、无氧代谢增强、能量合成减少等所致。

3. 呼吸系统表现 轻度贫血无明显表现,仅活动后出现呼吸加快加深。贫血愈重,活动量愈大,症状愈明显。重度贫血时,即使平静状态下也可能有气短甚至端坐呼吸。

4. 循环系统表现 主要表现为心悸、气促,活动后明显加重。长期严重贫血者,心脏负荷增加及心肌组织缺血缺氧,可导致心脏功能与结构发生改变,发生贫血性心脏病,表现为心绞痛、心律失常甚至全心衰竭。

5. 消化系统表现 由于胃肠道缺血缺氧可致消化液分泌减少和胃肠功能紊乱,出现食欲缺乏、恶心、胃肠胀气、腹泻、便秘、舌炎、口角炎等表现。

6. 泌尿生殖系统表现 严重贫血者可出现低比重尿、轻度蛋白尿和夜尿增多。长期贫血可影响睾酮的分泌,而减弱男性特征;对于女性,因影响女性激素分泌而导致月经不调,闭经、月经过少,偶有月经过多等。

此外,不同原因所致贫血的临床表现尚有各自的特点,详见相关章节内容。

【辅助检查】

1. 血常规检查 血红蛋白和红细胞计数是确定患者有无贫血及其严重程度的基本检查项目;平均红细胞体积(MCV)、红细胞平均血红蛋白浓度(MCHC)有助于贫血的形态学分类及其病因诊断;网织红细胞计数有助于贫血的鉴别诊断及疗效的观察;外周血涂片检查有助于贫血的病因诊断。

2. 骨髓检查 是贫血病因诊断的必要检查方法,包括骨髓细胞涂片分类和骨髓活检。

3. 病因相关检查 根据患者的具体情况选择病因相关的检查项目,详见本节相关内容。

【诊断要点】

综合分析患者病史、体格检查和实验室检查结果,可明确贫血的诊断。其中查明贫血的病因是诊断的重点和难点,也是有效治疗及预后估计的前提和基础。

【治疗要点】

1. 病因治疗 积极寻找和去除病因是治疗贫血的首要原则。如慢性失血所致的缺铁性贫血,只有去除原发病,才能达到纠正贫血并彻底治愈的目的;缺铁性贫血需要补充铁剂治疗;巨幼细胞贫血需补充叶酸或维生素 B_{12} 治疗等。

2. 对症和支持治疗 严重贫血应输血以迅速改善贫血症状,故输血是对症治疗的重要措施。如重度贫血患者、老年或合并心肺功能不全者应输红细胞;急性大量失血的患者应及时输全血或红细胞及血浆;对贫血合并感染者应酌情抗感染治疗等。

【常用护理诊断/问题】

1. 活动无耐力 与贫血导致机体组织缺氧有关。

2. 营养失调 低于机体需要量与各种原因导致造血物质摄入不足、消耗增加或丢失过多有关。

3. 有感染的危险 与各种贫血所致抵抗力下降有关。

4. 知识缺乏:缺乏各种贫血疾病相关知识。

【护理措施】

1. 病情观察 监测贫血的一般症状、神经精神症状以及皮肤黏膜情况;了解相关的辅助检查结果,以判断病情变化。

2. 起居护理 根据贫血程度、发生速度及既往身体状况,帮助患者制定活动计划,随病情变化,增减活动量。教会患者在活动中自测脉搏,若脉搏≥100 次/分,应停止活动。注意保护患者,如出现共济失调者行走需要有人陪伴。

3. 饮食护理 纠正不良饮食习惯,指导患者均衡膳食,养成定时、定量、细嚼慢咽的饮食习惯。根据贫血的病因给予相应营养素丰富的食物,如缺铁性贫血应进食高蛋白、高维生素、含铁丰富的食物,如动物肝、瘦肉、动物血、紫菜、海带、香菇、木耳、豆类等,其中动物食品中的铁较易吸收;巨幼细胞贫血中维生素 B_{12} 缺乏者多吃动物肝、肾、瘦肉,叶酸缺乏多吃绿色蔬菜、水果、谷类等。

4. 用药护理 遵医嘱正确用药,并注意药物的疗效及不良反应。

5. 心理护理 告知患者病情预后情况,帮助患者及家属建立信心,主动参与疾病的治疗和康复。

二、缺铁性贫血

缺铁性贫血(iron deficiency anemia,IDE)是由于体内用来合成血红蛋白的贮存铁缺乏,血红蛋白合成不足,红细胞生成障碍引起的一种小细胞低色素性贫血。

当机体对铁的需求与供给失衡,导致体内贮存铁耗尽,继之红细胞内铁缺乏,最终引起 IDE,是贫血中最常见的一种。其发病率在发展中国家、经济不发达地区、婴幼儿、育龄妇女明显增高。上海地区人群调查显示:缺铁性贫血在 6 个月~2 岁婴幼

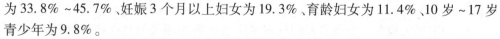

为 33.8% ~45.7%、妊娠 3 个月以上妇女为 19.3%、育龄妇女为 11.4%、10 岁 ~17 岁青少年为 9.8%。

【铁代谢】

1. 铁在体内存在形式 可分为功能状态铁(包括血红蛋白铁、肌红蛋白铁、转铁蛋白铁以及乳铁蛋白、酶和辅因子结合的铁)、贮存铁(铁蛋白和含铁血黄素),血清铁蛋白测定可准确反映体内贮存铁情况。正常成人含铁总量:男性为 50mg/kg,女性为 35mg/kg,其中储存铁男性为 1000mg,女性为 300 ~400mg。

2. 铁的来源 生理情况下,人体每天造血需铁量约为 20 ~25mg,主要来自衰老红细胞破坏后释放的铁;食物也是铁的主要来源;非生理情况下,铁可来源于药物和输血。

3. 铁的吸收 正常人维持体内铁平衡需每天从食物中摄铁 1 ~1.5mg,孕妇、哺乳期妇女需铁量增多,约需 2 ~4mg。动物铁吸收率(可达 20%)较植物铁吸收率(1% ~7%)高。铁的吸收包括两个步骤:①胃酸将食物中的铁游离,由维生素 C 等还原物质将三价铁(Fe^{3+})还原成无机亚铁(Fe^{2+})被肠黏膜吸收;②十二指肠及空肠上段为铁的主要吸收部位,亚铁离子被小肠吸收后,大部分铁通过肠黏膜进入血流,小部分与肠黏膜上皮细胞内去铁蛋白结合形成铁蛋白。铁的吸收受体内贮存铁控制,贮存铁多,铁吸收减少;反之增多。

4. 铁的转运 经肠黏膜进入血液的亚铁被氧化为三价铁,三价铁与血浆转铁蛋白结合后生成血清铁,血清铁将铁输送至全身各组织中,主要是骨髓。正常血清铁为 14.3 ~26.9μmol/L(80 ~150μg/dl)。

5. 铁的排泄 正常情况下,铁的排泄和吸收保持平衡状态。人体每天排铁不超过 1mg,主要通过肠黏膜脱落细胞随粪便排出,少量通过尿液、汗液丢失,育龄妇女还通过月经、妊娠和哺乳而丢失铁。

【病因与发病机制】

1. 病因

(1) 铁摄入减少:铁需要量增加但摄入不足是妇女儿童缺铁性贫血的主要原因。如妊娠、哺乳、婴幼儿、青少年等,妊娠期妇女,每日需铁量高达 3 ~7mg;哺乳期妇女每日需铁量额外增加 0.5 ~1mg。青少年偏食也易引起缺铁。

(2) 铁丢失过多:慢性失血是成人缺铁性贫血最常见和最重要的病因。反复多次或持续少量失血,如胃肠道出血、消化道溃疡、痔疮、恶性肿瘤、溃疡性结肠炎、肠息肉、钩虫病、月经过多、慢性血管内溶血等。

(3) 铁吸收不良:多见于胃酸缺乏、胃大部分切除术后、胃肠道疾病、长期腹泻等,使肠道铁吸收减少。

2. 发病机制

(1) 对铁代谢的影响:当体内贮存铁下降至不足以补偿功能状态铁时,则可出现铁代谢指标的异常,如血清铁、血清铁蛋白、转铁蛋白饱和度及总铁结合力等发生改变。

(2) 对造血系统的影响:当体内铁缺乏时,血红蛋白生成减少、红细胞胞浆少、体积小,导致小细胞低色素性贫血。

(3) 对组织细胞代谢的影响:缺铁可引起黏膜组织病变和外胚叶组织营养障

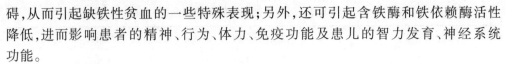

碍,从而引起缺铁性贫血的一些特殊表现;另外,还可引起含铁酶和铁依赖酶活性降低,进而影响患者的精神、行为、体力、免疫功能及患儿的智力发育、神经系统功能。

【临床表现】

1. 症状和体征

(1) 原发病表现:本病起病缓慢,常有原发病表现,如消化性溃疡、痔疮导致血便,肠道寄生虫感染导致的腹痛或大便性状改变,功能失调性子宫出血,血管内溶血的血红蛋白尿等相应疾病的临床表现。

(2) 一般贫血表现:早期多无症状,贫血明显时可具有一般贫血的症状体征,如面色苍白、乏力、心悸、气短、头晕、耳鸣、食欲缺乏,严重者可发生贫血性心脏病。

(3) 组织缺铁表现:组织细胞中含铁酶和铁依赖酶的活性降低,影响精神、行为、体力、免疫功能等,如易激动、烦躁、注意力不集中、易感染,儿童生长发育迟缓,智力低下。

(4) 皮肤黏膜及其附属器:黏膜组织病变和外胚叶营养障碍,可引起舌炎、口角炎、吞咽困难,皮肤干燥、毛发干枯、脱落,指(趾)甲缺乏光泽、脆薄易裂,变平,指甲条纹隆起,严重呈“反甲”也称“匙状甲”。

(5) 其他症状:少数患者有异食癖,如喜食泥土、生米、石子等。

2. 并发症　长期严重贫血者,由于心脏负荷增加及心肌组织缺血缺氧,导致心脏功能与结构发生改变,可并发贫血性心脏病。

【辅助检查】

1. 血象　呈小细胞低色素性贫血。血红蛋白降低,血涂片中可见红细胞体积小,中央淡染区扩大,白细胞、血小板计数正常或减低。

2. 骨髓象　骨髓增生活跃,特别是晚幼红细胞增生活跃。骨髓铁染色表现为细胞内铁消失,外铁减少,尤其细胞外明显,是诊断缺铁性贫血的可靠指标。但有明确缺铁病史和其他实验室指标支持时,骨髓检查并非缺铁性贫血诊断所必需。

3. 铁代谢的生化检查　血清铁(ST)<8.95μmol/L,血清总铁结合力(TIBC)升高,>64.44μmol/L,转铁蛋白饱和度(TS)<15%,血清铁蛋白(SF)低于12μg/L。血清铁蛋白的准确度和敏感度最高,是反映贮存铁的敏感指标,可用于早期诊断,但伴有感染和肿瘤时血清铁蛋白可不低。

【诊断要点】

根据病史、症状体征、红细胞形态学检查为小细胞低色素性贫血,血清铁及铁蛋白降低,骨髓铁染色显示骨髓小粒可染铁消失,铁粒幼细胞极少细胞外铁缺乏,可做出临床诊断。缺铁原因应进一步查明。

【治疗要点】

1. 病因治疗　是根治缺铁性贫血的关键。如婴幼儿、青少年和妊娠妇女营养不足引起的缺铁性贫血,应改善饮食。

2. 补充铁剂

(1) 口服铁剂:是纠正缺铁性贫血的首选方法。一般从小剂量开始,逐渐增量,餐后服用,以减少对胃肠道的刺激。常用口服铁剂有硫酸亚铁、琥珀酸亚铁、富马酸亚铁、多糖铁复合物(力蜚能)等。网织红细胞上升为铁剂治疗有效指标(表6-3)。

笔记

表6-3 口服铁剂治疗后有效指标

口服铁剂后	监测项目	程度
1 周	网织红细胞	开始升高
2 周	血红蛋白	开始升高
2 个月	血红蛋白	恢复正常

(2) 注射铁剂：患者若胃肠道不能耐受口服铁剂，或消化道吸收障碍，或有胃肠道疾病，或病情要求迅速纠正贫血等情况时可使用注射铁剂。常用右旋糖酐铁，首次给药需用 0.5ml 作为试验剂量，1 小时后无过敏反应可给足够量治疗。注射用铁的总需量（mg）=（需达到的血红蛋白浓度−患者的血红蛋白浓度）×0.33×患者体重（kg）。

【常用护理诊断/问题】

1. 活动无耐力　与贫血引起全身组织缺氧有关。

2. 营养失调：低于机体需要量　与铁摄入不足或吸收不良有关。

3. 口腔黏膜受损　与贫血引起口腔炎、舌炎有关。

4. 知识缺乏：缺乏缺铁性贫血的相关防治知识。

5. 有感染的危险　与严重贫血引起营养缺乏和衰弱有关。

【护理措施】

1. 病情观察　观察皮肤黏膜苍白及活动无力的程度，有无头晕头痛、耳鸣、记忆力减退、食欲缺乏等；监测心率、呼吸频率；了解相关的辅助检查结果，以判断病情变化。

2. 起居护理　根据贫血程度、发生速度及既往身体状况，帮助患者制定活动计划，随病情变化，增减活动量。教会患者在活动中自测脉搏，若脉搏≥100 次/分，应停止活动。重度贫血的患者应卧床休息，以减轻心脏负荷。

3. 饮食护理　纠正不良饮食习惯，指导患者均衡膳食，养成定时、定量、细嚼慢咽的饮食习惯。改变偏食挑食、进食速度过快、囫囵吞枣等不良饮食习惯。给予高蛋白、高维生素及含铁丰富的食物。常见含铁丰富的食物，如动物肝、瘦肉、动物血、紫菜、海带、香菇、木耳、豆类等，提倡使用动物铁，因动物性食物中的铁较易吸收。食用含维生素 C 丰富的食物，有助于铁的吸收。合理饮食搭配，饮食要注意荤（含铁）素（含维生素 C）搭配。

4. 用药护理

(1) 口服铁剂

1) 解释：向患者解释口服铁剂可能会出现的不良反应，如胃肠道刺激症状、黑便等。告诉患者黑便是铁与肠内硫化氢作用生成黑色的硫化铁所致，以免患者出现不必要的紧张。

2) 服药注意事项：指导患者小剂量餐后服用铁剂，以减轻胃肠道的刺激症状。与鱼类、肉类、维生素 C 同服，可促进铁的吸收。避免与浓茶、咖啡、牛奶等同服，因茶中含有鞣酸，易与铁形成不易吸收的物质随粪便排出，牛奶含磷较高影响铁的吸收；避免同时服用 H_2 受体拮抗剂等，这类药物可抑制铁的吸收。口服液体铁时，须用吸管，避免染黑牙齿。

3）服药时间:铁剂治疗至血红蛋白恢复正常后,患者仍须继续服用铁剂4~6个月,待铁蛋白恢复正常后停药,以补足贮存铁。同时要观察患者症状有无改善,监测血象、血清铁蛋白等,以防止药物总量过大引起铁中毒。

（2）注射铁剂

1）防止过敏反应:过敏反应表现为面部潮红、头痛、肌肉关节疼痛、荨麻疹等,严重者可出现过敏性休克。首次注射剂量要少,注射后10分钟至6个小时内注意观察不良反应,同时备好肾上腺素等急救药品。若患者无不良反应,次日按常规剂量进行注射。

2）防止注射局部肿痛或形成硬结:选择柔软、丰厚的肌肉,用8~9号针头深部注射,并经常更换注射部位。注射时速度宜慢,拔针后按压针眼片刻,但不可按摩。必要时可在注射局部干热敷,以促进铁的吸收。

3）避免药液引起皮肤染色:注意不在皮肤暴露部位注射,抽取药液后更换针头,避免原来针头上的药液使组织染色;采用Z型注射法或留空气注射法。

5. 对症护理　口腔炎或舌炎影响食欲者,避免进食过热、过辣食物,进食前后给予口腔护理。

6. 中医护理　本病属中医"虚劳"、"眩晕"、"心悸"等疾病的"血虚证"范畴。患者饮食以清淡、易消化为宜,可常食花生、大枣、赤小豆、糯米粥、猪肝、胡萝卜、黑木耳等。

【健康教育】

1. 知识宣教　在易患人群中开展预防缺铁性贫血的卫生知识教育;向患者介绍缺铁性贫血的基本知识,说明贫血的病因及积极根治贫血的重要意义。及时治疗慢性出血、肠道慢性炎症等原发病是防治缺铁性贫血的有效措施。

2. 饮食指导　对婴幼儿强调改进喂养方法,合理、及时正确添加辅食;生长发育期的青少年要注意补充含铁丰富的食物,避免挑食或偏食;妊娠期、哺乳妇女除多食用含铁丰富的食物外,必要时可每日口服少量的硫酸亚铁。

3. 生活指导　预防肠道钩虫感染,注意个人卫生;注意保暖。

【结语】

缺铁性贫血是最常见的一种贫血,主要是由贮存铁缺乏导致血红蛋白合成减少的小细胞低色素性贫血。慢性失血是成人缺铁性贫血最常见和最重要的病因。病因治疗是根治缺铁性贫血的关键。补充铁剂主要通过饮食、口服铁剂、注射铁剂进行。需重视饮食护理和用药护理。

三、巨幼细胞贫血

巨幼细胞贫血(megaloblastic anemia,MA)是指由于叶酸、维生素 B_{12} 缺乏或某些影响核苷酸代谢的药物作用,导致细胞核脱氧核糖核酸合成障碍所引起的一类贫血,其特点是大细胞性贫血。在我国因叶酸缺乏所致巨幼细胞贫血多见,山西、陕西、河南等地为高发区。在欧美国家,以维生素 B_{12} 缺乏及体内产生内因子抗体所致的恶性贫血多见。

【病因与发病机制】

1. 病因

（1）叶酸缺乏的病因

1）摄入量不足：叶酸由蝶啶、对氨基苯甲酸及 L-谷氨酸组成，亦称蝶酰谷氨酸，属维生素 B 族，需要量为 $200\mu g/d$。人体不能合成叶酸，主要依靠外源性摄入，食物供给不足是叶酸缺乏的最主要原因。主要是与食物加工不当有关，如烹调时间过长或温度过高可破坏大量叶酸；其次是偏食，如食物中缺少富含叶酸的新鲜蔬菜、肉蛋类食物。

2）吸收利用障碍：叶酸主要在十二指肠及空肠上段吸收，所以小肠尤其是空肠的炎症会导致叶酸吸收不良。长期腹泻、酗酒以及某些药物如甲氨蝶呤、异烟肼、苯妥英钠等会导致叶酸吸收或利用障碍。

3）需求量增加：婴幼儿、青少年、妊娠和哺乳期妇女，甲状腺功能亢进症、慢性感染、肿瘤等消耗性疾病的患者，叶酸的需要量均增加，如不能及时补足会导致叶酸缺乏。

4）排出增加：尿液和粪便是叶酸的主要排泄途径，血液透析、酗酒可增加叶酸的排出。

（2）维生素 B_{12} 缺乏的病因

1）吸收障碍：为维生素 B_{12} 缺乏最常见的原因。可见于：①内因子缺乏，包括先天性和后天性（如恶性贫血、胃大部切除术后、慢性萎缩性胃炎等）两种；②胃酸和胃蛋白酶缺乏；③胰蛋白酶缺乏；④肠道疾病，如回肠疾病、寄生虫感染、外科手术后的盲袢综合征；⑤药物影响，如对氨基水杨酸、新毒素、二甲双胍、秋水仙碱和苯乙双胍等。

2）摄入减少：完全素食者、偏食者常因摄入减少导致维生素 B_{12} 缺乏。由于维生素 B_{12} 每天的需要量极少且储备较多，故由此所造成的缺乏需较长时间后才会出现。

3）利用障碍：先天性钴胺素传递蛋白（TCⅡ）缺乏引起维生素 B_{12} 输送障碍；麻醉药氧化亚氮可将钴胺氧化而抑制甲硫氨酸合成酶。

2. 发病机制　叶酸和维生素 B_{12} 是合成 DNA 过程中的重要辅酶。当叶酸和维生素 B_{12} 缺乏到一定程度时，细胞核中 DNA 合成速度减慢，但胞浆内的 RNA 继续成熟，使 RNA/DNA 的比例失调，造成细胞体积变大而核发育较幼稚，出现"老浆幼核"的巨幼细胞，类似情况也发生于粒系和巨核细胞系。

【临床表现】

1. 血液系统表现　常有乏力、疲倦、心悸、气促、头晕、耳鸣等一般慢性贫血症状。20% 左右（多为重症者）可伴有白细胞和血小板减少，出现反复感染和出血。少数患者可有出血、黄疸、肝脾肿大。

2. 消化系统表现　早期食欲下降、腹胀、腹泻或便秘，部分患者有口角炎、舌炎，舌乳头萎缩而令舌面光滑呈"镜面样舌"或舌色鲜红呈"牛肉样舌"，可伴舌痛。

3. 神经系统表现　可出现对称性远端肢体麻木，深感觉障碍如振动感和运动感消失；共济失调或步态不稳；锥体束征阳性、肌张力增加、腱反射亢进。部分患者味觉、嗅觉降低、视力下降、黑蒙征；重者可有大、小便失禁；叶酸缺乏者有易怒、妄想等精神症状；维生素 B_{12} 缺乏者有抑郁、失眠、记忆力下降、幻觉、妄想甚至精神错乱、人格变态等。

4. 并发症　心力衰竭、感染。

【辅助检查】

1. 血象　呈大细胞性贫血。RBC 与 Hb 减少不成比例，RBC 减少较 Hb 更明显，

MCV 和 MCH 升高，MCHC 正常；重者白细胞与血小板减少。血涂片中可见红细胞大小不等、中央淡染区消失，有大椭圆形红细胞、点彩红细胞等；中性粒细胞核分叶过多（核右移）。

2. 骨髓象　骨髓增生活跃，以红系增生显著，各阶段巨幼红细胞均可见，胞核发育迟于胞浆，细胞体积大，称"核幼浆老"。粒细胞、巨核细胞也可见巨型变。骨髓铁染色增多。

3. 胃液分析　恶性贫血患者因胃黏膜萎缩，壁细胞分泌胃酸及内因子（促进维生素 B_{12} 吸收）减少，所以恶性贫血时往往合并有胃酸降低。

4. 血清叶酸和维生素 B_{12} 测定　是诊断叶酸和维生素 B_{12} 缺乏的重要指标。血清维生素 B_{12} 浓度低于 <74pmol/L（100ng/ml），血清叶酸的浓度 <6.8nmol/L（3ng/ml），红细胞叶酸低于 227nmol/L（100ng/ml），均具有诊断意义。

【诊断要点】

根据患者营养史或特殊用药史、贫血表现、消化道及神经系统症状、体征，结合特征性血象和骨髓象等可做出诊断。若血清叶酸、维生素 B_{12} 浓度降低，则有助于进一步明确是单纯性叶酸缺乏或维生素 B_{12} 缺乏。

【治疗要点】

本病的治疗原则为治疗原发病和补充缺乏的营养物质。

1. 去除病因　是巨幼细胞贫血得以有效治疗或根治的关键，应针对引起叶酸和维生素 B_{12} 缺乏的不同病因进行治疗。

2. 补充性药物治疗

（1）叶酸缺乏：每次口服叶酸 5~10mg，每日 3 次，直至贫血表现完全消失。胃肠吸收不良者，可肌内注射四氢叶酸钙。伴神经系统症状者，常合并有维生素 B_{12} 缺乏，故需同时加用维生素 B_{12}。

（2）维生素 B_{12} 缺乏：肌内注射维生素 B_{12} 500μg，每周 2 次，至血象恢复正常；若有神经系统症状，则每周 2 次，每次 100μg，治疗维持半年至一年，以增加储备。恶性贫血患者需终身维持治疗，每月一次，每次 100μg。

【常用护理诊断/问题】

1. 活动无耐力　与贫血引起组织缺氧有关。

2. 营养失调：低于机体需要量　与叶酸、维生素 B_{12} 摄入不足，吸收不良以及需要量增加有关。

3. 口腔黏膜受损　与贫血引起舌炎、口腔溃疡有关。

4. 感知觉紊乱　与维生素 B_{12} 缺乏引起神经系统损害有关。

5. 焦虑　与担心疾病预后有关。

【护理措施】

1. 病情观察　监测贫血的一般症状、神经精神症状以及皮肤黏膜情况。

2. 起居护理　有舌炎、口腔炎者进餐前后可用生理盐水或洗必泰、复方硼砂含漱液（多贝尔液）漱口。重症贫血合并神经系统症状者须卧床休息。对功能障碍的肢体注意保暖，使用热水袋等保暖时，应避免烫伤；对肢体进行适度按摩和被动运动，但避免损伤；出现共济失调者行走要有人陪伴，避免摔伤。

3. 饮食护理　改变不良的饮食习惯，补充富含叶酸和维生素 B_{12} 丰富的食物。叶酸缺乏者多吃绿色蔬菜、瓜果。维生素 B_{12} 缺乏者多吃动物肝、肾、瘦肉,纠正偏食。正确烹调食物,烹调时不宜温度过高或时间过长,且烹调后不宜久置。有舌炎、口腔炎者宜进食温凉饮食。

4. 用药护理 遵医嘱正确用药,并注意药物的疗效及不良反应。恶性贫血者需终身肌内注射维生素 B_{12}。补充叶酸、维生素 B_{12} 时,需注意补充含钾(治疗过程中大量红细胞生成,使钾离子移至细胞内,可能出现低钾血症)、含铁高的食物。

5. 心理护理 告知患者本病预后良好,帮助患者及家属建立信心,从而主动参与到疾病的治疗和康复中来。

6. 中医护理 本病属中医"虚劳"、"眩晕"、"心悸"等疾病的"血虚证"范畴。患者可经常食用"三红汤"(红枣 7 枚、红豆 50g、花生红衣适量共同熬汤),以利气血生化,改善血虚症状。

【健康教育】

1. 知识宣教 对患者及家属讲述本病知识,告诉患者贫血纠正后应坚持合理饮食和药物治疗一段时间。恶性贫血者需要终身用维生素 B_{12} 维持治疗。

2. 饮食指导 对高危人群进行饮食卫生宣教,如婴幼儿应及时添加辅食,青少年、孕妇、哺乳期妇女应保证食物荤素搭配,纠正偏食习惯,合理膳食。

3. 生活指导 教会患者自我监测病情,要多注意休息,防治心脏负担过重而诱发心衰,注意清洁,预防损伤和感染。

【结语】

巨幼细胞贫血是指叶酸和(或)维生素 B_{12} 缺乏所引起的一类贫血,其特点是大细胞性贫血。人体不能合成叶酸、维生素 B_{12},主要依靠外源性摄入。所以当其需要量增加或摄入减少时可引起 MA。病因治疗是 MA 得以有效治疗或根治的关键,护理时侧重于患者的饮食护理等。

四、再生障碍性贫血

再生障碍性贫血(aplastic anemia,AA)简称再障,是一种由不同病因和机制引起的骨髓造血功能衰竭症。主要表现为骨髓造血功能低下、全血细胞减少和贫血、出血、感染综合征,免疫抑制剂治疗有效。

AA 的分类方法较多。根据病因不同可分为遗传性再障(先天性)和获得性再障(后天性)。获得性再障还可按是否有明确诱因分为原发性再障和继发性再障,我国半数以上是原发性 AA。根据患者的病情、血象、骨髓象及预后,可分为重型(SAA)和非重型(NSAA);我国 AA 的年发病率为 7.4/100 万,在欧美为(4.7～13.7)/100 万,日本为(14.7～24.0)/100 万;可发生于各年龄段,老年人发病率较高,男女发病无明显差别。

【病因与发病机制】

1. 病因 约有半数以上病例找不到明确病因,但大量临床观察与调查结果发现,再障的发生与下列因素有关。

(1) 药物及化学因素:为 AA 最常见的致病因素,且近年来由化学物质所致的 AA 有增多的趋势。药物引起 AA 最多见为氯霉素,此外还有抗癌药(氮芥、环磷酰胺等)、抗生素类(磺胺类、链霉素等)、解热止痛药(保泰松、吲哚美辛等)、抗惊厥药(苯妥英

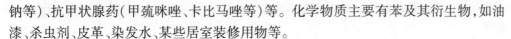

钠等)、抗甲状腺药(甲巯咪唑、卡比马唑等)等。化学物质主要有苯及其衍生物,如油漆、杀虫剂、皮革、染发水、某些居室装修用物等。

(2)病毒感染:如肝炎病毒、微小病毒 B_{19} 等。

(3)物理因素:主要是长期接触各种电离辐射,如 X 线、γ 射线等。

(4)其他:长期未经治疗的严重贫血、慢性肾衰竭、系统性红斑狼疮等疾病均可演变成再障。

2. 发病机制 尚未完全阐明,目前的研究多认为与以下三个方面有关:

(1)造血干祖细胞内在缺陷("种子"学说):包括造血干细胞质和量的异常。各种致病因素直接造成骨髓造血干细胞破坏,使骨髓内各系造血细胞明显减少,从而导致外周血中全血细胞减少。

(2)造血微环境异常("土壤"学说):造血微环境受损会直接影响造血细胞的生长与发育。而 AA 患者骨髓活检除发现造血细胞减少外,还有骨髓"脂肪化"、静脉窦壁水肿、出血、毛细血管坏死;部分 AA 患者骨髓基质细胞体外培养生长情况差,分泌的各类造血调控因子明显不同于正常人。骨髓基质细胞受损的 AA 造血干细胞移植不易成功。

(3)免疫异常(免疫学说):是本病的主要发病机制。异常免疫反应会损伤造血干细胞,导致骨髓造血组织损伤。AA 患者外周血及骨髓淋巴细胞比例增高,T 淋巴细胞亚群失衡,T 淋巴细胞分泌的造血负调控因子(IFN-γ、TNF)明显增多,髓系细胞凋亡亢进。细胞毒性 T 细胞分泌穿孔素直接杀伤造血干细胞,使髓系造血功能衰竭。多数患者应用免疫抑制剂治疗有效。

【临床表现】

AA 的临床表现与全血细胞减少有关,主要为进行性贫血、出血、反复感染,但多无肝、脾、淋巴结肿大。SAA 和 NSAA 的鉴别见表 6-4。

表6-4 重型再障与非重型再障的鉴别

项目	重型再障(SAA)	非重型再障(NSAA)
起病	急、重	缓
出血、感染	严重	轻
贫血	重	轻
中性粒细胞	$<0.5 \times 10^9/L$	$>0.5 \times 10^9/L$
血小板	$<20 \times 10^9/L$	$>20 \times 10^9/L$
网织红细胞绝对值	$<15 \times 10^9/L$	$>15 \times 10^9/L$
骨髓象	增生极度减低	增生减低或局部增生
病程、预后	病程短、预后差	病程长、预后较好

1. 重型再障(SAA) 起病急、病情重、进展快、预后差。

(1)贫血:多呈进行性加重,苍白、乏力、头昏、心悸、气短等症状明显,易并发心力衰竭。

(2)感染:以呼吸道感染最常见,感染菌种以革兰阴性杆菌、金黄色葡萄球菌和真菌为主,常合并脓毒症。多数患者有发热,体温在 39℃ 以上。感染可加重出血而导致死亡。

（3）出血:均有不同程度的皮肤、黏膜及内脏出血。皮肤表现为出血点或大片瘀斑,口腔黏膜有血泡,可出现鼻出血、牙龈出血、眼结膜出血等。内脏出血时可见呕血、咯血、便血、血尿、阴道出血、眼底出血和颅内出血等。若出现视物不清、头痛、恶心呕吐,常是颅内出血先兆表现,可危及患者生命。

2. 非重型再障(NSAA)　起病缓,进展慢,预后较好。贫血、出血的程度较轻,感染也较易控制,久治无效的患者可发生颅内出血。少数非重型再障患者可发展成重型。

【辅助检查】

1. 血象　全血细胞减少,呈正常细胞正常色素性贫血,但三系细胞的减少程度不一定平衡。网织红细胞绝对值低于正常,粒细胞计数减少,淋巴细胞比例相对增高,血小板减少,出血时间延长。血小板<20×10^9/L 有助于重型再障的诊断。

2. 骨髓象　是诊断再障的主要依据。

（1）重型再障(SAA):骨髓增生低下或极度低下,粒、红系及巨核细胞明显减少且形态大致正常,淋巴细胞及非造血细胞(如浆细胞、组织细胞和组织嗜碱细胞)比例明显增多。

（2）非重型再障(NSAA):多部位骨髓增生减低,可见较多脂肪滴,粒、红系及巨核细胞减少,淋巴细胞及网状细胞、浆细胞比例增高,多数骨髓小粒空虚。骨髓活检显示造血组织均匀减少。

【诊断要点】

根据患者有进行性贫血、出血和感染,无肝、脾、淋巴结肿大,血象、骨髓象三系血细胞减少,骨髓增生低下,颗粒极少,脂肪滴增多,巨核细胞明显减少,可做出初步的临床诊断与分型。

【治疗要点】

本病的治疗包括对症治疗和针对发病机制的治疗。

1. 对症治疗　包括纠正贫血、控制出血、控制感染和护肝治疗。

（1）纠正贫血:通常认为血红蛋白低于 60g/L 且患者对贫血耐受较差时,可考虑输血,一般输浓缩红细胞。但应严格掌握输血指征,防止输血过多,因多次输血会影响其日后造血干细胞移植的效果;若拟行干细胞移植,应尽量避免术前输血,以提高植入成功率。

（2）控制出血:用促凝血药(止血药),选用酚磺乙胺(止血敏)等;合并血浆纤溶酶活性增高者可用抗纤溶药,如氨基己酸(泌尿生殖系统出血患者禁用);女性子宫出血可肌内注射丙酸睾酮;血小板减少引起的严重出血可输浓缩血小板;当任意供者的血小板输注无效时,改输 HLA(人类白细胞抗原)配型相配的血小板。

（3）控制感染:对于感染性高热的患者,应取可疑感染部位的分泌物或尿、粪便、血液等做细菌培养和药敏试验,并用广谱抗生素治疗,待细菌培养和药敏试验有结果后再换用敏感窄谱的抗生素。

（4）护肝治疗:AA 常合并肝功能损害,应酌情选用护肝药物。

2. 针对发病机制的治疗

（1）免疫抑制治疗：①抗淋巴/胸腺细胞球蛋白（ALG/ATG）：主要用于 SAA 的治疗，可抑制患者 T 淋巴细胞或非特异性自身免疫反应。一般马 ALG10 ~ 15mg/（kg·d）或兔 ATG3 ~ 5mg/（kg·d），连用 5 天；用药前需做过敏试验；用药过程中用糖皮质激素防治过敏反应，静脉滴注 ATG 不宜过快；可与环孢素（CsA）组成强化免疫抑制方案。②环孢素（CsA）：是治疗 AA 的一线药物，适用于各型 AA。常用剂量为 3 ~ 5mg/（kg·d）左右，疗程一般长于 1 年。应参照患者造血功能和 T 细胞免疫恢复情况、药物不良反应等调整用药剂量和疗程进行个体化治疗。③其他：有学者使用 CD₃单克隆抗体、吗替麦考酚酯（MMF）、环磷酰胺、甲泼尼龙等治疗 SAA。

（2）促进造血治疗：①雄激素：适用于全部 AA。常用四种：司坦唑醇（康力龙）2mg，每日 3 次；十一酸睾酮（安雄）40 ~ 80mg，每日 3 次；丙酸睾酮100mg/d 肌内注射；达那唑 0.2g，每日 3 次。疗程及剂量应视疗效及不良反应调整。②造血生长因子：适用于全部 AA，特别是 SAA。常用药物有粒-单系集落刺激因子（GM-CSF）、粒系集落刺激因子（G-CSF）、重组人促红细胞生成素（EPO）等。

（3）造血干细胞移植：是治疗重型再障最有效的治疗措施之一，可使 50% ~ 80%患者长期存活，异体造血干细胞移植时需配型。包括骨髓移植、外周血干细胞移植、胎肝细胞输注、脐血输注等。最佳移植对象为年龄不超过 40 岁，未接受输血，未发生感染及其他并发症者。

【常用护理诊断/问题】

1. 有感染的危险　与粒细胞减少有关。

2. 活动无耐力　与贫血、感染、发热、长期卧床有关。

3. 组织完整性受损：出血　与血小板减少有关。

4. 焦虑/恐惧　与病情恶化、预后不良有关。

5. 身体意向紊乱　与雄激素的不良反应有关。

6. 知识缺乏：缺乏有关再障治疗及预防感染和出血的知识。

7. 潜在并发症：颅内出血。

【护理措施】

1. 病情观察　定期观察血象，了解红细胞、白细胞、血小板数量有无上升；注意全身皮肤、黏膜有无出血，有无内脏出血或颅内出血；有无体温升高等感染征象。观察患者皮肤瘀点、瘀斑的增减情况，有无破损或感染征象，并注意患者生命体征、神志、意识、瞳孔的变化，如患者出现头痛、呕吐、视力模糊、意识障碍等颅内出血征兆，应立即报告医生。

2. 起居护理　保证充足的睡眠与休息。保持病室干净整洁，空气清新，定期消毒。重型再障患者以休息为主，病情危重时绝对卧床休息，非重型再障患者若贫血较轻可适当活动，但应注意避免碰撞、跌倒等损伤。

3. 饮食护理　指导患者进食高热量、高蛋白质、高维生素、软烂、无刺激且易消化的食物。注意饮食卫生，勿食生冷食物。保持进食前后口腔卫生。

4. 用药护理　加强对药物不良反应的观察。

（1）免疫抑制剂：①ATG/ALG：属于生物制剂，常有类过敏反应（发热、皮疹、关节和肌肉酸痛）、血清病反应（皮疹、发热、关节痛、淋巴结肿大）、感染或出血加重等不良反应。用药前需做过敏试验，如无不良反应，则缓慢从大静脉内滴注，每日全量维持在

12~16小时内滴完,期间加强巡视、密切观察;用药过程中加用糖皮质激素能起到预防过敏反应和血清病的作用。②环孢素:主要不良反应有肾毒性、肝毒性及神经毒性。用药期间须定期检测肝肾功能,有条件者监测血药浓度,根据病情适时减量或停药。

(2) 雄激素:①女性患者长期应用雄激素可致男性化,其表现为多毛、痤疮、声音低哑、停经、阴蒂增大、乳房缩小等。应对患者做好解释工作,告知患者在病情缓解后,随着药量减少,不良反应会逐渐消失。②丙酸睾丸酮为油剂,不易吸收,注射处可出现疼痛、硬结,故需深部缓慢分层肌内注射,并经常更换注射部位;观察局部有无硬结,如有发现应及时理疗。③口服十一酸睾酮,宜饭后服用,不可咀嚼;口服司坦唑醇、达那唑等易引起肝脏损害,治疗过程中应注意有无黄疸,并定期查肝功能。④监测疗效,定期监测血红蛋白、白细胞计数、网织红细胞计数。

5. 对症护理

(1) 贫血:参见"贫血"的护理。

(2) 出血:参见"出血性疾病"的护理。

6. 心理护理　多与患者交淡,与患者及家属建立信任关系,向患者介绍疾病概况及治疗目的,说明药物作用与不良反应,鼓励患者坚持完成疗程;了解患者的思想动态,向患者说明雄激素是治疗再障的较好药物,并且病情缓解后逐渐减量,不良反应会消失;针对不同的心理状况做好耐心的解释工作,鼓励患者正确面对疾病,消除不良情绪,积极配合治疗;鼓励家属关心体贴患者,积极参与患者的治疗与护理,消除悲哀情绪,提高治疗信心。

7. 中医护理　慢性再障属中医"虚劳"、"眩晕"、"心悸"等疾病的"血虚证"范畴。临床辨证常可分为肾阳虚、肾阴虚和肾阴阳俱虚三型。肾阳虚证宜温肾助阳,填精益髓,饮食可给予羊肉粥、虫草炖胎盘等;肾阴虚证宜滋阴补肾,养阴清热,饮食可给予首乌粥、枸杞黑豆大枣炖猪骨等;肾阴阳两虚证,饮食宜用补肾气,强筋骨之品,忌辛辣、生冷寒凉之品,如补益海参汤。

【健康教育】

1. 知识宣教　向患者和家属介绍本病的病因,如因职业关系接触造血毒物如 X 线、放射性物质、农药、苯等,应做好防护工作,严格遵守操作规程,尽可能避免和减少与再障发病相关的各种药物和理化物质。

2. 生活指导　学会自我照顾,注意避免受凉,少到公共场所,防止交叉感染。学会调节情绪,保持心情舒畅。教会患者避免外伤以及防治出血的简单方法。

3. 用药指导　向患者及家属说明坚持用药的重要性,坚持按医嘱用药。指导患者不能随意用药,避免服用对造血系统有害的药物,如氯霉素、磺胺药、保泰松、阿司匹林、安乃近等,需要时应在医生指导下使用。

4. 定期随访　定期体检和门诊复查血象以便了解病情变化。

【结语】

再障是造血干细胞异常所致的贫血,以三系血细胞明显减少为特点,主要表现为贫血、出血、感染。治疗以对症治疗为主,包括纠正贫血,控制出血,控制感染,护肝治疗等,同时结合病因的药物疗法,护理时需做好病情观察、预防感染及用药护理等。

五、溶血性贫血

溶血性贫血(hemolytic anemia,HA)是指红细胞破坏速度超过骨髓造血代偿能力时所引起的一组贫血。若溶血时骨髓造血功能代偿而不出现贫血时,则称为溶血性疾病。溶血性贫血的主要临床表现是贫血、黄疸、脾大、网织红细胞增高及骨髓幼红细胞增生。

【病因与发病机制】

1. 临床分类及病因　溶血性贫血的分类有多种,按发病和病情可分急性溶血和慢性溶血;按红细胞被破坏的原因可分为遗传性和获得性两大类;按溶血发生的部位可分为血管外溶血和血管内溶血;按病因可分为红细胞自身异常和红细胞外部异常所致的HA。

正常红细胞的平均寿命为120天。红细胞特殊的双凹圆盘形态及结构特点使其具有可塑变形性、悬浮稳定性与渗透脆性,这种特性依赖于红细胞膜、酶和血红蛋白的正常,三者之一异常均可使红细胞膜完整性遭受破坏而溶血。此外,红细胞受到抗体、补体、物理和机械因素及化学毒物等侵袭,也可遭受破坏而溶血。引起溶血性贫血的主要病因见表6-5。

表6-5　溶血性贫血的分类及主要病因

1. 红细胞内结构异常或缺陷所致的溶血性贫血

(1)红细胞膜异常性溶血性贫血

　遗传性红细胞膜结构与功能缺陷:遗传性球形红细胞增多症、遗传性椭圆形红细胞增多症、遗传性棘形红细胞增多症、遗传性口形红细胞增多症

　获得性细胞膜糖化肌醇磷脂(GPI)锚连膜蛋白异常:阵发性睡眠性血红蛋白尿

(2)遗传性红细胞内酶缺乏性溶血:戊糖磷酸途径酶缺陷——葡萄糖-6-磷酸脱氢酶缺乏、无氧糖酵解途径酶缺陷——丙酮酸激酶缺乏

(3)珠蛋白和血红素异常性溶血

　遗传性血红蛋白病(珠蛋白生成障碍性贫血):珠蛋白肽链量的异常——地中海贫血、珠蛋白肽链质的异常——异常血红蛋白病

　血红素异常:先天性红细胞卟啉代谢异常——红细胞生成性卟啉病、铅中毒

2. 红细胞外环境异常所致的溶血性贫血

(1)免疫因素

　　同种免疫性溶血性贫血:新生儿溶血性贫血、血型不合输血后溶血

　　自身免疫性溶血性贫血:温抗体或冷抗体型、系统性红斑狼疮

　　药物性免疫性溶血性贫血(奎尼丁、青霉素、甲基多巴等)等

(2)血管因素:微血管病、瓣膜病、血管壁受到反复挤压等

(3)化学因素:苯、磺胺、亚硝酸盐等

(4)生物因素:蛇毒、毒蕈中毒、细菌、病毒等

(5)物理因素:大面积烧伤等

2. 发病机制　溶血性贫血的本质是红细胞寿命缩短,易于破坏,其发生机制主要包括以下三方面。

（1）红细胞膜异常:①红细胞膜支架异常,导致红细胞形态异常,如球形红细胞增多症。异常的红细胞容易在单核-巨噬细胞系统内被破坏;②红细胞膜的离子通透性异常,如丙酮酸激酶缺乏症时红细胞 K^+ 外流和 Na^+ 内流增加,使红细胞稳定性遭到破坏;③红细胞膜化学成分异常,如无 β 脂蛋白血症,胆固醇含量增加而卵磷脂含量较低,导致红细胞呈棘状;④红细胞膜吸附有凝集抗体、不完全抗体或补体,导致红细胞易被单核-巨噬细胞系统破坏,如自身免疫性溶血性贫血。

（2）血红蛋白异常:血红蛋白分子结构的异常可导致分子间易发生聚集或形成结晶,导致红细胞硬度增加,无法通过直径比红细胞小的微循环而被单核-巨噬细胞系统吞噬。不稳定血红蛋白病和磷酸戊糖旁路途径的酶缺陷使血红蛋白受氧化而形成海因小体,含有这种小体的红细胞极易被脾索阻滞而清除。

（3）机械性因素:如病理性瓣膜（钙化性主动脉瓣狭窄）、人工机械瓣膜对红细胞的机械性损伤。弥散性血管内凝血时微血管内形成网状的纤维蛋白条索,循环红细胞贴附到纤维蛋白条索后在血流的持续冲击下或强行通过条索之间的网孔发生机械性损伤而发生溶血,或直接破裂,临床称为微血管病性溶血性贫血。

【临床表现】

1. 症状和体征　溶血性贫血临床表现与起病急缓、溶血程度及溶血场所有关,分为急性和慢性两种。具体表现见表6-6。

表6-6　急性溶血与慢性溶血的临床表现与鉴别

项目	急性溶血	慢性溶血
病程	起病急	起病缓慢
溶血场所	多见于血管内溶血	多见于血管外溶血
溶血程度	严重	轻
临床表现	全身表现重,出现腰背及四肢酸痛、头痛、恶心、呕吐、寒战高热,明显贫血、血红蛋白尿和黄疸;严重者出现周围循环衰竭、急性肾衰竭	症状轻,可有不同程度贫血、黄疸、脾大;可并发胆石症和肝功能损害

2. 并发症　由于高胆红素血症,可并发肾衰竭、休克、溶血危象等。

【辅助检查】

1. 确定是否为溶血性贫血

（1）红细胞破坏增多的检查项目:红细胞数和血红蛋白有不同程度下降、血清游离胆红素升高、尿胆原升高、粪胆素升高、血清结合珠蛋白升高、血红蛋白尿、含铁血黄素尿、红细胞寿命缩短。

（2）红系代偿性增生的检查项目:网织红细胞增多、外周血中出现幼红细胞、骨髓幼红细胞高度增生。

2. 溶血性贫血的特殊检查　进一步判断溶血性贫血的类型。

（1）红细胞脆性试验:脆性增加,见于遗传性球形细胞增多症;降低,见于珠蛋白生成障碍,如地中海贫血。

（2）抗人球蛋白试验（Coombs 试验）：阳性，见于自身免疫性溶血性贫血；阴性，见于遗传性球形细胞增多症。

（3）酸溶血试验（Ham 试验）：阳性，见于阵发性睡眠性血红蛋白尿。

【诊断要点】

溶血性贫血的诊断依赖实验室检查，有下列任一情况，可考虑为溶血性贫血：①兼有红细胞过度破坏及幼红细胞代偿性增生者；②骨髓幼红细胞极度增生，但仍有持续性贫血者；③有血红蛋白尿、含铁血黄素尿或其他血管内溶血征象者。

【治疗要点】

1. 病因治疗　慢性溶血的急性发作或加重常有明确诱因，去除诱因是控制或减轻此类活动性溶血的有效手段，如抗感染等。对 G-6-PD 缺乏症者，避免服用氧化性药物（如伯氨喹、磺胺类、镇静药），禁食蚕豆及其制品。若为化学毒物或药物引起的溶血，要避免再次接触或服用该类物质。避免血型不合输血。

2. 药物治疗　常应用的药物是糖皮质激素和免疫抑制剂，主要用于免疫因素相关的溶血性贫血，如自身免疫性溶血性贫血等；也可应用于阵发性睡眠性血红蛋白尿发作时的治疗。对其他类型溶血基本无效。

3. 脾切除　适用于异常红细胞主要在脾内破坏者。对遗传性球形红细胞增多症的效果较好，贫血可能永久改善；需较大剂量肾上腺皮质激素维持的自身免疫性溶血性贫血，以及某些类型的血红蛋白病也是脾切除适应证。手术前最好先进行红细胞半寿命测定以证实红细胞是否主要在脾内破坏。

4. 输血疗法　输血可暂时纠正贫血及改善患者的缺氧症状，是起效最快的缓解症状的治疗方法。但对某些免疫机制介导的溶血性贫血，如自身免疫性溶血性贫血等，有时可加重溶血反应，因此应严格掌握适应证，否则加重溶血。

【常用护理诊断/问题】

1. 活动无耐力　与贫血引起组织缺氧有关。

2. 疼痛　与溶血引起的肝、脾肿大不适有关。

3. 知识缺乏：缺乏疾病的有关防护知识。

4. 潜在并发症：休克、急性肾衰竭。

【护理措施】

1. 病情观察　注意患者皮肤黏膜、黄疸、尿色的变化。观察糖皮质激素及免疫抑制剂使用后的不良反应，定期测量血压，观察有无便血情况，有无感染征象。询问患者主观感受，发现异常情况及时报告医生。

2. 起居护理　轻度贫血、慢性溶血性贫血可适当活动，急性贫血则卧床休息。

3. 对症护理　输血：对确需输血患者，认真检查姓名、床号、血型等，同时观察输血时有无不良反应，如畏寒、发热、恶心、腹痛，一旦出现立即停止输血，同时报告医生，配合抢救。

4. 心理护理　向患者介绍本病的基本知识，特别是对拟行脾切除术患者，应耐心解释，消除其紧张心理，积极主动配合治疗。

5. 中医护理　本病属中医"黄疸"、"虚劳"范畴。湿热蕴结型应注意休息、少食辛辣助热之品；气血两虚与正虚瘀结型应注意调养饮食，调畅情志，勿过劳，预防感冒；肾虚寒凝型应注意避寒保暖。

笔记

【健康教育】

1. **知识宣教**　根据患者具体情况,讲解疾病的有关知识,教会患者及家属观察皮肤黏膜有无黄染或苍白,有无尿量减少或浓茶尿、尿潴留等。

2. **饮食指导**　进食高蛋白、高维生素食物,向 G-6-PD 缺乏症患者及家属介绍蚕豆病常识,嘱患者不吃蚕豆、蚕豆制品及氧化性药物。阵发性睡眠性血红蛋白尿患者应忌食酸性食物和药物,如维生素 C,阿司匹林和苯巴比妥等。

3. **生活指导**　进行适当体育锻炼,保证充分睡眠与休息,溶血发作期间减少活动或卧床休息。注意保暖,避免受凉,勤排尿等。

4. **预防指导**　有遗传性溶血性贫血或发病倾向者在婚前、婚后应进行遗传学相关的婚育咨询,以避免或减少死胎及溶血性疾病患儿的出生。对蚕豆病高发区,需开展健康指导,做好预防工作。加强输血管理,避免异型输血后溶血。

【结语】

溶血性贫血是指红细胞寿命缩短或破坏速度超过骨髓造血代偿能力时所引起的一组贫血。其主要特点是贫血、黄疸、脾大、网织红细胞增高及骨髓幼红细胞增生。常采取病因治疗,使用糖皮质激素、免疫抑制剂等。护理上注意患者的病情监测,对于需要输血的患者,必须认真做好输血前中后的查对措施。

第三节　出血性疾病

一、概述

出血性疾病(hemorrhagic disease)因先天性或遗传性及获得性因素导致血管、血小板、凝血、抗凝及纤维蛋白溶解等止血机制的缺陷或异常而引起的以自发性或轻度损伤后过度出血为特征的疾病,称为出血性疾病。引起这类疾病的主要因素有血管因素、血小板因素和凝血、抗凝及纤维蛋白溶解异常、复合性止血机制异常等因素,其中一种或一种以上发生障碍均可引起本病。该组疾病病因复杂,近年来随着分子生物学、免疫学和生物化学的进展,对其有了更深的认识。该类疾病具有以下特点:①多部位或非寻常部位出血,呈广泛性或局部性;②病情反复,持续时间较长;③无法解释的手术或创伤时严重出血;④止血药物疗效差,血液制品效果较好;⑤部分患者具有家族史。

【正常止血、凝血和抗凝血机制】

1. **止血机制**　正常人体局部小血管受损后引起出血,几分钟内可自然停止的现象,称为生理性止血(hemostasis)。生理性止血是机体重要的保护机制,其过程分为血管收缩、血小板黏附及血栓形成、血液凝固三个环节(图 6-1)。

2. **凝血机制**　血液凝固(blood coagulation)是无活性的凝血因子(酶原)被有序地、逐级放大地激活,转变为有蛋白降解活性的凝血因子的过程,即所谓"瀑布学说"的一系列酶促反应。凝血的最终产物是血浆中的纤维蛋白原转变为纤维蛋白。这是一系列具有明显放大效应的酶促反应过程。目前已知参与人体凝血过程的凝血因子(F)有 14 种,其命名、生成部位、主要生物学特征及正常血浆浓度等见表 6-7。除 FⅢ外,其余 11 种均存在于新鲜血浆中;除 FⅣ(钙离子)外均为蛋白质;且多数在肝脏合

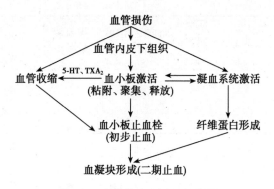

图6-1 生理性止血过程示意图

5-HT:5-羟色胺；TXA$_2$:血栓烷 A$_2$

成,部分凝血因子的合成需要维生素 K 的参与。各种原因导致凝血因子的缺乏是引起出血性疾病的重要原因,如血友病、严重肝病等。机体的生理性凝血过程大体上分为凝血活酶的形成、凝血酶原的激活和纤维蛋白的生成三个阶段(图6-2)。

表6-7 血浆凝血因子的名称及特性

凝血因子	同义名	合成部位	与维生素 K 的关系	血浆中浓度（mg/L）	被硫酸钡吸附	血清中	存储稳定性	半衰期（h）
I	纤维蛋白原	肝、巨核细胞	–	2000～4000	–	无	稳定	72～120
II	凝血酶原	肝	+	100～150	+	无	稳定	60～70
III	组织因子,组织凝血活酶	组织、内皮细胞、单核细胞	–	0				
IV	钙离子			90～110			稳定	稳定
V	易变因子(前加速素)	肝	–	5～10	–	无	不稳定	12
VII	稳定因子(前转变素)	肝	+	0.5	+	有	不稳定	3～6
VIII	抗血友病球蛋白(AHG)	肝、脾、巨核细胞	–	0.1～0.2	–	无	不稳定(冷冻稳定)	8～12
IX	血浆凝血活酶成分(PTC),christmas 因子	肝	+	4～5	–	有	稳定	18～24
X	Stuart-Power 因子	肝	+	8～10	+	有	尚稳定	30～40
XI	血浆凝血活酶前质(PTA)	肝	–	5	+	有	稳定	52
XII	接触因子,Hageman 因子	肝	–	30	–	有	稳定	60
XIII	纤维蛋白稳定因子	肝、巨核细胞	–	10～22	–	无	稳定	240

续表

凝血因子	同义名	合成部位	与维生素K的关系	血浆中浓度（mg/L）	被硫酸钡吸附	血清中	存储稳定性	半衰期（h）
PK	激肽释放酶原（前激肽释放酶）	肝	–	50	–	有	稳定	35
HMWK	高分子量激肽原	肝	–	70	–	有	稳定	150

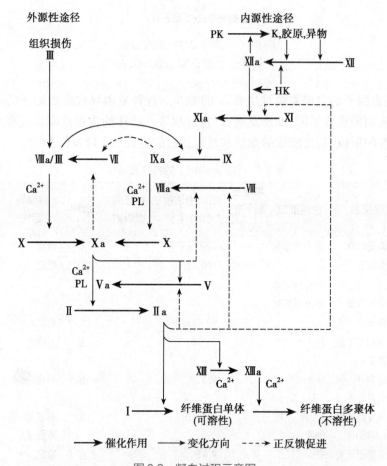

图 6-2　凝血过程示意图

PL:磷脂;PK:前激肽释放酶;K:激肽释放酶;HK:高分子激肽原;罗马数字表示相应凝血因子

3. 抗凝与纤维蛋白溶解机制　正常情况下,循环血液内凝血系统和抗凝血系统维持动态平衡,以保持血液在血管内呈流动状态。除凝血系统外,人体还存在完善的抗凝及纤溶系统。体内凝血与抗凝、纤维蛋白形成与纤溶维持着动态平衡,以保持血流的通畅。

（1）抗凝系统:血管内皮的抗凝作用、纤维蛋白吸附、血液稀释以及单核-吞噬细胞系统的吞噬作用,可清除或减少激活的凝血因子和生理性抗凝物质,其均为机体抗凝系统的重要组成部分。其中,生理性抗凝物质有抗凝血酶（antithrombin,AT）、蛋白

C系统、组织因子途径抑制物(tissue factor pathway inhibitor,TFPI)、肝素等。

(2) 纤维蛋白溶解系统(简称纤溶系统):对维持血液流动状态起重要作用,纤溶酶原是一种单链糖蛋白,主要在脾、嗜酸性粒细胞及肾等部位生成,血管内皮细胞也有纤溶酶原表达,可被存在于组织、血浆及尿液中的致活因子激活后转化为纤溶酶,作用于纤维蛋白(原),使其降解为小分子多肽及一系列碎片,称之为纤维蛋白(原)降解产物(FDP)。正常人体组织和体液中含有纤溶抑制物可防止纤溶过度而出血。临床常使用链激酶、尿激酶、重组组织纤溶酶原激活物等激活纤溶酶原形成纤溶酶,溶解脏器内血栓,如急性心肌梗死的溶栓疗法。

【出血性疾病的分类】

1. 血管壁异常

(1) 遗传性:如遗传性出血性毛细血管扩张症、家族性单纯性紫癜等。

(2) 获得性:①感染:如败血症;②过敏:如过敏性紫癜;③化学物质及药物:如药物性紫癜;④营养不良:如维生素C及维生素PP缺乏症;⑤代谢及内分泌障碍:如糖尿病、库欣病;⑥其他:如结缔组织病、动脉硬化、机械性紫癜、体位性紫癜等。

2. 血小板异常

(1) 血小板数量异常:①血小板生成减少,如再生障碍性贫血、白血病、放疗及化疗后等;②血小板破坏过多,如特发性血小板减少性紫癜;③血小板消耗过多,如弥散性血管内凝血、血栓性血小板减少性紫癜;④血小板分布异常,如脾功能亢进;⑤血小板增多,如原发性血小板增多症。

(2) 血小板质量异常:①遗传性,如血小板无力症;②获得性,如抗血小板药物作用、重症感染、尿毒症、肝病、异常球蛋白血症等,在临床上极为常见。

3. 凝血异常

(1) 遗传性:血友病、遗传性凝血酶原缺乏症、遗传性纤维蛋白原缺乏症等。

(2) 获得性:肝病性凝血障碍、尿毒症性凝血异常、维生素K缺乏症等。

4. 抗凝及纤维蛋白溶解异常　主要为获得性疾病,如肝素使用过量、蛇、水蛭咬伤、溶栓药物过量、香豆素类药物过量及敌鼠钠中毒、免疫相关性抗凝物增多等。

【辅助检查】

实验室检查是出血性疾病诊断与鉴别诊断的重要手段与依据。

1. 筛选试验　目的是做出初步判断,用于血小板数量或功能异常引起的出血、凝血因子缺乏或功能障碍引起的出血。

(1) 血管异常:束臂试验、出血时间(BT)等。

(2) 血小板异常:血小板计数、血块回缩试验、束臂试验、BT等。

(3) 凝血异常:凝血时间(CT)、活化部分凝血活酶时间(activated partial thromboplastin time,APTT)、血浆凝血酶原时间(prothrombin time,PT)、凝血酶时间(thrombin time,TT)等。

2. 确诊试验

(1) 血管异常:包括毛细血管镜及凝血酶调节蛋白测定等。

(2) 血小板异常:包括血小板形态、血小板黏附试验、血小板聚集试验,血小板第Ⅲ因子(PF_3)有效性测定,血小板相关抗体测定等。

(3) 凝血功能异常:包括凝血活酶时间纠正试验及凝血酶原时间纠正试验,有条件时直接测定凝血因子的含量及活性,以检出缺乏的凝血因子。

(4)抗凝异常:包括抗凝血酶-Ⅲ(antithrombin,AT-Ⅲ)抗原及活性或凝血酶-抗凝血酶复合物测定和蛋白 C 测定等。

(5)纤溶异常:包括鱼精蛋白副凝试验,血、尿 FDP 测定,纤溶酶原测定等。

(6)其他:对一些特殊的、少见的出血性疾病和遗传性疾病,还须进一步进行特殊检查,如蛋白质结构分析、基因分析、氨基酸测序等才能确诊。近年来的基础研究及其临床应用表明,基因检测将成为遗传性出血性疾病的重要诊断手段,其中血友病基因携带者的检查已用于产前诊断和遗传咨询。

【诊断要点】

1. 病史及出血特征 询问出血发生的年龄、出血的部位、诱因、持续时间、频率、出血量,有无出生时脐带出血及迟发性出血,有无同一部位反复出血等。还应注意询问患者的家族史和基础疾病史,以及饮食习惯、职业等情况。

2. 临床表现 一般认为,皮肤、黏膜出血点、紫癜等多为血管、血小板异常所致,而深部血肿、关节出血等则提示可能与凝血障碍等有关。常见出血性疾病的鉴别要点详见表6-8。

(1)皮肤黏膜出血:是血小板和血管性出血疾病最常见、最易发现的症状和体征。皮肤表现为出血点、紫癜和瘀斑,口腔黏膜有血泡,可有鼻出血、牙龈出血等。

(2)深部器官出血:可表现为:①血肿:为深部皮下、肌肉及其他软组织出血的表现,多见于凝血机制障碍,轻度外伤后出血或自发性血肿为血友病的特征;②关节腔积血:多见于负重的关节,尤其是膝关节;③浆膜腔出血;④眼底出血,见于重度血小板减少。

3. 体格检查

(1)出血体征:出血范围、部位,有无血肿等深部出血、伤口渗血,分布是否对称等。

(2)相关疾病体征:贫血,肝、脾、淋巴结肿大,黄疸,蜘蛛痣、腹水、水肿等。关节畸形、皮肤异常扩张的毛细血管团等。

(3)一般体征:如心率、呼吸、血压、末梢循环状况等。

表6-8 常见出血性疾病的临床鉴别

	血管性疾病	血小板疾病	凝血障碍性疾病
性别	女性多见	女性多见	80%~90%见于男性
阳性家族史	较少见	罕见	多见
出生后脐带出血	罕见	罕见	常见
皮肤紫癜	常见	多见	罕见
皮肤大块瘀斑	罕见	多见	可见
血肿	罕见	可见	常见
关节腔出血	罕见	罕见	多见
内脏出血	偶见	常见	常见
眼底出血	罕见	常见	少见
月经过多	少见	多见	少见
手术或外伤后渗血不止	少见	可见	多见

【治疗要点】

1. 病因防治　主要针对获得性出血性疾病患者而进行。

（1）有效防治原发病：如各种严重肝病、慢性肾病和尿毒症、结缔组织病和重症感染等。

（2）避免使用和接触可加重出血的物质及药物：对血管性血友病、血小板质量异常等患者应尽量避免使用扩张血管及抑制血小板聚集的药物，如阿司匹林、吲哚美辛（消炎痛）、噻氯匹定等。血友病患者应慎用华法林、肝素等抗凝药。过敏性紫癜患者应避免再次接触致敏物质。

2. 止血措施

（1）补充凝血因子或血小板：因凝血因子缺乏而引起的遗传性出血性疾病患者可补充相应的凝血因子，如纤维蛋白原、凝血酶原复合物、冷沉淀物、凝血因子Ⅷ等。此外，可根据病情需要输注血小板悬液等。目前临床上为了提高输血效果和节约血源，多不提倡输全血，这主要是由于全血中血小板含量有限，且某些凝血因子会因库存而降解，影响治疗效果。

（2）止血药物：

1）促进血管收缩、增加毛细血管致密度或改善血管通透性的药物：如维生素C、垂体后叶素、卡巴克络（安络血）、曲克芦丁（芦丁）及糖皮质激素等药物，常用于过敏性紫癜等血管性疾病。

2）维生素K：促进依赖维生素K的凝血因子的合成，常用于重症肝病所致出血的患者。

3）其他：包括抑制纤溶亢进的药物，如氨基己酸、氨甲苯酸等；促进止血因子释放的药物，如去氨加压素；促进血小板生成的药物，如血小板生成素；局部止血药物主要有凝血酶、血凝酶（立止血）及明胶海绵等。

（3）局部处理：肌肉、关节腔明显出血可用弹性绷带压迫止血，必要时行关节固定，以限制活动。

3. 其他治疗

（1）基因疗法：适用于某些先天性出血性疾病，如血友病等。

（2）抗凝及抗血小板药物：对某些消耗性出血性疾病，如DIC、TTP（血栓性血小板减少性紫癜）等，以肝素等抗凝治疗终止异常凝血过程，减少凝血因子、血小板的消耗，可发挥一定的止血作用。

（3）血浆置换：重症ITP、TTP等，通过血浆置换去除抗体或相关致病因素。

（4）手术治疗：包括脾切除、血肿清除、关节成型及置换术等。

（5）中医中药：现代医学研究表明，很多中药有止血作用，如蒲黄炭、血余炭、藕节炭、棕榈炭、大黄、断血流片等有减低血管通透性、收缩血管、增强血小板功能的作用；荆芥炭脂溶性提取液、赤石脂、血余炭粗晶液、党参注射液等可增强止血功能。大出血时，可以补气摄血，用人参煎水频服可止血。

（6）免疫治疗：对某些免疫因素相关的出血性疾病，如ITP、有高滴度抗体的重型血友病A和血友病B等，可应用抗CD20单抗等免疫治疗。

笔记

二、特发性血小板减少性紫癜

特发性血小板减少性紫癜(idiopathic thrombocytopenia purpura,ITP)是一种复杂的多种机制共同参与的获得性自身免疫性疾病,又称原发免疫性血小板减少症,是最常见的一种血小板减少性疾病。该病的发生是由于外周血的血小板免疫性破坏过多和血小板生成受抑制,造成外周血中血小板数目减少。临床上以自发性的皮肤、黏膜及内脏出血为主要表现;以血小板计数减少,生存时间缩短和血液中出现血小板抗体,骨髓巨核细胞成熟障碍等为特征。血小板过度破坏与自身免疫反应有关,大多数患者血清可检测出血小板膜糖蛋白特异性自身抗体。

ITP 年发病率约为 5~10/10 万,男女发病率相近,育龄期女性发病率高于同年龄段男性,60 岁以上人群的发病率为 60 岁以下人群的 2 倍。

【病因及发病机制】

病因迄今未明,发病机制如下。

1. 血小板过度破坏 将 ITP 患者血浆输给健康受试者可造成后者一过性血小板减少。50%~70% 的 ITP 患者血浆和血小板表面可检测到血小板膜糖蛋白特异性自身抗体,自身抗体致敏的血小板被单核-巨噬细胞系统过度破坏。另外,ITP 患者的细胞毒 T 细胞可直接破坏血小板。

2. 血小板生成不足 自身抗体损伤巨核细胞或抑制巨核细胞释放血小板,造成 ITP 患者血小板生成不足,$CD8^+$ 细胞毒 T 细胞可通过抑制巨核细胞凋亡,使血小板生成障碍。

【临床表现】

1. 起病方式 成人 ITP 起病隐匿或缓慢,多在常规检查时偶然发现。

2. 出血倾向 多数较轻而局限,主要表现为反复出现四肢皮肤散在的瘀点、瘀斑,鼻出血、牙龈出血亦常见,女性月经过多较常见,甚至是唯一症状。部分患者可因感染等致病情骤然加重,出现广泛、严重的内脏出血,也可因高热、情绪激动、高血压等诱发颅内出血。

3. 其他 长期月经过多可出现与出血严重程度相一致的贫血。反复发作者常有轻度脾大。乏力是 ITP 的临床症状之一,部分患者表现得更为明显。ITP 不仅是一种出血性疾病,也是一种血栓前疾病。

【辅助检查】

1. 血象 血小板计数减少,反复出血或短期内失血过多者,红细胞和血红蛋白可出现不同程度的下降。白细胞计数多正常。

2. 骨髓象 巨核细胞数量正常或增加。巨核细胞体积变小,幼稚巨核细胞增加。有血小板形成的巨核细胞显著减少(<30%),巨核细胞呈现成熟障碍。

3. 其他 出血时间延长,血块收缩不良,束臂试验阳性,而凝血机制和纤溶机制检查正常;90% 以上患者血小板寿命明显缩短;可有正常细胞或小细胞低色素性贫血,程度与失血量呈正比。若贫血程度与失血量不呈正比,应考虑自身免疫性溶血(Evans综合征)的可能。

【诊断要点】

主要根据以下几点即可诊断:①广泛出血累及皮肤、黏膜及内脏;②至少 2 次化验血小板计数减少;③脾无肿大;④骨髓巨核细胞增多或正常,有成熟障碍;⑤排除其他继发性血小板减少性紫癜。

【治疗要点】

ITP的治疗应个体化。本病治疗的目的是控制出血症状,减少血小板破坏,但不强调将血小板计数提高至正常水平,以避免过度治疗而引起严重不良反应。

1. 一般治疗 血小板明显减少($<20\times10^9$/L)、出血倾向严重的患者应卧床休息,避免外伤,避免应用降低血小板数量、抑止血小板功能及任何引起或加重出血的药物,如阿司匹林等。止血药的应用及局部止血措施见本节概述部分。感染时应使用抗生素。

2. 药物治疗 糖皮质激素是首次诊断ITP患者的首选药物,近期有效率约为80%。作用机制:①抑制自身抗体生成,减轻抗原抗体反应;②抑制单核-巨噬细胞系统的功能,减少血小板的破坏;③降低毛细血管脆性;④刺激骨髓造血及血小板向外周血的释放。剂量与用法:常用泼尼松1mg/(kg·d),分次或顿服,待血小板升至正常或接近正常后逐步减量(每周减5mg),最后以5~10mg/d维持治疗,持续3~6个月,最多不超过1年。病情严重者用等效量的地塞米松或甲泼尼龙静脉滴注,好转后改口服。

3. 脾切除 有效率约为70%~90%,长期完全缓解率可达40%~50%,无效者对糖皮质激素的需要量亦可减少。术后并发症主要有栓塞、出血和感染等,一般不作为首选治疗。其适应证为:①正规糖皮质激素治疗无效,病程迁延6个月以上;②糖皮质激素依赖、停药或减药后复发、维持量需30mg/d以上;③有糖皮质激素使用禁忌证。

4. 免疫抑制剂 适应证:①糖皮质激素或脾切除疗效不佳者;②不宜用糖皮质激素或脾切除者;③与糖皮质激素合用以提高疗效,减少糖皮质激素的用量。常用药物有长春新碱、环磷酰胺、硫唑嘌呤、环孢素等。其中最常用的是长春新碱,此药除具有免疫抑制作用外,还可能有促进血小板生成和释放的作用。具体用法:每周1次,每次1mg,静脉注射,4~6周为1个疗程。

5. 难治性ITP 是指上述治疗方法无效的患者,常用治疗措施有:大剂量甲泼尼龙、达那唑、大剂量丙种球蛋白、大剂量环磷酰胺,近年来也有人应用α-干扰素治疗难治性ITP。

6. 急重症处理 急重症主要包括:①血小板计数$<20\times10^9$/L者;②出血严重而广泛者;③疑有或已发生颅内出血者;④近期将实施手术或分娩者。处理方法如下:

(1) 血小板输注:紧急补充血小板,以暂时控制或预防严重出血。成人用量为10~20单位/次,可根据病情重复使用。有条件的地方尽量使用单采血小板。

(2) 大剂量甲泼尼龙:可有效抑制单核-巨噬细胞系统的吞噬效应,减少血小板的破坏。甲泼尼龙1g/d,静脉注射,3~5次为1个疗程。

(3) 静脉输注丙种球蛋白:作用机制与单核巨噬细胞Fc受体封闭、抗体中和及免疫调节有关,是目前ITP紧急救治最有效的方法之一。剂量为400mg/(kg·d),5天为1疗程。也可先静脉注射丙种球蛋白1000mg/kg,后即输注血小板,次日再用相同剂量1次。为减少不良反应(如头痛、局部静脉炎等),除注意保护血管外,一般同时应用糖皮质激素。

（4）血浆置换：可有效清除血浆中的抗血小板抗体。方法：每天置换3000ml，连续3～5天。

【常用护理诊断/问题】

1. 有受伤的危险：出血　与血小板减少有关。

2. 有感染的危险　与糖皮质激素及免疫抑制剂治疗有关。

3. 恐惧　与血小板过低、随时有出血的危险有关。

4. 潜在并发症：颅内出血。

【护理措施】

1. 病情观察　注意观察患者出血的发生、发展或消退情况，特别是出血部位、范围和出血量。注意患者自觉症状（有无头晕、心悸、视力模糊等）、情绪反应，监测生命体征、观察神志，以了解有无颅内出血、肾出血、失血性休克等出血征象。一旦发现血小板计数$<10\times10^9/L$、严重而广泛出血、疑有或已发生颅内出血者，要及时通知医生，并配合救治。

2. 起居护理　保持病室安静、清洁、舒适、适宜的温湿度及空气新鲜。注意开窗通风，每次15～30分钟。紫外线照射消毒床及床头柜表面，地面用0.5%的84消毒液擦洗。限制探视人员，急性发作期患者应卧床休息，加强防护，避免剧烈活动及创伤，以免引起出血。血小板计数在$(40～50)\times10^9/L$的患者，应减少活动量，避免外伤。血小板在$20\times10^9/L$以下者，有自发出血倾向，应绝对卧床休息。

3. 饮食护理　给予高热量、高蛋白、高维生素的半流质或软食。多食蔬菜、水果，预防便秘。禁食生硬、辛辣刺激性食物。消化道出血急性期应禁食，出血停止后，给予流质饮食，饮食温度不可过热，以后逐渐进半流质、软食。

4. 用药护理　长期服用糖皮质激素的患者可有类库欣综合征表现，并有加重感染、胃酸分泌增加、诱发和加重溃疡等不良反应。用药期间注意预防感冒及各种感染，不可擅自减量或停药。饮食应清淡、易消化的少渣软食或半流质，同时遵医嘱可给予胃黏膜保护剂。免疫抑制剂可引起骨髓造血功能抑制、末梢神经病变、出血性膀胱炎等。用药期间应定期检查血象、尿常规等。慎用或禁用可能引起出血或加剧出血的药物（如甾体抗炎药等）。输注丙种球蛋白时应密切观察有无皮疹、皮肤瘙痒、寒战、胸闷甚至休克等反应，滴速不宜过快。

5. 对症护理

（1）注射护理：进行穿刺时，局部要严格消毒，避开有瘀点、瘀斑处，动作轻柔，尽量做到一次性穿刺成功。拔针后注意用消毒棉球充分压迫止血，时间须5～10分钟以上。

（2）出血的预防与护理：保持床单清洁、干燥、平整，保持皮肤清洁，勤剪指甲，避免抓伤皮肤。尽量穿棉质宽松衣物，发热时禁用酒精擦浴，以免引起皮肤出血或加重。保持鼻腔湿润，不能挖鼻腔。指导患者用软毛牙刷刷牙，忌用牙签，以防牙龈出血。当血小板$<20\times10^9/L$时有颅内出血危险，注意观察有无头痛、恶心、呕吐等症状。患者便秘、剧烈咳嗽会诱发颅内出血，故便秘时要用泻药或开塞露，剧咳者可用镇咳药治疗。

6. 心理护理　本病病情较重，病程较长，患者易产生紧张、恐惧、焦虑、悲观等情绪。护士要向患者及家属详细解释本病的相关知识，介绍所服药物的作用、不良反应及注意事项，以减轻患者的负性情绪。

7. 中医护理 本病属于中医"血证"、"紫癜"范畴。患者平时可用大枣、赤小豆、花生、桂圆、莲子、血糯煮粥常食,以健脾补血。长期出血者,可用阿胶制成膏方食用。平时可服用四物汤或八珍汤以补益气血。鼻出血者可用山栀末少许塞两侧鼻孔以止血。

【健康教育】

1. 知识宣教 向患者及家属介绍本病的相关知识,使患者主动配合治疗与护理。告知患者注意休息,避免碰撞,避免剧烈活动,保持充足的睡眠、情绪稳定和大便通畅。预防各种感染,不与感染者接触。定期监测血常规,注意观察有无皮肤、消化道、口腔、鼻腔出血现象,如有不适随时就诊。

2. 用药指导 应告知服用糖皮质激素的患者严格按医嘱按时、按剂量、按疗程服药,不要擅自停药或减量,以免加重病情。为减轻药物的不良反应,应饭后服药,必要时可加用胃黏膜保护剂或制酸剂。避免服用抑制血小板功能的药物,如阿司匹林、吲哚美辛(消炎痛)等。定期复查血象、以了解血小板数目的变化,指导疗效的判断和治疗方案的调整。

3. 饮食指导 避免进食粗硬、带刺、辛辣刺激、不宜消化的食物,以免引起食管黏膜损伤引起出血。

【结语】

特发性血小板减少症(ITP)是一种复杂的多种机制共同参与的获得性自身免疫性疾病。因血小板破坏增多致外周血中血小板数目减少,其临床特征包括广泛皮肤、黏膜及内脏出血、血小板减少、骨髓巨核细胞发育成熟障碍等。治疗首选药物是糖皮质激素。护理时应特别注意观察患者有无出血征象,避免诱发出血的因素。同时注意防止感染,遵医嘱用药,给予心理支持。

三、过敏性紫癜

过敏性紫癜(allergic purpura)是一种常见的血管变态反应性出血性疾病。由于机体对某些致敏物质产生变态反应,导致毛细血管脆性及通透性增加,血液外渗,产生皮肤、黏膜及某些器官出血。主要表现为非血小板减少性皮肤瘀点或紫癜,可伴有腹痛、便血、关节痛、血尿、血管神经性水肿和荨麻疹等过敏表现。本病多见于青少年,男性略多于女性,约(1.4~2):1,以春秋季发病居多。近年来过敏性紫癜的患病率有上升趋势。

本病多呈自限性,约30%的患者有复发倾向。一般6周内可自愈,预后大多良好,少数迁延数年。若并发肾炎可进展为肾衰竭;有脑部病变并发脑出血者,预后不良。

【病因与发病机制】

1. 病因

(1)感染:细菌感染中以β溶血性链球菌最常见,其次为金黄色葡萄球菌、结核分枝杆菌和肺炎球菌等;病毒中以流感、麻疹、风疹、水痘等病毒为常见;肠道寄生虫以蛔虫感染最多见,其次为钩虫感染等。

(2)食物:以动物性食物为主,主要是机体对某些动物性食物中的异性蛋白质过敏所致,包括鱼、虾、蟹、牛奶、蛋、鸡、乳类等。

（3）药物：常用抗生素如青霉素、链霉素、红霉素及头孢菌素；解热镇痛药如水杨酸类、保泰松、吲哚美辛及奎宁类；其他药物如磺胺类、异烟肼、洋地黄、奎尼丁、阿托品、噻嗪类利尿剂等。

（4）其他：寒冷、外伤、昆虫叮咬、花粉、尘埃、菌苗或疫苗接种等。

2. 发病机制　目前认为是免疫因素介导的一种全身血管炎症。

（1）速发型变态反应：小分子致敏原作为半抗原进入机体与蛋白结合成抗原，刺激人体产生抗体 IgE，吸附于血管及肥大细胞。当致敏原再次进入机体时，与肥大细胞上的抗体结合，产生免疫反应，激发肥大细胞释放一系列炎症介质，如组胺和慢反应物质（SRS-A），作用于血管平滑肌，引起小动脉及毛细血管扩张，通透性增加。

（2）抗原-抗体复合物形成：蛋白质及其他大分子致敏原刺激人体产生 IgG 抗体（为主要抗体），与相应抗原在血流中结合，形成抗原-抗体复合物，沉积在血管壁和肾小球基底膜上并激活补体，导致中性粒细胞游走、趋化及一系列炎症介质的释放，引起血管炎症及组织损伤。抗原-抗体复合物也可刺激肥大细胞和嗜碱性粒细胞，促其释放血管活性物质，使血管通透性增加，引起局部水肿和出血。

【临床表现】

多急性起病。多数患者发病前 1～3 周有全身不适、低热、乏力及上呼吸道感染等前驱症状，随之出现典型临床表现，常见症状为皮肤紫癜。依据临床表现可分为下列五种类型。

1. 单纯型（紫癜型）　为最常见的类型。主要表现为皮肤紫癜，于前驱症状 2～3 天后分批、反复出现，多局限于四肢，以下肢和臀部多见，一般呈对称分布。紫癜大小不等，初呈深红色，按之不褪色，经 7～14 日逐渐消退。严重者紫癜可融合，发生中心出血性坏死。

2. 腹型（Henoch 型）　为最具潜在危险和最易误诊的临床类型，约见于 1/3 的患者。消化道黏膜及腹膜脏层毛细血管受累而产生一系列消化道症状及体征，如恶心、呕吐、呕血、腹泻及黏液便、血便等。其中腹痛最为常见，常为阵发性绞痛，多位于脐周、下腹或全腹，发作时可因腹肌紧张及明显压痛、肠鸣音亢进而误诊为外科急腹症。在幼儿可因肠壁水肿、蠕动增强等而致肠套叠。腹部症状、体征多与皮肤紫癜同时出现，偶可发生于紫癜之前。

3. 关节型（Schönlein 型）　除皮肤紫癜外，关节部位血管受累出现关节肿胀、疼痛、压痛及功能障碍等表现。多发生于膝、踝、肘、腕等大关节，呈游走性、反复性发作，不遗留关节畸形，易误诊为风湿性关节炎。

4. 肾型　病情最为严重且预后相对较差的类型，为肾小球毛细血管袢受累所致。多见于成年人，发生率高达 12%～40%。多于紫癜出现后 1～8 周内发生，多在 3～4 周内恢复，少数病例因反复发作而演变为慢性肾炎或肾病综合征。表现为在皮肤紫癜的基础上出现血尿、蛋白尿及管型尿，偶见水肿、高血压及肾衰竭等表现。

5. 混合型　皮肤紫癜合并上述两种以上的临床表现。

6. 其他　少数患者还可因病变累及眼部、脑及脑膜血管而出现视神经萎缩、虹膜炎、视网膜出血及水肿，还可出现中枢神经系统相关症状、体征。

【辅助检查】

本病缺乏特异性实验室检查。

1. 毛细血管脆性试验　半数以上患者出现束臂试验阳性,毛细血管镜可见毛细血管扩张、扭曲及渗出性炎症反应。

2. 尿常规检查　肾型或混合型可有血尿、蛋白尿、管型尿。

3. 血小板计数、功能及凝血相关检查　除出血时间(BT)可能延长外,其他均为正常。

4. 肾功能　肾型及合并肾型的混合型,可有程度不等的肾功能受损,如血尿素氮升高、内生肌酐清除率下降等。

5. 其他　消化道出血者粪便隐血试验呈阳性。肾穿刺活组织检查有助于肾病型的临床诊断、病情和预后的判断及指导治疗。

【诊断要点】

根据患者发病前 1~3 周有低热、咽痛、全身乏力或上呼吸道感染史;四肢皮肤紫癜,或有腹痛、关节肿痛及血尿;血小板计数正常、束臂试验阳性,出、凝血时间正常;排除其他原因所致的血管炎及紫癜即可做出诊断。

【治疗要点】

1. 病因治疗　消除致病因素,如防治感染,清除局部病灶(如扁桃体炎等),驱除肠道寄生虫,避免摄入可能致敏的药物和食物等。

2. 药物治疗

(1) 一般药物:抗组胺类药物如盐酸异丙嗪(非那根)、阿司咪唑(息斯敏)、马来酸氯苯那敏(扑尔敏)等;辅助性应用大剂量维生素 C,5~10g/d,静脉注射,连续应用 5~7 天;曲克芦丁及钙剂静脉注射,以降低毛细血管的通透性。

(2) 糖皮质激素:具有较强的抗过敏、抑制免疫反应和降低毛细血管通透性的作用,对腹型和关节型疗效较好,对紫癜型及肾型疗效不明显。常用泼尼松 30mg/d,顿服或分次口服。重症者可用氢化可的松 100~200mg/d,或地塞米松 5~15mg/d,静脉滴注,症状减轻后改口服。疗程一般不超过 30 天,肾型者可酌情延长。

(3) 免疫抑制剂:上述治疗效果不佳或近期反复发作者,尤其是合并肾脏损害者,可酌情使用。可用环磷酰胺,硫唑嘌呤等。免疫抑制剂可与肾上腺皮质激素合用。

3. 对症治疗　腹型患者可口服或皮下注射解痉剂,如阿托品或山莨菪碱(654-2)以缓解腹痛;发生上消化道出血者可采取禁食、制酸与止血,必要时输血;关节痛可酌情用止痛药;呕吐严重者可用止吐药。

【常用护理诊断/问题】

1. 有受伤的危险　出血与血管壁的通透性与脆性增加有关。

2. 疼痛　腹痛、关节痛与局部过敏性血管炎性病变有关。

3. 知识缺乏　缺乏有关病因预防的知识。

【护理措施】

1. 病情观察　①紫癜型:观察皮肤紫癜的部位和范围,注意紫癜的消退情况。②腹型:观察腹痛的部位、性质、严重程度及其持续时间,有无恶心、呕吐、腹泻、便血,有无腹肌紧张、压痛和反跳痛,有无局部包块及肠鸣音变化。如局部发现包块,特别是幼儿,应警惕肠套叠,若肠鸣音活跃或亢进,多提示肠道渗出增加或有出血,应注意监测血压及脉搏的变化。③肾型:观察有无水肿和体重变化,注意尿液颜色和尿量。④关节型:观察关节红、肿、热、痛情况及关节活动度。

2. 起居护理 注意休息,避免劳累,特别是对于发作期患者应卧床休息,避免情绪波动及精神刺激。防止昆虫叮咬,去除可能的过敏原。注意保暖,防止感冒。

3. 饮食护理 起病初期应暂时禁食动物性蛋白饮食。发作期可根据病情选择清淡、少刺激、易消化的普食、软食或半流食。有消化道症状及出血者,禁食或酌情进少量流质饮食,待腹痛消失,病情稳定后可食用少量有渣食物,逐渐加量。合并肾脏损害、高血压者应予低盐饮食。

4. 用药护理 注意观察药物疗效及不良反应,使用激素者须按医嘱规律用药,补充足量钙盐和维生素 D,以预防骨折。使用环磷酰胺的患者应定期复查血常规,鼓励患者多饮水。

5. 对症护理

(1)关节疼痛:对关节型患者注意观察疼痛及肿胀情况,同时保持患肢的功能位置,协助患者采取舒适体位,避免在患肢进行静脉穿刺输液,做好日常生活护理。

(2)腹痛:注意观察腹痛部位、性质、程度等,腹痛时宜取屈膝平卧位,禁止腹部热敷,以防加重肠道出血。

6. 心理护理 该病起病较急,病情易反复,不易彻底治愈,患者常出现紧张、焦虑、恐惧等情绪,入院后护士应及时同患者沟通,稳定患者情绪,鼓励其树立战胜疾病的信心,建立良好心态。

7. 中医护理 本病属中医“紫癜”、“紫斑”范畴。临床上按照发病的缓急,可分为急性发作期与慢性期。急性发作期以血热妄行多见,故以清热凉血、活血化瘀为主要治则。慢性期则以气不摄血,阴虚火旺为主,疾病进入缓解期,治疗以健脾益气,养血疏肝或养阴清热,凉血止血,兼以化瘀为主要治则。

【健康教育】

1. 知识宣教 告知患者和家属本病的相关知识。说明本病与接触过敏物质有关,强调日常生活中避免诱发因素的重要性。

2. 生活指导 指导患者注意休息,病情允许可适当运动,以增强机体免疫力,预防呼吸道感染。注意个人卫生,避免摄入不洁食物,预防寄生虫感染等。

3. 自我监测病情 教会患者和家属自我监测病情的方法和内容,一旦出现皮肤大量瘀点或紫癜、腹痛、黑便、血尿、水肿、关节肿痛等,提示病情复发或加重,应及时就医。

【结语】

过敏性紫癜是一种常见的血管变态反应引起的出血性疾病。依据受累部位的表现可以分为紫癜型、腹型、关节型、肾型和混合型。本病发病前 2~3 周可有上呼吸道感染等前驱症状,随之出现典型的临床表现,不同类型过敏性紫癜其临床表现也各不相同。治疗要点为消除致病因素及药物治疗,护理重点是病情观察和健康教育。

四、血友病

血友病(hemophilia)是一组遗传性凝血活酶生成障碍引起的出血性疾病。可分为血友病 A(血友病甲)、血友病 B(血友病乙)和遗传性 FXI 缺乏症,其中以血友病 A 较为常见。血友病 A 缺乏凝血因子Ⅷ(FⅧ),血友病 B 缺乏凝血因子Ⅸ(FⅨ)。血友病通过性染色体隐性遗传,男性发病,女性传递,并有一定遗传方式。部分血友病患者无家族遗传史,可能是由于基因突变,或隔代遗传所致。

我国血友病的发病率为(5~10)/10万,婴儿的发病率约为1/5000。其中血友病A约占85%;血友病B约占12%;遗传性FⅪ缺乏症最少见。

【病因与发病机制】

血友病A又称FⅧ缺乏症,是最常见的遗传性出血性疾病。FⅧ由两部分组成:即FⅧ凝血活性部分(FⅧ:C)和Von Willebrand因子(vWF)。两者以复合物形式存在于血浆中。前者被激活后参与FX的内源性激活,后者作为一种黏附分子参与血小板与受损血管内皮的黏附,并有稳定及保护FⅧ:C的作用。当其因遗传或突变而出现缺陷时,人体不能合成足量的FⅧ:C,导致内源性途径凝血障碍及出血倾向的发生。血友病B又称遗传性FⅨ缺乏症。FⅨ激活后参与内源性FX的激活,遗传或突变使之缺陷时,不能合成足够量的FⅨ,造成内源性途径凝血障碍及出血倾向。遗传性FⅪ缺乏症又称Rosenthal综合征。

FⅧ和FⅨ基因均位于X染色体,因此血友病A和血友病B为X连锁隐性遗传性疾病。

【临床表现】

自发或轻微外伤后出血不止、血肿形成及关节出血为血友病的主要表现,其严重程度取决于类型及相关凝血因子缺乏的程度。

1. 出血　血友病A较重,血友病B较轻。出血多为自发性或轻微外伤或小手术(如拔牙)后出血不止。其特征为:与生俱来,伴随终身;常表现为软组织和深部肌肉内血肿;负重关节(膝关节、踝关节等)反复出血甚为突出,最终可致关节病变,可伴有骨质疏松等。

2. 血肿压迫表现　血肿压迫周围神经可致局部疼痛、麻木及肌肉萎缩;血管受压迫可造成相应部位组织的淤血、水肿或缺血性坏死;颈部、咽喉部、口腔底部出血可致呼吸困难甚至窒息;输尿管受压迫可引起排尿困难,腹膜后出血可引起麻痹性肠梗阻。

【辅助检查】

1. 血象及血小板功能检查　红细胞、白细胞及血小板计数均正常。出血时间、血块回缩试验正常。

2. 筛查试验　凝血时间(CT)和活化部分凝血活酶时间(APTT)延长,简易凝血活酶生成试验(STGT)异常。

3. 确诊试验　FⅧ活性测定辅以FⅧ:抗原测定和FⅨ活性测定辅以FⅨ:抗原测定可以确诊血友病A和血友病B,同时根据结果对血友病进行临床分型。

【诊断要点】

根据家族遗传史、出血特点、血肿压迫症状、体征,结合确诊试验和筛选试验即可诊断。

【治疗要点】

治疗原则是以替代治疗为主的综合治疗。

1. 一般治疗　止血处理见本节概述部分。

2. 替代疗法　目前血友病的治疗仍以替代疗法为主,即补充缺失的凝血因子,以达到止血目的。是防治血友病出血最重要的措施。主要制剂有新鲜冷冻血浆(含所有的凝血因子)、冷沉淀物(FⅧ浓度较血浆高5~10倍)、凝血酶原复合物、FⅧ浓缩制剂等。

凝血因子的补充剂量一般可采取下列公式计算：

FⅧ：C 剂量（IU）＝体重×所需提高的活性水平（％）÷2。

FⅨ剂量（IU）＝体重×所需提高的活性水平（％）。

3. 药物治疗　①去氨加压素（DDAVP）是一种半合成的抗利尿激素,有促进内皮细胞释放凝血因子的作用,或增强凝血因子的稳定性,使其活性增高,可用于轻症血友病 A 患者。常用剂量为 0.3μg/kg,加入到 30～50ml 生理盐水中于 20～30 分钟内静滴,每 12 小时 1 次。②达那唑（Danazol）300～600mg/d,顿服或分次口服,对轻、中型血友病 A 患者疗效较好。③糖皮质激素,通过改善血管通透性及减少抗 FⅧ：C 抗体的产生而发挥作用。适用于反复接受 FⅧ：C 输注治疗而疗效较差的患者。④抗纤溶药物,通过保护已形成的纤维蛋白凝块不被溶解而发挥止血作用,常用的有氨基己酸和氨甲环酸等。

4. 家庭治疗　血友病患者的家庭治疗已在国外广泛应用。除了有抗 FⅧ：C 抗体、病情不稳定、小于 3 岁的患儿外,均可安排家庭治疗。血友病患者及其家属应接受有关疾病知识的系统教育,家庭治疗最初应在专业医生的指导下进行。除传授注射技术外,还包括医学、心理学、物理治疗以及传染病预防知识。

5. 外科治疗　对反复关节出血而致关节强直及畸形的患者,可在补充足量 FⅧ：C 或 FⅨ的前提下,行关节成型术或置换术。

【常用护理诊断/问题】

1. 有受伤的危险：出血　与凝血因子缺乏有关。

2. 恐惧　与长时间出血不止,病情危及生命有关。

3. 有失用综合征的危险　与反复多次关节腔出血有关。

【护理措施】

1. 病情观察　观察有无自发性或轻微受伤后出血现象,如皮肤出血、肢体肿胀、关节疼痛、活动受限等症状。观察有无深部组织血肿压迫周围神经、血管的症状和体征,有无关节病变和伴随症状等。定时测凝血时间、部分凝血酶原时间等。

2. 起居护理

（1）一般护理：不能过度负重或进行剧烈的接触性运动（拳击、足球、篮球）,不能穿硬底鞋或赤脚走路。有出血倾向时应限制活动,卧床休息,患肢放于舒适的位置,出血停止后逐渐增加活动量。避免从事易导致受伤的工作。卧床期间协助患者做好生活护理。保持床单位清洁干燥,做好皮肤护理,防止皮肤受损,预防并发症发生。

（2）运动锻炼：病情稳定后,可在患者耐受的范围内进行循序渐进的锻炼,必要时用活动器械协助锻炼。适宜的运动能有效地预防肌肉无力和关节腔反复出血。但应避免剧烈运动,以降低外伤和出血的危险。

3. 用药护理　尽可能采用口服给药,避免或减少肌内注射,如必须注射时采用细针头,并延长压迫止血时间。按常规输注血制品、凝血因子,并作记录。严格无菌操作,认真核对所输注的血制品。输注冻干血制品时,应严格掌握解冻后立即输入的原则。禁忌使用抑制血小板功能的药物（如阿司匹林、双嘧达莫、吲哚美辛、保泰松、前列腺素 E 等）、对胃肠道有刺激的药物（如解热镇痛药、某些抗生素、消炎药）以及引起血管扩张的药物等。

4. 对症护理　主要是出血护理：①外伤或小手术后引起的出血可局部加压或冷

敷止血,也可用肾上腺素等药物止血;②咽喉部出血,应保持呼吸道通畅,头偏向一侧,必要时可用吸引器将血吸出、做气管插管或切开。其余护理参照本章第一节"出血或出血倾向"的护理。

5. 心理护理　对长久反复出血影响生活质量的患者应做好耐心劝慰,关心、安慰、同情患者,与其建立良好的护患关系。鼓励患者表达自己的感受,并表示理解,予以支持,帮助其建立自我护理的信心。与患者家属共同制定护理计划,以便给患者提供连续性护理。

6. 中医护理　本病属中医"血证"范畴。瘀血是血友病病变过程中病理产物,瘀血一旦形成又可作为致病因素,参与到血友病的病理过程中。本病的治疗原则为凉血勿留瘀、治血同治气、止血与化瘀同行。

【健康教育】

1. 知识宣教　告知患者及家属预防本病的重要性。血友病的出血多数与损伤有关,应向患者及家属介绍有关血友病出血的预防知识。介绍遗传咨询、婚前检查、加强产前诊断的重要性及意义,以减少血友病发生。

2. 生活指导　告知患者活动量要适中,避免受伤;有活动性出血的患者,应限制活动范围和活动强度,如行走、慢跑、手持重物等时间不可过长,避免出现负重关节出血或深部组织血肿。有出血倾向时要限制活动。家庭内做好各种安全防范措施,尽量避免使用锐器,如针、剪、刀等。患者如需手术或拔牙,要注射足量的凝血因子,并备足够量的凝血因子。禁服阿司匹林、双嘧达莫等影响血小板功能的药物,以防出血加重。

3. 病情监测　教会患者出血症状与体征的自我监测方法,一旦有出血征象,按常规处理,如效果不佳,立即就诊。

【结语】

血友病是一组遗传性凝血因子缺乏的出血性疾病,主要有 A、B 两型。以阳性家族史、幼年发病、自发或轻度外伤后出血不止、血肿形成及关节腔出血为临床特点。血友病的出血多数与损伤有关,护理重点是预防损伤,防止出血,同时重视遗传咨询、婚前检查,减少血友病发生率。

五、弥散性血管内凝血

弥散性血管内凝血(disseminated intravascular coagulation,DIC)是在许多疾病基础上,以微血管体系损伤为病理基础,凝血及纤溶系统被激活,导致全身微血管血栓形成,凝血因子大量消耗并继发纤溶亢进,引起全身出血及微循环衰竭的临床综合征。

【病因与发病机制】

1. 病因

(1) 严重感染:诱发 DIC 的主要病因之一,约占 DIC 的 31% ~ 43%。①细菌感染,革兰阴性菌感染如脑膜炎球菌、大肠埃希菌、铜绿假单胞菌感染等,革兰阳性菌感染如金黄色葡萄球菌感染等;②病毒感染,如流行性出血热、重症肝炎和麻疹等;③立克次体感染,如斑疹伤寒等;④其他感染,如脑型疟疾、钩端螺旋体病等。

(2) 恶性肿瘤:约占 DIC 的 24% ~ 34%,近年来有上升趋势。常见者如急性早幼粒白血病、淋巴瘤、前列腺癌、胰腺癌、肝癌、肺癌及其他实体瘤。

(3) 病理产科:约占 DIC 的 4% ~ 12%。见于羊水栓塞、感染性流产、重度妊娠高血压综合征、子宫破裂、胎盘早剥、前置胎盘、死胎滞留等。

（4）手术及创伤：约占DIC的1%～15%。富含组织因子（TF）的器官如脑、前列腺、胰腺、子宫及胎盘等，可因手术及创伤等释放TF，诱发DIC。大面积烧伤、严重挤压伤、骨折及蛇咬伤也易致DIC。

（5）医源性疾病：约占DIC的4%～8%。其发病率日趋升高，主要与药物、手术、放疗、化疗及不规范的医疗操作有关。

（6）其他：如恶性高血压、肺心病、巨大血管瘤、ARDS、急性膜腺炎、重症肝炎、溶血性贫血、血型不合输血、急进型肾炎、糖尿病酮症酸中毒、系统性红斑狼疮、移植物抗宿主病（GVHD）等。

2. 诱因

（1）休克：既是DIC的表现，也是DIC的发病诱因。主要原因包括：休克时血流缓慢；多种介质活化血小板，激活凝血过程；组织细胞缺氧坏死，引起TF释放；合并代谢性酸中毒等。

（2）酸中毒：酸中毒时血液凝固性升高，血小板聚集性增强，代谢产物可以损伤内皮细胞。

（3）单核-巨噬细胞系统功能被抑制。

（4）缺氧：可引起酸中毒以及组织坏死和内皮细胞损伤，TF释放。

（5）妊娠：妊娠期多种凝血因子水平增高。

3. 发病机制

（1）组织损伤：感染、肿瘤溶解、严重或广泛创伤、大型手术等因素导致组织因子或组织因子类物质释放入血，激活外源性凝血系统。蛇毒等外源性物质亦可激活此途径，或直接激活FX及凝血酶原。

（2）血管内皮损伤：感染、炎症、变态反应及缺氧等引起血管内皮损伤，导致FXII激活及TF的释放，启动外源性或内源性凝血系统。

（3）血小板活化：各种炎症反应、药物、缺氧等可诱发血小板聚集及释放反应，通过多种途径激活凝血。

（4）纤溶系统激活：上述致病因素亦可同时通过直接或间接方式激活纤溶系统，致凝血-纤溶平衡进一步失调。

【临床表现】

DIC的临床表现可因原发病、DIC类型、分期不同而有较大差异。DIC分为前DIC期、高凝期、消耗性低凝期和继发性纤溶亢进期。

1. 出血 是DIC最常见症状之一。发生率为84%～95%，为自发性、多发性出血，可遍及全身，多见于皮肤、黏膜、伤口及穿刺部位，其次为某些内脏出血，严重者可发生颅内出血。

2. 低血压、休克或微循环衰竭 发生率约为30%～80%，表现为一过性或持续性血压下降，早期即可出现肾、肺、大脑等器官功能不全，表现为肢体湿冷、少尿、呼吸困难、发绀及神志改变等。休克程度与出血量常不成比例。顽固性休克是DIC病情严重、预后不良的征兆。

3. 微血管栓塞 微血管栓塞分布广泛，发生率为40%～70%。浅层栓塞多发生在四肢、胸背皮肤和眼睑、消化道等黏膜的微血管。表现为皮肤发绀，进而发生灶性坏死、斑块状坏死或溃疡形成,但坏死和溃疡在临床上较少见。临床上深部器官微血管栓塞导致的器官衰竭更为常见,多见于肾脏、肺、脑等部位。可表现为肾衰竭、呼吸衰竭、意识障碍,颅内高压和顽固性休克等。

4. 微血管病性溶血 约见于25%的患者。可表现为进行性贫血,贫血程度与出血量不成比例,大量溶血时还可出现黄疸、血红蛋白尿等。

【辅助检查】

1. 消耗性凝血障碍检测 血小板计数减少,PT延长纤维蛋白原定量减少,抗凝血酶Ⅲ含量及活性降低,FⅧ:C活性降低等。

2. 继发性纤溶亢进检测 纤溶酶及纤溶酶原激活物的活性增高,FDP明显增多,鱼精蛋白副凝试验(3P试验)阳性等。

【诊断要点】

国内诊断标准主要依据临床表现和实验室检查。

1. 临床表现 存在易引起DIC的基础疾病。有下列两项以上临床表现:①多发性出血倾向;②原发病难以解释的微循环衰竭或休克;③多发性微血管栓塞的症状、体征;④抗凝治疗有效。

2. 实验室检查指标 同时有下列三项以上异常:①血小板$<100\times10^9$/L,或进行性下降,肝病、白血病患者血小板$<50\times10^9$/L;②血浆纤维蛋白原含量<1.5g/L,或进行性下降,或>4g/L,白血病及其他恶性肿瘤<1.8g/L,肝病<1.0g/L;③3P试验阳性或血浆FDP>20mg/L,肝病、白血病FDP>60mg/L,或D-二聚体水平升高或阳性;④PT缩短或延长3秒以上,肝病、白血病延长5秒以上,或APTT缩短或延长10秒以上。

【治疗要点】

1. 病因治疗 去除病因、治疗原发病是终止DIC病理过程的最为关键和根本的治疗措施。如控制感染,治疗肿瘤,产科及外伤处理;纠正缺氧、缺血及酸中毒等。

2. 抗凝治疗 是终止DIC病理过程、减轻器官损伤,重建凝血-抗凝平衡的重要措施。DIC的抗凝治疗应在处理基础疾病的前提下与凝血因子补充同步进行。

(1) 肝素治疗

1) 剂量与用法:①肝素钠(普通肝素),急性DIC每日10 000～30 000U/d,一般12 500U/d左右,每6小时用量不超过5000U,静脉点滴,根据病情可连续使用3～5天;②低分子量肝素,与肝素钠相比,较少引起血小板减少,出血并发症较少,半衰期较长,生物利用度较高。常用剂量为75～150IUAXa(抗活化因子X国际单位)/(kg·d),一次或分两次皮下注射,连用3～5天。

2) 适应证:①DIC早期(高凝期);②血小板及凝血因子呈进行性下降;③微血管栓塞表现(如器官功能衰竭)明显的患者;④消耗性低凝期但病因短期内不能去除者,在补充凝血因子情况下使用。

3) 禁忌证:①手术后或损伤创面未经良好止血者;②近期有大咯血的结核病或有大量出血的活动性消化性溃疡;③蛇毒所致DIC;④DIC晚期,患者有多种凝血因子缺乏及明显纤溶亢进。

4) 观察指标:普通肝素监测最常用的是APTT。正常值为(40±5)秒,肝素治疗使其延长为正常值的1.5～2.0倍时即为最佳剂量。

5) 中和剂:普通肝素过量可用鱼精蛋白中和,鱼精蛋白1mg可中和肝素100U,

笔记

低分子肝素常规剂量下无需严格监测。

3. 补充血小板及凝血因子 适用于有明显血小板或凝血因子减少且已进行病因及抗凝治疗,而 DIC 未能得到良好控制者。可采用:①新鲜全血,每次输入 800 ~ 1500ml(20 ~ 30ml/kg),每 1ml 新鲜血加入 5 ~ 10IU 肝素,全血输注已少用;②新鲜冷冻血浆,每次 10 ~ 15ml/kg,需肝素化;③血小板悬液,血小板计数低于 $20×10^9/L$,疑有颅内出血或其他危及生命的出血者需输入血小板悬液,使血小板计数达到 $20×10^9/L$ 以上;④纤维蛋白原,首次剂量 2.0 ~ 4.0g,静脉滴注。24 小时内给予 8 ~ 12g,可使血浆纤维蛋白原升至 1g/L。由于纤维蛋白原半衰期较长,一般每 3 天用药一次;⑤FⅧ及凝血酶原复合物,偶在严重肝病合并 DIC 时考虑应用。

4. 纤溶抑制药物 一般不使用。仅适用于 DIC 的基础病因及诱发因素已经去除或控制,并有明显纤溶亢进的临床及实验室检查证据或 DIC 晚期,继发性纤溶亢进已成为迟发性出血主要原因的患者。

5. 溶栓疗法 原则上不使用溶栓剂,因为 DIC 主要形成微血管血栓,并多伴有纤溶亢进。

6. 其他治疗 糖皮质激素不作常规应用,但下列情况可予以考虑:①基础疾病需糖皮质激素治疗者;②感染-中毒性休克并且 DIC 已经有效抗感染治疗者;③并发肾上腺皮质功能不全者。山莨菪碱有助于改善微循环及纠正休克,DIC 早、中期可应用,每次 10 ~ 20mg,静脉滴注,每日 2 ~ 3 次。

【常用护理诊断/问题】

1. 有受伤的危险:出血 与 DIC 所致的凝血因子被消耗、继发性纤溶亢进、肝素应用等有关。

2. 潜在并发症:呼吸衰竭、肾衰竭、休克。

【护理措施】

1. 病情观察 持续心电监护,严密观察病情变化,定时测量脉搏、体温、呼吸、血压。特别注意观察有无皮肤黏膜瘀斑,伤口、注射部位渗血,呕血、便血、泌尿道出血、颅内出血、意识障碍等,注意观察尿量、尿色变化,记录 24 小时出入量。定时监测血小板计数、凝血酶原时间、血浆纤维蛋白含量、3P 试验等,并详细记录。

2. 起居护理 绝对卧床休息,勿搬动患者,如有休克按休克常规护理,并注意保暖。对于意识障碍者要采取安全保护措施,如加用护栏、约束带等。保持病室环境安静清洁,定期开窗通风,做好基础护理,预防并发症。

3. 用药护理 按医嘱给予抗凝剂、凝血因子、成分输血或抗纤溶药物治疗。严格掌握药物剂量。用肝素前要先测定凝血时间,用药后 2 小时再次测定凝血时间。如凝血时间短于 12 分钟,提示肝素剂量不足,若超过 30 分钟则示过量,凝血时间在 20 分钟左右表示剂量合适。肝素使用过量可引起消化道、泌尿道、胸腔或颅内出血,部分患者可发生严重出血。若大出血不止,则须用等量的鱼精蛋白拮抗。注射鱼精蛋白速度不宜过快,以免抑制心肌,引起血压下降、心动过缓和呼吸困难。进行肌内、静脉注射后应压迫针刺部位至少 5 分钟,以防出血或血肿。

4. 对症护理 若患者出现剧烈头痛、头昏、眼花、呕吐等颅内出血症状,应立即将患者头部抬高并给予冷敷,迅速建立静脉通道,按医嘱给予止血、降颅内压的药物和输新鲜血。保持呼吸道通畅,给予氧气吸入,及时清除患者鼻、口腔内异物或分泌物。如昏迷及抽搐患者应由专人护理,必要时采取安全保护措施,防止坠床。

5. 心理护理　DIC病情变化迅速,病情危重,患者及家属精神、心理压力大,因此对患者进行心理护理,并向家属做好解释和安抚工作,避免他们的不良情绪影响患者。抢救现场应保持安静,操作轻柔、动作敏捷,稳定患者紧张情绪。

6. 中医护理　本病属中医"血证"、"温病"范畴。主要是由于外感疫毒,跌打损伤及久病正虚所致。由于瘀血阻络,使离经之血妄行。治疗要注意辨清瘀滞部位;辨清是寒证血瘀与热证血瘀;辨清虚实偏胜。热毒血瘀型要以清热解毒配合活血化瘀;气滞血瘀型要以疏肝理气、养血调肝配合活血化瘀;气虚血瘀型要以补气调肝、疏肝扶脾配合活血化瘀;血虚夹瘀型以养血调肝、扶脾益胃配合活血化瘀。

【健康教育】

1. 知识宣教　向患者及家属介绍本病相关知识,做好用药治疗指导,使患者积极配合治疗。特别要解释反复进行实验室检查的重要性和必要性,特殊治疗的目的及不良反应。

2. 生活指导　教育患者注意休息,避免劳累。发病期应绝对卧床休息,待症状好转后适量活动。

3. 饮食指导　告知患者食用可口、易消化、易吸收、富含营养的食物,少量多餐。

4. 心理指导　指导亲属要给予患者足够的关心和爱护,帮助患者树立信心。

【结语】

DIC是由多种致病因素激活机体的凝血系统,导致机体弥散性微血栓形成,凝血因子大量消耗并继发纤溶亢进,从而引起全身性出血,微循环障碍及至多器官功能衰竭的临床综合征。其病情凶险,死亡率高,应早期预防。DIC一旦发生,应及时控制原发疾病,改善微循环,重新建立凝血-抗凝血功能的动态平衡。如不及时治疗,往往危及生命,应提高警惕,严密观察病情变化。

第四节　白　血　病

 案例导入

　　患者牛女士,48岁,印刷厂工人。自觉疲乏无力、胸部不适3个月,牙龈渗血不止1日入院。患者三个月前经常感觉疲劳,胸口不适,伴咳嗽、胸闷气短,自服感冒药后症状未好转。近3日胸部疼痛难忍,伴头痛、胸闷气短畏寒、咽痛、牙龈肿痛不适,咳嗽、咳少量白痰,今晨刷牙后出现牙龈渗血,不能自止,遂到医院就诊。患者平时因头发白,经常染发。家庭经济状况一般。

　　身体评估:T 36.3℃,P 80次/分,R 22次/分,BP 120/70mmHg。贫血貌,全身皮肤散在少量出血点,全身浅表淋巴结未触及肿大,胸骨压痛,肝肋下2cm,脾肋下未触及。

　　辅助检查:血常规:白细胞计数114.1×10⁹/L,血红蛋白60g/L,血小板15×10⁹/L;粪便隐血试验(OB)阳性;出凝血检查:凝血酶原时间12.5秒,纤维蛋白原降解产物1.11μg/ml;双肺胸片提示双肺弥漫性斑片状渗出。

　　初步诊断:急性白血病。

　　请问:该患者现存的主要护理诊断或护理问题有哪些?首优护理诊断是什么?针对该护理诊断应采取哪些护理措施?

笔记

白血病(leukemia)是一类原因未明的造血干祖细胞的恶性克隆性疾病。因白血病细胞增殖失控、分化成熟障碍、凋亡受阻,而停滞在细胞发育的不同阶段。在骨髓和其他造血组织中白血病细胞大量增生累积,并浸润其他脏器和组织,使正常造血功能受抑制,临床上以进行性贫血、持续发热或反复感染、出血和组织器官浸润等为主要表现,以外周血中出现形态各异、数目不等的幼稚细胞为特征。

白血病是一种常见的恶性肿瘤。据西方国家统计,白血病总年发病率为(8~10)/10万,依此推算全世界每年有新增病例20~25万。在我国,白血病的发病率略低,约为(3~4)/10万,以急性白血病多见,男性发病率略高于女性,各年龄阶段均可发病。在恶性肿瘤所致的死亡率中,白血病居第6位(男性)和第7位(女性),但在儿童及35岁以下成人中则居第1位。

【白血病分类和分型】
临床常用的白血病分类方法如下。

1. 根据白血病细胞成熟程度和白血病自然病程分类

(1) 急性白血病(acute leukemia,AL):起病急,病情发展迅速,病程短,仅为数月。骨髓及外周血中以异常的原始及早期幼稚细胞为主。

(2) 慢性白血病(chronic leukemia,CL):起病缓慢,病情发展亦缓慢,自然病程一般在一年以上。骨髓及外周血中以较成熟幼稚细胞及成熟细胞为主,细胞分化停滞在较晚阶段。

2. 按白血病细胞的形态和细胞化学特征分类　根据主要受累细胞系列将急性白血病分为急性淋巴细胞白血病(acute lymphoblastic leukemia,ALL,简称急淋)与急性髓系白血病(acute myelogenous leukemia,AML)两类。ALL按原始淋巴细胞的大小及形态分为 L_1、L_2 和 L_3 三个亚型;AML 分为 M_0 至 M_7 八个亚型。

慢性白血病分为慢性淋巴细胞白血病(chronic lymphoblastic leukemia,CLL,简称慢淋)、慢性髓系白血病(chronic myelogenous leukemia,CML)、慢性粒单核细胞白血病(chronic myelomonocytic leukemia,CMML)等多种类型。

【病因及发病机制】
白血病的确切病因至今未明,但大量临床观察与调查结果发现,白血病的发生与下列因素有关。

1. 生物因素　主要包括病毒感染和免疫功能异常。病毒感染机体后,作为内源性病毒整合并潜伏在宿主细胞内,一旦在某些理化因素作用下,即被激活表达而诱发白血病;或作为外源性病毒由外界以横向方式传播感染,直接致病。部分免疫功能异常者,如某些自身免疫性疾病,因其自身免疫功能异常而致白血病的危险度增加。

2. 物理因素　电离辐射(包括 X 射线、γ 射线等)可致白血病已被证实。如日本广岛及长崎受原子弹袭击后,幸存者发病率比一般人群高30倍和17倍。一次大剂量或多次小剂量照射均可引起白血病。常致 AL 和 CML。

3. 化学因素　多种化学物质或药物可诱发白血病,长期接触苯及其衍生物与白血病发生有关。氯霉素、保泰松、烷化剂及细胞毒药物均有可能致白血病。以 AML 多见。

4. 遗传因素　单卵孪生者中如一个患白血病,另一个发生率为 1/5~1/4,比双卵孪生者高12倍。有染色体异常的一些遗传性疾病,如先天愚型、先天性再生障碍性贫血(Fanconi 综合征)等较易发生白血病。

白血病发病机制非常复杂,白血病的发生可能是多步骤,目前认为至少有两类分子事件共同参与发病,即所谓的"二次打击"学说。其一,各种原因所致的造血细胞内一些基因的决定性突变,激活某种信号通路,导致克隆性异常造血细胞生成,此类细胞获得增殖和(或)生存优势、多有凋亡受阻;其二,一些遗传学改变可能会涉及某些转录因子,导致造血细胞分化阻滞或分化紊乱。

一、急性白血病

急性白血病是造血干祖细胞恶性克隆性疾病,发病时骨髓中异常的原始细胞及幼稚细胞(白血病细胞)大量增殖并抑制正常造血,可广泛浸润各器官和组织。临床表现为贫血、发热、出血和各器官浸润征象。

急性白血病未经治疗者平均生存期仅 3 个月左右,近年来白血病治疗进展快,疗效明显提高,患者生存期大大延长。决定预后因素除治疗方法外,还与患者年龄、白血病分型及染色体异常有关。1~9 岁患者预后较好,1 岁以下及 9 岁以上儿童、中青年、成年患者预后较差,60 岁以上老年人更差。

【临床表现】

起病急缓不一。急性起病者可以是突然高热,类似"感冒",也可以是严重的出血。起病缓慢者常为脸色苍白、皮肤紫癜,月经过多或拔牙后出血难止而就医时被发现。

1. 发热 为半数患者早期常见症状,可高热也可低热,高热常提示有继发感染。感染部位以口腔炎、牙龈炎、咽峡炎最常见,致病菌以革兰阴性杆菌最为多见。肺部感染、肛周炎、肛周脓肿亦常见。严重时可致菌血症或败血症。继发感染是导致急性白血病患者死亡最常见的原因之一。主要表现为持续低热或高热甚至超高热,可伴畏寒或寒战及出汗等。

2. 出血 以出血为早期表现者约占 40%。出血部位可遍及全身,常见有皮肤瘀点、瘀斑、鼻出血、牙龈出血、口腔血肿、月经过多等。颅内出血最为严重,表现为剧烈头痛、呕吐、烦躁不安,两侧瞳孔大小不对称,甚至昏迷、死亡。有资料表明急性白血病死于出血者占 62.2%,其中颅内出血为 87%。急性早幼粒细胞白血病(APL)易合并凝血异常而出现全身广泛性出血。出血主要原因是血小板减少、凝血异常及感染。

3. 贫血 常为首发症状,呈进行性加重,半数患者就诊时已为重度贫血,尤其是继发于骨髓增生异常综合征者。原因主要是无效红细胞生成、溶血、出血及某些阻碍 DNA 代谢的抗白血病药物的应用等。

4. 器官和组织浸润表现

(1)骨骼和关节:常有胸骨下端局部压痛,提示骨髓腔内白血病细胞过度增生。可出现四肢骨骼、关节疼痛,常以儿童多见。

(2)肝、脾及淋巴结肿大:白血病细胞浸润多发生在肝、脾及淋巴结,致肝、脾轻度至中度肿大。淋巴结肿大以 ALL 较多见,纵隔淋巴结肿大多见于 T-ALL。

(3)中枢神经系统白血病(central nervous system leukemia,CNSL):中枢神经系统是白血病最常见的髓外浸润部位。多数化疗药物难以通过血脑屏障,不能有效杀灭隐藏在中枢神经系统的白血病细胞,因而引起 CNSL。轻者表现头痛、头晕,重者除还表现为呕吐、颈强直,甚至抽搐、昏迷。CNSL 多发生在治疗后缓解期,以 ALL 最常见,儿童尤甚。

笔记

（4）其他部位：皮肤浸润表现为蓝灰色斑丘疹或皮肤粒细胞肉瘤，局部皮肤隆起、变硬，呈紫蓝色皮肤结节；急性粒-单核细胞白血病和急性单核细胞白血病，由于白血病细胞浸润可使牙龈增生、肿胀；部分 AML 可伴粒细胞肉瘤（绿色瘤），常累及骨膜，以眼眶部位最常见，可引起眼球突出、复视或失明；睾丸浸润表现多为一侧睾丸无痛性肿大，另一侧虽无肿大，但在活检时往往发现有白血病细胞浸润。睾丸白血病多见于 ALL 化疗缓解后的幼儿和青年，是仅次于 CNSL 的白血病髓外复发的部位。

【辅助检查】

1. 血象　大多数患者白细胞增多，白细胞计数多在 $(10\sim50)\times10^9/L$，低于 $1.0\times10^9/L$ 者，称为白细胞不增多性白血病；大于 $10\times10^9/L$ 者，称为白细胞增多性白血病。血涂片分类检查中可见数量不等的原始细胞及幼稚细胞。贫血轻重不同，一般属正常细胞性贫血。早期血小板轻度减少或正常，晚期明显减少，可伴出血时间延长，约 50% 的患者血小板低于 $60\times10^9/L$，晚期血小板往往极度减少。

2. 骨髓象　是诊断 AL 的主要依据和必做检查。FAB 分型将原始细胞≥骨髓有核细胞（ANC）的 30% 定义为 AL 的诊断标准，WHO 分型则将这一比例下降至≥20%，并提出原始细胞比例<20%，但伴有 t(15;17)、t(8;21) 或 inv(16)/t(16;16) 者亦应诊断为 AML。多数 AL 骨髓象有核细胞显著增生，以原始细胞为主；少数 AL 骨髓象增生低下，称为低增生性 AL。

3. 其他　白血病患者血清尿酸浓度及尿液中尿酸排泄量均增加，特别在化疗期间，这是由于大量白血病细胞被破坏所致。此外，白血病患者还可进行细胞化学、免疫学、染色体和基因检查，对确定 AL 的诊断、分型、治疗方案和预后有密切关系。

【诊断要点】

根据患者持续性发热或反复感染、进行性贫血、出血、骨骼关节疼痛、肝、脾和淋巴结肿大等临床表现，结合外周血象及骨髓象特点，诊断一般不难。但因白血病细胞类型、染色体改变、免疫表型和融合基因的不同，治疗方案及预后亦有所不同，应尽力获得全面资料，以便评价预后，指导治疗，并应排除其他疾病。

【治疗要点】

临床上常用有效联合化学治疗，符合条件者可行造血干细胞移植。为治疗需要及减少患者反复穿刺的痛苦，建议留置深静脉导管。

1. 对症支持治疗　病情较重的患者须卧床休息，最好将患者安置在隔离病室或无菌层流室进行治疗。

（1）高白细胞血症的紧急处理：高白细胞血症（$>100\times10^9/L$）不仅会增加患者的早期死亡率，而且也会增加髓外白血病的发病率和复发率。当循环血液中白细胞极度增高（$>200\times10^9/L$）时还可发生白细胞淤滞症（leukostasis），表现为呼吸窘迫、低氧血症、头晕、言语不清、反应迟钝、中枢神经系统出血及阴茎异常勃起等。一旦出现可使用血细胞分离机，单采清除过高的白细胞，同时给以化疗和水化，应预防高尿酸血症、酸中毒、电解质平衡紊乱和凝血异常等并发症。

（2）防治感染：发热多是由感染引起，感染病灶未明，应查找原因，同时应用广谱抗生素治疗，根据培养结果再更换有效抗生素。严重者可采用粒细胞集落刺激因子或粒-单核细胞集落刺激因子，以提高粒细胞数量。患者宜住层流病房或消毒隔离病房。

（3）控制出血：血小板计数过低易引起出血，应输浓缩血小板悬液，保持血小板

>20×10⁹/L,发生弥散性血管内凝血时,应按 DIC 处理。

（4）纠正贫血:严重贫血可输浓缩红细胞或全血,维持 Hb>80g/L。

（5）防治高尿酸血症肾病:由于大量白血病细胞被破坏(化疗时更严重),血液及尿液中尿酸浓度明显增高,可产生尿酸结石,引起肾小管阻塞而发生高尿酸血症肾病,表现为少尿、无尿,严重者可致肾衰竭。故应鼓励患者多饮水并保持碱性尿,给予别嘌醇口服,以抑制尿酸合成。

（6）加强营养:白血病为严重消耗性疾病,特别在化疗、放疗时消耗更多,应重视补充营养,给予高蛋白、高热量、高维生素易消化食物,维持水、电解质平衡,必要时可经静脉补充营养,以保证化疗、放疗顺利进行。

2. 化学药物治疗　化疗是目前白血病治疗最主要的方法,也是造血干细胞移植的基础。

（1）化疗阶段:急性白血病的化疗分为诱导缓解和缓解后(巩固强化)治疗两个阶段。

1）诱导缓解:是急性白血病治疗的起始阶段,主要是通过联合化疗,迅速、大量地杀灭白血病细胞,使机体正常造血,患者尽可能在较短的时间内获得完全缓解(complete remission,CR)。完全缓解的标准是:①白血病的症状、体征消失;血象基本正常;②骨髓象中原始+幼稚白血病细胞≤5%;③红系、巨核系正常;④外周血分类中无白血病细胞;⑤无髓外白血病。用于诱导缓解的药物应对白血病细胞较敏感,短时间内能杀伤大量白血病细胞,从而达到满意治疗效果,力争 1~2 个疗程即达到完全缓解。第一次缓解愈早愈彻底,则缓解期愈长,生存期亦愈长。

2）缓解后(巩固强化)治疗:是 CR 后患者治疗的延续阶段。由于急性白血病患者达到完全缓解后,体内尚有 10⁸~10⁹ 左右的白血病细胞,且在髓外某些部位仍可有白血病细胞的浸润,是疾病复发的根源。缓解后治疗主要是通过进一步的巩固与强化治疗,彻底消灭残留的白血病细胞,从而达到长期无病生存乃至彻底治愈的目标。

（2）化疗药物及治疗方案:常用化疗药物及联合化疗方案分别见表6-9和表6-10。

表6-9　白血病常用化疗药物

药物分类	药物名称（英文缩写）	药理作用	主要不良反应
生物碱类	长春新碱(VCR)	抑制有丝分裂	末梢神经炎,脱发,消化道反应
	高三尖杉酯碱(H)	同上	骨髓抑制,心脏毒性,消化道反应
	依托泊苷(VP-16)	干扰 DNA、RNA 合成	骨髓抑制,脱发,消化道反应
抗代谢类	巯嘌呤(6-MP)	抗嘌呤代谢,阻碍 DNA 合成	骨髓抑制,消化道反应,肝损害
	氟达拉滨(FLU)	同上	神经毒性,骨髓抑制
	阿糖胞苷(Ara-C)	抗嘧啶代谢,阻碍 DNA 合成	消化道反应,骨髓抑制,肝功能损害
	羟基脲(HU)	抗嘌呤嘧啶代谢,阻碍 DNA 合成	消化道反应,骨髓抑制
	甲氨蝶呤(MTX)	抗叶酸代谢,干扰 DNA 合成	口腔及胃肠道黏膜溃疡,骨髓抑制,肝功能损害

药物分类	药物名称（英文缩写）	药理作用	主要不良反应
激素类	泼尼松（P）	破坏淋巴细胞	库欣综合征,易感染,高血压,药物性糖尿病,溃疡病
烷化剂	环磷酰胺（CTX）	破坏 DNA	骨髓抑制,脱发,消化道反应,出血性膀胱炎
	白消安（BUS）	同上	皮肤色素沉着,骨髓抑制
抗生素类（蒽环类）	柔红霉素（DNR）	抑制 DNA、RNA 合成	骨髓抑制,心脏损害,消化道反应
	阿霉素（ADM）	同上	同上
酶类	左旋门冬酰胺酶（L-ASP）	影响癌细胞蛋白质合成	肝损害,高尿酸血症,过敏反应
肿瘤细胞诱导分化剂	维 A 酸/全反式维 A 酸（ATRA）	使白血病细胞分化为具有正常表型功能的血细胞	皮肤黏膜干燥,消化道反应,头晕,关节痛,肝损害

表 6-10　急性白血病常用化疗方案

白血病分类分阶段		常用化疗方案
ALL	诱导缓解治疗	VP 方案（基础方案）:VCR+P DVLP 方案（目前常采用）:DNR+VCR+L-ASP+P
	缓解后治疗	(1)强化巩固:①化疗:间歇重复原诱导方案+定期强化方案。强化治疗药物有 HD Ara-C、HD MTX、6-MP、L-ASP。②造血干细胞移植 (2) 维持治疗:口服 6-MP+MTX,同时间断给予 VP 方案（普遍采用） 缓解后治疗时间一般持续 2 ~ 3 年 IA 方案:IDA(甲氧柔红霉素)+Ara-C DA 方案:DNR+Ara-C (以上两种方案最常用)
AML	诱导缓解治疗(非 APL)	HA 方案:H+Ara-C(我国学者率先使用方案) HAD 方案:H+Ara-C+DNR
	APL 诱导缓解治疗	ATRA+蒽环类
	缓解后治疗	依据预后程度选择不同治疗方法

3. CNSL 的防治　由于化疗药物难以通过血脑屏障,因此隐藏在中枢神经系统内的白血病细胞常是白血病复发的根源,应加强防治。目前多采用的防治措施包括鞘内注射甲氨蝶呤、阿糖胞苷、糖皮质激素等抗白血病药物、高剂量全身化疗药(如 HD MTX、Ara-C)和颅脊椎照射(因不良反应多,仅作为 CNSL 发生时的挽救治疗)。

4. 造血干细胞移植（HSCT）　作为治疗白血病的方法已应用多年。其方法是先进行全身化疗、放疗,用强力免疫抑制剂将患者体内的白血病细胞最大可能全部杀灭,同时充分抑制患者免疫功能,然后植入正常人的骨髓,使患者恢复正常造血功能。急性白血病进行移植的时间目前主张第一次完全缓解时进行,患者年龄控制在50岁以下。骨髓移植后早期主要并发症是严重感染、出血及移植物被排斥,以后是移植物抗宿主病。

近年临床试用自体骨髓移植或自体外周血干细胞移植技术,可使部分患者无病生存时间明显延长。输注胎儿脐血,使患者重建造血功能,此技术目前主要用于治疗儿童白血病。

【常用护理诊断/问题】

1. 有感染的危险　与正常粒细胞减少、免疫功能低下有关。

2. 组织完整性受损:出血　与血小板过低,凝血功能障碍等有关。

3. 活动无耐力　与白血病引起贫血、化疗药物不良反应等有关。

4. 恐惧　与急性白血病治疗效果差、死亡率高有关。

【护理措施】

1. 病情观察　密切观察患者的生命体征,有无口腔、咽喉、肺部感染、贫血加重及颅内出血征兆。询问患者进食情况及有无恶心、呕吐,疲乏无力感有无改善。监测尿量、血象、血尿酸、骨髓象变化,发现异常,及时报告医生并协助处理。

2. 起居护理　保持病室安静,光线柔和,尽量减少探视。病情轻或缓解期患者可适当休息。病情较重者,应绝对卧床休息。根据患者体力,交替安排活动与休息。化疗后可下床活动10~15分钟,卧床休息30分钟再下床活动,患者若无不适,每日室内活动3~4次,以后逐渐增加活动时间或活动次数。保证每天睡眠7~9小时。

3. 饮食护理　给予高热量、高蛋白、富含维生素、适量纤维素、清淡易消化饮食,以半流质为主,少量多餐。尽可能满足患者的饮食习惯或对食物的要求,以增加食欲。避免进食高糖、高脂、产气过多和辛辣的食物;避免化疗前后2小时内进食;避免饭后立即平卧。当出现恶心及呕吐时,应暂缓或停止进食,及时清除呕吐物,保持口腔清洁,停止呕吐后指导患者进行深呼吸或吞咽动作,以减轻恶心症状。必要时,遵医嘱给予止吐药物。保证每天饮水量。

4. 用药护理　遵医嘱给予化疗药物,注意观察化疗药物毒副作用。

(1) 静脉炎及组织坏死的预防与护理:多数化疗药物对组织刺激大,多次注射常引起静脉炎及周围组织损伤,表现为局部血管出现条索状红斑,甚至血管闭塞。若注射时药液渗漏,会引起局部组织坏死。化疗时应注意:①选择有弹性且直的大血管,最好采用中心静脉或深静脉留置导管注射。②输注化疗药物前,先用生理盐水冲管,确定输液顺利无渗漏后,再给予化疗药物。遵医嘱静脉输注化疗药时,药物注入速度要慢,确保针头在血管内,输注完毕后再用生理盐水冲管拔针,拔针后按压数分钟。③一旦药物外渗,立即停止输注,边回抽边退针,局部用生理盐水加地塞米松皮下注射或遵医嘱给予普鲁卡因局部封闭治疗,也可冷敷。对于发生静脉炎的局部血管,禁止静脉穿刺,使用多硫酸黏多糖乳膏(喜疗妥)等药物外敷,患处勿受压,尽量避免患侧卧位。鼓励患者多做肢体活动,以促进血液循环。

(2) 骨髓抑制的护理:骨髓抑制是多种化疗药物共有的不良反应。化疗药物不仅彻底杀灭白血病细胞,同时也损害正常细胞。化疗过程中应定期查血象和骨髓象,以便观察疗效及骨髓受抑制情况。一旦发生骨髓抑制,需加强贫血、感染和出血的预防、观察和护理,协助医生正确用药。

（3）消化道反应：某些化疗药物可以引起恶心、呕吐、食欲缺乏等反应,常有较大的个体差异。患者一般第 1 次用药时反应较强烈,以后逐渐减轻,症状多出现在用药后 1～3 小时,持续数小时到 24 小时不等,体弱者症状出现较早且较重,故化疗期间应为患者提供良好的休息与进餐环境,选择合适的进餐时间,必要时可用止吐镇静剂。

（4）口腔溃疡的护理：口腔溃疡亦是急性白血病患者常见的不良反应。通过正确的口腔护理减少溃疡面感染的机会,促进溃疡愈合。对已发生口腔溃疡者,加强口腔护理,每日 2 次。

1）漱口液的选择与含漱方法：一般情况下选用生理盐水、复方硼砂含漱液（多贝尔液）等交替漱口;若疑为厌氧菌感染可选用 1%～3% 过氧化氢溶液;真菌感染可选用 1%～4% 的碳酸氢钠溶液、制霉菌素溶液或 1:2000 的氯己定溶液漱口。每次含漱时间为 15～20 分钟,每日至少 3 次,溃疡疼痛严重者可在漱口液内加入 2% 利多卡因止痛。

2）促进溃疡愈合药物：碘甘油 10ml 加蒙脱石散剂（思密达）3g 与地塞米松 5mg,调配成糊状,或选用溃疡贴膜、外用重组人表皮生长因子衍生物（金因肽）、锡类散等（真菌感染者可选用制霉菌素甘油）。用药方法：三餐后及睡前用漱口液含漱后,将药涂于溃疡处。为保证药物疗效的正常发挥,涂药后 2～3 小时方可进食或饮水。

（5）心脏毒性的预防与护理：柔红霉素、多柔比星、高三尖杉酯碱类药物可引起心肌损害及心脏传导阻滞,用药前后应观察患者心率、心律及血压;用药时速度要缓慢,滴速<40 滴/分为宜。一旦出现毒性反应,应报告医生并配合处理。

（6）肝功能损害的预防与护理：甲氨蝶呤、门冬酰胺酶对肝功能有损害作用,用药期间应观察患者有无黄疸,并定期检测肝功能。

（7）脱发的心理护理：化疗前向患者说明化疗可能导致脱发,但绝大多数情况下化疗结束后头发会再生,减轻患者的心理负担。指导患者日常生活中可戴假发或帽子,坦然面对。出现脱发后,评估患者对化疗所致脱发的感受和认识,鼓励其表达内心的感受,介绍有类似经验的患者共同分享经验,鼓励患者参与正常的社交活动。

（8）其他不良反应的护理：长春新碱可引起末梢神经炎、手足麻木感,停药后可逐渐消失;环磷酰胺可引起脱发及出血性膀胱炎导致血尿,有血尿必须停药;门冬酰胺酶可引起过敏反应,用药前应皮试;急性早幼粒细胞白血病应用维 A 酸治疗可引起维 A 酸综合征等。治疗期间要密切观察病情,以及时发现、有效处理。

5. 对症护理　白血病患者易发生感染,当粒细胞绝对值≤0.5×10⁹/L 时,实施保护性隔离,置患者于单人病房或无菌层流室;谢绝亲友探视;严格执行消毒隔离制度和无菌技术操作。一旦有感染,遵医嘱应用有效抗生素,如头孢曲松、头孢他啶等。出血及贫血的护理,详见本章第一节及第二节。

6. 心理护理　护士应耐心倾听患者的诉说,鼓励患者表达内心的悲伤情感,给予同情、理解和安慰;向患者说明长期情绪低落、焦虑及抑郁等可致内环境失调,引起食欲减退、失眠及免疫功能下降使病情加重,帮助患者进行自我心理调节,如采用娱乐疗法、放松疗法及转移注意力等,使患者保持积极稳定的情绪状态。向患者及家属说明白血病虽然难治,但目前治疗方法发展快、效果好,应树立信心,同时向患者介绍已缓解的病例或组织病友进行沟通与交流;寻求患者家属、亲友及社会的支持,为患者创造一个安全、安静、舒适和愉悦宽松的环境,有利于疾病的康复。

7. **中医护理**　中医学认为本病属"虚劳"、"血证"、"积聚"等范畴。由于邪毒内侵,正气虚弱及气滞、血瘀、痰凝所致。护理上应指导患者保持心情愉快,劳逸适度,起居有常。饮食宜清淡有营养,忌食辛辣刺激及肥甘厚腻之品。常食偏凉的新鲜蔬菜和水果,如荠菜、莲子、苦瓜、梨及百合等。热毒炽盛证及痰瘀互结证者,中药煎剂宜凉服;气阴两虚证者,药宜慢火久煎,空腹温服。

【健康教育】

1. **知识宣教**　告知患者避免接触对造血系统有损害的理化因素如电离辐射,染发剂、油漆等含苯物质及保泰松、氯霉素等药物,应定期查血象及骨髓象。

2. **用药指导**　向患者说明急性白血病缓解后仍应坚持巩固强化治疗,以延长疾病的缓解期和生存期,使患者主动坚持治疗。

3. **生活指导**　帮助患者养成健康、良好的生活方式,保证休息和营养,注意个人卫生,少去人群拥挤的地方。定期门诊复查血象,发现出血、发热及骨骼疼痛等情况及时去医院检查。

4. **心理指导**　向患者及家属说明白血病虽然难治,但目前治疗进展快、效果好,帮助患者树立信心,使其保持良好的情绪状态,促进患者疾病的康复。化疗间歇期,鼓励患者做些力所能及的家务,以增强其自信心。

【结语】

急性白血病是造血干细胞的恶性克隆性疾病,可分为 ALL 和 AML。发病时骨髓中异常的原始细胞和幼稚细胞大量增殖并抑制正常造血,广泛浸润肝、脾、淋巴结等器官组织。临床以贫血、出血、发热及器官、组织浸润表现为特征。病因与发病机制迄今尚不清楚。目前主要采用对症支持治疗、化学药物联合治疗为主。护理主要针对化疗药物的不良反应采取相应措施,同时注意预防感染和出血,并给予心理护理。

二、慢性白血病

慢性白血病可分为慢性髓系白血病(CML,简称慢粒)和慢性淋巴系白血病两大类,我国慢粒多见,本节主要介绍慢粒。CML 是一种发生在多能造血干细胞的恶性骨髓增生性肿瘤(获得性造血干细胞恶性克隆性疾病),主要涉及髓系。外周血粒细胞显著增多并有不成熟性。病程缓慢发展,脾脏肿大。CML 自然病程分为慢性期、加速期和急变期。

慢粒约占全部白血病的 15%,我国的发病率约为(0.39~0.99)/10 万,国内中位发病年龄大多在 45~50 岁,男性略多于女性。

【临床表现】

起病缓慢,症状多为非特异性,逐渐加重。

1. **慢性期**　起病缓慢,早期常无自觉症状。主要症状为乏力、消瘦、低热、多汗或盗汗等高代谢综合征表现。脾肿大常为最突出体征,可引起左上腹不适,随病情进展脾脏逐渐肿大,就诊时已达脐或脐以下,质地坚实、平滑、无压痛。多数病例有胸骨中下段压痛。慢性期一般持续数年。

2. **加速期及急变期**　加速期主要表现为原因不明的发热,骨、关节痛,贫血、出血加重,脾脏迅速肿大,原来治疗有效的药物变成无效。加速期从几个月至数年。急变期为慢粒的终末期,临床与急性白血病相似,常有严重贫血、出血、感染、发热等症状。

急变期多数为急粒变,少数为急淋变。急变期预后极差,多在数月内死亡。

【辅助检查】

1. 血象　慢性期白细胞计数常高于 $20×10^9/L$,部分患者在 $100×10^9/L$ 以上,分类中各阶段中性粒细胞均增多,以中幼和晚幼、杆状核粒细胞为主,原始细胞<10%;加速期原始细胞≥10%;急变期原始细胞>30%;慢性期嗜酸、嗜碱性粒细胞增多(有助于诊断),加速期嗜碱性粒细胞>20%;血红蛋白早期可正常,血小板计数正常或增多,晚期血红蛋白及血小板可明显下降。

2. 骨髓象　慢性期骨髓增生明显至极度活跃,以粒细胞为主,其中中幼粒、晚幼粒细胞明显增多,粒红比例明显增高,原始粒细胞<10%。加速期原始细胞≥10%。急变期明显增高,可达 20% ～50% 或更高;慢性期嗜酸、嗜碱性粒细胞增多,急变期出现髓外原始细胞浸润;红系细胞相对减少;血小板晚期减少。

3. 染色体检查及其他　95% 以上慢粒患者可发现 Ph 染色体阳性,少数患者 Ph 染色体呈阴性,此类患者预后较差。血清及尿中尿酸浓度增高,与化疗后大量白细胞破坏有关。中性粒细胞碱性磷酸酶(NAP)活性减低或呈阴性反应。

【诊断要点】

凡有原因不明的持续性白细胞增高,结合典型血象、骨髓象改变、脾肿大及 Ph 染色体阳性等即可做出诊断。值得注意的是,2% AML、5% 儿童 ALL 及 25% 成人 ALL 的 Ph 染色体阳性,应注意鉴别。

【治疗要点】

1. 一般治疗　慢粒患者确诊时常伴有高尿酸血症,患者可出现痛风或肾损害,可给予别嘌醇 300mg/d,注意补充水分。

2. 慢性期治疗

(1) 药物治疗

1) 甲磺酸伊马替尼(IM):为第一代酪氨酸激酶抑制剂(TKI),是分子靶向治疗药物。能特异性地阻断 ATP 在 ABL 激酶上的结合位置,使酪氨酸残基不能磷酸化,从而抑制 BCR-ABL 阳性细胞的增殖。需要终身服用。若经济条件许可,推荐为慢粒治疗的首选药物。

2) 羟基脲(Hydroxycarbamide,HU):是细胞周期特异性化疗药。起效快,但持续时间短,用药后 2～3 天白细胞数下降,停药后很快回升。常用剂量为 3g/d,分 2 次口服,待白细胞减至 $20×10^9/L$ 左右时,剂量减半。降至 $10×10^9/L$ 时,改为小剂量 (0.5～1g/d)维持治疗。需经常检查血象,以便调节药物剂量。耐受性好,单独应用 HU 的慢性期患者中位生存期约为 5 年。单独应用 HU 目前限于高龄、具有并发症、TKI 不耐受的患者以及用于高白细胞淤滞时的降白细胞处理。

3) α-干扰素(IFN-α):是分子靶向药物出现之前的首选药物。目前用于不适合 TKI 和 allo-HSCT(异基因造血干细胞移植)的患者。推荐与小剂量阿糖胞苷联合应用,有效者 10 年生存率可达 70%,起始剂量可为 100 万～300 万 U/d 皮下或肌内注射,以后增加至 500 万 U/d、每周 3～7 次,持续数月至数年不等。

4) 其他药物:靛玉红是我国从中药青黛中提取的治疗慢粒的药物,可作为二线药物。

(2) 造血干细胞移植:是目前被普遍认可的根治性标准治疗,宜在慢性期待血象和体征控制后尽早进行。HLA(人类白细胞抗原)相合同胞间移植后,患者 3～5 年无病生存率为 60%～80%。

(3) 放射治疗:脾区照射可用于化疗耐药、脾极度肿大患者,若有骨骼、软组织浸润也可采用局部放疗。

(4) 脾切除:适用于症状显著的巨脾或有脾功能亢进者,以提高输注血小板的效果,但术后并发症较多,如感染、栓塞、出血等。

(5) 白细胞单采:适用于白细胞数过高伴有白细胞淤滞综合征患者,可缓解症状,但持续时间短、费用高。

3. 加速期和急变期治疗　一旦进入加速期或急变期应按急性白血病治疗,但缓解率低。

【常用护理诊断/问题】

1. 疼痛:脾胀痛　与脾大、脾梗死有关。

2. 潜在并发症:尿酸性肾病。

【护理措施】

1. 病情观察　每天测量患者脾脏的大小、质地并做好记录,注意脾区有无压痛,观察有无脾栓塞或脾破裂的表现,如突感脾区疼痛加剧、脾区拒按、发热、多汗以至休克。化疗期间定期检查白细胞计数、血清及尿液中尿酸含量,记录 24 小时出入量,注意观察有无血尿或腰痛发生。一旦发生血尿,立即通知医生并停药,同时检查肾功能。

2. 起居护理　保持室内适宜的温度(18～22℃)、湿度(50%～60%)和空气流通。治疗期间要多休息,直至症状体征消失才可适当活动,不可过度劳累。

3. 饮食护理　进食高蛋白、高维生素食物,如瘦肉、鸡肉、新鲜蔬菜及水果,以保证营养,每日饮水 3000ml 以上,以防尿酸肾病。

4. 用药护理　遵医嘱服用羟基脲时定期复查血象,以调整剂量。别嘌醇易出现皮肤过敏现象,用药期间应加强巡视,一旦出现不良反应立即停药。伊马替尼常见不良反应为恶心、呕吐、皮疹、腹泻、肌肉痉挛、水肿等,血象改变较常见,可出现粒细胞缺乏、血小板减少和贫血,应定期检查血象,不良反应严重者需减量或暂时停药。α-干扰素常见的不良反应有畏寒、发热、恶心、头痛、肌肉及骨骼疼痛,肝、肾功能损害,骨髓抑制,故应定期检查肝肾功能及血象。

5. 对症护理　为缓解脾胀痛,置患者于安静、舒适的环境中,减少活动,尽量卧床休息,并取左侧卧位,以减轻不适感。少量多餐以减轻腹胀,尽量避免弯腰和腹部碰撞,以免脾破裂。

6. 心理护理　白血病患者往往会经历震惊与否认、震怒、磋商、抑郁及接受五个时期的心理反应。护理人员应根据患者所处时期,进行针对性护理。鼓励患者表达内心的悲伤情感,并耐心倾听其诉说;告知患者长期不良的情绪可加重病情,对康复不利;鼓励病友之间多交流,帮助患者寻求社会资源,获得更多的社会支持。

7. 中医护理　见急性白血病。

【健康教育】

1. 知识宣教　向患者及家属讲解疾病知识,使患者了解慢粒的特点,便于积极主动自我护理。指导患者密切观察病情,以免病情进展进入加速期至急变期,告知患者出现原因不明的发热、骨痛、贫血、出血加重及脾脏迅速肿大时应立即到医院就诊。

2. 用药指导　告知慢性期患者严格遵医嘱用药,以减少急变的发生。说明长期应用伊马替尼和 α-干扰素治疗的重要性及必要性,使患者主动配合治疗,以延长慢性期。

3. 生活指导　告知患者病情稳定后可工作或学习,指导患者适当锻炼,但不可过度劳累,生活要有规律。给患者提供高热量、高蛋白、高维生素、易消化的饮食。使患者保持情绪稳定,充分调动家庭支持系统,给予患者精神、物质多方面支持。

【结语】

慢性髓系白血病是一种发生在多能造血干细胞的恶性骨髓增生性肿瘤(获得性造血干细胞恶性克隆性疾病),主要涉及髓系。起病缓慢,外周血粒细胞明显增多且不成熟,可有脾肿大甚至巨脾。常用药物有伊马替尼、干扰素、羟基脲等,待血象和体征控制后,尽早进行造血干细胞移植。对于慢性白血病,护理主要针对脾胀痛、化疗药的应用及尿酸性肾病采取相应措施,同时注意预防感染和出血,并给予心理支持。

第五节　淋　巴　瘤

淋巴瘤(lymphoma)是起源于淋巴结或淋巴组织的免疫系统恶性肿瘤。其发生多与免疫应答过程中淋巴细胞增殖分化产生的某种免疫细胞恶变有关。临床上以无痛性、进行性淋巴结肿大和局部肿块为特征,可伴有发热、消瘦、盗汗、瘙痒等全身症状,中晚期常有肝脾肿大及各系统浸润表现,最终出现恶病质。依据组织病理学改变,淋巴瘤可分为霍奇金淋巴瘤(Hodgkin lymphoma,HL)和非霍奇金淋巴瘤(non-Hodgkin lymphoma,NHL)两大类。1832 年 Thomas Hodgkin 报告了一种淋巴结肿大合并脾大的疾病,33 年后 Wilks 以霍奇金病(HD)命名此种疾病。1898 年发现 Reed-Sternberg 细胞(R-S 细胞),明确了 HD 病理组织学特点。1846 年 Virchow 从白血病中区分出一种称为淋巴瘤或淋巴肉瘤(lymphosarcoma)的疾病,1871 年 Billroth 又将此病称为恶性淋巴瘤(malignant lymphoma),现将此种疾病称之为非霍奇金淋巴瘤(NHL)。

全世界淋巴瘤患者在 450 万以上。我国淋巴瘤也不少见。男性多于女性,经标化后总发病率男性为 1.39/10 万,女性为 0.84/10 万;发病年龄以 20～40 岁居多,约占50%;发病类型上,NHL 占多数;城市高于农村。淋巴瘤在我国所有恶性肿瘤死亡率中排第 11～13 位。

【病因和发病机制】

病因尚未阐明,可能与下列因素有关。

1. 病毒和细菌感染　常见病毒包括 EB 病毒、反转录病毒如人类 T 细胞白血病病毒 I、Kaposi 肉瘤病毒等。此外,边缘区淋巴瘤合并 HCV 感染,经干扰素和利巴韦林治疗 HCV RNA 转阴时,淋巴瘤可获得部分或完全缓解。胃黏膜淋巴瘤是一种 B 细胞黏膜相关的淋巴样组织,幽门螺杆菌抗原的存在与其发病有密切关系,抗幽门螺杆菌治疗可改善其病情。

2. 免疫功能低下　与淋巴瘤的发病有关。遗传性或获得性免疫缺陷患者伴淋巴瘤的发病率高于正常人;器官移植后长期应用免疫抑制剂而发生恶性肿瘤的患者中,1/3 为淋巴瘤。

【病理和分型】

淋巴瘤的典型淋巴结病理学特征为正常滤泡性结构、被膜周围组织、被膜及被膜下窦被大量异常淋巴细胞或组织细胞所破坏。

1. 霍奇金淋巴瘤(HL)　以肿瘤组织中存在 R-S 细胞为特征。R-S 细胞来源于被激活的发生中心后期 B 细胞。目前采用 2001 年 WHO 的淋巴造血系统肿瘤分类,分为结节性淋巴细胞为主型 HL 和经典 HL 两大类。结节性淋巴细胞为主型占 HL 的 5%,经典型占 HL 的 95%。我国经典 HL 中以混合细胞型最为常见,结节硬化型次之,其他各型均较少见。HL 一般从原发部位向邻近淋巴结依次转移,除结节硬化型较为固定,其他各型可以相互转化。HL 的组织学分型与预后有密切关系。

2. 非霍奇金淋巴瘤(NHL)　大部分为 B 细胞性,病变的淋巴结表面呈鱼肉样。NHL 易发生早期远处扩散。镜下正常淋巴结构破坏,增生或浸润的淋巴瘤细胞成分单一、排列紧密,淋巴滤泡和淋巴窦可消失。侵袭性 NHL 常原发累及结外淋巴组织,发展迅速,往往跳跃性播散,越过邻近的淋巴结向远处转移。1982 年美国国立癌症研究所制订了关于 NHL 的国际工作分型(IWF)。但未能反映肿瘤细胞免疫类型,也未能将近年来应用新技术而确定的新病种包括在内。

2008 年 WHO 提出了淋巴组织肿瘤的分型方案,包含了各种淋巴瘤和淋巴组织细胞白血病,而且将形态学特点及近年来应用新技术而确定的新病种也包含在内。

【临床表现】

HL 多见于 15～30 岁青壮年和 55 岁以上人群。NHL 可见于各年龄组,随年龄增长而发病增多,男性较女性多见。无痛性、进行性的淋巴结肿大或局部肿块是淋巴瘤共同的临床表现。因病理类型、分期及侵犯部位不同,使临床表现错综复杂。NHL 与 HL 临床表现的比较具体见表 6-11。

1. 症状和体征

(1) 淋巴结肿大:首发症状常为无痛性、进行性颈部或锁骨上淋巴结肿大,其次是腋下、腹股沟等处的淋巴结肿大。肿大的淋巴结可活动,也相互粘连,融合成块,触诊有软骨样的感觉,质硬无压痛,NHL、HL 均可见,以 HL 为多见。深部肿大的淋巴结可压迫邻近器官,出现相应的压迫症状。如纵隔淋巴结肿大可致咳嗽、胸闷、气促、肺不张及上腔静脉压迫综合征等;腹膜后淋巴结肿大可压迫输尿管,引起肾盂积水等。

(2) 发热:30%～40% 的 HL 患者以原因不明的持续发热为首发症状,一般以年龄稍大的男性患者多见。周期性发热(Pel-Ebstein 热)约见于 1/6 的 HL 患者。发热后部分患者有盗汗、疲乏及消瘦等全身症状。而 NHL 患者一般在病变较广泛时或在晚期才会出现发热、消瘦、盗汗等全身症状,仅见于 24% 的 NHL 患者。

(3) 皮肤瘙痒:全身瘙痒可为 HL 的唯一全身症状,部分 HL 患者亦可发生局部皮肤瘙痒,带状疱疹,多为年轻女性患者。NHL 患者全身瘙痒很少见,较常见肿块、皮下结节、浸润性斑块等。

(4) 其他:部分 HL 患者在饮酒后出现病变局部(淋巴结)疼痛,为 HL 所特有。

2. 并发症　早期多无明显并发症,晚期因病变的进展而出现感染及相应组织器官受累的并发症。NHL 较 HL 更有结外侵犯倾向。肝受累可引起肿大和肝区疼痛,少数可发生黄疸。脾肿大一般不常见。胃肠道侵犯部位多为小肠、胃,临床上表现为食欲减退、腹痛、腹泻、肿块、肠梗阻和出血。肾损害主要表现为肾肿大、高血压、肾功能不全等。胸部以肺门及纵隔受累最多,可见肺实质浸润,胸腔积液。中枢神经病变多在疾病进展期,以累及脑膜及脊髓为主。此外,还可见骨骼、口、鼻咽等处受累。

表6-11　霍奇金淋巴瘤与非霍奇金淋巴瘤的比较

	HL	NHL
发病情况	多见于青年,儿童少见	见于各年龄组,男性多于女性
淋巴结肿大	无痛性颈部或锁骨上淋巴结进行性肿大(60%~80%) 饮酒后引起淋巴结疼痛为特点	无痛性颈部或锁骨上淋巴结进行性肿大(首发症状)但较HL为少
全身症状	持续性或周期性发热、盗汗、疲乏、消瘦、局部及全身皮肤瘙痒等	仅见于晚期或病变较弥散者、皮肤瘙痒少见
淋巴结外受累	病变相对局限,通常为原发部位向邻近淋巴结依次转移	发展迅速,易发生远处转移,很少局限,跳跃性传播,越过邻近淋巴结向远处淋巴结转移
实验室检查	常有轻中度贫血,少数中性粒细胞增多、嗜酸性粒细胞升高、全血细胞减少骨髓涂片找到R-S细胞,阳性率仅3%	白细胞数多正常,伴有淋巴细胞增多多克隆球蛋白增多,少数出现单克隆IgG或IgM

【辅助检查】

1. 血象　HL常有轻或中度贫血,且变化较早,部分患者可出现嗜酸性粒细胞增多。NHL白细胞数多正常,淋巴细胞绝对或相对增多。骨髓被广泛浸润或存在脾功能亢进时,表现为全血细胞减少。

2. 骨髓象　骨髓象为非特异性。发现R-S细胞有助于诊断并且为HL骨髓浸润提供依据,活检的阳性率略高于涂片法。一部分NHL患者的骨髓涂片中可找到淋巴瘤细胞,晚期并发急性淋巴细胞白血病时,呈现出白血病样骨髓象。

3. 其他检查　淋巴结活检进行病理切片有助于淋巴瘤的确诊和分型。免疫酶标和流式细胞仪测定淋巴瘤细胞的分化抗原可对淋巴瘤进一步分型诊断提供依据。胸部X线、腹部超声或胸(腹)部CT或PET-CT等可明确病变的部位和受累的范围。疾病活动期有血沉加快,血清乳酸脱氢酶升高多提示预后不良。骨骼受累时,可见血清碱性磷酸酶活力或血钙增加。中枢神经受累时脑脊液中蛋白质升高。NHL可并发溶血性贫血,抗人球蛋白试验阳性。

【诊断要点】

出现慢性、进行性、无痛性淋巴结肿大应考虑本病的可能,经淋巴结活检证实即可确诊。诊断建立后还须确定病变范围,进行临床分期,以制定治疗方案及估计预后。目前,临床大多采用1971年霍奇金淋巴瘤工作组在美国Ann Arbor制定并公布的标准及1989年在英国Cotswold修订的临床分期方案,可将淋巴瘤分为四期:

Ⅰ期:病变仅限于一个淋巴结区(Ⅰ)或淋巴结以外单一器官(ⅠE)。

Ⅱ期:病变累及横膈同侧两个或两个以上淋巴结区(Ⅱ),或病变局限侵犯淋巴结以外器官及横膈同侧一个以上淋巴结区(ⅡE)。

Ⅲ期:横膈上下两侧均有淋巴结病变(Ⅲ),可伴脾累及(ⅢS),结外器官局限受累(ⅢE)或两者均受累(ⅢE+S)。

Ⅳ期：淋巴结以外的部位广泛侵犯，伴或不伴淋巴结肿大，如累及肺、肝及骨髓等。

累及的部位相应记录符号：E，结外；X，直径 10cm 以上的巨块；M，骨髓；S，脾；H，肝；O，骨骼；D，皮肤；P，胸膜；L，肺。

所有各期又可按患者有全身症状（如发热达38℃以上连续3天、盗汗及6个月内体重减轻 1/10 或更多）为 B 组，无全身症状为 A 组。

【治疗要点】

目前主要采用以化疗为主、化疗与放疗相结合，联合应用相关生物制剂的综合治疗。

1. 化学治疗　临床多采用联合化疗，HLⅢ～Ⅳ期和 NHL 低度恶性Ⅲ、Ⅳ期以及 NHL 中高度恶性患者即使临床分期Ⅰ、Ⅱ期也均以化疗为主，必要时进行局部放疗。常用的联合化疗方案见表6-12。

表6-12　淋巴瘤常用联合化疗方案

	方案	药物
HL	MOPP	氮芥、长春新碱、丙卡巴肼、泼尼松 （如氮芥改为环磷酰胺，即为 COPP 方案；疗程间休息2周）
	ABVD	阿霉素、博莱霉素、长春碱、达卡巴嗪 （疗程间休息2周）
NHL	CHOP	环磷酰胺、阿霉素、长春新碱、泼尼松（1～3周为一个疗程）
	EPOCH	依托泊苷、阿霉素、长春新碱、泼尼松、环磷酰胺（2～3周为一个疗程）
	R-CHOPD	利妥昔单抗、环磷酰胺、阿霉素、长春新碱、泼尼松（2周或3周为一个疗程）
	ESHAP	依托泊苷、甲泼尼龙、顺铂、阿糖胞苷（3周为一个疗程，用于复发淋巴瘤）

2. 放射治疗　由于淋巴瘤病变部位、转移特点和临床分期的不同，所采用的放疗方式和效果亦有所不同。HLⅠA、ⅡA 期早期照射常可达根治效果。实施放疗时，除被累及的淋巴结及肿瘤组织外，还包括可能侵及的淋巴结和组织，可采用扩大照射，如病变在膈上采用"斗篷式"，照射部位包括两侧从乳突端至锁骨上下、腋下、肺门、纵隔至横膈的淋巴结；如病变在膈下采用倒 Y 字照射，包括从膈下淋巴结到腹主动脉旁、盆腔及腹股沟淋巴结，同时照射脾区。NHL 多采用化疗，必要时进行局部放疗，虽对放疗敏感但易复发。放疗剂量为 30～40Gy，一个疗程为 3～4 周。

3. 生物治疗　单克隆抗体、干扰素及抗幽门螺杆菌的药物。

4. 造血干细胞移植　对 55 岁以下，重要脏器功能正常、缓解期短、难治易复发的侵袭性淋巴瘤、4 个 CHOP 方案能使淋巴结缩小超过 3/4 者，可考虑全淋巴结放疗（"斗篷式"加上倒 Y 字式扩大照射）及大剂量联合化疗之后，进行异基因或外周造血干细胞移植，为患者延长缓解期或无病存活期。

5. 手术治疗　合并脾功能亢进且有切脾指征者，行脾切除术可为以后化疗创造有利条件。

【主要护理诊断/问题】

1. 体温过高　与淋巴瘤本身或感染有关。

2. 有皮肤完整性受损的危险 与放疗引起局部皮肤烧灼伤有关。

【护理措施】

1. 病情观察 监测体温变化并详细记录。密切观察患者有无常见感染灶相关的症状或体征,如咽痛、咳嗽、咳痰、尿路刺激征、肛周疼痛等。放疗期间,经常评估患者局部皮肤情况,是否出现发红、瘙痒、灼热感以及有无渗液、水疱的形成。定期检查白细胞计数,低于 $3×10^9/L$ 时,应及时报告医生。对化疗患者,勤巡视病房,注意观察穿刺血管的情况以及药物的不良反应。

2. 起居护理 避免受凉、过度疲劳,注意保暖;保持室内空气新鲜、阳光充足;少去人群拥挤的公共场所;嘱患者戒烟酒。应避免各种不良刺激,避免使用热水袋、冰袋,沐浴水温以 37～40℃ 为宜;不使用胶布、乙醇、肥皂等刺激性物品。日常使用的毛巾及内衣应柔软,宽松;护理放射区局部皮肤时,动作应轻柔;保持局部皮肤清洁干燥;外出活动时避免直接日光照射。

3. 饮食护理 给予高热量、高蛋白、高维生素饮食,以补充体内消耗,增强机体抵抗力。尽量选用易消化的半流质饮食或软食,口腔及咽喉部溃疡疼痛者,进清淡的流质饮食,如牛奶、麦片粥等。饮食注意多样化,避免进食辛辣刺激及生冷食物;恶心、呕吐的患者,遵医嘱服用止吐药,或进行深呼吸和吞咽动作,以减轻恶心症状。有便秘的患者,多食蔬菜、水果等粗纤维食物。鼓励患者多饮水,必要时遵医嘱给予静脉补液,以维持水和电解质平衡,促进毒素排出。

4. 用药护理 严格遵医嘱使用化疗药物。不同化疗药物的不良反应及护理有所不同,见本章第四节中"急性白血病"的护理措施。

5. 对症护理

(1) 发热:保持适宜的室温(20～24℃)和相对湿度(55%～60%)。体温超过39℃,应先给予物理降温,可采用冰敷,必要时遵医嘱给予药物降温。退热期应注意皮肤清洁干燥,及时更换衣物、床单、被单,防止患者受凉,并注意患者降温后有无虚脱的表现。

(2) 放射损伤皮肤的护理:局部皮肤有发红、痒感时,及早涂油膏保护皮肤。如局部皮肤出现灼痛等干反应,可给予 0.2% 薄荷淀粉或氢化可的松软膏外涂;若出现局部皮肤刺痒、渗液、水疱等湿反应,可用 2% 甲紫、冰片蛋清、氢化可的松软膏外涂,也可用硼酸软膏外敷后加压包扎 1～2 天,待渗液吸收后暴露局部;如局部皮肤出现溃疡坏死,应进行全身抗感染治疗,局部行外科清创、植皮。随着肿瘤放疗设备及技术的不断完善与提高,局部皮肤损伤的发生率日趋下降,且以轻症反应较多。

(3) 预防感染:接受放疗、化疗后的患者免疫功能处于极度抑制状态,易发生感染,一旦发生感染,难以控制。护理人员应精心护理,预防感染的发生。如患者出现体温增高,提示存在感染,应确定感染部位并给予相应的护理。

1) 预防呼吸道感染:定期进行病室空气、地面和家具消毒,每周 2～3 次。严格执行各项无菌操作。天气转凉时,注意保暖。减少探视,尽量避免接触上呼吸道感染者。患者粒细胞绝对值 $≤0.5×10^9/L$ 时,给予保护性隔离。

2) 预防口腔感染:加强口腔护理,嘱患者在晨起、餐前、餐后及睡前使用生理盐水、氯己定、复方茶多酚含漱液(口灵)或多贝尔液交替漱口。如已出现口腔黏膜溃疡,局部用维生素 E 或溃疡膜等涂敷,并增加漱口次数。并发真菌感染者,加用 2.5%

制霉菌素或碳酸氢钠液含漱。

3）预防肛周感染：保持大便通畅，建立良好的排便习惯；睡前、便后用 1∶5000 高锰酸钾溶液坐浴，每次 15～20 分钟。

4）预防皮肤感染：注意个人卫生，女性患者尤其注意会阴部清洁。正确处理蚊虫叮咬处，避免抓伤皮肤。进行各种穿刺时应严格进行局部皮肤消毒。

6. 心理护理　关心体贴患者，耐心与其交谈。尽快帮助患者从过激的心理反应中脱离出来，保持较好的精神状态；了解患者对本病的认识和心中的顾虑，及时给予适当的说明和解释；鼓励患者多听音乐、看书等，以分散对疾病的注意力。

7. 中医护理　本病属中医"石疽"、"阴疽"等范畴。指导患者注意调畅情志，保持情绪稳定，避免忿怒与忧郁。忌辛辣刺激之品，以免助火生痰。中药汤剂一般宜温服，丸剂宜在饭后，温开水送服。轻症者可选择太极拳、练静功及八段锦等项目锻炼，增强抵抗力。

【健康教育】

1. 知识宣教　向患者及家属详细讲解有关疾病的知识，鼓励患者定期来医院接受放疗和化疗，完成治疗方案。

2. 饮食指导　指导患者避免进食不易消化的油炸食品和容易产气的食物，忌生冷和油腻食物。

3. 生活指导　指导患者生活起居应有规律，早期患者可适当活动，有发热、明显浸润症状时应卧床休息，以减少机体消耗；避免受凉、过度疲劳，注意保暖；保持室内空气新鲜、阳光充足；少去人群拥挤的公共场所；嘱患者戒烟酒。

4. 心理指导　告知患者及家属淋巴瘤的治疗已取得了很大进步，帮助患者及家属树立战胜疾病的信心。向家属说明淋巴瘤的治疗是一个长期的过程，给予患者强大的心理和物质支持，对治疗效果有极大的帮助。

5. 定期随访　缓解期患者应注意定期随访和自我监测，若有身体不适，如发热、盗汗、腹痛、腹泻、皮肤瘙痒等，或发现肿块，应及早就诊。

【结语】

淋巴瘤起源于淋巴结和淋巴组织，其发生大多与免疫应答过程中淋巴细胞增殖分化产生的某种免疫细胞发生恶变有关，是免疫系统的恶性肿瘤，病因与发病机制迄今尚不清楚。可分为霍奇金淋巴瘤和非霍奇金淋巴瘤两大类。临床以无痛性淋巴结肿大和局部肿块为典型表现，可伴有发热、疼痛等全身症状，中晚期常有肝脾肿大及各系统受浸润表现，最终出现恶病质。目前主要采用以化疗为主、化疗与放疗相结合的综合治疗。护理时注意监测体温变化及化疗药物的不良反应，注意放疗患者局部皮肤相应的护理。此外，注意患者的心理变化，做好心理护理。

第六节　血液系统疾病常用诊疗技术的护理

一、造血干细胞移植的护理

造血干细胞移植（hematopoietic stem cell transplantation，HSCT）指对患者进行全身照射、化疗和免疫抑制等预处理后，将正常供体或自体的造血细胞经血管输注给患者，使其重建正常的造血和免疫功能。造血细胞包括造血干细胞和祖细胞。造血干细胞具有增殖、多向分化及自我更新能力,维持终身持续造血。造血干细胞移植的方法可概括为:供体的选择→供体的准备→造血细胞的采集→患者预处理→造血干细胞输注。

【造血干细胞移植的分类】

1. 按造血干细胞来源分类 造血干细胞取自健康供体还是患者本身,HSCT 分为异体 HSCT 和自体 HSCT。异体 HSCT 又分为异基因移植和同基因移植。后者指遗传基因完全相同的同卵孪生间的移植,供受者间不存在移植物被排斥和移植物抗宿主病(graft versus-host disease,GVHD)等免疫学问题。

2. 按造血干细胞采集部位分类 采集部位不同分为骨髓移植(bone marrow transplantation,BMT)、外周血干细胞移植(peripheral blood stem cell transplantation,PBSCT)和脐血移植(cord blood transplantation,CBT)。其中 PBSCT 有采集造血干细胞(HSC)较简便,供体无需住院且痛苦少,受者 HSC 植入率高、造血重建快、住院时间短等优点,为目前临床上最常用的方法之一,逐步取代了骨髓移植。

3. 其他分类 按供受者有无血缘关系分为有血缘移植(related donor transplantation,RDT)和无血缘移植(unrelated donor transplantation,UDT)。按人白细胞抗原配型相合的程度,分为 HLA 相合与部分相合。

【适应证】

1. 恶性疾病

(1)急性白血病:造血干细胞移植治疗急性白血病的疗效高于普通化疗,已得到充分证实。据国外资料报道,第 1 次完全缓解期(CR_1)的急性髓系白血病(AML)骨髓移植后 3 年无病生存率为 50% 左右,而同期化疗患者的 3 年无病生存率仅为 18% ~27%。

(2)慢性髓系白血病(慢粒):异体造血干细胞移植有可能将慢粒治愈,实际上也是目前根治慢粒的唯一方法。移植时机的选择很重要,慢性期、加速期或急变期均可行移植术,但以慢性期疗效最佳,无病生存率可达 50% ~90%,而加速期或急变期进行移植者无病生存率明显下降。应根据患者的年龄和病情选择移植方式。

(3)恶性淋巴瘤:化疗及放疗对恶性淋巴瘤有较好的疗效。但对某些难治性、复发病例或具有高危复发倾向的淋巴瘤行自体或异体造血干细胞移植效果更佳。

(4)多发性骨髓瘤:多发性骨髓瘤应实施异体造血干细胞移植,但移植不能使骨髓瘤所致的骨质损害恢复正常。

(5)慢性淋巴细胞白血病:骨髓移植能使 50% 以上慢淋患者进入完全缓解期。

2. 非恶性疾病 急性再生障碍性贫血实施异体造血干细胞移植的时机选择与疗效有着密切关系。移植年龄小,疗效好;移植前输血越少,移植后无病生存率越高。异体造血干细胞移植可使一部分骨髓增生异常综合征患者获得根治,尤其是年轻患者,早期接受移植可获得更佳疗效。此外,先天性免疫缺陷病、先天性造血异常症、先天性骨髓异常症、地中海贫血及镰形红细胞贫血、阵发性睡眠性血红蛋白尿以及系统性自身免疫性疾病等,都可通过造血干细胞移植防止病情发展、减轻症状。

【护理】

1. 无菌层流室的准备 无菌层流病房的设置与应用,是有效预防造血干细胞移植术后患者继发感染的重要保障。在粒细胞缺乏期间，严重感染的主要病原体是细菌和真菌，将患者置于100级空气层流洁净室内进行严密的保护性隔离，能有效减少感染机会。使用前，室内一切物品及其空间均需经严格的清洁、消毒和灭菌处理，并在室内不同空间位置采样进行空气细菌学监测，完全达标后方可允许患者进入。

2. 患者入无菌层流室前的护理

（1）心理准备：接受造血干细胞移植的患者需单独居住于无菌层流室内半个月至1个月时间，不但与外界隔离，而且多有较严重的治疗反应，患者极易产生各种负性情绪，如焦虑、恐惧、孤独、失望甚至绝望等。因此，需要帮助患者充分做好治疗前的心理准备。

（2）身体准备：①相关检查：心、肝、肾功能及人类巨细胞病毒检查，异体移植患者还需做组织配型、ABO血型配型等；②清除潜在感染灶：请口腔科、眼科、耳鼻喉科和外科（肛肠专科）会诊，彻底治疗或清除已有的感染灶（如龋齿、疖肿、痔疮等），胸片排除肺内感染、结核等；③肠道及皮肤准备：入室前3天开始服用肠道不易吸收的抗生素，入室前1天剪指（趾）甲、剃毛发、洁脐，入室当天沐浴后用0.05%氯己定药浴30～40分钟，再给予眼、外耳道、口腔和脐部的清洁，换穿无菌衣裤后进入层流室，即刻针对患者皮肤进行多个部位（尤其是皱褶处）的细菌培养，以作移植前对照。

3. 患者入无菌层流室后的护理　患者经预处理后，全血细胞明显减少，免疫功能也受到抑制，极易发生严重感染、出血。层流室虽通过高效过滤器净化空气，但无灭菌功能，必须加强全环境的保护及消毒隔离措施，最大限度减少外源性感染。

（1）无菌环境的保持及物品的消毒：①对工作人员入室的要求：医护人员入室前应淋浴，穿无菌衣裤，戴帽子、口罩，用快速皮肤消毒剂消毒双手，穿无菌袜套，换无菌拖鞋，穿无菌隔离衣，戴无菌手套后才可进入层流室，每进入1间室更换1次拖鞋。入室一般1次不超过2人，避免不必要的进出层流室，有呼吸道疾病者，不能入室，以免增加污染的机会。医务人员入室应依患者病情和感染情况，先进无感染患者房间，最后进感染较重的房间，每进1间室必须更换无菌手套、隔离衣、袜套、拖鞋，以免引起交叉感染。②病室及物品要求：病室内桌面、墙壁、所有物品表面及地面每天用消毒液擦拭2次，患者被套、大单、枕套、衣裤隔天高压消毒，生活用品每天高压消毒。凡需递入层流室的所有物品、器材、药品等要根据物品的性状及耐受性，采用不同方法进行消毒灭菌，无菌包均用双层包布，需要时打开外层，按无菌方法递入。

（2）患者护理：①生活护理：各种食物（如饭菜、点心、汤类等）需经微波炉消毒后食用。口腔护理每日3～4次，进食前后用0.05%氯己定、3%碳酸氢钠交替漱口。用0.05%氯己定或0.05%碘伏擦拭鼻前庭和外耳道，0.5%庆大霉素或卡那霉素、0.1%利福平、阿昔洛韦眼药水交替滴眼，每日2～3次。便后用1%氯己定擦洗肛周或盆浴；每晚用0.05%氯己定全身擦浴1次，女性患者每日冲洗会阴1次，以保持皮肤清洁。②观察与记录：严密观察患者的自觉症状和生命体征，注意口腔黏膜有无变化，皮肤黏膜及脏器有无出血倾向，有无并发症表现，准确记录24小时出入量。③成分输血的护理：为促进HSCT的造血重建，必要时可根据病情遵医嘱输注浓缩红细胞或血小板等成分血。为预防输血相关的移植物抗宿主病(GVHD),全血及血制品在输入前必须先经^{60}Co照射,以灭活具有免疫活性的T淋巴细胞。④用药护理:入室后患者继续口服肠道不吸收抗生素,药物需用紫外线消毒后服用。在应用细胞刺激因子过程中要注意观察有无发热、皮疹、胸痛、全身肌肉及关节酸痛、头痛等表现,如有异常及时报告医生,给予对症处理。有关化疗药物的应用配合与护理,详见本章第四节"急性白血病"的护理。⑤锁骨下静脉导管的应用与护理:每次应用前均应常规检查局部伤口情况,严格执行无菌操作和导管的使用原则,防止导管滑脱与堵塞。导管局部换药每周2~3次。封管用肝素10~100U/ml,现临床上多采用正压接头,生理盐水封管。⑥心理护理:虽然患者及家属在治疗前已有一定的思想准备,但对治疗过程可能出现的并发症仍有恐惧心理,常造成失眠、多虑等。另外,由于无菌层流室与外界基本隔绝,空间小,娱乐少,患者多有较强的孤独感。根据患者的兴趣和爱好提供经灭菌处理的书籍和音像设备,并利用对讲机让家属与患者适当对话,可以减轻患者的孤独感,提高对治疗的依从性。

4. 造血干细胞输注的护理

(1) 骨髓输注的护理:包括异体骨髓的输注和自体骨髓回输。①异体骨髓的输注:患者进行预处理后再采集供体的骨髓,采集后如果供受者ABO血型相合时,即可输入。如果ABO血型不合,要待处理后(如清除骨髓中的红细胞)方可输注。输注前悬挂15~30分钟,应用抗过敏药物,如异丙嗪25mg肌内注射、地塞米松3~5mg静脉注射,呋塞米20mg静脉注射,以利尿、预防肺水肿。输注时用无滤网的输液器由中心静脉导管输入,速度要慢,观察15~20分钟无反应再调整滴速,约100滴/分钟左右,一般要求在30分钟内将300ml骨髓输完,最后的少量(约5ml)骨髓弃去,以防发生脂肪栓塞。经另一静脉通道同步输入适量鱼精蛋白,以中和骨髓液内的肝素,或根据骨髓输完后所用肝素总量,准确计算中和肝素所需鱼精蛋白的用量,再予输注,但输注速度不宜过快,以免出现低血压、心动过速和呼吸困难等。在输注骨髓过程中,应密切观察患者的生命体征和各种反应,有无肺水肿征兆等,若出现皮疹、酱油色尿、腰部不适等溶血现象应立即停止输入,并配合医生做好有关救治工作。②自体骨髓的回输:自体骨髓液在患者进行预处理前采集,采集后加入保护液放入4℃冰箱内液态保存,一般不超过72小时。待预处理结束后,提前取出于室温下放置0.5~1小时复温后再回输给患者。方法同异体骨髓输注。

(2) 外周血造血干细胞输注的护理:①自体外周血造血干细胞的回输:为减少因冷冻剂或细胞破坏所引起的过敏反应,回输前15~20分钟应用抗过敏药,冷冻保存的造血干细胞需在床旁以38.5~40℃恒温水迅速复温融化。解冻融化后的干细胞应立即用无滤网输液器从静脉导管输入,同时另一条静脉输入等量鱼精蛋白以中和肝素。回输过程中为防止外周血干细胞中混有红细胞而引起的血红蛋白尿,需同时静滴5%碳酸氢钠和生理盐水、呋塞米和甘露醇,以维持足够的尿量,直至血红蛋白尿消失。此外,在患者能够耐受的情况下,应在15分钟内回输1袋外周血干细胞,回输2袋外周血干细胞之间需用生理盐水冲管,以清洗输血管道。②异体外周血造血干细胞输注:异体外周血造血干细胞移植,同异体骨髓移植。患者预处理后,再采集供体的外周血造血干细胞,采集后可立即输注给受者。但输注前先将造血干细胞50~100ml加生理盐水稀释到200ml。其他与自体外周血造血干细胞回输相同。

（3）脐带血造血干细胞输注:脐带血回输量较少,一般为 100ml 左右,因此要十分注意回输过程中勿出现漏液现象,一般采用微量泵推注。同时密切注意患者心率变化,随时调整推注速度。

5. 造血干细胞输注并发症的护理

（1）感染:感染是 HSCT 最常见的并发症之一,也是移植成败的关键。感染率高达 60% ~80% 。感染可发生于任何部位,病原体可包括各种细菌、真菌与病毒。一般情况下,移植早期（移植后第 1 个月）,多以单纯疱疹病毒、细菌（包括革兰阴性菌与阳性菌）和真菌感染较常见;移植中期（移植后 2 ~3 个月）,以巨细胞病毒和卡氏肺囊虫为多见;移植后期（移植 3 个月后）,则要注意带状疱疹、水痘等病毒感染及移植后肝炎等。感染的主要原因有:①移植前预处理中使用大剂量化疗,造成皮肤、黏膜和器官等正常组织损害,使机体的天然保护屏障破坏;②大剂量化疗和放疗破坏机体的免疫细胞,此时中性粒细胞可降至零,机体免疫力极度低下;③移植中使用免疫抑制剂虽降低移植物抗宿主反应的强度,但也进一步抑制免疫系统对入侵微生物的识别和杀伤的功能;④留置中心静脉导管;⑤移植物抗宿主病（GVHD）。

（2）出血:预处理后血小板极度减少是导致患者出血的主要原因。移植后血小板的恢复较慢,因此要每天监测血小板计数,观察有无出血倾向,必要时遵医嘱输注经 25Gy 照射后或白细胞过滤器过滤后的单采血小板。详见本章第一节"出血或出血倾向"的护理。

（3）GVHD:GVHD 是异基因 HSCT 后最严重的并发症,由供体 T 淋巴细胞攻击受者同种异型抗原所致。急性 GVHD 发生在移植后 100 天内,尤其是移植后的第 1 ~2 周,又称超急性 GVHD。主要表现突发广泛性斑丘疹（最早出现在手掌、足掌、耳后、面部与颈部）、持续性厌食、腹泻（每天数次甚至数十次的水样便,严重者可出现血水样便）、黄疸与肝功能异常等。100 天后出现的则为慢性 GVHD,临床表现类似自身免疫性表现,如局限性或全身性硬皮病、皮肌炎、面部皮疹、干燥综合征、关节炎、闭塞性支气管炎、胆管变性和胆汁淤积等。发生 GVHD 后治疗常较困难,死亡率甚高。单独或联合应用免疫抑制剂（MTX、CsA、免疫球蛋白、ALG 等）和清除 T 淋巴细胞是目前预防 GVHD 最常用的两种方法。依 GVHD 发生的严重程度采取局部用药或大剂量甲泼尼龙冲击治疗。护理配合中要注意:①遵医嘱正确使用各种治疗药物,如环孢素、甲氨蝶呤、糖皮质激素等,并要注意各种药物不良反应的观察;②输注各种血液制品时,必须在常规照射等处理后再输注;③密切观察病情变化,如自觉症状、生命体征、皮肤黏膜、大小便性质及其排泄情况,及早发现 GVHD 并配合做好各种救治工作;④严格执行无菌操作。

（4）化疗药物不良反应的预防与护理:

1）肝功能损害:造血干细胞移植术后约有 50% 的受者出现肝损害,其主要并发症有肝静脉闭塞病、输血后肝炎和一过性肝损害等;

2）其他不良反应:详见本章第四节"白血病"。

【生存质量】

HSCT 的成功开展使很多患者长期存活,部分患者移植后复发。自体 HSCT 的复发率较高,多发生在移植后 3 年内,复发者治疗较困难,预后也较差。大多数存活者身心健康状况良好,能恢复正常工作、学习和生活。有 10% ~15% 的存活者存在不同程度的心理社会问题,慢性 GVHD 是影响生存质量的主要因素。

二、骨髓穿刺术

骨髓穿刺术(bone marrow puncture)是一种常用的诊疗技术,检查内容包括细胞学、原虫和细菌学等几个方面,以协助诊断血液病、传染病和寄生虫病,可了解骨髓造血情况,作为化疗和应用免疫抑制剂的参考。骨髓移植时经骨髓穿刺采集骨髓液。

【适应证】

协助诊断各种贫血、造血系统肿瘤、血小板或粒细胞减少症、疟疾或黑热病。

【禁忌证】

血友病等出血性疾病。

【方法】

1. 选择穿刺部位　可选择髂前上棘穿刺点、髂后上棘穿刺点、胸骨穿刺点和腰椎棘突穿刺点。

2. 消毒、麻醉　常规消毒皮肤,戴无菌手套,铺无菌孔巾,用2%利多卡因行局部皮肤、皮下及骨膜浸润麻醉。

3. 穿刺　将骨髓穿刺针固定器固定在一定长度,右手持针向骨面垂直刺入,当针尖接触骨质后则将穿刺针左右旋转,缓缓钻刺骨质,穿刺针进入骨髓腔后,拔出针芯,接上干燥的 10ml 或 20ml 注射器,用适当力量抽吸骨髓液 0.1~0.2ml 滴于载玻片上,迅速送检做有核细胞计数、细胞形态学及细胞化学染色检查,如需做骨髓液细菌检查,再抽取 1~2ml。

4. 拔针　抽吸完毕,重新插入针芯,用无菌纱布置于针孔处,拔出穿刺针,按压1~2 分钟后,用胶布固定纱布。

【护理】

1. 术前护理

(1) 解释:向患者解释本检查的目的、意义及操作过程,取得患者的配合。

(2) 化验及药物过敏试验:检查出血及凝血时间。若用普鲁卡因做局部麻醉,患者需做皮试。

(3) 用物准备:治疗盘、骨髓穿刺包(含骨髓穿刺针、10ml 或 20ml 注射器、7 号针头、孔巾、纱布等)、棉签、2% 利多卡因、无菌手套、玻片、培养基、酒精灯、打火机、胶布等。

(4) 体位准备:根据穿刺部位协助患者采取适宜的体位,若于胸骨、髂前上棘做穿刺者取仰卧位,前者还需用枕头垫于背后,以使胸部稍突出;若于髂后上棘穿刺者取侧卧位或俯卧位;棘突穿刺点则取坐位,尽量弯腰,头俯屈于胸前使棘突暴露。

2. 术后护理

(1) 解释:向患者说明术后穿刺处疼痛的原因,解除患者顾虑。

(2) 穿刺部位观察:注意观察穿刺处有无出血,如果有渗血,立即换无菌纱块,压迫伤口直至无渗血为止。

(3) 保护穿刺处:指导患者48~72 小时内不要弄湿穿刺处,多卧床休息,避免剧烈活动,防止伤口感染。

学习小结

1. 学习内容

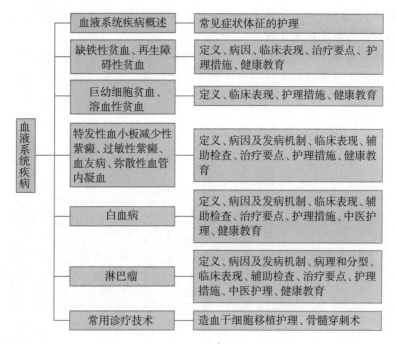

	血液系统疾病概述	常见症状体征的护理
血液系统疾病	缺铁性贫血、再生障碍性贫血	定义、病因、临床表现、治疗要点、护理措施、健康教育
	巨幼细胞贫血、溶血性贫血	定义、临床表现、护理措施、健康教育
	特发性血小板减少性紫癜、过敏性紫癜、血友病、弥散性血管内凝血	定义、病因及发病机制、临床表现、辅助检查、治疗要点、护理措施、健康教育
	白血病	定义、病因及发病机制、临床表现、辅助检查、治疗要点、护理措施、中医护理、健康教育
	淋巴瘤	定义、病因及发病机制、病理和分型、临床表现、辅助检查、治疗要点、护理措施、中医护理、健康教育
	常用诊疗技术	造血干细胞移植护理、骨髓穿刺术

2. 学习方法

本章要结合血液系统临床病例和临床实践,对各种贫血、出血性疾病、白血病、淋巴瘤采用比较法进行学习;对诊疗技术的学习采用演示法和视频学习法来掌握本系统常见操作技能。

（沈翠珍　史铁英）

复习思考题

1. 贫血患者最主要的护理诊断是什么? 应该采取哪些护理措施? 为什么?

2. 摄入哪些食物有助于改善缺铁性贫血? 为什么?

3. 促进和干扰铁剂吸收的因素有哪些?

4. 如何做好缺铁性贫血患者铁剂治疗的护理及疗效观察?

5. 哪些人群容易发生巨幼细胞贫血? 如何做好巨幼细胞贫血健康宣教?

6. 急性再障和慢性再障患者的病情观察和护理措施有何异同?

7. 比较缺铁性贫血、再生障碍性贫血、巨幼细胞贫血和溶血性贫血四种类型贫血临床表现的异同点。

8. 为什么 G-6-PD 缺乏者禁食蚕豆?

9. 重度缺铁性贫血和溶血性贫血患者输血时护理措施有哪些异同?

10. 比较再障患者和急性白血病患者病因、临床特点的异同点。

11. 分析过敏性紫癜患者和特发性血小板减少性紫癜患者出血的异同点?

12. 比较特发性血小板减少性紫癜和过敏性紫癜患者出血机制? 如何预防?

13. 应采取哪些措施保护白血病化疗患者的静脉? 如何指导患者避免感染?

14. 淋巴瘤的主要临床特点和护理要点是什么？

15. 如何对骨髓穿刺术的患者进行术前和术后护理？

16. 何谓造血干细胞移植？造血干细胞移植后的护理要点有哪些？

17. 再障、白血病、淋巴瘤患者进行造血干细胞移植条件有何区别？

18. 如何预防血友病的发生？

19. 急性白血病患者骨髓抑制的表现有哪些？为何产生骨髓抑制？

20. 哪些消化道疾病和血液系统疾病可导致脾肿大？其机制有何不同？

第七章

内分泌与代谢性疾病患者的护理

 学习目的

1. 内分泌系统常见症状与体征护理的学习,为内分泌系统疾病患者的护理评估,实施护理措施打下基础。

2. 通过对内分泌系统疾病的临床表现、健康指导的学习,为制定护理诊断、实施护理措施提供理论依据和实践指导。

3. 通过对内分泌系统病因、辅助检查的学习,为临床护理观察病情提供依据。

4. 通过对内分泌系统的发病机制、治疗要点的学习,为疾病护理提供依据。

学习要点

内分泌系统常见症状与体征的护理;甲状腺功能亢进的定义、临床表现、治疗原则、护理;糖尿病的定义、分类、病因、临床表现、治疗原则、饮食护理、胰岛素及降糖药护理;痛风的定义、临床表现、治疗、护理;骨质疏松症的护理、预防。

第一节 概 述

内分泌与代谢性疾病主要包括内分泌系统疾病、代谢性疾病以及营养疾病。内分泌系统疾病包括下丘脑、垂体、甲状腺、肾上腺等疾病,如甲状腺功能亢进症、垂体瘤;代谢性疾病是由于机体新陈代谢的某一环节障碍而引起,如糖尿病;营养疾病是由于营养物质摄入量异常或摄入比例失调而引起,如肥胖症。内分泌与代谢性疾病种类多,很多为常见病和多发病。随着人们生活水平和生活方式的改变,代谢与营养疾病也成为严重威胁人类健康的公共卫生问题。

一、内分泌系统的结构与功能

内分泌系统由固有内分泌腺,分布在血管、胃肠、肾、脑等部位的内分泌组织和细胞组成。人体的内分泌腺主要包括下丘脑、垂体、甲状腺、胰岛、性腺、肾上腺、甲状旁腺等。其分泌的激素作用于局部、邻近组织或远处的靶细胞,对人体的代谢、生长、发育、生殖、衰老和病态等进行调节,以维持内环境的稳态。

1. 下丘脑 可分泌促激素和抑制激素。下丘脑分泌的促激素有促甲状腺激素释放激素(TRH)、促性腺激素释放激素(GnRH)、促肾上腺皮质激素释放激素(CRH)、生长激素释放激素(GHRH)、催乳素释放因子(PRF)、促黑激素释放因子(MRF)。下丘脑释放的抑制激素有:生长激素释放抑制激素(GHRIH)、催乳素释放抑制因子(PRIF)、促黑激素释放抑制因子(MRIF)。这些激素作用于垂体,促进或抑制垂体激素的合成与释放,协调全身内环境的稳定和适应外环境的变化,间接调节各有关靶腺的功能活动。

2. **垂体** 分为腺垂体和神经垂体。腺垂体分泌促甲状腺激素(TSH)、促肾上腺皮质激素(ACTH)、黄体生成激素(LH)、卵泡刺激素(FSH)、生长激素(GH)、催乳素(PRL)、促黑细胞激素(MSH)。腺垂体分泌的激素均为蛋白质和多肽,与身体骨骼和软组织的生长有关。上述激素主要作用于甲状腺、肾上腺、性腺等内分泌腺进行调控。神经垂体贮藏下丘脑分泌的抗利尿激素(ADH)和催产素(OXT),身体需要时释放入血。抗利尿激素(又称加压素)促进水分子的重吸收,减少排尿,能促进血管平滑肌的收缩,使血压升高;OXT 则促使子宫和乳腺平滑肌收缩,起催产和促进排乳的作用。

3. **甲状腺** 合成和分泌甲状腺激素(T_3、T_4)。T_3、T_4 具有促进物质和能量代谢以及促进生长发育的作用。

4. **甲状旁腺** 分泌甲状旁腺激素(PTH),PTH 主要作用于骨骼和肾脏,促使血浆钙离子浓度升高。PTH 动员骨钙入血,促进肾小管对钙离子(Ca^{2+})的重吸收和磷酸盐的排泄,使血钙浓度增加和血磷浓度下降。此外,PTH 还间接促进肠道对钙离子的吸收。

5. **胰岛** 分泌胰岛素和胰高血糖素。胰岛素是由胰岛 β 细胞分泌的一种蛋白质激素。胰岛素通过促进全身组织细胞对葡萄糖的摄取和利用、抑制糖原的分解和糖原异生来降低血糖。此外,胰岛素还有促进糖原、脂肪、蛋白质合成的功能;胰高血糖素(升糖素)是一种由胰岛 α-细胞分泌的激素。胰高血糖素通过 cAMP-PK 系统,激活肝细胞的磷酸化酶,加速糖原分解,促进糖异生,使血糖明显升高

6. **肾上腺** 分皮质和髓质两部分。肾上腺皮质分泌糖皮质激素(主要为皮质醇)、盐皮质激素(主要为醛固酮)、性激素(小量雄激素及微量雌激素);肾上腺髓质分泌肾上腺素和去甲肾上腺素。皮质醇参与物质代谢,促进蛋白质及脂肪分解,并有抗炎、抗过敏、抗病毒和抗休克作用。醛固酮促进肾远曲小管和集合管重吸收钠、水和排出钾。

7. **性腺** 男性为睾丸,主要分泌雄激素;女性为卵巢,主要分泌雌激素和孕激素。

二、内分泌系统的调节

1. **神经和内分泌系统的相互调节** 内分泌系统直接由下丘脑调控,下丘脑含有重要的神经核,具有神经分泌细胞的功能,可以合成、释放激素,通过垂体门脉系统进入腺垂体,调节腺垂体细胞对激素的合成和分泌。下丘脑是联系神经系统和内分泌系统的枢纽,受中枢神经系统其他各部位的调控。内分泌系统对中枢神经系统(包括下丘脑)有直接调节作用,一种激素可作用于多个部位,而多种激素也可作用于同一器官组织(包括神经组织),从而发挥不同作用。

2. **内分泌系统的反馈调节** 下丘脑、垂体与靶腺(甲状腺、肾上腺和性腺)之间存在反馈调节(包括正反馈和负反馈调节)。如 CRH 刺激垂体分泌 ACTH,ACTH 水平增高使肾上腺皮质分泌皮质醇,而升高的皮质醇反过来作用于下丘脑,抑制 CRH 的分泌。这种通过先兴奋后抑制达到相互制约保持平衡的机制,称为负反馈。在月经周期

中除负反馈调节外还有正反馈调节,如促卵泡素刺激卵巢使卵泡生长,通过分泌雌二醇,使促卵泡素分泌增加,还可促进黄体生成素及其受体数量增加,以达到共同兴奋,促进排卵和黄体形成。反馈控制是内分泌系统的主要调节机制,使腺体之间相互联系,彼此配合,保持机体内环境的稳定。

3. 免疫系统和内分泌功能

(1) 内分泌、免疫和神经三个系统之间可通过相同的肽类激素和共有的受体相互作用,形成一个完整的调节环路。神经内分泌系统对机体免疫有调节作用,淋巴细胞膜表面有多种神经递质或激素的受体,神经内分泌系统通过其递质或激素与淋巴细胞膜表面受体结合介导免疫系统的调节。

(2) 免疫系统在接受神经内分泌系统调节的同时,亦有反向调节作用。神经内分泌细胞膜上有免疫反应产物如白细胞介素、胸腺肽等细胞因子的受体,免疫系统也可通过细胞因子对神经内分泌系统的功能产生影响。

(3) 内分泌系统不但调控正常的免疫反应,在自身免疫反应中也起作用。自身免疫疾病用肾上腺皮质激素治疗有效,也说明内分泌激素与自身免疫疾病的发病有关。

三、影响内分泌系统疾病的主要相关因素

1. 感染和炎症　如病毒、细菌、真菌等引起的脑炎、脑膜炎等损伤下丘脑和垂体,引起功能减退。

2. 遗传因素　如甲状腺功能亢进有明显的遗传倾向。

3. 腺体病变　腺体增生、肿瘤、浸润性病变、腺体手术、放疗和创伤等可直接破坏腺体导致功能减退或亢进。

4. 自身免疫功能紊乱　自身免疫功能紊乱使内分泌腺破坏,出现内分泌功能增强或降低。

5. 精神创伤应激　内分泌功能与情绪、精神状态密切相关。当遭受重大创伤,可引起激素分泌过度,出现激素水平增高而损害机体。

6. 营养障碍　在人体特殊的时期,如青春期、妊娠期等也会影响内分泌功能。糖代谢、蛋白质代谢、脂代谢紊乱均会影响内分泌功能出现内分泌疾病。

7. 激素敏感性缺陷　激素受体突变或受体后信号转导系统障碍导致激素不能发挥正常作用。临床大多表现为功能减退或正常。2 型糖尿病患者胰岛素抵抗受来自脂肪细胞信号的影响。

四、内分泌与代谢性疾病患者的护理评估

通过问诊、体格检查及辅助检查,在全面收集患者的主客观资料的基础上,内分泌与代谢性疾病患者应重点评估以下内容。

【病史】

1. 现病史

(1) 起病情况:应详细询问起病时间、发病原因、起病缓急、诱因等。评估患者有无不良饮食习惯或营养异常,有无排泄功能异常和体力减退等。

(2) 主要症状及伴随症状:询问目前最突出的表现及就诊的主要原因,如有无排

泄异常、体力减退等。评估症状持续时间、程度以及加重或缓解的因素。如甲状腺功能亢进症患者可出现食欲亢进、体重下降、怕热多汗、排便次数多、易激动等;糖尿病患者可出现多饮、多尿、多食、消瘦、体力下降等。评估患病以来有无失眠、嗜睡、记忆力下降、注意力不集中,有无畏寒、四肢感觉异常或麻痹等伴随症状。患者住院期间,护理人员应加强对各种主要症状及伴随症状的动态评估,以了解病情变化,为治疗和护理提供依据。

（3）诊治经过:询问患者自发病以来的诊治过程,如初始诊断、所接受的检查及结果、用药的种类、剂量、用法、效果等。

（4）一般情况:评估患者发病以来的精神状态、饮食、睡眠、体力、体重、大小便等变化。

2. 既往史及家族史　评估患者从出生到本次发病前的健康状况。内容包括:既往健康状况、所患疾病情况、手术史等。此外,还应评估患者父母、兄弟姊妹及子女健康状况。重点询问与现病史有关的过去史、遗传史,如糖尿病有家族遗传倾向,有利于对患者提供正确护理。

3. 个人史及婚育史　评估患者患病前的社会经历与生活习惯等。生活史中的某些因素与内分泌代谢疾病的发病有密切关系,特别应注意询问情绪变化、生活习惯、饮食习惯、居住环境等,询问有无烟酒嗜好、日常生活方式是否规律、有无特殊的饮食喜好或禁忌。评估患者的婚姻情况,配偶健康状况及夫妻关系等。对已婚妇女,询问其妊娠及生育次数等。

【心理-社会状况】

护士运用交谈、观察等方法,全面了解患者的心理、社会情况。

1. 对疾病认识　患者患病后能否适应角色的转变,评估患者对疾病的严重性、预后及防治知识的了解程度。

2. 患者心理状况　重点评估患者的性格、精神状态。有无焦虑、抑郁等负性情绪及其程度。内分泌与代谢性疾病患者常伴有精神兴奋、情绪不稳定、易怒或淡漠、抑郁等,而慢性病程和长期治疗又常可引起焦虑或性格改变,应对能力下降,自我概念紊乱等心理社会功能失调,故评估患者心理社会状况至关重要。

3. 社会支持系统　包括患者家庭主要成员、经济状况、文化教育背景等,家庭成员对患者所患疾病认识程度、关怀和支持程度,家庭成员之间的关系是否和睦;居住地的初级卫生保健或社区保健设施等资源。

【身体评估】

1. 一般状态　评估患者的生命体征、营养状况、精神状态有无异常。糖尿病、库欣综合征患者常出现血压增高,肾上腺功能减低患者血压低;库欣综合征患者常有向心性肥胖;呆小症患者身高不能随年龄而正常长高;甲状腺功能亢进症患者常有神经过敏、多言好动、焦躁易怒;糖尿病酮症酸中毒、高渗性昏迷时常有意识改变。

2. 皮肤、黏膜　甲状腺功能亢进症患者皮肤潮湿;肾上腺皮质疾病患者皮肤、黏膜有色素沉着;腺垂体功能减退症患者皮肤干燥、粗糙、毛发脱落,重者出现黏液性水肿;库欣综合征患者可出现痤疮、多毛。

3. 头颈部　甲状腺功能亢进症患者可有突眼、眼球运动障碍、甲状腺肿大;肢端肥大症患者可出现唇肥厚、鼻宽舌大、眉弓隆起;垂体瘤患者可出现头痛伴视力减退或视野缺损等。

4. 胸腹部　垂体瘤患者常有闭经溢乳;库欣综合征患者可有腹部皮肤紫纹。

5. 四肢、脊柱、骨关节　骨质疏松症可导致脊柱、骨关节变形。

6. 外生殖器　腺垂体疾病可导致外生殖器发育异常。

【辅助检查】

1. 血生化检查　有些激素与血清电解质和其他物质之间有相互调节作用,如血钾、钠、钙、磷、镁等与糖皮质激素、醛固酮和甲状旁腺激素有关;血糖与胰岛素和胰高血糖素有关。测定血清电解质可间接了解相关激素的功能。

2. 激素及其代谢产物测定　测定垂体促激素和其靶腺激素,对内分泌疾病的定位诊断有帮助。如血浆 ACTH 和皮质醇均升高提示病变在垂体;如血浆 ACTH 降低,皮质醇升高提示病变在肾上腺皮质;如 TSH 和 T_3、T_4 均升高,可能为垂体 TSH 瘤;如 TSH 明显降低,而 T_3、T_4 升高则为甲状腺功能亢进症。测定尿中的激素代谢产物可推断激素在血中的水平。如测定 24 小时尿 17-羟、17-酮皮质类固醇,可判断皮质醇和肾上腺雄激素分泌量。

3. 内分泌动态功能试验　此类试验可进一步探讨内分泌功能状态、病变性质及病变部位。在临床上可做兴奋试验(如 ACTH、TSH、TRH 及 LRH 兴奋试验),或抑制试验(如 T_3 抑制试验)。兴奋试验多用于分泌功能减退的情况,可估计激素的贮备功能;抑制试验多用于分泌功能亢进的情况,观察其正常反馈调节是否消失。

4. 定位检查　包括病变性质和病变部位的确定。多种检查方法可帮助明确微小病变。

(1) 影像学检查:包括蝶鞍 X 线平片、分层摄影、B 超、CT 及 MRI 等,属于非侵袭性内分泌腺检测法。可鉴定下丘脑-垂体、甲状腺、性腺疾病、肾上腺肿瘤和胰岛肿瘤等。

(2) 放射性核素检查:标记内分泌肿瘤细胞摄取的特殊物质,定位肿瘤的存在。如甲状腺扫描(^{131}I、^{123}I、^{99m}Tc)和肾上腺皮质扫描^{131}I-胆固醇等。

(3) 细胞学检查:细针穿刺细胞病理活检,免疫细胞化学技术,精液检查,激素受体检测。如甲状腺细针穿刺细胞学检查。

5. 病因检查　自身抗体检测(如甲状腺球蛋白抗体、甲状腺过氧化物酶抗体、促甲状腺激素受体抗体等)有助于明确内分泌疾病的性质以及自身免疫病的发病机制,可作为早期诊断和长期随访的依据;染色体检查确定有无畸变、缺失、增多等。

五、内分泌与代谢性疾病患者常见症状与体征的护理

【身体外形的改变】

1. 概述　常见的身体外形改变主要包括毛发、皮肤、面容、体型等变化。

(1) 毛发改变:先天性肾上腺皮质增生、库欣综合征患者可出现全身体毛增加;甲状腺功能减退、睾丸功能减退、肾上腺皮质和卵巢功能减退均可引起毛发脱落。

(2) 皮肤变化:皮肤黏膜色素沉着多见于肾上腺皮质疾病患者,如全身性色素沉着的内分泌疾病有异位 ACTH 综合征、原发性肾上腺皮质功能减退症等;皮肤紫纹和痤疮见于库欣综合征、先天性肾上腺皮质增生症等,紫纹是库欣综合征特征之一。

(3) 面容变化:甲状腺功能亢进症患者可表现为眼球突出、颈部增粗;库欣综合

征患者常有向心性肥胖、满月脸、水牛背、痤疮和多血质外貌等。

（4）体型变化：继发性肥胖多见于 2 型糖尿病（肥胖型）、库欣综合征、下丘脑疾病、性功能减退症等；消瘦常见于甲状腺功能亢进症、1 型糖尿病、2 型糖尿病（非肥胖型）、肾上腺皮质功能减退症等。

2. 护理评估

（1）病史：评估患者引起身体外形改变的原因、发生的时间、是否进行药物治疗等。

（2）心理社会评估：评估患者有无负性情绪，是否影响正常生活、人际交往和社交活动，患者对疾病的了解程度及家庭支持情况。

（3）身体评估：重点评估内容有①毛发是否稀疏、增多或脱落；②皮肤有无色素沉着或紫纹、是否干燥或多汗；③有无眼球突出、颈部增粗、向心性肥胖、满月脸、水牛背、痤疮和多血质外貌；④患者有无肥胖或消瘦，肥胖或消瘦程度，对机体有何影响等。

（4）辅助检查：包括血液和尿生化测定、激素及其代谢产物测定、内分泌动态功能试验，放射性同位素检查等。

3. 常用护理诊断/问题

身体意象紊乱 与疾病引起身体外形改变等因素有关。

4. 目标

（1）身体外形逐渐恢复至正常。

（2）能建立有效的调试机制和良好的人际关系。

5. 护理措施

（1）病情观察：观察患者形象的变化，如有无肥胖、消瘦、满月脸、痤疮等，以及变化程度。

（2）起居护理：室内环境应整洁、安静、舒适、阳光充足、空气新鲜，温湿度要适宜，定时通风，防寒防潮。根据病情安排合理的休息和活动，注意劳逸结合，避免过度劳累。

（3）饮食护理

1）向患者及家属介绍饮食与健康的关系，争取患者及家属的主动配合。

2）根据病情合理搭配：单纯性消瘦的患者鼓励多进高蛋白、高热量、高脂肪、高维生素饮食；继发性消瘦的患者根据原发病来制定饮食计划，如糖尿病患者宜进食低糖、低脂、高蛋白、高纤维饮食；甲亢患者应给予高蛋白、高热量、高维生素饮食；注意少量多餐，避免暴饮暴食，避免进食产气食物等。

3）制作食物做到色、香、味俱全，尽量采用多样化饮食，提供患者喜爱吃的食物，创造清洁、舒适、愉快的进餐环境。

（4）用药护理

1）遵医嘱用药：严格按医嘱合理使用各种激素类药物，告知患者所用药物的名称、作用、剂量和服用方法。

2）正确指导用药：激素类药物最好安排在接近其分泌周期的时间。激素必须规律用药，不可随意减量、中断，在感染、外伤等应激情况下应适当增加剂量。

3）注意观察不良反应：服用碘剂时，应准确掌握剂量，并观察中毒及过敏反应；服用抗甲状腺药物时应警惕粒细胞缺乏症，定期复查血象；遵医嘱口服降糖药要定时、定量,不可随意增减剂量,注意监测血糖,防止低血糖反应。当患者出现激素过量或不足的表现,应及时通知医生,以便调整剂量。

（5）教会恰当修饰方法:指导身材过长、过矮和肥胖的患者选择合体的衣服;毛发脱落的患者可戴帽子;甲亢突眼患者外出可戴有色眼镜等。

（6）心理护理:多与患者接触和交流,鼓励患者表达感受,耐心倾听;讲解疾病有关知识,建立良好的护患关系;鼓励患有同类疾病患者之间进行交流;建立良好的家庭支持系统,鼓励家属主动与患者沟通,建立家属和患者之间的互动关系,家属主动参与患者的护理过程,减轻患者的负性心理情绪,必要时给予心理辅导;鼓励患者参加社交活动,教育周围人群不能歧视患者。

6. 评价

（1）患者身体外形得到改善。

（2）患者能接受身体外形改变,积极配合治疗。

【性功能异常】

1. 概述　性功能异常包括生殖器官发育迟缓或发育过早,性欲减退或丧失,女性月经紊乱、溢乳、闭经或不孕,男性勃起功能障碍或乳房发育。性欲减退或亢进、女性月经紊乱、男性阳痿等见于下丘脑综合征;青春期性器官不发育、第二性征缺如见于自儿童期起的腺垂体 GH 缺乏或性激素分泌不足;青春期前开始的性激素或促性腺激素分泌过早、过多则为性早熟。

2. 护理评估

（1）病史:评估患者性功能异常的原因,主要症状,性欲改变情况,女患者评估月经史及生育史,包括有无不育、早产、流产、死胎等,男患者评估有无勃起功能障碍等。

（2）心理-社会评估:评估有无焦虑、抑郁、自卑等负性情绪。

（3）身体评估:评估患者有无皮肤干燥、粗糙,毛发改变,女性闭经溢乳、男性乳房发育、外生殖器发育是否正常等。

（4）辅助检查:测定性激素水平。

3. 常用护理诊断/问题

性功能障碍　与性激素分泌紊乱有关。

4. 目标

（1）患者的性功能逐渐恢复。

（2）患者对性问题有正确的认识。

5. 护理措施

（1）病情观察:观察患者病情变化,如皮肤、毛发、第二性征、外生殖器有无变化等。

（2）起居护理:保持病室舒适整洁,温湿度适宜,给患者提供相对独立的环境,保护患者隐私,根据病情安排合理的休息和活动。

（3）饮食护理:选择优质蛋白质、适量脂肪、高维生素的饮食,以促进性功能的恢复。

（4）用药护理:严格按医嘱用药,注意观察疗效及药物不良反应,有异常情况及时报告医生处理。

笔记

（5）心理护理：给患者讲解疾病相关知识，减轻和消除患者对性问题的顾虑，鼓励患者说出目前性功能、性活动与性生活型态，以了解患者目前存在的主要心理问题，护士接受患者讨论性问题时所呈现的焦虑，对患者表示尊重、关心和支持。鼓励患者与配偶交流彼此的感受，并一起参加性健康教育等。

6. 评价

（1）患者性功能逐渐恢复，能采取适合的方式进行性生活。

（2）患者能正确对待性问题。

【进食或营养异常】

多种内分泌与代谢性疾病可有进食或营养异常，可表现为食欲亢进或减退、营养不良或肥胖。如甲状腺功能亢进症患者食欲亢进而消瘦；库欣综合征患者可有向心性肥胖等。

【疲乏】

疲乏是内分泌与代谢性疾病的常见伴随症状，常因激素水平异常所导致。疲乏常表现为无法抵御的、持续的精力衰竭感，以及体力和脑力的下降。常见于肾上腺皮质功能减退症、甲状腺功能亢进或减退症、糖尿病、库欣综合征等患者。可通过询问患者从事日常活动的能力有无改变，是否感觉疲乏无力或睡眠时间延长等评估患者的活动耐力情况。

【排泄功能异常】

1. 概述　肠蠕动减弱或增强往往与激素分泌水平有关。内分泌系统功能改变常可影响排泄型态。如甲状腺功能减退症患者肠蠕动减弱可有便秘；甲状腺功能亢进症患者肠蠕动增强可有排便次数增多，排稀软便；糖尿病患者表现为多尿等。

2. 护理措施

（1）病情观察：观察患者每日排尿、排便次数，排泄量，大便性状，尿液及大便颜色，以了解病情。

（2）起居护理：保持环境舒适整洁，做好排泄后的皮肤护理，便秘患者进行适当运动。

（3）饮食护理：腹泻患者给予营养丰富、易消化饮食，减少纤维素的摄入，避免进食生、冷或不能耐受的食物；便秘患者给予高蛋白、高维生素饮食，细嚼慢咽，少量多餐，进食富含粗纤维的食物和足够的水分，以保持大便的通畅。

（4）药物护理：经过饮食调理、运动等措施仍不缓解者，遵医嘱用缓泻剂或止泻药，注意观察药物副作用。

（5）对症护理

1）腹泻患者：密切观察大便的性状、量、次数、颜色、气味等并准确记录。遵医嘱补液并合理使用止泻剂，注意肛周皮肤护理。

2）便秘患者：指导每天定时排便，养成规律排便的习惯，并为卧床患者创造良好的排便环境。必要时遵医嘱给予缓泻剂，并观察大便的次数、性状、量等的改变。

【骨痛和自发性骨折】

骨痛为代谢性骨病的常见症状，严重者常发生自发性骨折，或轻微外伤即引起骨折。糖尿病、甲状旁腺功能亢进症、甲状腺功能亢进症患者常伴骨质疏松症。

第二节　腺垂体功能减退症

腺垂体功能减退症(anterior pituitary hypofunction)指腺垂体激素减少,可以是单种激素减少,也可为多种激素同时缺乏。因垂体分泌细胞受下丘脑各种激素(因子)的直接影响,其功能减退可原发于垂体病变,也可继发于下丘脑病变。病因不同,累及的激素种类和数量不同,故临床表现复杂多变,但经补充所缺乏的激素后,症状可迅速缓解。

【病因与发病机制】

由于垂体本身病变引起的称为原发性腺垂体功能减退症,下丘脑以上神经病变或垂体门脉系统障碍引起的则为继发性腺垂体功能减退症。

1. 原发性腺垂体功能减退症

(1) 遗传因素:由于基因缺陷或基因突变导致腺垂体激素合成障碍或生物活性激素产生。如 Kallman 综合征、Lawrence-Moon-Biedl 综合征等。

(2) 垂体瘤:垂体瘤是成人腺垂体功能减退症最常见的原因,可分为原发性(鞍内和鞍旁肿瘤)和转移性肿瘤。

(3) 垂体缺血性坏死:如产后、糖尿病、颞动脉炎和动脉粥样硬化使垂体供血障碍可导致垂体缺血性坏死。

(4) 蝶鞍区手术、放疗和创伤:垂体瘤切除可导致垂体组织损伤。术后放疗、鼻咽癌放疗也可损坏下丘脑和垂体,引起垂体功能减退。严重头部损伤可引起颅底骨折、损毁垂体柄和垂体门静脉血液供应。

(5) 垂体感染和炎症:各种感染如病毒、细菌、真菌等引起的脑炎、脑膜炎、流行性出血热、结核、梅毒或疟疾等均可引起下丘脑、垂体损伤而导致功能减退。

(6) 垂体卒中:垂体瘤内突然出血、垂体突然增大,压迫正常垂体组织和邻近神经组织,呈现急症危象。

(7) 其他:自身免疫性垂体炎、空泡蝶鞍、海绵窦处颈内动脉瘤等均可引起本病。

2. 继发性腺垂体功能减退症

(1) 垂体柄破坏:手术、创伤、肿瘤、血管瘤等引起。

(2) 下丘脑病变及中枢神经系统疾患:肿瘤、炎症、浸润性病变(如淋巴瘤、白血病)、肉芽肿(如结节病)、糖皮质激素长期治疗和营养不良等,可直接破坏下丘脑神经内分泌细胞,使释放激素分泌减少,从而减少腺垂体分泌各种促靶腺激素、生长激素和催乳素等。

【临床表现】

取决于腺垂体受损的程度,一般腺垂体组织破坏50%以上才出现症状,破坏75%以上症状明显,破坏95%可有严重垂体功能减退。最早出现的是 Gn、Gh 和 PRL 缺乏表现,其次为 TSH 缺乏表现,可伴有 ACTH 缺乏。垂体功能减退主要表现为各靶腺(性腺、甲状腺、肾上腺)功能减退。

1. 性腺功能减退　由 Gn、PRL 不足所致。女性多有产后大出血、休克、昏迷病史,有产后无乳、月经稀少、闭经、性欲减退、性征退化、外阴、子宫和阴道萎缩等表现;成年男性则表现为性欲减退、阳痿、睾丸松软缩小等。两性均有生育能力减退或丧失,

笔记

阴毛、腋毛脱落。

2. 甲状腺功能减退 由 TSH 分泌不足所致。表现与原发性甲状腺功能减退相同,但程度较轻,常无甲状腺肿大。

3. 肾上腺功能减退 由 ACTH 缺乏所致,与原发性慢性肾上腺皮质功能减退症相似。患者常有乏力、厌食、恶心、呕吐、体重减轻、血压降低、低血糖、低血钠等。但由于黑色素细胞刺激,故有皮肤色素减退,面色苍白,乳晕色素浅淡,而原发性慢性肾上腺功能减退症则有皮肤色素加深。

4. 垂体功能减退性危象 简称垂体危象。在全垂体功能减退症基础上,各种应激如感染、脱水、手术、外伤、急性心肌梗死、急性脑血管病、麻醉、镇静催眠药、降糖药应用等均可诱发垂体危象。临床可表现为高热型(体温>40℃);低温型(<30℃);低血糖型;低血压、循环衰竭型;水中毒型和混合型等。各种类型可伴有相应的症状,突出表现为循环系统、消化系统和神经精神方面的症状,如高热、循环衰竭、休克、恶心、呕吐、头痛、神志不清、谵妄、抽搐、昏迷等生命垂危状态。

【辅助检查】

1. 性腺功能测定 女性有血雌二醇水平降低,无排卵及基础体温改变,阴道涂片未见雌激素作用的周期性改变;男性见血睾酮水平降低或正常低值,精液检查示精子数量少、形态改变、活动度差、精液量少。

2. 甲状腺功能测定 血清总甲状腺素(TT$_4$)或血清游离甲状腺素(FT$_4$)均降低,而血清总三碘甲腺原氨酸(TT$_3$)、游离三碘甲腺原氨酸(FT$_3$)可正常或降低。

3. 肾上腺皮质功能测定 24 小时尿 17-羟皮质类固醇及游离皮质醇排量减少,血浆皮质醇浓度降低,但节律正常,葡糖糖耐量试验示血糖呈低平曲线改变。

4. 腺垂体激素测定 如 FSH、LH、TSH、ACTH、PRL、GH 等水平均有不同程度降低。

5. 垂体储备功能测定 可做 GnRH、TRH、CRH 等兴奋试验,药物刺激后相应垂体激素不升高提示垂体病变,延迟升高者则示病变在下丘脑。

6. 其他检查 可用 X 线、CT、MRI 了解病变部位、大小、性质及其对邻近组织的侵犯程度。

【诊断要点】

根据病史、症状、体征,结合实验室及影像学检查全面分析,排除其他影响因素和疾病后才能做出诊断。

【治疗要点】

主要治疗原则为病因治疗和激素替代治疗。

1. 病因治疗 本病可由多种病因引起,应针对病因治疗。肿瘤患者可通过手术、化疗和放疗等措施治疗。对于出血、休克而引起缺血性垂体坏死,关键在于预防,加强产妇围生期的监护,及时纠正产科病理状态。

2. 激素替代治疗 多采用靶腺激素替代治疗,宜口服给药,需长期甚至终身维持治疗。治疗过程中应先补充糖皮质激素,然后再补充甲状腺激素,以防肾上腺危象发生。

(1)糖皮质激素:多选用氢化可的松,生理剂量为每天 20～30mg,服用方法模仿生理分泌节律为妥,剂量随病情变化而调节,应激状态下需适当增加用量。

（2）甲状腺激素：生理剂量为左甲状腺素 50～150μg/d 或甲状腺片 40～120mg/d。对于老年人、冠心病、骨密度低的患者，宜从最小剂量开始，并缓慢递增剂量，以免增加代谢率而加重肾上腺皮质负担，诱发危象。

（3）性激素：病情较轻的育龄女性可行人工周期治疗，即用炔雌醇、妊马雌酮（月经周期第 1～25 天）、甲羟孕酮（月经周期第 12～25 天）以形成人工周期性月经；男性患者用丙酸睾酮治疗，对男子性腺功能减退症有效；用 FSH 及 LH 联合治疗可诱导精子生成。

3. 垂体危象的处理

（1）先静脉推注 50% 葡萄糖溶液 40～60ml 以缓解低血糖，继而补充 5% 葡萄糖盐水，每 500～1000ml 中加入氢化可的松 50～100mg 静脉滴注，以解除急性肾上腺功能减退危象。

（2）有循环衰竭者按休克原则治疗，感染败血症者应积极抗感染治疗，水中毒者应加强利尿，可给予泼尼松或氢化可的松。

（3）低温与甲状腺功能减退有关，可给小剂量甲状腺激素，并采取保暖措施使患者体温逐渐回升。高热者应予以降温。

（4）禁用或慎用麻醉剂、镇静剂、催眠药或降糖药等，以防诱发昏迷。

【常用护理诊断/问题】

1. 性功能障碍　与促性腺激素分泌不足所致性腺功能减退有关。

2. 身体意象紊乱　与腺体功能减退所致身体外观改变有关。

3. 活动无耐力　与肾上腺皮质、甲状腺功能低下有关。

4. 潜在并发症：垂体危象。

【护理措施】

1. 病情观察　观察患者生命体征的变化，观察有无性激素紊乱的表现、体重变化、疲乏无力、血生化指标变化等。

2. 起居护理　保持室内适宜的温湿度、安静舒适、避免各种不良刺激，根据病情合理安排休息和活动，采取舒适的体位。

3. 饮食护理　宜进食高热量、高蛋白、高维生素，易消化的饮食，少量多餐，以增强机体抵抗力，进食粗纤维食物，以预防便秘。由于肾上腺皮质功能减退使体内潴钠排钾能力下降，保证充分摄入钠盐。

4. 用药护理　严格遵医嘱使用各种激素，按时按量服用药物，注意观察药物副作用，如使用糖皮质激素后是否出现类库欣综合征、诱发或加重感染、骨质疏松等；服甲状腺激素时应注意观察心率、心律、体温、体重变化。

5. 对症护理：垂体危象的护理

（1）避免诱因：避免感染、呕吐、腹泻、手术、饥饿、寒冷、外伤及各种镇静、安眠药等应激情况。

（2）病情观察：密切观察患者意识状态和生命体征的变化，注意有无低血糖、低血压和低体温等情况。评估患者神经系统体征以及瞳孔大小，对光反射等变化。

（3）紧急处理配合：一旦发生垂体危象，立即报告医生并协助抢救。主要措施有：①迅速建立两条静脉通路，补充适当的水分，保证激素类药物及时准确使用，根据患者的各项指标，正确调节滴速。为水肿患者行静脉穿刺时，尽量从远端开始，使用留置针,注意保护静脉。②保持呼吸道通畅,给予氧气吸入。③低温者应保暖,高热型患者给予降温处理。④做好口腔和皮肤护理,保持排尿通畅,防止尿路感染。

6. 心理护理　主要针对性功能障碍进行心理护理。具体参见本章第一节概述。

7. 中医护理　本病属于中医"虚劳"范畴。患者宜进食软烂、易于消化、富有营养之品,如瘦肉、蛋类、新鲜蔬菜、水果等食物。禁烟酒。注意保暖,避免过劳,预防外伤。

【健康教育】

1. 知识宣教　注意避免诱因。指导患者保持情绪稳定,注意生活规律,避免过度劳累。更换体位时动作应缓慢,以免发生晕厥。冬天注意保暖。平时注意皮肤清洁,预防外伤,少到公共场所或人多之处,以防发生感染。外出时随身携带识别卡,以防意外发生。

2. 用药指导　教会患者认识所服药物的名称、剂量、用法及不良反应。指导患者认识到随意停药的危害性,严格遵医嘱按时按量服用药物,不随意增减药物剂量。

3. 生活指导　指导患者进食高热量、高蛋白、高维生素,易消化的饮食,以增强抵抗力,根据病情合理安排活动和休息。

【结语】

腺垂体功能减退症是由多种病因所致的一种或多种腺垂体激素减少或缺乏的一组临床综合征。临床上有性腺、甲状腺、肾上腺功能障碍的表现。主要护理措施是做好生活护理的同时,针对患者的心理问题进行有效可行的心理护理和健康指导。

第三节　甲状腺疾病

一、甲状腺功能亢进症

 案例导入

患者方女士,20 岁,学生。因"怕热、多汗、心悸、消瘦 2 月余"而收入院。患者 2 个月前无明显诱因开始出现怕热,多汗,多食,消瘦,近来体重减轻约 10kg,易怒,失眠,思想不集中,记忆力减退,伴心悸、气短,活动后明显。患者睡眠差,大便次数增多,3 次/日,为不成形糊状便,小便正常,停经半年余。患者长期在学校住宿。既往史:否认有肝炎、结核病史。

身体评估:T 38.3℃,P 130 次/分,R 20 次/分,BP 120/70mmHg,神清差,双侧眼球轻度突出,双侧甲状腺Ⅱ度肿大,质软,可闻及明显杂音,HR 130 次/分,腹软,肝脾肋下未及。

辅助检查:血常规:WBC 3.5×10^9/L,N 60%,Hb 11.5g/L,PLT 120×10^9/L;大便常规:大便稀软;心电图:窦性心动过速。

入院诊断:甲状腺功能亢进症。

请问:目前患者评估的重点内容是什么? 患者存在的或潜在的护理诊断/问题是什么? 根据目前患者的情况应实施哪些护理措施?

甲状腺功能亢进症(hyperthyroidism)简称甲亢,是指甲状腺腺体本身产生甲状腺激素(TH)过多而引起的甲状腺毒症。其特征有甲状腺肿大、眼征、基础代谢率增加和自主神经系统功能失常。各种病因所致的甲亢中,以 Graves 病最多见。

Graves病(简称GD)又称毒性弥漫性甲状腺肿,是一种伴TH分泌增多的器官特异性自身免疫病。临床表现除甲状腺肿大和高代谢综合征外,尚有突眼以及较少见的胫前黏液性水肿或指端粗厚等。

【病因与发病机制】

1. 病因　目前公认本病的发生与自身免疫有关,属于器官特异性自身免疫病。

(1) 遗传因素:本病有显著的遗传倾向,同胞兄妹发病危险为11.6%。目前发现GD与组织相容性复合体(MHC)基因相关,是一个复杂的多基因疾病。

(2) 环境因素:对本病的发生发展有重要影响,如细菌感染、性激素、应激等,可能是疾病发生和病情恶化的重要诱因。

2. 发病机制　GD的主要特征是血清中存在针对甲状腺细胞TSH受体的特异性自身抗体,称为TSH受体抗体(TSH receptor antibodies,TRAb),分为TSH受体刺激性抗体(TSAb)和TSH受体刺激阻断性抗体(TSBAb)。TSAb与TSH受体结合,激活腺苷酸环化酶信号系统,导致甲状腺细胞增生和甲状腺激素合成、分泌增加,所以TSAb是甲亢的致病性抗体。TSBAb与甲状腺表面的TSH受体结合,占据TSH的位置,使TSH无法与TSHR(促甲状腺激素受体)结合,所以产生抑制效应,甲状腺细胞萎缩,甲状腺激素产生减少。Graves病的甲亢可以自发性发展为甲减,TSBAb的产生占优势是原因之一。

Graves眼病是本病的表现之一。其病理基础是在眶后组织浸润的淋巴细胞分泌细胞因子(干扰素-7等),刺激成纤维细胞分泌黏多糖,堆积在眼外肌和眶后组织,导致突眼和眼外肌纤维化。

【临床表现】

多数起病缓慢,少数在感染或精神创伤等应激后急性起病。典型表现有由TH分泌过多所致的高代谢症群、甲状腺肿及眼征,老年和小儿患者表现多不典型。

1. 甲状腺毒症表现　主要为甲状腺激素分泌过多表现。

(1) 高代谢综合征:甲状腺激素分泌增多导致交感神经兴奋性增高和新陈代谢加速,患者常有疲乏无力、怕热多汗、皮肤潮湿、多食善饥、体重显著下降等。

(2) 精神神经系统:神经过敏、多言好动、紧张焦虑、焦躁易怒、失眠不安、思想不集中、记忆力减退,手、眼睑震颤,腱反射亢进。

(3) 心血管系统:心悸、胸闷、气短、第一心音亢进。合并甲状腺毒症心脏病时,出现心动过速、心律失常、心脏增大和心力衰竭,常以心房颤动等房性心律失常多见,偶见房室传导阻滞。心搏输出量增加可见收缩压增高;外周血管扩张,血管阻力下降,可致舒张压下降,出现脉压增大。

(4) 消化系统:食欲亢进,多食消瘦。稀便、排便次数增加。重者有肝大、肝功能异常,偶有黄疸。

(5) 肌肉骨骼系统:主要是甲状腺毒症性周期性瘫痪,在20~40岁男性好发,发病诱因包括剧烈运动、高碳水化合物饮食、注射胰岛素等,病变主要累及下肢,有低钾血症。少数患者发生甲亢性肌病,肌无力多累及近心端的肩胛和骨盆带肌群,也可伴发重症肌无力。甲亢可影响骨骼脱钙而发生骨质疏松,还可发生指端粗厚,外形似杵状指。

(6) 造血系统:外周血淋巴细胞比例增加和单核细胞增加,但白细胞总数减低。

血小板寿命缩短,可伴发血小板减少性紫癜。

（7）生殖系统:女性月经减少或闭经。男性阳痿,偶有乳腺增生（男性乳腺发育）。

2. 甲状腺肿　大多数患者有程度不等的甲状腺肿大。甲状腺肿为弥漫性、对称性,质地中等,无压痛。肿大程度与甲亢病情轻重无明显关系。甲状腺上下极可触及震颤,闻及血管杂音,为本病的重要体征。

3. 眼征　GD 的眼部表现分为两类:一类为单纯性突眼,病因与甲状腺毒症所致的交感神经兴奋性增高等有关;另一类为浸润性眼征,病因与眶后组织的自身免疫炎症反应有关。单纯性突眼包括下述表现:①轻度突眼:突眼度 19～20mm;②Stellwag 征:瞬目减少,眼神炯炯发亮;③上睑挛缩,睑裂增宽;④von Graefe 征:双眼向下看时,由于上眼睑不能随眼球下落,显现白色巩膜;⑤Joffroy 征:眼球向上看时,前额皮肤不能皱起;⑥Mobius 征:双眼看近物时,眼球辐辏不良。

【特殊的临床表现和类型】

1. 甲状腺危象　也称甲亢危象,是甲状腺毒症急性加重的一个综合征,发生原因可能与短时间内大量 T_3、T_4 释放入血有关。多发生于较重甲亢未予治疗或治疗不充分的患者。常见诱因有感染、手术、创伤、精神刺激、严重躯体疾病、口服过量 TH 制剂等。临床表现有:原有甲亢症状加重,高热、大汗、心动过速（140 次/分以上）、烦躁、焦虑不安、谵妄、恶心、呕吐、腹泻,严重患者可有心衰,休克及昏迷等。甲亢危象的诊断主要靠临床表现综合判断。临床高度疑似本症及有危象前兆者应按甲亢危象处理。甲亢危象的病死率在 20% 以上。

2. 甲状腺毒症性心脏病　甲状腺毒症性心脏病的心力衰竭分为两种类型。一类是心动过速和心脏排出量增加导致的心力衰竭:主要发生在年轻甲亢患者。此类心力衰竭非心脏泵衰竭所致,而是由于心脏高排出量后失代偿引起,称为“高排出量型心力衰竭”,常随甲亢控制,心功能恢复。另一类是诱发和加重已有的或潜在的缺血性心脏病发生的心力衰竭,多发生在老年患者,此类心力衰竭是心脏泵衰竭。心房颤动也是影响心脏功能的因素之一。甲亢患者中 10%～15% 发生心房颤动。甲亢患者发生心力衰竭时,30%～50% 与心房颤动并存。

3. 淡漠型甲亢　多见于老年患者。起病隐袭,高代谢综合征、眼征和甲状腺肿均不明显。主要表现为明显消瘦、心悸、乏力、震颤、头晕、昏厥、神经质或神志淡漠、腹泻、厌食。可伴有心房颤动和肌病等,70% 患者无甲状腺肿大。临床中患者常因明显消瘦而被误诊为恶性肿瘤,因心房颤动被误诊为冠心病,所以老年人不明原因的突然消瘦、新发心房颤动时应考虑本病。

4. T_3 型甲状腺毒症　多见于碘缺乏地区和老年人。本病由于甲状腺功能亢进时,T_3 和 T_4 比例产生失调,T_3 产生量显著多于 T_4 所致。GD、毒性结节性甲状腺肿和自主高功能性腺瘤都可以发生 T_3 型甲亢。实验室检查 TT_4、FT_4 正常,TT_3 与 FT_3 增高,TSH 水平减低,甲状腺 ^{131}I 摄取率增加。

5. 亚临床型甲状腺功能亢进症　简称亚临床甲亢。其特点是血清 T_3、T_4 正常,TSH 降低,不伴或伴有轻微的甲亢症状,主要依赖实验室检查结果才能诊断。病因包括外源性甲状腺激素替代治疗、GD、结节性甲状腺肿、甲状腺自主高功能腺瘤等。本症不良结果有:①发展为临床甲亢;②对心血管系统的影响:导致全身血管张力下降、心率加快、心输出量增加、心房颤动等;③对绝经期妇女的影响:加重骨质疏松和促进骨折发生。

6. 妊娠期甲状腺功能亢进症 简称妊娠甲亢,主要有以下几种特殊情况。

(1) 由于妊娠引起甲状腺激素结合球蛋白增高,从而导致血清 TT_4 和 TT_3 增高,所以妊娠甲亢的诊断应依赖血清 FT_4、FT_3、TSH。

(2) 绒毛膜促性腺激素(HCG)与 TSH 具有相同的亚单位,过量的 HCG 能够刺激 TSH 受体产生妊娠—过性甲状腺毒症。

(3) 母体的 TRAb 可以透过胎盘刺激胎儿的甲状腺引起新生儿甲亢。

(4) 产后由于免疫抑制的解除,容易发生 GD。

7. 胫前黏液性水肿 与浸润性突眼同属自身免疫性病变,约见于 5% 的患者,多见于白种人。水肿常见于胫骨前下 1/3 部位,也见于足背、踝关节、肩部、手部或手术瘢痕处,偶见于面部。皮损为对称性,早期皮肤增厚、变粗,有广泛大小不等的棕红色或红褐色或暗紫色突起不平的斑块或结节,边界清楚,直径 5 ~ 30mm 大小不等。皮损周围的表皮可有感觉过敏或减退,后期皮肤粗厚如橘皮或树皮样。

8. Graves 眼病 男性多见,单眼受累的患者占 10% ~ 20%。常见临床表现有:眼内异物感、胀痛、畏光、流泪、复视、斜视、视力下降,眼球显著突出,突眼度超过正常值上限 4mm(欧洲人群正常值上限是 >14mm),眼睑肿胀,结膜充血水肿,眼球活动受限,严重者眼球固定,眼睑闭合不全、角膜外露而形成角膜溃疡、全眼炎,甚至失明。

【辅助检查】

1. 血清甲状腺激素测定

(1) FT_4、FT_3:FT_3、FT_4 不受血甲状腺结合球蛋白(TBG)影响,直接反映甲状腺功能状态,是临床诊断甲亢的首选指标。

(2) TT_4:是判断甲状腺功能最基本的筛选指标。T_4 全部由甲状腺产生,血清中99.96% 的 T_4 以与蛋白结合的形式存在,TT_4 测定的是这部分结合于蛋白的激素,所以血甲状腺结合蛋白(TBG)量和蛋白与激素结合力的变化都会影响测定的结果。

(3) TT3:受 TBG 的影响。为早期 GD、治疗中疗效观察及停药后复发的敏感指标,也是诊断 T_3 型甲亢的特异指标。老年淡漠型甲亢或久病者 TT_3 可正常。

2. 促甲状腺激素(TSH)的测定 血中 TSH 变化水平是反映下丘脑-垂体-甲状腺轴功能的敏感指标,尤其对亚临床甲亢和亚临床甲减的诊断有重要意义。甲亢患者TSH 往往减少。

3. 甲状腺[131]I 摄取率 本方法现在主要用于甲亢病因的鉴别,甲状腺功能亢进类型的甲状腺毒症[131]I 摄取率增高;非甲状腺功能亢进类型的甲状腺毒症[131]I 摄取率减低。

4. TSH 受体抗体(TRAb)测定 是诊断 GD 的重要指标之一。新诊断的 GD 患者血中 TRAb 阳性率可达 75% ~ 96%。TRAb 包括 TSAb 和 TSBAb 两种抗体,检测到的TRAb 仅能反映有针对 TSH 受体抗体存在,不能反映这种抗体的功能。与 TRAb 相比,TSAb 不仅能与 TSH 受体结合,而且还可产生对甲状腺细胞的刺激作用。85% ~100% 的新诊断 GD 患者 TSAb 阳性。

5. CT 和 MRI 眼部 CT 和 MRI 可以排除其他原因所致的突眼,评估眼外肌受累的情况。

笔记

6. 甲状腺放射性核素扫描 对于诊断甲状腺自主高功能腺瘤有意义。肿瘤区浓聚大量核素,肿瘤区外甲状腺组织和对侧甲状腺无核素吸收。

【诊断要点】

GD 的诊断包括:①甲亢诊断确立;②甲状腺弥漫性肿大(触诊和 B 超证实),少数患者无甲状腺肿大;③眼球突出和其他浸润性眼征;④胫前黏液性水肿;⑤TSAb、TRAb、TPOAb(甲状腺过氧化物酶抗体)阳性。以上标准中,①②项为诊断必备条件,③④⑤项为诊断辅助条件。

【治疗要点】

目前尚不能对 GD 进行病因治疗。三种疗法被普遍采用,即抗甲状腺药物、^{131}I 治疗和手术治疗。

1. 抗甲状腺药物(ATD) ATD 的作用是抑制甲状腺合成甲状腺素,ATD 治疗是甲亢的基础治疗,但是单纯 ATD 治疗的治愈率仅有 40% 左右,复发率高达 50% ~ 60%。ATD 也用于手术和 ^{131}I 治疗前的准备阶段。

常用的 ATD 分为硫脲类和咪唑类两类,硫脲类包括丙硫氧嘧啶(PTU)和甲硫氧嘧啶等;咪唑类包括甲巯咪唑(MMI,他巴唑)和卡比马唑等。我国普遍使用 MMI 和 PTU。

(1) 适应证:①病情轻、中度患者;②甲状腺轻、中度肿大;③孕妇、高龄或由于其他严重疾病不适宜手术者;④手术前和 ^{131}I 治疗前的准备;⑤手术后复发且不适宜 ^{131}I 治疗者。

(2) 剂量与疗程:(以 PTU 为例,如用 MMI 则剂量为 PTU 的 1/10)①初治期:150 ~ 450mg/日,分 3 次口服,每 4 周复查血清甲状腺激素水平;②维持期:当血清甲状腺激素达到正常后减量,50mg/次,每日 2 ~ 3 次。维持治疗 1 ~ 1.5 年,每 2 个月复查血清甲状腺素。

(3) 不良反应:详见用药护理。

(4) 停药指标:主要依据临床症状和体征。目前认为 ATD 维持治疗 18 ~ 24 个月可以停药。下述指标预示甲亢可能治愈:①甲状腺肿明显缩小;②TSAb 或 TRAb 转为阴性。

2. ^{131}I 治疗 放射性 ^{131}I 治疗利用甲状腺高度摄碘能力和放射性碘对甲状腺组织的破坏作用达到减少甲状腺激素产生的目的。

(1) 适应证:甲状腺肿大Ⅱ度以上;对 ATD 过敏;ATD 治疗或手术治疗后复发;甲亢合并心脏病;甲亢伴白细胞、血小板减少或全血细胞减少;甲亢合并肝、肾等脏器功能损害;拒绝手术治疗或有手术禁忌证;浸润性突眼等。

(2) 禁忌证:妊娠和哺乳期妇女。

(3) 治疗:治疗前禁用含碘的食物或药物,以便使甲状腺吸收更多的放射性碘。病情严重者治疗前先给予抗甲状腺药物治疗半个月,症状减轻后停药 3 ~ 5 天,然后确定 ^{131}I 剂量,一次或分次口服。并发症有放射性甲状腺炎、诱发甲状腺危象、加重活动性 Graves 眼病等。

3. 手术治疗

(1) 适应证:①甲状腺肿大显著,有压迫症状;②中、重度甲亢,长期服药无效,或停药复发,或不能坚持服药者;③胸骨后甲状腺肿;④细针穿刺细胞学检查怀疑恶变;

⑤ATD 治疗无效或过敏的妊娠患者。

（2）禁忌证：①重度活动性 Graves 眼病；②合并较重心、肝、肾疾病，不能耐受手术；③妊娠 1～3 个月和 7～9 个月。

（3）治疗：术前需用抗甲状腺药物、碘剂充分准备，以免诱发甲状腺危象，手术方式通常为甲状腺次全切除术，两侧各留下 2～3g 甲状腺组织。主要并发症是手术损伤导致永久性甲状旁腺功能减退症和喉返神经损伤。

4. 其他治疗

（1）复方碘溶液：减少碘摄入量是甲亢的基础治疗之一，因过量碘的摄入会加重病情和延长病程，增加复发的可能性，所以甲亢患者应当食用无碘食盐，忌用含碘药物和含碘造影剂。复方碘化钠溶液仅在手术前和甲状腺危象时使用。

（2）β 受体阻滞剂：作用机制是：①阻断甲状腺激素对心脏的兴奋作用；②阻断外周组织 T_4 向 T_3 的转化。主要在 ATD 初治期使用，可较快控制甲亢的临床症状。通常应用普萘洛尔每次 10～40mg，每日 3～4 次。对于有支气管疾病者，可选用 $β_1$ 受体阻滞剂，如阿替洛尔、美托洛尔等。

5. 甲状腺危象的治疗　包括：①针对诱因和对症支持治疗：针对诱因治疗，监护心、脑、肾功能，纠正水、电解质、酸碱平衡紊乱，降温，给氧，防治感染，积极治疗各种并发症；②抑制甲状腺激素合成：PTU 500～1000mg 首次口服或经胃管注入，以后给予 250mg 每 4 小时口服；③抑制甲状腺激素释放：服 PTU 后 1 小时后再加用复方碘口服溶液 5 滴，每 6 小时一次；④β 受体阻滞剂：普萘洛尔 60～80mg/天，每 4 小时口服一次；⑤糖皮质激素：氢化可的松 300mg 首次静滴，以后每次 100mg，每 8 小时一次；⑥其他：在上述常规治疗效果不满意时，可选用腹膜透析、血液透析或血浆置换等措施。

6. Graves 眼病的治疗　首先要区分病情程度。

（1）轻度：病程一般呈自限性，不需要强化治疗。治疗以局部治疗和控制甲亢为主。局部治疗包括：①畏光：戴有色眼镜；②角膜异物感：使用人工泪液；③保护角膜：夜间角膜遮盖；④眶周水肿：抬高床头；⑤轻度复视：棱镜矫正；⑥强制性戒烟；⑦有效控制甲亢是基础性治疗。

（2）中度和重度：在上述治疗基础上进行强化治疗。治疗的效果要取决于疾病的活动程度。常用治疗方法包括糖皮质激素眶放射治疗和眶减压手术。

【常用护理诊断/问题】

1. 营养失调：低于机体需要量　与基础代谢率增高、消化不良性腹泻有关。

2. 活动无耐力　与基础代谢率增高、蛋白质代谢呈负平衡有关。

3. 自我形象紊乱　与甲状腺肿大、突眼等症状有关。

4. 有组织完整性受损的危险　与浸润性突眼有关。

5. 潜在并发症　甲状腺危象。

【护理措施】

1. 病情观察

（1）生命体征：特别是脉搏、血压、体温变化。如脉搏增快、血压增高提示出现甲亢性心脏病的可能。

（2）主要症状：如饮食摄入量、消化道功能、腹泻次数，体重变化、甲状腺肿大情况，基础代谢率等变化。如出现摄入量多、基础代谢率高而体重明显减少提示甲状腺激素分泌过多。

（3）甲状腺危象症状：如原有甲亢症状加重，有感染、精神刺激、手术等诱因，出现高热、大汗、心动过速、烦躁不安、谵妄、焦虑不安，恶心呕吐、腹泻等症状，应及时通知医生，及时处理。

2. 起居护理　保持病室安静、舒适（室温20℃左右），避免各种刺激。病情轻者可适当活动，但不宜紧张和劳累，病情重者应卧床休息，以减轻体力和能量消耗。注意个人卫生，患者皮肤湿润、多汗，应勤洗澡、擦拭与更衣，衣物应宽松，以保持清洁舒适。腹泻较重者，注意保护肛周皮肤清洁、干燥。

3. 饮食护理　因患者能量消耗大，应给予高热量、高蛋白、高维生素、易消化饮食，以保证机体热量需要。主食应足量，可增加奶类、蛋类、瘦肉等优质蛋白质以纠正体内负氮平衡，满足机体高代谢的需要。禁止摄入咖啡、浓茶等刺激性饮料，以免引起患者精神兴奋。多摄入新鲜蔬菜和水果，给予充足的水分，每日2000~3000ml，以补充出汗、腹泻、呼吸加快等丢失的水分，但并发心脏疾病的患者应避免大量饮水。减少食物中粗纤维的摄入，以减少排便次数。避免摄入含碘丰富的食物和药物，如海带、紫菜、海藻等。

4. 用药护理　嘱患者遵医嘱用药，并注意观察药物疗效及其不良反应。①粒细胞减少：ATD可引起粒细胞减少，发生率约为5%左右，严重者可发生粒细胞缺乏症，主要发生在治疗开始后的2~3个月内，当外周血白细胞低于$3×10^9$/L或中性粒细胞低于$1.5×10^9$/L时应停药。治疗前和治疗后应定期检查血象，在用药的第一个月，每周查一次，一个月后每两周查一次。②皮疹：发生率约为5%。轻度皮疹可给予抗组胺药，皮疹严重时应及时停药，以免发生剥脱性皮炎。③中毒性肝病：多在用药后3周发生，表现为变态反应性肝炎，转氨酶显著升高，肝脏穿刺可见片状肝细胞坏死，死亡率高达25%~30%。PTU还可以引起20%~30%的患者转氨酶升高，升高幅度为正常值的1.1~1.6倍。另外甲亢本身也转氨酶增高，故在用药前需要检查基础肝功能，以区别是否药物不良反应。④血管炎：PTU可诱发中性粒细胞胞质抗体（ANCA）阳性的小血管炎，其特点是随着用药时间延长，发生率增加。因需长期用药，嘱患者不可任意间断、变更药物剂量或停药。

5. 对症护理

（1）突眼：有突眼症状者，注意保护眼睛，配戴深色眼镜以防光线刺激、灰尘和异物的侵害。患者眼睛有异物、刺痛或流泪时，不要用手揉搓眼睛。经常用眼药水湿润眼睛，避免过度干燥。睡前涂抗生素眼膏，眼睑不能闭合者用无菌纱布或眼罩覆盖双眼。睡觉时抬高头部，使眼眶内液回流减少，减轻球后水肿。

（2）甲状腺危象：①避免诱因：控制感染，减少精神刺激、创伤等引起甲亢危象的诱因；②指导休息：发生甲状腺危象时，应绝对卧床休息，有呼吸困难者取半卧位，立即给氧，迅速建立静脉通路；③用药护理：及时准确按医嘱使用PTU、复方碘溶液、β受体阻滞剂、氢化可的松等药物。使用丙硫氧嘧啶及碘剂时注意观察病情变化，严格掌握碘剂的剂量，并观察中毒或过敏反应；④准备好抢救物品：准备好镇静剂，血管活性药物，强心剂等，一旦发生危象时及时抢救；⑤对症护理：体温过高时，给予物理降温；躁动不安者，使用床挡保护；昏迷者加强皮肤护理、口腔护理，预防压疮及肺炎的发生。定期监测生命体征，准确记录24小时出入量，观察神志的变化。

6. 心理护理 向患者及家属说明本病的相关知识,家人应给予精神、物质支持,协调与患者之间的关系,使之共同关心体贴患者。仔细耐心地做好解释工作,避免引起精神刺激的言行。指导患者自我调节,如分散注意力、放松训练等。

7. 中医护理 本病属于中医"瘿病"范畴。患者宜进食易于消化、富有营养之品,避免进食高碘食物和含碘中药,如海带、紫菜等食物和海螵蛸、海蛤壳等药物。禁烟酒、避免浓茶和咖啡。患者多心烦易怒,情绪波动,因此要保持环境舒适安静,要安心静养,多卧床休息。

【健康教育】

1. 知识宣教 指导患者和家属了解甲亢的发病原因及诱因,避免过度劳累和精神刺激。教会患者保护眼睛的方法。上衣领口要宽松,以避免压迫甲状腺,严禁用手挤压甲状腺以免甲状腺激素分泌过多加重病情。指导患者每日清晨起床前自测脉搏、定期测量体重(脉搏减慢、体重增加是治疗有效的标志),监测病情变化,若出现高热、恶心、呕吐、不明原因腹泻,突眼加重等,需警惕甲状腺危象可能,及时就诊。

2. 用药指导 指导患者坚持遵医嘱规律用药,注意监测药物不良反应。按疗程服药,不可随意减量和停药。服用抗甲状腺药物的开始 3 个月,每周查血象一次,每 2 周查肝功一次,每隔 1～2 个月做甲状腺功能测定,以观察疗效。

3. 生活指导 指导患者合理安排休息和活动,适当增加休息时间,保证充足的睡眠时间,以防病情加重。指导患者摄入高热量、高蛋白、高维生素饮食,避免摄入刺激性食物及饮料。

4. 生育指导 告知患者甲亢未控制,不要怀孕;如果患者正在接受 ATD 治疗,血清 TT_3、TT_4 达到正常范围,停 ATD 或应用 ATD 最小剂量,可以怀孕;如果患者为妊娠期间发现甲亢,选择继续妊娠,则选择 ATD 治疗和妊娠中期手术治疗,有效控制甲亢可明显改善妊娠不良结果。

【结语】

甲状腺功能亢进是指甲状腺腺体本身产生甲状腺激素过多而引起的甲状腺毒症。主要表现为代谢旺盛,交感神经功能亢进,出现多食善饥、消瘦、多汗,精神紧张、血压升高、心率增快等表现。甲状腺肿大、突眼为本病突出的体征。护理甲亢患者应避免诱因,减少甲状腺激素的生成和释放。满足机体营养的需要,做好日常起居护理,保持身心愉快。

二、甲状腺功能减退症

甲状腺功能减退症(hypothyroidism)简称甲减,是由各种原因导致的低甲状腺激素血症或甲状腺激素抵抗而引起的全身性低代谢综合征,其病理特征是黏多糖在组织和皮肤堆积,表现为黏液性水肿。起病于胎儿或新生儿的甲减称为呆小症(又称克汀病),常伴有智力障碍和发育迟缓。起病于成人者称为成年型甲减。国外报告临床甲减患病率为 0.8%～1.0%,发病率为 3.5/1000;我国学者报告的临床甲减患病率为 1.0%,发病率为 2.9/1000。本节主要介绍成年型甲减。

【分类】

1. 根据病变部位分类 可分为:①原发性甲减:由甲状腺腺体本身病变引起的甲减,占 95% 以上;②中枢性甲减:由下丘脑和垂体病变引起的 TRH 或 TSH 产生和分泌减少所致甲减;③甲状腺激素抵抗综合征:由 TH 在外周组织实现生物效应障碍引起的综合征。

2. 根据病因分类 可分为药物性甲减、手术后甲减、特发性甲减等。

3. 根据甲状腺功能减低程度分类 可分为临床甲减和亚临床甲减。

【病因与发病机制】

1. 自身免疫损伤 最常见的是自身免疫性甲状腺炎引起 TH 合成和分泌减少,包括桥本甲状腺炎、萎缩性甲状腺炎、亚急性淋巴细胞性甲状腺炎和产后甲状腺炎等。

2. 甲状腺破坏 包括甲状腺次全切除、^{131}I 治疗等导致甲状腺功能减退。

3. 下丘脑和垂体病变 垂体外照射、垂体大腺瘤、颅咽管瘤及产后大出血引起的 TRH 和 TSH 产生和分泌减少所致。

4. 碘过量 碘过量可引起具有潜在性甲状腺疾病者发生甲减,也可诱发和加重自身免疫性甲状腺炎。

5. 抗甲状腺药物使用 如锂盐、硫脲类等可抑制 TH 合成。

【临床表现】

多见于中年女性,大多数起病隐袭,发展缓慢。

1. 一般表现 易疲劳、怕冷、体重增加、记忆力减退、智力低下、反应迟钝、嗜睡、精神抑郁、便秘、月经不调、肌肉痉挛等。典型者可见黏液性水肿面容:表情淡漠,面色苍白,皮肤干燥发凉、粗糙脱屑,颜面、眼睑和手部皮肤水肿,声音嘶哑,毛发稀疏、眉毛外 1/3 脱落。由于高胡萝卜素血症,手足皮肤呈姜黄色。

2. 肌肉与关节 肌肉乏力,暂时性肌强直、痉挛、疼痛,咀嚼肌、胸锁乳突肌、股四头肌及手部肌肉可有进行性肌萎缩。部分患者可伴有关节病变,偶有关节腔积液。

3. 心血管系统 心肌黏液性水肿导致心肌收缩力减弱、心动过缓、心排血量下降、由于心肌间质水肿、非特异性心肌纤维肿胀、左心室扩张和心包积液导致心脏增大,称之为甲减性心脏病。久病者由于血胆固醇增高,易并发冠心病,10% 的患者伴发高血压。

4. 血液系统 主要表现为贫血。导致贫血的原因主要包括:①TH 缺乏引起血红蛋白合成障碍;②肠道吸收铁障碍引起铁缺乏;③肠道吸收叶酸障碍引起叶酸缺乏;④恶性贫血是与自身免疫性甲状腺炎伴发的器官特异性自身免疫病。

5. 消化系统 常有畏食、腹胀、便秘等,严重者可出现麻痹性肠梗阻或黏液水肿性巨结肠。

6. 内分泌生殖系统 表现为性欲减退,女性患者常有月经过多或闭经。部分患者由于血清催乳素(PRL)水平增高,发生溢乳。男性患者可出现勃起功能障碍。

7. 黏液性水肿昏迷 冬季易发,老人多见,死亡率高。常见诱因包括寒冷、感染、手术、严重躯体疾病、中断 TH 替代治疗和使用麻醉、镇静剂等。临床表现为嗜睡,低体温(体温<35℃),呼吸减慢,心动过缓,血压下降,四肢肌肉松弛,反射减弱或消失,甚至昏迷、休克、心肾功能不全而危及患者生命。

【辅助检查】

1. 血常规及生化检查 多为轻、中度正细胞正色素性贫血。血胆固醇、甘油三酯、低密度脂蛋白常增高,高密度脂蛋白降低。

2. 甲状腺功能检查 血清 TSH 增高、TT_4、FT_4 降低是诊断本病的必备指标。血清

TT$_3$和FT$_3$可以在正常范围内,但严重病例中降低。亚临床甲减仅有血清TSH升高,血清T$_4$或T$_3$正常。甲状腺^{131}I摄取率降低。

3. 定位检查　TRH兴奋试验主要用于原发性甲减与中枢性甲减的鉴别。静脉推注TRH后,血清TSH不增高者提示垂体性甲减;延迟升高者为下丘脑性甲减;血清TSH在增高的基值上进一步增高,提示原发性甲减。影像学检查有助于异位甲状腺、下丘脑-垂体病变的确定。

【诊断要点】

根据临床表现、实验室检查如血清TSH增高、FT$_4$减低,原发性甲减即可成立。如果血清TSH正常,FT$_4$减低考虑为垂体性或下丘脑性甲减,需做TRH兴奋试验来区别。

【治疗要点】

1. 替代治疗　各种类型的甲减,均需用TH替代,永久性甲减者需终身服用。首选左甲状腺素(L-T$_4$)口服。治疗的目标是用最小剂量纠正甲减而不产生明显不良反应,使血TSH和TH水平恒定在正常范围内。

2. 对症治疗　有贫血者补充铁剂、维生素B$_{12}$、叶酸等。胃酸低者补充稀盐酸,与TH合用疗效好。

3. 亚临床甲减的处理　亚临床甲减引起的血脂异常可促使动脉粥样硬化,部分亚临床甲减可发展为临床甲减。目前认为只要患者有高胆固醇血症、血清TSH>10mU/L,就需要给予L-T$_4$治疗。

4. 黏液性水肿昏迷的治疗　包括:①立即静脉补充TH(L-T$_3$或L-T$_4$),清醒后改口服维持治疗;②保温,给氧,保持呼吸道通畅,必要时行气管切开、机械通气等;③氢化可的松200~300mg/d持续静滴,待患者清醒后逐渐减量。根据需要补液,但补液量不宜过多;④控制感染,治疗原发病。

【常用护理诊断/问题】

1. 便秘　与代谢率降低及体力活动减少引起的肠蠕动减慢有关。

2. 体温过低　与机体基础代谢率降低有关。

3. 营养失调:高于机体需要量　与代谢率降低致摄入大于需求有关。

4. 活动无耐力　与甲状腺激素不足所致肌肉无力、心功能减退、贫血有关。

5. 性功能障碍　与甲状腺激素不足所致内分泌生殖系统功能低下有关。

6. 潜在并发症:黏液性水肿昏迷。

【护理措施】

1. 病情观察　观察生命特征和意识状态,观察有无肌肉改变、心率、心律改变、贫血症状体征、黏液性水肿、腹胀、腹痛等情况。

2. 起居护理　调节室温在22~23℃之间,注意患者保暖,如添加衣服、包裹毛毯、睡眠时加盖棉被或用热水袋保暖等。冬天外出时,戴手套、穿棉鞋,避免受凉。

3. 饮食护理　给予高蛋白、高维生素、低钠、低脂肪饮食、细嚼慢咽,少量多餐。进食粗纤维食物,如蔬菜、水果或全麦制品,促进胃肠蠕动。桥本甲状腺炎所致甲状腺功能减退症者应避免摄取含碘食物和药物,以免诱发严重黏液性水肿。

4. 用药护理　遵医嘱使用甲状腺素,注意观察有无心律、心率的改变、头痛、发热、失眠等副作用。便秘患者必要时根据医嘱给予轻泻剂。

5. 对症护理

（1）便秘：建立正常的排便型态，指导患者每天定时排便，养成规律排便的习惯，并为卧床患者创造良好的排便环境。教会患者促进便意的技巧，如适当按摩腹部，或用手指进行肛周按摩。鼓励患者每天进行适度的运动，如散步、慢跑等，多食富含纤维素的食物。

（2）黏液性水肿昏迷

1）避免诱因：避免寒冷、感染、手术、使用麻醉剂、镇静剂等诱发因素。

2）病情观察：密切观察神志、生命体征的变化及全身黏液性水肿情况，每天记录患者体重，若出现体温低于35℃、呼吸浅慢、心动过缓、血压降低、嗜睡等表现，或出现口唇发绀、呼吸深长、喉头水肿等症状，立即通知医生并配合抢救处理。

3）黏液性水肿昏迷的护理：①建立静脉通道，按医嘱给予急救药物；②保持呼吸道通畅，吸氧，必要时配合医生行气管插管或气管切开；③监测生命体征和动脉血气分析的变化，记录24小时出入量；④注意保暖，避免局部热敷，以免烫伤和加重循环不良。

6. 中医护理　本病属于中医"瘿劳"或"劳瘿"范畴。脾肾阳虚者宜多食温补脾肾的食物，如羊肉、鸡肉、鱼肉、红枣、桂圆、枸杞等。

【健康指导】

1. 知识宣教　指导患者了解发病原因及诱发因素，如药物引起者应调整用药剂量或停药。注意个人卫生，冬季注意保暖，减少出入公共场所，以预防感染和创伤。

2. 用药指导　对需终身替代治疗者，向其解释终身坚持服药的必要性。不可随意停药或变更剂量，以免引起心血管疾病（如心肌缺血、心肌梗死或充血性心力衰竭）。指导患者自我监测甲状腺激素服用过量的症状，如出现多食消瘦、脉搏>100次/分、心律失常、体重减轻、发热、大汗、情绪激动等情况时，及时报告医生。长期替代治疗者宜每6~12个月检测一次TSH。对有心脏病、高血压、肾炎的患者，应特别注意剂量的调整。

3. 生活指导　指导患者进食高蛋白、高维生素、低钠、低脂肪饮食，多吃新鲜蔬菜和水果。告知患者外出时注意保暖，避免着凉。

【结语】

甲状腺功能减退症是由各种原因导致的低甲状腺激素血症或甲状腺激素抵抗而引起的全身性低代谢综合征，其病理特征是黏多糖在组织和皮肤堆积，表现为黏液性水肿。本病多见于女性，全身各系统都出现临床症状。护理重点为注意保暖、保持大便通畅和黏液性水肿昏迷的护理。

三、单纯性甲状腺肿

单纯性甲状腺肿（simple goiter）是由于多种原因引起的非炎症性或非肿瘤性甲状腺肿大，不伴有甲状腺功能亢进或功能减退表现。地方性甲状腺肿多在10~30岁发病，女性高于男性。女性发病率是男性的3~5倍。如一个地区儿童中患病率超过10%，称为地方性甲状腺肿，多因缺碘所致。散发性分布者主要由于甲状腺激素合成障碍或致甲状腺肿物质引起，称为散发性甲状腺肿。

【病因与发病机制】

1. 病因

（1）缺碘：是地方性甲状腺肿最常见的病因。主要见于山区和远离海洋的地区，特别是在青春期、妊娠期、哺乳期，不能满足机体对碘的需要，从而影响甲状腺激素的合成而发病。

（2）摄碘过多：有些地区（主要是沿海地带）的居民摄碘过多，或长期服用含碘的药物（如胺碘酮等）。

（3）摄入致甲状腺肿物质：某些物质可通过抑制肠道对碘的吸收、甲状腺摄碘或甲状腺激素的合成与释放等不同作用而导致甲状腺肿大，统称为致甲状腺肿物质。如药物中的硫脲类、保泰松、磺胺等，食物中的大豆、木薯、卷心菜等。致甲状腺肿物质所引起的甲状腺肿大呈散发性。

2. 发病机制　主要由于一种或多种因素使甲状腺激素合成或释放障碍，血液中甲状腺激素含量减少，反馈性作用于垂体，使垂体分泌促甲状腺激素（TSH）增多。TSH 刺激甲状腺导致其代偿性增生肥大从而增加甲状腺激素的合成与分泌，满足机体的需要，使基础代谢率维持正常，故患者通常无甲状腺激素不足的表现。但如致病因素长期存在，甲状腺代偿性增生亦不能满足机体对甲状腺激素的需求时，即可出现甲状腺功能减退的表现。

【临床表现】

一般无明显症状，起病缓慢。

1. 症状

（1）甲状腺肿大：早期甲状腺多为轻中度、对称性、弥漫性肿大，无明显自觉症状，肿大的甲状腺质软、无压痛、无震颤和血管杂音。

（2）压迫症状：肿大的甲状腺可引起压迫症状。压迫气管可引起刺激性干咳、呼吸困难，压迫食管可引起吞咽困难，压迫喉返神经可引起声音嘶哑。

（3）甲状腺功能：一般正常，病变严重者可出现甲状腺功能减退表现。严重的地方性甲状腺肿流行地区可出现地方性呆小症；如患者（尤其是出现自主结节时）摄入碘过多，可诱发甲状腺功能亢进症。

2. 体征　甲状腺肿大分三度：Ⅰ度肿大不明显，但可触及；Ⅱ度既能看到，也能触及，但肿大不超过胸锁乳突肌外缘；Ⅲ度肿大超过胸锁乳突肌外缘。甲状腺肿大多为Ⅱ度以下，少数严重者可达Ⅲ度以上，甚至如婴儿头大小。

【辅助检查】

1. 血液检查　甲状腺功能检查，血清 TT_3、TT_4 正常，TT_4/TT_3 的比值常增高，血清甲状腺球蛋白水平增高，增高的程度与甲状腺肿大的体积呈正相关。血清 TSH 水平一般正常。

2. X 射线检查　放射性核素扫描可见弥漫性甲状腺肿大，结节性甲状腺肿可呈现有功能或无功能的结节。

3. B 超　是确定甲状腺肿大的主要检查方法。

【诊断要点】

1. 甲状腺肿大而甲状腺功能基本正常是本病主要诊断依据。地方性甲状腺肿区域的流行病史有助于诊断。

2. 自身免疫甲状腺炎也可表现甲状腺肿，但主要为甲状腺功能减退或（和）血清甲状腺自身抗体阳性。

【治疗要点】

治疗原则是除有压迫症状者可手术治疗外,甲状腺肿本身一般不需治疗,主要是改善碘营养状态。

1. 食盐加碘　是目前国际上公认的预防碘缺乏病的有效措施。我国提倡的食盐加碘标准是20～30mg/kg。各地可根据本地区的自然碘资源基础制定本地的食盐加碘标准。

2. 防止碘过量　世界卫生组织(WHO)等国际防碘缺乏病权威组织提出评价碘营养状态的标准。这个标准首次提出碘超足量(尿碘中位数200～300μg/L)和碘过量(尿碘中位数>300μg/L)的概念,认为碘超足量和碘过量可导致对健康的不良影响,包括碘致甲状腺功能亢进症、自身免疫甲状腺病。尿碘中位数(MUI)100～200μg/L 是碘摄入量的适宜和安全范围。

3. 防治重点　妊娠和哺乳期妇女是碘缺乏病的防治重点。在妊娠前半期,胎儿脑发育依赖的甲状腺素完全来源于母体,所以母体碘缺乏可导致后代神经智力发育的障碍。WHO 提出妊娠和哺乳期妇女碘摄入量的新推荐标准,MUI 150～250μg/L。为了达到这个标准,妊娠和哺乳期妇女除保证正常饮食的碘摄入量之外,每日需要额外补碘150μg。

4. 无明显原因的单纯性甲状腺肿大的患者,可采用甲状腺制剂治疗,以补充内源性 TH 的不足,抑制 TSH 的分泌。可用左甲状腺素。

5. 手术治疗　有压迫症状经内科治疗无效或疑有癌变时可行甲状腺次全切除术,但术后需长期服用甲状腺激素替代治疗。

【常用护理诊断/问题】

1. 知识缺乏　缺乏药物的使用及正确的饮食方法等。

2. 自我形象紊乱　与甲状腺肿大,颈部增粗有关。

3. 潜在并发症　呼吸困难、声音嘶哑。

【护理措施】

1. 病情观察　监测生命体征变化,了解患者甲状腺肿大的程度、质地及有无伴随的声音嘶哑、吞咽困难及呼吸困难等,若出现这些压迫症状应立即通知医生做相应的处理。了解患者以往所服药物的种类,以便判断甲状腺肿大的原因。

2. 起居护理　保持环境舒适整洁、适宜的温湿度,根据病情合理安排休息和活动。

3. 饮食护理　为患者讲解碘与本病的关系。摄取加碘食盐,适当补充含碘丰富的食物,如紫菜、海带等。碘摄入量不宜太多,可诱发甲亢。

4. 用药护理　观察甲状腺素的治疗效果及不良反应,如患者出现心动过速、食欲亢进、腹泻、出汗、呼吸急促等,应及时处理。结节性甲状腺肿患者,应避免使用大剂量碘,以免发生碘甲亢。

5. 对症护理　肿大甲状腺压迫邻近器官或神经出现相应症状时应协助医生及时处理;因甲状腺肿大不愿参加社交活动,不愿面对人群的患者,及时给予心理疏导。

6. 心理护理　应及时与患者沟通,交谈时语言温和,态度亲切,对甲状腺肿大明显并有情绪反应者,给予特别的关心、体贴,鼓励患者表达自己的感受。帮助患者进行恰当的修饰打扮,改善其自我形象。避免出现负性情绪。

7. 中医护理　本病属于中医"气瘿"范畴。指导患者保持心情舒畅,防止情志内伤而诱发或加重本病。食疗补碘:海带 50g,豆腐 250g,加碘化盐及其他佐料适量,煮汤;紫菜 15g、虾米 10g,加碘化盐等煮汤;海蜇皮 200g,凉拌食用。

【健康教育】

1. 知识宣教　告知患者碘与本病的关系,对于妊娠、哺乳、青春期患者,说明多摄取含碘丰富食物的重要性,强调食盐加碘的必要性。

2. 用药指导　告知使用甲状腺制剂治疗的患者应坚持长期用药,以免停药后复发,并学会观察药物不良反应,如心动过速、食欲增高、腹泻、出汗、呼吸急促等,一旦出现,及时与医生联系。

3. 生活指导　指导患者进食含碘丰富食物,如海带、紫菜等海产品,避免摄入大量阻碍 TH 合成的食物,如卷心菜、花生、菠菜、萝卜等。

【结语】

单纯性甲状腺肿是由于多种原因引起的非炎症性或非肿瘤性甲状腺肿大,一般不伴有甲状腺功能亢进或功能减退表现。主要与碘缺乏有关,提倡进食含碘丰富食物和食盐加碘。少数病例可用甲状腺激素治疗。必要时可采取手术治疗。

第四节　肾上腺皮质疾病

一、库欣综合征

库欣综合征(Cushing syndrome,Cushing 综合征)为各种病因造成肾上腺分泌过多糖皮质激素(主要是皮质醇)所致病症的综合征。其中以垂体促肾上腺皮质激素(ACTH)分泌亢进引起者最为多见,称为库欣病(Cushing 病)。典型病例以满月脸、向心性肥胖、多血质外貌等为主要临床表现。

【病因与发病机制】

1. 病因

(1) 依赖 ACTH 的库欣综合征:①库欣病:指垂体分泌过多 ACTH,伴肾上腺皮质增生,垂体多有微腺瘤,少数大腺瘤,也有未能发现肿瘤者;②异位 ACTH 综合征:是指垂体以外的肿瘤分泌 ACTH,伴肾上腺皮质增生,分泌过量皮质醇,最常见的是肺癌,其次是胸腺癌和胰腺癌。

(2) 不依赖 ACTH 的库欣综合征:包括肾上腺皮脂腺瘤、肾上腺皮质癌、不依赖 ACTH 的双侧肾上腺小结节性增生、不依赖 ACTH 的双侧肾上腺大结节性增生。

(3) 医源性皮质醇增多症:由于长期大剂量使用糖皮质激素,抑制自身下丘脑-垂体-肾上腺轴,致使腺体萎缩,分泌功能低下,而临床表现类似皮质醇增多症,称为类库欣综合征。

2. 发病机制　主要是各种原因引起的 ACTH 分泌过多刺激双侧肾上腺皮质弥漫性增生,分泌大量皮质醇而致病。

【临床表现】

主要由于皮质醇分泌过多,引起代谢障碍和多器官功能障碍以及对感染抵抗力降低所致。

1. 脂肪代谢障碍 面部和躯干脂肪堆积形成满月脸、水牛背、向心性肥胖为本病特征性表现,而四肢则显得相对瘦小。其原因可能同皮质醇促进脂肪动员和合成,使脂肪重新分布,以及促进蛋白质分解致四肢肌肉萎缩有关。

2. 蛋白质代谢障碍 大量皮质醇促进蛋白质分解,抑制蛋白质合成,从而使蛋白质过度消耗,临床上出现皮肤菲薄,毛细血管脆性增加,轻微损伤即致瘀斑,大腿、下腹部、臀部因脂肪堆积,皮下弹力纤维断裂,透过菲薄的皮肤可见红色血管即典型的皮肤紫纹;病程长者肌肉萎缩,骨质疏松、易感染。儿童可致生长发育停滞。

3. 糖代谢障碍 大量皮质醇促进肝糖原异生,减少外周组织对葡萄糖的利用,并拮抗胰岛素的作用,使血糖升高,葡萄糖耐量降低,部分患者可出现继发性糖尿病,称为类固醇性糖尿病。

4. 电解质紊乱 大量皮质醇有潴钠、排钾作用,潴钠可导致患者轻度水肿,低钾使患者乏力加重,并引起肾浓缩功能障碍。但明显低钾、低氯性碱中毒主要见于肾上腺皮质癌和异位 ACTH 综合征。由于皮质醇有排钙作用,病程长者可出现骨质疏松,脊椎压缩畸形,身材变矮,有时呈佝偻、骨折。儿童患者生长发育受到抑制。

5. 感染 长期皮质醇增多使机体免疫功能减弱,患者容易发生各种感染,以肺部感染多见;化脓性细菌感染不容易局限化,可发展成蜂窝组织炎、菌血症、脓毒血症。同时皮质醇增多使发热等机体防御反应被抑制,患者在感染后,炎症反应往往不显著,发热不明显,易于漏诊造成严重后果。

6. 心血管病变 高血压在本病中常见,可能和大量皮质醇增多有关,此外患者血浆肾素浓度增高,从而产生较多的血管紧张素Ⅱ,引起血压升高。同时,患者常伴有动脉硬化和肾小动脉硬化。长期高血压可并发左心室肥大,心力衰竭和脑卒中。患者脂肪代谢紊乱,对心血管系统产生不利影响,是冠心病发病的独立危险因素。

7. 造血系统及血液改变 皮质醇刺激骨髓,使红细胞和血红蛋白含量偏高,且患者皮肤菲薄,呈多血质面容。大量皮质醇使白细胞计数及中性粒细胞增多,且促使淋巴组织萎缩、淋巴细胞和嗜酸性粒细胞的再分布,这两种细胞的绝对值和白细胞分类中的百分率均减少。

8. 性功能障碍 女性患者因肾上腺产生雄激素过多,可出现月经减少、不规则或停经,多伴不孕、痤疮、多毛等。如出现明显男性化应警惕肾上腺癌的可能。男性因大量皮质醇对垂体促性腺激素的抑制作用,表现为性功能低下、性欲减退、阴茎缩小、睾丸变软、男性性征改变等。

9. 神经、精神障碍 皮质醇兴奋大脑皮质,引起中枢神经系统功能紊乱,患者常有情绪不稳定、失眠、妄想、狂躁甚至发生精神病。

10. 皮肤色素沉着 ACTH 综合征患者,因肿瘤产生大量 ACTH 等,内含促黑细胞活性的肽段,使皮肤颜色明显加深。

【辅助检查】

1. 血液检查 血浆皮质醇增高且昼夜节律消失,血常规白细胞总数及中性粒细胞数增多,淋巴细胞和嗜酸性粒细胞减低,红细胞及血红蛋白增高等。

2. 尿液检查 24 小时尿 17-羟皮质类固醇增高。

3. 地塞米松抑制试验 包括:①小剂量地塞米松抑制试验:尿 17-羟皮质类固醇不能被抑制到对照值的 50% 以下;②大剂量地塞米松抑制试验:可被大剂量地塞米松

抑制到对照值50%以下者表示病变大多在垂体,不能被抑制可能为原发性肾上腺皮质肿瘤或异位 ACTH 综合征。

4. ACTH 兴奋试验　库欣病和异位性 ACTH 综合征者增高,原发性肾上腺皮质肿瘤者因 ACTH 被反馈抑制而降低。

5. B 超、影像学检查　肾上腺 B 超检查、蝶鞍 X 射线断层摄片、CT 扫描、磁共振成像等定位检查,可见病变部位影像学改变。

【诊断要点】

有典型症状者,根据临床表现可做出临床诊断,但早期以及不典型患者,则有赖于实验室检查及影像学检查。

【治疗要点】

本病治疗方法主要有手术治疗、放射治疗和药物治疗等方法。

1. 库欣病　治疗包括以下几种方法:①经蝶窦切除垂体微腺瘤:为近年治疗本病的首选方法,腺瘤摘除后可治愈,仅少数患者术后复发。②激素替代治疗:如经蝶窦手术未发现并摘除垂体微腺瘤,或因某种原因不宜做垂体手术,病情严重者,宜做一侧肾上腺全切,另侧肾上腺大部分或全切除术,术后行激素替代治疗;不依赖 ACTH 小结节性或大结节性双侧肾上腺增生者,做双侧肾上腺切除术,术后行激素替代治疗。③垂体放疗:对于垂体大腺瘤患者需做开颅手术,尽可能切除腺瘤,为避免复发,可在手术后辅以放射治疗。对病情较轻者或儿童患者,可做垂体放疗。在放疗奏效之前用药物治疗,控制肾上腺皮质激素分泌过度。④药物治疗:影响神经递质的药物可做辅助治疗,对于催乳素升高者,可试用溴隐亭治疗。对上述治疗仍未满意奏效者可用阻滞肾上腺皮质激素合成的药物,必要时行双侧肾上腺切除术,术后激素替代治疗。

2. 肾上腺肿瘤　手术切除可根治,经腹腔镜切除一侧肿瘤可加快术后恢复。术后需较长期使用氢化可的松或可的松做替代治疗,大多数患者于 6 ～ 12 个月或更久可逐渐停用替代治疗。

3. 不依赖 ACTH 的小结节性或大结节性双侧肾上腺增生　双侧肾上腺切除术,术后做激素替代治疗。

4. 异位 ACTH 综合征　治疗原发性恶性肿瘤,视病情做手术、放疗和化疗。

【常用护理诊断/问题】

1. 活动无耐力　与蛋白质代谢障碍引起肌肉萎缩有关。

2. 体液过多　与皮质醇过多引起钠水潴留有关。

3. 有感染的危险　与机体免疫功能减弱,抵抗力下降有关。

4. 自我形象紊乱　与皮质醇增多导致外形改变有关。

5. 有受伤危险　与代谢异常引起的皮肤菲薄、骨质疏松有关。

【护理措施】

1. 病情观察　观察患者外形的改变情况;有无咽痛、发热等感染现象;有无高血压、糖尿病、电解质紊乱、月经紊乱、精神障碍等症状。如患者出现恶心、呕吐、腹胀、乏力、心律失常等现象,应考虑低钾血症,及时测血钾和描记心电图,与医生联系给予处理。

2. 起居护理　减少环境刺激,保证充足的休息和睡眠。久病骨质疏松者适当限制运动,做好安全防护,防止骨折。不宜劳累、受寒,尽量保暖,防止感冒。

3. 饮食护理　指导患者摄取高蛋白、高钾、低钠、低脂肪饮食,如奶制品、鱼等,多吃橘子、香蕉等含钾高的食物。当出现糖耐量降低或有糖尿病症状时应限制进食量,按糖尿病饮食进行护理。有高血压患者应限制盐的摄入。

4. 用药护理　患者不能手术时,常使用阻滞肾上腺皮质激素合成药物治疗。此类药物的主要不良反应有食欲减退、恶心、呕吐、嗜睡等。在治疗过程中应注意观察疗效及不良反应,出现中枢神经系统抑制症状,及时通知医生并处理。

5. 对症护理　有高血压、糖尿病者定期测血压、血糖和尿糖。有骨质疏松和骨痛者,应嘱其休息。保持地面干燥,无障碍物,以减少摔倒受伤的危险。保持皮肤、口腔、会阴部的清洁卫生,预防感染。

6. 心理护理　做好患者心理护理,患者因病情特殊和体态、外貌的变化,往往产生困扰和悲观情绪,应耐心倾听患者的诉说,安慰患者,鼓励患者家属多给予关心支持。对有明显精神症状者,避免一些刺激性言行,尽量避免患者的情绪波动,应多给予照顾,以防意外事故发生。

7. 中医护理　本病属于中医"肥胖"、"眩晕"等范畴。肝脾湿热,见口干口苦苔腻者可予绿豆30g、薏苡仁50g、粳米50g,煮粥常食;阴虚火旺见口干多饮、眩晕腰酸者可予黄精、枸杞子各20g,瘦猪肉150g,加适量黄酒、盐、葱清炖,分次服用。

【健康教育】

1. 知识宣教　告知患者有关疾病的基本知识和治疗方法,平时注意观察病情变化,如有不适,及时就诊。

2. 药物指导　指导患者正确用药并掌握药物疗效和不良反应的观察,告知患者激素替代疗法的注意事项,不得随意增减药物剂量或停药,应遵医嘱规律用药。

3. 饮食指导　指导患者进食科学合理的饮食,多食香蕉、橘子、西瓜等含钾高的食物和富含维生素D的食物,以防低钾血症和骨质疏松症的发生。

4. 生活指导　说服患者和家属,使患者力所能及地照顾自己的生活。避免各种可能导致病情加重或并发症发生的因素。

【结语】

库欣综合征为各种病因造成肾上腺分泌过多糖皮质激素(主要是皮质醇)所致病症的总称。典型的临床表现由皮质醇过多造成代谢紊乱引起,主要表现为满月脸,向心性肥胖,多血质,皮肤紫纹,血糖、血压升高,骨质疏松,对感染抵抗力降低等。本病可选用手术、放疗或药物治疗。护理重点为饮食护理及健康教育。

二、原发性慢性肾上腺皮质功能减退症

原发性慢性肾上腺皮质功能减退症(primary chronic adrenocortical hypofunction),又称Addison病,由于双侧肾上腺绝大部分被毁所致。继发性者由下丘脑-垂体病变引起。

【病因与发病机制】

1. 感染　肾上腺结核为最常见病因,常先后或同时伴有其他部位结核病灶如肺、肾、肠等。结核导致肾上腺发生上皮样肉芽肿或干酪样坏死,继而出现纤维化病变、钙化。此外,肾上腺真菌感染,巨细胞病毒感染及脓毒症、艾滋病后期也可引起肾上腺皮质功能减退。

2. 自身免疫性肾上腺炎 为本病常见病因,其发生与自身免疫致双侧肾上腺皮质破坏有关。

3. 其他 如恶性肿瘤肾上腺转移、淋巴瘤、白血病浸润等。也可见于双侧肾上腺切除术后、全身性霉菌感染、肾上腺淀粉样变等。

【临床表现】

发病缓慢,可能在多年后才引起注意。偶有部分病例因感染、外伤、手术等应激而诱发肾上腺危象,才被临床发现。

1. 症状及体征

(1)色素沉着:皮肤和黏膜色素沉着是最显著的表现,多呈弥漫性,皮肤色素沉着以暴露部位、经常摩擦部位和指(趾)甲根部、瘢痕、乳晕、外生殖器、肛门周围明显。黏膜色素沉着以牙龈、口腔黏膜、结膜明显。色素沉着的原因为糖皮质激素减少时,对促黑(细胞)激素(MSH)和ACTH分泌的反馈抑制减弱所致。

(2)乏力:乏力程度与病情轻重程度相平行,轻者仅劳动耐量差,重者卧床不起。系电解质紊乱,脱水,蛋白质和糖代谢紊乱所致。

(3)胃肠道症状:如食欲缺乏、恶心、呕吐、上腹、右下腹或无定位腹痛,有时伴腹泻或便秘。多喜高钠饮食。常伴有消瘦。消化道症状多见于病程久,病情严重者。

(4)心血管症状:由于缺钠,脱水和皮质激素不足,患者多有低血压(收缩压及舒张压均下降)和直立性低血压。心脏缩小,心率减慢,心音低钝。

(5)代谢障碍:由于体内胰岛素拮抗物质缺乏和胃肠功能紊乱,患者血糖经常偏低,但因病情发展缓慢,多能耐受,症状不明显。仅有饥饿感、出汗、头痛、软弱、不安。严重者可出现震颤、视力模糊、复视、精神失常、甚至抽搐,昏迷。本病对胰岛素特别敏感,即使注射很小剂量也可以引起严重的低血糖反应。

(6)神经-精神症状:精神不振、表情淡漠、记忆力减退、头昏、嗜睡。部分患者有失眠,烦躁,甚至谵妄和精神失常。

(7)生殖系统症状:女性阴毛、腋毛减少或脱落、稀疏,月经失调或闭经,但病情轻者可生育;男性常有性功能减退。

(8)其他:对麻醉剂,镇静剂甚为敏感,小剂量即可致昏睡或昏迷。

(9)原发病表现:如结核病,各种自身免疫疾病及腺体功能衰竭综合征的各种症状。

2. 肾上腺危象 患者抵抗力低下,任何应激性负荷如感染、外伤、手术、麻醉等均可诱发急性肾上腺皮质功能减退性危象。表现为高热、恶心、呕吐、腹痛或腹泻、严重脱水、血压降低、心率快、脉细弱、精神失常、低血糖症、低钠血症。如不及时抢救,可发展至休克、昏迷、甚至死亡。

【辅助检查】

1. 血常规检查 有轻度正细胞正色素性贫血,中性粒细胞减少、淋巴细胞相对增多及嗜酸粒细胞增多。

2. 血液生化检查 部分患者血清钠偏低,血清钾偏高。可有空腹低血糖,葡萄糖耐量试验呈低平曲线。

3. 肾上腺皮质功能检查

(1)血浆皮质醇测定:本病患者多明显降低,而且昼夜节律消失。

（2）24 小时尿 17-羟皮质类固醇和 24 小时尿游离皮质类固醇排出量:低于正常,其减低程度与肾上腺皮质功能呈平行关系。

（3）ACTH 兴奋试验:检查肾上腺皮质的贮备功能。用于鉴别原发性与继发性慢性肾上腺皮质功能减退。

（4）血浆基础 ACTH 测定:原发性肾上腺皮质功能减退者明显增高,多超过 55pmol/L,常介于 88～440pmol/L 之间(正常人低于 18pmol/L)。而继发性肾上腺皮质功能减退者血浆 ACTH 浓度降低。

4. 影像学检查　X 线摄片、CT 或 MRI 检查可看到肾上腺内的钙化阴影。

【诊断要点】

凡有乏力、消瘦、色素沉着、厌食、低血压者须考虑本病的可能,结合皮质醇测定或 ACTH 兴奋试验可确诊。临床需与一些慢性消耗性疾病如慢性肝病、恶性肿瘤相鉴别。

【治疗要点】

1. 基础治疗　Addison 病需终身使用肾上腺皮质激素替代治疗。

（1）糖皮质激素替代治疗:根据患者身高、体重、性别、年龄、体力劳动强度等,确定合适的基础量。宜模仿激素分泌周期在清晨睡醒时服全日量的 2/3,下午服下的 1/3,如一般成人,每天剂量开始时氢化可的松 20～30mg,或可的松 25～37.5mg,以后可逐渐减量,至氢化可的松每天 15～20mg 或相应量的可的松,有发热等并发症时适当加量。

（2）钠盐及盐皮质激素:钠盐摄入量要充足,有腹泻、大量出汗等情况时应酌情增加,以及时补充失钠量。必要时加服盐皮质激素,如 9α-氟氢可的松 0.05～0.1mg/d,上午 8 时一次口服。如有水肿、高血压、低血钾则减量。

2. 病因治疗　有活动性结核者在替代治疗的同时积极给予抗结核治疗。如病因为自身免疫病者应检查是否伴有其他腺体功能减退,应同时治疗。

3. 急性皮质功能危象的治疗　为内科急症,应积极抢救。①补充液体:典型的危象患者液体损失量约达细胞外液的 1/5,故初治的前两天应迅速补充盐水,每天 2000～3000ml。②糖皮质激素:立即静脉注射氢化可的松 100mg,使血浆皮质醇浓度达到正常人在发生严重应激时的水平,以后每 6 小时静脉滴注 100mg,第 3 日可减至每日 300mg,分次静滴。如病情好转,继续减至每日 200mg,继而 100mg。呕吐停止,可进食者可改为口服。③积极治疗感染及其他诱因。

【常用护理诊断/问题】

1. 活动无耐力　与电解质紊乱、蛋白质和糖代谢紊乱导致乏力、虚弱有关。

2. 性功能障碍　与性激素减少有关。

3. 自我形象紊乱　与皮肤黏膜色素沉着、外形改变有关。

4. 潜在并发症:肾上腺危象。

【护理措施】

1. 病情观察　注意观察食欲、体重、血压、脉搏、体力及精神状况。了解病情变化,警惕危象的发生。患者改变体位时,动作要慢,以防体位性低血压。

2. 起居护理　环境安静、整洁,空气流通,注意保暖,避免感冒。保证足够的睡眠,防止精神刺激。但应动静结合,进行适当的体育锻炼,增强体质,减少并发症。

3. 饮食护理　给予高热量、高蛋白、富含维生素、高钠低钾饮食，每日食盐至少8～10g，多饮水，每日水分摄取3000ml以上。

4. 用药护理　遵医嘱规律用药，激素替代疗法按激素分泌昼夜节律上午8时服全日量的2/3，下午4时前服1/3。有发热等并发症时适当加量。注意观察不良反应，如有无类库欣综合征、感染、骨质疏松、肌肉萎缩、高血压等。根据疗效及时调整剂量。激素替代疗法长期应用，不良反应较大，故应积极配合中医药治疗，以取得最佳疗效。

5. 对症护理　肾上腺危象：①避免诱因：感染、劳累、创伤、突然停药等均可引起危象，应予以避免；②注意观察病情变化：如有高热、恶心、呕吐、腹痛、腹泻等表现时及时通知医生，配合抢救；③抢救护理：迅速建立静脉通路，按医嘱补充液体和激素，准备抢救药品与仪器。

6. 心理护理　本病需要终身替代治疗，向患者讲解要有心理准备，有身体外形改变者，学会必要的修饰。多关心患者，避免刺激性的言行。鼓励患者说出自己的感受，进行必要的心理疏导。

7. 中医护理　本病属于中医"虚劳"、"黑疸"等范畴。指导患者避免过劳、保持情绪平稳，预防易导致失水的各种因素，气候变换时及时增减衣服，预防感冒。宜食猪肉、鸡肉、羊肉、芋头、藕、黄豆、黑豆等。水果类宜吃山楂、石榴、樱桃等，多钠盐，少钾盐。

【健康教育】

1. 知识宣教　向患者及家属介绍本病的基本知识，告知患者保持心情愉快，避免加重病情或诱发危象的因素，如劳累、精神刺激、感染、创伤等。指导患者外出时携带识别卡，写明姓名、地址，以便发生紧急情况时能够得到及时处理。

2. 饮食指导　指导患者进食高蛋白高钠饮食，避免香蕉、橘子、西瓜等含钾高的食物。

3. 用药指导　使患者了解肾上腺皮质激素替代治疗的重要性和意义，强调长期服药的重要性和必要性，指导患者正确的用药护理，严格按医嘱用药，不可随意自行减量或停药，观察药物的不良反应。

【结语】

肾上腺皮质功能减退症可分为原发性及继发性。主要表现皮肤、黏膜色素沉着、乏力消瘦、疲劳、代谢障碍等表现。严重者可出现肾上腺危象。本病需要长期激素替代治疗。护理时要保证休息、睡眠，避免精神刺激，给予正确的用药指导。

第五节　糖　尿　病

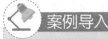

　　患者王福，男，55岁，退休职员。因"口渴、多饮8年余，加重伴乏力9天，昏迷1天"入院。8年前无明显诱因出现口渴、多饮、多尿、体重无明显下降，当地医院诊为糖尿病，后一直使用口服药物控制血糖。9天前因受凉后自觉口渴多饮、多尿加重，并伴发热。于当地医院治疗后无明显好转，1天前突发昏迷，急诊入院。

身体评估:T 38.8℃,P 88 次/分,R 22 次/分,BP 126/72mmHg。昏迷,急性病容。

辅助检查:空腹血糖 48.85mmol/L;尿糖++++,尿酮+++,尿蛋白+;白细胞 $11×10^9$L,中性粒细胞 93.6%;血气分析 pH 7.30,$PaCO_2$ 29.9mmHg,PaO_2 51mmHg,SaO_2 83%;血钠 146.9mmol/L,血氯 124.9mmol/L。

入院诊断:2 型糖尿病,酮症酸中毒。

请问:患者目前存在哪些护理诊断/问题? 如何对该患者进行护理?

　　糖尿病(diabetes mellitus,DM)是由遗传和环境因素相互作用而引起的一组以慢性高血糖为特征的代谢异常综合征。因胰岛素分泌或作用缺陷,或者两者同时存在而引起碳水化合物、蛋白质、脂肪、水和电解质等代谢紊乱。随着病程延长可出现眼、肾、神经、心脏、血管等多组织系统损害,引起功能缺陷及衰竭。重症或应激时可发生酮症酸中毒、高血糖高渗状态等急性代谢紊乱。

　　糖尿病是常见病、多发病,随着社会经济的发展和居民生活水平的提高,全世界的糖尿病发病率及患病率逐年升高。根据国际糖尿病联盟(International Diabetes Federation,IDF)统计,2011 年全世界糖尿病患者数已达 3.66 亿,较 2010 年的 2.85 亿增长了 30%,按目前增长速度估计到 2030 年全球将近 5 亿人患糖尿病。据中国糖尿病流行病学调查(2007~2008 年)显示,我国糖尿病患者约 9240 万。而 2010 年在全国进行的一项具有代表性的横断面调查显示,目前我国成年人群的糖尿病总体发病率已上升到 11.6%,其中成年人前驱糖尿病的发病率约为 50.1%,2 型糖尿病发病率的增长远高于 1 型糖尿病,我国糖尿病患者居世界第一位。

　　随着患者数的增多,糖尿病目前已成为发达国家中继心血管病和肿瘤之后的第三大非传染性疾病,给社会经济发展带来沉重负担,是严重威胁人类健康的世界性公共卫生问题。我国卫生部于 1995 年已制定了国家《糖尿病防治纲要》,以指导全国的糖尿病防治工作。

【糖尿病分型】

　　《中国 2 型糖尿病防治指南(2013 版)》中指出,根据病因可将糖尿病分为以下 4 型:

　　1. 1 型糖尿病(T1DM)　包括免疫介导型和特发型两种。病因和发病机制尚不清楚,其显著的病理生理学和病理学特征是胰岛 β 细胞数量显著减少和消失所导致的胰岛素分泌显著下降或缺失。

　　2. 2 型糖尿病(T2DM)　病因和发病机制目前尚不明确,其显著的病理生理学特征为胰岛 β 细胞功能缺陷所导致的胰岛素分泌减少(或相对减少)和(或)胰岛素抵抗所导致的胰岛素在机体内调控葡萄糖代谢能力的下降。

　　3. 妊娠期糖尿病　是在妊娠期间被诊断的糖尿病或糖耐量降低,不包括已被诊断糖尿病的患者妊娠时的高血糖状态。

　　4. 特殊类型糖尿病　病因学相对明确的一些高血糖状态。如某些内分泌疾病、化学药品中毒、感染、其他少见的免疫综合征以及遗传基因突变等所致的糖尿病。

　　本节重点介绍 1 型糖尿病和 2 型糖尿病。

【病因与发病机制】

　　糖尿病的病因和发病机制极为复杂,至今尚未完全阐明。不同类型的糖尿病其病因不同,即使在同一类型中也存在差异性。概括而言,引起糖尿病的病因可归纳为遗传因素及环境因素两大类。发病机制可归纳为不同病因导致胰岛 β 细胞分泌胰岛素缺陷或外周组织胰岛素利用不足,而引起糖、脂肪及蛋白质等物质代谢紊乱。

在糖尿病的自然病程中,不论其病因如何,都会经历几个阶段:患者已存在糖尿病相关病理生理改变(如自身免疫抗体阳性、胰岛素抵抗)相当长时间,但糖耐量仍正常;随病情进展出现糖调节受损(IGR),包括空腹血糖调节受损(IFG)和糖耐量减低(IGT),或两者同时存在;IGR 代表正常葡萄糖稳态和糖尿病高血糖之间中间代谢状态,最后进展至糖尿病。

1. 1 型糖尿病　绝大多数 1 型糖尿病是自身免疫性疾病,遗传因素和环境因素共同参与其发病过程。发病机制是某些外界因素作用于有遗传易感性的个体,激活一系列自身免疫反应,引起胰岛 β 细胞破坏和功能衰竭,体内胰岛素分泌不足进行性加重,导致糖尿病。其发病可分为以下几期:

(1) 第 1 期(遗传易感期):研究发现,1 型糖尿病与某些特殊人类白细胞抗原(HLA)类型有关。HLA-D 基因决定了 1 型糖尿病患者的遗传易感性,但其发病常依赖于多个遗传易感基因的共同参与及环境因素的影响。遗传背景不同的亚型其病因及临床表现不尽相同。

(2) 第 2 期(启动自身免疫反应):在遗传易感性的基础上,某些环境因素可启动胰岛 β 细胞的自身免疫反应,病毒感染是重要的环境因素之一,它可直接损伤胰岛组织引起糖尿病;也可损伤胰岛组织后,诱发自身免疫反应,进一步损伤胰岛组织引起糖尿病。已知与 1 型糖尿病相关的病毒有柯萨奇 B_4 病毒、腮腺炎病毒、风疹病毒、巨细胞病毒和脑炎心肌炎病毒等。其他环境因素包括化学毒性物质和饮食因素等。

(3) 第 3 期(免疫学异常):启动自身免疫反应后,1 型糖尿病在发病前经过一段糖尿病前期,这时患者循环中会出现一组自身抗体,主要包括胰岛细胞自身抗体、胰岛素自身抗体和谷氨酸脱羧酶自身抗体。

(4) 第 4 期(进行性胰岛 β 细胞功能丧失):随着病情的发展,通常先有胰岛素分泌第一相降低,以后随着 β 细胞数量的减少,胰岛素分泌功能下降,血糖逐渐升高,但仍能维持糖耐量正常。

(5) 第 5 期(临床糖尿病):患者有明显高血糖,出现糖尿病的部分或典型症状。胰岛中仅残余少量(约 10%)β 细胞分泌胰岛素,需使用胰岛素治疗。

1 型糖尿病发病多年后,多数患者胰岛 β 细胞完全破坏,胰岛素水平很低,失去对刺激物的反应,糖尿病的临床表现明显,需依赖胰岛素维持生命。

2. 2 型糖尿病　目前对 2 型糖尿病的病因仍然认识不足,可能是一种特异性情况。其发生、发展分为 4 个阶段:

(1) 遗传易感:同卵双生子中 T2DM 的同病率接近 100%,但起病进程则受环境因素的影响而变异甚大。环境因素包括年龄增长、现代生活方式、营养过剩、体力活动不足、子宫内环境及应激、化学毒物等,在上述因素作用下的中心性肥胖,与胰岛素抵抗和 T2DM 发病密切相关。

(2) 胰岛素抵抗和胰岛细胞功能缺陷:胰岛素抵抗(insulin resistance, IR)是指胰岛素作用的靶器官(主要是肝脏、肌肉和脂肪组织)对胰岛素的敏感性下降。IR 和胰岛素分泌缺陷(包括两者的相互作用)是 2 型糖尿病发病机制的两个因素,并与动脉粥样硬化性心血管疾病、高血压、血脂异常、中心型肥胖有关,是代谢综合征(metabolic syndrome,MS)的重要表现之一。当病情发展,集体出现 IR 时胰岛素介导下的骨骼肌、脂肪组织对葡萄糖的摄取、利用或储存的效力减弱,同时肝脏葡萄糖输出增加,导致 β 细胞分泌更多胰岛素以维持正常代谢。但当病情进一步发展,β 细胞功能缺陷,对 IR 无法代偿时,就不能使血糖恢复至正常水平,最终导致 2 型糖尿病。

(3) 糖耐量减低和空腹血糖调解受损:糖耐量减低(impaired glucose tolerance,IGT)是葡萄糖不耐受的一个表现。空腹血糖调节受损(impaired fasting glycaemia,IFG)指一类非糖尿病性空腹血糖异常,但低于糖尿病诊断值。IGT 和 IFG 均代表正常葡萄糖稳态和糖尿病高血糖之间的高血糖代谢状态,表明其调节(或稳态)受损。目前认为 IGT 和 IFG 均为糖尿病的危险因素,是发生心血管疾病的危险标志。

(4) 临床糖尿病:此期血糖增高,并达到糖尿病临床诊断标准。但无任何症状,或逐渐出现代谢紊乱症状或糖尿病症状。

【临床表现】

1 型糖尿病多在 30 岁以前的青少年起病,起病急,症状明显,有自发酮症倾向。某些成年 1 型糖尿病患者早期临床表现不明显,甚至可能不需要胰岛素治疗,称为成人隐匿性自身免疫性糖尿病(latent autoimmune diabetes in adults,LADA)。1 型糖尿病患者一般很少肥胖,但肥胖也不能排除本病可能,同时胰岛 β 细胞抗体一般呈阳性。

2 型糖尿病多发生在 40 岁以上成年人和老年人,但近年来发病趋向低龄化,尤其在发展中国家,儿童发病率上升。患者多肥胖,体重指数常高于正常,起病缓慢,部分患者可长期无代谢紊乱症状,常在体检时发现高血糖。随着病程进展可出现各种急慢性并发症。通常此型患者还有代谢综合征表现及家族史。

1. 症状及体征 主要表现为代谢紊乱综合征。

(1) 多尿、多饮、多食和体重减轻:由于血糖升高引起渗透性利尿导致尿量增多;而多尿导致失水,使患者口渴而多饮水。由于机体不能利用葡萄糖,且蛋白质和脂肪消耗增加,引起消瘦、疲劳、体重减轻。补充糖分,维持机体活动,患者常易饥多食。故糖尿病的临床表现常被描述为"三多一少",即多饮、多食、多尿、体重减轻。

(2) 皮肤瘙痒:由于高血糖及末梢神经病变导致皮肤干燥和感觉异常,患者常有皮肤瘙痒。女性患者可因尿糖刺激局部皮肤,出现外阴瘙痒。

(3) 其他症状:四肢酸痛、麻木、腰痛、性欲减退、阳痿不育、月经失调、便秘、视力模糊等。

2. 并发症

(1) 糖尿病急性并发症

1) 糖尿病酮症酸中毒(diabetic ketoacidosis,DKA):糖尿病代谢紊乱加重时,脂肪动员和分解加速,大量脂肪酸在肝脏经 β 氧化产生大量乙酰乙酸、β-羟丁酸和丙酮,三者统称为酮体。血清酮体超过肝外组织的氧化能力时,血酮体升高,称酮血症;尿酮体排出增多称酮尿,临床上统称为酮症。而乙酰乙酸和 β-羟丁酸均为较强的有机酸,大量消耗体内储备碱,若代谢紊乱进一步加剧,血酮继续升高,超过机体的处理能力时,便发生代谢性酸中毒,称为糖尿病酮症酸中毒。出现意识障碍时则称为糖尿病酮症酸中毒昏迷,为内科急症之一。

诱因:1 型糖尿病患者有自发 DKA 的倾向,2 型糖尿病在一定诱因作用下也可出现:如感染、手术、外伤、饮食不当、治疗不及时,胰岛素治疗中断或减量不当,妊娠和分娩、严重刺激引起应激状态等,有时无明显诱因。另有 20% ~ 30% 的患者发病时无糖尿病病史。

临床表现:多数患者在发生意识障碍前感到疲乏、四肢无力、"三多一少"症状加重;酸中毒失代偿后,病情迅速恶化,疲乏、食欲减退、恶心、呕吐、极度口渴、尿量显著增多,常伴头痛、嗜睡、烦躁、呼吸深快(kussmaul 呼吸),有烂苹果味(丙酮)。随着病情进一步发展,出现严重失水、尿量减少、皮肤弹性差、眼球下陷、脉细速、血压下降、四肢厥冷。晚期各种反射迟钝甚至消失,患者出现昏迷甚至死亡。部分患者以 DKA 为首发表现,感染等诱因的表现可被 DKA 的表现所掩盖。少数表现为腹痛等急腹症表现。

2)低血糖:一般将空腹血糖≤2.8mmol/L 作为低血糖的诊断标准,而糖尿病患者血糖值≤3.9mmol/L 就属于低血糖范畴,但因个体差异,有的患者血糖不低于此值也会出现低血糖症状。按低血糖发生与进食的关系,可分为空腹低血糖和餐后(反应性)低血糖两类,前者主要见于胰岛素过多或胰岛素拮抗激素缺乏等,如口服磺脲类药物、使用外源性胰岛素、高胰岛素血症、胰岛素瘤等。后者多见于 2 型糖尿病初期餐后胰岛素分泌高峰延迟,大多数发生在餐后 4~5 小时,尤以单纯进食碳水化合物时为著,以及见于功能性疾病如倾倒综合征、胃肠外营养治疗等。因此,低血糖可作为糖尿病发的并发症或伴发症。

低血糖典型表现(Whipple 三联征):低血糖症状、发作时血糖≤2.8mmol/L、供糖后低血糖症状缓解。临床表现呈发作性,发作时间、频率随病因不同而异。具体可分为两类:①自主(交感)神经过度兴奋表现:表现为出汗、饥饿、感觉异常、颤抖、心悸、紧张、焦虑、软弱无力、面色苍白、心率加快、四肢冰冷等。老年糖尿病患者由于常有自主神经功能紊乱而掩盖交感神经兴奋表现,导致症状不明显,特别应注意观察夜间低血糖症状的发生。②脑功能障碍的表现:初期为精神不集中、思维和语言迟钝、头晕、嗜睡、视物不清、步态不稳,后可有幻觉、躁动、易怒、性格改变、认知障碍,严重时发生抽搐、昏迷。

3)高血糖高渗状态(hyperglycemic hyperosmolar status,HHS):以严重高血糖、高血浆渗透压、脱水为特点,无明显酮症酸中毒,常有不同程度的意识障碍和昏迷(<10%)。多见于 50~70 岁的老人,男女发病率相似,约 2/3 患者发病前无糖尿病病史或仅为轻症。常见诱因有:感染、急性胃肠炎、胰腺炎、脑卒中、严重肾疾患、血液或腹膜透析、静脉内高营养、不合理限制水分,以及某些药物如糖皮质激素、免疫抑制剂、噻嗪类利尿药物的应用等;少数因病程早期未确诊糖尿病而输入葡萄糖液,或因口渴而大量饮用含糖饮料等诱发。起病缓慢,常先有多尿、多饮,但多食不明显,或反而食欲减退,失水随病程进展逐渐加重,晚期尿少甚至尿闭,就诊时常严重脱水、休克,但无酸中毒样深大呼吸。与 DKA 相比,失水更严重,神经精神症状更突出,表现为嗜睡、幻觉、定向力障碍、偏盲、偏瘫等,最后陷入昏迷。

4)感染:本病易于感染,以皮肤、胆管、泌尿道部位最常受累。皮肤疖、痈、癣,肾盂肾炎、膀胱炎等多见,可致败血症或脓毒血症。足癣、甲癣、体癣等皮肤真菌感染也较常见,女性患者常并发真菌性阴道炎。肺结核发病率高,进展快,易形成空洞。肾盂肾炎和膀胱炎常见,尤其多见于女性,常反复发作,可转为慢性肾盂肾炎。

（2）糖尿病慢性并发症：各种并发症可单独出现或以不同组合同时或先后出现，也可在诊断为糖尿病前就已存在。与非糖尿患者群相比，由于并发症的存在，糖尿患者群所有原因的死亡率增加 1.5~2.7 倍。

1）糖尿病大血管病变（diabetic macroangiopathy）：是糖尿病最严重而突出的并发症，患病率比非糖尿病患者群高，发病年龄较轻，病情进展快，这与糖尿病的糖代谢和脂代谢异常有关，主要表现为动脉粥样硬化。大、中动脉粥样硬化主要侵犯主动脉、冠状动脉、大脑动脉、肾动脉和肢体外周动脉等。肢体外周动脉粥样硬化常以下肢动脉病变为主，表现为下肢疼痛、感觉异常和间歇性跛行、严重供血不足可致肢体坏疽。

2）糖尿病微血管病变（diabetic microangiopathy）：微血管病变是糖尿病的特异性并发症。发病机制复杂，微循环障碍、微血管瘤形成和微血管基底膜增厚是其典型改变。病变主要发生在视网膜、肾、神经、心肌组织，尤以肾脏和视网膜病变最为重要。

糖尿病肾病（diabetic nephropathy，DN）：多见于糖尿病病史超过 10 年者，也是 1 型糖尿病患者的主要死因。在 T2DM 中其严重性仅次于心、脑血管疾病。其病理改变有 3 种类型：结节性肾小球硬化性病变、弥漫性肾小球硬化性病变（最常见，对肾功能影响最大）和渗出性病变。肾损害的发生、发展可分为 5 期：①肾小球高滤过期，此期肾小球肥大，基底膜和系膜正常；②正常白蛋白尿期：肾小球毛细血管基底膜（GBM）增厚及系膜基质增宽，尿白蛋白排泄率多正常；③早期糖尿病肾病，GBM 增厚及系膜基质增宽明显，小动脉壁出现基底膜样变性，出现持续微量白蛋白尿；④糖尿病肾病期，肾功能逐渐减退，尿蛋白逐渐增多，部分患者会出现肾病综合征表现；⑤肾功能衰竭期（尿毒症期），肾单位闭锁。

糖尿病视网膜病变：多见于糖尿病病程超过 10 年者，是糖尿病患者失明的主要原因之一。2002 年国际临床分级标准依据散瞳后检眼镜检查，将视网膜病变改变分为两大类、六期。Ⅰ期：微血管瘤，小出血点。Ⅱ期：出现硬性渗出。Ⅲ期：出现棉絮状软性渗出。Ⅳ期：新生血管形成、玻璃体积血。Ⅴ期：微血管增殖、玻璃体机化。Ⅵ期：牵拉性视网膜脱离、失明。除视网膜病变外，糖尿病还可引起黄斑病、白内障、青光眼、屈光改变、虹膜睫状体病变等。

其他：糖尿病心脏微血管病变和心肌代谢紊乱可引起心肌广泛性坏死，称糖尿病心肌病，可诱发心力衰竭、心律失常、心源性休克和猝死。

3）糖尿病神经病变（diabetic neuropathy）：发生机制涉及大血管、微血管病变，免疫机制以及生长因子不足等。以周围神经病变最常见，通常为对称性，下肢较上肢严重，病情进展缓慢。患者常先出现肢端感觉异常，如手套或袜套式分布，伴麻木、烧灼、针刺感或踏棉花感，有时伴痛觉过敏；随后有肢体疼痛，呈隐痛、刺痛，夜间及寒冷季节加重；后期累及运动神经，可有肌力减弱以至肌萎缩和瘫痪。局灶性单神经病变，以动眼、正中和腘神经最常见。非对称性多发局灶性神经病变、多发神经根病变（糖尿病性肌萎缩），最常见为腰段多发神经根病变，典型表现为初期股、髋、臀部疼痛，后期骨盆近端肌群软弱、萎缩。糖尿病患者自主神经损害也较常见，并可较早出现，临床表现为瞳孔改变、排汗异常、胃排空延迟、腹泻或便秘等胃肠功能紊乱。一般认为有症状的自主神经病变均预后不良，多影响胃肠、心血管、泌尿生殖系统，出现尿潴留、尿失禁、阳痿等。

4）糖尿病足（diabetic foot，DF）：指与下肢远端神经异常和不同程度的周围血管相关的足部(踝关节或踝关节以下)感染、溃疡和(或)深层组织破坏。根据病因可分为神经性、缺血性和混合性3类。其主要临床表现为足部溃疡与坏疽,是糖尿病患者截肢、致残的主要原因之一。DF常见的诱因有:趾间或足部皮肤瘙痒而搔抓致皮肤溃破、水疱破裂、烫伤、碰撞伤、修脚损伤及新鞋磨破伤等;自觉症状有冷感、酸麻、疼痛、间歇性跛行。临床通常采用Wagner分级法对DF的严重程度进行分级:0级为有发生足溃疡的危险因素,目前无溃疡;1级为表面溃疡,临床上无感染;2级为较深的溃疡,常有软组织炎,无脓肿或骨的感染;3级为深度感染,伴有骨组织病变或脓肿;4级为局限性坏疽;5级为全足坏疽。

【辅助检查】

1. 糖代谢异常严重程度或控制程度的检查

(1) 尿糖测定:尿糖阳性是诊断糖尿病的重要线索。尿糖阳性只是提示血糖值超过肾糖阈(大约10mmol/L),因而尿糖阴性不能排除糖尿病可能。

(2) 血糖测定:血糖升高是诊断糖尿病的主要依据,又是判断糖尿病病情和控制情况的主要指标。血糖值反映的是瞬间血糖状态。诊断糖尿病时必须用静脉血浆测定血糖,治疗过程中随访血糖控制程度时可用便携式血糖计(毛细血管全血测定)。空腹血糖值的正常范围3.9~6.0mmol/L(70~108mg/dl);≥7.0mmol/L(126mg/dl)为糖尿病;DKA时血糖多为16.7~33.3mmol/L(300~600mg/dl),有时可达55.5mmol/L(1000mg/dl);糖尿病高渗状态血糖常高于33.3mmol/L(600mg/dl)以上,一般为33.3~66.6mmol/L(600~1200mg/dl)。

(3) 口服葡萄糖耐量试验(OGTT):当血糖高于正常范围而又未达到诊断糖尿病标准时,须进行OGTT。OGTT应在清晨空腹进行,成人口服75g无水葡萄糖或82.5g含一分子水的葡萄糖,溶于250~300ml水中,5~10分钟内饮完,空腹及开始饮葡萄糖水后0.5小时、1小时、2小时、3小时测静脉血浆葡萄糖。儿童服糖量按每公斤体重1.75g计算,总量不超过75g。影响OGTT结果准确性的因素:试验前3日膳食中糖类摄入受限、长期卧床和极少活动、应激状况等;试验前3~7日停用可影响结果的药物,试验前3天内摄入足量的碳水化合物;受试过程中禁止喝茶、咖啡、吸烟等。

(4) 糖化血红蛋白(GHbA1)和糖化血浆白蛋白测定:GHbA1是葡萄糖或其他糖与血红蛋白的氨基发生非酶催化反应(一种不可逆的蛋白糖化反应)的产物,其量与血糖浓度呈正相关。有a、b、c三种,以HbA1c最为主要,其结果受监测方法、有无贫血、血红蛋白异常疾病、年龄等诸多因素影响,为糖尿病控制情况的主要监测指标之一。其正常值是3%~6%。糖化血浆白蛋白同样也可与葡萄糖发生非酶催化的糖化反应而形成果糖胺,其正常值为1.7~2.8mmol/L,能反映患者近2~3周内总的血糖水平,为糖尿病患者近期病情监测的指标。

2. 胰岛β细胞功能检查

(1) 胰岛素释放试验:本试验反映基础和葡萄糖介导的胰岛素释放功能。胰岛素测定受血清中胰岛素抗体和外源性胰岛素干扰。正常人空腹基础血浆胰岛素约为35~145pmol/L(5~20mU/L)。

(2) C肽释放试验:也反映基础和葡萄糖介导的胰岛素释放功能。C肽测定不受血清中的胰岛素抗体和外源性胰岛素影响。正常人空腹基础值≥400pmol/L。

(3) 其他检测β细胞功能的方法:如静脉注射葡萄糖-胰岛素释放试验可了解胰

岛素释放第一时相,胰升糖素-C肽刺激试验反映β细胞储备功能等,可根据患者的具体情况和检查目的而选用。

3. 并发症检查 根据病情需要选用血脂、肝肾功能等常规检查,急性严重代谢紊乱时的酮体、电解质、酸碱平衡检查,心、肝、肾、脑、眼科以及神经系统的各项辅助检查等。

4. 有关病因和发病机制的检查 胰岛细胞自身抗体的联合检测,胰岛素敏感性检查,基因分析等。

【诊断要点】

典型病例根据"三多一少"症状,结合实验室检查结果可诊断;轻症及无症状者主要依据静脉血葡萄糖检测结果。注意单纯空腹血糖正常并不能排除糖尿病的可能性,应加测餐后血糖或进行OGTT。目前国际上通用1999年由WTO提出的诊断标准。

1. 对于糖尿病临床诊断推荐采用葡萄糖氧化酶法测定静脉血浆葡萄糖。空腹血浆葡萄糖(FPG)3.9～6.0mmol/L(70～108mg/dl)为正常,6.1～6.9mmol/L(110～125mg/dl)为空腹血糖受损(IFG),≥7.0mmol/L(126mg/dl)考虑为糖尿病。

2. OGTT中2小时血浆葡萄糖(2 hour plasma glucose,2hPG)2hPG≤7.7mmol/L(139mg/dl)为正常,7.8～11.0mmol/L(140～199mg/dl)为糖耐量减低(IGT),≥11.1mmol/L(200mg/dl)考虑为糖尿病。

3. 糖尿病的诊断标准(表7-1)

表7-1 糖尿病的诊断标准(WHO,1999)

诊 断 标 准	静脉血浆葡萄糖水平(mmol/l)
(1)典型糖尿病症状(多饮、多尿、多食、消瘦)加上随机血糖检测	≥11.1
或加上	
(2)空腹血糖(FPG)	≥7
或加上	
(3)葡萄糖负荷后2h血糖(2hPG)	≥11.1
无糖尿病症状者,需改日重新检查	

(摘自2013年《中国2型糖尿病防治指南》)

注:空腹状态是指至少8小时未进食热量,随机血糖是指不考虑上次用餐时间,一日中任意时间的血糖,不能用来诊断空腹血糖受损(IFG)或糖耐量减低(IGT)。

各种应激情况下可出现血糖暂时升高,不能以此诊断糖尿病,应追踪随访。同时,注意鉴别肾性尿糖,甲亢、胃空肠吻合术后、弥漫性肝病出现的餐后1/2～1小时血糖升高,以及使用激素后出现的一过性高血糖等。

【治疗要点】

糖尿病的治疗强调早期、长期、综合治疗及治疗方法个体化的原则。综合治疗包括两个含义:糖尿病教育、饮食治疗、运动锻炼、药物治疗和自我监测5个方面,以及降糖、降压、调脂和改变不良生活习惯4项措施。治疗目标是通过纠正患者不良的生活方式和代谢紊乱,防止急性并发症的发生和降低慢性并发症的风险,提高患者生活质量和保持良好的心理状态(表7-2)。

表 7-2 中国 2 型糖尿病的控制目标

项　　目	条件	目标值
血糖(mmol/l)*	空腹	4. 4 ~ 7. 0
	非空腹	<10. 0
糖化血红蛋白(HbA1c,%)		<7. 0
血压(mmHg)		<140/80
血清总胆固醇(TC,mmol/L)		<4. 5
高密度脂蛋白胆固醇(HDL-C(mmol/L)	男性	>1. 0
	女性	>1. 3
甘油三酯(TG,mmol/L)		<1. 7
低密度脂蛋白胆固醇(LDL-C,mmol/L)	未合并冠心病	<2. 6
	合并冠心病	<1. 8
体重指数(BMI,kg/m²)		<24
尿白蛋白与肌酐排比值[mg/(mmol/L)]	男性	<2. 5(22. 0mg/g)
	女性	<3. 5(31. 0mg/g)
尿蛋白排泄率		<20μg/min(30mg/d)
主动有氧活动(min/周)		≥150

注:* 毛细血管血糖

1. 健康教育　是重要的基本治疗措施之一,是决定糖尿病管理成败的关键,包括糖尿病防治专业人员的培训,医务人员的继续教育,患者及家属和民众的卫生保健教育,后者尤为重要。每位患者均应接受全面糖尿病健康教育,充分认识糖尿病掌握自我管理技能。糖尿病是终身病,治疗需要持之以恒。健康教育被公认是治疗成败的关键。良好的健康教育可充分调动患者的主观能动性,积极配合治疗,有利于疾病控制达标、防止各种并发症的发生和发展,降低耗费和负担,使患者和国家均受益。

2. 饮食治疗　是另一项重要的基础治疗措施,应长期严格执行,是所有糖尿病治疗的基础,是糖尿病自然病程中任何阶段预防和控制的必要措施,也是年长者、肥胖型和少症状轻型患者的主要治疗措施,对重症和 1 型糖尿病患者更应严格执行饮食计划并长期坚持。其主要目标:纠正代谢紊乱、达到良好的代谢控制、减少 CVD 的危险因素、提供最佳营养以改善患者健康状况、减缓 β 细胞功能障碍的进展。总的原则:确定合理的总能量摄入,合理、均衡的分配各类营养物质,恢复并维持理想体重。其目的在于减轻胰岛负担,控制和保持理想体重,使血糖、血脂达到或接近正常水平,以防止或延缓各种并发症的发生。应以控制总热量为原则,实行低糖、低脂、适当蛋白质、高纤维素、高维生素饮食。饮食治疗应特别强调定时、定量。

3. 运动疗法　体育锻炼有助于提高胰岛素的敏感性,控制血糖和体重,促进肌肉和组织对糖的利用,改善脂质代谢,可减轻患者的压力和紧张情绪。运动的原则:适量、经常性和个体化。对 2 型糖尿病患者(尤其是肥胖患者)应鼓励运动和适当的体力活动。根据患者的年龄、性别、体力、病情有无并发症等,在医生指导下安排适宜的活动开展有规律的合适运动,循序渐进,并长期坚持。

4. 药物治疗

(1) 口服降糖药物治疗

1) 促胰岛素分泌剂:①磺脲类:第一代如甲苯磺丁脲、氯磺丙脲等已经少用;第二代有格列本脲、格列吡嗪、格列齐特、格列喹酮和格列美脲等。磺脲类药物的主要作用为刺激胰岛 β 细胞分泌胰岛素,其作用部位是胰岛 β 细胞膜上的 ATP 敏感的钾离子通道,作用的前提条件是机体尚保存相当数量(30% 以上)有功能的胰岛 β 细胞。②格列奈类:此类药物也是作用在胰岛 β 细胞膜上的,但结合部位与磺脲类不同,是一种快速作用的胰岛素促分泌剂,可改善早晚胰岛素分泌,降血糖作用快而短,主要用于控制餐后高血糖。主要代表药有瑞格列奈和那格列奈。

2) 双胍类:目前广泛应用的是二甲双胍。主要作用机制为抑制肝葡萄糖输出,也可改善外周组织对胰岛素的敏感性、增加对葡萄糖的摄取和利用。尤其适用于无明显消瘦的 T2DM 患者以及伴有血脂异常、高血压或高胰岛素血症的患者。

3) 噻唑烷二酮类(格列酮类):为胰岛素增敏剂。现有两种代表药物:罗格列酮和吡格列酮。

4) α-糖苷酶抑制剂:食物中淀粉、糊精和双糖(如蔗糖)的吸收需要小肠黏膜刷状缘的 α-葡萄糖苷酶,抑制这一类酶可延缓碳水化合物吸收,降低餐后高血糖。现有两种代表药物:阿卡波糖和伏格列波糖。

(2) 胰岛素治疗

1) 适应证:①1 型糖尿病;②糖尿病酮症酸中毒伴高渗性昏迷;③重症感染、消耗性疾病、视网膜病变、肾脏病变、神经病变、心脑血管急症;④妊娠、分娩、手术;⑤经饮食及口服降糖药治疗未获得良好控制的 2 型糖尿病;⑥全胰腺切除引起的继发性糖尿病;⑦糖尿病合并结核。

2) 制剂类型:胰岛素制剂一般为皮下或静脉注射液,按作用快慢和维持作用时间长短可分为速效、短效、中效、长效、预混胰岛素 5 类。几类制剂的特点见表7-3。速效和短效主要控制一餐后高血糖;中效主要用于提供基础胰岛素,可控制两餐饭后高血糖;长效胰岛素主要提供基础水平胰岛素;预混胰岛素为速效、短效与中效胰岛素的混合制剂。

表7-3 胰岛素制剂类型及作用时间

胰岛素制剂类型	皮下注射作用时间(小时)		
	开始	高峰	持续
速效	15min	0.5~1	2~5
门冬胰岛素			
赖脯胰岛素			
短效	0.5	2~4	6~8
重组人胰岛素			
生物合成人胰岛素			
普通胰岛素(R)			

胰岛素制剂类型	皮下注射作用时间（小时）		
	开始	高峰	持续
中效	1.5	4～12	16～24
精蛋白生物合成人胰岛素			
精蛋白锌重组人胰岛素（NPH）			
精蛋白重组人胰岛素			
慢胰岛素锌混悬液（Humulin L）			
长效	3～4	14～24	24～36
精蛋白锌胰岛素（PZI）			
特慢胰岛素锌混悬液（ULtralente，Humulin U）			
甘精胰岛素（Glargine）			
地特胰岛素（Detemir）	3～4	3～14	长达24
预混			
优必林30R 诺和灵30、50R	0.5	2～12	16～24
优必乐25、50	15min	0.5～1.5	15～24
诺和锐30	15min	1～4	16～24

另外，根据胰岛素来源的不同还可分为：动物胰岛素（猪、牛）、基因重组人胰岛素和胰岛素类似物3种。人胰岛素（如低精蛋白胰岛素、精蛋白锌胰岛素）比动物来源的胰岛素（如普通胰岛素）更少引起免疫反应。胰岛素类似物（如门冬胰岛素、赖脯胰岛素、甘精胰岛素）比人胰岛素更符合生理胰岛素分泌及作用模式。

目前市场上还有胰岛素吸入剂，有经肺、口腔黏膜和鼻腔黏膜吸收3种方式，但其作用效果有待观察。

3）使用原则和方法

使用原则：胰岛素剂量取决于血糖水平、β细胞功能缺陷程度、胰岛素抵抗程度、饮食和运动状况等。一般从小剂量开始，根据血糖水平逐渐调整。力求模拟生理性胰岛素分泌模式，包括两种：持续基础分泌和餐后胰岛素追加分泌。

使用方法：①联合用药：胰岛素+磺脲类或双胍类或α葡萄糖苷酶抑制剂。②常规胰岛素治疗：早餐和晚餐前各注射1次混合胰岛素或早餐前用混合胰岛素，睡前用中效胰岛素。③强化治疗：常用的方案有2种：一种是每天多次胰岛素注射，胰岛素皮下注射，3～4次/天；另一种是持续皮下胰岛素输注（continous subcutaneous insulin infusion，CSII）：也称为胰岛素泵，详见本章第八节中"胰岛素泵使用技术"部分。适用于1型糖尿病或新诊断的2型糖尿病或2型糖尿病后期患者提倡早期使用胰岛素强化治疗。

胰高血糖素样肽-1受体激动剂（glucagon-like peptide 1，GLP-1）和二肽基肽酶—Ⅳ抑制剂（DPP-Ⅳ抑制剂）。①GLP-1：目前国内制剂有艾塞那肽、利拉鲁肽。②DPP-Ⅳ抑制剂：国内上市的有西格列汀、沙格列汀和维格列汀。

笔记

5. 人工胰　由血糖感受器、微型电子计算机和胰岛素泵组成。葡萄糖感受器能敏感地感知血糖浓度的变化,将信息传给电子计算机,指令胰岛素泵输出胰岛素,模拟胰岛 β 细胞分泌胰岛素模式。由于技术和经济上的原因,还未广泛应用。

6. 胰腺和胰岛细胞移植　主要对象为 1 型糖尿病患者,目前尚局限于伴终末期肾病的患者或经胰岛素强化治疗仍难以达到控制目标,且反复发生严重代谢紊乱患者。胰岛移植尚处在临床实验阶段。

7. 糖尿病急性并发症的治疗

(1) 糖尿病酮症酸中毒的治疗

1) 输液:输液是抢救 DKA 首要的措施。DKA 时患者常有重度失水,可达体重 10% 以上,只有在有效组织灌注改善、恢复后,胰岛素才能发挥其生物效应。通常使用生理盐水,如无心力衰竭,最初 2 小时应快速输入 1000 ~ 2000ml,以迅速补充血容量,改善周围循环和肾功能,以后根据血压、心率、尿量、末梢循环状况及中心静脉压等决定输液速度和量,从第 2 ~ 6 小时继续输入 1000 ~ 2000ml,当血糖降至 13.9mmol/L 左右时改输 5% 葡萄糖液,并加入速效胰岛素。第 1 天总量 4000 ~ 5000ml,严重失水者 6000 ~ 8000ml,如患者清醒,可鼓励饮水。

2) 胰岛素治疗:小剂量胰岛素每小时每千克体重 0.1U 持续静脉滴注,同样剂量亦可采用间歇静脉注射或间歇肌内注射,当血糖降至 13.9mmol/L 时改为 5% 葡萄糖液加速效胰岛素(按每 3 ~ 4g 葡萄糖加 1U 胰岛素计算)继续静脉滴注。尿酮体消失后,根据血糖、尿糖及进食情况调整胰岛素剂量,然后逐渐恢复平时的治疗。

3) 纠正电解质及酸碱平衡失调:轻症患者经输液和注射胰岛素后,酸中毒可逐渐纠正,不必补碱。严重酸中毒(血 pH<7.1),可给予 5% 碳酸氢钠 84ml 经注射用水稀释至 1.25% 等渗溶液后静脉滴注,此外,应根据治疗前血钾水平及尿量决定补钾量和速度。

4) 治疗诱因和并发症:如休克、严重感染、心功能衰竭、肾衰竭、脑水肿等。

(2) 高血糖高渗状态的治疗:治疗基本同 DKA。

(3) 低血糖的治疗:一旦确定患者发生低血糖,应尽快补充糖分,解除脑细胞缺糖症状。神志清醒者,可给予约 15 ~ 20g 糖的糖水、含糖饮料或饼干、面包等,葡萄糖为佳。15 分钟后测血糖如仍低于 3.9mmol/L,再给予含 15g 糖的食物一份。如病情危重,神志不清者,应立即给予静脉注射 50% 的葡萄糖 20ml,15 分钟后测血糖如仍低于 3.9mmol/L 继续给予 50% 的葡萄糖 60ml 静脉注射,或静脉滴注 10% 的葡萄糖液。昏迷患者清醒后,或血糖升至 3.9mmol/L 以上但距离下次进餐时间≥1 小时,应进食含淀粉或蛋白质食物,以防再度昏迷。并且继续监测血糖 24 ~ 48 小时,同时注意低血糖诱发的心脑血管疾病。

8. 糖尿病慢性并发症的治疗

(1) 糖尿病高血压、血脂紊乱和大血管病变:治疗原则与非糖尿病患者相似,但要求更为严格。

(2) 糖尿病肾病:尽早运用血管紧张素转换酶抑制剂(ACEI)或血管紧张素Ⅱ受体阻滞剂(ARB),减少蛋白质摄入量对早期肾病及肾功能不全的防治均有利。

9. 妊娠糖尿病的治疗　无论妊娠糖尿病或在妊娠前已患糖尿病,妊娠对糖尿病及糖尿病对孕妇和胎儿均有复杂的相互影响。由于胎儿发生先天畸形危害性最大的时期是停经 9 周前及受孕 7 周内,因而糖尿病妇女应在接受胰岛素治疗使血糖控制达标后再受孕。受孕前进行全面检查,由内分泌医生和妇产科医生共同评估是否适合妊娠。尽早对 GDM 进行诊断,确诊后按照诊疗常规进行管理,首选胰岛素进行治疗,我国目前尚未批准任何口服降糖药用于治疗妊娠期高血糖。血糖控制目标为:餐前3.3 ~ 5.3mmol/L;餐后 1 小时≤7.8;餐后 2h≤6.7,HbA1c≤6.0%。

【常用护理诊断/问题】

1. 营养失调(低于或高于机体需要量)　与胰岛素分泌或作用缺陷有关。

2. 有感染的危险　与血糖升高、脂肪代谢紊乱、营养不良和微循环障碍等因素有关。

3. 焦虑　与糖尿病慢性并发症,长期治疗导致经济负担加重有关。

4. 知识缺乏　缺乏糖尿病预防和自我护理知识。

5. 活动无耐力　与严重代谢紊乱、蛋白质分解增加有关。

6. 潜在并发症　低血糖反应、糖尿病大小血管并发症。

【护理措施】

1. 病情观察

(1) 生命体征:糖尿病患者容易感染,体温升高,同时伴有咳嗽、咳痰时提示肺部感染。易感染部位主要为皮肤、胆道、泌尿道。

(2) 主要症状:三多一少症状有何变化,密切监测血糖、尿糖改变。

(3) 并发症:患者有无皮肤瘙痒、感觉异常、感染及破损,特别注意检查下肢及足部情况;观察有无酮症酸中毒、低血糖表现。

2. 起居护理　糖尿病患者生活规律最为重要,熬夜、生活不规律,可能会引起血糖的波动,每天按时起床、按时进餐、适当加餐、适当午休、尽量坚持运动。选择喜爱的运动长期坚持。运动有利于血糖的控制。

3. 饮食护理

(1) 制定总热量:首先按患者的性别、年龄和身高查表或计算出理想体重,[理想体重(kg)= 身高(cm)-105];然后根据理想体重和工作性质,参考原来生活习惯等因素,计算每日所需总热量。成人卧床休息状态下每日每千克理想体重给予热量 105 ~ 125.5kJ(25 ~ 30kcal),轻体力劳动 125.5 ~ 146kJ(30 ~ 35kcal),中度体力劳动 146 ~ 167kJ(35 ~ 40kcal),重体力劳动者 167kJ(40kcal)以上。孕妇、乳母、营养不良和消瘦、伴有消耗性疾病患者每天每千克体重酌情增加 21KJ(5kcal),肥胖者酌减少 21KJ(5kcal),使患者逐步控制在理想体重的±5% 范围内。在保持总热量不变的原则下,凡增加一种食物时应同时减另一种食物,以保持饮食平衡。

(2) 食物的组成和分配

1) 食物组成:总原则是高碳水化合物、低脂肪、适量蛋白质和高纤维的膳食。碳水化合物摄入量通常应占总热量的 50% ~ 60%,不同种类碳水化合物引起血糖增高的速度和程度有很大不同,可用食物血糖生成指数(glycemic index,GI)来衡量。GI 指进食衡量的食物(含 50g 碳水化合物)后,2 ~ 3 小时内血糖曲线下面积相比空腹时的增幅除以进食 50g 葡萄糖后的相应增幅。GI≤50% 为低 GI 食物,55% ~ 70% 为中 GI食物,GI≥70% 为高 GI 食物。低 GI 食物有利于血糖和体重控制。提倡使用粗制米、面和一定量的杂粮,忌食蔗糖、葡萄糖、蜜糖及其制品(各种糖果、甜糕点、冰淇淋及含糖饮料等)。一般糖尿病患者(无肾病及特殊需要者)每日蛋白质摄入量不超过总热量的15%,成人每日每公斤理想体重(摄入蛋白质)0.8~1.2g,儿童、孕妇、哺乳期妇女、营养不良或伴有消耗性疾病者增至1.5~2.0g,伴有糖尿病肾病而肾功能正常者应限制至0.8g,血尿素氮升高者应限制在0.6g。蛋白质的含量不超过总热量的15%,至少应有1/3来源于动物蛋白质,以保证必需氨基酸的供给。脂肪约占总热量的30%,饱和脂肪酸、多价不饱和脂肪酸与单价不饱和脂肪酸的比例应为1:1:1,每日胆固醇的摄入量宜在300mg以下。此外,每日摄入食盐应限制在6g以下,限制饮酒。

2)合理分配:确定每日饮食总热量和糖类、蛋白质、脂肪的组成后,按每克糖类、蛋白质产热16.7kJ(4kcal),每克脂肪产热37.7kJ(9kcal),将热量换算为食品后制定食谱,并根据生活习惯、病情和配合药物治疗需要进行安排。病情稳定的2型糖尿病患者可按每日三餐分配为1/5、2/5、2/5或1/3、1/3、1/3。

3)随访:以上仅是原则估算,在治疗过程中随访调整十分重要。如肥胖患者在治疗措施适当的前提下,体重不下降,应进一步减少饮食总热量;体型消瘦的患者,在治疗中体重有所恢复,其饮食方案也应适当调整,避免体重继续增加。

4)多食纤维素:食用纤维素有助于大肠埃希菌合成多种维生素;加速食物通过肠道,抑制糖类食物在肠道吸收,有利于餐后血糖下降,增加肠蠕动,有利于大便通畅;纤维素体积大,进食后可增加饱食感,有利于减肥。含纤维素高的食物有豆类、蔬菜、粗谷物、含糖低的水果等。每日饮食中食用纤维含量应40~60g为宜。

4. 用药护理

(1) 口服用药的护理:遵医嘱定时、定量用药,不可随意加减剂量。观察患者血糖、糖化血红蛋白、尿糖和体重的变化,评价药物疗效和药物剂量。

1)磺脲类药物的护理:应餐前半小时服用。其他副作用有体重增加、皮肤过敏反应、消化道和心血管系统症状等。

2)双胍类药物的护理:双胍类的主要不良反应有:消化道反应,为主要副作用,所以在进食时服用;乳酸性酸中毒,为最严重的副作用,但少见;皮肤过敏反应,低血糖等。

3)α葡萄糖苷酶抑制剂类药物的护理:应与第一口饭同时服用,服用后常有腹部胀气、排气增多或腹泻等症状。

4)噻唑烷二酮类药物的护理:体重增加和水肿是TZDs的常见副作用,在与胰岛素合用时更加明显。

(2) 使用胰岛素的护理

1)胰岛素注射途径:包括静脉注射和皮下注射两种,注射工具有胰岛素专用注射器、胰岛素笔和胰岛素泵3种。

2)胰岛素注射的注意事项:

①准确用药:熟悉各种胰岛素的名称、剂型及作用特点;准确执行医嘱,按时注射。使用胰岛素泵定期更换导管和注射部位以避免感染和和针头阻塞;使用胰岛素笔时要注意笔和笔芯相互匹配,每次注射前确认有相应的剂量;根据不同规格的胰岛素,使用时应注意选择合适的注射器和浓度,每次注射前更换针头,注射后丢弃。

②吸药顺序:长、短效或中、短效胰岛素混合使用时,应先抽短效胰岛素,再抽吸长效胰岛素,然后混匀。切不可反向操作,以免将长效胰岛素混入短效内,影响其速

效性。

③胰岛素的保存：未开封的胰岛素放于冰箱 4～8℃冷藏保存，正在使用的胰岛素在常温下（不超过 28℃）可使用 28 天，无需放入冰箱，应避免过热、过冷、太阳直晒、剧烈晃动等，否则可因蛋白质凝固变性而失效。

④注射部位的选择与更换：胰岛素采用皮下注射时，宜选择皮肤疏松部位，如上臂三角肌、腹部、臀大肌及大腿前侧等。腹部吸收最快，其次分别为上臂、大腿和臀部。如参加运动锻炼，不要选择大腿、臀部等活动的部位。注射部位要经常更换，长期注射同一部位可引起注射部位皮下脂肪萎缩或增生、局部硬结，可致胰岛素吸收不良。停止该部位注射后可缓慢吸收。因此要经常更换注射部位，避免 2 周内在同一部位注射 2 次，两次注射部位要相距 1cm 以上。注射胰岛素时应严格无菌操作，防止发生感染。

⑤注意监测血糖：注射胰岛素患者一般常规监测血糖 2～4 次/天，如发现血糖波动过大或持续高血糖，应及时通知医生。

⑥使用胰岛素泵时应定期更换导管和注射部位以避免感染及针头堵塞。使用胰岛素笔时要注意笔与笔芯相互匹配，每次注射前确认笔内是否有足够剂量，药液是否变质；另外，每次使用前均应更换针头，注射后将针头丢弃。

3）胰岛素不良反应的观察与处理：

①低血糖反应（参见本节低血糖的治疗和护理）。

②过敏反应：主要表现为注射部位瘙痒、荨麻疹；而全身性皮疹、血清病、过敏性休克比较少见。处理措施可更换胰岛素制剂，使用抗组胺药、糖皮质激素以及脱敏疗法等。自人胰岛素广泛在临床应用后，过敏反应发生减少。

③水肿：胰岛素治疗期间可因水钠潴留而发生轻度水肿，可自行缓解。

④注射部位皮肤脂肪萎缩或者增生：采用多点、多部位皮下注射和及时更换针头可预防。

⑤视力模糊：部分患者出现，多为晶状体屈光改变，常于数周内自然恢复。

⑥胰岛素治疗方案后，有时早晨空腹血糖仍然较高的原因有：夜间胰岛素作用不足；"黎明现象"即夜间血糖控制良好，也无低血糖发生，仅于黎明一段短时间出现高血糖，机制可能为皮质醇、生长激素等对抗激素分泌增多所致；Somogyi（苏木杰）现象，即在夜间曾有低血糖，因在睡眠中未被察觉，继而发生低血糖后的反应性高血糖。

5. 对症护理

（1）糖尿病足的护理

1）评估患者有无溃疡的危险因素：①既往有足溃疡史；②有神经病变的症状和（或）缺血性血管病变；③神经病变的体征和（或）周围血管病变的体征；④神经和（或）血管病变并不严重但有严重的足畸形；⑤其他危险因素，如视力下降、膝、髋或脊柱关节炎，鞋袜不合适等；⑥个人因素，如社会经济条件差、老年人或独居生活、拒绝治疗和护理等。

2）足部观察与检查：每天检查患者双足 1 次，了解足部有无感觉减退、麻木、刺痛感，观察足部皮肤有无颜色、温度改变及足背动脉搏动情况；注意检查趾甲、趾间、足底部皮肤有无胼胝、鸡眼、甲沟炎等。定期做足部感觉的测试，及时了解足部感觉功能；保护性感觉的测试，主要测试关节位置觉、振动觉、痛觉、温度觉、触觉和压力觉。压力觉是用尼龙单丝（Semmes-Weinstein Monofilament，SWM）接触受试点，5.07cm 的单丝可产生一个10g的力量,垂直于皮肤用力压1~2s,力量刚好使尼龙丝弯曲,询问患者的感觉,能感觉到为阴性,反之为阳性。SWM能够很容易准确地识别高危人群,阳性者说明患者保护性感觉丧失,有足溃疡的高危险性。

3）保持足部清洁,避免感染:嘱患者勤换鞋袜,每天清洁足部1次,10分钟左右;水温适宜,不能烫脚,可用手肘或请家人代试水温;洗完后用柔软的浅色毛巾(以便于观察)擦干,尤其是脚趾间。皮肤干燥者必要时可涂羊毛脂,但不可常用,以免皮肤过度浸软。

4）预防外伤:指导患者不要赤脚走路,以防外伤;外出时不可穿拖鞋,以免踢伤;应该选择轻巧柔软、透气性好、前端宽大、圆头、有带的鞋子,鞋底要平、厚。最好是下午买鞋,需穿袜子试穿,新鞋第一次穿20~30分钟,之后再逐渐增加穿鞋时间。穿鞋前应检查鞋子,清除可能的异物和保持里衬的平整。袜子以浅色、吸汗、弹性好、透气及散热性好的棉毛质地为佳;对有视力障碍的患者,应由他人帮助修剪指甲,指甲应避免修剪得太短,应与脚趾平齐;不要用化学药消除鸡眼或胼胝,应找有经验的医生诊治,并说明自己患有糖尿病;冬天使用热水袋、电热毯或烤灯时谨防烫伤,同时应注意预防冻伤。

5）指导和协助患者采用多种方法促进肢体血液循环。指导患者采用多种方法促进肢体血液循环,如步行和腿部运动,应避免盘腿坐或跷二郎腿。

6）积极控制血糖,说服患者戒烟。发生足溃疡的危险性及足溃疡的发展均与血糖密切相关,足溃疡的预防教育应从早期指导患者控制和监测血糖开始;说服患者戒烟,防止因吸烟导致局部血管收缩而进一步促进足溃疡的发生。

（2）低血糖的护理:糖尿病患者常见反应性低血糖和药物性低血糖。

1）症状观察与血糖监测:观察患者有无低血糖的临床表现,尤其是服用胰岛素促泌剂和注射胰岛素的患者。指导患者及家属了解糖尿病低血糖反应的诱因,临床表现及应急处理措施。患者应随身携带一些糖块、饼干等食品,以便应及时食用。

2）低血糖的预防措施:①应告知患者和家属不能随意更改胰岛素用量,无法预料患者餐前胰岛素用量时,可先进餐再注射胰岛素,以免患者用胰岛素后未能及时进餐而发生低血糖。②初用各种降糖药时要从小剂量开始,然后根据血糖水平逐步调整药物剂量。③1型糖尿病做强化治疗时容易发生低血糖,应按要求在患者进餐前测血糖,并做好记录,以便及时调整胰岛素或降糖药用量。强化治疗时,空腹血糖控制在4.4~6.7mmol/L,餐后血糖<10mmol/L,其中晚餐后血糖5.6~7.8mmol/L,凌晨3点血糖不低于4mmol/L为宜。④指导患者及家属了解糖尿病低血糖反应的诱因,临床表现及应急处理措施。⑤患者应随身携带一些糖块、饼干等食品,以便应急时食用。

（3）酮症酸中毒、高血糖高渗状态的护理

1）预防措施:定期监测血糖,应激状态时每天监测血糖;合理用药,不随意增减剂量;保证充足的水分摄入,特别是发生呕吐、腹泻和严重感染时。

2）病情监测:严密观察和记录患者的生命体征、神志、24小时出入量等。遵医嘱定时监测血糖、血钠和渗透压的变化。

3）急救配合与护理:立即开放两条静脉通道,准确执行医嘱,确保液体和胰岛素的摄入;绝对卧床休息,注意保暖,给予持续低流量吸氧;加强生活护理,特别注意皮肤、口腔护理,昏迷者按昏迷常规处理。严密观察患者生命体征的变化并记录,记录液体出入量。在原有糖尿病基础上出现显著软弱无力、极度口渴、尿量增多伴食欲减退、呕吐、头痛及意识改变应警惕酮症酸中毒的发生。一旦发生，应准确执行医嘱，确保液体和胰岛素的输入，胰岛素的用量必须准确和及时；患者应绝对卧床休息，注意保暖，昏迷患者按昏迷护理；在输液和胰岛素治疗过程中，需 1~2 小时留标本送检尿糖、血糖、尿酮、血酮、血钾、血钠、二氧化碳结合力。

6. 心理护理

（1）了解患者及其家属对疾病的认识程度：糖尿病虽不能根治，但是通过饮食控制、有规律的生活、适当的体育锻炼、合理的用药等综合措施，就能最大限度地避免并发症的发生，就能达到控制疾病的目的。

（2）观察患者的心理变化：如抑郁、焦虑、恐惧、悲哀等。有针对性的做好患者心理护理，患者因病情特殊和体态、外貌的变化，往往产生困扰和悲观情绪，应耐心倾听患者的倾诉，安慰，鼓励患者及家属多给予关心支持。

（3）避免心理刺激：对有明显精神症状者，避免一些刺激性言行，尽量避免患者的情绪波动，应多给予照顾，以防意外事故发生。

7. 中医护理　本病属于中医"消渴"范畴。指导患者辨证施膳：①肝胃郁热证：宜食开郁清热之品，如苦瓜、黄瓜、丝瓜、芹菜、莲子、银耳等。食疗方：苦瓜山药烧豆腐、凉拌黄瓜、丝瓜炒蘑菇等。②胃肠实热证：宜食清利胃肠实热之品，如芦荟、马齿苋、苦瓜、冬瓜、荞麦、燕麦片等。食疗方：凉拌马齿苋、冬瓜炒竹笋、苦丁茶等。③脾虚胃热证：宜食补脾清胃热之品，如山药、粟米、高粱、菠菜、赤小豆、鱼肉等。食疗方：山药芡实瘦肉饮等。④上热下寒证：宜食清上温下之品，如白萝卜、狗肉、党参、鲜芦根等。食疗方：白萝卜汁等。⑤阴虚火旺证：宜食滋阴降火之品，如甲鱼、老鸭、莲子、百合、银耳、茼蒿、枸杞子、桑椹等。食疗方：菊花茶、枸杞茶、银耳莲子百合饮等。⑥气阴两虚证：宜食益气养阴之品，如瘦肉、蛋类、鱼肉、山药等。食疗方：皮蛋瘦肉粥等。⑦阴阳两虚证：宜食温益肾阳、补肾滋阴之品，如牛肉、羊肉、虾仁、韭菜、猪肝、干姜、黑豆、黑芝麻等。

【健康指导】

1. 知识宣教　开展糖尿病社区预防，关键在于筛查出 IGT 人群，并进行预防性健康指导。采取多种方法，如讲解、放录像、发放宣传资料等，让患者和家属了解糖尿病的病因、临床表现、诊断与治疗方法，提高患者对治疗的依从性。指导患者外出时携带识别卡，以便紧急情况及时处理。

2. 用药指导　指导患者口服降糖药及胰岛素的名称、剂量、给药时间和方法，教会其观察药物疗效和不良反应。使用胰岛素的患者，应教会患者或其家属掌握正确的注射方法。

3. 生活指导　保持生活规律，情绪稳定，注意保持清洁卫生，防止皮肤损伤及感染，特别是足部护理；随身携带疾病卡，并带糖果，以备低血糖时迅速食用。告诉患者饮食治疗的具体要求和措施，长期坚持。保持生活规律，戒烟酒。活动指导：适当运动保持体形，避免肥胖，避免运动过度，以防诱发低血糖。运动中如感到头晕、无力、出汗应立即停止运动。调整情绪，力求做到开朗、豁达、乐观、劳逸结合，避免过度紧张劳累。知识宣教，向患者及其家属讲解糖尿病的有关知识，使其认识到糖尿病是一种慢性终身疾病，其预后取决于血糖控制与否及有无并发症的发生，使患者重视血糖控制情况。

【结语】

糖尿病是一组以慢性血糖水平增高为特征的代谢性疾病，是由于胰岛 β 细胞分泌和(或)外周组织胰岛素利用不足所引起。主要引起碳水化合物、蛋白质、脂肪三大物质代谢紊乱，导致眼、肾、心脏、血管、神经等组织器官的慢性进行性疾病。目前可通过饮食控制、适当运动、降糖药物、胰岛素治疗等手段控制病情。在某些因素影响下，如感染、手术、外伤、饮食不当、治疗不及时，胰岛素治疗中断或减量不当，妊娠和分娩时可诱发急症糖尿病酮症酸中毒。因此避免诱因、控制血糖可以预防急症发生、减缓糖尿病进展、延长患者寿命和提高生存质量。

第六节　高尿酸血症

高尿酸血症(hyperuricemia)是嘌呤代谢障碍引起的代谢性疾病。临床上分为原发性和继发性两大类，前者多由先天性嘌呤代谢异常所致，常与肥胖、糖脂代谢紊乱、高血压、动脉硬化和冠心病等聚集发生，后者则由某些系统性疾病或者药物引起。少数患者可以发展为痛风，出现急性关节炎、痛风肾和痛风石等临床症状和阳性体征。临床多见于 40 岁以上的男性，女性多在更年期后发病。常有家族遗传史。近年来青年人发病率有上升的趋势。

【病因与发病机制】

病因和发病机制不清。由于受地域、民族、饮食习惯的影响，高尿酸血症发病率差异较大。

1. 高尿酸血症的形成　尿酸(uric acid)作为嘌呤代谢的终产物主要由细胞代谢分解的核酸和其他嘌呤类化合物以及食物中的嘌呤经酶的作用分解而来。人体中尿酸 80% 来源于内源性嘌呤代谢，20% 来源于富含嘌呤或核酸蛋白食物。正常人体内血清尿酸浓度在一个较窄的范围内波动。一般而言，尿酸随年龄的增加而增高，尤以女性绝经期后明显。血尿酸水平的高低受种族、饮食习惯、区域、年龄以及体表面积等多重因素影响。在 37℃ 的饱和浓度约为 $420\mu mol/L(7mg/dl)$，高于此值即为高尿酸血症。

(1) 尿酸排泄减少：尿酸排泄障碍是引起高尿酸血症的重要原因，包括肾小球滤过减少、肾小管重吸收增多、肾小管分泌减少以及尿酸盐结晶沉积。80% ~ 90% 的高尿酸血症具有尿酸排泄障碍，且以肾小管分泌减少最为重要。

(2) 尿酸生成增多：在嘌呤代谢过程中，各环节都有酶的参与调控。当嘌呤核苷酸代谢酶缺陷、功能异常时，则引起嘌呤合成增加而导致尿酸水平升高。

2. 急性痛风性关节炎　临床上仅有部分高尿酸血症患者发展为痛风，多数患者临床表现为急性关节炎，确切原因不清。

3. 尿酸性肾结石　部分高尿酸血症的患者可以出现尿酸性结石，结石的发生率随血尿酸浓度的增高、尿尿酸排出量的增加而增多。尿酸在碱性环境中的溶解度远远高于酸性环境。酸性环境下可导致尿酸盐的溶解度下降，使尿酸结石易于形成。

4. 急性尿酸性肾病　由于尿酸结晶在肾集合管、肾盂肾盏及输尿管内沉积，可使尿流阻塞发生少尿和急性肾衰竭，常见于骨髓增生性疾病化疗或放疗时尿酸盐大量产生的患者。

【临床表现】

1. 无症状期　仅有波动性或持续性高尿酸血症,从血尿酸增高至症状出现的时间可达数年至数十年,有些可终身不出现症状,但随年龄增长痛风的患病率增加,并与高尿酸血症的水平和持续时间有关。

2. 急性痛风性关节炎期　多见于春秋发病,为痛风的首发症状,是尿酸盐结晶、沉积引起的炎症反应。表现为突然发作的单个、偶尔双侧或多个关节红肿热痛、功能障碍,可有关节腔积液,伴发热、白细胞增多等全身反应。常在午夜或清晨突然发作,多呈剧痛,因疼痛而惊醒,数小时出现受累关节的红肿热痛和功能障碍。初次发作常呈自限性,一般经 1 ~ 2 天或数周自然缓解,缓解时局部偶可出现特有的脱屑和瘙痒表现。部分患者发作时血尿酸水平正常。酗酒、关节受伤、疲劳、手术、感染、寒冷、摄入高蛋白和高嘌呤食物等为常见的发病诱因。

3. 痛风石期　痛风石是痛风的一种特征性损害,由尿酸盐沉积所致。痛风石可存在于任何关节、肌腱和关节周围软组织,导致骨、软骨的破坏及周围组织的纤维化和变性。常多关节受累,且多见于关节远端,受累关节可表现为以骨质缺损为中心的关节肿胀,僵硬及畸形,无一定形状且不对称,手足关节经常活动受限。痛风石以关节内、关节附近与耳轮常见,呈黄白色大小不一的隆起,小如芝麻,大如鸡蛋;初起质软,随着纤维增多逐渐变硬如石;严重时痛风石处皮肤发亮、菲薄,容易经皮破溃排出白色豆渣样尿酸盐结晶,瘘管不易愈合,但很少感染。

4. 肾脏病变　主要表现在两方面:

(1) 痛风性肾病:起病隐匿,早期仅有间歇性蛋白尿,随着病情的发展而呈持续性,伴有肾浓缩功能受损时夜尿增多,晚期可发生肾功能不全,表现为水肿、高血压、血尿素氮和肌酐升高。少数患者表现为急性肾衰竭,出现少尿或无尿,最初 24 小时尿酸排出增加。

(2) 尿酸性肾石病:约10% ~ 25% 的痛风患者肾有尿酸结石,呈泥沙样,常无症状,结石较大者可发生肾绞痛、血尿。当结石引起梗阻时导致肾积水、肾盂肾炎、肾积脓或肾周围炎,严重者可致急性肾衰竭。感染可加速结石的增长和肾实质的损害。

5. 眼部病变　肥胖痛风患者常反复发生睑缘炎,在眼睑皮下组织中发现痛风石。有的逐渐长大、破溃形成溃疡而使白色尿酸盐向外排出。部分患者可出现反复发作性结膜炎、角膜炎与虹膜炎。在急性关节炎发作时,常伴发虹膜睫状体炎。眼底视盘往往轻度充血,视网膜可发生渗出、水肿甚至渗出性视网膜剥离。

【辅助检查】

1. 血尿酸测定　血清标本,尿酸酶法。正常男性约为 $150 \sim 380\mu mol/L$（$2.6 \sim 6.4mg/dl$）,女性为 $100 \sim 300\mu mol/L$（$1.6 \sim 5.0mg/dl$）,更年期后接近男性。血尿酸浓度增高,较大波动,应反复监测。

2. 尿尿酸测定　限制嘌呤类饮食 5 天后,每日尿酸排出量超过 3.57mmol（600mg）,可认为尿酸生成增多。

3. 滑囊液或痛风石内容物检查　偏振光显微镜下可见针形尿酸盐结晶。

4. X 线检查　急性关节炎期可见非特征性软组织肿胀;慢性期可见软骨缘、关节面特征性改变呈穿凿样、虫蚀样圆形或弧形的骨质透亮缺损。

5. CT 扫描、磁共振显像(MRI)检查　CT 扫描受累部位可见不均匀斑点状高密度痛风石影像。MRI 的 T1 和 T2 加权图像呈斑点状低信号。

【诊断要点】

男性和绝经后女性血尿酸>420μmol/L(7.0mg/dl),绝经前女性>350μmol/L(5.8mg/dl)可诊断为高尿酸血症。中老年男性如出现特征性关节炎表现、尿路结石或肾绞痛发作,伴有高尿酸血症应考虑为痛风。关节液穿刺或痛风石活检证实为尿酸盐结晶可做出诊断。X 线检查、CT 或 MRI 扫描对明确诊断具有一定的价值。急性关节炎期诊断有困难者,秋水仙碱试验性治疗有诊断意义。

【治疗要点】

治疗目的:①控制高尿酸血症,预防尿酸盐沉积;②迅速终止急性关节炎的发作,防止复发;③防止尿酸结石形成和肾功能损害。

1. 一般治疗　调节饮食,控制热量;限制嘌呤食物,严禁饮酒;适当运动,减轻胰岛素抵抗,防止超重和肥胖;多饮水,每天至少饮水 2000ml,增加尿酸的排泄;避免使用抑制尿酸排泄的药物,如噻嗪类利尿药;避免各种诱发因素并积极治疗相关疾病等。

2. 药物治疗

(1) 高尿酸血症的治疗:主要是降尿酸药物,使用原则:小剂量开始,逐渐加大剂量;根据血尿酸水平调整剂量;血尿酸水平控制目标值<300mmol/L(<5mg/dl);服药期间多饮水,并服碳酸氢钠碱化尿液,使尿酸不易在尿中积聚形成结晶。

1) 促进尿酸排泄药:此类药物通过抑制尿酸在肾小管重吸收,促进尿酸排泄,毒性作用轻微、对肝肾功能无影响。此类药物主要有丙磺舒、磺吡酮(苯磺唑酮)、苯溴马隆。

2) 抑制尿酸生成药:此类药通过抑制黄嘌呤氧化酶,抑制尿酸生成。可单用或与促尿酸排泄药联合使用。此类药物主要有别嘌醇,50～300mg/d,每天一次晨服或分次服用。

(2) 抗炎止痛类药物

1) 秋水仙碱:治疗急性痛风性关节炎的特效药物,通过抑制中性粒细胞、单核细胞释放白三烯 B_1、糖蛋白化学趋化因子、白细胞介素-1 等炎症因子,抑制炎症细胞的变形和趋化,从而缓解炎症。一般服药后 6～12 小时症状减轻,24～48 小时内 90% 的患者症状缓解。

2) 非甾体抗炎药(NSAIDs)口服:通过抑制花生四烯酸代谢中的环氧化酶活性来抑制前列腺素的合成而达到消炎镇痛作用。常用药物:吲哚美辛、双氯芬酸、布洛芬。活动性消化性溃疡、消化道出血为禁忌证。

3) 糖皮质激素:上述药物无效或禁用时选用糖皮质激素。该类药物的特点是起效快,缓解率高,但停药后容易出现症状"反跳"。

3. 运动疗法　适当运动,可预防痛风(Gout)发作,减少内脏脂肪,减轻胰岛素抵抗。提倡有氧运动,消除应激状态,养成良好的生活习惯;避免外伤,受凉,劳累,避免使用影响 UA 排泄的药物。

【常用护理诊断/问题】

1. 疼痛:关节痛　与尿酸盐结晶、沉积在关节引起炎症反应有关。

2. 躯体移动障碍　与关节受累、关节畸形有关。

3. 知识缺乏:缺乏与痛风有关的饮食知识。

【护理措施】

1. 病情观察 观察疼痛的部位、性质、间隔时间,有无午夜因剧痛而惊醒等。受累关节有无红肿热痛和功能障碍。有无过度疲劳、寒冷、潮湿、紧张、饮酒、饱餐、脚扭伤等诱发因素。有无痛风石的体征,了解结石的部位及有无症状。观察患者的体温变化,有无发热等。监测尿酸的变化。

2. 起居护理

(1)病室及居住环境:安静、温暖、舒适,避免寒冷、潮湿。

(2)休息活动指导:避免过度劳累。急性关节炎期,除关节红肿热痛和功能障碍外,患者常有发热,应绝对卧床休息,抬高患肢,避免受累关节负重。也可在病床上安放支架支托盖被,减少患部受压。待关节疼痛缓解 72 小时后,方可恢复活动。

3. 饮食护理

(1)控制体重:肥胖患者体重降低后,血清尿酸盐水平降低,痛风发作程度减轻,故热量不宜过高,应限制在 5020 ~ 6276kJ/d,碳水化合物占总热量 50% ~ 60%。

(2)限制嘌呤类食物的摄取:嘌呤是细胞核中的一种成分,只要含有细胞的食物就含有嘌呤,动物性食品中嘌呤含量较多。患者禁食内脏、骨髓、海味、发酵食物、豆类等高嘌呤食物。

制定膳食治疗卡,将患者经常食用的食物种类列入卡内,供患者参考。具体内容根据食物含嘌呤的多少将食物分为 3 类:第 1 类为含嘌呤高的食物,急性期与缓解期禁用;第 2 类为含嘌呤中等量的食物;第 3 类为含微量嘌呤的食品及除第 2 类所列菜类以外的蔬菜及水果类。

高嘌呤食物:每 100g 食物含嘌呤 100 ~ 1000mg。急性期与缓解期禁用。动物内脏(肝、肾、心、胰、脑等);鱼贝类(沙丁鱼、鲭鱼、鲤鱼、鱼卵、小虾、蚝);禽类(鹅、鹧鸪);肉汤、酵母、酒(啤酒)。

中嘌呤食物:每 100g 食物含嘌呤 90 ~ 100mg。缓解期可用。肉类:牛、猪、鸡肉、羊肉。菜类:菠菜、豌豆、蘑菇、干豆类、扁豆、芦笋等。

低嘌呤食物:每 100g 食物含嘌呤<90mg。急性期、缓解期可用。牛奶、鸡蛋、精白米、面;糖、咖啡、可可;煮过弃汤的瘦肉、鱼、禽等。

(3)鼓励选食碱性食品:增加碱性食品摄取,可以降低血清和尿酸的酸度,甚至使尿液呈碱性,从而增加尿酸在尿中的可溶性,促进尿酸的排出。选食蔬菜和水果等碱性食物,既能促进排出尿酸又能供给丰富的维生素和无机盐,以利于痛风的恢复。

(4)鼓励患者多饮水:如患者心肺功能正常,应维持尿量 2000ml/d 左右,以促进尿酸排泄。因此,患者每日液体摄入总量应达 2500 ~ 3000ml。饮料当以普通开水、淡茶水、矿泉水、汽水和果汁等为宜。浓茶、咖啡、可可等饮料,有兴奋自主神经系统作用,可能引起痛风发作,故应避免。为了防止夜间尿浓缩,能在睡前或夜半适当饮水。

(5)限制饮酒(尤其啤酒):饮酒易使体内乳酸堆积,乳酸对尿酸的排泄有竞争性抑制作用。故虽 1 次大量饮酒,亦可使血清尿酸含量明显升高,诱使痛风发作。慢性少量饮酒,会刺激嘌呤合成增加,升高血清和尿液尿酸水平。啤酒中也含有乙醇的成分,故应避免饮用。

(6)注意食品烹调方法:合理的烹调方法,可以减少食品中含有的嘌呤量,如将肉食先煮,弃汤后再行烹调。此外,辣椒、咖喱、胡椒、芥末、生姜等食品调料,均能兴奋自主神经,诱使痛风急性发作,应尽量避免应用。

4. 用药护理　指导患者正确用药,观察药物疗效,及时处理不良反应。①秋水仙碱是治疗痛风性关节炎的特效药,但其毒性大,常见不良反应有恶心、呕吐、腹泻、肝细胞损害、骨髓抑制、脱发、呼吸抑制等,若患者出现不良反应应及时停药;有骨髓抑制、肝肾功能不全、白细胞减少者禁用;静脉用药时切勿漏出血管外,以免造成组织坏死。②使用丙磺舒、磺吡酮、苯溴马隆可出现皮疹、发热、胃肠道症状,使用期间多喝水、口服碳酸氢钠等碱性药物。③使用别嘌醇者除有皮疹、发热、胃肠道反应外,还有肝损害、骨髓抑制等不良反应;肾功能不全者,宜减半量应用。④糖皮质激素应用要注意观察其疗效,密切注意有无症状的"反跳"现象;若同时口服秋水仙碱,可防止症状"反跳"。

5. 对症护理　手、腕或肘关节受累时,为减轻疼痛,可用夹板固定制动,也可在受累关节给予冰敷或25%硫酸镁湿敷,消除关节的肿胀和疼痛。痛风石严重时,可能导致局部皮肤破溃发生,要注意维持患部清洁,避免感染的发生。

6. 心理护理　患者由于疼痛影响进食和睡眠,疾病反复发作导致关节畸形和肾功能损害,时常思想负担重,担心丧失劳动能力,因而出现焦虑、抑郁等情绪,应消除患者的应激状态,保持情绪平和以利于病情恢复。告知患者要劳逸结合,保证睡眠,生活要有规律,以消除各种心理压力。护士应向其讲解高尿酸血症的有关知识,讲解饮食与疾病的关系,并给予精神上的安慰和鼓励,使之能配合治疗。

7. 中医护理　本病属于中医"痹证"、"历节"范畴。常用中医食疗:苡仁红枣汤:取苡仁50g、红枣5枚煮汤,喝汤食苡仁、红枣,有助于缓解关节疼痛;玉米饮:取玉米或玉米须、根、叶100g煎汤代茶,经常饮服有助于排除尿酸。关节疼痛、肿胀、屈伸不利、肌肤麻木不仁、腰膝酸痛者可采用中药外敷、熏洗、拔罐、中药离子导入等方法;身困倦怠,头昏头晕者,可按摩风池、百会、太阳等穴位,5~10分钟。缓解期患者可选择徐缓运动如太极、八段锦、五禽戏等为主,同时注意补足水分。

【健康教育】

1. 知识宣教　给患者及家属讲解疾病的相关知识,说明本病是一种终身性疾病,但经积极有效治疗,患者可正常生活和工作。详细讲解疾病的诱因,避免受凉、过度疲劳、感染、外伤等;告知患者严格控制饮食,避免进食高嘌呤和高蛋白的食物,勿饮酒,每天至少饮2000ml水,有助于尿酸由尿液排出。

2. 用药指导　告知患者规范用药和规律用药的重要性,需要长期维持用药,一旦停药,可能会出现尿酸上升,疾病反复。指导患者学会监测药物的效果和不良反应。告知患者口服秋水仙碱时不良反应明显,有的患者一开始口服即可出现恶心、呕吐、水样腹泻等严重胃肠道反应,切不可随意停药;用药期间要定期复查,及时随访,不良反应不可耐受时要告知医生,更换用药方式。

3. 生活指导　指导患者保持心情愉快,避免情绪紧张,生活要有规律,劳逸结合,饮食有节,肥胖者应减轻体重。

【结语】

痛风是慢性嘌呤代谢障碍所致的一组异质性疾病。其临床特点为高尿酸血症、反复发作的关节炎、痛风石、肾脏病变。本病主要见于男性和绝经期后的女性。若病情反复发作可导致关节僵硬、畸形、肾结石和肾衰竭。需重视对患者的饮食和用药等护理。

第七节 骨质疏松症

骨质疏松症(osteoporosis,OP)是多种原因引起的一种以低骨量和骨组织微结构破坏为特征,导致骨脆性增加,易于骨折的代谢性骨病。有原发性和继发性两类。原发性主要包括绝经后骨质疏松症和老年性骨质疏松症。继发性常由内分泌代谢性疾病和全身性疾病引起,如性腺功能减退症、甲亢、甲旁亢、Cushing 综合征、糖尿病等。

骨质疏松症属于慢性疾病,在骨折发生之前,常无特殊表现。女性多于男性,常见于绝经后妇女和老年人。随着我国老年人口的增加,骨质疏松症发病率处于上升趋势。

【病因与发病机制】

正常成熟骨的代谢主要以骨重建(bone remodeling)形式进行。在激素、细胞因子和其他调节因子的调节作用下,骨组织不断吸收旧骨,形成新骨。这种骨吸收和骨形成的协调活动形成了体内骨转移的稳定状态,骨质净量无改变。骨吸收过多或形成不足引起平衡失调,最终结果会导致骨量的减少和骨微细胞结构的变化,形成骨质疏松。原发性骨质疏松症的病因和发病机制仍未阐明。凡可引起骨的净吸收增加,促进骨微结构紊乱的因素都会促进骨质疏松症的发生。

1. 骨吸收及其影响因素

(1) 妊娠和哺乳:妊娠期间,母体血容量增加,钙的分布容量可增加 1 倍。如摄入不足或存在矿物质的吸收障碍,则必须动用骨盐维持钙离子的水平。因此,如妊娠期饮食钙含量不足,易导致母体 OP 或骨软化症(osteomalacia)。

(2) 性激素:雌激素缺乏使破骨细胞功能增加,加速骨的丢失,这是绝经后骨质疏松的主要病因。而雌激素缺乏在老年性 OP 发病率中起重要作用。

(3) 活性维生素 D:又称 $1,25(OH)_2D_3$,可促进钙结合蛋白生成,增加肠钙吸收。活性维生素 D 缺乏,可伴有血清钙浓度降低,导致骨钙动员,骨吸收增强。

(4) 降钙素(CT):当 CT 水平降低时,不利于成骨细胞的增殖与钙在骨基质中沉着,因此可抑制骨吸收,降低血钙。

(5) 甲状旁腺素(PTH):PTH 是促进骨吸收的重要介质。当 PTH 分泌增加时,加强了破骨细胞介导的骨吸收过程。

(6) 细胞因子:IL-1、IL-6、肿瘤坏死因子(TNF)等均有明显促进骨吸收功能。

2. 骨形成及其影响因素

(1) 遗传因素:多种基因的表达水平和基因多态性可影响峰值骨量和骨转换、骨质量。遗传因素决定了 70% ~80% 的峰值骨量。

(2) 钙摄入量:钙是骨质中最基本的矿物质成分,当钙摄入不足时,可造成峰值骨量下降。

(3) 生活方式和生活环境:足够的体力活动有助于提高峰值骨量,活动过少或过度运动均容易发生骨质疏松症。此外,吸烟、酗酒、高蛋白和高盐饮食、大量饮用咖啡、维生素 D 摄入量不足或光照少等均为骨质疏松症的易发因素。

（4）骨重建功能衰退：可能是老年人OP的重要发病原因，成骨细胞的功能与活性缺陷导致骨形成不足和骨丢失。

【临床表现】

1. 骨痛和肌无力 早期无症状，被称为"寂静之病"，多数患者在严重的骨痛或者骨折之后才发现已患病，较重者常诉腰背疼痛、乏力或全身骨痛。骨痛具有以下特点：①通常为弥漫性，无固定部位，检查不能发现压痛区（点）；②仰卧或坐位时疼痛减轻，直立时后伸或久立时疼痛加剧；③日间疼痛轻，夜间和清晨醒来时加重；④弯腰、肌肉运动、咳嗽、大便用力时加重；⑤劳累或活动后可加重，不能负重或负重能力下降。

2. 椎体压缩 椎体骨折多见于绝经后骨质疏松，可引起驼背和身高变矮，多在突发性腰背疼痛后出现。同时，腰椎压缩性骨折常导致胸廓畸形，可出现胸闷、气短、呼吸困难等，严重畸形还可引起心排血量下降，心血管功能障碍、肺活量下降等，且极易并发上呼吸道和肺部感染。

3. 骨折 当骨量丢失超过20%以上时即可出现骨折，是骨质疏松症最常见和最严重的并发症。常因轻微活动、创伤、弯腰、负重、挤压或跌倒而导致骨折。多发部位为脊柱、髋部和前臂，其他部位也可发生。其中髋部骨折（股骨颈骨折）最常见，危害也最大，病死率可达10%～20%，致残率50%；再发或反复骨折的几率明显增加；幸存者自理能力下降，需长期卧床，从而加重骨丢失，使骨折极难愈合。

【辅助检查】

1. 骨量的测定 骨矿含量（bone mineral content，BMC）和骨矿密度（bone mineral density，BMD）测量是判断低骨量、确定骨质疏松的重要手段，是评价骨丢失率和疗效的重要客观指标。包括单光子吸收测定法（SPA）、双能X线吸收测定法（DEXA）、定量CT（QCT）和超声（USA）检查。

2. 骨转换的生化测定 多数情况下，绝经后骨质疏松早期（5年）为高转换型，而老年OP为低转换型。

（1）与骨吸收有关的生化指标：空腹尿钙或24小时尿钙排量是反应骨吸收状态最简易的方法，但受钙摄入量、肾功能等多种因素的影响。尿羟脯氨酸和羟赖氨酸、血浆抗酒石酸酸性磷酸酶在一定程度上也可以反映骨的转换吸收状况。

（2）与骨形成有关的生化指标：包括血清碱性磷酸酶（ALP）、血清Ⅰ型前胶原羧基前肽和血骨钙素。

3. 骨形态计量和微损伤分析 结合骨组织学及生理学，用定性定量方法计算出骨组织参数，以评价及分析骨结构及骨转换。目前主要用于探讨OP的早期形态与功能变化。

4. X线检查 一种简单而较易普及的检查骨质疏松症的方法。

【诊断要点】

详细的病史和体检是临床诊断骨质疏松的基本依据，但其确诊有赖于X线检查和BMD或BMC测定。根据BMD或BMC测定结果，可确定是低骨量（低于同性别峰值骨量的一个标准差以上但小于2.5个标准差）、骨质疏松（低于同性别骨量的2.5个标准差以上）或是严重骨质疏松（骨质疏松伴一处或多处自发性骨折），然后再确定是原发性还是继发性OP。原发性OP中Ⅰ型（绝经后骨质疏松症）和Ⅱ型（老年性骨质疏松症）的鉴别主要通过年龄、性别、主要病因、骨丢失速率和雌激素治疗的反应等来鉴别。同时原发性 OP 需与继发性 OP 的原发性甲旁亢、原发性甲状旁腺功能减退、骨软化症、佝偻病和肾性骨营养不良症相鉴别。

【治疗要点】

1. 一般治疗

（1）适当运动：适当运动可增加和保持骨量，并可使老年人躯体及四肢肌肉、关节的协调性和应变力增强，对预防跌倒、减少骨折的发生很有好处。运动类型、方式和运动量根据患者具体情况而定。并适当进行负重锻炼，避免肢体制动。

（2）合理膳食：补充足够的蛋白质有助于 OP 的治疗。多进食富含异黄酮类食物，如大豆等对保持骨量也有一定作用。老年人还应适当增加含钙丰富食物的摄入，如乳制品、海产品等。增加富含维生素 D、维生素 A、维生素 C 及含铁的食物，有利于钙的吸收。少饮酒、咖啡和浓茶，不吸烟。

（3）补充钙剂和维生素 D：不论何种类型的骨质疏松症均应补充适量钙剂，可补充碳酸钙、葡萄糖酸钙、枸橼酸钙等。每天元素钙摄入量应 800~1200mg，选择对胃肠道刺激性小的制剂，可同时服用维生素 D，以利钙的吸收。成年人如缺乏阳光照射，一般每天补充摄入维生素 D400~600IU 即可满足基本的生理需要，但对预防 OP 发生和患有继发性甲旁亢的患者需增加用量。

（4）对症治疗：有疼痛者可给予适量的非甾体类镇痛药，如阿司匹林或吲哚美辛；发生骨折或遇顽固性疼痛时，可考虑短期应用降钙素制剂，如依降钙素（密钙息），有镇痛作用，还能抑制骨吸收。促进钙在骨基质中的沉着。对继发性 OP 应针对病因治疗。有畸形者应局部固定或采用其他畸形措施防止畸形加剧。有骨折时应予以牵引、固定、复位或手术治疗，同时应尽早辅以物理治疗和康复治疗，避免因制动或失用加重病情。

2. 特殊治疗

（1）性激素补充疗法：按患者的具体情况选择性激素的种类、用药剂量和途径。雌激素可抑制破骨细胞介导的骨吸收，增加骨量，是女性绝经后骨质疏松症的首选用药。妇女绝经后如无禁忌可应用雌性激素替代治疗 5 年。雄激素则可用于男性老年患者。

（2）抑制骨吸收药物：二膦酸盐能抑制破骨细胞生成和骨吸收，增加骨密度，缓解骨痛。常用制剂有依替膦酸二钠、帕米膦酸二钠和阿仑膦酸钠。

（3）介入治疗：又称为椎体成形术，是一种脊柱微创手术，向压缩的椎体内注入混有造影剂的骨水泥（聚甲基丙烯酸甲酯），使其沿骨小梁分布至整个椎体，达到重建脊柱稳定性、增强椎体强度、缓解患者疼痛的目的。适用于有疼痛症状的新鲜或陈旧性骨质疏松性椎体压缩性骨折。

【常用护理诊断】

1. 有受伤的危险　与骨质疏松导致的骨脆性增加有关。

2. 疼痛　骨痛与骨质疏松有关。

【护理措施】

1. 病情观察　①观察疼痛的部位、性质、间隔时间；②当患者使用利尿剂或镇静剂时，要严密注意其因频繁如厕以及精神恍惚所产生的意外；③介入术后 24 小时内严密监测患者生命体征尤其是血压变化，必要时进行心电监护；同时注意观察伤口疼痛、渗液情况;观察患者下肢远端血液循环和运动功能。

2. 起居护理

（1）病室及居住环境:安静、安全、温湿度适宜、避免寒冷、潮湿。

（2）预防跌倒:保证住院环境安全,如楼梯有扶手,梯级有防滑边缘,病房和浴室、卫生间地面干燥,灯光明暗适宜,过道走廊避免有障碍物等。加强日常生活护理,将日常所需的物品如茶杯、开水、呼叫器等尽量放置床边,以利患者取用。当患者使用利尿剂及镇静剂时,要严密观察因其频繁如厕及精神恍惚产生的意外。

3. 饮食护理 根据美国国立卫生研究院推荐的钙摄入量作为指标,美国国家骨质疏松基金会资料显示,低钙摄入是一个全球性的营养问题。通过膳食来源达到最佳钙摄入是最优先的方法。在饮食上要注意合理配餐,烹调时间不宜过长。主食以米、面杂粮为主,做到品种多样、粗细合理搭配。副食应多吃含钙和维生素 D 的食物,含钙的食物有奶类、鱼、虾、海产品、豆类及其制品、鸡蛋、燕麦片、坚果类、骨头汤、绿叶蔬菜及水果。对胃酸分泌过少者在食物中加入少量醋,以增加钙的吸收。含维生素 D 多的食物有鱼类、蘑菇类、蛋类等。

4. 用药护理 ①服用钙剂时要多饮水,以增加尿量,减少泌尿系统结石形成的机会,且空腹服用效果最好;同时服用维生素 D 时,不可与绿叶蔬菜一起服用,以免形成钙螯合物而减少钙的吸收。②性激素必须在医生的指导下使用,剂量要准确,并要与钙剂维生素 D 同时使用。服用雌激素应定期进行妇科检查和乳腺检查,反复阴道出血应减少用量,甚至停药。使用雄激素应定期检测肝功能。③服用二膦酸盐应晨起空腹服用,同时饮清水 200~300ml,服药后至少半小时内不能进食或喝饮料,也不能平卧,应采取立位或坐位,以减轻对食管的刺激。同时,应嘱患者不要咀嚼或吮吸药片,以防发生口咽部溃疡。如果出现咽下困难、吞咽痛或胸骨后疼痛,警惕可能发生食管炎、食管溃疡和食管糜烂情况,应立即停止用药。服药期间不加钙剂,停药期间可给钙剂或维生素 D 制剂。有血栓疾病和肾功能不全者禁用。老年性 OP 不宜长期使用。④服用降钙素应注意观察不良反应,如食欲减退、恶心、颜面潮红等。⑤疼痛明显时可使用止痛剂、肌肉松弛剂或抗炎药物。要正确评估疼痛的程度,按医嘱用药。镇痛药物如吲哚美辛、阿司匹林等应餐后服用,以减轻胃肠道反应。

5. 疼痛的对症护理 ①使用骨科辅助物:必要时使用背架、紧身衣等,以限制脊柱的活动度和给予脊柱支持,从而减轻疼痛。②物理疗法:对疼痛部位给予湿热敷,可促进血液循环,减轻肌肉痉挛,缓解疼痛。给予局部肌肉按摩,以减少因肌肉僵直所引发的疼痛。也可用超短波、微波或分米波疗法、低频及中频电疗法、磁疗法和激光等达到消炎和止痛效果。

6. 心理护理 骨质疏松症患者由于疼痛及害怕骨折,常不敢运动而影响日常生活;当发生骨折时,需限制活动,不仅患者本身需要角色适应,其家属亦要面对此情境。因此,护士要协助患者及家属适应其角色与责任,尽量减少对患者康复治疗不利的心理因素。

7. 中医护理 本病属于中医"骨痿"、"骨痹"、"虚劳"范畴。饮食应少盐、少糖,多吃高钙食物。可食用海带虾皮汤、牛奶粥、海带炖排骨、黄芪山药汤等;肾虚者饮食宜以补肝肾为原则,可逐步增加血肉有情之品及滋补肝肾之食物。腰背部疼痛时可局部运用中药湿敷、拔火罐、中药熏蒸、艾灸等治疗。

【常用护理诊断/问题】

1. 健康维护能力下降　与日常体力活动不足有关。

2. 躯体移动障碍　与骨骼改变引起活动范围受限有关。

3. 营养失调　低于机体需要量与饮食中钙、蛋白质、维生素 D 的摄入不足有关。

【健康教育】

1. 知识宣教　指导患者及家属了解骨质疏松症的发病原因,随着年龄的增长,均有不同程度的骨量丢失,指导患者进行骨质疏松症的预防,在达到峰值量前就应开始,以争取获得较理想的峰值骨量。包括指导青少年合理的生活方式和饮食习惯,其中运动、保证充足的钙和维生素 D 摄入较为可行有效。成年后的预防主要是尽量延缓骨量丢失的速度和程度,除一般生活、活动指导外,对绝经后骨质疏松患者还应指导其早期补充雌性激素或雄性、孕激素合剂。

2. 用药指导　嘱患者按时服用各种药物,学会自我监测药物不良反应。应用激素治疗的患者应定期检查,以早期发现可能出现的不良反应。

3. 生活指导　指导患者注意劳逸结合,进行有规律合适的体育锻炼,合理使用辅助器械。条件允许者应多参加户外活动,增加日光照射。衣服和鞋穿着要合适,大小适中,且有利于活动。在骨折情况下,学会寻求帮助,避免强行活动。

【结语】

骨质疏松症是多种原因引起的一种以低骨量和骨组织微结构破坏为特征,导致骨脆性增加和易于骨折的代谢性疾病。分为原发性和继发性两类。最多见于绝经后女性和老年人。主要表现为骨痛与肌无力、骨折。较重者常有腰背疼痛、乏力或全身骨痛。常因轻微活动、创伤、弯腰、负重、挤压或摔倒后发生骨折。护理骨质疏松症患者应特别重视饮食、日常生活护理,增加维生素 D 和钙的吸收,多晒太阳,防止跌倒骨折,保护患者安全。必要时遵医嘱补充性激素等药物治疗。

第八节　内分泌系统疾病常用诊疗技术的护理

一、血糖监测技术

血糖监测是糖尿病综合管理中的重要组成部分,其结果有助于评估糖尿病患者血糖变化的程度与特点,为制定合理降糖方案提供依据,并可反馈降糖方案的治疗效果。目前临床上血糖监测方法包括患者利用血糖仪进行的自我血糖监测(SMBG)、动态血糖监测(CGM)、糖化血清白蛋白(GA)和糖化血红蛋白(HbA1c)的测定。以判断血糖是否偏离正常值,当偏离时能及时采取有效措施治疗,不至于过高或过低而对身体造成损害;协助医护人员评价治疗、护理效果;帮助患者调整饮食量、运动量及药物用量。这里主要介绍的是患者利用血糖仪进行的自我血糖监测(SMBG)。

【适应证】

1. 服用口服降糖药的患者。

2. 实行胰岛素强化治疗的患者。

3. 全部用胰岛素治疗的患者。

4. 不稳定糖尿病患者。

5. 反复出现低血糖和酮症的患者。

6. 妊娠糖尿病的患者。

【操作前准备】

1. 评估

（1）患者的双手指皮肤的颜色、温度、污染及感染情况；

（2）患者的合作程度；

（3）血糖试纸的有效期及是否干燥、有无裂缝和折痕。

2. 准备

（1）护士：着装整洁，洗手，戴口罩；

（2）患者：洗手；

（3）环境：清洁、安静；

（4）用物：血糖监测仪、匹配的血糖试纸、采血针头（刺指笔）、消毒棉签、消毒液、记录本和笔、污物桶、锐器盒、干洗手液等。

【操作步骤】

1. 备齐用物，携至床旁；

2. 呼叫患者床号、姓名，向患者做好解释工作，核对腕带；

3. 检查和消毒手指，待干；

4. 开机，调整血糖仪的代码使其与使用的试纸代码相同；

5. 将血糖试纸插入试纸孔；

6. 将采血针头装入刺指笔中，也可直接选用目前新式一次性采血针头，根据手指皮肤厚度选择穿刺深度，刺破手指取适量血；

7. 待血糖仪指示取血后，将血糖试纸吸血端插入血滴，观察血液吸到试纸专用区域后拿开等待结果；

8. 干棉签轻压针眼，将采血针头弃于锐器盒；

9. 读取血糖值，在记录本上记录血糖值和监测时间；

10. 取下用过的试纸弃于污物桶，关闭血糖仪；

11. 整理床单位和用物，交代注意事项，离开病房。

【操作后护理】

1. 指导患者

（1）告知患者血糖监测的目的；

（2）指导患者穿刺后按压时间 1 ~ 2 分钟；

（3）对需要长期监测血糖的患者，教会患者自我血糖监测的方法。

2. 注意事项

（1）测血糖前，确认血糖仪上的号码与试纸号码一致，血糖试纸在有效期内且干燥保存；

（2）消毒液待干后实施采血，根据手指表皮的厚度调节采血笔深度，让血液自然流出，在取血过程中勿过分按摩和用力挤血；

（3）注意吸血的等待时间，吸血量应使试纸测试区完全变成红色，检测时不挪动试纸条或倾斜血糖仪；

（4）不要触碰试纸条的测试区，避免试纸发生污染；

（5）采血部位要交替轮换，不要长期刺扎一个地方，以免形成瘢痕。

3. 仪器的维护和保管

（1）试纸条保存在 2～30℃ 干燥阴凉的地方；

（2）血糖仪测试区内不能有血渍、灰尘等污染物。宜用软布蘸清水轻轻擦拭，不用清洁剂或乙醇等有机溶剂清洁；

（3）血糖仪在下述情况时应校准：第一次使用时；使用新一瓶试纸时；怀疑血糖仪或试纸出现问题时；血糖仪摔坏后。使用已知浓度的模拟血糖液校准，模拟血糖液在开瓶后 3 个月内有效，不宜储存在温度 ≥30℃ 的环境下，也不宜冷藏或冷冻。

4. 影响血糖准确性的因素

（1）贫血患者用血糖仪测定血糖结果偏高，红细胞增多症、脱水或高原地区则会偏低；

（2）消毒后手指未干就进行测量，残余消毒液影响测定值；

（3）患者过度紧张会使血糖升高；

（4）患者使用的某些药物会对测定结果有影响，如大量的维生素 C、谷胱甘肽等会使结果偏低；静脉滴注葡萄糖会使结果偏高，大量输液也会影响测定结果。

二、胰岛素注射技术

胰岛素注射是利用胰岛素注射笔将动物或人胰岛素、胰岛素类似物通过皮下进行注射，以达到降低血糖的一种方法。注射部位有：腹部、上臂外侧、大腿外侧和臀部外上侧。临床常用的胰岛素注射工具有：胰岛素专用注射器、胰岛素笔、胰岛素特充装置、胰岛素泵。

【适应证】

1. 1 型糖尿病；

2. 糖尿病伴急、慢性并发症、合并症者，如酮症酸中毒、高渗性非酮症性昏迷、乳酸性酸中毒，急性感染、创伤、手术前后的糖尿病患者，妊娠合并糖尿病、尤其在分娩前的阶段，糖尿病合并有心、脑、眼、肾、神经等并发症，消耗性疾病者；

3. 2 型糖尿病患者经饮食、运动、口服降糖药物治疗血糖不能满意控制者。

【操作前准备】

1. 评估

（1）患者注射部位皮肤的颜色、温度、污染及感染情况；

（2）患者的合作程度；

（3）必要时评估患者食物是否准备妥当，能否按时进餐。

2. 准备

（1）护士：洗手、戴口罩；

（2）环境：清洁、安静；

（3）用物：胰岛素制剂（与胰岛素笔匹配）、胰岛素笔、针头、消毒液、消毒棉签、治疗单、笔、锐器盒、污物桶等。

【操作步骤】

1. 安装胰岛素笔

（1）检查胰岛素制剂的种类、有效日期及瓶口是否密封无损；

（2）检查胰岛素笔的旋钮和推杆是否正常；

（3）扭开笔芯架，将推杆归位，装入笔芯，旋回笔芯架；

（4）消毒笔芯前端橡皮膜，取出针头，打开包装，顺时针旋紧针头；

（5）将笔放入治疗盘待用。

2. 注射胰岛素

（1）备齐用物，携至床旁；

（2）呼叫患者床号、姓名，向患者做好解释工作，核对腕带；

（3）协助患者取合适的体位，选择注射部位；

（4）注射部位皮肤消毒待干；

（5）再次核对患者信息；

（6）摘取针头保护帽，排气后将旋钮调至所需单位数。如所注射的胰岛素为混悬液（如中效胰岛素或预混胰岛素），应将胰岛素笔上下颠倒 10 次左右，直到药液成为均匀白色混悬液时为止；

（7）左手捏起注射部位的皮肤，右手握笔按 45°角（瘦人）或垂直（胖人）快速进针，右拇指按压旋钮缓慢匀速推注药液，注射完毕后针头在皮下停留至少 10 秒钟后再顺着进针方向快速拔出针头，用棉签按压针眼处 1 分钟；

（8）取下针头弃于锐器盒，再次查对后在治疗单上签时间和全名；

（9）整理床单元，收拾用物，向患者交代注意事项，离开病房。

【操作后护理】

1. 指导患者

（1）胰岛素笔与胰岛素笔芯要相互匹配：目前国内市场上胰岛素笔有诺和笔、优伴笔、得时笔、东宝笔；

（2）每次注射前要确认笔内有足够剂量的胰岛素；

（3）告知患者注射胰岛素的目的；

（4）指导患者穿刺后按压时间 1～2 分钟；

（5）告知患者注射胰岛素后勿运动，要按时进餐；

（6）告知患者低血糖的临床表现，如何预防和正确处理；

（7）长期注射胰岛素的患者要教会患者注射胰岛素。

2. 注意事项

（1）确保胰岛素的种类和剂量及注射时间准确。一般速效胰岛素餐前 10～15 分钟注射，短效胰岛素和预混胰岛素餐前 15～30 分钟注射；

（2）需长期注射胰岛素的患者，要注意注射部位的交替：把注射区划分为 2cm×2cm 的小方块，每次注射选择一个方块区，两次注射点间隔 1cm。每日注射 1 次时，可选择一个最方便的区域连续注射一周甚至更长时间，然后更换另一区域；每日注射 2 次以上时，最好选择对称的两个区域交替部位进行注射；

（3）混合使用长（中）、短效胰岛素时，应先抽短效胰岛素，不可反向操作；

（4）如果参加运动锻炼，不宜选在大腿、臀部注射。注射胰岛素后避免过度活动接受注射的肢体。注射胰岛素后避免短时间内洗热水浴或过度搓压注射部位或热敷；

（5）胰岛素应避免日晒或冷冻，避免剧烈晃动；没有开封的胰岛素最好储存在

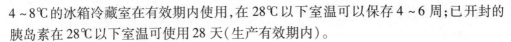

4～8℃的冰箱冷藏室在有效期内使用,在28℃以下室温可以保存4～6周;已开封的胰岛素在28℃以下室温可使用28天(生产有效期内)。

3. 注射胰岛素的常见问题

(1) 疼痛:一般轻微,与下列因素有关:①注射部位。腹部注射疼痛最轻。②如果在某次注射时疼痛明显,有可能是针头碰到了皮下神经,应注意选择注射部位;③进针速度过慢、精神紧张等因素也可加重疼痛;④注射药物温度过低;⑤注射时消毒液未待干。

(2) 皮下淤血:注射时损伤皮下毛细血管所致,一般在一周后可自行吸收,不用专门处理,淤血未吸收前不能再注射。

(3) 皮肤感染:严重感染少见,较常见注射部位起"红点",与皮肤不洁、注射时无菌操作不严有关。

(4) 脂肪垫:长期在同一部位注射胰岛素,刺激皮下脂肪增生肥大,形成脂肪垫或结节。注意轮换注射部位,避免在脂肪垫部位注射胰岛素。

(5) 胰岛素外溢:胰岛素注射完毕拔针时,针眼流出少量胰岛素,导致胰岛素用量不准确。正确注射方法是:捏起皮肤,以45°角进针,若用量较大可分次注射。注射完毕等待1分钟后再拔针。

4. 影响胰岛素作用的因素

(1) 胰岛素的注射部位:腹部吸收最快、最完全,之后依次为上臂、大腿、臀部。胰岛素在水肿的区域吸收较为缓慢。注射部位皮下硬结、脂肪组织萎缩会影响胰岛素的吸收;

(2) 胰岛素的注射深度:注射在肌肉中的胰岛素吸收速率较皮下快,因此皮下注射胰岛素时,针头不能刺入过深,以免注入肌层,使胰岛素吸收加快;

(3) 胰岛素的浓度:U100 较 U40 吸收快。

三、胰岛素泵使用技术

胰岛素泵是20世纪80年代应用于临床的模拟人体生理胰岛素分泌的一种胰岛素输注系统,作为糖尿病强化治疗的一种先进手段在世界范围内得到广泛应用。胰岛素泵强化治疗,即持续皮下输注胰岛素(continuous subcutaneous insulin infusion,CSII),是目前最符合生理状态的胰岛素输注方式,可以有效延缓和减少糖尿病并发症的发生。

【适应证】

原则上使用胰岛素治疗的所有患者都可以使用胰岛素泵,但下述患者更适合:

1. 血糖控制不理想,波动大的患者。

2. 怀孕或计划怀孕的女性糖尿病患者。

3. 经常出差或生活不规律的患者。

4. 生长发育期的青少年糖尿病患者和儿童糖尿病患者。

5. 希望积极严格控制血糖的患者。

6. 喜欢参加运动的患者。

7. 胃轻瘫的患者。

8. 围术期的患者。

【操作前准备】

1. 评估

（1）患者注射部位皮肤的颜色、温度、污染及感染情况；

（2）患者的合作程度；

（3）注射大剂量前要评估患者食物是否准备妥当，能否按时进餐。

2. 准备

（1）护士：洗手，戴口罩；

（2）环境：清洁、安静；

（3）用物：速效或短效胰岛素制剂、胰岛素泵、储药器、输注导管、电池、助针器、配件、消毒液、消毒棉签、治疗单、笔、锐器盒、污物桶等。

【操作步骤】

1. 安装耗材和设置泵

（1）检查胰岛素和耗材的有效期和包装；

（2）将胰岛素灌装入储药器，接上输注导管，手动排气；

（3）装电池，泵自检；

（4）马达复位后将储药器放入胰岛素泵的储药室，并轻轻旋紧；

（5）机械排气，针头处见一小液滴；

（6）设置泵时间、胰岛素类型（速效/短效）和基础率等参数；

（7）将胰岛素泵装上配件，备用。

2. 安装泵

（1）备齐用物，携至床旁；

（2）呼叫患者的床号、姓名，向患者解释，查对腕带；

（3）核对泵设置；

（4）协助患者平卧或半卧，暴露腹部，确定置针点；

（5）消毒皮肤，待干；

（6）将针头装入助针器，压下弹簧，取下保护膜和针套；

（7）再次核对患者信息和胰岛素泵设置；

（8）右手持助针器对压住进点皮肤，摁下按钮，将针头射入皮下，左手压住针翼，右手轻轻取下助针器，贴上透明贴，固定针头；

（9）取出针芯，定量充盈0.3~0.5U胰岛素。固定软管，标明时间；

（10）再次查对后，在治疗单上签全名和时间；

（11）整理床单元和用物，交代注意事项，离开病房。

【注意事项】

1. 置泵前护理

（1）向患者讲解糖尿病和胰岛素泵相关知识，减少其恐惧心理和消极悲观情绪，树立信心，积极配合治疗；

（2）了解患者病史，告知胰岛素泵的特点和配合事项，装泵前嘱患者沐浴、更衣，有皮肤病者治愈后才能装泵；

（3）应准备运行良好的胰岛素泵、胰岛素泵耗材（储药器、输注导管、敷贴）、助针器、胰岛素（速效或短效胰岛素）、配套电池、配件、消毒用物、胶布等。

2. 置泵后护理

（1）胰岛素泵的保管：胰岛素泵可放于衣服的口袋中或佩在腰带上，睡觉时泵可以放于身旁，用携泵器戴在胳膊上、放于枕下、枕套里、用皮带夹夹于床单或毯子上。洗澡时使用快速分离器将泵脱开，最好不超过 1 小时，沐浴完毕立即装上。特殊检查如 X 线检查、CT、MRI 等应使用快速分离器将泵取下，检查完后再接上，防止管道的过度扭曲、折叠。

（2）严密监测血糖：刚开始使用胰岛素泵时，每日监测血糖 7~8 次（三餐前、三餐后 2 小时、22:00、凌晨 3:00），后根据血糖控制情况改为每天监测 3~4 次。要注意观察患者的低血糖反应，尤其是置泵后 1 周内为胰岛素剂量调整期，容易发生低血糖。要做好患者教育，告知患者低血糖的症状，护士密切观察，及时指导患者适量加餐，并让患者掌握自救方法，确保安全。

（3）正确追加大剂量和调整泵的设置。

（4）皮肤护理：每日检查置针处皮肤有无红肿、水疱、硬结及贴膜过敏等现象。为防止输注部位出现免疫反应，3~7 天更换一次管路。如输注部位有发红发痒或皮下硬结应立即更换，新置针部位与原部位相隔 2~3cm 以上。

（5）报警的预防和处理：每日检查胰岛素泵运转是否正常，电池电量是否充足，观察胰岛素余液量，核对泵设置，及时更换耗材。熟悉泵常见警报原因和处理方法。

（6）更换管路：胰岛素应提前 2~3 小时从冷藏箱中取出使其与室温接近，避免抽吸胰岛素时胰岛素受热在储药器中产生气泡。管路一般 3~7 天更换一次。在更换管路前和更换管路后 1~3 小时检测血糖，以防止操作不当引起的胰岛素吸收不完全造成高血糖。更换管路的时间一般选择早晨和白天，尽量避免睡前更换管路。更换管路后给予大剂量有助于清除软针中可能存在的血或组织。

（7）健康指导

1）坚持饮食和运动治疗；

2）根据身体情况适当运动，携带胰岛素泵时不宜做剧烈、幅度较大的运动，防止泵管脱出；

3）告知患者置泵的目的和作用；

4）告知患者不要私自更改泵的设置；

5）避免日光直接照射；

6）使用手机时必须与泵保持 10cm 以上距离；

7）出院后长期带泵的患者，应做好相关知识和操作培训，常见故障的处理，门诊随访和接受胰岛素泵专职护士的指导；

8）加强患者教育，泵在使用中避免接触尖锐或坚硬的物品，避免被撞击、滑落，以免损坏仪器。

（8）心理护理：胰岛素泵治疗糖尿病在国内尚未得到广泛应用，大多数患者对于这种治疗方法缺乏了解，容易产生紧张、焦虑和疑虑心理。主要表现为：①怀疑胰岛素泵治疗的效果；②带泵会给生活带来不便以及胰岛素泵发生故障会发生危险；③惧怕每天多次测血糖带来的疼痛等。

护理措施包括：①向患者详细介绍胰岛素的生理分泌及作用特点，胰岛素泵的工作原理和基本操作过程，安泵后的注意事项和机器发生报警的应急处理；②介绍以前接受胰岛素泵治疗的病例的效果;③测血糖时根据患者手指皮肤情况调节采血针的深度,避开指尖、指腹等神经敏感部位。消除患者紧张情绪,愉快接受胰岛素泵治疗。

（9）胰岛素泵的保养和维护:不要将泵置于过冷或过热的地方,以免胰岛素变性;胰岛素泵的马达和螺杆要用专用的润滑剂,避免使用其他润滑剂;停用的胰岛素泵不必取下电池,但须将基础率归零。

学习小结

1. **学习内容**

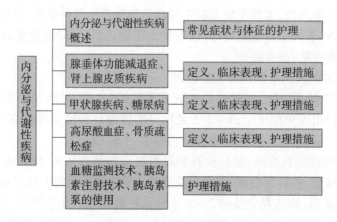

2. **学习方法**

本章要结合内分泌系统临床病例和临床实践,对于糖尿病的分类用比较学习法,通过对血糖的监测分析来进行糖尿病的个体化饮食、活动指导;对诊疗技术的学习采用演示法和视频学习法。

（梁伍今　张春玲）

复习思考题

1. 分析甲亢和甲减患者出现黏液性水肿的原因。

2. 对内分泌与代谢性疾病患者来说,护理评估的重点是什么? 实施护理措施的重点是什么?

3. 1 型糖尿病与 2 型糖尿病的区别是什么?

4. 患者发生低血糖时该如何进行护理?

5. 糖尿病患者如何预防糖尿病酮症酸中毒?

6. 比较 1 型糖尿病和 2 型糖尿病的治疗原则和治疗方式? 饮食护理措施有何异同? 为什么?

7. 你应如何做好酮症酸中毒患者的病情观察? 酮症酸中毒先兆有哪些表现? 酮症酸中毒应进行哪些健康指导?

8. 你在巡视病房时,若发现一位糖尿病患者,突然面色苍白、四肢湿冷、情绪紧张、甚至晕厥,考虑哪些原因? 将立即采取哪些措施?

9. 你如何对高尿酸血症的患者进行饮食指导? 为什么?

10. 你认为骨质疏松症患者存在哪些易跌到因素? 如何指导患者进行钙剂的补充?

第八章

风湿性疾病患者的护理

 学习目的

1. 通过对风湿性疾病常见症状体征护理的学习,为血液系统疾病患者的护理评估,实施护理措施打下基础。

2. 通过对风湿热病因及临床表现的学习,为疾病的护理提供指导。

3. 通过对类风湿关节炎的临床表现、用药等内容的学习,为关节保护措施提供理论依据和实践指导。

4. 通过对系统性红斑狼疮临床表现、治疗等内容的学习,为临床护理观察病情、对症护理、用药护理提供依据。

5. 通过对特发性炎症性肌病的分类、临床表现的学习,为疾病的护理提供指导。

学习要点

风湿性疾病常见症状与体征的护理;风湿热的定义、临床表现、用药护理;类风湿关节炎和系统性红斑狼疮的定义、临床表现、药物治疗、用药护理;特发性炎症性肌病的定义、分类、临床表现、对症护理。

第一节 概 述

风湿性疾病(rheumatic diseases,简称风湿病)是指影响骨、关节及其周围软组织,如肌肉、肌腱、滑膜、韧带等以内科治疗为主的一组疾病。其病因复杂,主要与感染、免疫、代谢、内分泌、环境、遗传、肿瘤等因素有关。主要临床表现是关节疼痛、肿胀、活动障碍,部分患者发生脏器功能损害,呈发作与缓解交替出现的慢性病程。近年来,由于人口老龄化,风湿病的发病率有逐年上升的趋势。有关研究推测,风湿病很有可能成为除心脑血管疾病、肿瘤外危害人类健康的第三大类疾病。据统计,在我国16岁以上的人群中系统性红斑狼疮(systemic lupus erythematosus,SLE)的患病率约为0.07%,类风湿关节炎(rheumatoid arthritis,RA)为0.32%~0.36%,强直性脊柱炎(ankylosing spondylitis,AS)约为0.25%,原发性干燥综合征(primary sjogren syndrome,pSS)约为0.3%,骨关节炎(osteoarthritis,OA)在50岁以上者达50%,痛风性关节炎也日渐增多。弥漫性结缔组织病简称结缔组织病(connective tissue disease,CTD)是风湿病中的一大类,除了具有风湿病的肌肉关节病变外,还有以血管和结缔组织的慢性炎症为病理基础的特点,可引起多器官、多系统损害。

一、分类

风湿性疾病根据其发病机制、病理及临床特点分为十大类,如表 8-1 所示。

表 8-1　风湿性疾病的范畴和分类

分　类	命　名
1. 弥漫性结缔组织病	RA、SLE、硬皮病、多肌炎、重叠综合征、血管炎等
2. 脊柱关节病	强直性脊柱炎、银屑病关节炎、炎性肠病性关节炎、未分化脊柱关节病等
3. 退行性变	骨关节炎(原发性、继发性)
4. 与代谢和内分泌相关的风湿病	痛风、假性痛风等
5. 与感染相关的风湿病	反应性关节炎、风湿热等
6. 肿瘤相关的风湿病	原发性(滑膜瘤、滑膜肉瘤等)、继发性(多发性骨髓瘤、转移瘤等)
7. 神经血管疾病	神经性关节病、压迫性神经病变(周围神经受压、神经根受压)、雷诺病等
8. 骨与软骨病变	骨质疏松、骨软化、肥大性骨关节病、弥漫性原发性骨肥厚、骨炎等
9. 非关节性风湿病	关节周围病变、椎间盘病变、特发性腰痛、其他痛综合征等
10. 其他有关节症状的疾病	周期性风湿病、间歇性关节积液、药物相关的风湿综合征等

二、风湿性疾病患者的护理评估

【病史】

1. 现病史

(1) 起病情况:风湿病可以分为以关节损害为主的关节病(包括 RA、OA 等)和不限于关节的多脏器损害的系统性疾病(包括 SLE、血管炎、pSS 等)。且其病程迁延,常反复发作。故询问时应包括病变的初发时间、起病特点、起病缓急、诱因(如有无受凉、日照、劳累、化学品、药品接触史等)。

(2) 主要症状及伴随症状:免疫系统疾病常见症状有关节疼痛、肿胀、皮疹等。患者入院后,护理人员应重点评估其主要症状和伴随症状。如关节疼痛性质、发作频率、持续时间、程度以及加重或缓解因素、疼痛的部位及与活动的关系等。有皮疹患者了解其部位、性质、颜色、分布、变化等。还应了解关节以外的临床表现,如畏寒、发热、口腔溃疡、脱发、蛋白尿等。患者住院期间,护理人员应加强对各种症状的动态评估。

(3) 诊治经过:了解既往检查、治疗用药及效果等,包括药物的种类、剂量、用法、疗程、是否遵医嘱用药、是否自购后按说明服用等。

(4) 一般状况:评估患者发病以来的精神状态、营养状况、食欲、睡眠、大小便等。

2. 既往史及家族史　评估患者从出生到本次发病前的健康状况。内容包括:既往健康状况、所患疾病情况、预防接种史、手术外伤史、过敏史等。此外,还应评估患者父母、兄弟姐妹及子女健康状况。

3. 个人史及婚育史 评估者患病前的生活习惯等。生活中某些因素与疾病的发病关系密切,特别应注意询问既往有无特殊的药物摄入史,如普鲁卡因胺、异烟肼、氯丙嗪、甲基多巴等,这些药物与 SLE 的发生关系密切。询问患者的出生地以及年龄、职业、工作环境等,这些因素与本类疾病的发生可能有关,如长期生活工作在寒冷、阴暗、潮湿环境中者,类风湿关节炎的患病率较高。对已婚妇女,询问其妊娠及生育次数等。

【心理-社会状况】

1. 对疾病的认识 患者对疾病的临床表现、严重性、预后及防治等相关知识的了解程度。

2. 患者的心理状况 患者的性格、精神状态。有无焦虑、抑郁等负性情绪及其程度。

3. 社会支持系统 其家庭主要成员的经济状况及文化背景,对患者所患疾病认识程度,关怀和支持程度;医疗费用来源或支付方式;出院后继续就医的条件等。

【身体评估】

1. 全身状况 评估患者的生命体征、营养状况、精神状态等。

2. 皮肤黏膜 观察皮肤有无皮疹、红斑、破损,颜色、分布、大小形状如何,评估黏膜有无破损、溃疡,有无皮下结节、雷诺现象等。

3. 肌肉、关节及脊柱 评估有无肌肉疼痛,关节疼痛肿胀、活动受限、畸形等。脊柱有无疼痛、畸形、活动受限等。

4. 其他 检查有无眼部异常,有无心律、心率异常,有无呼吸困难等。

【辅助检查】

1. 常规检查 血常规、尿常规、肝功能、肾功能、血沉、C 反应蛋白等检查对风湿病的病情分析很有帮助,如溶血性贫血、血小板减少、白细胞数量变化、蛋白尿都可能与风湿病有关。

2. 关节液的检查 主要是鉴别炎症性或非炎症性的关节病变。非炎症性关节液中白细胞总数往往<2000/mm^3,中性粒细胞不高;炎症性关节液中白细胞总数高达3000/mm^3 以上,中性粒细胞超过 50%;化脓性关节液外观呈脓性,白细胞数更高。光学显微镜和偏振光显微镜可检查各种晶体,必要时可做细菌革兰染色和培养。

3. 自身抗体的检测 对风湿病诊断和鉴别诊断尤其是弥漫性结缔组织病的早期诊断是至关重要的。目前临床常用的主要自身抗体有:

(1) 抗核抗体(anti-nuclear antibodies,ANAs):是抗细胞核内多种物质的抗体谱。根据细胞核内多种成分的理化特性和分布部位及临床意义,将 ANAs 分成抗 DNA、抗组蛋白、抗非组蛋白、抗核仁抗体及抗其他细胞成分抗体五大类。其中抗非组蛋白抗体,指可被盐水提取的可溶性抗原(extractable nuclear antigens,ENA)抗体,又称抗 ENA 抗体。ANA 多次证实为阳性的患者要考虑结缔组织病的可能。此外老年人和其他非结缔组织病患者,血清中可能存在低滴度的 ANA。另外 ANA 是一组抗体,不同成分的 ANA 有其不同的临床意义,具有不同的诊断特异性,应灵活判定。

(2) 类风湿因子(rheumatoid factor,RF):见于 RA、pSS、SLE、SSc 等多种 CTD,但

也可见于急性病毒性感染如肝炎、流行性感冒等,寄生虫感染如疟疾、血吸虫病等,慢性感染如结核病,某些肿瘤以及约5%的正常人,特异性较差。在诊断明确的 RA 中,RF 滴度有助于判断其活动性。

(3) 抗中性粒细胞胞质抗体(ANCA):对血管炎病尤其是 Wegener 肉芽肿的诊断和活动性判定有帮助。

(4) 抗磷脂抗体(anti-phospholipid antibody,APL):此抗体与血小板减少、动静脉血栓、习惯性流产有关。目前临床常用的有抗心磷脂抗体、狼疮抗凝物、梅毒血清试验等。

(5) 抗角蛋白抗体谱:是一组不同于 RF 而对 RA 有较高特异性的自身抗体。抗环瓜氨酸肽(CCP)抗体在 RA 早期即有较好的敏感性和特异性,有助于其早期诊断。

4. 补体　血清补体 C3、C4 有助于对 SLE 和血管炎的诊断、活动性和疗效的判定。

5. 活组织检查　病理所见对诊断具有决定性价值,对治疗也有指导意义。

6. 影像学　在风湿病的临床应用中常用的有 X 线平片、CT、MRI、血管造影。其有助于各种关节脊柱病的诊断、鉴别诊断、疾病分期、药物疗效的判定等。

三、风湿性疾病患者常见症状与体征的护理

【关节疼痛与肿胀】

1. 概述　关节疼痛常是关节受累的首发症状,也是风湿病患者就诊的主要原因。不同疾病其疼痛起病形式、部位、性质不同,如风湿热关节痛多为游走性;RA 多影响腕、掌指、近端指间关节等小关节,呈多个对称分布,持续性疼痛;强直性脊柱炎以髋、膝、踝关节受累最为常见,多为不对称性,休息后加重;痛风多累及单侧第一跖趾关节,疼痛剧烈。

2. 护理评估

(1) 病史:评估关节疼痛与肿胀时,应注意疼痛的诱因、时间、性质、程度、部位、持续时间、缓解方式,肿胀的部位、程度、缓解方式,关节有无压痛、晨僵、关节畸形和功能障碍,以及是否有发热、乏力、食欲缺乏、口干、皮疹等伴随症状。如类风湿关节炎多侵犯四肢小关节,且晚期多见关节畸形。系统性红斑狼疮则无关节畸形。风湿热多见关节疼痛呈游走性。强直性脊柱炎多侵犯骶髂关节和脊柱中轴关节。

(2) 心理-社会状况:评估患者的心理状况、对疾病的了解程度及家庭支持情况。

(3) 身体评估:评估患者的营养状况、生命体征等,重点关注关节肿胀程度,受累关节有无压痛、触痛及疼痛分值,有无活动受限及畸形,局部皮肤温度有无升高。

(4) 辅助检查:根据自身抗体、关节滑液等检查,以及关节 X 线检查等结果,评估关节疼痛的原因、病变程度、预后等情况。

3. 常用护理诊断/问题

(1) 疼痛:慢性关节疼痛　与局部炎性反应有关。

(2) 躯体活动障碍　与关节持续疼痛有关。

(3) 焦虑　与疼痛反复发作、病情迁延不愈有关。

4. 目标

(1) 患者学会并应用缓解疼痛的技术和方法。

（2）关节疼痛减轻或者消失。

（3）最大程度的保持关节活动水平。

（4）减轻焦虑程度,增加生理及心理舒适感。

5. 护理措施

（1）病情观察:观察疼痛的起始时间、特点、性质、部位,是否伴随其他症状,如长期低热、乏力、食欲缺乏、晨僵等。

（2）起居护理

1）生活护理:根据患者活动受限的程度,协助患者洗漱、进食、大小便及个人卫生等,鼓励患者生活自理,进行日常生活活动锻炼。

2）休息与活动:夜间睡眠时注意对病变关节保暖,预防晨僵。关节肿痛时,限制活动。急性期后,鼓励患者坚持每天定时进行被动和主动的全关节活动锻炼。

（3）饮食护理:鼓励摄入足够的营养和水分,给予足量的蛋白质、维生素等,以维持正氮平衡,满足组织修复的需要。

（4）用药护理

1）非甾体抗炎药:久服可出现胃肠道不良反应,如消化不良、上腹痛、恶心、呕吐等,并可引起胃黏膜损伤,应在饭后服用,同时服用胃黏膜保护剂（如硫糖铝）,神经系统不良反应有头痛、头晕、精神错乱等,此类药物久用可出现肝肾毒性、抗凝作用以及皮疹等,应注意观察并及早发现,报告医生。

2）肾上腺糖皮质激素:常见的不良反应有满月脸、水牛背、无菌性骨坏死、电解质紊乱、加重或引起消化性溃疡、血压升高、血糖升高、骨质疏松,也可诱发精神失常。在服药期间应给予低盐、高蛋白、含钾、含钙丰富的食物,补充钙剂和维生素 D。

（5）疼痛护理:①为患者创造适宜的环境,避免过于嘈杂、吵闹,或过于安静,以免患者感觉超负荷或感觉剥夺而加重疼痛;②非药物性止痛措施:如松弛术、皮肤刺激疗法（冷敷、热敷、加压、震动等）、分散注意力;③根据病情使用蜡疗、水疗、磁疗、超短波、红外线等治疗,也可按摩肌肉、活动关节,以防治肌肉挛缩和关节活动障碍。

（6）心理护理

1）采用缓解焦虑的技术:教会患者及家属使用减轻焦虑的措施,如听音乐、香味疗法、放松训练、指导式想象、按摩等。

2）心理支持:说明焦虑对身体状况可能产生的不良影响,要注意帮助患者提高解决问题的能力,重点强调出现焦虑感时应使用积极的应对措施,主动采取调整行为。

6. 评价

（1）患者能正确运用缓解疼痛的方法和技术,主动配合休息及各种治疗。

（2）活动时关节疼痛缓解或消失。

（3）能认识到焦虑所引起的不良影响,并能够正确运用应对技术,减轻焦虑程度,增加舒适感。

【关节僵硬与活动受限】

1. 概述　是指患者早晨起床后关节及其周围僵硬感,又称为晨僵。轻度的关节僵硬在活动后可减轻或消失,重者需一小时至数小时才能缓解。晨僵以 RA 最为典型,可持续数小时,在其他病因所致的关节炎则持续时间较短。有时晨僵是关节炎症的前驱症状,非炎症性关节病的晨僵持续时间较短,少于 1 小时,程度亦较轻。其他如退变性、损伤性关节炎的僵硬感在白天休息后明显。

2. 护理评估

（1）病史：应重点评估关节僵硬与活动受限发生的诱因、时间、部位、持续时间、缓解方式，关节僵硬与活动的关系，僵硬及活动受限对患者生活的影响，患者减轻僵硬的措施和效果。如晨僵持续时间超过1小时，多见于类风湿关节炎。不足1小时，可见于风湿热、强直性脊柱炎等多种风湿性疾病。评估活动受限是突发的还是渐进的，与疼痛或其他症状的关系。如类风湿关节炎多见双手掌指关节、指间关节、腕关节活动受限，强直性脊柱炎多见脊柱各关节活动受限，甚至强直，而风湿热、系统性红斑狼疮一般仅活动期关节活动受限。评估患者生活自理能力，活动能力等。

（2）心理-社会状况：评估患者及家属对相关疾病知识的了解程度以及患者的心理状态。评估患者有无情绪紧张、烦躁不安、沮丧等心理反应。

（3）身体评估：评估患者的意识、生命体征等整体状况。评估僵硬关节的分布、活动受限关节的分布、程度，有无关节畸形和功能障碍。评估肌力和营养状况，皮肤的完整性，关节局部外观、肤温、肿胀等。

（4）辅助检查：血沉及C反应蛋白等指标有助于判定炎性活动程度，影像学检查、免疫指标有助于明确疾病的诊断。

3. 常用护理诊断/问题

（1）躯体活动障碍　与关节僵硬、疼痛，关节功能受限有关。

（2）焦虑　与疼痛反复发作、病情迁延不愈有关。

4. 目标

（1）减轻患者关节僵硬和活动受限程度。

（2）患者能进行基本的日常生活活动和工作。

5. 护理措施

（1）病情观察：动态观察患者关节晨僵的时间、关节活动受限的程度、缓解的情况等。

（2）起居护理：环境安静、舒适，保持适宜的温度与湿度。加强保护措施，尤其患者活动初期应有人陪伴，防止受伤。病情轻者可合理安排休息和活动，借助辅助工具完成日常生活活动，调整日常生活方式，有计划的增加运动量和改变运动方式。

（3）饮食护理：保证患者每日足够的热量，少量多餐，宜进食富含维生素、易消化的饮食。因患者关节功能受限，活动量可能减少，应适当增加韭菜、玉米等高纤维食物，以预防便秘。

（4）用药护理：遵医嘱应用非甾体抗炎药、肾上腺糖皮质激素、抗风湿药、生物制剂等，并观察药物疗效和不良反应。

（5）保护关节功能：①严密观察患病肢体的情况，并做肢体按摩，防止肌肉萎缩；②保持肢体功能位，如用枕头、沙袋或夹板保持足背屈曲以防止足下垂；③协助患者定时翻身，适当使用气圈、气垫等抗压力器材，以预防压疮；④加强保护措施，尤其患者活动初期应有人陪伴，防止受伤；⑤适当选用理疗方式，如热疗，缓解晨僵和活动受限的程度。

（6）心理护理：帮助患者接受活动受限的事实，强调自身残存的活动能力。允许患者以自己的速度完成工作，并在活动中予以鼓励，强调正面效应，以增进患者自我照顾的能力和信心。

6. 评价

（1）患者掌握缓解僵硬及关节活动受限的方法,关节疼痛、僵硬程度减轻,活动受限缓解,关节活动度增加。患者能自行穿衣、进食、如厕等日常活动。

（2）能够正确运用应对技术,减轻焦虑程度,增加舒适感。

【皮肤受损】

1. 概述　风湿病常见的皮损有皮疹、红斑、水肿、溃疡等,由血管炎性反应引起。类风湿性血管疾病发生在皮肤,可见到棕色皮疹,甲床有瘀点或瘀斑;发生在眼部可引起巩膜炎、虹膜炎和视网膜炎。SLE 患者最具特征性的皮肤损害为面部蝶形红斑,口腔、鼻黏膜受损可表现为溃疡或糜烂。RA 者可表现有皮下结节,多位于肘鹰嘴附近、枕、跟腱等关节隆突部及受压部位的皮下;结节呈对称分布,质硬无压痛,大小不一,直径数毫米至数厘米不等。皮肌炎皮损为对称性眼睑、眼眶周围等紫红色斑疹及实质性水肿。还应注意有无雷诺现象。

2. 护理评估

（1）病史:评估皮损出现的时间、分布、演变特点,有无日光过敏、口眼干燥、尿量改变等伴随症状。

（2）心理-社会状况:评估患者的心理状况,对疾病的了解程度以及家庭支持情况。皮疹如出现在面部,或其他易暴露部位,会影响女性的美观,女性患者常表现焦虑。

（3）身体评估:评估患者的生命体征,皮损的分布、形态、颜色、面积大小等情况;有无肢体、黏膜的溃疡;肢体末梢的颜色和温度,皮肤甲床有无苍白、发绀、瘀点、瘀斑等。如系统性红斑狼疮可出现多种皮损,典型可见蝶形红斑、盘状红斑,可伴有口腔溃疡和日光过敏。类风湿关节炎约30%可并发干燥综合征。皮肌炎可出现眶周水肿性紫红色斑,颈前及上胸部“V”字形红色皮疹;肩颈后皮疹(披肩征)等。

（4）辅助检查:血沉和 C 反应蛋白,可协助判定血管炎症活动的程度。免疫指标有助于明确皮损的类型。必要时可做病理检查。

3. 常用护理诊断/问题

（1）皮肤完整性受损　与血管炎性反应及应用免疫抑制剂等因素有关。

（2）组织灌注无效:外周组织　与肢端血管痉挛、血管舒缩功能调节障碍有关。

4. 目标

（1）患者皮损面积缩小或完全修复;患者掌握自我护理皮肤的方法。

（2）外周血管灌注量得到改善,手指和足趾颜色正常。

5. 护理措施

（1）病情观察:观察皮损出现的诱因、部位、面积、颜色等,有无伴随瘙痒、疼痛等,有无日光过敏、蛋白尿、少尿、血尿、心血管或呼吸系统症状、口眼干燥等。观察雷诺现象发生的频率、持续时间及诱发因素。肢体末梢有无发冷、感觉异常,皮肤有无苍白、发绀等。

（2）起居护理:居室宜通风、通气良好,有光过敏者避免向阳居室或安装窗帘,避免直接接触紫外线。

（3）饮食护理:应给予高蛋白、高维生素,营养丰富,易消化的饮食,鼓励多饮水,

493

促进组织修复。

（4）用药护理：遵医嘱给予肾上腺糖皮质激素、免疫抑制剂、血管扩张剂等药物，注意观察药物的作用及不良反应，并及时处理。

（5）对症护理

1）皮肤护理：除常规的皮肤护理、预防压疮措施外，应注意：①有皮疹、红斑或光敏感者，指导患者外出时采取遮阳措施，避免阳光直接照射裸露皮肤，忌日光浴。皮疹或红斑处可遵医嘱用抗生素治疗，做好局部清创换药处理。②避免接触刺激性物品，如染发烫发剂、定型发胶、农药等。③保持皮肤清洁干燥，每日用温水擦洗或冲洗，忌用碱性肥皂。④避免服用容易诱发风湿病症状的药物，如肼屈嗪、普鲁卡因胺等。

2）防止引起血管收缩护理：①在寒冷的天气，尽量减少户外活动或工作，外出穿保暖衣服，戴帽子、口罩、穿保暖袜子等；②平时注意肢体末梢保暖，勿用冷水洗手洗脚；③避免吸烟、饮咖啡，以免引起交感神经兴奋、病变小血管痉挛，导致组织缺血、缺氧；④保持良好的心态，避免情绪激动。

（6）心理护理：鼓励患者表达自己的感受，并注意疏导、理解、支持和关心患者。鼓励患者说出自身感受，针对患者的病情，与患者一起分析产生焦虑的原因，并对其焦虑程度做出评估。让家属多给予患者关心、理解，使患者获得良好的心理支持。鼓励患者树立起战胜疾病的信心。

6. 评价

（1）患者能掌握正确的皮肤防护措施，皮损面积缩小并逐渐愈合，没有出现新的皮损。

（2）患者掌握避免血管收缩的方法，末梢血液循环良好，手指、足趾皮肤颜色正常，肤温较前改善，雷诺现象发作频率减少。

第二节　风　湿　热

风湿热（rheumatic fever，RF）是一种因咽喉部 A 组乙型溶血性链球菌感染后反复发作的全身性结缔组织炎症，曾经是危害学龄儿童及青少年生命和健康的主要疾病之一，可累及心脏、关节、皮肤和皮下组织、中枢神经系统、血管、浆膜、肺、肾等，但以心脏和关节最为常见。临床表现为心脏炎、关节炎、发热、皮疹、舞蹈症和皮下结节等。本病急性发作时常表现关节炎，如慢性反复发作，可遗留心脏瓣膜病变形成慢性风湿性心瓣膜病。

本病好发于冬春阴雨季节，寒冷和潮湿是重要的诱因。任何年龄均可发病，最常见于 5～15 岁的儿童和青少年，3 岁以下的婴幼儿少见。男女患病率近似。流行病学研究显示，近年来，轻症、不典型和隐匿型 RF 病例发病增加。

【病因与发病机制】

1. 感染　本病与 A 组乙型溶血性链球菌感染有关。链球菌菌体的荚膜是由透明质酸组成，与人体滑膜和关节液的透明质酸蛋白之间存在共同抗原性，可抵抗白细胞的吞噬而起到保护作用。A 组乙型溶血性链球菌的蛋白质抗原与人体心瓣膜和脑等组织存在交叉抗原性，可引起交叉免疫反应。这一交叉反应在风湿热瓣膜病变的发病机制中非常重要。此外，链球菌可产生多种细胞外毒素，在其致病性中也起重要作用。

2. 遗传　风湿热的发病与遗传有一定相关性。同一家族成员发病率较无风湿热的家庭为高,单卵双胎同患风湿热几率较双卵双胎者高。

【临床表现】

症状和体征 风湿热缺乏典型的和特异的临床表现,症状轻重不一。

(1)前驱症状:在发病前1~6周,常见发热、咽痛、颌下淋巴结肿大、咳嗽等咽喉炎、扁桃体炎等上呼吸道感染表现。50%~70%患者可表现为不规则发热,其中轻、中度发热较常见,也可有高热。发热时可见脉率加快,大量出汗,多与体温不成比例。半数患者因前驱症状轻微短暂,易被忽略。

(2)典型表现

1)关节炎:多关节炎是最常见的初发症状,发生率达75%以上,其典型的关节炎特点为:①游走性,可在十分短暂的数小时或数天内,从一个关节迁移到另一个关节;②多发性,常表现为两个以上的关节同时受累;③多侵犯大关节,如膝、踝、肘、腕和肩关节等,关节可出现红、肿、灼热、疼痛和活动受限。关节疼痛与天气变化关系密切,在潮湿或寒冷时加重,随着环境的改善症状可自然缓解。水杨酸制剂有显效,用药24~48小时后症状可明显缓解,但即使不治疗,关节炎也很少持续4周以上。发作后不遗留强直或畸形,但常反复发作。轻症者可呈单关节或少关节受累,或累及部分少见的关节,如胸肋关节、胸锁关节、下颌关节、指关节、髋关节等。

2)心脏炎:心脏炎在儿童病例为风湿热最重要的表现。可表现为心肌炎、心内膜炎、心包炎或全心炎,其中多以心肌和心内膜同时受累,单纯心肌炎或心包炎较少见。患者表现为活动后心悸、气短、心前区不适。窦性心动过速常是心脏炎的早期表现,心率与体温升高不成比例。心包炎多为轻度,可用超声心动图检测出心包积液。心脏炎严重时可出现心力衰竭。

3)环形红斑:发生率约为6%~25%,一般在风湿热的后期出现。常分布于躯干和四肢近端,皮疹呈淡红色边缘轻度隆起的环形或半环形红晕,中央苍白,不痛不痒,常于数小时或1~2天迅速消退,但消退后又可原位再现,皮疹时隐时现,经历数月。

4)皮下结节:较少见,发生率为2%~16%。为硬性、无痛性结节,可孤立存在或几个聚在一起,多在关节伸侧的皮下组织,常见肘、膝、腕、枕或胸腰椎棘突处,与皮肤无粘连,表面无红肿,常伴有心肌炎。

5)舞蹈病:发生率为3%~30%不等,常见于4~7岁儿童。表现为面部肌肉和四肢不自主的动作和情绪不稳定,出现挤眉、伸舌、眨眼、摇头、转颈;肢体伸直和屈曲、内收和外展、旋前和旋后等无节律的交替动作。激动或兴奋时加重,睡眠时消失。

6)其他:临床还可见多汗、鼻出血、腹痛、瘀斑等。有肾脏损害时,可出现蛋白尿及血尿。肺炎、胸膜炎、脑炎近年已少见。

【辅助检查】

1. 急性炎症反应指标及免疫学检查 活动期患者血常规检查有白细胞和中性粒细胞升高,并有核左移现象,也可见轻度贫血。血沉增快,C反应蛋白(CRP)升高较血沉增快出现早。迁延型RF较低,非特异性免疫指标如免疫球蛋白IgM、IgG、补体和循环免疫复合物(CIC)在急性期升高,抗心肌抗体(AHRA)、抗A组链球菌菌壁多糖抗体(ASP)、外周血淋巴细胞促凝血活性试验(PCA)阳性,后两者敏感性和特异性较高。

2. 链球菌感染指标 最直接的证据是在咽拭子培养出A组乙型溶血性链球菌,其阳性率仅有20%~25%。抗链球菌溶血素"O"(ASO)滴度超过1:400也是新近链球菌感染的可靠指标,感染后约两周左右出现,阳性率约75%。抗DNA酶-B阳性率约80%,两者联合,阳性率可提高至90%,但仅能证实患者近期内有乙型溶血性链球菌感染。

3. 影像学和心电图检查　胸部 X 线可表现为正常或有心影增大。心脏受累可出现心电图异常,如窦性心动过速、P-R 间期延长以及各种心律失常。超声心动图可发现患者心脏增大,心瓣膜水肿和增厚、关闭不全或狭窄,以及心包积液等。心肌核素检查可测出轻症及亚临床型心肌炎。

【诊断要点】

根据 Jones(1992 年)修订标准:急性风湿热,如果有一项主要指标(心脏炎、多关节炎、舞蹈病、环形红斑、皮下结节)和两项次要指标(发热、关节痛、急性反应物增高、心电图 P-R 间期延长),再加上有先驱链球菌感染的证据,即可确定诊断。

【治疗要点】

治疗原则包括:去除病因、抗风湿治疗、改善预后、个别化处理。

1. 一般治疗　有心脏受累者应卧床休息,并应在体温和血沉恢复正常、心动过速控制或明显的心电图改善后继续卧床 2~3 周,然后逐渐恢复活动。急性关节炎患者,早期也需要卧床,至体温、炎性指标正常后开始活动。舞蹈病患者应安置在较安静的环境,避免受刺激。

2. 抗生素的应用　目的是为消除残存的链球菌感染灶。推荐应用青霉素,对少数耐青霉素菌株感染或青霉素过敏者,可选用头孢菌素类或大环内酯类抗生素。

3. 抗风湿治疗　单纯关节受累首选非甾体抗炎药,常用阿司匹林。有心脏炎者,采用糖皮质激素治疗,常用药物有泼尼松。对心脏炎合并急性心力衰竭的患者,可静脉滴注地塞米松或氢化可的松,至病情改善后改为口服泼尼松。糖皮质激素还可用于对阿司匹林无反应的严重关节炎的治疗,疗程 6~8 周。

对舞蹈病患者,首选丙戊酸钠,在该药无效或严重舞蹈病如瘫痪的患者,可应用卡马西平治疗。其他多巴胺受体拮抗剂如氟哌啶醇也可能有效。

4. 并发症的治疗　患者如并发肺部感染、心功能不全、心内膜炎、高脂血症、高血糖、高尿酸血症等,需及时对症治疗。

【常用护理诊断/问题】

1. 心排血量减少　与心脏受损有关。

2. 疼痛　与关节受累有关。

3. 焦虑　与疾病的威胁有关。

4. 潜在并发症　心力衰竭。

【护理措施】

1. 病情观察　密切观察患者体温变化,注意心率、心律及心音的变化,如有无多汗、气急等心力衰竭表现,应及时与医生联系。

2. 起居护理　绝对卧床休息,无心脏炎者 2 周,有心脏炎时轻者 4 周,重者 6~12 周,伴心力衰竭者待心功能恢复后再卧床 3~4 周,血沉接近正常时方可逐渐下床活动,活动量应根据心率、心音、呼吸、有无疲劳而调节。

3. 饮食护理　给予易消化、高蛋白、高维生素食物,有心力衰竭者应适当地限制盐和水的摄入,少量多餐。

4. 用药护理　遵医嘱用药。青霉素使用前需做皮试。阿司匹林可引起胃肠道反应、肝功能损害和出血,饭后服用或同服氢氧化铝可减少对胃的刺激,加用维生素 K

防止出血。阿司匹林引起多汗时应及时更衣防受凉。使用激素的患者应注意其不良反应并及时处理。

5. 对症护理　对关节受累的患者,注意保持舒适的体位,避免患肢受压,移动肢体时动作轻柔;做好皮肤护理。

6. 心理护理　对患者及家属耐心解释各项检查、治疗、护理措施的意义,争取合作。尤其对待患儿时,及时解除患儿的各种不适感,指导家长学会预防风湿热复发的各种措施。

7. 中医护理　本病属于中医"痹证"范畴。患者可根据不同证型辨证选食,热盛者宜给予冬瓜汤、菊花茶等清热养阴之品;湿盛者宜给予苡仁粥、山药粥等祛湿健脾之品。若久病入里,伤及心脉者,可给予黄芪大枣粥、丹参饮等益气养心之品。中医护理技术可以有效缓解患者症状,对关节疼痛可采用局部温热疗法,如灸法、熏蒸、热敷、拔火罐等。轻症患者适当锻炼,如打太极拳、做五禽戏;病重者可经常拍打患肢,以促进肢体气血运行。

【健康教育】

1. 知识宣教　指导患者及家属了解疾病的性质及相关知识;注意保暖和休息,避免感染、寒冷、潮湿、过劳等各种诱因。

2. 用药指导　指导患者自觉遵医嘱用药,坚持治疗,减少复发,减少心脏受损几率。病情复发时,应及早就医,以免重要脏器受损。

3. 休息与锻炼　强调休息的重要性,急性期卧床休息,待临床症状和实验室指标正常后逐渐恢复日常生活。养成良好的生活方式和坚持锻炼,增强机体的抵抗能力。

【结语】

风湿热是一种急性感染性疾病,临床表现急性期以关节炎为主,可伴有发热、皮疹、皮下结节、舞蹈病等,反复发作后常遗留心脏损害。辅助检查多见 ASO 滴度阳性。以抗生素、抗风湿病药物治疗为主,加强用药护理和活动指导。

第三节　系统性红斑狼疮

 案例导入

　　患者张女士,28 岁,公交车司机。自述 3 年来反复出现口腔溃疡,近一年来两侧颧骨、面颊部出现红色皮疹,色鲜红,有灼热感,鼻梁处融合成片,日晒后加重。3 天前因劳累后症状加重,伴有发热、乏力、脱发、四肢关节疼痛、小便有泡沫。其母因"系统性红斑狼疮"病故。丈夫体健,夫妻关系融洽。已婚未育,月经史正常。

　　身体评估:T 39.7℃,P 92 次/分,R 23 次/分,BP 125/72mmHg,急性病面容,消瘦貌,面部蝶形红斑,色鲜红。口腔内右侧颊部有 2 处溃疡,直径约 0.5cm。左手 2、3 掌指关节、右手 3、4 掌指关节、左腕、肘关节疼痛,有压痛,无明显肿胀,关节活动轻度受限,无明显晨僵。

　　辅助检查:血常规正常,尿常规:尿蛋白(+),肝肾功能正常。自身抗体检查:抗 Sm 抗体(+),抗 dsDNA 抗体(+)。

　　入院诊断:系统性红斑狼疮。

　　请问:患者目前有哪些主要的护理诊断/问题? 对该患者的面部皮疹,应采取哪些护理措施?

笔记

系统性红斑狼疮(systemic lupus erythematosus,SLE)是一种自身免疫性结缔组织病,由于体内有大量致病性自身抗体和免疫复合物,造成组织损伤,临床表现为各个系统和脏器损害的症状。本病女性约占90%,发病年龄以20～40岁最多。有色人种比白色人种发病率高,我国患病率为(30.13～70.41)/10万。

【病因和发病机制】

病因未明,可能与遗传、环境和性激素等有关。

1. 遗传因素　本病与遗传有关,表现为:①单卵双生者发病率较异卵双胎者高约5～10倍;②SLE患者家族中第一代亲属患病率较无SLE患者家庭高约8倍;③本病的发病率在不同人种中有差异;④SLE的易感基因,如HLA-Ⅱ类的DR_2、DR_3等,在患者中的发生频率明显高于正常人。

2. 环境因素　日光、紫外线、某些化学药品(如青霉胺、肼屈嗪、磺胺类等)、某些食物(如苜蓿芽)、微生物病原体等都可能诱发SLE。

3. 雌激素　可能会促发SLE,表现为:①本病育龄妇女与同龄男性之比其发生率为9:1,而在非育龄期男女之比仅为3:1;②在女性的非性腺活动期(小于13岁与大于55岁期间)SLE发病率显著减少;③SLE患者不论男女,体内的雌酮羟基化产物都增加;④妊娠可诱发SLE,与妊娠期性激素水平改变有关。

SLE具体的发病机制仍未完全清楚。可能在遗传因素、环境因素和(或)性激素的影响下,外来抗原引起体内B细胞活化。易感者因免疫耐受性减弱,B细胞通过交叉反应与模拟外来抗原的自身抗原相结合,并将抗原呈递给T细胞,使之活化,从而使B细胞产生大量不同类型的自身抗体,持续产生大量的免疫复合物,引起组织损伤。

【临床表现】

SLE临床表现多式多样,其起病可为暴发性、急性或隐匿性,变化多端。早期可仅侵犯1～2个器官,以后可侵犯多个器官,而使临床表现复杂。大多数患者呈缓解与发作交替过程,因此即使在缓解期也需一定的治疗和随访观察。

1. 全身症状　活动期患者大多数有全身症状。约90%患者在病程中有不同热型的发热,以长期低热、中度发热多见。伴有疲倦、乏力、体重减轻及淋巴结肿大等。

2. 皮肤与黏膜　约80%患者在病程中有皮肤损害。约40%患者面部有蝶形红色皮疹,偶可为盘状红斑。约60%患者有广泛或局限性斑丘疹,常见于日晒部位。也可表现为各式各样的皮疹,如红斑、红点、丘疹、紫癜或紫斑、水疱和大疱等。大疱破后可形成糜烂和溃疡。约40%患者有光过敏现象,甚至可诱发SLE的急性发作。浅表皮肤血管炎可表现为网状青斑。约30%患者曾有口腔溃疡,溃疡浅,可有轻微疼痛。约40%患者有脱发,30%患者有雷诺现象。

3. 浆膜炎　半数以上的患者在急性发作期出现多发性浆膜炎,包括双侧中小量胸腔积液、心包积液等。

4. 肌肉关节　约85%患者在病程中有关节痛,最常见的关节有指、腕、膝等关节,伴红肿者较少见,偶有指关节变形。常见表现为非对称的多关节痛,呈间歇性。关节X线片大多正常。约40%患者可出现肌痛,5%～10%可有肌炎。

5. 肾　几乎所有患者的肾组织均有病理变化,但有临床表现者仅约75%,可表现为急性肾炎、急进性肾炎、隐匿性肾小球肾炎、慢性肾炎和肾病综合征,以慢性肾炎和肾病综合征较常见。早期多表现为无症状的尿异常,随着病程的发展,患者可出现大量蛋白尿、血尿(肉眼或显微镜下)、各种管型尿、氮质血症、水肿和高血压等,晚期发生尿毒症,是 SLE 死亡的常见原因。

6. 心血管 约30%患者有心血管表现,其中以心包炎最常见,可为纤维蛋白性心包炎或渗出性心包炎,但心脏压塞少见。约10%患者有心肌损害,可有气促、心前区不适、心律失常,心电图有助于诊断,严重者可发生心力衰竭而死亡。SLE 可出现疣状心内膜炎,病理表现为瓣膜赘生物,可以脱落引起栓塞,或并发感染性心内膜炎。可以有冠状动脉受累,表现为心绞痛和心电图 ST-T 改变,甚至出现急性心肌梗死。部分患者可发生周围血管病变,如血栓性静脉炎等。

7. 肺 约35%患者有胸腔积液,多为中小量、双侧性。SLE 患者肺间质病变主要是急性和亚急性的磨玻璃样改变及慢性期纤维化,表现为发热、干咳、气促。

8. 神经系统 神经精神狼疮(neuropsychiatric lupus,NP-SLE)又称狼疮脑病。其病理基础为脑局部血管炎的微血栓,来自心瓣膜赘生物脱落的小栓子,或有针对神经细胞的自身抗体,或并存抗磷脂抗体综合征。中枢神经系统表现包括无菌性脑膜炎、脑血管病变、脱髓鞘综合征、狼疮性头痛、运动障碍、脊髓病、癫痫等。外周神经系统表现有格林巴利综合征、自主神经病、单神经病、重症肌无力、颅神经病变、神经丛病及多发性神经病等。

9. 消化系统 约30%患者表现为食欲缺乏、腹痛、呕吐、腹泻、腹水等,部分患者以此为首发症状。有约40%患者血清转氨酶升高,肝脏不一定肿大,常无黄疸。少数可发生急腹症,如胰腺炎、肠穿孔、肠梗阻等,这些往往与 SLE 活动性相关。消化系统症状与肠壁肠系膜的血管炎有关。

10. 血液系统 活动性 SLE 约60%有慢性贫血,10%属于 Coombs 试验阳性的溶血性贫血,约40%患者白细胞减少或淋巴细胞绝对数减少。约20%患者有血小板减少,可发生各系统出血,如鼻出血、牙龈出血、皮肤紫癜、血尿、便血、颅内出血等。约20%患者表现为无痛性轻度或中度淋巴结肿大,以颈部和腋下为多见,常为淋巴组织反应性增生所致。约15%患者有脾肿大。

11. 干燥综合征 发生 SLE 者可出现继发性干燥综合征,多见于具有抗 SSA 和(或)抗 SSB 抗体阳性者。

12. 抗磷脂抗体综合征(antiphospholipid antibody syndrome,APS) 在 SLE 活动期表现为动脉和(或)静脉血栓形成,习惯性自发性流产,血小板减少,患者血清出现多种抗磷脂抗体。

13. 眼 约15%患者有眼底变化,如出血、视盘水肿、视网膜渗出物等,其病因是视网膜血管炎,影响视力,严重者可在数日内致盲,如及时抗狼疮治疗,多数可逆转。有继发性干燥综合征者可出现干燥性角结膜炎。

【辅助检查】

1. 一般检查 血、尿常规的异常显示血液系统和肾脏受损。血沉增快显示疾病处于活动期。

2. 自身抗体 患者血清中可检测出多种自身抗体,是 SLE 诊断的标记、疾病活动性的指标。

(1) 抗核抗体谱:常见的有抗核抗体(ANA)、抗双链 DNA(dsDNA)抗体、抗 ENA抗体。

笔记

1）ANA：对 SLE 的敏感性为 95%，是目前常用的 SLE 筛选试验，特异性较低。

2）抗 dsDNA 抗体：诊断 SLE 的标记抗体之一，其滴度与疾病活动性密切相关。

3）抗 ENA 抗体谱：是一组临床意义各不相同的抗体。①抗 Sm 抗体：诊断 SLE 的标记抗体之一，特异性 99%，敏感性 25%，有助于早期和不典型患者的诊断或回顾性诊断，与病情活动性不相关；②抗 RNP 抗体：阳性率约 40%，常与 SLE 的雷诺现象和肌炎相关；③抗 SSA（Ro）抗体：与 SLE 中出现光过敏、血管炎、皮损、白细胞减低、平滑肌受累有关；④抗 SSB（La）抗体：临床意义与抗 SSA 抗体相同，但阳性率较低；⑤抗 rRNP 抗体：常提示有 NP-SLE 或其他重要内脏的损害。

（2）抗磷脂抗体：包括抗心磷脂抗体、狼疮抗凝物、梅毒血清试验假阳性等对自身不同磷脂成分的自身抗体。

（3）其他：患者可出现抗血小板相关抗体、抗神经元抗体、抗红细胞膜抗体等。少数患者可出现 RF 和抗中性粒细胞胞浆抗体。

3. 补体　常用的有总补体（CH50）、C3 和 C4 的检测。补体低下，尤其是 C3 低下常提示有 SLE 活动。C4 低下除表示 SLE 活动性外，尚可能是 SLE 易感性的表现。

4. 病情活动度指标　除上述抗体、补体可反应 SLE 的活动度外，还有症状反复的相应检查（如新发皮疹、CSF 变化、蛋白尿增多）和炎症指标升高（包括 ESR 增快、CRP 升高、血小板计数升高、高 γ 球蛋白血症、类风湿因子阳性等）均提示狼疮活动。

5. 肾活检　对狼疮肾炎的诊断、治疗和估计预后，均有价值。

6. 其他　CT 对狼疮梗死性、出血性脑病，X 线对肺部浸润、胸膜炎，超声心动图对心包积液、心肌、心瓣膜病变均有利于早期发现。

【诊断】

美国风湿病学会 1997 年推荐的 SLE 分类标准，在颊部红斑、盘状红斑、光过敏、口腔溃疡、关节炎、浆膜炎、肾脏病变、神经病变、血液学疾病、免疫学异常、抗核抗体 11 项中，如果有 ≥4 项阳性，除外感染、肿瘤和其他结缔组织病后，则可诊断为 SLE，其特异性为 85%，敏感性为 95%。

【治疗要点】

治疗原则是：活动且病情重者，予强有力的药物控制，病情缓解后，则接受维持性治疗。

1. 一般治疗　非药物治疗很重要，包括：①稳定情绪，使患者对疾病树立乐观情绪；②急性活动期要卧床休息，病情稳定的慢性患者可适当工作，但注意勿过劳；③及早发现和治疗感染；④避免使用可能诱发狼疮的药物，如避孕药等；⑤避免强阳光暴晒和紫外线照射；⑥缓解期才可做防疫注射，但尽量不用活疫苗。

2. 药物治疗

（1）糖皮质激素（简称激素）：一般选用泼尼松或泼尼松龙，只有鞘内注射时用地塞米松。①在诱导缓解期，根据病情，可先试用泼尼松每日 0.5~1mg/kg，病情稳定后 2 周或疗程 6 周内，逐渐减量。如病情允许，维持治疗量应尽量小于泼尼松每日 10mg。②对于急性暴发性危重 SLE，如急性肾衰竭、狼疮脑病的癫痫发作或明显精神症状、严重溶血性贫血等，可用激素冲击疗法，即用甲泼尼龙 500~1000mg，溶于 5% 葡萄糖液 250ml 中，缓慢静脉滴注，每天 1 次，连用 3 天。如有需要，一周后可重复使用。由于用药量大，应严密观察药物不良反应。皮疹可用含糖皮质激素的软膏局部治疗。

（2）免疫抑制剂：活动程度较严重的 SLE，应给予大剂量激素和免疫抑制剂，后者常用的是环磷酰胺（CTX）和硫唑嘌呤。加用免疫抑制剂可抑制 SLE 活动，减少激素用量。

1）CTX 冲击疗法，每次剂量 0.5～1.0g/m² 体表面积，加入 0.9% 氯化钠溶液 250ml 内，静脉缓慢滴注，时间要超过 1 小时。除病情危重每 2 周冲击 1 次外，通常 3～4 周冲击一次，冲击 6 次后，改为每 3 个月冲击 1 次，至活动静止后 1 年，才停止冲击。冲击疗法比口服疗效好。

2）激素联合使用硫唑嘌呤也有疗效，但不及 CTX 好，仅适用于中等度严重病例，脏器功能恶化缓慢者。在 SLE 活动已缓解数月后，本药应减量，酌情继续服用一段时间后，可停服。

3）霉酚酸酯（mycophenolate mofetil，MMF）口服给药，对肾脏的保护功能明显，可明显缓解蛋白尿等肾脏损害。

4）抗疟药：常用药物为羟氯喹、氯喹，对皮疹、关节痛和轻型患者有效。

3. 其他药物治疗　目前在临床上根据病情，还可选择静脉注射大剂量免疫球蛋白（IVIG）、血浆置换、人造血干细胞或间充质干细胞移植以及生物制剂等。各自都有不同的适应证和禁忌证，需根据病情具体选用。

4. 合并抗磷脂抗体综合征的治疗　临床需要结合具体症状和抗磷脂抗体滴度情况，应用阿司匹林或华法林抗血小板抗凝治疗。对于反复血栓患者，必要时需长期或终身抗凝。

【常用护理诊断/问题】

1. 皮肤完整性受损　与疾病所致的血管炎性反应等因素有关。

2. 疼痛　慢性关节疼痛　与自身免疫反应有关。

3. 口腔黏膜受损　与自身免疫反应、长期使用激素等因素有关。

4. 组织灌注无效：外周组织　与血管痉挛有关。

5. 体温过高　与炎性反应有关。

6. 潜在并发症　狼疮脑病、多系统器官功能衰竭、慢性肾衰竭。

【护理措施】

1. 病情观察

（1）定期监测体温、血压变化，必要时监测心率、心律，观察有无乏力、体重下降等全身症状。

（2）观察皮肤受损的起始时间、演变特点，有无伴日光过敏、口眼干燥以及口腔、鼻、指尖和肢体的溃疡，注意手、足的皮肤颜色和温度。

（3）观察有无食欲缺乏、呕吐、腹痛、腹泻、腹水、呕血、黑便、尿少及肉眼血尿；有无头痛、意识障碍及神经系统损害症状；有无咳嗽、胸痛、气促、呼吸困难、心前区疼痛或不适。观察肢体末梢有无发冷、感觉异常，皮肤有无苍白、发绀等。了解有无关节、肌肉疼痛及其部位、性质等。

2. 起居护理　注意保暖，寒冷天气减少户外活动和工作，避免皮肤在寒冷空气中暴露时间过长。勿用冷水洗手洗脚，应使用温水。在疾病缓解期，患者应逐步增加活动，可参加社会活动和日常工作，但要注意劳逸结合，避免过度劳累。

3. 饮食护理　在营养师的指导下维持患者良好的饮食平衡。鼓励进食高热量、

笔记

高蛋白和高维生素饮食,少食多餐,宜软食,忌食芹菜、无花果、蘑菇、烟熏及辛辣等刺激性食物,以促进组织愈合和减少口腔黏膜损伤和疼痛。

4. 用药护理

(1)肾上腺糖皮质激素:有较强抗炎、抗过敏和免疫抑制作用,能迅速缓解症状,但可能出现机会感染、无菌性骨坏死等。常见的不良反应有满月脸、水牛背、血压升高、血糖升高、电解质紊乱、加重或引起消化性溃疡、骨质疏松,也可诱发精神失常。在服药期间应给予低盐、高蛋白、含钾、钙丰富的食物,补充钙剂和维生素 D。定期测量血压,观察血糖、尿糖变化,以便及早发现药物性糖尿病及医源性高血压。强调按医嘱服药的必要性,不能自行停药或减量,以免引起病情"反跳"。

(2)免疫抑制剂:本类药物不良反应主要有胃肠道反应、肝肾损害、骨髓抑制,临床使用中应特别注意。①环磷酰胺不良反应有胃肠道反应、骨髓抑制导致血白细胞减少、肝损害、出血性膀胱炎、脱发等,在使用时应鼓励患者多饮水,稀释尿液,观察尿液颜色,及早发现膀胱出血情况。定期血检,当血白细胞 $<3×10^9/L$ 时,暂停使用。②硫唑嘌呤不良反应主要是骨髓抑制、肝损害、胃肠道反应等。③霉酚酸酯对白细胞、肝功能影响较小。需用 CTX 治疗的患者,由于血白细胞减少而暂不能使用者,可用本药暂时替代。④抗疟药对血象、肝功能影响很小,久服可能对视力有影响。氯喹可造成心肌损害。

5. 对症护理

(1)皮肤护理:除常规的皮肤护理、预防压疮措施外,应注意:①有皮疹、红斑或光敏感者,指导患者外出时采取遮阳措施,避免阳光直接照射裸露皮肤,忌日光浴。皮疹或红斑处可遵医嘱用抗生素,做好局部清创换药处理。②保持皮肤清洁干燥,用温水擦洗皮肤,忌用碱性肥皂。③避免接触刺激性物品,如染发烫发剂、定型发胶、农药等。④避免服用诱发本系统疾病的药物,如普鲁卡因胺、肼屈嗪等。

(2)口腔护理:保持口腔清洁,有口腔黏膜破损时,每日晨起、睡前和进餐前后用漱口液漱口,有口腔溃疡者在漱口后用冰硼散或锡类散涂敷溃疡部,可促进愈合。对合并有口腔感染者,遵医嘱局部使用抗生素。

6. 心理护理 患者常有较重的精神负担,鼓励患者说出自身感受,与患者一起分析原因,并评估其焦虑程度。对脏器功能受损、预感生命受到威胁而悲观失望者,应主动介绍治疗成功的病例及治疗进展,鼓励其树立战胜疾病的信心。嘱家属给予患者精神支持和生活照顾。

7. 中医护理 本病属于中医"蝶形流注"、"周痹"范畴。患者饮食宜清淡、富有营养。忌食羊肉、狗肉、驴肉、鹿肉等温热之品,以防加重内热症状;少食辣椒、青椒、葱、姜、蒜、韭菜等辛辣刺激食物;不宜随意进补,以免加重病情。

【健康教育】

1. 知识宣教 向患者及家属介绍本病的有关知识和自我护理方法,使患者及家属了解本病并非"不治之症",若能及时正确有效治疗,病情可以长期缓解,过正常生活。注意个人卫生,学会皮肤护理,切忌挤压皮肤斑丘疹,预防皮损和感染。

2. 用药指导 不可擅自改变药物剂量或突然停药,保证治疗计划得到落实。应向患者详细介绍所用药物的名称、剂量、给药时间和方法等,并教会患者观察药物疗效和不良反应。

3. 避免诱因　指导患者要避免一切可能诱发本病的因素,如阳光照射、妊娠、分娩、药物及手术等。明确并排除对治病不利的因素,树立治病信心,保持心情舒畅,为患者创造一个有利于健康恢复的环境。

4. 生活指导　为避免日晒和寒冷的刺激,外出时可戴宽沿帽子,并穿长袖衣裤。病情处于缓解期达半年以上者,无中枢神经系统、肾脏等脏器严重损害,口服泼尼松剂量低于每日 10mg,一般能安全地妊娠,并分娩出正常婴儿。非缓解期的 SLE 患者容易出现流产、早产和死胎,发生率约 30%,故应避孕。在疾病的缓解期,患者应逐步增加活动,可参加社会活动和日常工作,但要注意劳逸结合,避免过度劳累。

5. 定期随访　介绍复查的时间和内容,争取病情稳定,长期缓解,减少复发。

【结语】

SLE 是累及多系统、多器官的自身免疫性结缔组织疾病,最常累及的组织器官是皮肤、关节、肾脏,蝶形红斑是 SLE 典型体征。抗核抗体、抗双链 DNA 抗体、抗 Sm 抗体是重要的免疫学检查指标。重型 SLE 首选糖皮质激素治疗。最具特色的护理措施是皮肤护理。

第四节　类风湿关节炎

 案例导入

　　患者赵女士,38 岁,保洁工人。自诉 1 年前无明显诱因下出现双手 2、3、4、5 掌指、近端指间关节、双腕关节对称性肿痛,活动明显受限。伴有晨僵,晨僵时间约 2 小时。自行服用止痛剂(具体不详),疼痛可缓解,停药后疼痛又作。近 1 周受凉后疼痛加剧,肿胀明显,故前来就诊。患者平时食欲尚可,夜间睡眠一般。丈夫及儿子体健,否认过敏史、外伤史等。

　　身体评估:T 36.7℃,P 72 次/分,R 21 次/分,BP 122/70mmHg,精神可,消瘦貌,双手第 2、3、4、5 指掌指关节、近端指间关节肿胀,压痛,活动受限,不能握拳。双腕关节肿胀,局部肤温增高,疼痛,压痛明显,活动受限。右肘关节轻度压痛,活动度尚可。右肘鹰嘴处有一皮下结节,直径约 2 厘米,活动度好。

　　辅助检查:类风湿因子(+),血沉 45mm/h,C 反应蛋白 56mg/dl,手 X 线片显示关节间隙狭窄。

　　入院诊断:类风湿关节炎。

　　请问:患者目前有哪些主要的护理诊断/问题? 为减轻其疼痛,应采取哪些护理措施?

类风湿关节炎(rheumatoid arthritis RA)是一种主要侵犯周围关节为主的多系统性炎症性自身免疫病,其特征性的症状是慢性、对称性、周围性多关节炎性病变。临床表现为受累关节疼痛、肿胀、功能受损。当炎症破坏软骨和骨质时,出现关节畸形和功能障碍。70% 的患者在活动期血清中出现类风湿因子(rheumatoid factor,RF)。

本病呈全球性分布,我国的患病率为 0.32% ~0.36%,低于欧美国家白人的 1%。任何年龄均可发病,以 35~50 岁为发病高峰。女性高于男性约 2~3 倍。是造成我国人群劳动力丧失和致残的主要原因之一。

【病因与发病机制】

RA 的病因目前尚未明确,可能与下列多种因素有关。

1. 环境因素　研究表明一些细菌、支原体、病毒、原虫等的感染与 RA 关系密切。感染是 RA 的诱发或起动因素,在某些易感或遗传背景的人中引起发病。

2. 遗传因素　流行病学调查显示 RA 与遗传密切相关。RA 现症者的一级亲属发生 RA 的概率为 11%,同卵双胞胎中 RA 的发病约 12%～30%,说明有一定的遗传倾向。RA 是一个多基因的疾病,其遗传易感性基础主要表现于 HLA-DR4。

3. 免疫紊乱　目前认为免疫紊乱是 RA 主要的发病机制,表现为 MHC-Ⅱ型阳性的抗原递呈细胞(antigen presenting cell,APC)和活化的 $CD4^+T$ 细胞浸润关节滑膜。体内产生的内源性物质或滑膜关节组织的某些特殊成分也可能作为自身抗体被 APC 呈递给活化的 $CD4^+T$ 细胞,启动特异性免疫应答,导致相应的关节炎症状。在发病中受到体内外不同抗原的刺激,多种不同的 T 细胞克隆活化增殖,滑膜的巨噬细胞被抗原激活,其所产生的细胞因子如 IL-1、IL-6、IL-8、TNF-α 等促使滑膜处于慢性炎症状态。IL-1 是引起 RA 全身性症状如低热、乏力、急性期蛋白合成增多而造成 C 反应蛋白和血沉升高的主要因素。TNF-α 更可进一步破坏关节软骨和骨,结果造成关节畸形。此外,B 淋巴细胞激活分化为浆细胞,过程中分泌大量免疫球蛋白,其中有类风湿因子、抗环瓜氨酸肽抗体和其他抗体,同时使滑膜处于慢性炎症状态。免疫球蛋白和 RF 形成的免疫复合物,经补体激活后可以诱发炎症。

由此可见 RA 是由感染因子、遗传因素、免疫紊乱等各种因素共同作用的结果。

【临床表现】

大多起病缓慢,在出现明显的关节症状前可有乏力、全身不适、发热、食欲缺乏等症状。少数患者起病较急剧,在数天内出现多个关节的症状。

1. 关节表现　主要侵犯小关节,尤其是手关节,如腕、掌指和近端指间关节,其次是趾、膝、踝、肘、肩等关节。可分为滑膜炎症状和关节结构破坏的表现,前者经治疗后有一定可逆性,但后者却很难逆转。其表现有:

(1) 晨僵:早晨起床后病变关节感觉僵硬,如胶黏着样的感觉,持续时间超过 1 小时者意义较大;出现在 95% 以上的患者。晨僵持续时间与关节炎症程度呈正比,是观察本病活动的指标之一。

(2) 关节痛与压痛:关节痛往往是最早的关节症状,多呈对称性、持续性疼痛,时轻时重,并伴有压痛。受累关节的皮肤可出现褐色色素沉着。

(3) 关节肿:凡受累的关节均可肿胀,多因关节腔内积液或关节周围软组织炎症引起,病程较长者可因滑膜慢性炎症后的肥厚而引起肿胀。

(4) 关节畸形:晚期由于滑膜炎的绒毛破坏了软骨和软骨下的骨质结构,造成关节纤维性或骨性强直,加之关节周围的肌腱、韧带损害使关节不能保持在正常位置,出现手指关节半脱位如手指的尺侧偏斜、“天鹅颈样”、“纽扣花样”畸形等。关节周围肌肉的萎缩、痉挛使畸形更严重。

(5) 特殊关节:①颈椎可动小关节及周围腱鞘受累出现颈痛、活动受限,有时甚至因颈椎半脱位而出现脊髓受压。②约 1/4 的患者颞颌关节也可累及,早期表现为讲话或咀嚼时疼痛加重,严重者有张口受限。③肩、髋关节等大关节因周围有较多肌腱等软组织包围,因此很难发现肿胀。最常见的症状是局部疼痛和关节受限,髋关节可表现为臀部及下腰部疼痛。

（6）功能障碍：关节肿痛和结构破坏都会引起关节的活动障碍。美国风湿病学会将因本病而影响生活的程度分为四级：Ⅰ级：能照常进行日常生活和各项工作。Ⅱ级：可进行一般的日常生活和某种职业工作，但对参与其他项目活动受限。Ⅲ级：可进行一般的日常生活，但参与某种职业工作或与其他项目活动受限。Ⅳ级：日常生活的自理和参与工作的能力均受限。

2. 关节外表现

（1）类风湿结节：是本病较特异的皮肤表现，出现在20%～30%的患者。浅表结节多位于肘鹰嘴附近，枕、跟腱等关节隆突部及受压部位的皮下。结节呈对称分布，质硬无压痛，大小不一，直径数毫米至数厘米不等，其出现提示病情活动。

（2）类风湿血管炎：可出现在患者的任何系统。查体可见指甲下或指端出现小血管炎，少数引起局部组织的缺血性坏死。在眼造成巩膜炎，严重者因巩膜软化而影响视力。

（3）肺：肺受累很常见，男性多于女性，有时可为首发症状。

1）肺间质病变：是最常见的肺病变。见于约30%的患者，可有肺功能和肺X线片的异常，但临床症状常不明显，早期诊断有赖于高分辨CT。部分患者出现气短和活动后肺纤维化，少数出现慢性纤维性肺泡炎则预后较差。

2）结节样改变：肺内出现单个或多个结节，为肺内的类风湿结节的表现。结节有时可液化，咳出后形成空洞。

3）胸膜炎：见于约10%的患者。为单侧或双侧性的少量胸腔积液，偶为大量胸腔积液。积液呈渗出性，糖含量很低。

4）肺动脉高压：由肺内动脉病变和肺间质病变所致。

（4）心脏：心包炎是最常见受累的表现。通过超声心动图检查约30%出现小量心包积液，多不引起临床症状。

（5）胃肠道：患者可有上腹不适、胃痛、恶心、食欲缺乏、甚至黑便，但均与服用抗风湿药物，尤其是非甾体抗炎药有关。很少由类风湿关节炎本身引起。

（6）肾：本病的血管炎很少累及肾脏，偶有轻微膜性肾病、肾小球肾炎、肾内小血管炎等。

（7）神经系统：神经受压是RA患者出现神经系统病变的常见原因，常见的受累神经有正中神经、尺神经和桡神经，可根据临床症状和神经定位来诊断，如正中神经在腕关节处受压而出现腕管综合征。随着炎症的减轻，神经病变也逐渐减轻，但有时需手术减压治疗。

（8）血液系统：本病可出现小细胞低色素性贫血，贫血因病变本身所致或因服用非甾体抗炎药而造成胃肠道长期少量出血所致。在病情活动期可见血小板增多，其增高程度和滑膜炎活动的关节数正相关。Felty综合征是指类风湿关节炎患者伴有脾大、中性粒细胞减少，有的甚至有贫血和血小板减少。

（9）干燥综合征：约30%～40%本病患者出现此综合征。部分患者口干、眼干的症状不明显，必须通过各项检验方证实有干燥性角结膜炎和口干燥征。

【辅助检查】

1. 血常规　有轻至中度贫血。活动期血小板增多，白细胞及分类多正常。

2. 炎性标志物　血沉和C反应蛋白常升高，与疾病的活动相关。

3. 自身抗体 有利于 RA 与其他炎性关节炎的鉴别诊断。

(1) 类风湿因子(RF):可分为 IgM、IgG、IgA 型,在常规临床工作中测得的是 IgM 型 RF,见于 70% 的患者血清中,其滴度与本病的活动性和严重性呈正比。但 RF 可出现在除本病外的多种疾病,如 SLE、系统性硬化病、慢性肺结核等,甚至在 5% 的正常人中也可出现低滴度的 RF,因此其对 RA 的诊断不具特异性。因此 RF 阳性者必须结合临床表现,才能诊断本病。

(2) 抗角蛋白抗体谱:有抗核周因子(APF)抗体、抗角蛋白(AKA)抗体、抗聚角蛋白微丝蛋白(AFA)抗体和抗环瓜氨酸肽(CCP)抗体。其中环瓜氨酸肽是该抗原中主要成分,对 RA 的诊断敏感性和特异性高,已在临床普遍使用。

4. 免疫复合物和补体 70% 患者血清中出现各种类型的免疫复合物,尤其是活动期和 RF 阳性患者。在急性期和活动期,患者血清补体均有升高,只有在少数血管炎者出现低补体血症。

5. 关节滑液 患者关节腔内滑液量常超过 3.5ml,滑液中白细胞明显增多,可达到 $(2.0 \sim 7.5) \times 10^9/L$,中性粒细胞占优势。

6. 关节影像学检查 以手指和腕关节的 X 线摄片最有价值。片中可见关节周围软组织的肿胀阴影,关节端的骨质疏松(Ⅰ期);关节间隙变窄(Ⅱ期);关节面出现虫凿样破坏性改变(Ⅲ期);晚期可见关节半脱位和关节破坏后的纤维性和骨性强直(Ⅳ期)。

7. 类风湿结节活检 典型的病理改变有助于诊断。

【诊断要点】

美国风湿病学会(ACR)1987 年对本病的分类标准如下:①关节内或周围晨僵,持续最少 1 小时,病程至少 6 周;②有 3 个或以上的关节区软组织肿或积液,至少 6 周;③腕、掌指、近端指关节区中,至少 1 个关节区肿,至少 6 周;④对称性关节炎,至少 6 周;⑤有类风湿结节;⑥手 X 线摄片改变(至少有骨质疏松和关节间隙的狭窄);⑦类风湿因子阳性(所用方法正常人群中不超过 5% 阳性)。符合其中 4 项或 4 项以上者可诊断为 RA。2010 年美国风湿病学会(ACR)和欧洲抗风湿病联盟(EULAR)提出了新的 RA 分类标准,该标准包括关节受累情况、血清学指标、滑膜炎持续时间和急性时相反应物 4 个部分,4 个部分评分的总得分 6 分以上可确诊 RA。

【治疗要点】

治疗原则为控制炎症,缓解症状,保护关节功能,防止关节畸形。

1. 一般性治疗 包括休息、关节制动(急性期)、关节功能锻炼(恢复期)、物理疗法等。卧床休息只适宜于急性期、发热以及内脏受累的患者。

2. 药物治疗 是本病治疗最重要的治疗措施。根据药物性能,将抗类风湿关节炎的药物分为非甾体抗炎药(NSAIDs)、改变病情抗风湿药(DMARDs)、糖皮质激素、植物药和生物制剂等。

(1) 非甾体抗炎药(NSAIDs):具有镇痛消肿作用,是改善关节炎症状的常用药,但不能控制病情,必须与改变病情抗风湿药同用。常用药物有:塞来昔布、美洛昔康、双氯芬酸、萘普生、吲哚美辛(消炎痛)、布洛芬等。上述各种药物至少需服用两周方能判断其疗效,效果不明显者可改用另一种 NSAIDs。

(2) 改变病情抗风湿药:诊断明确后均应使用 DMARDs,由于本类药物起效时间长于非甾体抗炎药,临床症状明显改善大约需要 1~6 个月,有改善和延缓病情进展的作用。常用药物有:甲氨蝶呤(MTX)、来氟米特、柳氮磺吡啶、氯喹和羟氯喹等。

(3) 糖皮质激素:治疗原则是短程、小剂量。因其有强大的抗炎作用,故能迅速缓解关节症状。使用时必须同时应用 DMARDs。关节腔注射激素有利于减轻关节炎症状,改善关节功能。但一年内不宜超过 3 次。

(4) 植物药制剂:常用的植物药包括:雷公藤总甙、白芍总甙等。

(5) 生物制剂靶向治疗:是近年来快速发展的方向,疗效显著。目前使用较为广泛的是 TNF-α 拮抗剂、IL-6 拮抗剂。

3. 外科手术治疗 包括关节置换和滑膜切除手术。

【常用护理诊断/问题】

1. 疼痛 与关节炎性反应有关。

2. 有失用综合征的危险 与关节炎反复发作、疼痛和关节骨质破坏有关。

3. 预感性悲哀 与疾病久治不愈、关节可能致残、影响生活质量有关。

4. 生活自理缺陷 与关节功能障碍、疼痛、疲乏有关。

5. 知识缺乏:缺乏疾病的治疗和自我护理的知识。

【护理措施】

1. 病情观察 了解患者关节疼痛的部位与疼痛性质,关节肿胀和活动受限的程度,有无畸形,晨僵的程度,以判断病情轻重及疗效好坏。注意关节外的情况,如有腹痛、消化道出血、发热、咳嗽、呼吸困难等症状,提示病情严重,应及时给予适当的处理。

2. 起居护理 急性活动期应卧床休息,以减少体力消耗,保护关节功能,避免脏器受损。限制受累关节活动,保持关节功能位,如膝下放一平枕,使膝关节保持伸直位;足下放置足板,避免垂足,但不宜绝对卧床。缓解期应适当功能锻炼,防止关节畸形及肌肉萎缩。

3. 饮食护理 给予高蛋白、高维生素饮食,有贫血者增加含铁丰富的食物,如蛋黄、瘦肉、血制品等。饮食宜清淡、易消化,富于营养,忌辛辣、寒凉等刺激性食物,如辣椒、冷饮等。

4. 用药护理

(1) 非甾体抗炎药:有胃肠道不良反应,严重者有上消化道出血。应饭后服用,减轻对胃肠道刺激,必要时配合抑酸剂或胃黏膜保护剂。

(2) 改变病情抗风湿药:因此类药物起效时间较慢,应事先向患者解释。甲氨蝶呤不良反应有肝损害、胃肠道反应、骨髓抑制等,停药后多能恢复。应饭后服用,以减轻对胃肠道刺激,并定期监测肝肾功能、血常规。

(3) 糖皮质激素:详见系统性红斑狼疮。

(4) 植物类药物:雷公藤总甙的不良反应主要是对性腺的毒性、肝损害、胃肠道反应等。育龄期患者应特别注意。

(5) 生物制剂:其主要副作用有:注射部位皮疹、感染(尤其是结核感染)、长期使用淋巴系统肿瘤患病率增加等,在使用前应做详细检查,尤其是结核、乙肝患者,使用中密切观察,排除感染可能。

5. 对症护理

(1) 晨僵:鼓励患者早晨起床后行温水浴,或用热水浸泡僵硬的关节,而后活动关节。夜间睡眠戴弹力手套保暖,可减轻晨僵程度。

(2)预防关节废用:为保持关节功能,防止关节畸形和肌肉萎缩,护士应指导患者锻炼,做到勤指导、勤协助和勤督促。

1)住院期间功能康复训练内容:经治疗后关节疼痛、肿胀减轻,可适当运动,以床上运动为主,必要时提供辅助工具,避免长时间不活动。为保持关节活动度,每天应做一定量关节活动,每次尽量达到最大限度。还应主动伸展肢体,可保持肌肉强度,维持肌力。

2)稳定期功能康复训练内容:在病情平稳后调整运动与休息的方式,从以休息为主转为以运动为主。此时按照病变关节生理功能着手进行训练,为防止关节、肌腱、韧带挛缩,应将关节活动范围由被动运动过渡到主动运动,最后为抗阻力运动。

3)辅助治疗:可配合按摩、理疗、熏洗、热熨、艾灸等方法,以增加局部血液循环、松弛肌肉、活络关节,防止关节废用。

4)注意事项:各种运动训练要循序渐进,不可操之过急,在进行任何一种运动训练后,若24小时内疼痛加重、关节肿胀、僵硬感增加,即应减量或改进方法。任何训练不要连续1小时,如出现肌肉痉挛应立即停止活动。

6. 心理护理 评估患者心理反应:患者因病情反复发作、顽固的关节疼痛、疗效不佳等原因,常表现出情绪低落、忧虑、孤独,对生活失去信心。护士在与患者的接触中,要用和蔼的态度采取心理疏导、解释、安慰、鼓励等方法做好患者的心理护理。鼓励并激发患者对家庭、社会的责任感,鼓励自强,正确认识、对待疾病,积极与医护人员配合,争取得到较好的治疗效果。组织患者集体学习疾病的有关知识或开座谈会,以达到相互启发、相互学习、相互鼓励的作用,也可让患者参加一些集体活动或娱乐活动,使生活充实。嘱家属亲友给患者精神鼓励,亲人的关心会使患者情绪稳定,从而增强战胜疾病的信心。

7. 中医护理 本病属于中医"痹证"范畴。患者宜进食温热、富于营养、易消化之品,忌生冷。关节疼痛者可采用局部温热疗法,如灸法、熏蒸、热敷、拔火罐等;轻症患者适当锻炼,如打太极拳、做五禽戏;病重者可经常拍打患肢,以促进肢体气血运行。

【健康教育】

1. 知识宣教 向患者介绍疾病的相关知识,指导患者及家属了解其性质、病程;注意保暖和休息,避免感染、寒冷、潮湿、过劳等各种诱因。

2. 用药指导 遵医嘱服药,指导用药方法和注意事项,不要随便停药、换药、增减剂量。坚持治疗,减少复发。病情复发时,应及早就医,以免重要脏器受损。定期复查。

3. 生活指导 强调休息和治疗性锻炼的重要性,养成良好的生活方式和持续性锻炼,增强机体的抵抗能力,保护关节功能,防止废用。

【结语】

类风湿关节炎是一种慢性、全身性疾病,育龄期女性多发。早期主要侵犯四肢小关节,可出现晨僵、关节疼痛、肿胀和功能障碍,晚期可出现关节强直及畸形。辅助检查多见 RF 阳性。治疗时非甾体抗炎药须与改变病情抗风湿药联合使用。对症护理时注意保护关节功能,适当休息与锻炼。用药护理时关注药物的副作用。

第五节　特发性炎症性肌病

特发性炎症性肌病(idiopathic inflammatory myositis,IIM)是一组病因不明的骨骼肌非化脓性炎症性疾病,以四肢近端肌无力为主要临床表现。临床包括:多发性肌炎(polymyositis,PM)、皮肌炎(dermatomyositis,DM)、包涵体肌炎(inclusion body myositis,IBM)、非特异性肌炎和免疫介导的坏死性肌病等。发病率大约在0.5/10万~8.4/10万人口,其发病年龄有两个高峰,即10~15岁和45~60岁。其中包涵体肌炎患病率男性为女性的2倍,而其他特发性炎症性疾病女性患病率为男性的2倍。成人PM与DM约占特发性炎症性肌病的70%左右。

【病因与发病机制】

本病病因未明,目前多认为是在某些遗传易感个体中,感染与非感染环境因素所诱发,由免疫介导的一组疾病。

1. 遗传因素　对HLA的研究发现,具有HLA-DR$_3$的人患炎症性肌病的风险高,抗Jo-1抗体阳性的患者均有HLA-DR$_{52}$,包涵体肌炎可能与HLA-DR、DR$_6$和DQ$_1$有关。

2. 病毒感染　患者在感染了细小核糖核酸病毒后,可逐渐发生慢性肌炎。动物模型发现病毒在特发性炎症性肌病中的作用。给新生的瑞士鼠注射柯萨奇病毒B$_1$或给成熟的BALB/C鼠注射心肌炎病毒221A,可产生剂量依赖的PM模型。

3. 免疫异常　本组疾病常可检测到自身抗体呈现较高状态,如肌炎特异性抗体(myositis specific antibody,MSA),其中抗Jo-1抗体最常见;PM/DM常伴发其他自身免疫病,如桥本甲状腺炎、突眼性甲状腺肿、1型糖尿病、重症肌无力、系统性红斑狼疮、原发性胆汁性肝硬化、系统性硬化病等。

【临床表现】

特发性炎症性肌病的主要临床表现是对称性四肢近端肌无力。起病隐匿,病情于数周、数月甚至数年发展至高峰。多伴有发热、关节痛、畏食和体重减轻等全身症状。

1. 骨骼肌受累　其主要临床表现为近端肢体肌无力,部分患者伴有自发性肌痛与肌肉压痛。骨盆带肌受累时出现髋周及大腿无力,难以蹲下或起立,肩胛带肌群受累时双臂难以上举。半数患者可发生颈部肌肉无力,1/4可见吞咽困难。四肢远端肌群受累者少见,眼肌及面部肌肉几乎不受影响。

2. 皮肤受累　约占特发性炎症性肌病的35%。皮疹可出现在肌炎之前、同时或之后,皮疹与肌肉受累程度常不平行。典型皮疹包括以上眼睑为中心的眶周水肿性紫红色斑;颈前及上胸部V字形红色皮疹;肩颈后皮疹(披肩征);四肢肘、膝关节伸侧面和内踝附近、掌指关节、指间关节伸面紫红色丘疹,逐渐融合成斑片,有毛细血管扩张、色素减退、上覆细小鳞屑,称Gottron征;部分患者双手外侧掌面皮肤出现角化、裂纹,皮肤粗糙脱屑,如同技术工人的手,称"技工手"。此外,甲根皱襞可见不规则增厚,毛细血管扩张性红斑,其上常见瘀点。本病皮疹通常无瘙痒及疼痛,缓解期皮疹可完全消失,或遗留皮肤萎缩、色素沉着或脱失、毛细血管扩张或皮下钙化。皮疹多为暂时性,但可反复发作。

3. 其他　可出现肺脏受累如间质性肺炎、肺纤维化、吸入性肺炎等;约30%可见心脏改变,如无症状性心电图改变,心律失常,甚至继发于心肌炎的心力衰竭。少数可累及肾脏,出现蛋白尿、血尿、肾衰竭等。PM/DM 可伴发恶性肿瘤,以 DM 为多,可先于肿瘤 1～2 年,也可同时或晚于肿瘤出现。常见肺癌、卵巢癌、胃肠道癌、淋巴癌。典型 PM/DM 与系统性红斑狼疮、类风湿关节炎或系统性硬化病同时存在时称为"重叠综合征",病情重、预后差。

包涵体肌炎多见于中老年人,起病隐袭,进展缓慢,是原因未明的特发性慢性炎症性肌病,四肢远、近端肌肉均可累及,多为无痛性,可表现为局限性、远端、非对称性肌无力,通常腱反射减弱或消失,20% 患者出现吞咽困难。随着肌无力的加重,常伴有肌萎缩,肌电图呈神经或神经肌肉混合改变。本病的特征性病理变化是肌细胞质和(或)核内有嗜碱性包涵体和镶边空泡纤维,电镜下显示肌纤维内有管状细丝或淀粉样细丝包涵体。

【辅助检查】

1. 一般检查　血常规可见白细胞正常或增高,血沉增快,肌酐下降,血清肌红蛋白增高,尿肌酸排泄增多。

2. 血清肌酶谱　肌酸激酶(CK)、天门冬酸氨基转移酶(AST)、丙氨酸氨基转移酶(ALT)、醛缩酶(ALD)、乳酸脱氢酶(LDH)增高,尤以 CK 升高最敏感。CK 虽然可以用来判断病情的进展情况和治疗效果,但是与肌无力的严重性并不完全平行。由于这些酶也广泛存在于肝、心脏、肾等脏器中,因此其诊断虽然敏感性高,但特异性不强,应注意鉴别。

3. 自身抗体　大部分患者 ANA 阳性,部分患者 RF 阳性。近年发现了一类肌炎特异性抗体(MSA):①抗氨酰 tRNA 合成酶抗体(抗 J_0-1、EJ、PL-12、PL-7 和 OJ 抗体):其中检出率较高的为抗 J_0-1 抗体,PM 患者阳性率可达 30%,DM 患者阳性率为 10%;②抗 SRP 抗体:此抗体阳性虽对 PM 更具特异性,但敏感性很差,仅 4% 左右;③抗 Mi-2 抗体:是对 DM 特异的抗体,其阳性率约为 21%,此抗体阳性者 95% 可见皮疹,但肺间质病变少见,预后较好。

4. 肌电图　本病约 90% 病例出现肌电图异常,典型肌电图呈肌源性损害:表现为低波幅,短程多相波;插入(电极)性激惹增强,表现为正锐波,自发性纤颤波;自发性、杂乱、高频放电。故肌电图可早期发现肌源性病变,对肌源性和神经性损害有鉴别诊断价值。

5. 肌活检　约 2/3 病例呈典型肌炎病理改变;另 1/3 病例肌活检呈非典型变化,甚至正常。免疫病理学检查有利于进一步诊断。

【诊断】

诊断 PM/DM 应具备:①四肢对称性近端肌无力;②肌酶谱升高;③肌电图示肌源性改变;④肌活检异常;⑤皮肤特征性表现。以上 5 条全具备为典型 DM;仅具备前 4 条为 PM。在诊断前应排除感染、代谢性疾病、内分泌疾病、肌营养不良、肉芽肿性肌炎、横纹肌溶解、重症肌无力、药物和毒物诱导的肌病症状等。

【治疗要点】

炎症性肌病的治疗应遵循个体化原则,治疗用药首选糖皮质激素。对重症者可用甲泼尼龙静脉滴注,一般病例可口服中等剂量泼尼松(龙)。对糖皮质激素反应不佳者可加用甲氨蝶呤每周 5～25mg,口服、肌内注射或静脉注射;或加用硫唑嘌呤每日 2～3mg/kg,重症患者以上两药可以联合应用。皮肤损害者可加用羟氯喹,对危重症状可用大剂量免疫球蛋白静脉冲击治疗。

【常用护理诊断/问题】

1. 躯体活动障碍　与肌无力、肌萎缩、关节疼痛有关。

2. 皮肤完整性受损　与血管炎性反应、免疫功能缺陷引起皮肤损害有关。

3. 疼痛　与关节炎性反应有关。

【护理措施】

1. 病情观察　了解患者肌肉疼痛的部位、程度、肌力的大小、关节症状，皮疹的部位、性质、程度等，以判断病情轻重及疗效好坏。注意全身症状，如有无发热、呼吸困难、吞咽困难、便秘、心律失常等，及时给予适当的处理。

2. 起居护理　急性活动期，有肌肉疼痛、肿胀、无力、关节疼痛者，应卧床休息，以减轻肌肉负荷。待病情稳定后，有计划地进行锻炼，活动量应由小到大，循序渐进。对肌无力的肢体可协助被动运动。

3. 饮食护理　给予高蛋白、高维生素的饮食。饮食宜清淡、易消化，富含营养，忌辛辣、寒凉等刺激性食物，如辣椒、冷饮等。对吞咽困难者给予半流或流质饮食，必要时给予鼻饲。

4. 对症护理　局部皮肤护理：急性期患者皮肤红肿，局部应保持清洁干燥，避免抓擦。有水疱时用炉甘石洗剂外涂，有渗出时用3%硼酸溶液湿敷，有感染者可对症消炎、清创换药。

5. 用药护理　参见本章第三节"用药护理"。

6. 心理护理　鼓励患者说出自身感受，与患者一起分析原因，并评估其焦虑程度。对脏器功能受损、预感生命受到威胁而悲观失望者，应主动介绍治疗成功的病例及治疗进展，鼓励其树立战胜疾病的信心。鼓励患者家属多与患者沟通，一起制定治疗及康复计划。

7. 中医护理　本病属于中医"痿证"范畴。患者饮食宜温热，富于营养、易消化，忌生冷之品。可采用局部温热疗法，如灸法、熏蒸、热敷、拔火罐等。

【健康教育】

1. 知识宣教　帮助患者及家属了解疾病的性质、病程和治疗方案，做好长期治疗的准备。

2. 生活指导　强调休息和治疗性锻炼的重要性，养成良好的生活方式和持续性锻炼，增强机体的抗病能力。

3. 用药指导　坚持遵医嘱服药，指导用药方法和注意事项，不要随便停药、换药、增减剂量。坚持治疗，减少复发。

4. 定期随访　如出现呼吸肌无力、吞咽困难等情况时，提示病情变化，应及早就医，以免重要脏器受损。

【结语】

特发性炎症性肌病是一组侵犯四肢近端肌肉的非化脓性炎症性疾病，主要表现为对称性四肢近端肌无力，可伴有皮疹。实验室检查可见血清肌酶显著增高，肌电图显示炎症性肌病改变。治疗首选肾上腺糖皮质激素。对症护理包括适当休息与锻炼，注意保护受损皮肤；用药护理时关注药物的副作用。

学习小结

1. 学习内容

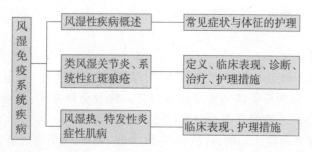

2. 学习方法

本章要结合风湿免疫系统临床病例和临床实践,对风湿热、类风湿关节炎、系统性红斑狼疮、特发性炎症性肌病的临床表现采用比较学习法,对于护理措施的学习采用演示法和视频学习法。

（钱　鑫）

复习思考题

1. 风湿热和类风湿关节炎都会出现关节疼痛,其各自特点是什么?

2. 类风湿关节炎病情观察的重点是什么?

3. 风湿热、系统性红斑狼疮、皮肌炎都会出现皮疹,其有何异同?

4. 系统性红斑狼疮的临床表现有哪些?

5. 如何做好系统性红斑狼疮的皮肤护理?

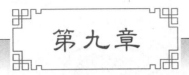

第九章

神经系统疾病患者的护理

学习目的

1. 通过对神经系统疾病常见症状体征的学习,为神经系统疾病患者的护理评估,实施护理措施打下基础。

2. 通过对周围神经疾病的临床表现、治疗原则、用药等内容的学习,为制定和实施护理措施提供理论依据和实践指导。

3. 通过对脑血管疾病病因及危险因素的学习,为预防脑血管疾病提供依据;通过对脑血管疾病临床表现、治疗原则的学习,为脑血管疾病患者制定护理及康复措施提供指导。

4. 通过对癫痫、帕金森病、重症肌无力临床表现、治疗原则等内容的学习,为临床护理观察病情、判断病势及实施护理措施提供依据。

5. 通过对神经系统疾病常用诊疗技术护理的学习,为实施临床护理技能操作打下基础。

学习要点

神经系统疾病常见症状与体征的护理;周围神经疾病的临床表现、护理;脑血管疾病的定义、危险因素、临床表现、治疗原则、护理、健康教育;帕金森病、重症肌无力的临床表现、护理、健康教育;癫痫的临床特点、临床发作形式、治疗原则、护理、健康教育;神经系统疾病常用诊疗技术的术前准备、术中和术后护理。

第一节 概 述

神经系统疾病系指神经系统的脑、脊髓、周围神经和肌肉,由已知的炎症、肿瘤、血管、外伤、代谢等原因和不明原因引起的疾病,主要表现为运动、感觉和反射障碍,如病变累及大脑时,常出现意识障碍与精神症状。神经系统疾病具有起病急、病情重、症状广泛而复杂的特点,是导致人类死亡和残障的主要原因之一。据统计,在我国城市居民主要疾病死因中,神经系统疾病中的脑血管病居第二位,仅次于恶性肿瘤。

一、神经系统的结构和功能

神经系统由中枢神经系统和周围神经系统组成。

【中枢神经系统】

包括脑和脊髓。脑又可分为大脑、间脑、脑干和小脑等部分。脊髓位于椎管内,为脑干向下延伸部分。中枢神经系统组成见图9-1。

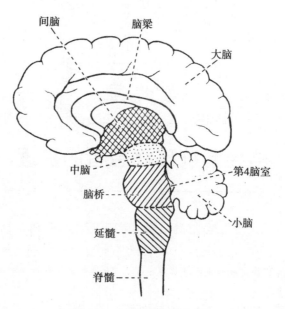

图 9-1　中枢神经系统组成

1. 大脑　大脑半球的表面由大脑皮质所覆盖,皮质表面有脑沟和脑回,内部为白质、基底核和侧脑室。大脑还包括位于大脑外侧裂深部的岛叶和位于半球内侧面的边缘系统。双侧大脑半球的功能不完全对称,按功能分优势半球和非优势半球。优势半球为在语言、逻辑思维、分析综合和计算功能等方面占优势的半球,多位于左侧,只有一小部分右利手或约半数左利手者在右侧;非优势半球多位于右侧大脑半球,主要在音乐、美术、综合能力、空间、几何图形和人物面容的识别及视觉记忆功能等方面占优势。

大脑半球又分为额叶、顶叶、颞叶、枕叶、岛叶和边缘叶。额叶位于中央沟前方,外侧沟之上,与精神、语言和随意活动有关,受损时可引起随意运动、语言和精神活动障碍。顶叶位于中央沟之后,顶枕沟以前和外侧沟延长线上方,与躯体感觉、味觉和语言等有关,受损可致精细感觉障碍如实体觉、两点辨别觉和皮肤定位觉丧失,而一般感觉不受影响。颞叶位于大脑外侧沟下方,顶枕裂前方,与听觉、语言和记忆有关,刺激性或破坏性病灶主要引起精神与行为异常。枕叶位于顶枕沟和枕前切迹连线的后方,与视觉信息的整合有关,损害时主要出现视觉障碍。岛叶又称脑岛,位于外侧沟深面,主要与内脏感觉和运动有关,损害时多引起内脏运动和感觉的障碍。边缘叶由半球内侧面位于胼胝体周围和侧脑室下角底壁的一圆弧结构构成,并与杏仁核、丘脑前核、下丘脑等构成边缘系统,边缘系统损害时出现情绪变化、记忆丧失、意识障碍、幻觉、行为异常和智能改变。

内囊是宽厚的白质层,位于尾状核、豆状核和丘脑之间。内囊聚集了大量的上下行传导束,特别是锥体束在此高度集中,如完全损害,病灶对侧可出现偏瘫、偏身感觉障碍及偏盲,称为"三偏综合征"。

基底神经节又称基底核,位于大脑白质深部,是锥体外系统的中继站,与大脑皮质及小脑协同调节随意运动、肌张力和姿势反射,也参与复杂行为的调节。

2. 间脑　位于两侧大脑半球之间,是脑干与大脑半球连接的中继站。包括丘脑、上丘脑、下丘脑和底丘脑四部分。丘脑是除嗅觉以外的感觉纤维上升至大脑的三级神经元所在地,其破坏性病灶可致对侧偏身感觉减退或消失;刺激性病灶可引起偏身疼痛,称丘脑性疼痛。下丘脑主要对体温、摄食、水钠平衡和内分泌活动进行调节,同时也参与情绪活动。

3. 脑干 包括中脑、脑桥和延髓,内部结构主要有神经核、上下行传导束和网状结构。脑干是生命中枢,其功能是维持机体生命,包括心跳、呼吸、消化、睡眠等重要生理功能。脑干损伤可致呼吸障碍、昏迷、瘫痪、感觉障碍和自主神经系统功能异常。

4. 小脑 位于颅后窝,由两侧小脑半球和小脑蚓部组成。主要维持躯体平衡,控制姿势步态,调节肌肉张力和协调随意运动的准确性。病变时主要出现共济失调。

5. 脊髓 位于椎管内,略呈扁圆柱体,是神经系统的初级反射中枢。脊髓共发出31 对脊神经分布到四肢和躯干。脊髓横切面上可见白质和灰质两种组织。主要的脊髓反射包括牵张反射和屈曲反射。脊髓的功能主要包括传导功能和反射功能两方面。脊髓损害的临床表现主要为运动障碍、感觉障碍、反射异常和自主神经功能障碍。

【周围神经系统】

周围神经系统主要包括12 对脑神经和31 对脊神经。脑神经见图9-2。

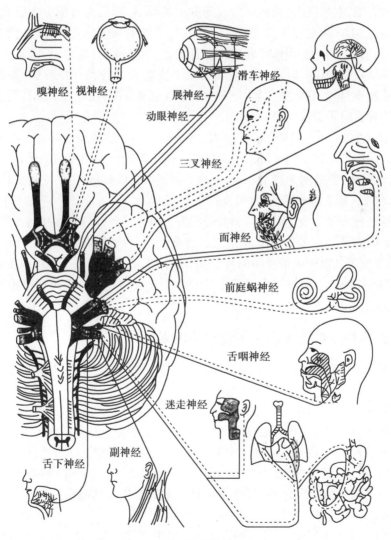

图9-2 脑神经

1. 脑神经共12对　①嗅神经（Ⅰ）：分布于鼻黏膜，主要功能为传导嗅觉，病变可导致嗅觉丧失和幻嗅；②视神经（Ⅱ）：发源于视网膜神经节细胞层，主要传导视觉，病变可导致视力障碍、视野缺损及视盘异常；③动眼神经（Ⅲ）：分布于上睑提肌、上直肌、下直肌、内直肌、下斜肌、瞳孔括约肌和睫状肌，病变可导致眼外斜视、上睑下垂、瞳孔对光反射消失及瞳孔散大等；④滑车神经（Ⅳ）：分布于上斜肌，可调节眼球运动，受损时眼不能向外下斜视；⑤三叉神经（Ⅴ）：主要功能是支配颜面部感觉和咀嚼运动，损伤可致头面部皮肤、口鼻黏膜、牙龈等部位感觉障碍，角膜反射消失，咀嚼肌瘫痪、萎缩，张口时下颌偏向患侧；⑥展神经（Ⅵ）：主要功能是支配眼球运动，受损时引起外直肌瘫痪，产生内斜视；⑦面神经（Ⅶ）：支配除咀嚼肌和上睑提肌以外的面肌以及耳部肌、枕肌、颈阔肌、镫骨肌等，损伤主要导致面肌瘫痪，表现为双侧额纹消失、不能闭眼、鼻唇沟变浅，口角偏向健侧，泪腺、下颌下腺、舌下腺等腺体分泌障碍及舌前部味觉障碍；⑧听神经（Ⅷ）：主要功能是传导听觉和保持平衡，损伤表现为患侧听力障碍和前庭平衡功能障碍，可出现眩晕和眼球震颤；⑨舌咽神经（Ⅸ）：主要功能是主管味觉、唾液的分泌和吞咽、呕吐反射，损伤可出现腮腺分泌障碍，咽后与舌后1/3感觉障碍，咽反射消失，舌后1/3味觉丧失；⑩迷走神经（Ⅹ）：主管咽部的感觉和运动，调节内脏活动，与呕吐反射活动有关，损伤可表现为发音困难、声音嘶哑、呛咳、吞咽障碍、心动过速和内脏活动障碍；⑪副神经（Ⅺ）：主要功能是支配头部转动和举肩运动，损伤可致胸锁乳突肌瘫痪、斜方肌瘫痪；⑫舌下神经（Ⅻ）：主要支配舌肌运动，损伤可出现舌肌瘫痪、萎缩，伸舌时舌尖偏向患侧。

2. 脊神经共31对　其中颈神经8对，胸神经12对，腰神经5对，骶神经5对，尾神经1对。临床上根据不同部位的感觉障碍水平来判断脊髓病变的平面，如乳头线为胸4，脐孔为胸10，腹股沟为腰1。颈4～胸1前根结合成臂丛，主要支配上臂、前臂和手部肌肉，腰2～骶2组成骶丛，主要支配下肢肌肉。

周围神经分布于体表、骨、关节和骨骼肌的为躯体神经；分布于内脏、血管、平滑肌和腺体的为内脏神经。多数周围神经为混合神经，包含感觉纤维、运动纤维、交感纤维、副交感纤维等。由于内脏神经的传出部分专门支配不能直接受人意识控制的平滑肌、心肌和腺体的运动，故又将内脏传出神经称为自主神经。自主神经又根据形态和功能分为交感和副交感神经。

二、影响神经系统疾病的主要相关因素

许多神经系统疾病病因不明，称为原发性疾病。目前认为神经系统疾病多与下列因素有关。

1. 感染　①细菌感染：如化脓菌感染可引起化脓性脑膜炎、脑脓肿，白喉毒素可致神经麻痹，破伤风毒素可致全身骨骼肌强直性痉挛；②病毒感染：如流行性乙型脑炎病毒引起流行性乙型脑炎、脊髓灰质炎病毒引起脊髓灰质炎；③寄生虫感染：如脑型疟疾、脑型囊虫病；④真菌感染：如白念珠菌性、隐球菌性脑膜炎；⑤钩端螺旋体亦可致脑膜脑炎。此外，部分癫痫是由于脑膜或大脑皮质感染后局部瘢痕形成病灶所致。

2. 中毒　铅中毒可致外周运动神经麻痹、铅中毒性脑病，汞、砷、铊中毒亦影响神经系统；乙醇、巴比妥类等有机物中毒可抑制中枢神经系统；河豚毒素等动物毒亦可致

神经症状如肌肉软弱、瘫痪、抽搐、共济失调等。

3. 免疫损伤　感染性多发性神经根神经炎、面神经麻痹等可能为周围神经的变态反应性疾病。中枢神经系统脱髓鞘疾病可能为病毒感染引起的自身免疫病；弥漫性硬化、急性播散性脑脊髓炎、多发性硬化、亚急性硬化性全脑炎、横贯性脊髓炎、重症肌无力等，均与自身免疫反应有关。

4. 遗传缺陷　许多影响神经系统的代谢病(如苯丙酮尿症、糖原贮积病)、变性病(如帕金森病、肌萎缩侧索硬化等)和肌病(如进行性肌营养不良)为遗传病，多为常染色体隐性遗传。

5. 内分泌与代谢紊乱　克汀病患儿脑发育迟滞，可有小脑共济失调。甲状腺功能亢进症可伴震颤及腱反射亢进。糖尿病患者胰岛素分泌不足可致周围神经脱髓鞘，出现神经障碍。糖原贮积病等遗传代谢病可影响神经系统，高钠和低钠血症、低钙血症、尿毒症、低血糖、肝性脑病等后天获得性代谢病亦可伴神经系统症状。

6. 营养障碍　维生素 B_1 缺乏症(脚气病)表现为周围神经损害，维生素 B_{12} 缺乏可致亚急性联合性退行性变。

7. 创伤　可造成血肿、脑损伤、癫痫等。

8. 先天畸形　由病毒或毒素等致畸因子引起，或为遗传性。如脊柱裂、先天性脑积水等。

三、神经系统疾病患者的护理评估

【病史】

1. 现病史　包括发病后到本次就诊时症状发生和演变的过程，各种症状发生的时间关系和相互关系，以及发病前的诱因和前驱症状。

(1) 起病情况：评估患者的起病方式是急性、亚急性或慢性，发作性还是持续性；有无精神创伤、受凉、过度劳累等诱因；有无感染、中毒、创伤、先天畸形等相关因素；有无高血压、糖尿病等与神经系统疾病相关的疾病。

(2) 主要症状及伴随症状：神经系统疾病的常见症状有头痛、意识障碍、言语障碍、运动障碍等，需评估上述症状出现的时间、顺序、持续时间和严重程度等；还应询问患者有无头晕、恶心、呕吐等伴随症状；是否出现外伤、压疮、感染等并发症。

(3) 诊治经过：询问患者自发病以来的诊疗经过，包括做过何种检查及检查结果、服过何种药物，其剂量、用法、疗程、疗效与不良反应等。

2. 既往史及家族史　评估患者的健康状况。其内容包括：既往健康状况、所患疾病情况、预防接种史、手术史、中毒史、过敏史等。此外，还应评估患者父母、兄弟姊妹及子女健康状况，重点评估与现病史有关的过去史和家族遗传史，如脑卒中前可能反复出现短暂性脑缺血发作；癫痫、周期性瘫痪、偏头痛等可能与家族遗传有关，应予以评估。

3. 个人史及婚育史　询问的基本内容包括出生地、居住地、文化程度、职业、是否到过疫区、生活习惯、性格特点、左(或右)利手等，还可进一步询问可能接触到的化学物质，有无烟酒嗜好和具体情况，是否存在吸毒和药物滥用史，有无冶游史，是否有过应激事件。儿童应注意围生期、疫苗接种和生长发育情况等。女性患者应询问月经史和婚育史等。

【心理-社会状况】

1. 对疾病的认识　评估患者对疾病的病因、表现、治疗及预后知识的了解程度，如脑出血患者是否了解改变生活方式对疾病的重要性。

2. 患者的心理状况　评估患病对患者日常生活、工作、学习的影响，患者能否正确面对，有无负性情绪，性格特点如何，人际关系与环境适应能力如何。

3. 社会支持系统　了解患者的家庭情况、经济状况、教育背景；家属对患者的关心、支持以及对疾病的认知程度；患者的医保、社保情况；出院后继续就医的条件等。

【身体评估】

1. 一般状态　评估患者的生命体征、体位、姿势、步态、皮肤黏膜、头面部和脊柱四肢等。脑炎、脑膜炎等感染性疾病可出现高热；不同水平脑损害可出现潮式呼吸等呼吸节律异常；血压显著升高，见于颅内压增高、高血压脑病等。

2. 头、面和颈部

（1）头颅部：观察头颅大小、有无畸形；头部有无压痛、触痛、隆起、凹陷，婴儿需检查囟门是否饱满；头部有无叩击痛；颅内血管瘤、血管畸形时，病灶上方是否可闻及血管杂音。

（2）面部及五官：观察有无面部畸形、面肌抽动或萎缩、色素脱失或沉着；观察眼部有无眼睑下垂、眼球内陷或外凸；有无鼻部畸形、鼻窦区压痛、口唇裂、疱疹等。观察瞳孔的直径、形状、双侧是否等大、等圆及瞳孔对光反射情况。双侧瞳孔缩小提示有机磷中毒，双侧瞳孔散大见于深昏迷状态，双瞳孔不等大可能有脑疝形成。眼底视盘水肿，为颅内压增高表现。

（3）颈部：观察双侧是否对称，有无疼痛、颈强直、活动受限、姿态异常（如痉挛性斜颈、强迫头位等）和双侧颈动脉搏动是否对称。强迫头位及颈部活动受限见于后颅窝肿瘤、颈椎病变，颈动脉狭窄者颈部可闻及血管杂音。严重肌无力患者坐或立位时，可表现为头部低垂。

3. 四肢及躯干　注意脊柱有无前凸、后凸、侧弯畸形，有无脊柱强直和脊柱膨出，棘突隆起、压痛和叩击痛。四肢有无肌萎缩、疼痛、压痛等；有无指（趾）发育畸形、弓形足；有无神经肌肉震颤。

4. 意识状态　判断意识状态国际通用格拉斯（Glasgow）昏迷评定量表，评估意识障碍的程度，从睁眼反射、语言反应和运动反应三方面进行评分。临床上还可通过患者的言语、对疼痛的刺激、瞳孔对光反射、吞咽反射、角膜反射等来评估患者意识障碍的程度。

5. 运动功能　包括观察肌容积、肌张力、肌力、不自主运动、共济失调等。肌张力降低见于周围性神经炎及小脑病变等；肌张力增高，可分为折刀样肌张力增高、铅管样肌张力增高及齿轮样肌张力增高。

6. 感觉功能　评估时患者应意识清晰、合作，护士应进行左右侧、远近端对比，一般由感觉障碍区向健侧逐步进行。检查时患者闭目，忌用暗示性言语。检查内容包括浅感觉、深感觉、复合感觉。

（1）浅感觉：包括皮肤黏膜的痛觉、温觉和触觉，评估可采用如下方法：①用大头针刺激皮肤检查痛觉；②用棉签轻触皮肤检查触觉；③用装热水与冷水的试管分别接触皮肤，检查温度觉。

（2）深感觉：包括运动觉、位置觉、振动觉。①运动觉：评估时嘱患者闭目，护士以示指或拇指轻持患者手指或足趾两侧做被动伸屈动作，询问患者运动方向；②位置觉：将患者肢体放置于某一位置上，询问其肢体所处位置；③振动觉：用振动的音叉柄端置于患者骨突处，询问有无振动感觉，注意两侧对比。

（3）复合感觉：又称皮质感觉，指大脑顶叶皮质对深浅感觉分析、比较、整合而形成的实体觉、两点辨别觉、定位觉和图形觉等。①实体觉：嘱患者闭目，令其用单手触摸常用物品如钥匙、纽扣等，说出物品形状和名称，注意两手对比；②两点辨别觉：嘱患者闭目，用分开一定距离的钝双脚规接触患者皮肤，如患者感觉为两点则逐步缩小间距，直至感觉为一点为止；正常值指尖为 2～4mm，手背为 2～3cm，躯干为 6～7cm；③定位觉：嘱患者闭目，用手指或棉签轻触患者皮肤后，让其指出接触的部位；④图形觉：嘱患者闭目，用钝针在皮肤上画出简单图形，如三角形、圆形或 1、2、3 等数字，让患者辨别，应注意双侧对比。

7. 神经反射　包括浅反射、深反射和病理反射等。检查时患者应保持安静和松弛的状态，并注意反射的改变程度和两侧是否对称。深反射为刺激骨膜、肌腱引起的反射，包括肱二头肌反射、膝腱反射、跟腱反射等。根据反射的改变，可分为亢进、活跃、正常、减弱或消失。浅反射是刺激皮肤、黏膜、角膜等引起反应，如腹壁反射、提睾反射等，当深昏迷时各种浅反射可消失。病理反射：如巴宾斯基征（Babinski 征）、霍夫曼征（Hoffmann 征）、奥本海姆征（Oppenheim 征）等，当锥体束受损时可出现阳性。脑膜刺激征：包括颈上节段的神经根受刺激引起的颈强直，腰骶节段脊神经受刺激出现的 Kernig 征和 Brudzinski 征。见于脑膜炎、蛛网膜下腔出血。

【辅助检查】

1. 脑脊液检查　可了解颅内压力情况，一般采用腰椎穿刺术测量。侧卧位时脑脊液的正常压力为 80～180mmH$_2$O，高于 200mmH$_2$O 提示颅内压增高，低于 80mmH$_2$O 提示颅内压降低。脑脊液常规、生化、细胞学及免疫学等检查对神经系统尤其中枢神经系统感染性疾病的诊断和预后判断有重要意义。

2. 影像学检查　X 线检查价格便宜，对颅骨、脊椎疾病的诊断价值较大，因此目前仍然为神经系统基本的检查手段之一。数字减影血管造影（digital substraction angiography，DSA）是将传统的血管造影与电子计算机相结合而派生的新型技术，具有重要的价值，尤其是在脑血管疾病的诊断和治疗方面。电子计算机断层扫描摄影（computed tomography，CT）主要用于脑出血、脑梗死、脑肿瘤、脑脊髓、脑萎缩以及某些椎管内疾病的诊断。磁共振显像（magnetic resonance imaging，MRI）与 CT 相比，它能显示人体任意断面的解剖结构，对软组织分辨率高，无骨性伪影，可清楚显示脊髓、脑干和后颅窝等处的病变，且无电离辐射，对人体无放射性损害。

3. 神经电生理检查　脑电图检查（electroencephalography，EEG）包括普通脑电图、动态脑电图和视频脑电图，对癫痫、颅内占位病变、中枢神经系统感染性疾病的诊断有重要价值。肌电图（electromyography，EMG）检查常用于检测周围神经、神经肌肉接头和肌肉病变的诊断。脑诱发电位检查（cerebral evoked potential，CEP）目前能对躯体感觉、视觉和听觉等感觉通路以及运动通路、认知功能进行检测。

笔记

4. **头颈部血管超声检查**　颈动脉超声检查是广泛应用于临床的一项无创性检测手段,对头颈部血管病变,特别是缺血性脑血管疾病的诊断具有重要意义。经颅多普勒检查(transcranial doppler,TCD)无创、快捷、简便,可早期发现颅脑血管病变的存在,动态观察血管病变产生的血流动力学变化,主要应用于探测脑血管有无狭窄、闭塞、畸形、痉挛等。

5. **放射性核素检查**　单光子发射计算机断层扫描(single photon emission computed tomography,SPECT)主要用于脑血管疾病的诊断和预后判断,也可用于痴呆、癫痫及脑瘤的研究。正电子发射计算机断层(positron emission tomography,PET)可用于鉴别脑部病变的良、恶性,并有利于老年痴呆的早期诊断、癫痫的定位诊断和帕金森病的病情评价。

6. **基因诊断**　主要适用于遗传性疾病的诊断。

7. **病理检查**　适用于某些脑、周围神经或肌肉病变,主要用于其他检查难以明确诊断时。

四、神经系统疾病患者常见症状与体征的护理

【头痛】

1. **概述**　头痛通常指局限于头颅上半部,包括眉弓、耳轮上缘和枕外隆凸连线以上部位的疼痛,是临床常见症状。

头痛原因繁多,颅内的血管、神经、脑膜与颅外的骨膜、血管、头皮、颈肌、韧带等头部痛敏结构受刺激、压迫、牵拉、移位、感染,血管的扩张与痉挛,肌肉的紧张性收缩等均可引起头痛;流感、原发性高血压、贫血等全身性疾病及神经、精神因素也可引起头痛。常见类型有偏头痛、颅内压改变导致的头痛、颅外局部因素所致头痛(包括眼源性头痛、耳源性头痛和鼻源性头痛)、全身性疾病所致头痛及神经性头痛(也称精神性头痛)。

2. **护理评估**

(1) 病史:重点从头痛的特点及其伴随症状等方面进行评估。

1) 了解头痛的部位、性质和程度:偏头痛常表现为双侧颞部的搏动性头痛;突发的剧烈头痛可能提示蛛网膜下腔出血;头痛呈持续性、进行性加重提示可能为颅内占位性病变所致的颅内高压症。

2) 评估头痛的规律:包括头痛发病的急缓、持续时间、发作频率,激发、加重或缓解的因素,与季节、气候、体位、饮食、睡眠、疲劳以及与脑脊液压力等的关系。如急性的头部剧痛可能提示蛛网膜下腔出血,亚急性头痛可能为颅内占位性病变;慢性头痛多为偏头痛、紧张性头痛等。低颅压头痛多与体位有明显关系,如立位时多出现或加重,卧位时减轻或消失。高颅压性头痛常在凌晨发生,周期性头痛则应注意与季节、饮食、气候、睡眠的关系。

3) 询问患者有无先兆及伴发症状:典型偏头痛发作前患者常有视物模糊、复视等视觉先兆表现;颅内感染所致的头痛常伴有高热;高血压脑病及颅脑占位病变所致头痛常伴有视盘水肿。

（2）心理-社会评估：了解头痛对患者的日常生活、工作和社交的影响，患者是否因长期头痛而出现恐惧、抑郁或焦虑等负性情绪，了解患者的家庭社会支持情况。

（3）身体评估：评估患者的意识、瞳孔及对光反射情况、生命体征、病理反射等；注意头部是否有外伤伤痕。

（4）辅助检查：神经影像学或腰椎穿刺脑脊液检查能为颅内器质性病变提供客观依据。

3. 常用护理诊断/问题

疼痛：头痛　与颅内外血管舒缩功能障碍或脑部器质性病变等有关。

4. 目标

（1）患者能叙述激发或加重头痛的因素，并设法避免。

（2）能正确运用缓解头痛的方法，头痛发作的次数减少或程度减轻。

5. 护理措施

（1）病情观察：密切观察患者头痛的部位、性质、程度及头晕、恶心、呕吐、面色苍白、潮红、视物不清、畏光、复视、耳鸣、发热、晕厥和昏迷等伴随症状。尤其注意观察颅内压增高患者的意识及瞳孔变化情况。

（2）起居护理：嘱患者头痛时静卧休息，为患者提供安静、舒适、光线柔和的休息环境，避免不良刺激。

（3）饮食护理：告知患者避免食用可能诱发或加重头痛的食物，如高脂饮食、辛辣刺激食物等，避免饮酒。

（4）用药护理：告知止痛药物的作用与不良反应，让患者了解大剂量使用止痛药物可导致药物依赖或成瘾；指导患者遵医嘱正确服药。

（5）对症护理：指导患者减轻头痛的方法，如缓慢深呼吸、听轻音乐、引导式想象、按摩、指压止痛等。

（6）心理护理：长期反复头痛，患者可能出现紧张、焦虑的心理，应理解、同情患者，耐心解释、适当诱导，解除其思想顾虑，使其身心放松，树立信心，积极配合治疗。

6. 评价

（1）患者能说出诱发或加重头痛的因素。

（2）能有效运用减轻头痛的方法，头痛减轻或缓解。

【意识障碍】

1. 概述　意识障碍（disorders of consciousness）指人体对周围环境及自身状态的识别和察觉能力障碍的一种精神状态，为临床常见症状之一。意识障碍可分为觉醒度改变和意识内容改变两方面。

（1）以觉醒度改变为主的意识障碍：可分为如下几类。

1）嗜睡：是意识障碍的早期表现。患者表现为睡眠时间过度延长，但能被唤醒，醒后可勉强配合检查及回答简单问题，停止刺激后又继续入睡。

2）昏睡：是较嗜睡重的意识障碍。患者处于沉睡状态，正常的外界刺激不能唤醒，需较强烈刺激方可唤醒，醒后可含糊、简单而不完全答话，停止刺激后很快入睡。

3）昏迷：是一种最为严重的意识障碍。患者意识完全丧失，各种强刺激不能使

笔记

521

其觉醒,无有目的的自主活动,不能自发睁眼。按严重程度分为三级:①浅昏迷:意识完全丧失,仍有较少的无意识自发动作;对周围事物及声、光刺激全无反应,对强烈刺激可有回避动作和痛苦表情,但不能觉醒;吞咽反射、咳嗽反射、角膜反射以及瞳孔对光反射仍然存在;生命体征无明显改变。②中昏迷:对外界的正常刺激均无反应,自发动作很少;对强刺激的防御反射、角膜反射和瞳孔对光反射减弱,大小便潴留或失禁;生命体征出现改变。③深昏迷:对外界任何刺激均无反应,全身肌肉松弛,无任何自主运动;眼球固定、瞳孔散大,各种反射消失,大小便多失禁;生命体征有明显改变。

(2) 以意识内容改变为主的意识障碍:包括意识模糊和谵妄。

1) 意识模糊:表现为注意力减退,情感反应淡漠,定向力障碍,活动减少,语言缺乏连贯性,对外界刺激可有反应,但低于正常水平。

2) 谵妄:是一种急性的脑高级功能障碍,患者对周围环境的认识及反应能力均有下降,表现为认知、注意力、定向、记忆功能受损,思维推理迟钝,语言功能障碍,错觉,幻觉,睡眠觉醒周期紊乱等,可表现为紧张、恐惧和兴奋不安,甚至可有冲动和攻击行为。病情常呈波动性,夜间加重,白天减轻,常持续数小时和数天。

(3) 特殊类型的意识障碍:包括去皮质综合征、无动性缄默症和植物状态。

1) 去皮质综合征(decorticated syndrome):多见于因双侧大脑皮质广泛损害而导致的皮质功能减退或丧失,皮质下功能仍保存。患者表现为意识丧失,但睡眠和觉醒周期存在,能无意识地睁眼、闭眼和转动眼球,但眼球不能随光线或物品转动,貌似清醒但对外界刺激无反应。光反射、吞咽反射、防御反射、原始反射存在,但无自发动作。大小便失禁。四肢肌张力增高,双侧锥体束征阳性。身体姿势表现为上肢屈曲内收,腕及手指屈曲,双下肢伸直,足屈曲,也称为去皮质强直。常见于缺氧性脑病、脑炎、中毒和严重颅脑外伤等。

2) 无动性缄默症(akinetic mutism):又称睁眼昏迷(coma vigil),由脑干上部和丘脑的网状激活系统受损导致,大脑半球及其传出通路无病变。患者能注视周围环境及人物,貌似清醒,但不能活动或言语,二便失禁。肌张力减低,无锥体束征。强烈刺激不能改变其意识状态,睡眠觉醒周期存在。常见于脑干梗死。

3) 植物状态(vegetative state):是指大脑半球严重受损而脑干功能相对保留的一种状态。患者对自身和外界的认知功能全部丧失,呼之不应,不能与外界交流,有自发或反射性睁眼,偶可发现视物追踪,可有无意义哭笑,吸吮、咀嚼、吞咽等原始反射及睡眠觉醒周期存在,二便失禁。

2. 护理评估

(1) 病史:详细了解患者的发病方式及过程;既往健康状况如有无高血压、心脏病、内分泌及代谢性疾病病史,有无受凉、感染、外伤或急性中毒,有无癫痫病史等。

(2) 心理-社会状况:对意识障碍的患者,重点应评估其社会支持系统,家属的精神状态、心理承受能力及对预后的期望等。

(3) 身体评估:身体评估的内容包括:①患者意识障碍的类型;②意识障碍的程度,采用 Glasgow 昏迷评定量表(表9-1)进行评定,最高得分 15 分,最低得分 3 分,分数越低病情越重,8 分以上恢复的机会较大,7 分以下预后较差;③全身情况:包括瞳孔、生命体征,有无肢体瘫痪、头颅外伤等;脑膜刺激征是否阳性。

表 9-1 Glasgow 昏迷评定量表

检查项目	临床表现	评分	检查项目	临床表现	评分
A. 睁眼反应	自动睁眼	4	C. 运动反应	能按指令发出动作	6
	呼之睁眼	3		对刺激能定位	5
	疼痛引起睁眼	2		对刺激能躲避	4
	不睁眼	1		刺痛肢体屈曲反应	3
B. 言语反应	定向正常	5		刺痛肢体过伸反应	2
	应答错误	4		无动作	1
	言语错乱	3			
	言语难辨	2			
	不语	1			

（4）辅助检查：EEG 可提示脑功能是否受损，头部 CT、MRI 可辨别疾病性质及部位，血液生化检查如血糖、血脂、电解质等可提示有无基础疾病。

3. 常用护理诊断/问题

有受伤的危险 与脑组织受损导致意识障碍有关。

4. 目标 患者不发生误吸、窒息、感染和压疮等并发症。

5. 护理措施

（1）病情观察：严密监测生命体征，尤其注意呼吸节律与频率的改变；评估意识障碍程度，并注意观察两侧瞳孔是否等大等圆、对光反射是否灵敏；观察有无肢体瘫痪、头颅外伤，耳、鼻、结膜有无出血及渗血；观察有无恶心、呕吐等症状，有无消化道出血和脑疝发生的先兆表现。

（2）起居护理：保持床单元整洁，定时更换体位，大小便后及时清洁皮肤，预防压疮；不能经口进食者每天行口腔护理 2～3 次，防止口腔感染；谵妄躁动者加床挡，必要时适当约束，防止坠床和自伤、伤人；慎用热水袋，防止烫伤；长期卧床患者适当进行床上活动，促进血液循环。

（3）饮食护理：给予高热量、高维生素饮食，补充充足的水分。不能经口进食者遵医嘱采用鼻饲，定时喂食，保证足够的营养供给。

（4）保持呼吸道通畅：采取平卧位，头偏向一侧，取下活动义齿，及时清除口鼻分泌物，防止舌后坠、窒息、误吸等。

（5）心理护理：护士应关心、体贴、尊重患者，鼓励患者家属给予心理支持。

6. 评价 患者未发生误吸、窒息、感染和压疮等并发症。

【言语障碍】

1. 概述 言语障碍分为失语症和构音障碍。具体概括如下：

（1）失语症：大脑皮质与语言功能有关的区域受损可致失语症，表现为听、说、读、写能力丧失或残缺。临床常见类型有运动性失语、感觉性失语、传导性失语、命名性失语、完全性失语、失写和失读。①Broca 失语：又称运动性失语或表达性失语，由优势侧额下回后部（Broca 区）病变引起。突出特点为口语表达障碍，谈话为非流利型、电报式语言，讲话费力，找词困难，只能讲一两个简单的词，且用词不当。口语理解相对保留,简单陈述句可正常理解,句式结构复杂时出现困难。②Wernicke 失语:又称听觉性失语或感觉性失语,由优势侧颞上回后部(Wernicke 区)病变引起。突出特点为严重口语理解障碍,表现为听觉正常,但不能听懂别人和自己的讲话。口语表达流利,发音和语调正常,但言语混乱而割裂,难以理解,答非所问。③传导性失语:因病变导致 Wernicke 区和 Broca 区之间联系中断所致。突出特点为流利型口语,但语言中有大量错词,自身可以感知到错误,欲纠正而显得口吃,听理解障碍较轻。复述障碍较自发谈话和听理解障碍重,二者损害不成比例,是本症的最大特点。④命名性失语:又称遗忘性失语,由优势侧颞中回后部病变引起。主要特点为命名不能,表现为“忘词”,多数是物体的名称,但能叙述该物体的性质和用途,他人告知该物体名称时,患者能辨别是否正确。⑤完全性失语:也称混合性失语,是最严重的的一种失语类型。其特点所有语言功能均严重障碍或几乎完全丧失。⑥失写:患者不能书写或书写出现遗漏、错误,但保存抄写能力;⑦失读:患者不识文字、语句、图画。失语、失读常同时存在。

（2）构音障碍:由于神经肌肉的器质性病变造成发音器官的肌肉无力、瘫痪,或肌张力异常及运动不协调,使患者发音含糊不清、音调及语速异常称构音障碍。患者的听理解、阅读和书写通常正常。见于上运动神经元、下运动神经元、迷走神经、舌炎神经、小脑及肌肉病变等引起。

2. 护理评估

（1）病史:评估患者的意识、精神状态及行为表现;评估患者的文化水平和语言背景,如出生地、生长地及方言等;评估已往和目前的语言能力等。

（2）心理-社会状况:评估患者的心理状态,有无因语言交流障碍所致的孤独、抑郁、自卑等情绪;评估患者的家庭及社会支持情况。

（3）身体评估:通过与患者交谈,让其阅读、书写并采用标准化量表来评估言语障碍程度、类型。注意检查患者有无听觉和视觉缺损;是左利手还是右利手,能否自动书写、听写、抄写;能否对话、跟读、物体命名、解释单词意义等。评估口、咽、喉等发音器官有无肌肉瘫痪或共济运动障碍,有无面部表情改变、流涎或口腔残留食物。

（4）辅助检查:主要通过影像学检查评估有无脑功能障碍,通过肌电图评估有无肌肉功能异常。

3. 常用护理诊断/问题

语言沟通障碍　与大脑语言中枢病变或发音器官神经肌肉受损有关。

4. 目标

（1）患者及家属对沟通障碍表示理解。

（2）能最大限度地保持沟通能力,采取有效的沟通方式表达自己的需要。

（3）能配合语言训练,语言功能逐渐恢复正常。

5. 护理措施

（1）病情观察:观察患者意识状态及生命体征情况;观察并判断言语障碍的程度、类型、残存能力及有无偏瘫、感觉障碍等伴随症状;观察口、咽、喉等发音器官有无肌肉瘫痪、共济失调及肌张力增高情况。

（2）起居护理:为患者提供促进言语功能恢复舒适、安静的语言交流环境。

（3）饮食护理:给予高维生素、高纤维素、适量蛋白质的清淡饮食,多食蔬菜及水果,避免辛辣食物,保持大便通畅。

（4）沟通障碍的训练措施：根据患者情况制定个体化的语言康复训练计划。

1）沟通方法指导：指导患者用表情、手势等进行交流，也可借助画板、纸、笔等来沟通。与感觉性失语患者交流时应减少外来干扰，如关掉收音机或电视；对运动性失语患者提问应简单，患者只需回答"是"、"否"或摇头、点头；与患者交流时注意语速要慢，给予足够时间做出反应。

2）语言康复训练：护士应在专业语言治疗师的指导下协助患者进行语言康复训练。构音障碍者以发音训练为主，由易到难，可先练习发唇音（a、o、u）、唇齿音（b、p、m）、舌音，再到单音节（pa、da、ka），然后复诵简单句，如"早-早上-早上好"。脑卒中致失语症者应行全面语言康复训练，包括肌群运动训练、复述训练、命名训练、刺激法训练等。

（5）心理护理：由于患者不能准确表达自己的需要和情感，易产生焦虑、烦躁、自卑等情绪，护士应尊重、关心患者；鼓励家属及朋友多与患者进行交谈，对患者的尝试和成功及时给予肯定和表扬，并鼓励患者坚持语言康复练习，以促进言语功能的逐渐恢复。

6. 评价

（1）患者能有效表达自己的需要，情绪稳定。

（2）患者能通过各种方式进行有效沟通。

（3）患者能主动参与和配合语言训练，口语表达、理解、阅读和书写能力逐步增强。

【躯体感觉障碍】

1. 概述　躯体感觉障碍指机体对各种形式的刺激（如痛、温度、触、压、位置、振动等）无感知、感知减退或异常的一组综合征。感觉障碍可分为刺激性症状和抑制性症状两类。

（1）刺激性症状：感觉传导通路受刺激或兴奋性增高所致，包括感觉过敏、感觉倒错、感觉过度、感觉异常和疼痛等。感觉过敏指轻微刺激即引起强烈感觉；感觉过度是感觉的刺激阈增高，反应强烈、时间延长；感觉倒错指热刺激引起冷感觉，非疼痛刺激引起疼痛感觉；疼痛可分为局部疼痛、扩散性疼痛、放射痛、灼痛、牵涉痛等。

（2）抑制性症状：感觉传导通路受抑制或破坏所致，包括感觉减退或缺失。不同病变部位可产生不同类型的感觉障碍，典型的感觉障碍类型具有特殊的定位诊断价值。如手套-袜子型感觉障碍见于多发性周围神经病；脊髓某些节段的神经根病变可产生受累节段的感觉缺失；延髓外侧或脑桥病变常出现病变同侧面部和对侧肢体感觉缺失或减退。

2. 护理评估

（1）病史：评估患者的意识与精神状态，了解感觉障碍出现的时间、发展的过程、加重或缓解的因素，评估感觉障碍的特点及类型。

（2）心理-社会状况：评估患者有无因感觉异常而导致的紧张、恐惧、烦躁、焦虑、失眠等情况。评估患者的家庭及社会支持情况。

（3）身体评估：宜在环境安静、患者意识清醒及情绪稳定的情况下评估，注意感觉障碍的性质、部位、范围及双侧是否对称。评估浅感觉（痛觉、触觉、温度觉）、深感觉（运动觉、位置觉及振动觉）、复合感觉（定位觉、图形觉、两点辨别觉、实体觉）等。

评估患者全身情况及伴随症状,应注意感觉障碍相应区域的皮肤颜色、毛发分布。

（4）辅助检查:评估患者的 EMG、诱发电位及 MRI 检查有无异常。

3. 常用护理诊断/问题

感知觉紊乱　与脑、脊髓病变及周围神经受损有关。

4. 目标

（1）患者能适应感觉障碍的状态。

（2）感觉障碍减轻或逐渐消失。

（3）生活需要得到满足,不发生因感觉障碍导致的各种损伤。

5. 护理措施

（1）病情观察:观察患者生命体征及意识状态,观察感觉障碍的部位、类型、范围、性质、程度及伴随症状等,观察感觉障碍对机体的影响。

（2）起居护理:为患者提供安静、舒适的休息环境;保持床单整洁、干燥、无渣屑,避免感觉障碍部位皮肤受压或机械性刺激。冷热疗法时注意防止烫伤、冻伤,感觉过敏者应避免各种不必要的刺激。

（3）饮食护理:给予适量蛋白质、高维生素饮食,保证营养供给。

（4）感觉训练:将感觉训练融入到日常运动训练中。如每天用温水擦洗感觉障碍的部位,促进血液循环;被动活动关节时反复适度挤压关节、牵拉肌肉、韧带,让患者注视患肢并认真体会其位置、方向及运动感觉;让患者抓木钉盘以刺激肢体末梢,提高中枢神经的感知能力。

（5）心理护理:感觉障碍常常导致患者缺乏正确的判断造成紧张、恐惧、焦虑等情绪,严重影响患者的运动能力及沟通意愿,应关心、体贴患者,主动协助其日常生活,多与患者交流,取得其信任,使其正确面对,积极配合治疗和训练。

6. 评价

（1）患者感觉障碍减轻,舒适感增强。

（2）能配合感觉训练,感觉功能逐渐恢复正常。

（3）日常生活活动能力增强,未发生烫伤、冻伤和其他损伤。

【运动障碍】

1. 概述　运动障碍指运动系统受损所致的骨骼肌活动异常,可分为瘫痪、不自主运动及共济失调等。

（1）瘫痪(paralysis):指个体随意运动功能的降低或丧失。

1）上运动神经元性瘫痪:亦称中枢性瘫痪、痉挛性瘫痪或硬瘫,是由于上运动神经元,即大脑皮质运动区神经元及其发出的下行纤维病变所致。其临床表现有:①肌力减弱:可表现为单瘫、偏瘫、截瘫及四肢瘫。上述由上运动神经元受损导致的瘫痪一般只表现在受单侧上运动神经元支配的肢体,而一些双侧支配的运动可不受影响。②肌张力增高:上运动神经元瘫痪时,患侧肌张力增高,可呈现特殊的偏瘫姿势。由于肌张力增高,患肢被外力牵拉伸展时,开始时出现抵抗,当牵拉持续到一定程度时,抵抗突然消失,患肢被迅速牵拉伸展,称为"折刀"现象。③腱反射活跃或亢进:当腱反射过度亢进时可出现阵挛,表现为当牵拉持续存在时,可诱发节律性的肌肉收缩,如髌阵挛、踝阵挛。④浅反射减退或消失:包括腹壁反射、提睾反射、跖反射等。⑤病理反射:包括 Babinski 征、Oppenheim 征、Gordon 征等。⑥无明显肌萎缩,当长期瘫痪时,可

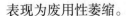

表现为废用性萎缩。

2）下运动神经元瘫痪：又称弛缓性瘫痪，指脊髓前角的运动神经元以及它们的轴突组成的前根、神经丛及其周围神经受损所致。临床表现为：①受损的下运动神经元支配的肌力减退；②肌张力减低或消失，肌肉松弛，外力牵拉时无阻力，与上运动神经元瘫痪时的"折刀"现象有明显不同；③腱反射减弱或消失；④浅反射消失；⑤无病理反射；⑥肌肉萎缩明显。

（2）不自主运动：指患者在意识清楚的情况下，出现的不受主观控制的无目的的异常运动。主要包括以下几种：

1）震颤：是主动肌与拮抗肌交替收缩引起的人体某一部位有节律的振荡运动。节律性是震颤与其他不随意运动的区别。可分为两种类型：①静止性震颤：指在安静和肌肉松弛的情况下出现的震颤，活动时减轻，睡眠时消失，手指有节律的抖动，呈"搓药丸样"，常见于帕金森病。②动作性震颤：包括姿势性震颤和运动性震颤，其中姿势性震颤是指在自主运动时不出现，当动作完成，肢体和躯干主动保持在某种姿势时才出现，肢体放松时消失，当肌肉紧张时又变得明显；运动性震颤又称意向性震颤，是指肢体有目的地接近某个目标时，在运动过程中出现的震颤，越接近目标震颤越明显，当达到目标并保持姿势时，震颤有时仍能持续存在。多见于小脑病变。

2）舞蹈样运动：为肢体不规则、无节律和无目的的不自主运动，表现为耸肩转颈、伸臂、抬臂、摆手和手指伸屈等动作，上肢比下肢重，远端比近端重，随意运动或情绪激动时加重，安静时减轻，入睡后消失。头面部可出现挤眉弄眼、噘嘴伸舌等动作。见于小舞蹈病或亨廷顿病等。

3）手足徐动症：又称指划动作或易变性痉挛。表现为由于上肢远端的游走性肌张力增高或降低而产生的手腕及手指做缓慢交替性的伸屈动作。有时出现发音不清和鬼脸，也可出现足部不自主动作。多见于脑炎、播散性脊髓炎等。

4）扭转痉挛：又称变形性肌张力障碍，表现为躯干与四肢发生的不自主扭曲运动。躯干及脊旁肌受累引起的围绕躯干或肢体长轴的缓慢旋转性不自主运动是本病的特征性表现。可见于原发性遗传性疾病，也可见于肝豆状核变性。

5）偏身投掷运动：为一侧肢体猛烈的投掷样的不自主运动，运动幅度大，力量强，以肢体近端为重。为对侧丘脑底核损害所致。

6）抽动症：为单个或多个肌肉的快速收缩动作，固定一处或呈游走性，表现为挤眉弄眼、面肌抽动、鼻翼扇动、撅嘴。

（3）共济失调：共济运动指在前庭、脊髓、小脑和锥体外系共同参与下完成运动的协调和平衡。共济失调指小脑、本体感觉以及前庭功能障碍导致的运动笨拙和不协调，累及躯干、四肢和咽喉肌时可引起身体平衡、姿势、步态及言语障碍。可有以下几种类型：

1）小脑性共济失调：表现为随意运动的力量、速度、幅度和节律的不规则，即协调运动障碍伴有肌张力减低、眼球运动障碍及言语障碍。

2）大脑性共济失调：症状较小脑性共济失调轻，由于大脑皮质和小脑之间纤维交叉，一侧大脑病变引起对侧肢体共济失调。

3）感觉性共济失调：深感觉障碍使患者不能辨别肢体的位置及运动方向，出现感觉性共济失调，表现为站立不稳、迈步的远近无法控制，落脚不知深浅，如踩棉花感。睁眼时有视觉辅助，症状较轻，黑暗中或闭目时症状加重。

4）前庭性共济失调：前庭损害时因失去身体空间定向能力，产生前庭性共济失调。表现为站立不稳，改变头位可使症状加重，行走时向患侧倾倒，伴有明显的眩晕、恶心、呕吐、眼球震颤。四肢共济运动及言语功能正常。

2. 护理评估

（1）病史：评估患者运动障碍的性质、分布、程度及伴随症状；评估患者有无发热、抽搐或疼痛，是否有继发损伤。

（2）心理-社会状况：评估患者是否因肢体运动障碍而产生急躁、焦虑、抑郁、悲观等心理；评估患者家庭及社会支持情况。

（3）身体评估

1）肌容积：肌容积检查是观察和比较双侧对称部位肌肉体积，有无萎缩、假性肥大，若有应观察其分布范围。

2）肌张力：指肌肉在静止松弛状态下的紧张度和被动运动时遇到的阻力。检查时嘱患者肌肉放松，触摸肌肉的硬度，并被动屈伸肢体感知阻力。肌张力低下可见于下运动神经元疾病、脑卒中早期、急性脊髓损伤的休克期等；肌张力增高见于锥体系和锥体外系病变。

3）肌力：指肌肉的收缩力，一般以关节为中心检查肌群的伸、屈、外展、内收、旋前和旋后等功能。肌力的评估采用六级（0～5级）肌力记录法，检查时让患者做有关肌肉收缩运动，检查者施予阻力，或嘱患者用力维持某一姿势时，检查者用力改变其姿势，以判断肌力。具体分级见表9-2。

表9-2 肌力的六级记录法

分级	临床表现
0级	完全瘫痪，肌肉无收缩
1级	肌肉可收缩，但不能产生动作
2级	肢体能在床面上移动，但不能抵抗自身重力，即不能抬起
3级	肢体能抵抗重力离开床面，但不能抵抗阻力
4级	肢体能做抗阻力动作，但不完全
5级	正常肌力

4）协调与平衡功能：观察患者在站立、坐位和行走时是否能静态维持、动态维持和抵抗轻外力作用维持平衡。

5）姿势和步态：观察患者卧、立和行走的姿势，注意起步、抬足、落足、步幅、方向、节律、停步和协调动作的情况。慌张步态是帕金森病的典型症状之一，摇摆步态常见于进行性肌营养不良症，多发性硬化以及多发性神经病可有感觉性共济失调步态。临床常见异常步态见图9-3。

6）日常生活活动能力（activities of daily living，ADL）：指为了维持生存及适应生存环境每天必须反复进行的最基本、最具有共性的活动，包括运动、自理、交流及家务活动。目前广泛使用 Barthel 指数评定，见表9-3。总分100分，60分以上表示有轻度功能障碍，生活基本自理；41～60分表示中度功能障碍，生活需要很大帮助；40分以下为重度功能障碍，大部分日常生活需要他人照顾；20分以下表明生活完全需要帮助。

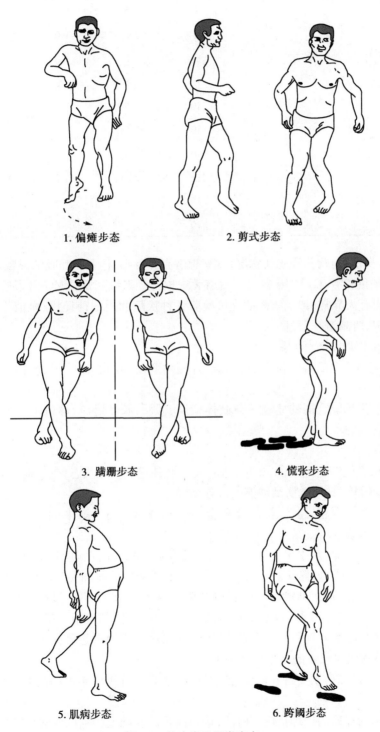

1. 偏瘫步态　　　　　2. 剪式步态

3. 蹒跚步态　　　　　4. 慌张步态

5. 肌病步态　　　　　6. 跨阈步态

图9-3　临床常见异常步态

笔记

表9-3 Barthel 指数评定内容及计分法

ADL 项目	自理	稍依赖	较大依赖	完全依赖
进食	10	5	0	0
洗澡	5	0	0	0
修饰(洗脸、梳头、刷牙、刮脸)	5	0	0	0
穿衣	10	5	0	0
控制大便	10	5	0	0
控制小便	10	5	0	0
如厕	10	5	0	0
床椅转移	15	10	5	0
行走(平地45m)	15	10	5	0
上下楼梯	10	5	0	0

7)全身情况:营养和皮肤状况,观察患者有无吞咽、构音和呼吸的异常。

(4)辅助检查:CT、MRI 等可了解有无中枢神经系统病灶;EMG 可了解神经传导速度及肌肉有无异常;神经肌肉活检可检验各种疾病和周围神经病;血液生化检查可以提供血钾、肌酶谱等信息。

3.常用护理诊断/问题

(1)躯体活动障碍 与大脑、小脑、脊髓病变及神经肌肉受损、肢体瘫痪或协调能力异常有关。

(2)有失用综合征的危险 与肢体瘫痪、僵硬、长期卧床、体位不当或异常运动模式有关。

4.目标

(1)患者能够适应进食、穿衣、沐浴或卫生自理缺陷的状态;生活需要得到满足;能配合运动锻炼,日常生活活动能力逐渐增强。

(2)不发生受伤、压疮、深静脉血栓形成、肢体挛缩畸形等并发症。

5.护理措施

(1)病情观察:观察患者神志、生命体征及运动障碍的性质、分布、程度及伴随症状;观察肌张力、肌力、腱反射、生活自理能力,有无肌肉萎缩和关节挛缩等情况。

(2)起居护理:运动障碍的患者以卧床休息为主,床头不宜过高,瘫痪患者垫气垫床,保持床单整洁、干燥,减少对皮肤的机械性刺激;协助或指导患者家属为患者定时翻身、拍背,按摩关节和骨隆突部位;护士及家属还应协助患者洗漱、进食、沐浴等,增加舒适感和满足患者的基本生活需要。

(3)饮食护理:饮食营养均衡、热量充足,多食含纤维素丰富的蔬菜水果,摄入足够水分。

(4)运动障碍的护理措施:在保证患者安全的基础上注重机体的功能训练。

1)安全护理:运动障碍患者重点要防止坠床和跌倒,确保安全。床两侧应有床挡,走道、厕所设置扶手,地面防滑、防湿、去门槛;指导患者穿防滑软橡胶底鞋,呼叫器和常用物品置于患者伸手可及处;步态不稳者可选用合适的辅助工具,如三角手杖,外出应有人陪伴,防止受伤。

2)康复干预:康复干预时间越早,功能康复的可能性就越大,预后也就愈好。一般认为,缺血性脑卒中患者只要意识清楚,生命体征平稳,病情不再发展后48小时即可实施康复措施。早期康复主要包括以下内容:①重视患侧刺激可对抗其感觉丧失,房间的布置应使患肢接受更多的刺激,如将电视机、床头柜置于患侧;测血压和脉搏、进食、洗漱等均在患侧进行;与患者交谈时握住患侧手;尽量不在患侧静脉穿刺。②保持良好的肢体位置,患者卧床时床应放平,尽量避免半卧位或不舒适的体位。③肢体变换或翻身,翻身是抑制痉挛或减少患侧受压最有意义的活动,可交替采取患侧卧位(为最重要的体位)、仰卧位(过渡性体位)、健侧卧位。④床上运动训练,可采用Bobath握手、桥式运动、关节被动运动及起坐训练,缓解痉挛和改善已形成的异常运动模式。恢复期可在康复师指导下由易到难、循序渐进、持之以恒进行运动功能的训练。

(5)心理护理:为患者提供有关疾病治疗、康复、预后等方面的知识,关心并尊重患者。鼓励患者克服悲观、焦虑情绪,适应患者角色转变,根据自理能力完成力所能及的事情,避免对照顾者产生依赖心理,增强自我照顾能力的信心。指导家属多关心患者,提供良好的家庭支持,营造和谐的亲情氛围和舒适的休养环境,让患者及家属做好长期治疗和康复的思想准备,对患者出院后可能遇到的问题给予预见性指导。

6. 评价

(1)患者能适应运动障碍的状态,情绪稳定;能接受他人照顾,舒适感增强,生活需要得到满足;能进行肢体功能康复训练,日常生活活动能力逐渐增强或恢复。

(2)未发生压疮、感染、外伤、肢体失用性萎缩和关节挛缩畸形等并发症。

第二节　周围神经疾病

一、概述

周围神经系统是指除中枢神经系统以外、分布于全身各处的神经结构和神经组织。包括脑神经和脊神经两大部分。周围神经疾病是指原发于周围神经系统结构或功能损害的疾病。

周围神经疾病的原因复杂,可能与营养代谢、药物及中毒、血管炎、肿瘤、遗传、外伤或机械压迫等原因相关。周围神经再生能力很强,不管何种原因导致的周围神经损害,只要保持神经完好,均有可能经再生而修复;但再生速度非常慢,为 1 ~ 5mm/d。周围神经疾病有许多特有的症状和体征,如感觉障碍、运动障碍、自主神经受损、腱反射减弱或消失等。

二、三叉神经痛

三叉神经痛(trigeminal neuralgia)是一种原因未明的三叉神经分布区内短暂的反复发作性剧痛。成年及老年人多见,40 岁以上患者占70% ~ 80%,女性多于男性。

【病因与发病机制】

病因仍不清楚。较多学者认为可能为三叉神经局部脱髓鞘,产生异常冲动,相邻轴索纤维轴突伪突触形成或产生短路,轻微痛觉刺激通过短路传入中枢,中枢传出冲动亦通过短路传入,如此叠加造成三叉神经痛发作。

【临床表现】

1. 部位　疼痛多为单侧,局限于三叉神经1或2个分支分布区,以上颌支、下颌支多见。

2. 性质　发作时表现为面颊上下颌及舌部明显剧烈电击样、针刺样、刀割样或撕裂样剧痛,持续数秒或1～2分钟,突发突止,通常无先兆,间歇期完全正常。严重者昼夜发作,夜不成眠或睡后痛醒。严重者伴有面肌反射性抽搐,口角牵向患侧,并出现面红、流泪、流涎,称为痛性抽搐。

3. 诱发因素　疼痛以口角、鼻翼、颊部、舌部最敏感,轻触即可诱发,称"扳机点"或"触发点";洗脸、刷牙、咀嚼、讲话等均可诱发。

4. 病程　呈周期性,发作可为数日、数周或数月不等,缓解期如常人,随着病程迁延,发作次数逐渐增多,发作时间延长,间歇期缩短甚至为持续性发作。

5. 其他　神经系统检查一般无阳性体征。

【诊断要点】

根据疼痛发作的典型症状和分布范围,三叉神经疼痛诊断不难,但应注意与牙痛、偏头痛以及继发性三叉神经痛相鉴别。

【治疗要点】

迅速有效止痛是治疗本病的关键。

1. 药物治疗　首选卡马西平,以有效剂量维持治疗2～3周后,逐渐减量至最小有效剂量,再服用数月。其次可选用苯妥英钠、加巴喷丁、普瑞巴林等。同时可辅用大剂量维生素B_{12}肌内注射。

2. 封闭疗法　药物治疗无效或有明显副作用者可试行三叉神经分支或半月神经节无水酒精(乙醇)或甘油封闭治疗。

3. 经皮半月神经节射频电凝疗法　采用射频电凝治疗对大多数患者有效,可缓解疼痛数月至数年。

4. 手术治疗　可选用止痛效果确切的三叉神经感觉根部分切断术或伽玛刀治疗。

【常用护理诊断/问题】

疼痛:面颊、上下颌及舌疼痛,与三叉神经受损(发作性放电)有关。

【护理措施】

1. 病情观察　密切观察疼痛发作的诱因、性质、部位、程度、持续时间等情况,若患者疼痛明显加重,应及时通知医生。

2. 起居护理　保持周围环境安静、室内光线柔和,避免因周围环境刺激而诱发或加重疼痛。指导患者生活规律、合理休息、适度娱乐,保持情绪稳定;洗脸、刷牙、漱口、吃饭、说话等动作宜轻柔,用温水洗脸,注意头面部保暖。

3. 饮食护理　给予营养丰富、清淡、无刺激的软食,严重者可进食流质。忌食油炸、坚硬、过酸过甜及寒凉刺激性食物。

4. 用药护理　指导患者正确使用止痛药物,注意观察药物的不良反应。如卡马西平的副作用有头晕、嗜睡、口干、恶心、消化不良等,若出现皮疹、共济失调、再生障碍性贫血、肝功能受损、昏迷、心绞痛时需立即停药。孕妇忌用。

5. 对症护理　与患者讨论减轻疼痛的方法与技巧,教会并鼓励患者运用非药物的方法缓解疼痛,如引导式想像、听轻音乐、阅读报纸杂志等,分散患者注意力,以达到精神放松、减轻疼痛的目的。

6. 心理护理　因疼痛剧烈和发作次数增多,患者多表现为精神紧张,焦虑、情绪低落。告知患者生气、发怒、抑郁及精神紧张等情绪对病情不利,指导患者保持心情愉快,积极配合医生治疗。

7. 中医护理　本病属中医"偏头痛"、"头痛"范畴。寒证患者常用热性药,宜热服;热证者用温凉性药,宜温服。服药期间禁饮酒、咖啡,禁食辛辣刺激性食物。痰浊头痛证者宜食山药、芡实、胡萝卜、莲子等健脾祛湿之品。鼓励患者选择合适的传统运动保健功法,如太极拳、八段锦、五禽戏等,利于气血的运行。

【健康教育】

1. 知识宣教　指导患者及家属了解本病的临床特点及其诱发因素。

2. 用药指导　遵医嘱合理用药,不可随意更换药物或自行停药;教会患者观察药物的疗效及不良反应,服用卡马西平者每 1~2 月检查一次肝功能和血常规,出现眩晕、步态不稳、精神症状或皮疹时及时就医。

3. 生活指导　指导患者生活规律,保持正常休息和睡眠,避免过度疲劳,并保持情绪稳定和心情愉快,培养多种兴趣爱好,适当分散注意力;洗脸、刷牙动作宜轻柔,利用疼痛发作后的间歇期,温水清洁颜面、口腔,保持个人卫生,避免加重疼痛。

【结语】

三叉神经痛病因不明,是一种三叉神经分布区内短暂的反复发作性剧痛。其临床表现为一侧三叉神经一到两个分支分布区内,历时短暂的电击样、刀割样或撕裂样剧痛,突发突止,间歇期正常。有明显的扳机点,且常因洗脸、刷牙等诱发。迅速有效止痛是治疗本病的关键。护理方面应嘱患者注意避免诱因,放松心情,劳逸结合,防止发作。

三、急性炎症性脱髓鞘性多发性神经病

急性炎症性脱髓鞘性多发性神经病(acute inflammatory demyelinating polyradicu-loneuropathies , AIDP) 又称吉兰-巴雷综合征(guillain-Barré syndrome , GBS)。临床研究表明本病是一种自身免疫介导的周围神经病,主要病变为多发神经根和周围神经节段性脱髓鞘。AIDP 的年发病率为$(0.6 \sim 1.9)/10$ 万人,男性略高于女性,各年龄组均可发病。

【病因与发病机制】

AIDP 的确切病因不明,众多证据提示为免疫介导的周围神经病。临床及流行病学资料显示发病可能与空肠弯曲菌感染有关。此外,还可能与巨细胞病毒、EB 病毒、水痘-带状疱疹病毒等感染相关。较多报道指出白血病、淋巴瘤、器官移植后使用免疫抑制剂或患者有系统性红斑狼疮、桥本甲状腺炎等自身免疫病者常合并 AIDP。

分子模拟是目前认为可能导致该病最主要的机制之一。此学说认为病原体某些组分与周围神经某些成分的结构相同,机体免疫系统发生识别错误,自身免疫性细胞和自身抗体对正常的周围神经组分进行免疫攻击,致周围神经脱髓鞘。

【临床表现】

多数患者发病前 1~3 周有上呼吸道或消化道感染史,少数有疫苗接种史。多为

笔记

急性起病,病情在2周左右达高峰。可表现为运动、感觉、自主神经障碍等。

1. 运动障碍　最为突出,首发症状多为肢体对称性迟缓性肌无力,自远端渐向近端发展或自近端向远端加重,常由双下肢开始逐渐累及躯干肌、脑神经,多于数日至2周达高峰。病情严重者出现呼吸肌麻痹。四肢腱反射减弱,10%的患者表现为腱反射正常或活跃。

2. 感觉障碍　发病时可有四肢远端的感觉异常如烧灼感、麻木、刺痛和不适感等,可先于或与运动症状同时出现。感觉缺失相对轻,呈手套-袜子样分布。少数患者肌肉可有压痛,尤其以腓肠肌压痛较常见,偶有出现 Kernig 征和 lasegue 征等神经根刺激症状。疼痛有时可作为首发症状。客观检查可无感觉障碍体征,也有少数病例出现四肢末端手套、袜状的感觉减退或缺失。

3. 脑神经受累　以双侧面神经麻痹最常见,其次为舌咽、迷走神经,动眼、外展、舌下、三叉神经瘫痪较少见,部分患者以脑神经损害为首发症状就诊。

4. 自主神经功能障碍　可见皮肤潮红、出汗增多、心动过速、心律失常、体位性低血压、手足肿胀及营养障碍、尿便障碍等,严重者可见窦性心动过速、直立性低血压。

【辅助检查】

1. 脑脊液　发病2~4周后出现脑脊液蛋白-细胞分离是本病的特征之一,即脑脊液检查细胞数正常,而蛋白质明显增高;糖和氯化物正常;白细胞计数一般 $< 10 \times 10^6/L$。

2. 血清学检查　少数患者出现肌酸激酶(CK)轻度升高,肝功能轻度异常;部分患者血抗神经节苷脂抗体阳性;部分患者血清可检测到空肠弯曲菌抗体、抗巨细胞病毒抗体等。

3. 粪便检查　部分患者粪便中可分离和培养出空肠弯曲菌。

4. 神经电生理　主要根据运动神经传导测定,提示周围神经存在脱髓鞘性病变。

【诊断要点】

急性起病,病前有感染史或疫苗接种史,四肢对称性、迟缓性瘫痪伴有末梢型感觉障碍及脑神经受累,实验室检查脑脊液蛋白-细胞分离现象,可诊断为本病。

【治疗要点】

临床采用综合治疗,包括一般治疗、免疫治疗,神经营养及康复治疗。

1. 一般治疗

(1)抗感染:考虑有胃肠道空肠弯曲菌感染者,可采用大环内酯类抗生素治疗。

(2)呼吸道管理:重症患者可导致呼吸衰竭,应密切观察呼吸情况,定时行血气分析。加强气道管理,保持呼吸道通畅,预防感染。

(3)营养支持:延髓支配肌肉麻痹者有吞咽困难和饮水呛咳,需给予鼻饲营养,保证足够热量、维生素,防止电解质紊乱。

(4)对症治疗及并发症防治:重症患者需连续心电监护;高血压者用小剂量 β 受体阻断剂治疗;吞咽困难者予鼻饲;尿潴留者可加压按摩下腹部,无效时予留置导尿;便秘者予导泻等。抗生素预防和控制坠积性肺炎、尿路感染。

2. 免疫治疗

(1)血浆置换(PE):直接去除血浆中致病因子如抗体,推荐有条件者尽早使用。严重感染、心律失常、心功能不全及凝血功能障碍者禁用。

（2）免疫球蛋白静脉注射（IVIG）：推荐有条件者尽早使用。免疫球蛋白过敏或先天性 IgA 缺乏者禁用。

（3）糖皮质激素：目前国内外对糖皮质激素治疗仍有争议。无条件行 PE 或 IVGT 治疗的患者可使用甲泼尼龙静脉滴注。

3. **营养神经**　应用 B 族维生素治疗，如维生素 B_1、维生素 B_{12} 等。

4. **康复治疗**　病情稳定后，早期进行正规的神经功能康复锻炼，包括被动或主动运动，针灸或按摩等，以预防肌肉萎缩和关节挛缩。

【常用护理诊断/问题】

1. **低效型呼吸形态**　与呼吸无力、周围神经受损、肺部感染致分泌物增多有关。

2. **躯体活动障碍**　与四肢肌肉进行性瘫痪有关。

【护理措施】

1. **病情观察**　密切观察患者神志，监测患者生命体征，重点应观察呼吸节律、频率有无异常，动脉血氧饱和度有无下降。观察患者感觉、运动障碍的程度及受累范围变化，以判断病情。询问患者有无胸闷、气短、呼吸费力等表现，如患者出现呼吸费力、烦躁、出汗、口唇发绀等缺氧症状，肺活量降至正常的 25% ~ 30%，血氧饱和度、血氧分压明显降低时，应立即通知医生，做好气管插管、气管切开及使用呼吸机的急救准备。

2. **起居护理**　保持室内空气流通，环境安静、舒适，保持床单整洁。不用呼吸机时患者取半卧位，以利于呼吸及排痰。给予患者必要的生活支持，每 1 ~ 2 小时翻身拍背一次，保持肢体功能位。留置导尿管者，做好会阴部、尿道口护理，避免尿路感染。

3. **饮食护理**　给予高蛋白、高维生素、高热量易消化饮食，尤其注意补充维生素 B_{12} 及水分；多食新鲜蔬菜、水果，刺激肠蠕动，减轻便秘和肠胀气；吞咽困难、气管切开及使用呼吸机的患者及时给予鼻饲，保证营养供给。

4. **用药护理**　嘱患者遵医嘱正确服药，不可自行增减剂量，告知药物不良反应。使用免疫球蛋白治疗可出现发热、面红，减慢滴速可减轻症状；使用糖皮质激素可导致应激性溃疡，服药期间应观察患者有无消化道出血的表现。

5. **对症护理**

（1）呼吸困难：①给氧，持续低流量吸氧；②保持呼吸道通畅，指导患者半卧位，鼓励患者深呼吸和有效咳嗽，预防肺部感染等并发症；③密切观察呼吸情况，必要时使用呼吸机辅助呼吸；④备好相应的抢救用物，如吸引器、气管切开包及机械通气设备等。

（2）瘫痪：AIDP 因瘫痪、气管切开、机械通气卧床时间较长，容易发生肺部感染、压疮、下肢静脉血栓、尿潴留、便秘、肌肉挛缩和失用性萎缩等并发症。护士应协助患者进行瘫痪肢体的主动或被动锻炼，使瘫痪肢体处于功能位。可进行针灸、理疗、推拿、按摩等疏通经络，加强血液循环，恢复期应鼓励患者床上活动，下床活动时做好保护工作，防止跌倒。

6. **心理护理**　患者可因瘫痪、感觉障碍、脑神经损害出现恐惧、焦虑心理，护理人员应耐心倾听，鼓励患者积极治疗。告知患者本病一般从发病后 4 周起开始恢复，大多数患者经积极治疗和康复锻炼可完全或接近恢复。

7. **中医护理**　本病属中医"痿证"范畴。湿热浸淫者，可食用赤小豆、薏米粥、绿豆等清热疏利之品;肝肾亏虚者,可适当吃补益肝肾之品,如龙眼肉、牛肉、羊肉、核桃、山药。痿证患者肌肉无力,生活能自理且病情轻者,应鼓励其适当锻炼,如太极剑、太极拳、五禽戏等;瘫痪者注意保暖,保持肢体功能位,配合中医理疗特色操作技术,如按摩、推拿等,以防患侧肢体挛缩和关节僵硬。

【健康教育】

1. 知识宣教　向患者及家属介绍本病的病因、进展、常见并发症及预后。告知患者肢体功能锻炼的重要性,指导患者进行肢体功能锻炼,尽快恢复肢体功能。告知营养失调、压疮及深静脉血栓形成的表现以及预防的方法。告知患者当出现胃部不适、腹痛、柏油样大便,肢体肿胀疼痛以及咳嗽、咳痰、发热、外伤等情况时应立即就诊。

2. 用药指导　指导患者观察药物的疗效及副作用,遵医嘱用药,不可随意增减药物剂量。

3. 生活指导　指导患者出院后保证足够的营养,坚持锻炼身体,增强机体抵抗力,避免受凉、感冒、疲劳、淋雨等诱发因素。

【结语】

AIDP 是一种自身免疫介导的周围神经病,病前多有感染史,临床表现为四肢对称性、进行性、弛缓性瘫痪,感觉神经和自主神经均可受累,严重者可造成呼吸肌麻痹。治疗和护理均首先考虑要保持呼吸道通畅,密切注意病情变化,必要时机械辅助通气。心理支持和高营养、易消化的饮食护理亦很关键。

第三节　脑血管疾病

一、概述

脑血管疾病(cerebral vascular disease,CVD)是由各种原因导致的脑血管性疾病的总称。卒中(stroke)为脑血管疾病的主要临床类型,包括缺血性卒中和出血性卒中,以突然发病、迅速出现局限性或弥散性脑功能缺损为共同临床特征,为一组器质性脑损伤导致的脑血管疾病。

脑血管疾病是危害中老年人身体健康和生命的主要疾病之一。卒中是导致人类死亡的第二位原因,它与缺血性心脏病、恶性肿瘤构成多数国家的三大致死疾病。其死亡率、致残率较高,2008 年卫生部公布的第三次全国死因调查,卒中(136.64/10万)已超过恶性肿瘤(135.88/10 万)成为中国第一致死病因。我国每年新发病例>200 万,每年死亡病例>150 万,存活者 600 万~700 万,且 2/3 存活者遗留不同程度的残疾,给社会、家庭带来沉重的负担和痛苦。由于绝大部分卒中患者的病理生理过程无法逆转,降低卒中疾病负担的最佳途径是预防,特别应强调一级预防,即针对卒中的危险因素积极地进行早期干预,以减少卒中的发生。

【脑血管疾病的分类】

脑血管疾病分类:①依据神经功能缺失持续时间可分为短暂性脑缺血发作(不足24 小时)和脑卒中(超过 24 小时);②依据病理性质可分为缺血性卒中和出血性卒中,前者又称为脑梗死,包括脑血栓形成和脑栓塞等,后者包括脑出血和蛛网膜下腔出血;③依据发病急缓分为急性脑血管疾病和慢性脑血管疾病,前者包括短暂性脑缺血发作、脑梗死、脑栓塞、脑出血、蛛网膜下腔出血,后者包括脑动脉硬化症和血管性痴呆。我国 1995 年将脑血管疾病分为 10 类,见表 9-4。

表 9-4　1995 年脑血管疾病分类(简表)

Ⅰ. 短暂性脑缺血发作	(9) 其他
1. 颈动脉系统	(10) 原因不明
2. 椎-基底动脉系统	3. 脑梗死
Ⅱ. 脑卒中	(1) 动脉粥样硬化性血栓性脑梗死
1. 蛛网膜下腔出血	(2) 脑栓塞
(1) 动脉瘤破裂引起	(3) 腔隙性脑梗死
(2) 血管畸形	(4) 出血性脑梗死
(3) 颅内异常血管网症	(5) 无症状性脑梗死
(4) 其他	(6) 其他
(5) 原因不明	(7) 原因不明
2. 脑出血	Ⅲ. 椎-基底动脉供血不足
(1) 高血压脑出血	Ⅳ. 脑血管性痴呆
(2) 继发于梗死的出血	Ⅴ. 高血压脑病
(3) 肿瘤性出血	Ⅵ. 颅内动脉瘤
(4) 血液病引起	Ⅶ. 颅内血管畸形
(5) 淀粉样脑血管病	Ⅷ. 脑动脉炎
(6) 动脉炎引起	Ⅸ. 其他动脉疾病
(7) 药物引起	Ⅹ. 颅内静脉病、静脉窦及脑部静脉血栓形成
(8) 脑血管畸形或动脉瘤引起	

【脑的血液循环】

1. 脑的血液供应　脑部的血液供应来自颈内动脉系统和椎-基底动脉系统,两者之间由脑底动脉环(Willis 环)相通。脑动脉在脑实质中反复分支至毛细血管,后汇集成静脉。其中颈内动脉系统(又称前循环),供应眼部和大脑半球前 3/5 部分的血液;椎-基底动脉系统(又称后循环),供应小脑、脑干和大脑半球后 2/5 部分的血液。脑底动脉环对颈内动脉系统与椎-基底动脉系统之间,特别是两侧大脑半球的血流供应具有重要的调节和代谢作用。

2. 脑血流量调节　正常成人脑重为 1500g,占体重的 2% ~3% ,脑组织的血流量为 750 ~1000ml/min,占每分心搏出量的 20% ,脑组织耗氧量占全身耗氧量的 20% ~30% 。因脑组织几乎无葡萄糖和氧的储备,所以对缺血缺氧性损害十分敏感。如全脑供血完全中断 6 秒,患者即出现意识丧失,10 秒自发脑电活动消失,5 分钟最易损的特定神经元出现不可逆性损伤,10 ~20 分钟大脑皮质出现广泛性选择性神经元坏死。脑血流量与脑灌注压呈正比,与脑血管阻力呈反比。当平均动脉压在 60 ~160mmHg 时,脑血流可自动调节。

【脑血管疾病的病因】

各种原因如动脉硬化、血管炎、先天性血管病、外伤、药物、血液病及各种栓子和血流动力学改变都可引起急性或慢性的脑血管疾病。根据解剖结构和发病机制,可将脑血管疾病的病因归为以下几类:

1. 血管壁病变　以高血压性动脉硬化和动脉粥样硬化所致的血管损害最常

见,其次为动脉炎(风湿、钩端螺旋体、结核、梅毒等所致)、先天性血管病(如动脉瘤、血管畸形、先天性血管狭窄等)、外伤、颅脑手术、插入导管和穿刺导致的血管损伤等。

2. 心脏病和血流动力学改变 如高血压、低血压或血压急骤波动、心功能障碍、传导阻滞、风湿性或非风湿性心瓣膜病、心肌病及心律失常,特别是心房纤颤。

3. 血液成分和血液流变学改变 如高脂血症、红细胞增多症、白血病、脱水等导致的血液黏滞度增高,以及应用抗凝剂、避孕药物,弥散性血管内凝血等各种血液性疾病所致的凝血机制异常。

4. 其他 包括空气、脂肪、癌细胞和寄生虫等栓子,脑血管受压、外伤、痉挛等。

【脑血管疾病的危险因素】

脑血管疾病的危险因素是指经流行病学研究证明与脑血管疾病发生和发展有直接关联的因素。对 CVD 危险因素的识别和干预是预防和治疗 CVD 的重要基础,是降低其发病率和死亡率的关键。

1. 不可干预的危险因素 年龄、性别、性格、种族、遗传等。55 岁后发病率明显上升,年龄每增加 10 岁,发生率约增加 1 倍;男性卒中发病率高于女性;父母双方均有脑卒中病史的子女卒中风险增加。

2. 可干预的危险因素 高血压、高血脂、心脏病、糖尿病、高同型半胱氨酸血症、吸烟、酗酒、体力活动少、高盐饮食、超重、感染、口服避孕药等。

在可干预的因素中,高血压是各类型脑卒中最重要的独立危险因素。无论收缩压还是舒张压的升高都与脑卒中的发病风险呈正相关,控制血压于正常范围内可明显降低脑卒中的发病率。

【脑血管疾病的预防】

循证医学证据表明,对 CVD 的危险因素进行早期干预,可以有效降低 CVD 的发病率。

1. 一级预防 指发病前的预防,即对有卒中倾向、尚无卒中病史的个体通过早期改变不健康的生活方式,积极控制各种可控危险因素达到使脑血管病不发生或延迟发生的目的。主要措施包括:控制高血压、戒烟、调控血脂、控制血糖、针对房颤患者进行抗血栓治疗、预防血小板聚集、合理膳食营养、加强运动锻炼、限制饮酒等。

2. 二级预防 指针对发生过脑卒中的患者寻找病因,对所有可干预因素进行治疗,以达到预防和降低再次发生的危险。措施主要包括对可干预的危险因素进行病因预防、对发生过缺血性脑卒中患者进行抗血小板药物治疗、治疗短暂性脑缺血发作、防止卒中后认知障碍。

二、短暂性脑缺血发作

短暂性脑缺血发作(transient ischemic attack,TIA)是由于局部脑或视网膜缺血引起的短暂性神经功能缺损,临床症状一般不超过 1 小时,最长不超过 24 小时,且无责任病灶的证据。传统的 TIA 定义时限为 24 小时内恢复,不遗留神经系统体征,而不管是否存在责任病灶。近年来研究证实,对于传统定义的 TIA 患者,如果神经功能缺损症状超过 1 小时,绝大部分神经影像学检查可发现对应的脑部梗死小病灶。因此传统的 TIA 许多病例实际上是小卒中。

【病因与发病机制】

TIA 的发病与动脉粥样硬化、动脉狭窄、心脏病、血液成分改变及血流动力学变化等多种病因有关,其发病机制主要有两种类型:

1. 血流动力学改变 在各种原因所致的颈内动脉系统或椎-基底系统的动脉严重狭窄基础上,由于血压的急剧波动导致原来靠侧支循环维持的脑区发生的一过性缺血。此类型 TIA 临床症状比较刻板,发作频率较密集,每次发作持续时间短暂,一般不超过 10 分钟。

2. 微栓塞 主要来源于动脉粥样硬化的不稳定斑块或附壁血栓脱落、心源性栓子及胆固醇结晶等。微栓子阻塞小动脉常导致其供血区域脑组织缺血,当栓子破碎移向远端或自发溶解时,血流恢复,症状缓解。此类型 TIA 临床症状多变,发作频率较稀疏,每次发作持续时间较长。

【临床表现】

1. 一般特点 好发于中老年人,男性多于女性,患者多伴有高血压、动脉粥样硬化、糖尿病或高血脂等脑血管病危险因素。发病突然,持续时间短,最长不超过 24 小时,不留后遗症状,常反复发作,每次发作表现相似。

2. 颈内动脉系统 TIA 临床表现与受累血管分布有关。大脑中动脉供血区的 TIA 可出现缺血、对侧肢体的单瘫、轻偏瘫、面瘫和舌瘫,可伴有偏身感觉障碍和对侧同向偏盲,优势半球受损常出现失语和失用,非优势半球受损可出现空间定向障碍。大脑前动脉供血区缺血,可出现人格和情感障碍、对侧下肢无力等。颈内动脉主干 TIA 主要表现为眼动脉交叉瘫(患侧单眼一过性黑矇、失明或对侧偏瘫及感觉障碍)、Horner 交叉瘫(患侧 Horner 征、对侧偏瘫)。

3. 椎-基底动脉系统 TIA 与颈内动脉系统 TIA 相比,椎-基底动脉 TIA 是非刻板发作,且持续时间较长,最终多导致梗死。其最常见的表现是眩晕、平衡障碍、眼球运动异常和复视。可有单侧或双侧面部、口周麻木,单独出现或伴有对侧肢体瘫痪、感觉障碍,呈典型或不典型的脑干缺血综合征。此外,还可出现以下几种特殊表现:

(1)跌倒发作:表现为下肢突然失去张力而跌倒,无意识丧失,常可立即自行站起,可能为脑干网状结构缺血所致。有时见于患者转头或仰头时。

(2)短暂性全面遗忘症(transient global amnesia,TGA):发作时出现短时间记忆丧失,发作时对时间、地点定向障碍,但谈话、书写和计算能力正常,一般症状持续数小时,然后完全好转。

(3)双眼视力障碍发作:双侧大脑后动脉距状支缺血导致枕叶视皮质受累,引起暂时性皮质盲。

【辅助检查】

1. CT 和 MRI 检查 多数无阳性发现,部分病例发病早期进行弥散加权 MRI 检查,可显示一过性缺血灶,缺血灶多呈小片状,一般体积 1~2ml。

2. 血管造影检查 有时可见血管狭窄、动脉粥样硬化改变。

3. 经颅多普勒扫描和颈动脉超声 可探查颅内动脉狭窄,并可进行血流状况评估和微栓子检测。

【诊断要点】

大多数 TIA 患者就诊时临床症状已消失,故诊断主要依赖病史。中老年患者突然

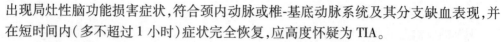

出现局灶性脑功能损害症状,符合颈内动脉或椎-基底动脉系统及其分支缺血表现,并在短时间内(多不超过1小时)症状完全恢复,应高度怀疑为TIA。

【治疗要点】

TIA发病后的2～7天内为卒中的高风险期,需积极进行治疗,治疗目的是去除病因,防止复发,保护脑功能。

1. 病因治疗　是预防TIA复发的关键。对有明确病因者积极治疗原发病,如控制血压、降低血脂和血糖、治疗心律失常、改善心功能、纠正血液成分异常、防止颈部过度活动等。

2. 药物治疗

(1) 抗血小板治疗:非心源性栓塞性TIA推荐抗血小板治疗。卒中风险较高患者如TIA或小卒中发病1个月内,可采用小剂量阿司匹林与氯吡格雷联合抗血小板治疗。

(2) 抗凝治疗:心源性栓塞性TIA可采用抗凝治疗。主要药物包括肝素、低分子肝素、华法林等。

(3) 扩容治疗:纠正低灌注,适用于血流动力学TIA。

(4) 溶栓治疗:当临床症状再次发作时,若临床已明确诊断为脑梗死,不应等待,应按照卒中指南积极进行溶栓治疗。

(5) 其他:对有高纤维蛋白原血症的TIA患者,可选用降纤酶治疗,活血化瘀中药制剂对TIA患者也可能有一定的治疗作用。

3. 外科治疗　对于6个月内发生过TIA的患者,同侧无创成像显示颈内动脉狭窄大于70%或导管血管造影显示狭窄大于50%,且围术期并发症和死亡风险估计小于6%,可行颈动脉内膜切除术(carotid endarterectomy,CEA)。颈动脉血管成形和支架置入术可作为CEA治疗的一种替代方法。

【常用护理诊断/问题】

有受伤的危险　与突发眩晕、平衡失调、一过性黑矇或失明有关。

【护理措施】

1. 病情观察　观察患者生命体征,重点观察血压的升高或降低;频繁发作者应观察发作程度、发作持续时间、间隔时间和伴随症状等,注意患者肢体无力或麻木是否加重,有无头痛、头晕或其他脑功能受损的表现,警惕完全性缺血性脑卒中的发生。

2. 起居护理　提供安静、舒适的休息环境,鼓励患者劳逸结合,适当运动,如散步、慢跑等,可改善患者心功能和微循环、增加脑血流量,预防TIA发作和促进康复。

3. 饮食护理　给予低盐、低脂、充足蛋白质和维生素丰富的饮食。多食谷类、鱼类、坚果、新鲜蔬菜及水果等;忌食辛辣、油炸食品,少摄入糖类和甜食;忌暴饮暴食;戒烟、限酒。

4. 用药护理　指导患者遵医嘱用药,不可自行调整、更换药物,观察药物的疗效及不良反应,如抗血小板药物可出现恶心、腹痛及腹泻等消化道症状和皮疹,偶可导致严重但可逆的粒细胞减少,用药期间应定期监测血常规;抗凝药物有出血倾向,重点观察皮肤、黏膜、大小便有无出血情况,有消化性溃疡和严重高血压者禁用。

5. 对症护理　发作时卧床休息,注意枕头不宜太高,仰头或转头时动作应缓慢、轻柔,转动幅度不可太大,以免颈部活动过度或过急诱发TIA而跌倒。频繁发作的患者应避免重体力劳动,必要时如厕、沐浴以及外出活动时应有家人陪伴。

6. 心理护理 了解患者的心理状况,关心体贴患者,耐心向患者解释病情,消除患者紧张、恐惧心理。告知患者预防 TIA 的复发是防止脑卒中的重要环节,如能积极治疗,预后较好。

7. 中医护理 本病属中医"中风先兆"范畴。病因病机为先天不足,久病体虚,或年老体弱,正气自虚,因虚而致瘀血内停,滞留于经络。指导患者加强饮食调护,气虚血瘀者宜进食益气活血之物,如山楂、板栗、洋葱、桂花茶、大枣滋补粥等。

【健康教育】

1. 知识宣教 告知患者 TIA 的病因、危险因素、早期症状和体征、及时就诊治疗与预后的关系;强调积极治疗高血压、动脉硬化、心脏病、糖尿病、高脂血症等已有危险因素的重要性;如出现肢体麻木、乏力眩晕等及时就诊;对频繁发作的患者应尽量减少独处时间,避免发生意外。

2. 用药指导 遵医嘱用药,用药期间注意观察抗血小板及抗凝药物的不良反应。

3. 生活指导 告知患者劳逸结合,鼓励其适当锻炼,以促进心血管功能,改善脑血液循环。保持心态平和、情绪稳定。向患者及家属说明肥胖、吸烟、酗酒及不合理饮食与本病的关系,指导患者改变不健康的生活方式。

【结语】

TIA 是由于局部脑或视网膜缺血引起的短暂性神经功能缺损,临床症状一般不超过 1 小时,最长不超过 24 小时,可反复发作,不遗留神经功能缺损的症状和体征。治疗要针对病因进行,防止复发。护理主要从指导患者合理休息与运动、规律科学饮食、改变不健康的生活方式等方面入手。

三、脑梗死

 案例导入

患者李先生,70 岁,退休工人。因突发右侧肢体无力伴言语障碍 2 天平车推入,收入住院。患者 2 天前早上起床时感觉右侧肢体乏力,不能行走,言语不清。因突然起病,患者情绪紧张。平素喜烟酒、高盐饮食,高血压病史 7 年,最高 190/100mmHg,有高脂血症 3 年。经交谈发现患者为初中文化水平,妻子为小学文化水平;患者妻子对患者的病情非常担心。

身体评估:神志清楚,双侧瞳孔等大、等圆,对光反射灵敏。T 36.8℃,P 68 次/分,R 18 次/分,BP 160/94mmHg。言语含混,右侧鼻唇沟变浅,伸舌右偏,右侧肌力 1 级,左侧肌力 5 级,双侧肌张力正常,双侧面部感觉对称存在,双侧视力、听力均正常。右侧腱反射(++),左侧正常,双侧深浅感觉对称存在。

辅助检查:头颅 MRI 示左侧基底节区梗死灶。

入院诊断:脑梗死。

请问:目前患者存在哪些主要的护理诊断/问题? 若患者进行溶栓治疗,应如何护理?

脑梗死(cerebral infarction,CI)又称缺血性脑卒中(cerebral ischemic stroke),是指各种原因致脑部血液供应障碍,导致局部脑组织缺血、缺氧性坏死,出现相应神经功能缺损的一类临床综合征。脑梗死是卒中最常见类型,约占全部卒中的 70% ~80%。

依据局部脑组织发生缺血坏死的机制可将脑梗死分为三种主要病理生理学类型:脑血栓形成、脑栓塞和血流动力学机制所致的脑梗死。

（一）脑血栓形成

脑血栓形成是脑梗死最常见的类型,动脉粥样硬化是本病的根本病因,因此,脑血栓形成临床上主要指大动脉粥样硬化型脑梗死。约占全部脑梗死的60%。多见于50～60岁以上的动脉硬化者,且多伴有高血压、冠心病或糖尿病。年轻发病者以各种原因的脑动脉炎为多见。男性发病稍多于女性。

【病因与发病机制】

1. 动脉粥样硬化　是脑血栓形成最常见和基本的病因,常伴高血压,且两者互为因果。糖尿病和高脂血症也可加速动脉粥样硬化的进程。粥样硬化斑块可见于颈内动脉和椎-基底动脉系统任何部位,以动脉分叉处多见。

2. 动脉炎　如结缔组织病和细菌、病毒、螺旋体感染等均可导致动脉炎症,使管腔狭窄或闭塞。

3. 其他　药源性(如可卡因、安非他明);血液系统疾病(如红细胞增多症、血小板增多症、血栓栓塞性血小板减少性紫癜、弥散性血管内凝血等);脑淀粉样血管病、烟雾病、肌纤维发育不良和颅内外夹层动脉瘤等。

脑梗死闭塞血管内可见动脉粥样硬化或血管炎性改变、血栓形成或栓子。缺血、缺氧性损害表现为神经细胞破坏和凋亡两种形式。

脑血栓形成后,动脉供血减少或完全中断,若侧支循环不能有效代偿,病变动脉区的脑组织则缺血、水肿、坏死、软化,3～4周后液化坏死的脑组织被清除,脑组织萎缩,小病灶形成胶质瘢痕,大病灶形成中风囊。

局部脑缺血由中心坏死区及周围脑缺血半暗带(ischemic penumbra)组成。坏死区由于完全性缺血导致脑细胞死亡,但缺血半暗带区仍存在侧支循环,尚有大量存活的神经元。如果能在短时间内迅速恢复缺血半暗带血流,该区域脑组织损伤是可逆的,神经细胞有可能存活并恢复功能。但缺血脑组织即使很快恢复供血,还会发生一系列"瀑布式"缺血级联反应,继续造成脑损害。目前已明确一系列导致神经细胞损伤的机制,如神经细胞内钙超载、兴奋性氨基酸细胞毒性作用、自由基和再灌注损伤、神经细胞凋亡等。挽救缺血半暗带是急性脑梗死治疗的一个主要目的,而恢复缺血脑组织的供血和对缺血脑组织实施脑保护是挽救缺血半暗带的两个基本治疗途径。

【临床表现】

1. 一般特点　动脉粥样硬化性脑梗死多见于中老年,动脉炎性脑梗死以中青年多见。常在安静或睡眠中发病,部分病例发病前有肢体麻木、头痛、头晕或TIA等前驱症状。局灶性神经症状在发病10小时以上或1～2天达到高峰。以偏瘫、失语、偏身感觉障碍和共济失调等局灶定位症状为主,部分患者可有头痛、呕吐、意识障碍等全脑症状。

2. 不同脑血管闭塞的临床特点

（1）颈内动脉闭塞的表现:症状严重程度主要取决于侧支循环状况。症状性闭塞可出现单眼一过性黑蒙,偶见永久性失明或Horner征。远端大脑中动脉血液供应不良,可出现对侧偏瘫、偏身感觉障碍和（或）同向性偏盲即三偏症状,优势半球受累可伴失语症,非优势半球受累可伴有体象障碍。

（2）大脑中动脉闭塞的表现：主干闭塞可导致三偏症状,伴头、眼向病灶侧凝视,患者可出现意识障碍。皮质支上部分支闭塞可出现对侧面部、上下肢瘫痪或感觉缺失,伴 Broca 失语,通常无意识障碍；下部分支闭塞较少单独出现,可导致对侧同向性上 1/4 视野缺损,伴 Wernicke 失语（优势半球）、急性意识模糊状态（非优势半球）、无偏瘫。深穿支闭塞最常见的是纹状体内囊梗死,表现为对侧中枢性均等性轻偏瘫、对侧偏身感觉障碍、可伴有对侧同向性偏盲。

（3）大脑前动脉闭塞的表现：前交通动脉后大脑前动脉远端闭塞导致对侧足和下肢的感觉运动障碍,面部、手部不受累。前交通动脉前主干闭塞会造成双侧大脑半球前、内侧梗死,导致截瘫、二便失禁、意志缺失、人格改变等。

（4）大脑后动脉闭塞的表现：单侧皮质支闭塞引起对侧同向性偏盲,黄斑不受累。优势半球受累可出现失读、命名性失语、失认等。双侧皮质支闭塞可导致完全性皮质盲,可伴有视幻觉、记忆受损、面容失认等。

（5）椎-基底动脉闭塞的表现：血栓性闭塞多发生于基底动脉的起始部和中部,栓塞性闭塞常发生在基底动脉尖。危及生命的严重脑血管事件通常因椎-基底动脉闭塞引起,导致患者四肢瘫痪、眩晕、呕吐、共济失调、昏迷、高热等。脑桥发生病变可出现针尖样瞳孔。

【辅助检查】

1. 血液化验　包括血常规、血液流变学、血生化（包括血脂、血糖、肾功能、电解质等）检查,有利于发现脑梗死的危险因素。

2. 影像学检查　可直观显示脑梗死的范围、部位、血管分布,有无出血、病灶的新旧等,帮助临床判断组织缺血后是否可逆、血管状况,以及血流动力学改变。

（1）CT：是最常用的检查。发病后尽快进行 CT 检查,虽早期有时不能显示病灶,但对排除脑出血至关重要,多数病例发病 24 小时后,逐步显示低密度梗死灶。发病后 2～15 日可见均匀片状或楔形的明显低密度灶。

（2）MRI：可清晰显示早期缺血性梗死、脑干、小脑梗死、静脉窦血栓形成等。弥散加权成像（DWI）可以早期（发病 2 小时内）显示缺血组织的部位、范围,甚至可显示皮质下、脑干和小脑的小梗死灶,诊断早期梗死的敏感性为 88%～100%,特异性达 95%～100%。

（3）血管造影：DSA、CTA 和 MRA 可以发现血管狭窄、闭塞及动脉炎、动脉瘤和动静脉畸形等其他血管病变,可为卒中的血管治疗提供依据。其中 DSA 是脑血管病变检查的金标准,缺点为有创、费用高、技术条件要求高。

3. TCD　对评估颅内外血管狭窄、闭塞、痉挛或血管侧支循环建立情况有帮助,目前也可用于溶栓治疗监测。

【诊断要点】

中年以上的高血压及动脉硬化的患者,静息状态下或睡眠中急性起病,迅速出现局灶性脑损害的症状和体征,并能用某一动脉供血区功能损伤解释,临床应考虑急性脑梗死的可能。CT 或 MRI 检查发现梗死灶可明确诊断。有明显感染或炎症疾病史的年轻患者需考虑动脉炎致血栓形成的可能。

【治疗要点】

1. 治疗原则　①超早期治疗：力争发病后尽早选用最佳治疗方案,"时间就是大脑"，挽救缺血半暗带；②个体化治疗：根据患者的年龄、发病类型、病情和基础疾病等采取最适当的治疗；③整体化治疗：采取针对性治疗的同时，进行支持疗法、对症治疗和早期康复治疗，对卒中危险因素及时采取预防性干预。

2. 急性期治疗　脑梗死患者一般应在卒中单元接受治疗。

（1）一般治疗：主要为对症治疗，包括维持生命体征和处理并发症，主要针对以下情况进行处理。

1）血压：急性缺血性卒中高血压的调控应遵循个体化、慎重、适度原则。发病24小时内，为改善缺血脑组织的灌注，维持较高的血压是非常重要的，通常只有收缩压>200mmHg或舒张压>110mmHg时，才需要降低血压。目前临床研究表明，急性缺血性卒中早期（24小时~7天）持续存在的高血压可采取较为积极地降压治疗，但24小时内不应超过原有血压水平的15%。首选对脑血管影响较小的药物，如兼有α受体阻滞剂作用的β受体阻滞剂拉贝洛尔，避免舌下含服短效钙离子拮抗剂如硝苯地平。如出现持续性的低血压，需首先补充血容量和增加心排血量，无效时可应用升压药。

2）吸氧和通气支持：保持呼吸道通畅，低氧血症者予以吸氧；严重者应开放气道及机械辅助通气。

3）血糖：急性期高血糖较常见，当血糖超过10mmol/L时应立即予以胰岛素治疗，并将血糖控制在7.8~10mmol/L。

4）脑水肿：常于发病后3~5天达高峰。治疗目标是降低颅内压、维持足够的脑灌注、预防脑疝发生。可采用20%甘露醇静滴，呋塞米静脉注射等，可酌情同时应用甘油果糖、白蛋白辅助治疗。

5）感染：脑卒中急性期容易发生呼吸道、泌尿系统感染，感染是导致病情加重的重要原因。一旦发生感染应及时根据细菌培养和药敏试验应用敏感的抗生素。

6）上消化道出血：高龄和重症脑卒中患者急性期易发生应激性溃疡，建议常规应用抗溃疡药物；对已发生消化道溃疡的患者，应进行冰盐水洗胃、局部应用止血药（如口服或鼻饲云南白药、凝血酶等）；出血量多引起休克者，必要时输新鲜全血或成分输血。

7）发热：主要是因下丘脑体温调节中枢受损、并发感染或吸收热、脱水等所致。对中枢性高热患者，应以物理降温为主，必要时予以人工冬眠治疗。

（2）特殊治疗：包括超早期溶栓治疗、抗血小板治疗、抗凝治疗、血管内治疗、脑保护治疗和外科治疗等。

1）超早期溶栓治疗：在发病后6小时内进行溶栓使血管再通，及时恢复血流和改善组织代谢，可以挽救梗死周围仅有功能改变的缺血半暗带组织，避免坏死范围扩大。溶栓治疗是目前最重要的恢复血流措施。常用溶栓药物包括：①尿激酶（UK）：可渗入血栓内，同时激活血栓内和循环中的纤溶酶原，起到局部溶栓作用，并使全身处于溶栓状态。②重组组织型纤溶酶原激活物（recombinant tissue-type plasminogen activator, rt-PA）：可与血栓中纤维蛋白结合形成复合体，后者与纤溶酶原有高度亲和力，使之转变为纤溶酶，溶解新鲜的纤维蛋白。rt-PA只引起局部溶栓，而不产生全身溶栓状态。

2）抗血小板治疗：未行溶栓治疗的患者应在发病后48小时内服用阿司匹林，但不主张在溶栓后24小时内服用，以免增加出血风险。

笔记

3）抗凝治疗：主要包括肝素、低分子肝素、华法林。急性期一般不推荐使用，对于合并高凝状态有深静脉血栓和肺栓塞的高危患者，可以使用预防性抗凝治疗。

4）脑保护治疗：常用药物有自由基清除剂依达拉奉、钙通道阻滞剂尼莫地平、脑蛋白水解物等；还可采用头部或全身亚低温治疗，通过降低脑代谢，干预缺血引发的细胞毒性机制而减轻缺血性脑损伤。

5）外科治疗：幕上大面积脑梗死伴有严重脑水肿、占位效应和脑疝形成征象者，可行去骨瓣减压术；小脑梗死使脑干受压导致病情恶化时，可抽吸梗死小脑组织和行后颅窝减压术。

6）康复治疗：应早期进行，并遵循个体化原则，制定短期和长期治疗计划，分阶段、分情况选择治疗方法，对患者进行针对性体能和技能训练，降低致残率，促进神经功能恢复。

3. 恢复期的治疗　不同病情患者卒中急性期长短有所不同，通常规定卒中发病2周后即进入恢复期。对于病情稳定的卒中患者，应尽可能早期安全启动卒中的二级预防，包括控制卒中危险因素、抗血小板治疗、抗凝治疗及康复治疗。

【常用护理诊断/问题】

1. 躯体活动障碍　与偏瘫或平衡能力降低有关。

2. 语言沟通障碍　与大脑语言中枢功能受损有关。

3. 有废用综合征的危险　与意识障碍、偏瘫、长期卧床有关。

4. 吞咽障碍　与意识障碍或延髓麻痹有关。

5. 焦虑　与偏瘫、失语等有关。

【护理措施】

1. 病情观察

（1）一般状况：严密观察患者有无意识障碍及其类型和严重程度，监测生命体征变化，观察因脑水肿导致颅内压升高引起的体温、血压升高，脉搏、呼吸减慢等异常情况。观察患者发病的时间、急缓及发病所处状态，有无头晕肢体麻木等前驱症状。观察患者有无肢体瘫痪、失语、感觉、吞咽障碍。

（2）特殊表现：①当发生脑疝时患者可出现剧烈头痛、频繁呕吐伴一侧瞳孔散大，对光反射迟钝或消失等，应立即通知医生并备好抢救物品；②如患者再次出现偏瘫或原有症状加重等，应考虑是否为梗死灶扩大及合并颅内出血，应立即通知医生。

2. 起居护理　为患者创造安静、舒适的环境，患者宜采取平卧位，以增加脑部供血，协助卧床患者完成日常生活，保持皮肤清洁干燥。高热者禁冰敷头部，以免血管收缩、血流减少而加重病情；对有意识障碍和躁动不安的患者，应做好安全防护，防止坠床。

3. 饮食护理　给予高蛋白、高维生素、低盐、低脂、低热量、清淡易消化饮食，多食新鲜蔬菜、水果、鱼类、谷类，保持能量供应平衡，戒烟、限酒，避免生冷、油腻饮食。对有吞咽困难、饮水呛咳者，为防止误吸，必要时给予鼻饲流质饮食。

4. 用药护理　护士应遵医嘱正确给药，密切观察药物的不良反应。

（1）溶栓和抗凝药物：严格掌握药物剂量，监测出凝血时间、凝血酶原时间，注意观察有无牙龈出血、皮肤瘀点、瘀斑等出血表现。密切观察患者身体状况的变化，如原有症状和体征加重，或出现严重头痛、血压升高、脉搏减慢、恶心、呕吐等，应考虑继发颅内出血,立即通知医生并遵医嘱停用溶栓和抗凝药物,协助紧急处理。观察有无栓子脱落致其他部位栓塞的表现,如肠系膜上动脉栓塞引起的腹痛、下肢静脉栓塞所致皮肤肿胀、发红、肢体疼痛和功能障碍,发现异常及时通知医生处理。

(2)甘露醇:应选择粗大、直行的静脉给药,以保证能快速静滴(15~30分钟内输完250ml),如用量过大、持续时间过长易出现肾损害、水电解质紊乱,应注意观察尿量及尿液颜色,准确记录24小时出入量;定时复查尿常规及肾功能,观察有无药物结晶阻塞肾小管导致急性肾衰的表现。如脱水过快可能出现头痛、呕吐、意识障碍等低颅压综合征的表现,应注意与高颅压进行鉴别。

(3)其他:使用尼莫地平钙拮抗药时,应监测血压变化,控制输液速度;依达拉奉可导致肝肾功能损伤,用药过程中应严密监测肝肾功能,观察有无少尿、黄疸等表现。

5. 对症护理

(1)偏瘫:保持患肢处于功能位,防止关节变形而丧失正常功能,按时翻身,做好皮肤护理,预防压疮;病情稳定后鼓励患者进行功能锻炼,完成力所能及的日常生活活动,如进食、穿衣、刷牙、洗脸等,必要时给予帮助,并保证患者的安全。

(2)言语障碍:参见本章第一节"言语障碍"的护理。

(3)吞咽障碍:除选择合适的食物外,对有吞咽障碍的患者还应注意:

1)体位选择:应选择既安全又有利于进食的体位,能坐起的患者应取坐位进食,头略前屈,不能坐起的患者取仰卧位将床头摇起30°,头下垫枕使头部前屈。此种体位进食时食物不易从口中漏出,又有利于食团向舌根运送,还可以减少误吸的危险。

2)吞咽方法的选择:①空吞咽与交互吞咽:每次进食吞咽后,反复做几次空吞咽,使食物全部咽下后再进食;也可以每次进食吞咽后饮极少量(1~2ml)的水,既有利于刺激诱发吞咽反射,又能达到除去咽部残留食物的目的,称为"交互吞咽";②侧方吞咽:吞咽时让患者分别左、右转动,做侧方吞咽,可去除残留在梨状隐窝内的食物;③点头样吞咽:进食吞咽后,先使颈部后屈(此时会厌谷变得狭小,残留食物可被挤出)继而使颈部尽量前屈,形似点头,同时做空吞咽动作,可去除残留食物;④颈部旋转训练:进食吞咽时,头颈部向患侧旋转,使梨状隐窝变浅,食团移向健侧,并且利于关闭患侧气道,避免误吸。

3)防止窒息:为患者提供舒适、安静的进餐环境;因疲劳可增加误吸发生的风险,故进食前应注意休息;告知患者进餐时不要讲话,同时减少外界干扰,如看电视、听收音机等;吞咽障碍的患者不可使用吸管饮水,用杯子饮水时应保持水量在半杯以上,以防患者低头饮水增加误吸的危险;床旁备吸引装置,一旦发生呛咳、误吸或呕吐,立即指导患者取头侧位,及时清理口、鼻腔内分泌物和呕吐物,保持呼吸道通畅,防止窒息和吸入性肺炎。

6. 心理护理　因瘫痪、失语后期功能恢复速度慢、时间长,患者可产生焦虑、抑郁等情绪;护理人员应主动关心、开导患者;对失语者,应鼓励并指导患者用非语言方式表达自己的需求及情感;同时鼓励患者家属给予精神支持。

7. 中医护理　本病属中医"中风"范畴,有意识障碍为"中脏腑",无意识障碍者为"中经络"。患者饮食宜清淡易消化,忌肥甘厚味、动风、辛辣刺激之品,并忌烟酒,做到饮食有节,保持大便通畅,以防脏腑之气不畅。痰浊阻滞者,可食山楂、枇杷等健脾化痰之品。针灸、推拿、按摩、理疗等对中风偏瘫后遗症患者疗效较好。上肢可取患侧肩髃、曲池、手三里、合谷等,下肢可取患侧环跳、阳陵泉、足三里、昆仑等,失语患者加刺廉泉、哑门。指导患者加强功能锻炼,预防肌肉萎缩。

【健康教育】

1. 知识宣教　告知患者和家属疾病的病因、危险因素、早期症状和就诊指征。指导定期复查。教会家属及患者康复训练的基本方法,如吞咽障碍的康复方法包括:唇、舌、颜面及颈部屈肌的主动运动和肌力训练;先进食糊状或胶冻状食物,少量多餐,逐步过渡到普通食物;进餐时取坐位,颈部稍前屈;咽下食物以后练习呼气或咳嗽;构音器官的运动训练等。

2. 用药指导　告知患者遵医嘱正确服用降压、降糖、降脂药物,不得随意增减剂量及停服;如出现药物不良反应,应立即就诊。

3. 生活指导　鼓励患者生活自理,从事力所能及的家务劳动,不过度依赖他人;根据病情适当参加体育锻炼,以促进血液循环;晨间睡醒时不要急于起床,最好平静休息 10 分钟后缓慢起床,以防直立性低血压致脑血栓形成;体位变换时,动作要慢,转头不宜过猛;洗澡时间不宜过长;外出时要防跌倒,注意保暖,防止感冒。

【结语】

脑血栓形成是最常见的一类缺血性脑血管疾病,多见于 60 岁以上的老年人,动脉粥样硬化是其最主要的病因。发病以静息状态下出现的急性局部脑功能障碍为特点,临床多见偏瘫、偏身感觉障碍和偏盲的"三偏征";发病 24 小时后 CT 检查显示病灶区呈低密度改变。强调超早期治疗,以抢救缺血半暗带,治疗以溶栓为主,在病情稳定后即应开始康复治疗,以促进神经功能恢复。护理以观察病情、指导患者进行康复训练及必要的心理疏导为主。

(二)脑栓塞

脑栓塞(cerebral embolism)指各种栓子(血液中异常的固体、液体、气体)随血流进入颅内动脉使血管腔急性闭塞或严重狭窄,使相应供血区脑组织发生缺血坏死及功能障碍的一组临床综合征。约占全部脑梗死的 1/3。脑栓塞临床上主要指心源性脑栓塞。近来研究表明,心源性脑栓塞较大动脉粥样硬化性脑梗死可能更常见。

【病因与发病机制】

1. 病因　根据栓子来源不同,可分为:①心源性:占脑栓塞 60% ~75% 以上,栓子在心内膜和瓣膜产生,脱落入脑后致病。其中房颤导致附壁血栓形成是最常见的原因,此外心肌梗死、心脏瓣膜病、心房黏液瘤、二尖瓣脱垂、心内膜纤维变性、先心病或瓣膜手术均可形成附壁血栓。②非心源性:指源于心脏以外的栓子随血流进入脑内造成脑栓塞。常见原因有:动脉粥样硬化斑块及附壁血栓脱落,骨折或手术时脂肪栓和气栓,败血症、肺部感染的脓栓,寄生虫和瘤栓等。③来源不明性:占少数。

2. 发病机制　多发生于颈内动脉系统,尤其是大脑中动脉。所引起的病理改变与脑血栓形成基本相同,可多发或反复发作,出血性梗死更为常见,约占 30% ~50%,可能由于栓塞血管内栓子破碎向远端前移,恢复血流后栓塞区缺血坏死的血管壁在血压作用下发生破裂出血。

【临床表现】

脑栓塞可发生于任何年龄,以青壮年多见。多在活动中急骤起病,无前驱症状,局灶性神经体征在数秒至数分钟达到高峰(脑栓塞是所有急性脑血管中发病速度最快者),多表现为完全性卒中。大多数伴有风湿性心脏病、冠心病和严重心律失常等,或存在心脏手术、长骨骨折、血管介入治疗等栓子来源病史。有无意识障碍取决于栓塞血管的大小和梗死的面积。

临床主要表现为偏瘫、失语等局灶定位症状,与脑血栓形成相比,脑栓塞容易复发和出血。病情波动大,病初严重,但因为血管的再通,部分病例临床症状可迅速缓解;有时因并发出血,临床症状可急剧恶化。

【辅助检查】

1. 头颅 CT 和 MRI 检查 可显示缺血性梗死或出血性梗死改变,合并出血性梗死高度支持脑栓塞诊断。CT 检查在发病后 24～48 小时内可见病变部位呈低密度改变,发生出血性梗死时可见低密度梗死区出现 1 个或多个高密度影。MRI 可发现颈动脉狭窄或闭塞。

2. 脑脊液(CSF)检查 压力正常或偏高,如非必要,应尽量避免此检查。出血性梗塞者 CSF 可呈血性或镜下可见红细胞;亚急性细菌性心内膜炎等感染性脑栓塞 CSF 白细胞增高,早期以中性粒细胞为主,晚期淋巴细胞为主;脂肪栓塞者 CSF 可见脂肪球。

3. 其他 应常规进行心电图检查作为确定心肌梗死和心律失常的依据;超声心动图检查可了解是否存在心源性栓子。

【诊断要点】

根据骤然起病,数秒至数分钟达到高峰,出现偏瘫、失语等局灶性神经功能缺损,既往有栓子来源的基础疾病,如心脏病、严重骨折的病史,可初步做出临床诊断,如合并其他脏器栓塞更支持诊断。CT 和 MRI 检查可确定脑栓塞的部位、数目及是否伴发出血,有助于明确诊断。

【治疗要点】

1. 脑栓塞治疗 与脑血栓形成治疗原则大致相同。主要是改善循环、减轻脑水肿、防止出血、减少梗死范围。注意在合并出血性梗死时,应暂停溶栓、抗凝和抗血小板药,防止出血加重。

2. 原发疾病治疗 针对性治疗原发病有利于脑栓塞病情控制和防止复发。对感染性栓塞应使用抗生素,并禁用溶栓和抗凝治疗,防止感染扩散;对脂肪栓塞可用 5% 碳酸氢钠及脂溶剂,有助于脂肪颗粒溶解;对心源性脑栓塞注意纠正心律失常,防治心衰,或手术治疗;空气栓塞应采取头低位、左侧卧位,进行高压氧治疗等。

3. 抗栓治疗 心源性脑栓塞急性期一般不推荐抗凝治疗。房颤或有再栓塞高度风险的心源性疾病、动脉夹层和高度狭窄的患者,推荐抗凝治疗,预防再栓塞或栓塞继发血栓形成。

【常用护理诊断/问题】

参见本节"脑血栓形成"。

【护理措施】

参见本节"脑血栓形成"。

【结语】

脑栓塞指各种栓子随血流进入脑动脉造成血流中断而引起相应供血区脑功能障碍,起病急骤,数秒或数分钟症状即达高峰。治疗主要包括脑部病变及引起栓塞的原发病两个方面的治疗。护理应加强观察病情,指导患者进行康复训练,做好心理护理。

四、脑出血

 案例导入

　　患者李女士,50 岁,工人。因发现右侧肢体无力伴言语障碍 2 天,呼之不应 19 小时入院。患者 2 天前,因提重物后突然出现右侧肢体运动障碍,但右手仍可持物,右下肢行走跛行;家人诉其"口齿不清,经仔细辨认能听清说话内容,能听懂别人说的话;同时伴有恶心、呕吐";19 小时前出现呼之不应,口吐白沫。患者有高血压病史 1 年,最高血压 180/120mmHg,未正规监测控制血压。患者为进城务工人员,工地未为其购买医疗保险,目前医疗费用由工地垫付。

　　身体评估:浅昏迷状态,眼睑、角膜反射存在,双侧瞳孔等大等圆,直接、间接对光反射迟钝。T 36.5℃,P 82 次/分,R 16 次/分,BP 160/100mmHg。右侧中枢性面瘫,Kernig 征、Brudzinski 征阳性,右侧腱反射活跃,右侧 Babinski 征阳性。

　　辅助检查:头颅 CT 示左侧基底节区脑出血破入脑室。

　　入院诊断:脑出血。

　　请问:患者病情观察的要点有哪些? 患者目前的护理措施有哪些?

　　脑出血(intracerebral hemorrhage,ICH)指非外伤性脑实质内出血,发病率为每年(60~80)/10 万,在我国约占全部脑卒中的 20% ~30%。虽然脑出血发病率低于脑梗死,但致死率却高于后者,急性期病死率为 30% ~40%。

　　【病因与发病机制】

　　1. 病因　高血压合并细小动脉硬化是脑出血最常见病因。其他原因包括先天性脑血管畸形、颅内动脉瘤、脑动脉炎、血液病、抗凝或溶栓治疗等。

　　2. 发病机制　高血压性脑出血的主要发病机制是脑内细小动脉在长期高血压作用下发生慢性病变破裂所致。颅内动脉具有中层肌细胞和外层结缔组织少及外弹力层缺失的特点。长期高血压可使脑细小动脉发生玻璃样变性,纤维素样坏死,甚至形成微动脉瘤或夹层动脉瘤,在此基础上血压骤然升高时易导致血管破裂出血。高血压性 ICH 受累血管依次为大脑中动脉深穿支豆纹动脉、基底动脉脑桥支、大脑后动脉丘脑支、小脑上动脉分支、顶枕交界区和颞叶白质分支。非高血压性 ICH 出血灶多位于皮质下。

　　【临床表现】

　　1. 一般表现　ICH 常见于 50 岁以上患者,男性多见,寒冷季节发病率较高,多有高血压病史。多在情绪激动或活动中突然发病,发病后病情常于数分钟至数小时内达到高峰。少数也可在安静状态下发病。前驱症状一般不明显。

　　ICH 患者发病后多有血压明显升高。由于颅内压升高,常有头痛、呕吐和不同程度的意识障碍,如嗜睡或昏迷等。部分患者迅速出现意识障碍、生命体征不稳、颅内高压情况。

　　2. 不同部位出血的表现

　　(1) 基底核出血区:主要包括壳核出血、丘脑出血、尾状核头出血。

　　1) 壳核出血:最常见,约占 ICH 的 50% ~60%,系豆纹动脉尤其是其外侧支破裂所致,可分为局限型(血肿仅局限于壳核内)和扩延型(血肿向内扩展波及内囊外侧)。常有对侧偏瘫、偏身感觉障碍和同向性偏盲,称为"三偏综合征",还可出现双眼球向病灶对侧同向凝视不能,优势半球受累可有失语。

2)丘脑出血:约占 ICH 的 10%~15%,系丘脑膝状体动脉和丘脑穿通动脉破裂所致,可分为局限型(血肿仅局限于丘脑)和扩延型。常有对侧偏瘫、偏身感觉障碍,通常感觉障碍重于运动障碍。深浅感觉均受累,而深感觉障碍更明显。可有特征性眼征,如上视不能或凝视鼻尖、眼球偏斜或分离性斜视、眼球会聚障碍和无反应性小瞳孔等。优势侧出血可出现丘脑性失语、精神障碍、认知障碍和人格改变等;小量丘脑出血致丘脑中间腹侧核受累可出现运动性震颤和帕金森综合征样表现;累及丘脑底核或纹状体可呈现偏身舞蹈-投掷样运动。

3)尾状核头出血:较少见。多由高血压动脉硬化和血管畸形破裂所致。一般出血量不大,多经侧脑室前角破入脑室。常有头痛、呕吐、颈强直、精神症状,神经系统功能缺损症状不多见。临床注意与蛛网膜下腔出血相鉴别。

(2)脑叶出血:约占 ICH 的 5%~10%,常由脑动静脉畸形、血管淀粉样病变、血液病等所致。出血以顶叶最常见,其次为颞叶、枕叶、额叶,也有多发脑叶出血的病例。额叶出血可有偏瘫、尿便障碍、Broca 失语、摸索和强握反射等;颞叶出血可有 Wernicke 失语,精神症状、对侧上象限盲、癫痫;枕叶出血可有视野缺损;顶叶出血可有偏身感觉障碍、轻偏瘫、对侧下象限盲,非优势半球受累可有构象障碍。

(3)脑干出血:约占 ICH 的 10%,绝大多数为脑桥出血,系基底动脉的脑桥支破裂所致。偶见中脑出血,延髓出血罕见。脑桥出血患者常表现为突发头痛、呕吐、眩晕、复视、交叉性瘫痪或偏瘫、四肢瘫等;大量出血者,血肿波及脑桥双侧基底和被盖部,患者立即昏迷、双侧瞳孔缩小如针尖样、呕吐咖啡色样胃内容物(应激性溃疡)、中枢性高热、中枢性呼吸障碍和四肢瘫痪等,多于 48 小时内死亡;出血量少者无意识障碍。中枢性高热由下丘脑下部散热中枢受损所致,表现为体温迅速升高,达 39~40℃以上,躯干温度高,肢体温度次之,解热镇痛剂无效、物理降温疗法有效。

(4)小脑出血:约占 ICH 的 10%,多由小脑上动脉分支破裂所致。常有头痛、呕吐、眩晕和共济失调明显,起病突然,可伴有枕部疼痛。出血量较少者,主要表现为小脑受损症状,如患侧共济失调、眼震和小脑语言等,多无瘫痪;出血量较多者,尤其是小脑蚓部出血,病情迅速进展,发病时或病后 12~24 小时内出现昏迷及脑干受压征象,双侧瞳孔缩小至针尖样、呼吸不规则等。暴发型则常突然昏迷,在数小时内死亡。

(5)脑室出血:约占 ICH 的 3%~5%,分为原发性和继发性脑室出血。原发性多由脉络丛血管或室管膜下动脉破裂出血所致,继发性是指脑实质出血破入脑室。常有头痛、呕吐,严重者出现意识障碍如深昏迷、脑膜刺激征、针尖样瞳孔、眼球分离斜视或浮动、四肢迟缓性瘫痪及去脑强直发作、高热、呼吸不规则、脉搏和血压不稳定等症状。临床上易误诊为蛛网膜下腔出血。

【辅助检查】

1. CT 检查　是诊断 ICH 的首选方法。病灶多呈圆形或卵圆形均匀高密度区,边界清楚,脑室大量积血时多呈高密度铸型,脑室扩大。

2. MRI 检查　敏感性更高,对检查出脑干或小脑小量出血灶和监测脑出血的演变过程优于 CT 扫描。

3. 脑脊液检查 脑出血患者一般无需进行腰椎穿刺检查,以免诱发脑疝,如需排除颅内感染和蛛网膜下腔出血,可谨慎进行。

4. 数字减影脑血管造影(DSA) 可检出脑动脉瘤、脑动脉畸形及脑血管炎等疾病。

5. 其他 包括血常规、血液生化、凝血功能、心电图检查和胸部 X 线摄片检查。

【诊断要点】

50 岁以上中老年患者,有长期高血压病史,在活动或情绪激动时突然发病,迅速出现偏瘫、失语等局灶性神经功能缺损症状,以及严重头痛、呕吐及意识障碍等颅内压增高的表现,应高度怀疑脑出血,CT 检查有助于明确诊断。

【治疗要点】

治疗原则为安静卧床、脱水降颅压、调整血压、防止继续出血、加强护理、防治并发症,以挽救生命,降低死亡率、残疾率和复发率。

1. 一般治疗 卧床休息 2 ~ 4 周,避免情绪激动及血压升高,保持安静。有意识障碍、消化道出血者宜禁食 24 ~ 48 小时,必要时应排空胃内容物。注意水电解质平衡、预防吸入性肺炎和早期积极控制感染。明显头痛、过度烦躁不安者,可酌情适当给予镇静止痛剂;便秘者可选用缓泻剂。

2. 降低颅内压 脑出血后 48 小时脑水肿达到高峰,脑水肿可使颅内压增高甚至导致脑疝,是影响脑出血死亡率及功能恢复的主要因素。积极控制脑水肿、降低颅内压是脑出血急性期治疗的重要环节。治疗以高渗脱水为主,常用 20% 甘露醇 125 ~ 250ml 快速静滴,30 分钟内滴完,每 6 ~ 8 小时 1 次;也可用 10% 复方甘油和呋塞米等,但不建议应用激素减轻脑水肿。

3. 调整血压 一般认为 ICH 患者血压升高是机体针对颅内压升高,为保证脑组织血供的血管自动调节反应,随着颅内压下降血压也会下降,因此降低血压首先应以脱水降颅压治疗为基础。但如果血压过高,会增加再出血的风险,因此需要控制血压。一般主张当收缩压>200mmHg 或平均动脉压>150mmHg 时,要用持续静脉降压药物积极降低血压;当收缩压>180mmHg 或平均动脉压>130mmHg 时,如果同时有疑似颅内压增高的证据,要考虑监测颅内压,可采用间断或持续降压药物,但要保证脑灌注压>60 ~ 80mmHg;如无颅内压增高的证据,降压目标则为 160/90mmHg 或平均动脉压110mmHg。降压不能过快,要加强监测,防止因血压下降过快引起脑低灌注。脑出血恢复期应积极控制高血压,尽量将血压控制在正常范围内。

4. 止血治疗 止血药物对高血压动脉硬化性出血的作用不大。如并发消化道出血或凝血功能障碍时可针对性给予止血药物治疗,常用 6-氨基己酸、巴曲酶、氨甲苯酸等。应激性溃疡导致消化道出血时,可用西咪替丁、奥美拉唑等药物。

5. 亚低温治疗 是脑出血的辅助治疗方法,在应用肌松剂和控制呼吸的基础上,采用降温毯、降温仪、降温头盔等进行全身和头部局部降温,将温度控制在 32 ~ 35℃。亚低温治疗可以减轻脑水肿、减少自由基生成,促进神经功能恢复,改善预后。初步临床研究认为,脑出血发生后越早应用亚低温越好。

6. 外科治疗 严重脑出血危及患者生命时内科治疗通常无效,外科治疗则可能挽救生命,主要方法包括去骨瓣减压术、小骨窗开颅血肿清除术、钻孔血肿抽吸术和脑室穿刺引流术。

7. 康复治疗　早期将患肢置于功能位。脑出血后只要患者生命体征平稳,病情不再进展,宜尽早进行康复治疗。

【常用护理诊断/问题】

1. 有受伤的危险　与脑出血导致脑功能损害、意识障碍有关。

2. 躯体移动障碍　与意识障碍、肢体运动障碍有关。

3. 语言沟通障碍　与语言中枢功能受损有关。

4. 有皮肤完整性受损的危险　与长期卧床、运动功能障碍有关。

5. 潜在并发症:脑疝、上消化道出血。

【护理措施】

1. 病情观察　密切观察患者意识、瞳孔、生命体征及肢体功能的改变。观察有无脑疝,上消化道出血等并发症的表现,发现异常及时通知医生。

2. 起居护理　急性期绝对卧床休息 2~4 周,抬高床头 15°~30° 以减轻脑水肿,置患者于平卧位头偏向一侧或侧卧位;保持床单元整洁,昏迷患者使用气垫床,预防压疮。发病 24~48 小时内避免搬动,变换体位时尽量减少头部摆动幅度以免加重出血;保持环境安静、安全,各项治疗护理操作应集中进行,避免各种刺激。谵妄、躁动者加保护性床挡,必要时给予约束带适当约束。避免各种引起颅内压增高的因素,如用力排便、剧烈咳嗽、打喷嚏、屏气等。

3. 饮食护理　给予高蛋白、高维生素、高纤维素、清淡易消化流质或半流质饮食,补充足够的水分和热量,多进食新鲜蔬水果。昏迷后吞咽障碍者遵医嘱给予鼻饲饮食,少量多餐。

4. 用药护理　遵医嘱快速给予脱水药物,并注意药物配伍禁忌,如甘露醇不能与电解质溶液混用,以免发生沉淀;甘露醇因低温出现结晶时,需加温溶解后使用;用药期间应注意监测电解质和肾功能,防止发生低血钾和肾衰。应用降压药者,应密切监测血压的变化。

5. 对症护理

(1) 脑疝:首先应做好病情评估,密切观察患者的意识、瞳孔及生命体征的变化,如出现剧烈头痛、喷射性呕吐、烦躁不安、意识障碍进行性加重、两侧瞳孔大小不等、血压进行性升高、脉搏减慢、呼吸不规则等脑疝前驱症状时,应立即通知医生,配合抢救。

抢救配合措施:①立即遵医嘱吸氧;②迅速建立两条静脉通道,遵医嘱静脉滴注甘露醇或静脉注射呋塞米快速脱水、降颅压,甘露醇应在 15~30 分钟内滴完,避免药物外渗;③迅速清除呕吐物和口鼻腔分泌物,保持呼吸道通畅,防止舌根后坠和窒息;④备好气管切开包、脑室穿刺引流包、监护仪、呼吸机和抢救药物等。

(2) 上消化道出血:观察患者有无恶心、呕血、呃逆、上腹部饱胀不适、黑便、尿量减少等症状;呕出或从胃管抽吸出咖啡色、血性胃内容物提示发生出血。遵医嘱应用 H_2 受体拮抗剂和质子泵抑制剂,补充血容量,纠正酸中毒等治疗。遵医嘱禁食,出血停止后给予清淡、易消化、营养丰富的温凉流质饮食,少量多餐,防止胃黏膜损伤及加重出血。

(3) 躯体活动障碍康复护理:见"脑血栓形成"部分。

6. 心理护理　脑出血发病突然,且常有偏瘫、语言障碍等后遗症,影响生活质量,患者易产生恐惧、烦躁、焦虑等情绪,应进行心理疏导,稳定情绪。向患者及家属说明早期康复的重要性,病情稳定后应尽早康复训练,逐步恢复功能。对上消化道出血患者应予以安慰,消除其紧张情绪,避免加重出血。

7. 中医护理　本病属中医"中风"范畴,神志不清者按"中脏腑"论治,可分为"闭证"和"脱证"。痰火瘀闭者,可选用羚角钩藤汤加减,另可选用安宫牛黄丸或至宝丹化水鼻饲,以清心开窍,对于腑实热结、腹胀便秘者宜酌加大黄,枳实等。饮食宜清淡易消化,忌肥甘厚味、动风、辛辣刺激之品,并忌烟酒,做到饮食有节。

【健康指导】

1. 知识宣教　告知患者疾病的主要危险因素,尽量避免使血压骤然升高的各种因素,保持情绪稳定和心态平和;积极治疗动脉硬化、糖尿病等原发病。告知患者定期复查。教会患者及家属自我护理的方法和康复训练的技巧,如向患侧或健侧翻身的方法、桥式运动等肢体功能训练及语言、感觉训练方法。训练时循序渐进,持之以恒。

2. 用药指导　遵医嘱正确服用降压药物,定期监测血压,维持血压稳定,不得随意增减及停服;如出现药物不良反应,应立即就诊。

3. 生活指导　建立健康的生活方式,合理饮食,保证充足睡眠,适当运动,避免过度劳累和突然用力过猛;养成定时排便的习惯,保持大便通畅。

【结语】

脑出血是指非外伤性脑实质内出血,病死率、致残率及死亡率较高。高血压合并小动脉硬化是最常见病因;情绪剧烈波动、过劳是最主要的诱因。临床表现多较危重,多数患者发病即有头痛、呕吐、意识障碍等。临床处理重点应脱水降颅压、调整血压、防止继续出血、加强护理、防治并发症,以挽救生命,降低死亡率、残疾率和复发率。

五、蛛网膜下腔出血

颅内血管破裂,血液流入蛛网膜下腔,称为蛛网膜下腔出血(subarachnoid hemorrhage,SAH)。分为外伤性和自发性两种情况,自发性又分为原发性和继发性两种类型。原发性蛛网膜下腔出血为脑底部或脑表面的病变血管破裂,血液直接流入蛛网膜下腔,占急性脑卒中的10%左右。继发性蛛网膜下腔出血为脑内血肿穿破脑组织,血液流入蛛网膜下腔。

【病因与发病机制】

1. 病因　颅内动脉瘤是 SAH 最常见的病因,约占50%～80%,主要包括先天性粟粒样动脉瘤、高血压和动脉粥样硬化所致动脉瘤及炎症动脉瘤;其次是脑血管畸形(其中动静脉畸形最常见),青少年多见;还可见于血液病、各种感染所致的脑动脉炎、Moyamoya 病、肿瘤破坏血管、抗凝治疗的并发症等。

2. 发病机制　动脉瘤的发生与血管壁先天缺陷及动脉粥样硬化、高血压等后天因素有关,好发于 Willis 环的分支部位,病变血管可自发破裂,或因重体力劳动、情绪变化、酗酒等致血压升高而破裂;血管畸形多因发育异常所致,其血管壁薄弱处于破裂临界状态,激动或无明显诱因可导致破裂。血管破裂后血液流入蛛网膜下腔,可引起化学性脑膜炎、脑动脉痉挛、脑积水、下丘脑功能紊乱等一系列病理生理改变。

【临床表现】

1. 一般症状　SAH 临床表现差异较大,以中青年发病居多,起病突然,多数患者发病前有明显诱因(剧烈运动、过度疲劳、用力排便、情绪激动等)。

（1）头痛：动脉瘤性 SAH 的典型表现是突发异常剧烈的全头痛，患者常描述为"所经历的最严重的头痛"，头痛不能缓解或呈进行性加重。多伴发一过性意识障碍和恶心、呕吐。动脉瘤性 SAH 的头痛可持续数日不变，2 周后逐渐减轻，如头痛再次加重，常提示动脉瘤再次出血。但动静脉畸形破裂所致 SAH 头痛常不严重。局部头痛常可提示破裂动脉瘤的部位。

（2）脑膜刺激征：患者出现颈强直、Kernig 征和 Brudzinski 征等脑膜刺激征，以颈强直最多见，老年、衰弱或小量出血者，可无明显脑膜刺激征。

（3）眼部症状：20% 的患者眼底可见玻璃体下片状出血，发病 1 小时内即可出现，是急性颅内压增高和眼静脉回流受阻所致，对诊断具有提示作用。

（4）精神症状：约 25% 的患者可出现精神症状，如欣快、谵妄和幻觉等，常于起病后 2～3 周内自行消失。

（5）其他症状：部分患者可出现消化道出血、急性肺水肿和局限性神经功能缺损症状等。

2. 并发症

（1）再出血：是 SAH 主要的急性并发症，指病情稳定后再次发生剧烈头痛、呕吐、痫性发作、昏迷甚至去脑强直发作，颈强直、Kernig 征加重，复查脑脊液为鲜红色。20% 的动脉瘤患者起病后 10～14 日可发生再出血，使死亡率约增加一倍，动静脉畸形急性期再出血者较少见。

（2）脑血管痉挛：发生于蛛网膜下腔中血凝块环绕的血管，痉挛严重程度与出血量相关，可导致约 1/3 以上病例脑实质缺血。常表现为波动性的轻偏瘫或失语，是致死和致残的重要原因。病后 3～5 天开始发生，5～14 天为迟发性血管痉挛高峰期，2～4 周逐渐消失。TCD 或 DSA 可帮助诊断。

（3）急性或亚急性脑积水：起病 1 周内约 15%～20% 的患者发生急性脑积水，由于血液进入脑室系统和蛛网膜下腔形成血凝块阻碍脑脊液循环通路所致。轻者出现嗜睡、思维缓慢、短时记忆受损、上视受损、展神经麻痹、下肢腱反射亢进等体征，严重者可造成颅内高压，甚至脑疝。亚急性脑积水发生于起病数周后，表现为隐匿出现的痴呆、步态异常和尿失禁。

（4）其他：5%～10% 的患者出现癫痫发作，少数患者可出现低钠血症。

【辅助检查】

1. 头颅 CT　是首选检查，早期敏感性高，可检出 90% 以上的 SAH，显示大脑外侧裂池、前纵裂池、鞍上池、脑桥小脑角池、环池和后纵裂池高密度出血征象。

2. 头颅 MRI　当 SAH 发病后数天，CT 检查的敏感性降低时，MRI 可发挥较大作用。

3. 脑脊液　当 CT 扫描结果为阴性时，应积极考虑腰椎穿刺做脑脊液检查。SAH 时脑脊液呈均匀一致血性，压力明显增高，但须注意腰穿有诱发脑疝形成的风险。

4. 数字减影血管造影（DSA）　是明确有无动脉瘤的诊断金标准，可确定动脉瘤位置、大小、与载瘤动脉的关系、有无血管痉挛等解剖特点。造影时机宜避开脑血管痉挛及再出血的高峰期，一般出血 3 天内和 3 周后进行为宜。

【诊断要点】

突然发生的持续性剧烈头痛、呕吐、脑膜刺激征阳性，伴或不伴意识障碍，检查无局灶性神经系统体征,CT 证实脑池和蛛网膜下腔高密度征象或腰穿检查示压力增高和血性脑脊液等可临床确诊。

【治疗要点】

急性期治疗目的是防治再出血,降低颅内压,防治继发性血管痉挛,减少并发症,寻找出血原因,治疗原发病和预防复发。

1. 一般治疗　保持生命体征稳定,脱水降颅压、控制脑水肿,维持水电解质和酸碱平衡、预防感染。

2. 防治再出血

(1) 安静休息:绝对卧床休息 4~6 周。烦躁不安者适当选用镇痛剂、镇静剂,以保证患者能安静休息。

(2) 调控血压:防止血压过高导致再出血,同时注意维持脑灌注压。如果平均动脉压>120mmHg 或收缩压>180mmHg,可在血压监测下静脉持续输注短效安全的降压药,一般应将收缩压控制在 160mmHg 以下。可选用尼莫地平、拉贝洛尔等。

(3) 应用抗纤溶药物:SAH 不同于脑内出血,出血部位没有脑组织的压迫止血作用,可适当应用止血药物,如 6-氨基己酸、氨甲苯酸和酚磺乙胺等抗纤溶药物。该类药物虽然可以减少再出血,但增加了 SAH 患者缺血性卒中的发生率。临床研究证实,早期短程(<72 小时)应用抗纤溶药结合早期治疗动脉瘤,随后停用抗纤溶药,并预防低血容量和血管痉挛是较好的策略。

(4) 手术治疗:动脉瘤夹闭或血管内治疗,是预防 SAH 再出血最有效的治疗方法,因此应尽可能完全闭塞动脉瘤。

3. 防止脑血管痉挛　一旦发生,尤其是后期的脑血管痉挛,很难逆转,所以重在预防。推荐早期使用口服或静脉泵入尼莫地平以改善预后,应在破裂动脉瘤的早期管理阶段即开始防治脑血管痉挛,维持正常循环容量。

4. 防治脑积水　SAH 急性期并发症状性脑积水应进行脑脊液分流术治疗。对 SAH 后合并慢性症状性脑积水患者,推荐进行永久的脑脊液分流术。

5. 防治癫痫　可在 SAH 出血后的早期,对患者预防性应用抗惊厥药。不推荐对患者长期使用抗惊厥药,若患者有癫痫发作史、脑实质血肿、脑梗死或大脑中动脉瘤等危险因素时,可考虑使用。

6. 放脑脊液疗法　每次放 10~20ml,每周 2 次,可以促进血液吸收,缓解头痛,减少脑血管痉挛。但有致患者脑疝、颅内感染和再出血的危险。

【常用护理诊断/问题】

1. 头痛　与颅内压增高、血液刺激脑膜或继发性脑血管痉挛有关。

2. 潜在并发症:再出血、脑疝。

3. 恐惧　与剧烈头痛、担心再次出血有关。

4. 清理呼吸道无效　与昏迷、咳嗽反射消失有关。

【护理措施】

1. 病情观察　密切观察蛛网膜下腔出血是否有再出血的发生。观察患者在症状体征好转后有无再次剧烈头痛、呕吐、昏迷、原有局灶症状和体征重新出现等表现,发现异常及时通知医生。

2. 起居护理　绝对卧床休息 4~6 周,并抬高床头 15°~30°,避免搬动和过早离床活动;保持环境安静、舒适,避免光、声音等不良刺激,严格限制探视;避免可能使血压和颅内压增高的因素,如用力排便、精神紧张、咳嗽和打喷嚏等。

3. 饮食护理 参见"脑出血"部分。

4. 用药护理 参见"脑出血"部分。

5. 对症护理 对剧烈头痛者给予镇痛镇静剂和脱水剂;深昏迷、咳嗽反射消失者,应行气管插管或气管切开,清除呼吸道分泌物,必要时给予机械辅助呼吸;咳嗽剧烈者给予止咳剂,防止血压及颅内压骤升;昏迷及偏瘫患者,肢体置于功能位,给予适当的被动活动,做好预防压疮的护理。

6. 心理护理 急性期患者可因头痛而烦躁不安、忧虑和恐惧,甚至辗转反侧、呻吟不止,会增加出血的危险,应给予精神安慰,并向患者详细介绍病情和复发的危险因素以及预防方法,稳定患者情绪,增强战胜疾病的信心。

7. 中医护理 本病属中医"中风"、"头痛"范畴。急性期昏迷患者可针刺十宣、人中、内关等穴,耳穴可取肾上腺、皮质下等。风痰上扰致中风者,饮食宜食用清内热、化痰湿的食物,如绿豆粳米山楂汤等。病情稳定后应及早鼓励患者进行功能锻炼,可为恢复期患者制定合适的传统运动保健计划,如太极拳、八段锦、五禽戏、导引等。

【健康教育】

1. 知识宣教 SAH 患者一般在首次出血 3 天内或 3~4 周后进行 DSA 检查,应告知脑血管造影的相关知识,指导患者积极配合,以明确并尽早解除病因。告知患者和家属脑出血的症状和体征,如发现异常及时就诊。

2. 用药指导 遵医嘱正确用药,合理服用降压药、抗纤溶药物等,观察药物的疗效及不良反应,不可随意增减及停服药物。

3. 生活指导 参见"脑出血"部分。

【结语】

蛛网膜下腔出血为脑底或脑表面血管破裂,血液直接进入蛛网膜下腔的一种急性脑血管疾病,颅内动脉瘤为最常见原因。临床主要表现为突然出现剧烈头痛、呕吐、脑膜刺激征而无局灶性神经体征,CT 检查可显示脑室有高密度影像表现。治疗方面重点是防止再出血和血管痉挛,降低颅内压,减少并发症。护理方面强调避免各种可引起血压和颅内压升高的因素,密切观察患者的病情变化,如发现异常情况及时通知医生配合处理。

第四节 重症肌无力

重症肌无力(myasthenia gravis,MG)是一种神经-肌肉接头传递功能障碍的获得性自身免疫性疾病。主要由于神经-肌肉接头突触后膜上乙酰胆碱受体(AChR)受损引起。临床主要表现为部分或全身骨骼肌无力和极易疲劳,活动后症状加重,经休息或使用胆碱酯酶抑制剂后症状减轻。发病率为(8~20)/10 万,患病率为 50/10 万,我国南方发病率高。

【病因及发病机制】

重症肌无力的发病机制与自身抗体介导的突触后膜 AChR 损害有关。MG 为体液免疫介导为主的疾病。在一些特定的遗传素质个体中,病毒或其他非特异性因子感染会导致正常和增生的胸腺中"肌样细胞"上的 AChR 构型发生改变,成为新的抗原,刺激胸腺 B 淋巴细胞产生 AChR 抗体,到达神经肌肉接头突触后膜与 AChR 产生抗原抗体反应,使突触后膜上的 AChR 绝对数量减少,当神经冲动到来时,不足以产生可引起肌纤维收缩的动作电位。此外,细胞免疫在 MG 的发病中也起一定作用,即患者周围血肿辅助性 T 淋巴细胞增多,抑制性 T 淋巴细胞减少,致 B 淋巴细胞活性增强而产生过量抗体。

【临床表现】

本病起病隐匿,可见于任何年龄,20~40 岁发病者女性多于男性,40~60 岁发病者以男性多见,多合并胸腺瘤。少数有家族史,常见诱因有感染、手术、精神创伤、全身性疾病、过度疲劳、妊娠、分娩等,有时甚至可以诱发重症肌无力危象。

1. 临床特征

(1) 受累骨骼肌病态疲劳:肌肉连续收缩后出现严重无力甚至瘫痪,休息后症状减轻。肌无力于下午或傍晚因劳累后加重,晨起或休息后减轻,称为"晨轻暮重"。

(2) 受累肌的分布和表现:全身骨骼肌均可受累,多以脑神经支配的肌肉最先受累。肌无力常从一组肌群开始,范围逐步扩大。首发症状常为一侧或双侧眼外肌麻痹,如上睑下垂、斜视和复视,重者眼球运动明显受限,甚至眼球固定,但瞳孔括约肌不受累。面部和口咽肌肉受累时出现表情淡漠、连续咀嚼无力、饮水呛咳和发音障碍。四肢肌群受累以近端无力为主,表现为抬臂、上楼梯困难,腱反射不受影响,感觉功能正常。

(3) 重症肌无力危象:指呼吸肌肉受累时出现咳嗽无力甚至呼吸困难,需用呼吸肌辅助呼吸,是致死的主要原因。口咽肌无力和呼吸肌乏力者易发生危象,诱发因素包括呼吸道感染、手术、精神紧张、全身疾病等。心肌偶可受累,可引起突然死亡。大约 10% 的重症肌无力患者出现危象。

2. 临床分型

(1) 成年型(Osserman 分型):可分为 I ~ V 型。

I 型(眼肌型):占 15%~20%。病变仅限于眼外肌,出现上睑下垂和复视。

IIa 型(轻度全身型):占 30% 左右。可累及眼、面、四肢肌肉,生活多可自理,无明显咽喉肌受累,一般不出现危象。

IIb 型(中度全身型):占 25%。四肢肌群受累明显,除伴有眼外肌麻痹外,还有较明显的咽喉肌无力症状,如说话含糊不清、吞咽困难、饮水呛咳、咀嚼无力等,但呼吸肌受累不明显。

III 型(急性重症型):占 15%。急性起病,常在数周内累及延髓肌、肢带肌、躯干肌和呼吸肌,肌无力症状严重,有重症肌无力危象,需做气管切开,死亡率较高。

IV 型(迟发重症型):占 10%。病程达 2 年以上,常由 I、IIa、IIb 型发展而来,症状同 III 型,常合并胸腺瘤,预后较差。

V 型(肌萎缩型):少数患者肌无力伴肌萎缩。

(2) 儿童型:约占我国 MG 患者的 10%。多数患者仅限于眼外肌麻痹,交替出现双睑下垂。约 1/4 病例可自然缓解,仅少数病例累及全身骨骼肌。

(3) 少年型:常在 10 岁后发病,多为单纯眼外肌麻痹,部分伴有吞咽困难及四肢无力。

【辅助检查】

1. 疲劳试验（Jollgi 试验）　嘱患者重复睁闭眼、咀嚼等,使受累肌肉重复活动,如肌无力更明显,则有助于疾病诊断。

2. 抗胆碱酯酶药物试验　依酚氯铵 5～10mg 静脉注射,症状迅速缓解为阳性;新斯的明 1～2mg 肌内注射,20 分钟肌力改善为阳性,同时注射阿托品可减少不良反应。

3. 重复电刺激检查　重复神经电刺激具有确诊价值。应在停用新斯的明 17 小时后进行,否则可能出现假阴性。重复低频电刺激后动作电位波幅递减程度在 10%～15% 以上,高频电刺激递减程度在 30% 以上为阳性,支持诊断。全身型 MG 阳性率在 90% 以上,且与病情密切相关。

4. AChR 抗体测定　对 MG 的诊断有特征性意义。85% 以上患者的 AChR-Ab 滴度增高。但眼肌型患者的 AChR-Ab 升高不明显,且抗体滴度与临床严重程度并不完全一致。

【诊断要点】

根据病变所累及骨骼肌在活动后出现疲劳无力,休息后或胆碱酯酶抑制剂治疗可以缓解,肌无力表现为"晨轻暮重"的波动现象。结合药物试验、肌电图以及免疫学检查的典型表现可以做出诊断。还应行胸腺 CT、MRI 检查确定有无胸腺增生或胸腺瘤。

【治疗要点】

1. 胸腺治疗　可通过胸腺切除术从而去除患者自身免疫反应的始动抗原,减少参与自体免疫反应的 T 细胞、B 细胞和细胞因子。对不适合做胸腺切除术者可行胸腺放射治疗。

2. 药物治疗

（1）胆碱酯酶抑制剂:通过抑制胆碱酯酶,减少 ACh 的水解,改善神经-肌肉接头间的传递,增加肌力。从小剂量开始,逐步加量,以能维持日常起居为宜。常用药物有溴吡斯的明、新斯的明等。

（2）肾上腺皮质激素:可抑制自身免疫反应,减少 AChR-Ab 的生成及促使运动终板再生和修复,改善神经-肌肉接头的传递功能。适用于各种类型的 MG。冲击疗法适用于住院危重病例、已用气管插管或呼吸机者。

（3）免疫抑制剂:适用于不能耐受大剂量激素或疗效不佳的患者,或因有高血压、糖尿病、溃疡病而不能用肾上腺糖皮质激素者。可选用环磷酰胺、硫唑嘌呤、环孢素 A 等。

3. 血浆置换　适用于肌无力危象和难治性 MG。应用正常人血浆或血浆代用品置换患者的血浆,去除其血液中的 AChR-Ab。该方法起效快,近期疗效好,但不持久,疗效维持 1 周至 2 个月。

4. 大剂量注射免疫球蛋白作为辅助治疗,缓解病情。

5. 危象处理　危象是指 MG 患者在某种因素作用下,突然发生严重呼吸困难,甚至危及生命,需紧急抢救。分为三种类型:①肌无力危象:为最常见的危象,多由于抗胆碱酯酶药量不足,注射新斯的明后显著好转为其特点;②胆碱能危象:非常少见,系抗胆碱酯酶药物过量引起,患者肌无力加重,并且出现瞳孔缩小、多汗、唾液分泌增多等毒蕈碱样反应;③反拗危象:由于对抗胆碱酯酶药物不敏感而出现严重的呼吸困难,抗胆碱酯酶药物试验无反应,此时应停止抗胆碱酯酶药物。

危象是重症肌无力患者最危急的状态,病死率为 15.4%～50%。不论何种危象,均应注意确保呼吸道通畅,经早期处理病情无好转时,应立即进行气管插管或气管切开,应用人工呼吸机辅助呼吸;并依不同类型的危象采用不同处理方法,加用或停用抗胆碱酯酶药物。选用有效、足量和对神经-肌肉接头无阻滞作用的抗生素积极控制肺部感染;给予静脉药物治疗,如肾上腺皮质激素或大剂量丙种球蛋白;必要时采用血浆置换。

【常用护理诊断/问题】

1. 自理缺陷　与全身肌无力致运动、语言等障碍有关。

2. 潜在并发症:重症肌无力危象、呼吸衰竭、吸入性肺炎。

【护理措施】

1. 病情观察　密切观察患者生命体征、起病形式、诱因,肌无力的特点。如出现呼吸困难加重、发绀、咳嗽无力,应立即通知医生。

2. 起居护理　指导患者合理休息,活动宜在清晨或肌无力症状较轻时进行,以不感疲劳为宜;评估患者的日常生活活动能力,鼓励患者做力所能及的家务活动,尽量生活自理。

3. 饮食护理　给予高蛋白、高热量、高维生素、富含钾钙的饮食,如必要时遵医嘱静脉营养;避免摄入干硬、粗糙的食物;进餐前充分休息或在服药后 15～30 分钟产生药效时进餐;吞咽功能障碍时应注意食物性状,以柔软、易吞咽的半流质或流质饮食为宜。

4. 用药护理　严格遵医嘱用药,掌握给药的注意事项,并观察药物的疗效和不良反应。①胆碱酯酶抑制剂:从小剂量开始,严格掌握用药剂量,避免因剂量不足或过量,导致肌无力危象或胆碱能危象;如出现恶心、呕吐、腹痛、出汗、流涎等不良反应时,可用阿托品拮抗。②糖皮质激素:多从大剂量开始,患者在用药早期应密切观察呼吸情况,做好建立人工气道和机械辅助通气的准备。长期用药者,观察有无消化道出血、骨质疏松、股骨头坏死等并发症。③免疫抑制剂:应定期检查血象,并注意肝肾功能的变化,若出现全血细胞减少、胃肠道反应、出血性膀胱炎等应停药。④注意用药禁忌:避免应用可使肌无力症状加重或诱发危象的药物,如氨基糖苷类抗生素、新霉素、巴龙霉素、奎宁丁、地西泮、苯巴比妥、普萘洛尔等。

5. 对症护理　密切观察患者生命体征,尤其注意呼吸频率、节律与深度的改变,如出现呼吸困难加重、发绀、咳嗽无力、瞳孔变化、腹痛、唾液或喉头分泌物增多的表现时,应立即通知医生,配合抢救。

重症肌无力抢救配合:①遵医嘱给予氧气吸入;②抬高床头,及时清除口鼻腔分泌物;③备好新斯的明、人工呼吸机等抢救药品和器材,必要时配合行气管插管、气管切开和人工辅助呼吸;④遵医嘱予以较大剂量新斯的明以尽快解除危象。

6. 心理护理　护士应以诚恳的态度,帮助患者正确认识疾病和自身的变化,帮助患者重新建立自尊和自信。让患者了解情绪状态与疾病的治疗及预后密切相关,使其稳定情绪积极配合治疗。

7. 中医护理　本病属中医"痿证"范畴。患者饮食宜清淡,忌食荤腥煎炸、肥甘厚腻之物,以免滋腻碍脾,如肥肉、烧烤、火锅等。可食用温阳补肾之品,如羊肉、狗肉、核桃、龙眼肉、黑芝麻等。起居有常,注意劳逸结合。病情尚轻且生活能自理者,鼓励适当锻炼,如太极拳、太极扇、五禽戏、八段锦等;病情较重者,可经常用手轻拍患肢,同时结合中医护理操作,如推拿、按摩、理疗等,防止肢体挛缩和关节僵硬。

【健康指导】

1. 知识宣教　为患者讲解疾病相关知识,告知患者建立健康的生活方式的重要性,规律生活,保证休息和睡眠;避免精神创伤、外伤刺激,保持情绪稳定;勿受凉感冒,育龄妇女做好避孕措施。

2. 用药指导　告知患者遵医嘱服药的重要性,不可自行增减剂量或停药,防止因用药不足或过量导致危象发生或加重病情。指导患者因其他疾病就诊时要主动告知患有本病,以避免误用药物而加重病情。

3. 生活指导　指导患者保证充足睡眠,做一些力所能及的家务活动。

【结语】

重症肌无力是一种获得性自身免疫性疾病,主要由于神经-肌肉接头突触后膜上乙酰胆碱受体(AChR)受损引起。主要临床表现为部分或全部骨骼肌无力、极易疲劳,典型肌无力患者呈现"晨轻暮重"的特点,肌无力危象为主要致死原因。治疗以改善神经-肌肉接头间传递,增加肌力及对抗自身免疫反应为主。护理方面重点是要做好病情观察,合理遵医嘱用药,避免或预防肌无力危象的发生,一旦发现异常要及时通知医生并做好抢救配合。

第五节　帕金森病

案例导入

患者宋先生,70 岁,退休干部。5 年前患者出现右上肢不自主抖动,情绪紧张时症状加重,睡眠时症状消失;半年前出现起身落座动作困难,行走时前冲,易跌倒,步态幅度小,转身困难。因"右上肢不自主抖动伴行走困难"入院治疗。近来记忆力明显减退,情绪低落,便秘,睡眠欠佳。

体格检查:T 36.5℃,P 72 次/分,R 20 次/分,BP 135/80mmHg。神志清楚,双侧瞳孔等大、等圆。面部油脂多,表情呆板,咀嚼和吞咽缓慢,进食固体食物时明显;四肢肌力正常,肌张力增高,呈齿轮样强直,双手放置时呈"搓丸样"动作;写字时可见字越写越小;步行时呈慌张步态,病理征(-),腱反射(++)。

辅助检查:头颅 CT 未见明显异常。

入院诊断:帕金森病。

请问:患者主要的健康指导有哪些? 如何对患者进行心理护理?

帕金森病(Parkinson disease,PD)又称震颤麻痹(paralysis agitans),是一种常见于中老年人的神经系统变性疾病,临床上以静止性震颤、运动迟缓、肌强直和姿势平衡障碍为主要临床特征。近年来神经系统流行病学调查显示,我国 65 岁以上人群总体患病率为 1700/10 万。帕金森病是中老年人致残的主要原因之一,并随年龄增长而增高,居老年人神经系统退行性疾病第 2 位。

【病因与发病机制】

本病病因迄今未明,目前多认为与老龄化、环境或家族遗传等因素有关。遗传因素可使患病易感性增加,在环境因素及衰老的相互作用下,通过氧化应激、线粒体功能衰竭、钙超载、兴奋性氨基酸毒性作用、细胞凋亡、免疫异常等机制导致黑质多巴胺(DA)能神经元大量变性丢失而发病。

1. 环境因素　大量流行病学研究认为,暴露于杀虫剂、除锈剂、化工产品、造纸工厂的生活环境以及生活在农场和农村环境的人发病率高。

2. 遗传因素　本病有家族聚集现象。据报道,约 10% 的 PD 患者有家族史。双胞胎一致性研究显示,在某些年轻患者(<40 岁)中遗传因素可能起重要作用。

3. 神经系统老化　PD 主要发生于中老年人,40 岁以前发病少见,提示神经系统老化可能与 PD 发病有关。

4. 多因素交互作用　目前认为帕金森病并非单因素所致,而是在多因素交互作用下发病。

PD 病理特点为选择性中脑黑质多巴胺(DA)能神经元丧失、纹状体 DA 含量显著减少,以及黑质和蓝斑存在路易小体。

【临床表现】

本病起病缓慢,呈进行性发展。常以震颤为首发症状,部分患者可出现步行障碍、肌强直和运动迟缓。

1. 静止性震颤　常为首发症状,常由一侧上肢远端开始,静止时出现或明显,精神紧张时加重,随意动作时减轻,入睡后消失。典型表现为手指节律性伸展和拇指对掌的"搓丸样"动作。随病情发展可逐渐扩展至下肢和对侧肢体。病情加重时亦可见头、舌、唇和下颌等震颤。其发生是由于主动肌群与拮抗肌群收缩不协调产生交替收缩所致。

2. 肌强直　被动活动关节时阻力增高,呈一致性,类似弯曲软铅管的感觉,故称"铅管样强直";在有静止性震颤的患者中,可感到在均匀的阻力中断续停顿,如同转动齿轮,称为"齿轮样强直";四肢、躯干、颈部肌强直可出现特有的屈曲体姿,表现为头稍向前倾,躯干俯屈,前臂内收,肘关节屈曲,呈弯曲前倾姿态。

3. 运动迟缓　表现为随意动作减少和动作缓慢。早期以手指精细动作困难,如解或扣纽扣、系鞋带动作缓慢,逐渐发展成全面性随意运动减少、迟钝,晚期因合并肌张力增高导致起床翻身均有困难。体检见面容呆板、双眼凝视、瞬目减少,酷似"面具脸";书写缓慢,字越写越小(称"小字征")。

4. 姿势障碍　在疾病早期,表现为走路时患侧上肢摆臂幅度减小或消失、下肢拖曳。随病情进展,步伐逐渐变小变慢,启动转弯时,步态障碍尤为明显,行走起步困难。有时行走中全身僵住,不能动弹,称为"冻结"现象。有时行走时上肢协同摆动减少,步距缩短,重心前移,走路碎步,越走越快,不能及时停步或转弯,呈慌张步态。

5. 其他　常见自主神经症状,如便秘、出汗异常、流涎、性功能减退、脂溢性皮炎等。约半数患者伴有抑郁症或睡眠障碍。仅少数病例出现智能障碍。

【辅助检查】

1. 实验室检查　血、尿、粪检查正常。脑脊液常规及生化检查正常。脑脊液中多巴胺的代谢产物高香草酸(HVA)含量和 5-羟色胺的代谢产物 5-羟吲哚乙酸(5-HIAA)含量降低。尿中 DA 及其代谢产物 HVA 含量亦降低。

2. 影像学检查　头颅 CT 检查可显示不同程度脑萎缩。正电子发射断层扫描(PET)对本病的理论及临床研究有重要价值。

【诊断要点】

根据中老年发病,起病缓慢,病程长,必备运动迟缓及至少具备静止性震颤、少动、肌强直或姿势平衡障碍中的一项,偏侧起病,对左旋多巴治疗敏感,一般可做出诊断。脑脊液中高香草酸减少,对确诊早期帕金森病有帮助,并有利于鉴别帕金森病与特发性震颤、药物性帕金森综合征。

【治疗要点】

应采取综合治疗,包括药物、手术、康复、心理治疗及护理。其中药物治疗作为首选,是整个治疗过程中的主要治疗手段。

1. 药物治疗 抗帕金森病药物种类很多,应根据患者情况掌握给药时机。用药应坚持"剂量滴定"、"以最小剂量达到满意效果",尽量避免或减少药物的副作用和并发症,强调治疗的个体化。

(1) 抗胆碱能药物:可协助维持纹状体的递质平衡,改善震颤和强直症状,适于震颤突出且年轻患者。常用苯海索(安坦)、丙环定、甲磺酸苯扎托品、东莨菪碱、环戊丙醇和比哌立登。

(2) 金刚烷胺:可增加突触前的多巴胺合成与释放,抑制其重吸收,对少动、强直、震颤均有改善作用。

(3) 复方左旋多巴:可增强左旋多巴的疗效和减少其外周不良反应,至今仍是治疗本病的最基本、最有效的药物,对震颤、强直、运动迟缓等均有较好疗效。常用药物有美多巴和息宁等。

(4) 多巴胺受体(DR)激动剂:此类药物可直接激动纹状体,产生和多巴胺相同作用的药物,从而减少和推迟运动并发症的发生。分为麦角类和非麦角类多巴胺受体激动剂,现主要推崇后者。常用药物为普拉克索和吡贝地尔。

(5) 单胺氧化酶B(MAO-B)抑制剂:能阻止脑内多巴胺降解,增加多巴胺浓度,与复方左旋多巴合用可增强疗效,改善症状波动,单用有轻度的症状改善作用,常用药物为司来吉兰。

(6) 儿茶酚-氧位-甲基转移酶(COMT)抑制剂:通过抑制左旋多巴在外周的代谢,使血浆左旋多巴浓度保持稳定,并能增加其进脑量。常用药物为恩他卡朋和托卡朋。

2. 外科治疗 手术方式主要有神经核毁损术和脑深部电极刺激术等。

3. 神经保护治疗 应用神经生长因子(NGF)、胶质源性神经营养因子(GDNF)或脑源性神经营养因子(BDNF)等多巴胺神经元生长所需的营养因子,被认为是PD保护性治疗的重要发展方向。

4. 康复及心理治疗 康复治疗作为辅助手段对改善症状也可起到一定作用。对患者进行语言、进食、走路及各种日常生活训练和指导,日常生活帮助如设在房间和卫生间的扶手、防滑橡胶桌垫、大把手餐具等,可改善生活质量。教育与心理疏导也是不容忽视的辅助措施。

【常用护理诊断/问题】

1. 躯体活动障碍 与黑质病变和锥体外系功能障碍致震颤、肌强直、姿势调节障碍等有关。

2. 自尊低下　与震颤、面肌强直等致身体形象改变有关。

3. 营养失调：低于机体需要量　与吞咽障碍和肌强直、震颤致机体消耗增加等有关。

【护理措施】

1. 病情观察　观察震颤特点，有无肌强直和运动迟缓，是否呈慌张步态。病情变化时通知医生并配合处理。

2. 起居护理

（1）环境与休息：由于患者姿势调节障碍，易发生跌倒，故应改善环境中潜在的不安全因素，协助并指导家属做好安全防护，如地面防滑、走廊设置扶手、光线充足等。指导患者卧床时不垫枕头，并定期俯卧，以预防畸形。

（2）日常生活护理：因患者运动缓慢和运动不能，生活自理能力减退，应协助并指导家属做好起居护理；保持大小便通畅；长期卧床者，应保护皮肤、预防压疮；配备助行器辅助设备，床旁置呼叫器，日常生活用品放于患者伸手可及处，指导和鼓励患者完成力所能及的事情，增强自我照顾能力。

3. 饮食护理　①原则：给予足够热量、高维生素、高纤维素、低盐、低脂、适量优质蛋白质（高蛋白饮食可降低左旋多巴的疗效）的易消化饮食。避免食用可降低抗胆碱能药物疗效的食物，如槟榔。戒烟酒。②内容：主食选择以粗粮为主的五谷类，多食新鲜蔬果、适当奶制品、肉类、蛋等，补充足够水分。③进食方法：进食或饮水时抬高床头，尽量取坐位或半卧位，并集中注意力进餐，不催促患者；咀嚼能力和消化功能减退的患者食物宜软、烂、无刺激，如粥、蒸蛋等，避免坚硬、光滑及圆形的食物；吞咽困难严重者，不宜勉强进食，需采取鼻饲。

4. 用药护理　本病需长期终身服药治疗，遵医嘱用药，同时观察药物的疗效及不良反应。

（1）疗效观察：服药过程中应仔细观察震颤、肌强直及其他运动、语言功能的改善程度，观察患者起坐的速度、步行的姿态、讲话的音调与流利程度等，特别注意观察有无"开-关现象"、"剂末恶化"、"异动症"的发生，如有立即通知医生处理。

（2）不良反应观察：①抗胆碱能药物：可引起口干、视物模糊、排尿困难、便秘等副作用，严重者可出现幻觉、妄想；闭角性青光眼及前列腺肥大者禁用，老年患者慎用。②金刚烷胺：用药时末次应在下午4时前服用，可引起意识模糊、下肢网状青斑、足踝水肿等副作用，肾功能不全及癫痫、肝病患者慎用，哺乳期妇女禁用。③复方左旋多巴：应在餐前一小时或餐后一个半小时服药，可致恶心、呕吐、直立性低血压、失眠、幻觉、妄想等，长期应用可能产生运动障碍和症状波动等长期治疗综合征，需注意观察，及时配合医生处理，活动性消化性溃疡者慎用，闭角性青光眼、精神病患者禁用。④多巴胺受体激动剂：应从小剂量开始，渐增剂量至获得满意疗效，而不出现副作用为止。症状波动和异动症发生率低，而体位性低血压和精神症状发生率较高。⑤MAO-B抑制剂：应在早、中午服用，勿在傍晚或晚上用药，以免引起失眠；胃溃疡者慎用，禁与5-羟色胺再摄取抑制剂（SSRI）合用。⑥儿茶酚-氧位-甲基转移酶（COMT）抑制剂副作

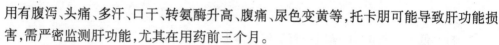

用有腹泻、头痛、多汗、口干、转氨酶升高、腹痛、尿色变黄等，托卡朋可能导致肝功能损害，需严密监测肝功能，尤其在用药前三个月。

5. 对症护理

（1）震颤：应指导患者适当参加社交活动，坚持运动锻炼，如散步、打太极拳等，以维持身体和各关节的活动强度。过度震颤者指导坐有扶手的椅子，手抓握椅背，有助于控制震颤。

（2）肌强直和姿势调节障碍：PD 中期患者常有起步困难和步行时突然僵住，应制定活动计划，鼓励患者坚持有目的地锻炼，延缓功能减退。步行时尽量放松，脚抬高，双臂摆动，目视前方，转弯时不要碎步移动，否则易失去平衡而跌倒。如患者感到坐立位变换困难，应每天做完一般运动后，反复练习起坐动作。平时做力所能及的家务，如洗衣服、叠被子等。疾病晚期卧床不起者，应按摩四肢肌肉，做关节的被动运动。

6. 心理护理　由于震颤、面肌强直等致身体形象改变，PD 患者易出现自卑、抑郁心理，抑郁与 PD 病情严重程度呈正相关；护理人员应鼓励患者及家属正视疾病所致身体变化，讲解疾病相关知识，教会患者心理调适技巧；尽量维持过去的兴趣和爱好，积极参加文体活动，善于向家人、朋友、医护人员倾诉内心需求和感受，疏泄不良情绪。

7. 中医护理　本病属中医"颤证"范畴。伴贫血、心悸、多梦者，可予桂圆赤豆饮。伴低热、口干、消瘦者，可用银耳枸杞莲子汤。伴便溏、纳差、肢体乏力者，可用红枣糯米粥。肾精亏耗者可适量进食动物内脏、甲鱼，枸杞子代茶饮等，以填精益髓，养阴熄风。针对肌强直、震颤和屈曲性姿势等症状，可采用中医护理操作，如推拿、按摩等以减轻症状。

【健康教育】

1. 知识宣教　讲解疾病的相关知识，告知患者坚持适当运动和体育锻炼的重要性，有利于防止和推迟关节僵直和肢体挛缩；指导患者保持平衡心态，避免情绪紧张、激动。

2. 用药指导　讲解药物相关知识，指导患者遵医嘱正确服药，不可自行增减剂量或漏服，学会自我观察疗效及不良反应。定期复查肝、肾功能和血常规。服用左旋多巴应定期监测血压变化。

3. 生活指导　指导患者生活有规律，合理饮食，保证足够营养供给。加强日常生活活动作训练，进食、洗漱、穿脱衣服等尽量自理；指导患者着衣宽松轻便，可减少流汗与活动的束缚；卧床患者协助被动活动关节和按摩肢体，延缓肢体挛缩，还应加强皮肤护理，预防压疮；告知患者及家属需注意安全，防止伤害事故发生，避免登高、操作高速运转的器械等；外出有人陪伴，尤其是精神智能障碍者应随身携带写有患者姓名、住址和联系电话的小卡片，以防走失。

【结语】

帕金森病是一种以静止性震颤、运动迟缓、肌张力增高和姿势平衡障碍为主要临床特征的神经系统变性疾病，多发生于中老年人。目前多认为与神经系统老化、环境或家族遗传等因素有关。治疗方面强调综合治疗，包括药物、手术、康复、心理治疗，其中药物治疗作为首选，是整个治疗过程中的主要治疗手段。在护理上需加强对震颤、运动迟缓等症状的观察,评价病情进展;协助或指导家属完成日常生活护理,重视适当运动,以防止和推迟关节僵直及肢体挛缩;强化安全防范意识,避免发生伤害事故;并指导患者学会心理调适技巧,预防抑郁、恐惧等不良情绪。

第六节　癫　痫

 案例导入

　　患者刘女士,20 岁。13 年前起无明显诱因下反复突发右侧抽搐,伴双眼向右凝视,口角向右歪斜,呼之能应,不能对答,大小便失禁,持续时间数十秒至 2 分钟左右。4 天前因情绪受到刺激后再发,持续时间 1 分钟。
　　身体评估:T 36.5℃,P 82 次/分,R 20 次/分,BP 110/71mmHg。肺、心及神经系统检查(-)。
　　入院诊断:癫痫。
　　请问:该患者目前主要的护理诊断是什么? 应如何做好相应的护理?

　　癫痫(epilepsy)是多种原因导致的脑神经元高度同步异常放电所致的临床综合征,临床表现具有发作性、短暂性、重复性和刻板性的特点。异常放电神经元的位置不同及异常放电波及的范围差异,导致患者的发作形式不一,可表现为感觉、运动、意识、精神、行为、自主神经功能障碍或兼有之。临床上每次发作或某种发作的过程称为痫性发作,一个患者可有一种或数种形式的痫性发作。在癫痫发作中,一组具有相似症状和体征特性所组成的特定癫痫现象统称为癫痫综合征。

　　癫痫是神经系统常见疾病,流行病学调查显示癫痫的年发病率为(50～70)/10万;患病率约为0.5%,死亡率为(1.3～3.6)/10 万,为一般人群的 2～3 倍。我国目前约有 900 万以上的癫痫患者,每年新发癫痫患者 65 万～70 万,30% 左右为难治性癫痫,我国难治性癫痫患者至少在 200 万以上。

　　【病因与发病机制】

　　1. 病因　癫痫病因复杂,与遗传、脑部病损、代谢障碍等多种因素有关。根据病因不同,可将癫痫分为特发性癫痫、症状性癫痫和隐源性癫痫三大类。

　　(1) 特发性癫痫(idiopathic epilepsy):与遗传因素有密切关系,又称原发性癫痫。具有特征性临床及脑电图表现,多在儿童或青年期首次发病。

　　(2) 症状性癫痫(symptomatic epilepsy):又称继发性癫痫,由各种明确的中枢神经系统结构损伤或功能异常所致。如脑部先天性疾病、颅脑外伤、颅内肿瘤、颅内感染、中毒、脑血管病、糖尿病、尿毒症、肝性脑病等。

　　(3) 隐源性癫痫(cryptogenic epilepsy):病因不明,临床表现提示为症状性癫痫,但现有检查手段不能发现明确的病因。其中约占全部癫痫的60%～70%。

　　2. 发病机制　癫痫的发病机制非常复杂,至今尚未完全了解其全部机制,目前认为,神经元异常放电是癫痫发病的电生理基础,异常高频放电反复通过突触联系和强直后的异化作用可诱发周边及远处的神经元同步放电,从而引起异常电位的连续传播。异常放电的传播区域与癫痫发作类型相关:异常放电局限于大脑皮质某一区域,表现为部分性发作;异常放电向同侧其他区域甚至一侧半球扩散,表现为 Jackson 发作;异常放电波及双侧大脑半球,表现为继发性全面性发作。

3. 影响癫痫发作的因素

(1) 年龄:特发性癫痫与年龄密切相关。婴儿痉挛症在1岁内起病,6~7岁为儿童失神发作的发病高峰,肌阵挛发作在青春期前后起病。各年龄段癫痫的的病因也不同。

(2) 遗传因素:可影响癫痫的易患性。在特发性和症状性癫痫的近亲中,癫痫的患病率分别为1%~6%和1.5%,高于普通人群。儿童失神发作患者的兄弟姐妹在5~16岁之间有40%以上出现3Hz棘-慢波的异常脑电图,但仅1/4出现失神发作。有报告单卵双胎儿童失神和全面强直-阵挛发作一致率为100%。

(3) 睡眠:癫痫发作与睡眠-觉醒周期关系密切。全面强直-阵挛发作常发生于晨醒后;婴儿痉挛症多于醒后和睡前发作。

(4) 内环境改变:内分泌失调、电解质紊乱和代谢异常等均可影响神经元放电阈值,导致痫性发作。如少数患者仅在月经期或妊娠早期发作,为月经期癫痫和妊娠性癫痫;疲劳、睡眠缺乏、饥饿、便秘、饮酒、闪光、感情冲动和一过性代谢紊乱等都可导致痫性发作。

【临床表现】

癫痫的临床发作形式多样,但均具有以下特征:①发作性:症状突然发生,持续一段时间后迅速恢复,间歇期正常;②短暂性:每次发作持续时间为数秒或数分钟,很少超过30分钟(癫痫持续状态除外);③刻板性:每次发作的临床表现几乎一样;④重复性:第一次发作后,经过不同间隔时间会有第二次或更多次的发作。

1. 痫性发作 癫痫每次发作及每种发作的短暂过程称为痫性发作。依据发作时的临床表现和脑电图特征可将痫性发作分为不同的临床类型。

(1) 部分性发作(partial seizures):源于大脑半球局部神经元的异常放电,包括单纯部分性、复杂部分性、部分性发作继发全面性发作三类,前者为局限性,无意识障碍;后两者放电从局部扩展到双侧脑部,出现意识障碍。

1) 单纯部分性发作(simple partial seizure):发作时程短,一般不超过1分钟,发作起始与结束均较突然,无意识障碍,可分为以下四型:①部分运动性发作:表现为身体某一局部发生不自主抽动,多见于一侧眼睑、口角、手或足趾,也可波及一侧面部或肢体远端,病灶多在中央前回附近,常见以下几种发作形式:Jackson发作:异常运动从局部开始,沿大脑皮质运动区移动,临床表现抽搐自手指—腕部—前臂—肘—肩—口角—面部逐渐发展;严重部分运动性发作患者发作后可留下短暂性肢体瘫痪,称为Todd麻痹;旋转性发作:表现为双眼突然向一侧偏斜,继之头部不自主同向转动,伴有身体的扭转,但很少超过180°,部分患者过度旋转可引起跌倒,出现继发性全面性发作;姿势性发作:表现为发作性一侧上肢外展、肘部屈曲、头向同侧扭转、眼睛注视着同侧;发音性发作:表现为不自主重复发作前的单音或单词,偶可有语言抑制。②部分感觉性发作:躯体感觉性发作常表现为一侧肢体麻木感和针刺感,多发生在口角、舌、手指或足趾,病灶多在中央后回躯体感觉区;特殊感觉性发作可表现为视觉性(如闪光或黑蒙等)、听觉性、嗅觉性和味觉性;眩晕性发作表现为坠落感、飘动感或水平/垂直运动感。③自主神经性发作:出现苍白、面部及全身潮红、多汗、立毛、瞳孔散大、呕吐、腹痛、肠鸣、烦渴和欲排尿感。病灶多位于岛叶、丘脑及边缘系统,易扩散出现意识障碍,称为复杂部分性发作的一部分。④精神性发作:可表现为各种类型的记忆障碍(如似曾相识、似不相识、强迫思维、快速回顾往事)、情感障碍(无名恐惧、忧郁、欣快、愤怒)、错觉(视物变形、变大、变小,声音变强或变弱)、复杂幻觉等,病灶位于边缘系统。精神性发作虽可单独出现,但常为复杂部分性发作的先兆,也可继发全面性强直-阵挛发作。

2) 复杂部分性发作(complex partial seizure,CPS):占成人癫痫发作的50%以上,也称为精神运动性发作,病灶多在颞叶,故又称为颞叶癫痫,也可见于额叶、嗅皮质等部位。由于起源、扩散途径及速度不同,临床表现有较大差异,主要分以下类型:①仅表现为意识障碍:一般表现为意识模糊,意识丧失较少见。由于发作中可有精神性或精神感觉性成分存在,意识障碍常被掩盖,表现类似失神。成人"失神"几乎都是复杂部分性发作,但在小儿应注意与失神性发作鉴别。②意识障碍和自动症:自动症是指在癫痫发作过程中或发作后意识模糊状态下出现的具有一定协调性和适应性的无意识活动,患者均在意识障碍的基础上发生表现为反复舔唇、咀嚼、流涎或反复搓手、不断穿衣、解衣扣等;亦可表现为游走、奔跑、乘车上船等;还可出现自言自语、唱歌或机械重复原来的动作。③意识障碍和运动症状:表现为发作开始即出现意识障碍和各种运动症状,特别是在睡眠中发生。运动障碍可为局灶性或不对称强直、阵挛、各种特殊姿势如击剑样动作等。

3) 部分性发作继发全面性发作:先出现上述部分性发作,继之出现全身性发作。单纯或复杂部分性发作均可泛化为全面性强直阵挛发作。

(2) 全面性发作(generalized seizures):最初的症状和脑电图提示发作起源于双侧脑部,多在发作初期就有意识丧失。

1) 全面强直-阵挛发作(generalized tonic-clonic seizure,GTCS):意识丧失、双侧强直后出现阵挛是此型发作的主要临床特征,过去称为大发作(grand mal)。可由部分性发作演变而来,也可一起病即表现为全面强直-阵挛发作。早期出现意识丧失、跌倒,随后的发作分为三期:①强直期:表现为全身骨骼肌持续性收缩。眼肌收缩出现眼睑上牵、眼球上翻或凝视;咀嚼肌收缩出现张口,随后猛烈闭合,可咬伤舌尖;喉肌和呼吸肌强直性收缩致患者尖叫一声,呼吸停止;颈部和躯干肌肉的强直性收缩致颈和躯干先屈曲,后反张;上肢由上举后旋转内收前旋,下肢先屈曲后猛烈伸直。常持续10～20秒转入阵挛期。②阵挛期:不同肌群收缩和松弛交替出现,由肢端延及全身。阵挛频率逐渐减慢,松弛期逐渐延长,在此剧烈阵挛后发作停止,进入发作后期。此期持续30～60秒。以上两期均可发生舌咬伤,并伴心率增快、血压升高、唾液和支气管分泌物增多、瞳孔扩大及对光反射消失等自主神经征象。③发作后期:此期尚有短暂阵挛,造成牙关紧闭和大小便失禁。呼吸首先恢复,心率、血压和瞳孔渐至正常。肌张力松弛,意识逐渐清醒。

从发作开始至意识恢复历时5～10分钟。醒后患者常感头痛、全身乏力、呕吐等,对发作过程不能回忆。部分患者在清醒过程中有挣扎、抗拒、躁动不安等精神行为异常。

2) 强直性发作(tonic seizure):多见于弥漫性脑损害的儿童,睡眠中发作较多。表现为强直-阵挛发作中强直期相似的全身骨骼肌强直收缩,常伴有明显的自主神经症状,如面色苍白等,如发作时处于站立位可突然摔倒。发作持续数十秒。典型发作

笔记

期 EEG 为爆发性多棘波。

3）阵挛性发作（clonic seizure）：几乎都发生在婴幼儿身上,特征是重复阵挛性抽动伴意识丧失,之前无强直期。双侧对称或某一肢体为主的抽动,幅度、频率和分布多变,为婴儿发作的特征,持续 1 分钟至数分钟。EEG 缺乏特异性。

4）失神发作（absence seizure）：分典型和不典型失神发作,临床表现、脑电图背景活动及发作期改变、预后等均有较大差异。①典型失神发作：儿童期起病,青春期前停止发作。表现为突然短暂（5~10 秒）的意识丧失和正在进行的动作中断,一日发作数次甚至上百次。在活动、进食或步行时,患者突然动作中断、呆立（坐）不动,手中持物跌落,呼之不应,一般不会跌倒,发作后立即清醒,无明显不适,可继续先前活动。事后对发作全无记忆。②不典型失神发作：起始和终止均较典型失神缓慢,除意识丧失外,常伴肌张力降低,偶有肌阵挛。多见于有弥漫性脑损害患儿,预后较差。

5）肌阵挛发作（myoclonic seizure）：表现为快速、短暂、触电样肌肉收缩,可遍及全身,也可限于某个肌群或某个肢体,常成簇发生,声、光等刺激可诱发。可见于任何年龄,常见于预后较好的特发性癫痫患者。

6）失张力发作（atonic seizure）：是姿势性张力丧失所致。部分或全身肌肉张力突然降低导致垂颈、张口、肢体下垂和跌倒。持续数秒至 1 分钟。

（3）癫痫持续状态（status epilepticus）：指一次癫痫发作持续 30 分钟以上,或连续多次发作致发作间期意识或神经功能未能恢复至通常水平。可见于任何类型的癫痫,但通常是指大发作持续状态。可因不适当地停用抗癫痫药物或治疗不规范、感染、精神刺激、过度劳累、饮酒等诱发。

2. 癫痫综合征

癫痫综合征是一组疾病或综合征的总称,由特定症状和体征组成的特定癫痫现象。

（1）与部位有关的癫痫：包括特发性和症状性。

1）特发性：发病与年龄有关,多为儿童期癫痫。有部分性发作和局灶性脑电图异常,无神经系统体征和智能缺陷,常有家族史,脑电图背景活动正常。痫性表现不尽相同,但每个患儿的症状相当固定。①伴中央-颞部棘波的良性儿童癫痫：好发于 3~13 岁,可不经治疗于 16 岁前自愈。通常为局灶性发作,表现为一侧面部和口角的阵挛性抽搐,常伴舌部僵硬、言语和吞咽困难。多在夜间发作,使患儿易惊醒。数月至数年发作一次。②伴有枕区放电的良性儿童癫痫：好发于 1~14 岁,发作开始表现为视物模糊和幻觉等视觉症状,继之出现眼肌阵挛、偏侧阵挛,也可合并全面强直-阵挛性发作及自动症。③原发性阅读性癫痫：由阅读诱发,无自发性发作。表现为阅读时出现下颌阵挛,常伴有手臂痉挛,继续阅读会出现全面强直-阵挛性发作。

2）症状性：病灶部位不同可致不同类型的发作。①颞叶癫痫：可表现为单纯或复杂部分性发作及继发全身性发作;②枕叶癫痫：表现为伴有视觉症状的单纯部分性发作,可有或无继发性全身性发作;③顶叶癫痫：为单纯部分性发作,主要表现为感觉刺激症状,偶有烧灼样疼痛;④持续性部分性癫痫：表现为持续数小时、数日甚至数年,仅影响躯体某部分的节律性阵挛。

（2）全面性癫痫和癫痫综合征：包括特发性和症状性。

1）特发性：与发病年龄有关,临床症状和 EEG 变化开始即为双侧对称,无神经系统阳性特征。①良性婴儿肌阵挛癫痫：1～2岁发病，有癫痫家族史。表现为发作性、短暂性、全身性肌阵挛；②儿童期失神癫痫：6～7岁发病，女性多见，与遗传因素关系密切，表现为频繁的典型失神发作，每天达数十次；③青少年期失神癫痫：青春早期发病，男女无明显差异。80%以上的患者出现全身强直-阵挛发作；④青少年肌阵挛性癫痫：好发于8～18岁，表现为肢体阵挛性抽动，多合并全身强直-阵挛发作和失神发作。

2）症状性：根据有无特异性病因分为：①无特异性病因：如早期肌阵挛脑病，在出生后3个月内发病，表现为肌阵挛和肌强直发作，伴智能障碍，病情严重，第一年即可死亡；②有特异性病因：脑发育畸形如脑回发育不全和先天性代谢障碍如苯丙酮酸尿症。

（3）隐源性或症状性：推测其是症状性，但病史及现有检测手段未能发现病因。①West综合征：又称婴儿痉挛症，出生后1年内发病，男孩多见。波及头、颈、躯干或全身的频繁肌阵挛、智力低下和EEG高度节律失调是本病特征性的三联征。发作表现为快速点头状痉挛、双上肢外展、下肢和躯干屈曲。60%～70%在5岁前停止发作，40%转为其他类型；②Lennox-Gastaut综合征：好发于1～8岁，少数出现在青春期。多种发作类型并存、精神发育迟缓、EEG显示棘-慢波和睡眠中10Hz的快节律是本病的三大特征，易出现癫痫持续状态。

【辅助检查】

1. 脑电图检查　是诊断癫痫最重要的辅助检查方法。典型表现是棘波、尖波、棘（尖）慢波、高度失律和其他发作性节律波等。24小时长程脑电图监测和视频脑电图使发现痫样放电的可能性大为提高，临床广泛使用。

2. 血液检查　血常规、血糖、血寄生虫等检查，了解有无贫血、低血糖、寄生虫病等。

3. 头部放射性核素、CT、MRI检查　可发现脑部器质性改变、占位性病变、脑萎缩等。

【诊断要点】

癫痫的诊断要点主要包括：①短暂性、刻板性、间歇性和反复发作性的特点，发作时可伴有意识障碍，并常有舌咬伤、跌伤等；②脑电图检查发现癫痫波；③排除晕厥、假性癫痫发作、发作性睡病、基底动脉型偏头痛、短暂性脑缺血发作（TIA）、低血糖症，有助于确立癫痫诊断。若诊断困难又怀疑有癫痫者，可试用抗癫痫药物治疗，若发作减少或完全控制则为癫痫。通过询问家族史、病史、借助神经系统检查、CT、MRI等进一步查明病因。

【治疗要点】

目前癫痫治疗仍以药物治疗为主，药物治疗应达到三个目的：控制发作或最大限度地减少发作次数；长期治疗无明显不良反应；使患者保持或恢复其原有的生理、心理和社会功能状态。

1. 病因治疗　症状性癫痫如能明确病因则首先应针对病因治疗。

2. 发作时处理　立即协助患者就地平卧头偏向一侧，保持呼吸道通畅，吸氧，必要时做气管插管和切开，尽可能对患者进行心电、脑电的监测；防止外伤及其他并发症，牙关紧闭者应放置牙套；抽搐时不可用力按压患者的肢体，以免造成骨折；对自动症发作的患者在发作时，应防止自伤、伤人或毁物；必要时可静脉注射地西泮或苯妥

笔记

英钠。

3. 发作间歇期治疗　服用抗癫痫药物。

（1）药物治疗原则：①确定是否用药：部分癫痫患者有自发缓解倾向，并非每个患者都需要用药；半年内发作两次以上者，一经诊断明确，就应用药；首次发作或间隔半年以上发作一次者，可在告知抗癫痫药可能的不良反应和不治疗的可能后果的情况下，根据患者及家属的意愿，酌情选择用药或不用药。②正确选择药物：根据癫痫发作的类型、癫痫及癫痫综合征类型选择药物。③药物的用法：用药方法取决于药物代谢特点、作用原理及不良反应出现规律等。④尽可能单药治疗：单药治疗从小剂量开始，缓慢增量至能最大限度地控制癫痫发作，而无不良反应或不良反应很轻，即为最低有效剂量；如不能有效控制癫痫发作，则满足部分控制且不出现不良反应，监测血药浓度以指导用药。⑤长期规律服药：控制发作后必须坚持长期服用药物，不可随意减量或停药。一般情况下，全面强直-阵挛发作、强直性发作、阵挛性发作完全控制4~5年后，失神发作停止半年后可考虑停药，且停药前应有缓慢减量过程，1~1.5年以上无发作者方可停药。有自动症者可能需要长期服药。

（2）常用抗癫痫药

1）传统抗癫痫药：①苯妥英钠：对全面强直-阵挛发作和部分性发作有效，可加重失神和肌阵挛发作；②卡马西平：部分性发作的首选药物，对复杂部分性发作疗效优于其他抗癫痫药，对继发性GTCS亦有较好的疗效，但可加重失神和肌阵挛发作；③丙戊酸钠：广谱抗癫痫药，是全面性发作尤其是GTCS合并典型失神发作的首选药，也用于部分性发作；④苯巴比妥：小儿癫痫的首选药物，较广谱，起效快，对GTCS疗效好，也用于单纯及复杂部分性发作，对发热惊厥有预防作用；⑤扑痫酮：适用于GTCS及复杂性部分性发作；⑥乙琥胺：仅用于单纯失神发作；⑦氯硝西泮：起效快，但易出现耐药使作用下降。

2）新型抗癫痫药：常用药物有托吡酯、拉莫三嗪、加巴喷丁、非尔氨脂、奥卡西平、氨己烯酸、唑尼沙胺、普瑞巴林等。

4. 癫痫持续状态的治疗　治疗目标为保持稳定的生命体征和进行心肺功能支持，终止持续状态的痫性发作；减少发作对脑部的损害；寻找并尽可能去除病因和诱因；处理并发症，迅速控制发作是治疗的关键，否则可危及生命。

（1）控制发作：①首选地西泮10~20mg静脉推注，每分钟不超过2mg。如出现呼吸抑制，需停止注射，必要时用呼吸兴奋剂。②苯妥英钠0.3~0.6g加入500ml生理盐水静脉滴注，速度不超过50mg/min。③10%水合氯醛，20~30ml加等量植物油保留灌肠，每8~12小时一次，适合肝功能不全或不宜使用苯巴比妥类药物者。④副醛8~10ml（儿童0.3ml/kg）植物油稀释后保留灌肠，可引起剧烈咳嗽，有呼吸系统疾病者勿用。

（2）其他治疗：①对症处理：保持呼吸道通畅，吸氧，必要时行气管切开，对患者进行心电、血压、呼吸、脑电图的监测，定时进行血液生化、动脉血气分析等项目检查，查找诱发癫痫持续状态的原因并进行治疗。②防治并发症：脑水肿者快速静脉滴注甘露醇；物理降温；纠正酸碱平衡失调和低血糖、低血钠、低血钙等代谢紊乱，加强营养支持。

【常用护理诊断/问题】

1. 有窒息的危险　与癫痫发作时意识丧失、喉头痉挛、口腔或呼吸道分泌物增多有关。

2. 有受伤的危险 与癫痫发作时突然意识丧失、抽搐、精神失常、判断障碍有关。

3. 知识缺乏:缺乏长期正确服药的知识。

【护理措施】

1. 病情观察 密切观察生命体征及意识、瞳孔的变化,尤其注意观察有无心率增快、血压升高、呼吸减慢、瞳孔散大等;观察发作的类型、发作频率与持续发作时间。

2. 起居护理 为患者提供安静、舒适的休养环境,保持室内光线柔和,保证充足睡眠。癫痫发作时取头低侧卧位或平卧位头偏向一侧,及时清除口鼻腔分泌物,以保持呼吸道通畅,预防窒息。指导患者间歇期下床活动,劳逸结合,鼓励患者完成力所能及的工作,如有先兆表现应立刻卧床休息。评估患者有无大小便失禁,做好皮肤护理;躁动患者应专人守护,并加保护性床挡,必要时使用约束带,防止坠床,以防意外。

3. 饮食护理 给予营养丰富、无刺激、易消化的清淡饮食,戒烟酒,避免饥饿;癫痫发作时不可强行喂食,以免呛咳或窒息;24小时以上不能经口进食或昏迷患者,给予鼻饲。

4. 用药护理 指导患者遵医嘱坚持长期服药,不可随意停药、调整用药以免诱发癫痫或癫痫持续状态;掌握正确的服药方法,如苯妥英钠、卡马西平餐后服用,在医生指导下适当补充维生素D和甲状腺素片;用药期间定期复查血常规、血红蛋白、肝功能,随时观察有无牙龈出血、牙龈炎等,及时治疗。

5. 对症护理 癫痫发作时,强直期患者可突然意识丧失、全身骨骼肌持续性收缩、强直抽搐或失去肌张力而发生跌伤、碰伤;由于喉肌、闭口肌群、咀嚼肌痉挛致口先强张而后突闭可造成舌咬伤,故应做好安全防护。①营造安全环境:保持室内环境安静,门窗隔音,限制探视人数,避免对患者的刺激。室内光线柔和,地面铺软胶地毯,墙角设计为弧形,有轮床应固定。床旁设有震动感应碰铃,以备癫痫急性发作时呼救。床旁桌不能放置暖瓶、热水杯等。②使用保护用具:指导患者外出活动或检查时戴上安全帽。随身携带安全卡,卡上注明患者的一般信息,如姓名、年龄、病区、诊断等。床两侧安有布套包裹的床挡。床旁准备特制牙垫,防止癫痫发作时舌咬伤。③发作时的防范:全身强直-阵挛性发作时,应先将患者置于安全处,摘下眼镜,取下活动性义齿,解开领带、衣扣和裤带,保持呼吸道通畅。将缠纱布的压舌板、牙垫或细条状的纱布、手帕等置于口腔一侧上下白齿之间,防止舌、唇和颊部咬伤,勿强力撬开。将棉垫或柔软物垫于患者头下及易擦伤的关节部位。移去身边危险物品。抽搐时忌用力按压患者抽搐的肢体以防误伤及脱臼。抽搐停止后让患者头转向一侧,以利口腔分泌物流出,保持呼吸道通畅,防止吸入肺内致窒息或肺炎。

6. 心理护理 由于癫痫病史长、反复发作、不易根治,易致患者焦虑、紧张、自卑或感到耻辱;护士应仔细观察和分析患者的心理反应,关心、理解、尊重患者,鼓励患者表达内心感受,采取积极的应对方式缓解心理压力。鼓励家属、亲友多关心、关爱患者,解除患者的精神负担,增强自信心。

7. 中医护理 本病属中医"痫证"、"癫证"范畴。风痰较盛者,可多进食山药、薏苡仁、柑橘、金橘饼等,以健脾化痰;瘀火内盛者,可选用莱菔橘丝饮。发作期可配合针灸疗法,取穴百会、印堂、人中、内关、中脘等。

笔记

【健康教育】

1. 知识宣教 向患者及家属讲解疾病相关知识及发作时家庭紧急自我护理方法。禁止近亲婚配和生育;避免从事有潜在危险的工作,如驾驶员、高空作业、电焊工、车工等;癫痫未得到满意控制时不宜怀孕。避免诱因,预防发作,如疲劳、饥饿、高热、缺氧、饮酒、情感冲动、便秘、睡眠不足、过度精神和感觉刺激。

2. 用药指导 告知患者遵医嘱坚持长期有规律服药,切忌减药、漏服药或自行停药;教会患者自我观察药物疗效和不良反应,当癫痫发作频繁、症状控制不理想,或出现发热、皮疹时应及时就诊;告知患者坚持定期复查,首次服药后 5～7 天查抗癫痫药物的血药浓度,每 3～6 个月复查 1 次,每月检查血常规和肝、肾功能。

3. 生活指导 鼓励患者参加有益的社交活动,适当参加体力与脑力活动,劳逸结合。避免声光刺激;外出注意安全,随身携带写有个人信息的安全卡,不去河边、悬崖等危险地方。

【结语】

癫痫是多种原因导致的脑神经元高度同步异常放电所致的临床综合征,临床表现为运动、感觉、意识、行为和自主神经等不同程度的障碍,具有发作性、短暂性、重复性和刻板性的特点。治疗主要是及时控制病情,预防并发症,减少复发。护理重点为密切观察病情,预防意外伤害,指导患者正确服药、避免诱因、预防复发,同时应做好职业、婚育指导。

第七节 神经系统疾病常用诊疗技术的护理

一、腰椎穿刺术

腰椎穿刺术(lumbar puncture)是通过穿刺第 3～4 或第 4～5 腰椎间隙进入蛛网膜下腔放出脑脊液的技术,主要用于中枢神经系统疾病的诊断和鉴别诊断。脑脊液是由侧脑室脉络丛产生的存在于脑室和蛛网膜下腔的无色透明液体,经室间孔进入第三脑室、中脑导水管和第四脑室,最后经第四脑室中间孔和两个侧孔流到脑和脊髓表面的蛛网膜下腔和脑池,通过脑脊液循环,保持动态平衡。正常情况下血液中的各种化学成分只能选择性地进入脑脊液中,这种功能称为血-脑脊液屏障(blood-brain barrier, BBB)。当中枢神经系统发生病变时,BBB 破坏和其通透性增高可引起脑脊液成分和压力的改变,通过腰椎穿刺脑脊液检查可了解这些变化。

【适应证】

1. 诊断性穿刺 主要用于脑血管病、中枢神经系统炎症、脑肿瘤、脊髓病变、脑脊液循环障碍的辅助检查过程中。

2. 治疗性穿刺 ①引流或释放脑脊液:对颅内出血性疾病、炎症性疾病和颅脑术后的患者,通过腰穿引流出脑脊液可缓解症状和促进恢复;②鞘内注射药物:如注入抗菌药物可以控制颅内感染,注入地塞米松和 α-糜蛋白酶可减轻蛛网膜粘连等。

【禁忌证】

1. 穿刺部位皮肤和软组织有局灶性感染或脊柱结核者。

2. 颅内病变伴有明显颅内高压或已有脑疝先兆,特别是疑有后颅凹占位性病

笔记

变者。

3. 开放性脑损伤或有脑脊液漏时。

4. 脊髓压迫症的脊髓功能处于即将丧失的临界状态时。

5. 明显出血倾向或病情危重不宜搬动者。

【操作步骤】

1. 患者体位　去枕侧卧(多左侧卧位),背齐床沿,屈颈抱膝,使脊柱尽量前屈,以增加椎间隙宽度。

2. 选定穿刺点　腰椎穿刺一般选择第 3～4 或第 4～5 腰椎棘突间隙。

3. 严格消毒　穿刺部位术者戴无菌手套,铺巾,以 1% 普鲁卡因或 0.5%～2% 利多卡因 1～2ml,在穿刺点做皮内、皮下至韧带的浸润麻醉。

4. 穿刺　腰椎穿刺针沿腰椎间隙垂直进针(针尖斜面向上),推进 4～6cm 深度,感到阻力突然降低时,提示针尖已进入蛛网膜下腔,可拔出针芯,让脑脊液自动滴出,并接上测压管先行测压。正常颅内压为 80～180mmH$_2$O,超过 200mmH$_2$O 为颅内压升高,低于 80mmH$_2$O 为低颅内压。如脑脊液压力高于 300mmH$_2$O,一般不放脑脊液,防止发生脑疝。

5. 留取标本　取所需数量的脑脊液于无菌试管中送检,若需做细菌培养,试管口及棉塞应用酒精灯火焰灭菌。

6. 拔针　一手持无菌纱布按压穿刺点,一手拔针,针孔用碘伏消毒后覆盖无菌纱布,并稍加压迫防止出血。

【术前准备】

1. 患者准备　告知穿刺的目的、过程、注意事项、意义等。术前排空大小便。

2. 用物准备　穿刺包、压力表包、无菌手套、所需药物、氧气等。

【术中护理】

1. 指导和协助患者保持正确的体位。

2. 观察患者呼吸、脉搏、面色变化,询问有无不适感。

3. 协助患者摆放术中测压体位,协助医生测压。

4. 协助医生留取所需脑脊液标本,督促标本送检。

【术后护理】

1. 指导患者去枕平卧 4～6 小时,告知卧床期间不可抬高头部,但可适当转动身体。

2. 观察患者有无头痛、腰背痛、脑疝及感染等穿刺后并发症。穿刺后头痛最常见,多发生在穿刺后 1～7 天,可能为脑脊液量放出较多或持续 CSF 外漏所致颅内压降低。应指导患者多饮水,延长卧床休息时间至 24 小时,遵医嘱静滴生理盐水等。

3. 保持穿刺部位纱布干燥,观察有无渗液、渗血,术后 24 小时内不宜淋浴。

二、脑室穿刺和持续引流术

脑室穿刺术(ventriculocentesis)是对某些颅内压增高患者进行急救和诊断的措施之一。通过脑室穿刺可监测颅内压,通过穿刺放出脑脊液可降低颅内压从而抢救脑危象和脑疝;还可以有效地减轻肿瘤液、炎性液、血性液对脑室的刺激,缓解症状,为继续救治赢得时间。

笔记

【适应证】

1. 肿瘤和其他颅内病变引起的脑积水。

2. 自发性或外伤性脑室内出血,或脑室内血肿破入脑室系统。

3. 向脑室内注入阳性对比剂、气体或显影剂做脑室造影。

4. 开颅术中和术后颅内压监测。

5. 引流炎性 CSF,或向脑室内注入抗生素治疗室管膜炎。

【禁忌证】

1. 穿刺部位有明显感染。

2. 有明显出血倾向者。

3. 脑室狭小者。

4. 弥漫性脑肿胀或脑水肿患者。

【操作步骤】

脑室穿刺引流的方法有额入法、枕入法、侧入法和经眶穿刺法。额入法具体如下:

1. 剃光头发。

2. 仰卧位,选定穿刺点(前额部,发际上 2cm,矢状线旁开 2cm)头皮常规消毒,2% 利多卡因局麻。

3. 颅骨钻孔,用脑室穿刺针穿刺,穿刺方向与矢状线平行,针尖对准两侧外耳道连线,一般进针 3～5cm,可进入侧脑室前角,见脑脊液流出时,表明穿刺成功,则置管作脑脊液持续引流或颅内压监测。

【术前准备】

1. 患者准备 指导患者及家属了解脑室穿刺引流的目的、方法和术中、术后可能出现的意外与并发症,消除思想顾虑,得到家属的支持。

2. 用物准备 消毒剂、麻醉剂、颅骨钻、脑室穿刺引流包、无菌引流袋、硅胶导管及抢救用品、药品等。

【术中护理】

1. 协助患者保持安静,减少头部活动,维持正确体位;对于烦躁不安、有精神症状及儿童患者应特别注意防止自行拔出引流管而发生意外,必要时使用约束带加以固定。

2. 严密观察患者的神志、瞳孔及生命体征变化,尤其注意呼吸情况。

【术后护理】

1. 接引流袋,引流管应悬挂固定在高于侧脑室 10～15cm 的位置,以维持正常颅压。注意引流速度,一般应缓慢引流脑脊液,使脑内压平缓减低,必要时适当挂高引流袋,以减慢引流速度,避免放液过快所致脑室内出血、硬膜外或硬膜下血肿、肿瘤内出血或诱发小脑幕上疝;但在抢救脑疝、脑危象的紧急情况下,可先快速放出一定量的脑脊液,再接引流管,缓慢引流脑室液。

2. 保持穿刺部位敷料干燥。引流处伤口敷料和引流袋应每天更换,污染时随时更换;保持引流系统的封闭性,防止逆行感染。引流管脱出时应及时通知医生处理。

3. 保持引流管通畅,防止引流管受压、扭曲、折叠或阻塞,尤其在搬运患者或者为患者改变体位时,还应注意防止引流管牵拉、滑脱。

4. 掌握拔管征象,脑室持续引流一般不超过 1 周,拔管前需夹闭引流管 24 小时,密切观察患者有无头痛、呕吐等症状,以便了解是否有再次颅内压升高表现。

5. 拔管后应加压包扎伤口处,指导患者卧床休息和减少头部活动,注意穿刺点有无渗血或脑脊液漏出,严密观察有无意识、瞳孔变化,失语或肢体抽搐、意识障碍加重等,发现异常及时通知医生处理。

三、高压氧治疗

高压氧舱治疗(hyperbaric oxygen therapy)是让患者处于密闭的加压装置中吸入高压力(2～3个大气压)、高浓度氧气,使其大量溶解于血液和组织,从而提高血氧张力、增加血氧含量、收缩血管和加速侧支循环形成;以利于降低颅内压,减轻脑水肿,纠正脑广泛缺血后所致的乳酸中毒或脑代谢产物积聚,改善脑缺氧,促进觉醒反应和神经功能恢复。

【适应证】

1. 一氧化碳中毒。

2. 缺血性脑血管病。

3. 脑炎、中毒性脑病。

4. 神经性耳聋。

5. 多发性硬化、激素及周围神经外伤、老年痴呆等。

【禁忌证】

1. 恶性肿瘤,尤其是已发生转移的患者。

2. 出血性疾病,如颅内血肿、椎管或其他部位有活动性出血可能者。

3. 颅内病变诊断不明者。

4. 严重高血压(>160/95mmHg),心功能不全。

5. 原因不明的高热、急性上呼吸道感染、急慢性鼻窦炎、中耳炎、咽鼓管通气不良。

6. 肺部感染、肺气肿、活动性肺结核、肺空洞。

7. 妇女月经期或妊娠期。

8. 有氧中毒和不能耐受高压氧者。

【护理】

1. 入舱前护理

(1) 详细了解病情及治疗方案,协助医生做好入舱前的各项检查和准备工作。

(2) 评估患者文化水平、心理状态及对高压氧治疗的认知程度,详细介绍高压氧治疗的目的、过程和注意事项,消除患者的恐惧与紧张。

(3) 进舱前指导患者了解预防气压伤的基本知识,掌握调节中耳气压的具体方法和要领,如捏鼻鼓气法、咀嚼法、吞咽法等。

(4) 指导患者进舱前勿饱食、饥饿和酗酒,不宜进食产气食物,一般应在餐后1～2小时进舱。

(5) 高压氧舱为密闭式舱体,且舱内氧浓度较高,故应高度重视防火、防爆,确保安全。患者及陪护人员严禁携带易燃易爆物品进入舱内,也不能将手表、钢笔、保温杯等带入舱内,以防损坏;凡进入高压氧舱者必须按要求更换备好的纯棉服装。

(6) 首次进舱治疗的患者及陪护人员进舱前用1%麻黄碱滴鼻,发热、血压过高、严重疲劳者应暂停治疗。

(7) 进舱前需排空大小便,且应做好个人清洁卫生,减少或避免不良气味带入舱内。

(8) 向患者及其陪护介绍舱内供氧装置及通讯系统的使用方法,教会患者正确使用吸氧面罩,掌握间歇吸氧方法。

(9) 治疗前检查有关阀门、仪表、通讯、照明、供气、供氧等设备,确认系统运转正常。告知患者不可随意搬弄或扭动舱内阀门、仪表等设备。

2. 加压过程的护理

(1) 加压开始应通知舱内人员做好相应准备,在高压氧治疗过程中,舱内外必须随时联系,互通情况,密切配合。

(2) 控制加压速度,加压初期以稍慢为宜。加压过程中注意随时询问患者有无耳痛或其他不适,如患者耳痛明显,应减慢加压速度或暂停加压,督促患者做好调压动作,并向鼻内滴 1% 麻黄碱,经处理疼痛消除后方可继续加压,若经过各种努力,调压仍不能成功,应减压出舱。

(3) 加压时务必将各种引流管关闭,对密闭式水封瓶等装置须密切观察、调整,防止液体逆流入体腔。

(4) 调节好舱内温度,夏季为 24～28℃,冬季为 18～22℃,舱内相对湿度不超过 75%。

(5) 加压过程中应观察患者的血压、脉搏、呼吸变化,危重患者应有医护人员陪护。如出现血压增高、心率呼吸减慢,是正常加压反应,不必做特殊处理,嘱患者勿紧张;若出现烦躁不安、颜面或口周肌肉抽搐、出冷汗或突然干咳、气急,或患者自诉四肢麻木、头晕、眼花、恶心、无力等症状时,可能为氧中毒,应立即通知医生,并摘除面罩,停止吸氧,改吸舱内空气;出现抽搐时,应防止外伤和咬伤。

3. 稳压过程的护理

(1) 当舱压升到所需压力并保持不变,进入稳压,也称高压下停留。在整个稳压期间,应使舱压保持恒定不变,舱内压力波动范围应不超过 0.005MPa。

(2) 稳压时指导患者戴好面罩吸氧,并观察患者佩戴面罩及吸氧的方法是否正确,指导患者在安静和休息状态下吸氧,吸氧时不做深呼吸。

(3) 随时观察有无氧中毒症状,如出现氧中毒立即妥善处理。

(4) 加压舱内注意通风换气,使舱内氧浓度控制在 25% 以下,二氧化碳浓度低于 1.5%。

4. 减压过程的护理

(1) 必须严格执行减压方案,不得随意缩短减压时间。

(2) 减压前应告知舱内人员做好准备后才能开始减压。

(3) 减压时应指导患者自主呼吸,绝对不能屏气。因屏气时肺内膨胀的气体无法经呼吸道排出,当肺内压力超过外界压力 10.67～13.33kPa 时,肺组织即会被撕裂造成严重的肺气压伤。

(4) 输液应采用开放式。因减压时莫菲滴管内的气体发生膨胀,导致瓶内压力升高,气体可进入静脉,有造成空气栓塞的危险。

(5) 减压时各种引流管都要开放,如胃管、导尿管、胸腔引流管、腹腔引流管、脑室引流管等;气管插管的气囊在减压前应打开,以免在减压时因气囊膨胀压迫气道黏膜而造成损伤。

（6）减压过程中因气体膨胀吸热,舱内温度急剧下降,会出现气雾,经适当通风,并控制减压速度,可以减少或避免这种现象发生。应提醒患者注意保暖。

（7）减压初期,由于中耳室及鼻旁窦中的气体发生膨胀,耳部可有胀感,当压力超过一定程度后,气体即可排出,胀感很快缓解消失。

（8）减压时有些患者出现便意、腹胀等现象,是由于减压时胃肠道内气体膨胀、胃肠蠕动加快所致。

（9）减压出舱后,应询问患者有无皮肤瘙痒、关节疼痛等不适,以便及早发现减压病症状并及时处理。

学习小结

1. 学习内容

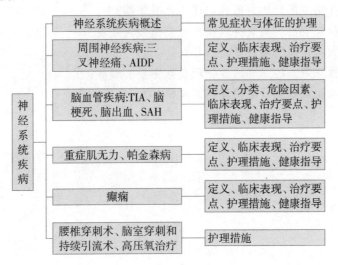

2. 学习方法

本章在理论讲授的同时结合神经系统疾病经典病例和临床实践,对脑出血与脑梗死的临床表现用采比较学习法,对癫痫不同发作形式采用比较归纳法进行学习;对诊疗技术的学习采用演示法和视频学习法来掌握本系统常见操作技能。

（高静　吴晨曦）

复习思考题

1. 以觉醒度改变为主的意识障碍可分为哪几类?

2. 比较上运动神经元瘫痪与下运动神经元瘫痪临床表现的异同。

3. 早期康复干预对运动障碍患者有何意义,其主要内容有哪些方面?

4. AIDP 的病情观察要点包括哪些方面?

5. 简述脑血管疾病的分类。

6. 脑血管疾病的危险因素包括哪些?

7. 脑血管疾病预防的内容及意义分别是什么?

8. TIA 的临床特点有哪些?

9. TIA 患者在起居与饮食方面有哪些注意事项?

10. 如何为接受溶栓和抗凝治疗的脑梗死患者进行用药护理?

11. 脑梗死患者使用甘露醇时有哪些用药注意事项?

12. 脑梗死导致吞咽障碍的患者如何选择吞咽方法?

13. 比较脑血栓形成与脑栓塞的区别。

14. 如何预防吞咽障碍的脑梗死患者发生窒息?

15. 如何对高血压脑出血患者进行血压调整?

16. 如何对脑出血患者进行起居护理?

17. 脑出血患者的病情观察重点包括哪些内容?

18. 当发现患者出现脑疝前驱症状时应怎样做好抢救配合?

19. 比较脑出血和蛛网膜下腔出血的临床特点。

20. 出现重症肌无力危象应做如何处理?

21. 帕金森病常用药物的用药护理要点有哪些?

22. 当癫痫患者出现癫痫持续状态时应该如何处理?

23. 如何做好癫痫患者的健康指导?

24. 行腰椎穿刺术的患者术后护理要点主要有哪些?

25. 帕金森病患者的饮食护理要点有哪些?

传染病患者的护理

第一节　概　　述

　　传染病(communicable disease)是指由病原微生物,如病毒、细菌、立克次体、真菌、衣原体、支原体、螺旋体和寄生虫(原虫或蠕虫)感染人体后引起的具有传染性、在一定条件下可以造成流行的一组疾病。传染病属于感染性疾病的一部分,但感染性疾病不一定都有传染性。

　　历史上的传染病曾对人类造成很大的灾难。新中国成立后,许多传染病被消灭或得到控制,然而仍有许多传染病,如病毒性肝炎、肾综合征出血热、狂犬病、感染性腹泻等广泛存在;新发传染病包括变异病原体感染多次出现流行,如传染性非典型肺炎及甲型 H_1N_1 流感的肆虐,国外流行的传染病也有可能不断传入我国。因此,传染病的防治工作仍然任重道远。

　　传染病护理是传染病防治工作的重要组成部分,对促进患者康复,制止传染病传播具有重要的作用。由于具有传染性,且多数传染病又有起病急、病情重、变化快、并

笔记

发症多等特点,这就要求护理人员必须掌握常见传染病的护理理论知识和技术操作方法,对患者开展整体护理;必须具有高度责任感和同情心,做到严密、细致地观察患者病情,及时发现病情变化,准确、迅速地配合抢救工作;必须严格实施消毒隔离制度和管理方法,履行疫情报告职责,并能够积极开展社区宣传教育,使群众掌握传染病的防治知识。

一、传染病一般知识

【感染与免疫】

感染(infection)是病原体与人体之间相互作用、相互斗争的过程。此过程与病原体的作用及人体的免疫应答作用有关。在漫长的生物进化过程中,有些微生物或寄生虫与人体宿主之间达到了互相适应、互不损害对方的共生状态,如肠道中的大肠埃希菌和某些真菌。但此类平衡是相对的,当某些因素导致宿主的免疫功能受损(如应用大量糖皮质激素者)或机械性损伤使寄生物离开其原来固有的寄生部位而到达其他寄生部位(如大肠埃希菌进入腹腔或泌尿道时),平衡就不复存在而引起宿主损伤,产生机会性感染。这些共生菌在特定条件下可以成为致病菌,称为条件致病菌。在病原体与宿主的相互斗争过程中,宿主逐步形成了特异的免疫防御机制。

1. 感染过程的表现 病原体感染人体后的表现主要与病原体的致病力及人体的免疫功能有关,也和来自外界的干预如药物和放射治疗等相关,因而产生了感染过程的不同表现。

(1) 病原体被清除:病原体侵入人体后,人体通过非特异性免疫或特异性免疫将病原体消灭或排出体外,人体不产生病理变化,也不引起任何临床症状。

(2) 隐性感染:又称亚临床感染,是指病原体入侵后,仅引起机体特异性免疫应答,而不引起或只引起轻微的组织损伤,因而不出现任何临床表现,只有通过免疫学检查才能发现。大多数病毒性传染病中以隐性感染最常见,其数量远远超过显性感染(10 倍以上)。隐性感染过程结束后,大多数感染者可获得不同程度的特异性免疫,病原体被清除。少数人转变为病原携带状态,病原体持续存在于体内,成为无症状携带者,如伤寒沙门菌、乙型肝炎病毒感染等。

(3) 显性感染:又称临床感染。是指病原体进入人体后,不仅诱导机体产生免疫应答,而且可以通过病原体本身的作用或机体的变态反应,导致机体发生病理改变,出现临床特有的症状、体征。在大多数传染病中,显性感染只占到全部感染者的少部分。少数传染病以显性感染多见,如水痘、麻疹等。显性感染后,病原体可被清除,部分感染者可获得较为稳固的免疫力(如甲型肝炎),不易再受感染。也有部分传染病感染者其病后免疫并不牢固(如细菌性痢疾),可以再受感染。小部分显性感染者也可以转变为慢性病原携带者。

(4) 病原携带状态:指病原体进入人体后,停留在入侵部位或侵入较远的脏器继续生长、繁殖而人体不出现任何疾病症状,但能排出病原体的状态,成为传染病流行的传染源。按病原体种类不同病原携带者可分为带病毒者、带菌者与带虫者。按其发生在显性感染临床症状出现之前或之后,分别称为潜伏期病原携带者和恢复期病原携带者;若发生于隐性感染之后,称为无症状病原携带者。按其携带病原的持续时间,可分为急性病原携带者(携带病原持续时间小于 3 个月)和慢性病原携带者(携带病原持续时间超过 3 个月）。

（5）潜伏性感染：又称潜在性感染。是指病原体感染人体后，寄生在人体某个部位，由于机体的免疫功能足以使病原体局限而不引起显性感染，但又不足以将病原体完全清除，导致病原体长期潜伏于感染者体内，当机体免疫功能下降时，则可引起显性感染。常见的潜伏性感染有水痘病毒、单纯疱疹病毒和结核分枝杆菌感染等。潜伏性感染期间，病原体一般不排出体外，故不会成为传染源。潜伏性感染并不是在每种传染病中都存在。

上述感染的五种表现形式在不同的传染病中各有侧重，且可在一定条件下相互转化，同一种疾病的不同阶段可以有不同的表现形式。一般来说，隐性感染最常见，病原携带状态次之，显性感染所占比重最少，但一旦出现，容易识别。

2. 感染过程中病原体的致病作用 病原体侵入人体后能否引起疾病，取决于病原体的致病能力和机体的免疫功能两方面的因素。病原体的致病能力包括以下几个方面：

（1）侵袭力：是指病原体侵入机体并在机体内生长、繁殖的能力。有些病原体可直接侵入机体，如钩端螺旋体、钩虫丝状蚴和血吸虫尾蚴等；有些病原体则需要经过消化道或呼吸道进入人体，先黏附于肠或支气管黏膜表面，再进一步侵入组织细胞，产生毒素，引起发病，如霍乱弧菌需要先黏附于肠黏膜表面才能定植下来产生肠毒素；有些细菌的表面成分，如伤寒沙门菌的 Vi 抗原，可抑制机体的吞噬作用而促使病原体扩散。引起腹泻的大肠埃希菌能表达受体与小肠细胞结合，称为定植因子。有些病原体的侵袭力较弱，需要经伤口进入人体，如破伤风杆菌、狂犬病病毒等。

（2）毒力：包括毒素和其他毒力因子。毒素包括外毒素和内毒素，前者以白喉杆菌、破伤风杆菌和霍乱弧菌为代表，后者以伤寒沙门菌和志贺菌为代表。外毒素通过与靶细胞的受体结合，进入细胞内而起作用；内毒素则通过激活单核-吞噬细胞、释放细胞因子起作用。其他毒力因子有穿透能力（如钩虫丝状蚴）、侵袭能力（如志贺菌）、溶组织能力（如溶组织内阿米巴），以及针对其他细菌的细菌素等。

（3）数量：同一种传染病，入侵病原体的数量一般与其致病能力呈正比，然而在不同传染病中，能引起传染病发生的最低病原体的数量差别很大，如伤寒沙门菌为 10 万个菌体，而志贺菌仅 10 个就能致病。

（4）变异性：病原体可因遗传、药物或环境等因素而发生变异。一般来说，经人工培养的多次传代后，可使病原体的致病力减弱，如用于结核病预防的卡介苗；而宿主之间反复传递可使致病力增强，如肺鼠疫；病原体的抗原变异可逃避机体的特异性免疫而不断引起疾病发生，如流行性感冒病毒、人类免疫缺陷病毒和丙型肝炎病毒等。

3. 感染过程中机体免疫应答的作用 机体的免疫应答对感染过程的表现和转归起着重要作用。免疫应答分为有利于机体抵抗病原体的保护性免疫应答和促进病理改变的变态反应两类。其中，保护性免疫应答包括非特异性免疫应答和特异性免疫应答两类，变态反应也是特异性免疫应答。

（1）非特异性免疫：又称为先天性免疫，是机体对侵入人体内异物的一种清除机制，它不牵涉对抗原的识别和二次免疫应答的增强，通过遗传获得，无抗原特异性。主要包括：①天然屏障：包括外部屏障和内部屏障，前者如皮肤、黏膜及其分泌物，如溶酶菌、气管黏膜上的纤毛等，后者如血-脑脊液屏障、胎盘屏障；②吞噬作用：单核-吞噬细胞系统如血液中的大单核细胞,肝、脾、淋巴结、骨髓中的吞噬细胞和各种粒细胞,具有非特异性吞噬功能,可清除机体内的病原体;③体液因子:包括补体、溶菌酶、纤维连接蛋白和各种细胞因子等,这类体液因子可直接或通过免疫调节作用清除病原体。

（2）特异性免疫:是指由于对抗原特异性识别后产生的免疫。由于不同病原体所具有的抗原绝大多数是不相同的,所以特异性免疫通常只针对一种病原体。感染后的免疫都是特异性免疫,而且都是主动免疫,通过细胞免疫和体液免疫的相互作用而产生免疫应答,分别由 B 淋巴细胞和 T 淋巴细胞介导。

【传染病的流行过程和影响因素】

传染病在人群中发生、发展和转归的过程称为传染病的流行过程。

1. 流行过程三个环节　构成流行过程的三个环节为传染源、传播途径和人群易感性,这三个环节相互联系、同时存在,致使传染病不断传播蔓延。

（1）传染源:指体内有病原体已生长繁殖并将其排出体外的人或动物。传染病的传染源主要包括患者、隐性感染者、病原携带者和受感染的动物等。

（2）传播途径:是指病原体从传染源排出后,到达另一个易感者的途径,同一种传染病可以有多种传播途径。

1）呼吸道传播:病原体存在于空气中的飞沫或气溶胶中,易感者吸入时感染。如麻疹、白喉、禽流感等。

2）消化道传播:易感者因进食被病原体污染的水源、食物或使用被病原体污染的食具而被感染,如伤寒、细菌性痢疾和霍乱等。

3）接触传播:易感者因接触被病原体污染的水或土壤而被感染,如钩端螺旋体病、血吸虫病等。伤口被污染,有可能患破伤风。日常生活的密切接触也有可能被感染,如麻疹,白喉,流行性感冒等。不洁性接触（如同性恋、多个性伴侣的异性恋）可传播 HIV、HBV、HCV 等。

4）虫媒传播:被病原体感染的吸血节肢动物（如蚊子、跳蚤、白蛉、恙虫等）在叮咬时把病原体传给易感者。根据节肢动物的生活习性,该类感染常有严格的季节性。

5）血液、体液传播:病原体存在于携带者或患者的血液或体液中,通过应用血制品、分娩或性接触等传播,主要见于乙型、丙型病毒性肝炎,艾滋病等。

（3）人群易感性:对某种传染病缺乏特异性免疫力的人称为易感者,他们对该病原体具有易感性。人群对某种传染病易感性的高低可明显影响该传染病的发生和传播。易感人群越多,人群易感性越高,传染病越容易发生流行。

2. 影响流行过程的因素

（1）自然因素:主要包括地理、气候和生态环境等,通过作用于流行过程的三个环节对传染病的发生、发展起重要作用,其中寄生虫病和虫媒传染病对自然因素的依赖性尤其明显。传染病的地区性和季节性与自然因素关系密切,如我国北方有黑热病地方性流行区,南方有血吸虫病地方性流行区,疟疾的夏秋季发病率较高等都与自然因素有关。

（2）社会因素:包括社会制度、经济状况、文化水平、生活条件等,对传染病的流行过程有重要的影响。建国后,在政府领导下,贯彻以预防为主的方针,我国全面开展卫生防疫工作,开展爱国卫生运动,大力推行计划免疫等,使许多传染病被消灭（如天花）或得到控制。改革开放后,由于市场经济政策的实施,在国民经济日益提高的同时,因人口流动、生活方式、饮食习惯的改变、环境污染等,有可能使某些传染病的发病率升高,如艾滋病、结核病等。

【传染病的基本特征和临床特点】

1. 传染病的基本特征　传染病与其他疾病的主要区别在于具有下列四个基本特征。

（1）病原体:每一种传染病都是由特异性的病原体所引起的,病原体可以是微生物也可以是寄生虫。近年还证实一种不同于微生物和寄生虫,缺乏核酸结构的具有传染性的变异蛋白质,称为普里昂,是人类疯牛病等的病原体。临床上检出病原体对传染病的诊断有重要意义,但截至目前对一些传染病的病原体仍未能充分认识。

（2）传染性:传染性是传染病与其他感染性疾病的主要区别。病原体由宿主体内排出,经一定途径传染给另一个宿主,这种特性称为传染性。各种传染病都具有一定传染性,但不同传染病的传染性强弱不等,即使同一种传染病,处于不同病期,其传染性亦各不相同。传染病患者具有传染性的时期称为传染期。传染期在每一种传染病中都相对固定,是决定患者隔离期限的重要依据。

（3）流行病学特征:传染病的流行过程在自然因素和社会因素的影响下,表现出各种流行病学特征,如血吸虫病只呈地方性流行,某些传染病的发生和流行受季节的影响,也有传染病表现为外来性,在国内或地区内原来不存在,而从国外或外地通过外来人口或物品传入。传染病的发生按其量的强度可分为散发、流行、大流行和暴发流行。①散发:是指某传染病在某地的常年发病情况或常年一般发病率水平,可能是由于人群对某病的免疫水平较高,或某病的隐性感染率较高,或某病不容易传播等;②流行:是指某种传染病的发病率显著超过该病常年发病率水平或散发发病率的数倍;③大流行:是指某传染病在一定时间内迅速蔓延,波及范围广泛,超出国界或洲界;④暴发流行:是指传染病病例的发病时间分布高度集中于一个短时间之内(通常为该病的潜伏期内),这些病例多由同一传染源或共同的传播途径所引起。

（4）感染后免疫:指免疫功能正常的人体感染病原体后,无论是显性或隐性感染,均能产生针对该病原体及其产物(如毒素)的特异性免疫。通过血清中特异性抗体的检测可知其是否具有免疫力。感染后免疫属于主动免疫,通过注射或从母体获得抗体的免疫力都属于被动免疫。不同病原体的感染后免疫持续时间长短和强弱不同。

2. 传染病的临床特点

（1）病程发展的阶段性:急性传染病的发生、发展和转归可分为以下几个阶段。

1）潜伏期:指自病原体侵入人体起,到开始出现临床症状为止的这段时间。每一个传染病的潜伏期都有一个范围(最长、最短),呈常态分布,是检疫工作观察、留验接触者的重要依据。潜伏期通常相当于病原体经过在体内繁殖、转移、定位,进而引起组织损伤和功能改变,最终导致一系列的临床症状出现之前的整个过程。

2）前驱期:从起病至症状明显开始的时期,前驱期中的临床表现通常是非特异性的,如头痛、肌肉酸痛、乏力、发热、食欲差等症状,与病原体繁殖产生的毒性物质有关。一般持续 1~3 日。起病急者可无前驱期。

3）症状明显期:某些传染病在经过前驱期后,病情逐渐加重而达到顶峰。在此期间该传染病所特有的症状和体征通常都获得充分的表现,如具有特征性的皮疹、肝脾肿大、脑膜刺激征和黄疸等,是确诊传染病最有利的时期。

4）恢复期：随着机体免疫力的增强，临床症状及体征基本消失，食欲、体力均逐渐恢复。但此时患者体内可能还有残余的病理改变或生化改变，病原体尚未能完全被清除，所以许多患者的传染性还要持续一段时间。

5）复发与再燃：传染病进入恢复期后，已稳定退热一段时间，由于体内潜伏的病原体再度繁殖，使原有症状再次出现，称为复发。若传染病患者的症状和体征逐渐减轻，但体温尚未完全恢复正常而又再度发热，称为再燃。再燃和复发可见于伤寒、疟疾和菌痢等传染病。

（2）常见临床类型：根据传染病临床过程的长短可将其分为急性、亚急性、慢性；按病情轻重可分为轻型、中型、重型和极重型；发病急骤而病情严重者称为暴发型；根据临床特征可分为典型与非典型，典型相当于中型或普通型，非典型可轻可重。

【传染病的预防】

做好传染病的预防工作，对减少传染病的发生及流行、达到最终控制和消灭传染病具有重要的意义，也是护理工作者的一项重要任务。预防工作应当针对传染病流行过程的三个基本环节进行，并且根据各种传染病的特点，采取适当的预防措施。

1. 管理传染源

（1）对患者的管理：对患者应尽量做到五早：早发现、早诊断、早报告、早隔离、早治疗。建立健全的医疗卫生防疫机构，开展传染病卫生宣传教育，提高人群对传染病的识别能力，对早期发现、早期诊断传染病有重要意义。一旦发现传染病患者或疑似患者，应立即隔离治疗。隔离期限由传染病的传染期或化验结果而定，应在临床症状消失后连续做2~3次病原学检查（每次间隔2~3天），结果均为阴性时方可解除隔离。

传染病报告制度是早期发现传染病的重要措施，每个医疗防疫人员必须严格遵守。根据2004年12月1日起实施的《中华人民共和国传染病防治法》，将法定传染病分为甲、乙、丙三类共37种：①甲类：为强制管理传染病，共2种，包括鼠疫、霍乱。城镇要求发现后2小时内通过传染病疫情监测信息系统上报，农村不超过6小时。②乙类：为严格管理传染病，包括传染性非典型肺炎、艾滋病、病毒性肝炎、细菌性和阿米巴痢疾、流行性和地方性斑疹伤寒、流行性乙型脑炎、伤寒和副伤寒、淋病、梅毒、脊髓灰质炎、麻疹、百日咳、白喉、流行性脑脊髓膜炎、猩红热、肾综合征出血热、狂犬病、炭疽、黑热病、疟疾、登革热、肺结核、新生儿破伤风、钩端螺旋体病、布氏杆菌病、甲型 H_1N_1 流感（2009年新增）。城镇要求发现后6小时内网络直报，农村不超过12小时。对于乙类传染性非典型肺炎、炭疽中的肺炭疽和人感染高致病性禽流感和脊髓灰质炎，采取甲类传染病的预防、控制措施。③丙类：为监测管理传染病，包括流行性感冒、流行性腮腺炎、流行性和地方性斑疹伤寒、风疹、丝虫病、包虫病、麻风病、黑热病、感染性腹泻病（霍乱、痢疾、伤寒和副伤寒除外）、急性出血性结膜炎、手足口病（2008年新增）在监测点内按乙类传染病方法报告。

（2）对接触者的管理：接触者是指曾经和传染源发生过接触的人，可能受到感染而处于疾病的潜伏期，有可能是传染源。对接触者及其携带物品采取的措施称为检疫。检疫期限由最后接触之日算起，至该病最长潜伏期。检疫的内容有医学观察、留验、隔离或卫生处理，也包括根据具体情况进行紧急免疫接种或药物预防。医学观察是指对接触者的日常活动不加限制，但每日进行必要的诊查，以了解有无早期发病的征象,适用于乙类传染病。留验又称隔离观察,是对接触者的日常活动加以限制,并在指定场所进行医学观察,确诊后立即隔离治疗。对集体单位的留验又称集体检疫,留验适用于甲类传染病。

（3）对病原携带者的管理:应做到早期发现。凡是传染病接触者,曾患过传染病者,流行区居民和服务性行业、托幼机构、供水行业的工作人员,应定期普查,以及早检出病原携带者。对病原携带者须做好登记,加强管理,指导督促其养成良好的卫生、生活习惯,并随访观察,必要时应调整工作岗位、隔离治疗等。

（4）对动物传染源的管理:应根据动物的病种和经济价值,予以隔离、治疗或杀灭;如属有经济价值而又非烈性传染病的动物,应分群放牧或分开饲养,并予治疗。无经济价值或危害性大的动物,如鼠类、狂犬应予杀灭、焚毁。在流行地区对动物如家畜、家禽进行预防接种,可降低发病率。

2. 切断传播途径　根据各种传染病的传播途径采取措施,如对呼吸道传染病,应着重进行空气消毒,提倡外出时戴口罩,流行期间少到公共场所,教育群众不随地吐痰,咳嗽和打喷嚏时要用手帕捂住口鼻;对于消化道传染病,应着重加强饮食卫生、个人卫生及粪便管理,保护水源,消灭苍蝇、蟑螂、老鼠等;对虫媒传染病,应大力开展爱国卫生运动,采用药物等措施进行防虫、杀虫、驱虫;预防血源性传染病的有效手段是加强血源和血制品的管理、防止医源性传播。消毒是切断传播途径的重要措施。

3. 保护易感人群　提高人群免疫力可以保护易感人群,可以从以下两个方面进行:

（1）增强非特异性免疫力:非特异性免疫是机体对进入体内异物的清除机制,是生物个体生来就有的,能遗传后代,不涉及免疫识别和免疫反应的增加。在病原体及毒素的作用下,非特异性免疫力又是产生特异性免疫力的基础。增强非特异性免疫力的主要措施包括加强体育锻炼、调节饮食、养成良好卫生生活习惯、改善居住条件、协调人际关系以及保持心情愉快等。

（2）增强特异性免疫力:人体可以通过隐性感染、显性感染或预防接种获得对某种传染病的特异性免疫力,其中预防接种起关键作用,预防接种包括人工主动免疫和人工被动免疫。人工主动免疫是有计划地将减毒或灭活的病原体,纯化的抗原和类毒素制成菌苗接种到人体内,使人体产生抗体的过程。这种免疫力可持续数月至数年。人工被动免疫指将制备好的含抗体的血清或抗毒素注入易感者体内,使机体迅速获得免疫力的方法,这种免疫持续时间仅2～3周。常用于治疗或对接触者的紧急预防。常用制剂有抗毒血清、人血丙种球蛋白、胎盘球蛋白和特异性高价免疫球蛋白等。

（3）药物预防:对某些尚无特异性免疫方法或免疫效果尚不理想的传染病,在流行期间可给易感者口服预防药物,对于降低发病率和控制流行有一定作用。如口服磺胺类药物预防流行性脑脊髓膜炎,口服乙胺嘧啶预防疟疾等。

【标准预防和传染病的隔离、消毒】

1. 标准预防(standard precaution)　是基于患者的血液、体液、分泌物、排泄物(不包括汗液)、非完整的皮肤和黏膜均可能含有感染性因子的原则,针对医院所有患者和医务人员采取的一组预防感染措施。

（1）标准预防的核心内容:①所有的患者都被视为具有潜在感染性的患者,即认为患者的血液、体液、分泌物、排泄物均具有传染性。在接触上述物质时,无论自身黏膜与皮肤是否完整,都必须采取相应的防护措施,包括手卫生。即必须根据预期可能的暴露选用手套、隔离衣、口罩、护目镜或防护面罩,安全注射,穿戴合适的防护用品处理患者环境中污染的物品与医疗器械。②要防止血源性疾病的传播,也要防止非血源性疾病的传播。③采取双向防护,既要预防疾病从患者传染给医务人员,也要预防疾病从医务人员传染给患者。

(2)标准预防的措施:①洗手:医疗护理活动前后,应按照正确的洗手法认真洗净双手。②手套:戴手套不能代替洗手。当接触血液、体液、排泄物、分泌物及破损的皮肤黏膜时,应戴手套。③戴面罩、护目镜和口罩:可以减少患者的体液、血液、分泌物等液体的传染性物质飞溅到医护人员眼睛、口腔及鼻腔黏膜。④隔离衣:用于避免被传染性的血液、分泌物、渗出物等污染。⑤隔离室:将可能污染环境的患者安置在专用的病房,有助于维持适当的卫生或环境的控制。负压隔离室能够最大限度地控制污染的范围,尤其适用于严重的呼吸道传染病。空气在排出室外或流向其他领域之前,应经高效过滤处理,患者在房内时房门应保持关闭。⑥其他预防措施:可重复使用设备的清洁消毒;医院日常设施、环境的清洁标准和卫生处理程序的落实;医护人员的职业健康安全措施,如处理所有的锐器时应当特别注意,防止被刺伤,用后的针头及尖锐物品应弃于锐器盒。

2. 隔离(isolation) 隔离是指将传染病患者或病原携带者安置在指定的隔离单位,暂时与人群隔离,积极进行治疗、护理,并对其具有传染性的分泌物、排泄物、用具等进行必要的消毒处理,防止病原菌向外扩散的医疗措施。

(1)隔离的原则与方法:①在标准预防的基础上,根据疾病的传播途径,制定相应的隔离与预防措施。一种疾病可能有多种传播途径时,应将多种防护措施结合使用。②隔离病室应有隔离标志,并限制人员的出入。如黄色为空气传播的隔离,粉色为飞沫传播的隔离,蓝色为接触传播的隔离。③传染病患者或可疑传染病患者应安置在单人隔离房间。受条件限制的医院,同种病原体感染者可安置于一室。④隔离的传染病患者或疑似传染患者产生的医疗废物,应严格执行医疗废物管理条例,防止病原体扩散和传播。⑤建筑布局符合隔离要求:服务流程应确保洁、污分开,防止因人员流程、物品流程交叉导致污染。高危险区的科室宜相对独立,应与普通病区和生活区分开。通风系统应区域化,防止区域间空气交叉污染。配备合适的手卫生设施。⑥解除隔离原则:已满隔离期者、连续多次病原检测阴性者,确定被隔离者不再排出病原体,即可解除隔离。

(2)隔离的种类及措施要求:具体参见《护理学基础》相关章节内容。

3. 消毒(disinfection) 消毒是指用化学、物理、生物的方法杀灭或者消除传播媒介上的病原微生物,是切断传播途径、阻止病原体传播、控制疾病发生和蔓延的重要措施。

(1)消毒的种类

1)疫源地消毒:指对目前存在或曾经存在传染源的地区进行消毒,其目的是杀灭由传染源排到外界环境中的病原体。疫源地消毒又可分为终末消毒和随时消毒。终末消毒是指当患者痊愈或死亡后,对其原居住地进行的最后一次彻底的消毒,包括对患者所处环境、所接触物品和排泄物消毒,也包括患者出院前的自身消毒或死亡后对尸体的消毒处理。随时消毒则指对传染源的排泄物、分泌物及其所污染的物品及时进行消毒。

2）预防性消毒：指未发现传染源，对可能受病原体污染的场所、物品和人体所进行的消毒措施，其目的是预防传染病的发生。如日常卫生消毒，饮水消毒，餐具消毒，粪便垃圾无害化处理，手术室等医护人员手的消毒。

（2）消毒方法：具体参见《护理学基础》相关章节内容。

二、传染病患者的护理评估

在全面收集患者主、客观资料的基础上，对传染病患者进行护理评估的内容主要包括以下几方面。

【病史】

传染病患者的病史评估要结合传染病的特点来进行，围绕主诉重点评估起病时情况，主要症状的性质、持续时间及伴随症状，诊治经过及一般情况等。

1. 现病史 应了解患者发病起始时间及特点，有无明显诱因或接触史，主要症状、体征及其特点，有无伴随症状及并发症；既往检查、治疗经过及效果；目前主要不适及用药情况；目前的一般情况如饮食、睡眠、体重、排便习惯有无改变等。应着重注意传染病所特有的基本特征，如潜伏期长短，有无毒血症状等。

2. 既往史及家族史 评估患者从出生到本次发病前的健康状况。其内容包括：既往健康状况、所患疾病情况、预防接种史、既往传染病史等。此外，还应评估患者父母、兄弟姊妹及子女健康状况。有无与现病史有关的家庭或集体发病情况，与现病史有关的病原接触史应重点询问，以助于对患者提供正确的护理。

3. 个人史 询问患者的一般情况，包括年龄、性别、出生地、成长经过、职业、居住地区、生活、卫生、饮食习惯，有无疫区旅居史，有无吸毒、性乱交等不良行为，有无特殊的饮食喜好或禁忌，有无摄入生食习惯等。注意发病季节，发病前有无类似患者、动物分泌物或疫水接触史，如乙型脑炎发病有季节性，血吸虫病有一定的地区分布特点，患过麻疹的患者一般不会第二次患病等，应根据每个传染病的流行病学特征重点询问。

【心理-社会状况】

主要评估患者发病后的心理反应，观察患者有无焦虑、抑郁、沮丧、悲伤、恐惧等不良情绪，是否出现退缩、敌对、沉默、不合作等表现。了解患者对住院及隔离治疗的认识，有无孤立无助、被约束、被抛弃等。了解患病对患者的学习、日常生活、工作、家庭、经济等各方面的影响以及患者的社会支持系统情况。

【身体评估】

1. 一般状态 注意患者生命体征的变化，有无发热，发热程度及热型；是否有神志改变；营养状况；皮肤黏膜有无出血、皮疹，注意皮疹的形态、性质、分布，是否伴有瘙痒感，皮肤黏膜有无黄疸及其程度；全身浅表淋巴结有无肿大、压痛；有无特征性的症状、体征，如玫瑰疹见于伤寒。这些对于协助诊断具有重要的意义。

2. 各系统检查 应对患者进行全面细致的检查，不同的疾病应有所侧重。患有呼吸系统传染病或有呼吸系统并发症的患者应注意肺部的体征；当患者出现菌血症、感染性休克，或当病变累及心脏导致心功能损害时，要注意加强心脏的检查；累及消化系统的患者应重点检查腹部有无压痛、反跳痛，肝脾的大小、软硬度，有无腹水等；累及中枢神经系统的疾病，尤应注意检查瞳孔大小及对光反射情况、有无脑膜刺激征及病理反射等中枢神经系统表现等。

【辅助检查】

1. 常规检查 血常规检查中白细胞总数增多常见于细菌感染,但沙门菌等感染引起食物中毒时白细胞减少。病毒和原虫感染时,白细胞总数常减少,如流行性感冒、疟疾等,但肾综合征出血热、乙脑白细胞计数升高。蠕虫感染时嗜酸性粒细胞增多,如钩虫病、血吸虫病等。嗜酸性粒细胞减少见于伤寒、流行性脑脊髓膜炎。中性粒细胞百分比增多,而白细胞总数不增高,常提示感染严重。尿常规出现蛋白、管型、红细胞及白细胞等,多见于钩端螺旋体病、肾综合征出血热及猩红热并发肾小球肾炎等。粪便常规见红细胞、白细胞、巨噬细胞或虫卵等,多见于细菌性痢疾、阿米巴痢疾、感染性腹泻、蠕虫病等。

2. 病原学检查 通过肉眼或显微镜检出病原体可确诊相应传染病。病原学检查阳性率受多种因素影响,如标本采集时间、是否曾用药物治疗、取材部位、检测方法等。最好在使用抗生素前,取新鲜标本,避免标本被污染并及时送检,以提高阳性率。必要时,可连续多次送检。

3. 免疫学检查 应用已知抗原或抗体检测血清或体液中相应抗体或抗原,以判断患者是否患有相应的传染病及其免疫功能状态,亦可用于调查该病的流行情况和人群免疫水平。

4. 其他检查 如 X 线、超声波、计算机断层扫描(CT)、脑电图、内镜、活体组织检查等。

三、传染病患者常见症状与体征的护理

传染病患者常见的症状主要有发热、发疹及全身中毒症状如头痛,骨骼、关节、肌肉酸痛等。根据患者的实际临床评估结果采取针对性的护理措施。

【发热】

详见相关章节。

【发疹】

1. 概述 许多传染病在发热的同时伴有发疹,如麻疹、水痘、猩红热、伤寒、流行性脑脊髓膜炎等。发疹包括皮疹(又称外疹)和黏膜疹(又称内疹)。皮疹的出现时间、分布部位、出疹先后顺序、形态等对诊断有重要参考价值。如水痘、风疹多发生于病后第 1 日;猩红热于第 2 日,天花于第 3 日,麻疹于第 4 日,斑疹伤寒于第 5 日,伤寒于第 6 日,但都有例外。水痘的皮疹多集中于躯干,呈向心性分布;麻疹和猩红热的出诊顺序相似,先出现于耳后、颈部,渐及前额、颊部,自上而下遍及全身,但麻疹首先出现特征性的黏膜斑(Koplik spots),而猩红热在皮肤皱褶处皮疹密集,因压迫摩擦出血而呈紫红色线状,称为"帕氏线";天花的皮疹多见于面部及四肢,呈离心性分布;皮疹的形态可分为四大类:①斑丘疹:是不凸出于皮肤的红色皮疹,多见于麻疹、风疹,柯萨奇病毒及埃可病毒、EB 病毒感染等病毒性传染病和伤寒、猩红热等;②出血疹:按压不褪色的皮疹,如瘀点、瘀斑,多见于肾综合征出血热、登革热等病毒性传染病;斑疹伤寒、恙虫病等立克次体病和流行性脑脊髓膜炎、菌血症等细菌;③疱疹或脓疱疹:突出皮肤表面,皮疹内含有液体,多见于水痘、单纯疱疹、带状疱疹等病毒性传染病、立克次体及金黄色葡萄球菌血症等;④荨麻疹:结节状突出于皮肤表面的皮疹,多见于血清

病、病毒性肝炎等。

2. 护理评估

（1）病史：了解皮疹出现的时间、形态、种类、出疹的顺序、分布部位、持续时间，伴随症状，局部皮疹有无疼痛、瘙痒感，有无发热、乏力、恶心、呕吐等不适。出疹后的处理经过及效果，出疹后患者自觉症状是否加重。有无与同类患者接触史及预防接种史。

（2）心理-社会状况：评估患者的心理状况、对疾病的了解程度及家庭支持情况。

（3）身体评估：评估患者的全身情况、生命体征、神志，观察全身皮肤黏膜有无红肿，浅表淋巴结有无肿大，心、肺、腹部体检有无异常。观察皮疹的形态、大小、分布部位，局部有无溃破、感染等，疹退后有无遗留色素沉着。

（4）辅助检查：观察血、尿、粪便常规检查结果，注意白细胞分类改变，必要时进行病原学检查以协助诊断。

3. 常用护理诊断/问题

组织完整性受损　与病原体和（或）其代谢产物引起皮肤（黏膜）损伤有关。

4. 目标

（1）患者的皮疹消退，受损组织恢复正常。

（2）皮肤未发生继发感染。

5. 护理措施

（1）病情观察：注意皮疹（黏膜疹）的消长情况，疹退后有无脱屑、脱皮、结痂色素沉着等变化。

（2）起居护理：患者应卧床休息，保持环境安静整洁，每天通风，避免强光刺激及对流风直吹。

（3）饮食护理：保证足够的热量和液体的摄入，给予高蛋白、高热量、丰富的维生素、易消化的流质饮食，每天至少摄入2000ml的水。

（4）皮肤及黏膜的护理

1）皮肤护理：保持局部皮肤清洁干燥，每天用温水清洗皮肤，禁用肥皂水和乙醇擦拭，对出现大面积瘀斑、坏死的皮肤，局部用海绵垫、气垫圈加以保护，防止大小便浸渍，避免发生溃疡和继发感染。衣被保持清洁、平整、干燥、柔软，勤换洗。翻身时动作轻柔，避免拖、拉、扯、拽等动作，以免损伤皮肤。为患者修剪指甲，婴幼儿可包裹手部以免抓破皮肤，脱皮不完全时，可用消毒剪刀修剪，不可用手撕扯，以免加重损伤，导致出血、感染。局部皮肤瘙痒较重者，可用炉甘石洗剂、2%甲紫（龙胆紫）、5%碘苷（疱疹净）涂擦患处。瘀斑破溃后，用无菌生理盐水清洗局部，辅以红外线灯照射，还可涂抗生素软膏，再覆盖无菌敷料，定时换药，防止继发感染。

2）口腔护理：每天常规用温水或多贝尔液漱口。进食后用清水漱口，以保持口腔清洁，黏膜湿润。出现溃疡者，用3%过氧化氢溶液清洗口腔后，涂以冰硼散。避免进食过冷或过热食物，鼓励用吸管。

3）眼部护理：若有眼结膜充血、水肿，应注意保护眼睛，保持局部清洁，防止继发感染，可用4%硼酸水或生理盐水清洁眼痂，滴抗生素眼药水或涂抗生素眼膏，每日2～4次。

6. 评价

（1）患者的皮疹完全消退，受损皮肤恢复正常。

笔记

（2）皮肤未发生继发感染。

【中毒症状】

病原体的各种代谢产物、内外毒素等可引起发热，还可引起全身不适、乏力、头痛、厌食、骨骼肌肉关节酸痛等症状。重症患者可出现意识障碍、谵妄、脑膜刺激征、呼吸衰竭和循环衰竭等症状。

第二节 病毒感染

一、流行性感冒

流行性感冒（influenza）简称流感，是由流感病毒引起的急性呼吸道传染病。本病潜伏期短、传染性强、传播迅速。临床常表现为高热、头痛、乏力、全身肌肉酸痛等中毒症状，呼吸道症状相对较轻。在慢性病患者和老年人中可引起较严重的并发症。

【病原学】

流感病毒属于正黏液病毒科 RNA 病毒，呈球型或丝状，由包膜、基质蛋白及核心构成。根据核蛋白（NP）和基质蛋白（MP）的抗原性不同分为甲、乙、丙三型（即 A、B、C 三型）。甲型流感病毒根据其表面血凝素（hemagglutinin，HA）和神经氨酸酶（neuraminidase，NA）蛋白结构及其基因特性又可分为许多亚型，至今甲型流感病毒已发现的 HA 有 16 个亚型（H_{1-16}），NA 有 9 个亚型（N_{1-9}）。甲型流感病毒抗原变异频繁、传染性强，常引起流感大流行。乙、丙型流感病毒的抗原性比较稳定。

流感病毒对外界抵抗力不强，对热力、紫外线及一般消毒剂敏感，但对干燥及低温耐受力较强。

【流行病学】

1. 传染源　患者和隐性感染者是流感的主要传染源。从潜伏期末到发病的急性期都具有传染性。

2. 传播途径　主要通过飞沫经呼吸道传播，也可通过接触被病毒污染的手、食具、茶具等间接传播。

3. 人群易感性　人群普遍易感，感染后获得同型病毒的免疫力，但持续时间短，各型和亚型之间无交叉免疫，可反复发病。

4. 流行特征　甲型流感病毒常以流行形式出现，能引起世界性大流行。乙型流感病毒常引起局部暴发，不引起世界性大流行。丙型流感病毒主要以散在形式出现，一般不引起流行。流感一年四季均可发生，以秋、冬季为主。

【发病机制与病理改变】

流感病毒侵入上呼吸道后在纤毛柱状上皮细胞内复制，在神经氨酸酶协助下释放新的病毒颗粒并播散，致感染细胞变性、坏死、溶解或脱落，产生炎症反应，引起上呼吸道症状及全身中毒反应。如病毒侵袭下呼吸道则引起支气管及肺部病变。

本病主要病理特征为上呼吸道、气管、支气管黏膜充血、水肿。如波及肺部，则肺泡细胞出血、脱落，细胞间质水肿。

【临床表现】

潜伏期一般为 1~3 天。

1. **典型流感**　起病急,全身中毒症状重,可见畏寒、发热、乏力、头痛、全身肌肉酸痛等,部分患者有流涕、咽痛、干咳等症状。眼结膜外眦轻度充血。病程 4 ~ 7 天,咳嗽、乏力可持续 2 周左右。

2. **轻型流感**　轻至中度发热,全身及呼吸道症状轻,2 ~ 3 天内自愈。

3. **肺炎型流感**　多见于婴幼儿、老年人、慢性病患者及免疫力低下者。起病后病情进展迅速,出现高热、咳嗽、咳血性痰、呼吸困难、发绀、胸闷等,可伴有心、肾、肝衰竭。听诊双肺有广泛干、湿啰音,但无肺实变体征。重者可在 1 周左右发生呼吸、循环衰竭,预后较差。

4. **其他类型**　患者除流感的症状体征外,还伴其他肺外表现,如胃肠型伴呕吐、腹泻等消化道症状;病变累及心包、心肌,分别为心包炎型和心肌炎型;脑膜脑炎型表现为意识障碍、脑膜刺激征等神经系统症状。

【辅助检查】

1. **血常规**　发病初白细胞总数及中性粒细胞均减少,淋巴细胞相对增多。此血象可持续 10 ~ 15 天。若继发细菌感染,白细胞及中性粒细胞上升。

2. **病毒分离**　将起病 3 日内的咽部含漱液或痰液接种于猴肾细胞或鸡胚进行病毒分离,阳性率高。

3. **血清学检查**　分别对急性期及两周后血清进行流感病毒特异性抗体检测,前后抗体滴度上升 4 倍及以上,则为阳性。该检查有回顾性诊断意义。

【诊断要点】

流行期间可根据临床表现诊断,但对于流行初期的散发病例和非流行期间的病例,临床多难以诊断,需结合流行病学、临床表现、病毒分离和血清学抗体检测综合判断。

【治疗要点】

1. **一般治疗**　卧床休息,注意营养,多饮水。密切监测并发症。高热者给予解热镇痛药,儿童忌服含阿司匹林成分的药物,以免产生瑞氏综合征。

2. **抗病毒治疗**　抗流感病毒药物治疗是流感治疗最基本和最重要的环节。

(1) 离子通道阻滞剂:阻断流感病毒 M2 蛋白的离子通道,从而抑制病毒复制,仅对甲型流感病毒有抑制作用。包括金刚烷胺(amantadine)和金刚乙胺(rimantadine),前者易产生耐药性。

(2) 神经氨酸酶抑制剂:奥司他韦(oseltamivir)能抑制甲、乙型流感病毒的神经氨酸酶,从而抑制病毒的释放,减少病毒传播。1 岁以下儿童不推荐使用,其安全性和有效性缺少足够资料。

【常用护理诊断/问题】

1. **体温过高**　与流感病毒感染有关。

2. **活动无耐力**　与病毒感染致能量代谢障碍有关。

3. **气体交换受损**　与病毒感染致肺部病变有关。

【护理措施】

1. **病情观察**　监测生命体征,观察体温变化,有无高热不退,有无呼吸困难、发绀、血氧饱和度下降等。观察咳嗽的诱因、性质、时间、节律、音色;痰液的颜色、性质、量等。

笔记

2. 隔离消毒 呼吸道隔离1周或至主要症状消失。保持病室空气流通,定期进行空气消毒。

3. 饮食起居 进食营养丰富、易消化的流质或半流质饮食,多饮水。急性期绝对卧床休息。

4. 用药护理 遵医嘱用药,观察药物的疗效及副作用,金刚烷胺易引起眩晕、共济失调,故司机、高空作业者慎用。

5. 对症护理 高热者采用物理降温,如冰敷、酒精擦浴等,遵医嘱给予降温药物;呼吸困难有气急、胸闷、发绀等肺炎症状时,协助患者半卧位,遵医嘱给氧,及时清除呼吸道分泌物,勤翻身、拍背。必要时采用雾化吸入、机械吸痰等;咽痛者可用淡盐水漱口,咳嗽者给予止咳祛痰药物。

6. 心理护理 耐心讲解疾病的相关知识,使患者及家属能正确认识该疾病。消除对该病的恐惧心理或轻视心理。

【健康教育】

1. 对患者的指导 加强锻炼,增强体质。流感流行期间减少参加公众集会,尤其是室内活动。勤洗手,注意个人卫生。房间保持清洁,多通风。

2. 疾病预防指导

(1) 管理传染源:及早隔离并治疗患者,隔离1周或至主要症状消失。

(2) 切断传播途径:流行期间保持室内空气流通,房间消毒可采用1%漂白粉液喷雾或食醋熏蒸等方法。患者的餐具、茶杯等要煮沸消毒。衣物、毛巾等可置于阳光下暴晒。

(3) 保护易感人群:疫苗接种,有一定预防作用,应严格按照适应证使用。药物预防可用金刚烷胺,仅对甲型流感有一定预防作用。奥司他韦可用于甲、乙型流感的预防。

【结语】

流行性感冒是由流感病毒引起的急性呼吸道传染病。季节性流感在人与人间传播力很强,与有限的有效治疗措施相比积极防控更为重要。发病后的护理关键在于对症护理并做好病情观察。

二、病毒性肝炎

 案例导入

患者刘先生,47岁,农民。因反复食欲减退、乏力、肝区不适2年半,加重12天入院。无输血史。无吸烟、饮酒史。患者对病情反复颇感焦虑。

体格检查:T 37℃,P 90次/分,R 20次/分,BP 120/80mmHg。神清,发育正常,营养中等,慢性肝病面容,巩膜轻度黄染,可见肝掌,颈部有蜘蛛痣,心肺(-),肝右肋下2.5cm,侧卧位肋下可扪及脾脏,腹部移动性浊音(-)。

辅助检查:HbsAg(+),HbeAg(+),HbcAb(+),HBV-DNA(+)。ALT 263U/L,AST 173U/L。

入院诊断:乙型病毒性肝炎。

请问:患者目前存在哪些主要的护理诊断/问题?应采取哪些护理措施?

病毒性肝炎(viral hepatitis)是由多种肝炎病毒引起的,以肝脏损害为主的一组全身性传染病,是我国法定乙类传染病。目前按照病原学分类明确的有甲、乙、丙、丁、戊型五型肝炎性病毒。各型病毒性肝炎的临床表现基本相似,以疲乏、厌油、食欲减退、肝功能异常为主要表现,部分病例出现黄疸。其中,甲、戊型主要表现为急性感染,经粪-口途径传播;乙、丙、丁型主要表现为慢性感染,少数病例可发展为肝硬化或肝癌,主要经血液、体液等途径传播。

【病原学】

1. 甲型肝炎病毒(HAV)　属于微小 RNA 病毒科嗜肝病毒属。感染后病毒在肝细胞内复制。HAV 直径为 27～32nm,无包膜。感染人体的仅有 1 个血清型和 1 个抗原-抗体系统。

2. 乙型肝炎病毒(HBV)　属于嗜肝 DNA 病毒科。在电镜下可见 3 种病毒颗粒:①Dane 颗粒,又称大球形颗粒,分为胞膜和核心两部分,直径 42nm,是完整的 HBV 颗粒;②小球形颗粒;③丝状或核状颗粒。后两者由 HBsAg 组成,为空心包膜。

3. 丙型肝炎病毒(HCV)　属于黄病毒科丙型肝炎病毒属,为线状单股正链 RNA。HCV 为球形病毒颗粒,直径为 30～60nm,内为核心蛋白及核酸组成的核衣壳,外有脂质外壳、囊膜和棘突结构。HCV 是多变异的病毒。

4. 丁型肝炎病毒(HDV)　HDV 是一种依赖 HBV 或其他嗜肝 DNA 病毒才能复制的缺损 RNA 病毒。HDV 为直径 35～37nm 的球形颗粒,内部含 HDV 抗原(HDAg)和基因组 HDV-RNA,外壳为 HBsAg。

5. 戊型肝炎病毒(HEV)　属萼状病毒科,基因组为单股正链 RNA。免疫电镜下为球形颗粒,直径 27～34nm,无包膜。

【流行病学】

我国是病毒性肝炎高发区,甲型肝炎人群流行率(抗-HAV 阳性)约为 80%。1992 年全国血清流行病学调查显示乙肝病毒感染率达 60%,表面抗原携带率为 9.75%,全国乙肝病毒携带者约为 1.2 亿。随着乙肝疫苗接种的普及,2006 年卫生部组织开展的乙肝血清流行病学调查显示全国乙肝病毒表面抗原携带率降至 7.18%,5 岁以下儿童表面抗原阳性率为 0.96%。全球 HCV 感染者约为 1.7 亿,我国抗-HCV 阳性者占 1%～3%,约 3000 万。丁型肝炎人群流行率约为 1%,戊型肝炎约为 20%。

1. 传染源

(1) 甲型与戊型肝炎:其传染源为急性肝炎患者和隐性感染者。患者在发病前 2 周和起病后 1 周,从粪便排出 HAV 的数量最多,传染性最强。隐性感染者由于数量多且不易识别,是最重要的传染源。

(2) 乙、丙、丁型肝炎:包括急性、慢性肝炎患者和病毒携带者,其传染性贯穿整个病程。急性患者的传染性可从起病前数周开始,并持续于整个急性期;慢性患者和慢性 HBsAg 携带者,是乙型肝炎最主要的传染源;血中 HBeAg、HBV-DNA、HBV-DNAP、HBsAg 阳性者传染性最大。

2. 传播途径

(1) 甲型和戊型肝炎:粪-口传播是主要传播途径。日常生活接触为最常见的传播方式,如粪便污染的手、饮用水源、玩具、食物等。水源、食物污染(如毛蚶、生蚝贝壳类食物)可引起暴发流行。此外,苍蝇和蟑螂亦可造成传播。

(2) 乙型、丁型、丙型肝炎:①血液传播:是目前我国最主要的传播途径,输血及血制品、不洁注射(如静脉药瘾者共用注射器)、针刺、手术、拔牙、共用剃刀和牙刷、血液透析、器官移植等均可传播。随着一次性注射用具的普及,医源性传播有所下降。虽然对供血者进行严格筛选,但不能筛除 HBsAg 阴性的 HBV 携带者。②日常生活接触传播:生活上的密切接触是次要的传播方式,主要与各种体液和分泌物的接触有关,如唾液、精液和阴道分泌物等。③母婴传播:由母亲传给婴儿,主要经胎盘、产道分娩、哺乳和喂养方式等传播。

3. 人群易感性和感染后免疫

(1) 甲型肝炎:抗-HAV 阴性者,普遍易感。在我国以隐性感染为主,成人抗-HAV-IgG 的检出率可达 80%,感染后可产生持久免疫。

(2) 乙型肝炎:抗-HBs 阴性者均为易感人群。婴幼儿是获得 HBV 感染的最危险时期,随着年龄增加,感染几率减少。高危人群包括 HBsAg 阳性母亲的新生儿、HBsAg 阳性者的家属、反复输血及血制品者、血液透析患者、多个性伴侣者、静脉药瘾者、接触血液和体液的医务工作者等。感染后或接种疫苗后出现抗-HBs 者可获得免疫力。

(3) 丙型肝炎:普遍易感。抗-HCV 并非保护性抗体,感染后对不同病毒株无保护性免疫。

(4) 丁型肝炎:普遍易感;目前仍未发现对 HDV 的保护性抗体。

(5) 戊型肝炎:普遍易感,尤以孕妇易感性较高;各个年龄均可发病;感染后免疫力不持久。

4. 流行特征

(1) 甲型肝炎的流行与居住条件、卫生习惯及教育程度密切相关,农村高于城市,发展中国家高于发达国家。随着社会发展和卫生条件的改善,感染年龄有推后的趋势。

(2) 乙型肝炎的流行,在我国有以下特点:①有地区差异:乡村高于城市,南方高于北方,西部高于东部;②有性别差异:男性高于女性;男女比例约为 1.4:1;③无明显季节性;④以散发为主;⑤有家庭聚集现象:与母婴传播及日常生活接触传播有关;⑥婴幼儿感染多见。

【发病机制和病理解剖】

1. 发病机制　各型病毒性肝炎的发病机制目前尚未完全明了。

(1) 甲型肝炎:HAV 引起肝脏损伤机制尚不清楚。目前认为,病毒在细胞培养中增殖缓慢,并不直接造成明显的细胞损害,主要与机体的免疫应答引起肝组织损害有一定关系。HAV 经口进入体内后,由肠道进入血流,引起短暂的病毒血症,约 1 周后进入肝细胞内复制,两周后由胆汁排出体外。HAV 大量增殖,使肝细胞遭到轻微破坏。随后激活特异性 T 淋巴细胞,通过直接作用和分泌细胞因子(如 γ 干扰素)使肝细胞变性、坏死。在感染后期体液免疫亦参与其中。

(2) 乙型肝炎:临床上 HBV 感染包括从症状不明显的肝炎到急性有症状的肝炎,甚至急性暴发性肝炎,从非活动性 HBsAg 携带状态到慢性肝炎,肝硬化等各种状况,大约15%~40%的慢性HBV感染者会发展为肝硬化和晚期肝病。慢性HBV感染的自然病程一般可分为四个阶段。

第一阶段为免疫耐受阶段,其特点是HBV复制活跃,血清HBsAg和HBeAg阳性,HBV-DNA滴度较高,血清丙氨酸氨基转移酶(ALT)水平正常或轻度升高,肝组织学轻度异常或无明显异常。患者无临床症状,多见于围生期感染的患者,本阶段可持续存在数十年。

第二阶段为免疫清除阶段,患者进入免疫活跃阶段,表现为HBV-DNA滴度下降,ALT升高和肝组织学有坏死炎症等表现,这一阶段可持续数月到数年。

第三阶段为非活动或低(非)复制阶段,表现为HBeAg阴性,抗-HBe阳性,HBV-DNA检测不到或低于检测下限,ALT/AST水平正常,肝细胞坏死炎症缓解,该阶段也称为非活动性HBsAg携带状态。

第四阶段为再活跃期,非活动性HBsAg携带状态可持续终生,但亦有部分患者随后出现自发的或免疫抑制等导致HBV-DNA复制,出现伴或不伴HBeAg血清转换,ALT升高和HBV-DNA滴度升高。

HBV是否引起肝细胞病变主要取决于机体的免疫状态,即机体在清除HBV的过程中通过免疫应答造成的肝细胞损伤,而乙型肝炎的慢性化则与免疫耐受有关。

(3)丙型肝炎:HCV引起肝细胞损伤的机制与HCV的直接致病作用及免疫损伤有关。HCV的直接致病作用可能是急性丙型肝炎中肝细胞损伤的主要原因,而慢性丙型肝炎则以免疫损伤为主要原因。

(4)丁型肝炎:HDV的复制效率高,感染的肝细胞内含大量HDV。其发病机制还未完全阐明,类似乙型肝炎。目前认为HDV本身及其表达产物对肝细胞有直接作用,另外,宿主免疫反应参与了肝细胞的损伤。

(5)戊型肝炎:发病机制尚不清楚。细胞免疫是引起肝细胞损伤的主要原因。HEV经消化道侵入人体后,在肝脏复制,从潜伏期后半段开始,HEV开始在胆汁中出现,随粪便排出体外,并持续至起病后1周左右。同时病毒进入血流导致病毒血症。

2. 病理解剖　病毒性肝炎以肝脏损害为主。各型肝炎的基本病理改变为肝细胞变性、坏死,且伴有不同程度的炎细胞浸润、间质增生和肝细胞再生。

【临床表现】

不同类型的肝炎临床表现具有共同性,甲型肝炎和戊型肝炎主要表现为急性肝炎,乙型、丙型、丁型则以慢性肝炎更为常见。5种肝炎之间可出现重叠感染或协同感染而使病情加重。

不同类型病毒引起的肝炎潜伏期不同,甲型肝炎2~6周,平均4周;乙型肝炎1~6个月,平均3个月;丙型肝炎2周~6个月,平均40天;丁型肝炎4~20周;戊型肝炎2~9周,平均6周。

1. 急性肝炎　分为急性黄疸型肝炎、急性无黄疸型肝炎2种。

(1)急性黄疸型肝炎:临床经过的阶段性比较明显,分为三期,总病程2~4个月。

1)黄疸前期:平均为5~7天。表现为:①病毒血症:如畏寒、发热、疲乏及全身不适等。甲型及戊型肝炎起病急,大多数患者发热在38℃以上。乙型肝炎起病缓慢,多无发热。②消化系统症状:食欲减退、厌油、恶心、呕吐、腹胀、腹泻等。肝功能改变:主要表现为 ALT 升高。③其他:部分乙型肝炎患者可出现荨麻疹、斑丘疹、关节痛等。

2)黄疸期:可持续 2~6 周。前期症状好转,发热减退,但尿色加深如浓茶样,巩膜和皮肤黄染,约于 2 周内达高峰。可有大便颜色变浅、皮肤瘙痒、心动过缓等梗阻性黄疸的表现。肝肿大至肋下 1~3cm,质软,有压痛及叩击痛。部分病例有轻度脾肿大。

3)恢复期:平均持续 4 周。上述症状减轻以至消失,黄疸逐渐消退,肝脾回缩,肝功能逐渐恢复正常。

(2)急性无黄疸型肝炎:较黄疸型肝炎多见但病情轻。临床主要表现为全身疲乏、食欲减退、恶心、腹胀、肝区疼痛等,恢复较快,病程大多在 3 个月内。由于无黄疸而不易被发现,成为更重要的传染源。

2. 慢性肝炎　肝炎病程超过半年者,称为慢性肝炎。见于乙型、丙型、丁型肝炎。根据实验室检查结果,可将慢性乙型肝炎进一步分为轻度、中度和重度。

(1)轻度慢性肝炎:病情较轻,可反复出现乏力、头晕、食欲减退、厌油、尿黄、肝区不适,睡眠欠佳,肝稍大有轻触痛,可有轻度脾大。部分病例症状、体征缺如。肝功能指标仅 1 项或 2 项轻度异常。

(2)中度慢性肝炎:症状、体征、实验室检查居于轻度和重度之间。

(3)重度慢性肝炎:有明显或持续的肝炎症状,如乏力,食欲缺乏、腹胀、尿黄、便溏等,伴肝病面容、肝掌、蜘蛛痣、脾大,ALT 和(或)天冬氨酸氨基转移酶(AST)反复或持续升高,清蛋白降低、丙种球蛋白明显升高。

3. 重型肝炎(肝衰竭)　是最严重的一种类型,约占 0.2%~0.5%,病死率高。根据病理组织学特征和病情发展速度,重型肝炎(肝衰竭)可分为四类:急性重型肝炎(急性肝衰竭)、亚急性重型肝炎(亚急性肝衰竭)、慢加急性重型肝炎(慢加急性肝衰竭)、慢性重型肝炎(慢性肝衰竭)。

所有肝炎病毒均可引起重型肝炎,但甲型、丙型少见。病因及诱因复杂,包括重叠感染(如乙型肝炎重叠戊型肝炎)、机体免疫状况不佳、妊娠、HBV 基因突变、过度疲劳、精神刺激、饮酒、应用肝损药物、合并细菌感染、伴有其他疾病(如甲状腺功能亢进症、糖尿病)等。主要表现为:极度乏力,严重消化道症状,神经、精神症状(嗜睡,性格改变、烦躁不安、昏迷)等。有明显出血倾向,凝血酶原时间(PT)显著延长及凝血酶原活动度(PTA)≤40%;黄疸进行性加深,血清胆红素(STB)≥171μmol/L 或大于正常值 10 倍,肝脏进行性缩小,胆酶分离,血氨升高,可见扑翼样震颤及病理反射。可出现中毒性鼓肠,肝臭,肝肾综合征等。

4. 淤胆型肝炎　以肝内胆汁淤积为主要表现的一种特殊临床类型,又称毛细胆管炎型肝炎。病程持续时间长,可达 2~4 月或更长时间。主要表现为:

(1)黄疸具有"三分离"的特征:黄疸深,消化道症状轻;ALT、AST 升高不明显;PT 无明显延长,PTA>60%。

(2)黄疸具有"梗阻性"特征:黄疸加深的同时伴有全身皮肤瘙痒、大便颜色变浅或灰白色;碱性磷酸酶(ALP 或 AKP)、胆固醇(CHO)等显著升高、尿胆红素增加、尿胆原明显减少或消失。

5. 肝炎后肝硬化　根据肝炎情况分为 2 种:活动性肝炎后肝硬化和静止性肝炎后肝硬化。前者有慢性肝炎活动的表现如 ALT 升高、乏力、消化道症状等,同时具有门脉高压的表现如腹水、腹壁食管静脉曲张、脾大、肝缩小变硬等。后者无肝炎活动表现，症状轻或无特异性。

【辅助检查】

1. 肝功能检查

（1）血清酶：血清 ALT 是判定肝细胞损害的重要指标。各型急性肝炎在黄疸出现前 3 周 ALT 即开始升高，直至黄疸消退后 2～4 周才恢复正常；慢性肝炎可持续或反复升高，有时成为肝损害的唯一表现；重型肝炎患者若黄疸迅速加深而 ALT 反而下降即胆-酶分离，表明肝细胞大量坏死。AST 的意义与 ALT 相同，但特异性较 ALT 为低。其他血清酶类，如碱性磷酸酶（ALP），γ-谷氨酰转肽酶（γ-GT）在肝炎时亦可升高。

（2）血清清蛋白：清蛋白由肝脏合成，球蛋白则由浆细胞和单核-吞噬细胞系统合成。当肝功能损害且持续较长时间时，因肝脏合成功能不足，可致清蛋白合成减少；而肝解毒功能下降使较多抗原性物质进入血流，刺激免疫系统，产生大量的免疫球蛋白。因此，慢性肝病可出现清蛋白下降、球蛋白升高和清蛋白与球蛋白的比值（A/G）下降，反映肝功能显著下降。

（3）胆红素：黄疸型肝炎时血清胆红素升高，活动性肝硬化患者也可见升高且消退缓慢。重型肝炎常超过 171μmol/L。胆红素含量是反映肝细胞损伤程度的重要指标。直接胆红素占总胆红素的比例尚可反映淤胆的程度。

淤胆型肝炎时尿胆红素呈强阳性，而尿胆原减少或阴性。黄疸型肝炎时，直接和间接胆红素均升高。淤胆型肝炎则以直接胆红素升高为主。

（4）PT、PTA：PT 延长或 PTA 下降与肝脏损害严重程度密切相关。PTA≤40% 是诊断重型肝炎和肝衰竭的重要依据。

（5）血氨浓度：若并发肝性脑病，可有血氨升高。

2. 肝炎病毒标志物检测　常采用酶联免疫吸附试验（ELISA）或放射免疫法（RIA）法检测。

（1）甲型肝炎：血清抗-HAV-IgM 在发病后数天即可阳性，3～6 个月转阴，是 HAV 近期感染的指标，是早期诊断甲型肝炎最简便而可靠的血清学标志。抗-HAV-IgG 阳性为保护性抗体，见于甲型肝炎疫苗接种后或既往感染 HAV 的患者。如果急性期及恢复期双份血清抗-HAV-IgG 滴度有 4 倍以上增长，亦是诊断甲型肝炎的依据。

（2）乙型肝炎

1）HBsAg 与抗-HBs：HBsAg 阳性表明存在现症 HBV 感染，但 HBsAg 阴性不能排除 HBV 感染，因为可能有 S 基因突变株存在。急性 HBV 感染可以表现为自限性，但慢性 HBV 感染者 HBsAg 阳性可持续多年。除血液外，HBsAg 还存在于唾液、尿液、精液等各种体液和分泌物中。抗-HBs 阳性提示可能通过预防接种或过去感染产生保护性免疫。抗-HBs 阴性说明对 HBV 易感，需要注射疫苗。

2）HBeAg 与抗-HBe：HBeAg 一般只出现在 HBsAg 阳性的血清中。HBeAg 持续阳性表明 HBV 复制活跃，传染性较强，容易转为慢性。抗-HBe 在 HBeAg 消失后出现，阳性说明 2 种情况：一是提示 HBV 复制处于低水平或停止，此时患者病情趋于稳定且传染性较弱；二是前 C 区基因发生突变，此时 HBV 仍然复制活跃，有较强的传染性，甚至病情加重。

3）HBcAg 与抗-HBc：HBcAg 主要存在于受感染的肝细胞核内,也存在于血液中 Dane 颗粒的核心部分。HBcAg 阳性说明 HBV 有复制。抗-HBc 阳性提示为过去感染或现在的低水平感染;IgM 型抗-HBc 存在于急性期或慢性乙型肝炎急性发作期;IgG 型抗-HBc 是过去感染的标志,可保持多年。抗-HBc 出现于 HBsAg 出现后的 3~5 周。当 HBsAg 已消失,抗-HBs 尚未出现,只检出抗-HBc,此阶段称为窗口期。如检测到 HBcAg,表明 HBV 有复制,因检测难度较大,故较少用于临床常规检测。

4）乙型肝炎病毒脱氧核糖核酸（HBV-DNA）：位于 HBV 的核心部分,是反映 HBV 感染最直接、最特异且最灵敏的指标。HBV-DNA 阳性提示 HBV 复制,有传染性。

5）免疫组织化学标志物检测:常用免疫组织化学方法来检测肝组织细胞内 HBsAg 或 HBcAg,以辅助诊断及评价抗病毒药物的疗效。

（3）丙型肝炎:抗-HCV 是 HCV 感染的标志物而不是保护性抗体。抗-HCV 于丙型肝炎恢复或治愈后仍持续存在。抗 HCV-IgM 主要存在于急性期及慢性 HCV 感染病毒活动复制期。高效价的抗 HCV-IgM 常提示 HCV 的现症感染,而低效价的抗 HCV-IgM 可见于丙型肝炎恢复期,甚至治愈后仍可持续存在。丙型肝炎病毒核糖核酸（HCV-RNA）在病程早期即可出现,而于治愈后很快消失,因此可作为抗病毒治疗病例选择及判断疗效的重要指标。

（4）丁型肝炎:急性 HDV 感染时 HDAg 仅在血中出现数日,随之出现抗 HDV-IgM,持续时间也较短。慢性 HDV 感染时抗 HDV-IgG 持续升高。血清或肝组织中的 HDAg 和(或)HDV-RNA 阳性有确诊意义。

（5）戊型肝炎:常检测抗-HEV-IgM 及抗-HEV-IgG。由于抗-HEV-IgG 持续时间不超过 1 年,两者均可作为近期感染的标志。

【诊断要点】

发病前有进食未煮熟的海产品(尤其是贝壳类),或饮用受污染的水,或食用其他不洁食物史,有助于甲、戊型肝炎的诊断;而有不洁注射史、输血和血制品史、手术史、有与肝炎患者密切接触史等,则有助于乙、丙、丁型肝炎的诊断。临床表现有食欲减退、恶心、呕吐等消化道症状,黄疸,肝功能损害,肝脾大应考虑本病。确诊有赖于肝炎病原学的检查。

【治疗要点】

病毒性肝炎目前还缺乏可靠的特效治疗方法,治疗原则为综合性治疗,以休息、营养为主,辅以适当药物,避免饮酒、过劳和使用损害肝脏的药物。

1. 急性肝炎　以一般支持疗法为主,辅以药物对症治疗。一般不采用抗病毒治疗,急性丙型肝炎除外。因急性丙型肝炎容易转为慢性,早期应用抗病毒治疗可降低患者转化为慢性的概率,可选用普通干扰素或聚乙二醇化干扰素,疗程 24 周,同时加用利巴韦林治疗。

强调早期卧床休息,至症状明显减退,可逐步增加活动,饮食宜清淡,热量足够,蛋白质摄入量争取达到每日 1~1.5g/kg,病情轻者口服维生素类、葡醛内酯(葡萄糖醛酸内酯)等。进食少或胃肠症状明显者,如出现呕吐、腹泻,可静脉补充葡萄糖及维生素 C 等。

2. 慢性肝炎　应采用综合性治疗方案,包括合理的休息和营养,保持良好心态,

改善和恢复肝功能,调节机体免疫,抗病毒、抗纤维化等治疗。药物治疗如下:

(1) 改善和恢复肝功能:①非特异性护肝药:B 族维生素,还原型谷胱甘肽,葡醛内酯等。②降酶药:五味子类,山豆根类(苦参碱等),甘草提取物(甘草酸等),垂盆草,齐墩果酸等有降酶作用。部分患者停药后有 ALT 反跳现象,故显效后应逐渐减量至停药为宜。③退黄药物:丹参、茵栀黄、门冬氨酸钾镁、前列腺素 E_1、腺苷蛋氨酸、低分子右旋糖酐、山莨菪碱等。

(2) 免疫调节:如胸腺素、转移因子、特异性免疫核糖核酸等某些中草药提取物如猪苓多糖、香菇多糖等亦有免疫调节作用。

(3) 抗肝纤维化:有丹参、核仁提取物、冬虫夏草、γ 干扰素等。

(4) 抗病毒治疗:目的是抑制病毒复制,减少传染性;改善肝功能,减轻肝组织病变;提高生活质量;减少或延缓肝硬化、肝衰竭和肝癌的发生。符合适应证者应尽可能进行抗病毒治疗。如干扰素-α,核苷类似物等。

3. 重型肝炎

(1) 一般支持治疗:给予碳水化合物为主的营养支持治疗,注意维持电解质和酸碱平衡,补充足量的维生素 B、C 及 K,输注新鲜血浆、白蛋白或免疫球蛋白。

(2) 促进肝细胞再生:可应用肝细胞生长因子、前列腺素 E_1(PGE$_1$)、肝细胞,或干细胞移植。

(3) 防治并发症

1) 肝性脑病:①降低血氨治疗:低蛋白饮食;诺氟沙星抑制肠道细菌;乳果糖酸化肠道和保持排便通畅;静脉使用谷氨酸钠或醋谷胺(乙酰谷酰胺)降低血氨。②恢复正常神经递质:左旋多巴静滴或保留灌肠,可进入大脑转化为多巴胺,取代假性神经递质起到苏醒作用。③维持氨基酸比例平衡:肝安(复方氨基酸注射液)静滴。④防治脑水肿:甘露醇快速静滴,必要时加用呋塞米,以提高脱水效果。

2) 上消化道出血:预防上消化道出血可使用 H_2 受体拮抗剂,如雷尼替丁、法莫替丁等,有消化道溃疡者可用奥美拉唑;补充维生素 C、K;输注凝血酶原复合物、新鲜血液、血浆、浓缩血小板、纤维蛋白原等;降低门脉压力,如普萘洛尔等。出血时可口服凝血酶、去甲肾上腺素或云南白药,应用垂体后叶素,凝血酶,生长抑素,卡巴克络(安络血)等。必要时在内镜下止血(血管套扎、电凝止血、注射硬化剂等)。肝硬化门脉高压引起出血还可手术治疗。出血抢救时应消除患者紧张情绪,并予以吸氧。

3) 继发感染:重型肝炎患者极易合并感染,须加强护理,严格消毒隔离。感染一旦出现,应及早应用抗菌药物。胆系及腹膜感染以革兰阴性杆菌多见,可选用头孢菌素类或喹诺酮类;腹膜感染者可试用腹腔内注射抗生素;厌氧菌感染可用甲硝唑;肺部感染怀疑革兰阳性球菌可选用去甲万古霉素;严重感染可选用强效广谱抗生素,如头孢他啶、头孢曲松、头孢吡肟、亚胺培南等,或联合用药,同时要警惕二重感染的发生。有真菌感染时,可选用氟康唑。应用免疫调节药物如胸腺素等,可提高机体的防御功能,预防继发感染。

4) 肝肾综合征:应避免使用损害肾脏的药物并警惕血容量降低。目前对肝肾综合征尚无有效的治疗方法,可尝试应用前列腺素 E 或多巴胺静滴并配合使用利尿剂,使 24 小时尿量不低于 1000ml。

(4) 人工肝支持系统(ALSS)和肝移植:对于晚期肝硬化及肝衰竭患者,可替代已丧失的肝功能,延长生存时间。肝移植可应用于终末期肝硬化和中、晚期肝衰竭患者,但由于肝移植价格昂贵、供肝来源有限、排斥反应、继发感染(如巨细胞病毒)等阻碍了其广泛应用。

(5)中医中药:用作辅助治疗,如茵栀黄注射液。

【常用护理诊断/问题】

1. 活动无耐力　与肝功能受损、能量代谢障碍有关。

2. 营养失调:低于机体需要量　与食欲下降、呕吐、消化和吸收功能障碍有关。

3. 有皮肤完整性受损的危险　与胆盐沉着刺激皮肤神经末梢引起瘙痒;肝衰竭大量腹水形成、长期卧床有关。

4. 焦虑　与隔离治疗、病情反复、久治不愈、感到疾病威胁有关。

5. 潜在并发症:出血、肝性脑病、肾功能不全等。

【护理措施】

1. 病情观察　重点应观察患者的生命体征,尤其是有无发热及发热的程度、热型等,其次应观察患者有无消化道症状如恶心、呕吐、腹胀等,有无肝区疼痛等;重型肝炎患者应注意观察有无继发感染、出血、肝性脑病、肝肾综合征等症状。定时监测凝血酶原时间、血小板计数、血红蛋白等指标,观察是否有出血倾向,有无皮肤瘀点、瘀斑、牙龈出血、鼻出血、呕血、便血等;肝衰竭患者应严格记录24小时尿量,监测尿常规、尿比重、尿钠及血尿素氮、血肌酐、血清钾、钠等,发现异常应立即通知医生处理。

2. 起居护理　卧床休息可增加肝脏血流量,有利于肝细胞修复。急性肝炎症状明显或病情较重者应卧床休息,病情轻者以活动后不觉疲乏为度。慢性肝炎急性期应隔离,症状明显及有黄疸者应卧床休息,恢复期可适当增加活动量,但应避免过度劳累。重型肝炎患者应卧床休息,加强监护,防止院内感染。肝功能正常1~3个月后可恢复日常活动及工作。

3. 饮食护理

(1)肝炎急性期患者常有食欲缺乏、厌油等消化道症状,故此期不应强调"高营养",宜进清淡、易消化、富含维生素的饮食,保证足够热量,多食水果、蔬菜等。进食量过少者静脉补充10%葡萄糖液加维生素C。

(2)慢性肝炎患者适当增加蛋白质摄入,以优质蛋白为主,如牛奶、瘦肉、鸡蛋、鱼等。

(3)重型肝炎患者饮食宜清淡易消化,避免油腻。由于患者食欲极差,肝脏合成能力低下,热量摄入不足,应给予以碳水化合物为主的饮食,以减少蛋白质和脂肪的分解。补液量约1500~2000ml/d,保持出入量平衡,尿多时可适当增加补液量。尽可能减少饮食中的蛋白质,以减少肠内氨的来源。

(4)各型肝炎患者均不宜长期大量摄入高糖高热量饮食,尤其是肥胖和有糖尿病倾向者,以防诱发脂肪肝和糖尿病。腹胀者应减少牛奶、豆制品等产气食品的摄入。

(5)患者应戒烟、禁酒,烟草中含多种有害物质,可损害肝功能,抑制肝细胞生成和修复;乙醇中的杂醇油和亚硝胺可使脂肪变性并致癌。因此,各型肝炎患者均应戒烟禁酒。

4. 用药护理　及时发现和处理干扰素治疗引起的不良反应。全身反应有:

(1)类流感综合征:在注射后2~4小时出现,随着剂量增大体温逐渐增高,可伴面色潮红、呼吸急促、脉搏增快、全身乏力酸痛,上述反应随治疗次数增加逐渐减轻。嘱患者卧床休息,多饮水,必要时给予解热镇痛药等对症处理,不必停药。

(2) 骨髓抑制:表现为粒细胞及血小板(PLT)计数减少,一般停药后可恢复。当白细胞计数<$3.0×10^9$/L 或血小板<$40×10^9$/L,或中性粒细胞<$1.5×10^9$/L 时,应停药。血象恢复后可恢复治疗,但需密切观察。

(3) 神经精神症状:如焦虑、易怒、抑郁、兴奋、精神病。出现精神症状应停药。

(4) 失眠、轻度皮疹、脱发,根据情况可不停药。出现少见的不良反应如癫痫、肾病综合征、间质性肺炎和心律失常等应停药观察。

(5) 诱发自身免疫性疾病,如甲状腺炎、溶血性贫血、血小板减少性紫癜、风湿性关节炎、1 型糖尿病等,此时应停药。

(6) 局部反应:大剂量干扰素皮下注射时,部分患者出现局部触痛性红斑,一般2～3 天可消失,用药时适当增加溶媒的量,缓慢推注,可减轻或避免上述反应发生。

5. 对症护理

(1) 消化道出血:①及早发现出血:注意生命体征变化,监测凝血酶原时间、血小板计数、血红蛋白等指标。观察局部穿刺后是否出血难止,有无皮肤瘀点、瘀斑、牙龈出血、鼻出血、呕血、便血等。早期发现,及时处理。②避免诱发出血:嘱患者注意避免碰撞、损伤,不要用手挖鼻、用牙签剔牙,不用过硬的牙刷,以免诱发出血。③止血处理:刷牙时出血者,可改用清水漱口或棉棒擦洗;鼻出血者用 0.1% 肾上腺素棉球压迫止血或予明胶海绵填塞鼻道止血;局部穿刺、注射后应压迫止血 10～15 分钟。遵医嘱用维生素 K、凝血因子复合物或输新鲜全血以补充凝血因子。

(2) 继发感染:①观察感染征象:本病常继发口腔、呼吸道、皮肤、腹腔等感染,应注意观察体温、血象及相应的症状与体征,及早发现感染。②预防感染发生:加强病室环境消毒,每日常规进行地面、家具、空气消毒,保持空气流通,减少探视,避免交叉感染。做好口腔护理,尤其重症肝炎患者应防止口腔感染。及时清除呼吸道分泌物防止肺部感染。注意饮食卫生及餐具的清洁消毒,防止肠道感染,遵循无菌原则,防止医源性感染。③及时控制感染:发现感染及时做相应处理。

6. 心理护理 急性肝炎患者由于起病急、病情重,慢性肝炎患者因久病不愈,均易产生焦虑、紧张、悲观等不良情绪,应指导患者保持乐观,增强战胜疾病的信心。

【健康教育】

1. 对患者的指导

(1) 向患者介绍肝炎的发生、发展过程,指导慢性患者进行自我病情监测,出现相应症状及时就诊。指导患者及家属采取适当的家庭隔离,如患者的食具、用具和洗漱用品应专用,定时消毒;患者的排泄物、分泌物可用 3% 漂白粉消毒后弃去。患者应自觉注意卫生,养成良好的卫生习惯,防止血液、唾液及其他排泄物污染环境。家中密切接触者,应行预防接种。

(2) 用药指导:指导患者遵医嘱用药。一旦发病,忌乱投医,应合理治疗,规则用药。告知患者及家属其所用药物的种类、作用及副作用、用法、剂量及用药注意事项,教会患者观察药物疗效和不良反应。

2. 疾病预防指导

(1) 管理传染源:各型急性肝炎患者均应实施早期隔离治疗。慢性乙、丙型肝炎

笔记

患者、无症状 HBV 和 HCV 携带者应进一步检测各项指标，HBsAg、HBeAg、HBV-DNA、抗-HCV 和 HCV-RNA 阳性者应禁止献血和从事托幼、餐饮工作。

（2）切断传播途径：预防甲型和戊型肝炎的重点在于搞好卫生，加强粪便管理，保护水源，严格饮用水的消毒，加强食品卫生和食具消毒。预防乙、丙、丁型肝炎重点在于防止通过血液、体液传播，阳性血液不得使用。推广一次性注射器，重复使用的医疗器械要严格消毒灭菌。生活用具应专用。接触患者后用流动水和肥皂洗手。

（3）保护易感人群：抗-HAV-IgG 阴性者应接种甲肝疫苗，对近期有与甲肝患者密切接触的易感者，应尽早使用人丙种球蛋白进行被动免疫注射，免疫期限为 2~3 个月。接种乙肝疫苗是我国预防和控制乙肝流行最关键的措施，新生儿应进行普种，易感者均可接种。与 HBV 感染者密切接触者、医务人员、药瘾者等高危人群及从事餐饮服务、食品加工、托幼保育等职业人群也是主要接种对象。接种后部分人 HBsAb 水平会随时间推移而逐渐下降，当少于 10mIU/ml 时，应加强注射一次。HBV 感染母亲的新生儿出生后立即注射乙肝免疫球蛋白（HBIG）100~200IU，3 天后接种乙肝疫苗 10μg，1 个月、6 个月再分别接种一次，保护率可达 95% 以上。HBIG 也可用于暴露于 HBV 的易感者的保护；"重组戊型肝炎疫苗"已研制成功，于 2012 年获得国家新药证书；目前丙、丁型肝炎尚无特异性免疫预防措施。

【结语】

病毒性肝炎是由多种肝炎病毒引起的，以肝脏损害为主的一组全身性传染病，目前已经明确的肝炎类型有甲、乙、丙、丁、戊五型。其中，甲、戊型主要表现为急性感染，经粪-口途径传播；乙、丙、丁型主要表现为慢性感染，少数病例可发展为肝硬化或肝癌，主要经血液、体液传播。各型病毒性肝炎护理的重点在于保证足够的休息、合理饮食、避免饮酒、过劳和使用肝损害药物。

三、狂犬病

狂犬病（rabies）又名恐水症（hydrophobia），是由狂犬病毒引起的，以侵犯中枢神经系统为主的急性人畜共患传染病。狂犬病毒通常由病兽经唾液以咬伤方式传给人。临床主要表现为特有的恐水、怕风、恐惧不安、咽肌痉挛和进行性瘫痪等。迄今为止，发病者病死率达 100%。

【病原学】

狂犬病毒属弹状病毒科拉沙病毒属，呈子弹状，大小约 75nm×180nm，病毒中心为单股负链 RNA，外面为核衣壳和含脂蛋白、糖蛋白的包膜。该病毒易被紫外线、碘液、苯扎溴铵（新洁尔灭）、高锰酸钾、乙醇及甲醛等灭活，加热 100℃2 分钟亦可灭活。

【流行病学】

1. 传染源 带狂犬病病毒的动物是本病的传染源，我国狂犬病的主要传染源是病犬，其次是猫、猪、马、牛等家畜。发达国家和地区由于对家养狗的强制免疫和对流浪狗的控制，许多野生动物如狐狸、臭鼬、浣熊、狼、蝙蝠等成为主要传染源。一般来说，狂犬病患者不是传染源，因其唾液中所含病毒量较少，不形成人与人之间的传染。

2. 传播途径 病毒主要通过咬伤传播，也可由带病毒的唾液经伤口或舔伤、抓伤的皮肤和黏膜侵入。少数可在对病犬宰杀、剥皮等过程中受感染。蝙蝠群居洞穴中的含病毒气溶胶也可以经呼吸道传播。

3. 人群易感性　普遍易感,兽医与动物饲养员尤甚。人被病犬咬伤后的发病率为15%～20%。被病兽咬伤后发病与否与以下因素有关:①咬伤部位:头面、颈、手部神经血管丰富,被咬伤后发病机会多;②创口深而大者发病率高;③伤口及时彻底清洗者发病机会少;④被咬伤后及时、全程、足量注射狂犬疫苗和免疫球蛋白者发病率低;⑤当被咬者免疫缺陷或免疫功能低下,其发病机会多。

【发病机制与病理改变】

狂犬病毒自皮肤或黏膜破损处侵入人体后,对神经组织有强大的亲和力,致病过程有三个阶段:①组织内小量繁殖期:病毒先在伤口附近的肌细胞内小量繁殖,可停留3天或更久,再侵入人体近处的末梢神经。②侵入中枢神经期:病毒自神经的轴突向中枢神经作向心性扩展,至脊髓的背根神经节大量繁殖,侵入脊髓并很快到达脑部。主要侵犯脑干、小脑等处的神经细胞。③向各器官扩散期:病毒从中枢神经向周围神经扩散,侵入各组织器官,以唾液腺、舌部味蕾、嗅神经上皮等处病毒量多。由于迷走、舌咽及舌下脑神经核受损,导致呼吸肌及吞咽肌痉挛,出现恐水、吞咽和呼吸困难等症状。交感神经受累时可见唾液分泌和出汗增多。迷走神经节、交感神经节和心脏神经节受损时可引起心血管功能紊乱甚至猝死。

病理变化主要为急性弥漫性脑脊髓炎,以大脑基底面海马回、脑干和小脑损害最为明显。其特征性病变是神经细胞内可见嗜酸性包涵体,称内基小体(Negri body),为狂犬病毒的集落,呈椭圆形或圆形,染色后呈樱桃红色,具有诊断意义。

【临床表现】

潜伏期长短不一,多在3个月内发病,最长可达10年以上。潜伏期长短与被咬部位、深浅、入侵病毒的数量和毒力、被咬者年龄及机体免疫力有关。典型临床经过可分为3期。

1. 前驱期　本期持续2～4天。常有低热、头痛、倦怠、恶心、全身不适,继而有恐惧不安,烦躁失眠,对声、风、光等刺激敏感而有喉头紧缩感。50%～80%的患者在愈合的伤口及其神经支配区有痒、痛、麻及蚁走感,此为具有诊断意义的早期症状。

2. 兴奋期　本期持续1～3天。体温常升至38～40℃。其他表现有高度兴奋、极度恐惧、恐水、怕风。其中恐水为本病的特征,但并非每例患者都有。典型患者渴而不敢饮,见水、闻水声、饮水或仅提及水即可引起咽喉肌痉挛。外界风、光、声刺激也可引起咽喉肌痉挛。因声带痉挛可出现说话吐词不清,严重发作时可有全身肌肉阵发性抽搐,或因呼吸肌痉挛致发绀和呼吸困难。交感神经功能亢进时可表现为流涎、多汗,心率加快,血压升高。因同时有吞咽困难和过度流涎而出现"泡沫嘴",患者神志多清楚。

3. 麻痹期　患者肌肉痉挛停止,全身呈弛缓性瘫痪,逐渐由安静进入昏迷状态,最后因呼吸、循环衰竭死亡。本期一般持续6～18小时。

本病除上述表现外,尚有部分患者属于以脊髓或延髓损伤为主的麻痹型,无兴奋期和恐水表现,可见高热、头痛、腱反射消失、呕吐、肢体软弱无力,共济失调和大小便失禁等,呈上行性麻痹或横断性脊髓炎症状,最终因弛缓性瘫痪而死亡。

【辅助检查】

1. 血、尿常规及脑脊液检查　外周血白细胞计数轻至中度增多,中性粒细胞占80%以上。尿常规可见轻度蛋白尿,偶见透明管型。脑脊液压力增高,细胞数和蛋白质轻度增高,糖和氯化物正常。

2. 病毒分离　取患者的唾液、脑脊液、皮肤或脑组织进行细胞培养或接种于鼠脑可分离到病毒,可明确诊断。

3. 内基小体检查　取病犬及患者死后的脑组织做切片染色,镜检在神经细胞内找到内基小体可确诊。阳性率70%～80%。

4. 抗原检查　用 ELISA 法检测脑组织涂片、唾液或尿沉渣中的病毒抗原,阳性率可达98%。

5. 核酸检测　反转录-聚合酶链反应(RT-PCR)可用于检测狂犬病毒 RNA,灵敏度高。

【诊断要点】

根据被狂犬或病兽咬伤史,以及典型症状如恐水、怕风、咽肌痉挛,或怕声、怕光、多汗、流涎和咬伤处有麻木、感觉异常等可做出临床诊断。确诊有赖于病毒抗原、核酸或尸检示脑组织中的内基小体。

【治疗要点】

发病后以对症综合治疗为主。严格隔离患者,防止唾液污染;尽量保持患者安静,必要时镇静,减少风、光、声等刺激;加强监护,吸氧,保持呼吸道通畅,必要时行人工呼吸机辅助呼吸;纠正酸中毒,补液,维持水、电解质平衡;脑水肿者给予脱水剂治疗;抗病毒治疗可试用 α-干扰素、胸腺素、阿昔洛韦等,但目前均未获成功。

【常用护理诊断/问题】

1. 皮肤完整性受损　与病犬、病猫等动物咬伤或抓伤有关。

2. 恐惧　与疾病引起死亡的威胁有关。

3. 有窒息的危险　与病毒损害中枢神经系统导致咽肌痉挛有关。

4. 有受伤的危险　与患者兴奋、狂躁、出现幻觉等精神异常有关。

【护理措施】

1. 病情观察　密切观察患者愈合的伤口及其相应的神经支配区有无痒、痛、麻及蚁走感等,若有异常表现,应立即入院治疗;注意患者有无高度兴奋、恐水、怕风表现,痉挛发作持续时间,发作时有无出现幻觉、精神异常;严密观察生命体征、意识及瞳孔变化,尤其是呼吸频率、节律的改变,注意有无呼吸困难、发绀,记录抽搐部位、发作次数和持续时间;注意有无水、电解质及酸碱平衡紊乱,及时遵医嘱留取标本,记录24小时出入量。

2. 起居护理　将患者安置于安静的单人房间内,避免水、光、声、风等刺激。有计划地安排并简化医疗、护理操作,集中在使用镇静剂后进行,动作要轻快。

3. 对症处理

(1)伤口处理:用20%肥皂水或0.1%苯扎溴铵反复冲洗伤口至少30分钟,尽量除去狗涎和污血。彻底冲洗后用70%酒精或2%碘酊消毒。伤口较深者,清创后应在伤口底部和周围行抗狂犬病免疫球蛋白或免疫血清局部浸润注射。狂犬病毒免疫血清可中和血中游离狂犬病毒,防止发病或减轻临床症状,使用前应进行皮肤过敏试验,皮试阳性者要进行脱敏疗法。伤口一般不宜缝合或包扎,以便排血引流。此外,尚需注意预防破伤风和细菌感染。

(2)暴露后接种:凡被猫、犬抓伤、咬伤后,或皮肤破损处被狂犬或狂犬病患者的唾液沾染后,均应进行暴露后的疫苗接种。国内多采用地鼠肾疫苗 5 针免疫方案,即咬伤后第 0、3、7、14 和 28 天各肌内注射 1 次,每次 2ml。严重咬伤者,可全程注射 10 针,即当日至第 6 日每天 1 针,然后于第 10、14、30、90 天各注射 1 针。部分 Vero 细胞疫苗可应用 2-1-1 免疫程序,即于 0 天在左右上臂三角肌各肌内注射一剂,7 天和 21 天各注射该疫苗 1 剂,全程共注射 4 剂。

(3) 安全护理:狂躁、恐惧、激动或幻视、幻听患者,加床挡保护以防坠床或外伤。

(4) 保持呼吸道通畅:及时清除口鼻分泌物,保持呼吸道通畅。咽肌或呼吸肌频发痉挛时,给予氧气吸入和镇静止痉剂。

(5) 急救护理:备好各种急救药品及器械,如镇静剂、呼吸兴奋剂、气管切开包和人工呼吸机等,若有严重呼吸衰竭、不能自主呼吸者,应配合医生行气管插管、切开或使用人工呼吸机辅助呼吸。

4. 心理护理 多数患者神志清楚,可因恐水、怕风、担心病情而恐惧不安,异常痛苦,应关心患者,尽量使患者有安全感。

【健康教育】

1. 管理传染源 在我国主要是严格犬的管理,捕杀野犬、狂犬、狂猫等,并立即焚毁填埋。对家犬应进行登记与预防接种。进口动物必须检疫。

2. 保护高危人群 狂犬病的高危人群主要包括兽医、山洞探险者、从事狂犬病毒研究者和动物管理人员等,应行暴露前的预防即进行暴露前的疫苗接种,每次 2ml 肌内注射,共 3 次,于第 0、7、21 天进行;2 ~ 3 年加强注射 1 次。接种期间应戒酒,多休息。

【结语】

狂犬病是由狂犬病毒引起的,以侵犯中枢神经系统为主的急性人畜共患传染病。因其发病后死亡率可达 100%,故咬伤后及时彻底的伤口处理和全程预防接种是提高生存率的关键。发病后的护理关键在于减少水、声、光、风的刺激,做好安全防护、病情观察和保持气道通畅。

四、艾滋病

 案例导入

患者李先生,54 岁。因"间断发热、干咳 4 个月"入院。患者 4 个月前突然发热、头痛、干咳,体温 38.5 ~ 39℃。后经胸部 X 线检查诊断为肺炎入院治疗。住院期间反复发热,轻微干咳,无痰,但肺部 CT 检查示左下肺实变、左侧胸腔积液,抽出血性胸腔积液做细菌培养和涂片检查均阴性。予抗生素治疗 3 周后体温降至正常,出院带抗生素继续服用 2 周余,停药 3 天后再度发热、疲乏,肺 CT 提示左下肺空洞。2 天前又因低热和干咳住院。查血 $CD4^+T$ 淋巴细胞显著降低,HIV 抗体阳性。患者在得知诊断为艾滋病后无法接受,情绪相当低落。

身体评估:T 38.3℃,P 90 次/分,R 20 次/分,Bp 120/80mmHg。

辅助检查:血 $CD4^+T$ 淋巴细胞显著降低,HIV 抗体阳性。

入院诊断:获得性免疫缺陷综合征。

请问:为更好地护理患者,还需要进行哪些评估? 患者目前的主要的护理诊断/问题是什么? 如何预防该疾病的传播?

笔记

艾滋病即获得性免疫缺陷综合征(acquired immuno deficiency syndrome,AIDS),是由人免疫缺陷病毒(human immuno deficiency virus,HIV)引起的慢性传染病。本病主要由性接触传播、血液接触传播和母婴传播。HIV 主要侵犯及破坏 CD4$^+$T 淋巴细胞,导致机体免疫细胞和(或)免疫功能受损,最终并发各种严重的机会性感染和肿瘤。

【病原学】

HIV 为单链 RNA 病毒,属于反转录病毒科慢病毒亚科。HIV 是直径约为 100 ~ 120nm 的球形颗粒,由核心和包膜两部分组成。HIV 主要感染 CD4$^+$T 细胞,单核-吞噬细胞、小神经胶质细胞和骨髓干细胞等。根据 HIV 基因的差异,可将其分为 HIV-1 型和 HIV-2 型。包括我国在内,全球流行的主要毒株是 HIV-1 型。HIV 是一种变异性很强的病毒。

HIV 在外界抵抗力不强,对热较为敏感,56℃ 30 分钟、75% 以上乙醇、0.2% 次氯酸钠和漂白粉能灭活病毒。

1. 传染源 艾滋病患者和 HIV 无症状携带者是本病的传染源,后者尤为重要。血清病毒阳性而 HIV 抗体阴性的窗口期(window phase/period)感染者是重要的传染源,窗口期一般为 2 ~ 6 周。无症状而血清 HIV 抗体阳性的感染者也是有重要意义的传染源。

2. 传播途径 主要有性接触传播、血液接触传播和母婴传播。

(1) 性接触传播:是艾滋病的主要传播途径。HIV 主要存在于血液、精液和阴道分泌物中,也可能是唾液、眼泪和乳汁等体液中。

(2) 血液接触传播:静脉药瘾者共用针具,输入被 HIV 污染的血液或血制品及应用 HIV 感染者的器官移植或人工授精均可导致疾病传播。

(3) 母婴传播:感染 HIV 的孕妇可通过胎盘、产程和哺乳传染给婴儿。

3. 人群易感性 人群普遍易感,15 ~ 49 岁发病者占 80%。儿童和妇女感染率逐年上升。同性恋者、多个性伴侣者、药瘾者、血制品使用者、HIV 感染母亲所生的婴儿为本病的高危人群。

4. 流行病学特征 自 1981 年美国发现首例艾滋病患者以来,目前艾滋病已经广泛分布于全球 5 大洲 210 多个国家和地区。联合国艾滋病规划署公布的数据显示,截至 2011 年底,全球估计有 3400 万名 HIV 感染者,2011 年全球新增 HIV 感染者 250 万,HIV 感染相关的死亡人数约 170 万。撒哈拉非洲地区仍然是 HIV 感染者最多的地区,感染率为 4.9%,感染者占全球 HIV 感染者总数的 69%。

【发病机制】

HIV 侵入人体后,可直接侵犯并破坏 CD4$^+$T 淋巴细胞及单核-巨噬细胞,或间接作用于 B 细胞和自然杀伤细胞(NK 细胞)等,使机体免疫细胞受损,最后发生各种严重的机会性感染和恶性肿瘤。

艾滋病的病理特点是组织炎症反应少,机会性感染病原体多。病变主要在淋巴结、胸腺等免疫器官。淋巴结病变可以为反应性病变,如滤泡增殖性淋巴结肿、肿瘤性病变(卡波西肉瘤和其他淋巴瘤)。胸腺可有萎缩性、退行性或炎性病变。中枢神经系统病变如神经胶质细胞的灶性坏死、血管周围炎、脱髓鞘改变等。

【临床表现】

艾滋病潜伏期长,一般 2 ~ 9 年可发展为艾滋病。本病分为急性期、无症状期和艾滋病期。

1. 急性期　常发生在初次感染 HIV 的 2 ~ 4 周,部分感染者发生 HIV 病毒血症和免疫系统急性损伤所产生的临床症状。发热是最常见的表现,可伴有全身不适、头痛、食欲下降、淋巴结肿大以及神经系统症状等。检查可见血小板减少,$CD4^+T$ 淋巴细胞减少,$CD8^+T$ 淋巴细胞升高,感染数周后 HIV 抗体可呈阳性。

2. 无症状期　可从急性期进入此期,也可从无明显急性期症状直接进入此期。此期持续时间常为 6 ~ 8 年,其时间长短与感染病毒的数量、病毒型别、感染途径,个体免疫状况差异,营养、卫生条件及生活习惯等因素有关。此期由于 HIV 在感染者体内不断复制,免疫系统受损,$CD4^+T$ 淋巴细胞计数逐渐下降,并具有传染性。

3. 艾滋病期　为感染 HIV 后的最终阶段。患者 $CD4^+T$ 淋巴细胞计数明显下降,少于 $200/mm^3$,HIV 血浆病毒载量明显升高。此期主要临床表现为 HIV 相关症状、各种机会性感染及肿瘤。

(1) HIV 相关症状:主要表现为持续一个月以上的发热、盗汗、腹泻;体重减轻10% 以上。也可出现神经精神症状,如记忆力减退、精神淡漠、性格改变等。还可出现持续性全身淋巴结肿大,其特点为:①多部位的淋巴结肿大;②淋巴结直径≥1cm,无压痛,无粘连;③持续时间 3 个月以上。

(2) 各种机会性感染及肿瘤:①呼吸系统:主要是肺孢子菌肺炎,表现为慢性咳嗽、发热,发绀,血氧分压降低。胸部 X 线显示间质性肺炎。②中枢神经系统:隐球菌脑膜炎、结核性脑膜炎、弓形虫脑病、各种病毒性脑膜脑炎。③消化系统:白念珠菌、巨细胞病毒性食管炎,各种细菌性肠炎;表现为溃疡、吞咽疼痛、腹泻、体重减轻,感染性肛周炎、直肠炎,大便检查和内镜检查有助诊断;因隐孢子虫、肝炎病毒及巨细胞病毒感染致血清转氨酶升高。④口腔:鹅口疮、复发性口腔溃疡、舌毛状白斑、牙龈炎等。⑤皮肤:传染性软疣、尖锐湿疣、带状疱疹、真菌性皮炎和甲癣。⑥眼部:巨细胞病毒性和弓形虫性视网膜炎,表现为眼底絮状白斑。眼睑、泪腺、睑板腺、结膜及虹膜等常受卡波西肉瘤侵犯。⑦肿瘤:卡波西肉瘤、恶性淋巴瘤等。卡波西肉瘤侵犯下肢皮肤和口腔黏膜,可出现紫红色或深蓝色浸润斑或结节,融合成片,表面溃疡并向四周扩散。

【辅助检查】

1. 一般检查　白细胞、红细胞、血红蛋白及血小板均有不同程度减少。尿蛋白常阳性。

2. 免疫学检查　T 细胞总数降低,$CD4^+T$ 细胞减少。$CD4^+/CD8^+<1.0$。链激酶、植物血凝素等皮试常阴性。免疫球蛋白和微球蛋白可升高。

3. 血生化检查　可有血清转氨酶升高及肾功能异常等。

4. 病毒及特异性抗原和(或)抗体检测　①分离病毒:可从血浆、单核细胞和脑脊液分离出 HIV,但因操作复杂,主要用于科研。②抗体检测:HIV-1/HIV-2 抗体检测是HIV 感染诊断的金标准。用 ELISA 法初筛/复检测血清 gp 24 及 gp 120 抗体,其灵敏度可达 99% ,但 ELISA 抗体检测结果须经蛋白印迹检测确认。③抗原检测:可用ELISA 法测血清 HIVp24 抗原,有助于抗体产生窗口期和新生儿早期感染的诊断。④蛋白质芯片:能同时检测 HIV、HBV、HCV 联合感染者血中的 HIV、HBV、HCV 核酸和相应抗体,有较好的应用前景。

【诊断要点】

根据流行病学资料,如多个性伴侣、男同性恋者、静脉药瘾者和多次输血等高危因素,结合临床表现并做 HIV 抗体及 CD4$^+$/CD8$^+$等检查,可明确诊断。

【治疗要点】

治疗原则:抗病毒治疗是本病治疗的关键;另外为对症治疗及并发症治疗。

1. 抗反转录病毒治疗 抗反转录病毒治疗目的是最大限度的抑制病毒复制,重建或维持免疫功能,降低病死率和 HIV 相关疾病的发生率,提高患者的生活质量,减少艾滋病的传播。国内的抗反转录病毒药物目前有四类,即 NRTIs、NNRTIs、PIs 和整合酶抑制剂。

(1)NRTIs:选择性抑制 HIV 反转录酶,抑制 HIV 复制。常用药物有:齐多夫定、去羟肌苷、拉米夫定、司他夫定。

(2)NNRTIs:主要作用于 HIV 反转录酶某位点使其失去活性。常用药物有:奈韦拉平,依非韦伦。与其他抗 HIV 药物联合使用。

(3)蛋白酶抑制剂:抑制蛋白酶,阻断 HIV 复制和成熟过程中必需的蛋白质合成。主要药物有利托那韦,茚地那韦及沙奎那韦等。

(4)整合酶抑制剂:主要药物有拉替拉韦。

单用抗病毒药物易诱发 HIV 变异,产生耐药性,故目前主张联合用药。根据目前的抗反转录病毒药物,推荐方案为 2 种 NRTIs+1 种 NNRTIs 或 2 种 NRTIs+1 种加强型 PIs,因每种方案都有其优缺点,需根据患者的具体情况来掌握。

2. 免疫治疗 采用 IL-2 与抗病毒药物同时应用能改善患者免疫功能。

3. 并发症治疗

(1)肺孢子菌肺炎:首选复方磺胺甲噁唑。

(2)其他真菌感染:口腔及食管真菌感染用克霉唑 1.5g 或酮康唑 0.1g,2 次/日;制霉菌素 2.5 万 U 涂抹黏膜病变处,4 次/日;肺部念珠菌病可用氟康唑或伊曲康唑治疗;新型隐球菌脑膜炎用两性霉素 B 及氟胞嘧啶治疗等。

(3)病毒感染:全身性感染及带状疱疹可用阿昔洛韦,或更昔洛韦静脉滴注。

(4)弓形虫病:螺旋霉素或克林霉素每天 0.6~1.2g,前二者常与乙胺嘧啶合用或交替应用。

(5)卡波西肉瘤:抗病毒治疗同时使用 α-INF 治疗,也可用博来霉素 10mg/m^2,长春新碱 2mg/m^2 和阿霉素 20mg/m^2 联合化疗等。

4. 预防性治疗 HIV 感染且结核菌素试验阳性者服用异烟肼 4 周。CD4$^+$T 淋巴细胞<0.2×10^9/L 者,可用喷他脒 300mg,每月雾化吸入一次或服用磺胺甲噁唑(SMZ)/甲氧苄啶(TMP)预防肺孢子菌肺炎。医务人员意外职业暴露者,应在 2 小时内开始服用康苄韦(300mg,每日 2 次)或司他夫定、去羟肌苷+DDI 等治疗。

【常用护理诊断/问题】

1. 有感染的危险 与免疫功能受损有关。

2. 营养失调:低于机体需要量 与食欲缺乏、慢性腹泻及艾滋病期并发各种机会性感染和肿瘤消耗有关。

3. 恐惧 与艾滋病预后不良、疾病折磨、担心受到歧视等有关。

4. 活动无耐力 与 HIV 感染、并发各种机会性感染和肿瘤有关。

【护理措施】

1. 病情观察 严密观察有无肺部、胃肠道、中枢神经系统、皮肤黏膜及眼部等机会性感染的症状发生,如咳嗽、咳痰、腹泻、头晕、头痛等。

2. 起居护理 在急性感染期和艾滋病期要卧床休息,减轻症状;无症状感染期可正常工作,但应避免劳累。

3. 饮食护理 应给予高热量、高蛋白、高维生素、易消化的饮食,保证摄入足够的营养,提高机体抗病能力;同时根据患者的饮食习惯,注意食物的色香味,少量多餐,增进患者食欲。如有呕吐,在饭前 30 分钟给止吐药;如有腹泻,能进食者应给予少渣、少纤维素、高热量、高蛋白、易消化的流质或半流质饮食;鼓励患者多饮水或给肉汁、果汁等;忌食生冷及刺激性食物;不能进食者给予鼻饲饮食。必要时静脉补充所需营养和水分。

4. 用药护理 早期抗病毒治疗可减少机会性感染。应用齐多夫定治疗者,注意其严重的骨髓抑制作用,早期可表现为巨幼细胞贫血,晚期可有中性粒细胞和血小板减少,也可出现恶心、头痛和肌炎等症状。检查血型、做好输血准备,并定期检查血象。当中性粒细胞<$0.5×10^9$/L 时,应报告医生及时处理。

5. 隔离及对症护理 由于一般接触并不会传播艾滋病,因此,HIV 感染者和艾滋病患者均无须隔离。如患者出现明显腹泻,可能污染环境时应予以接触隔离;艾滋病期患者因为免疫缺陷,应实施保护性隔离。对症护理上应加强口腔护理和皮肤清洁,防止继发感染或减轻口腔、外阴真菌、病毒等感染。长期腹泻的患者要注意肛周皮肤的护理。每次排便后用温水清洗局部,再用吸水性良好的软布或纸巾吸干,并可涂抹润肤油保护局部皮肤。

6. 心理护理 多与患者沟通,应用倾听技巧,了解患者的心理状态。因为艾滋病缺乏特效药物治疗,预后不良,加上疾病的折磨,患者易产生焦虑、抑郁、害怕、恐惧等心理障碍,少数患者可出现报复、自杀等行为。护士要关心体贴患者,保护患者的隐私。了解患者的社会支持资源及患者对资源的利用度,鼓励亲属、朋友给患者提供生活上和精神上的帮助,解除患者的孤独、恐惧感。鼓励患者珍爱生命、遵守性道德,充分利用可及的社会资源及信息,积极地融入社会。

【健康教育】

1. 对患者的指导 鼓励患者珍爱生命,积极融入社会。遵守性道德。

2. 疾病预防指导

(1) 管理传染源:高危人群普查 HIV 有助于发现传染源。发现 HIV 感染者应尽快(城镇于 6 小时内,农村于 12 小时内)向当地疾病预防控制中心报告。隔离治疗患者,监控无症状 HIV 感染者。加强国境检疫。

对 HIV 感染者实施管理,包括:①定期访视及医学观察。②患者的血、分泌物和排泄物应用 0.2% 次氯酸钠或漂白粉等消毒。③严禁艾滋病感染者献血、捐献器官、精液;性生活使用避孕套。④出现临床表现、并发感染或恶性肿瘤者,必须住院治疗。⑤已感染 HIV 的育龄妇女应避免妊娠和生育,防止母婴传播;HIV 感染的哺乳期妇女应采用人工喂养婴儿。

(2) 切断传播途径:积极广泛开展宣传教育和综合治理,通过传媒、社区健康教育等,让群众了解艾滋病的病因和感染途径,采取自我防护措施进行预防,尤其应加强

笔记

性教育;保障安全的血液制品供应,倡导义务献血,禁止商业性采血;严格血液及血制品的管理,严格检测献血者、精液、组织及器官提供者的 HIV 抗体;注射、手术、拔牙等技术应严格无菌操作,推广一次性注射用品的使用,不共用针头、注射器;对侵入性操作的医疗器械如胃镜、肠镜、血液透析器械应严格消毒,防止医源性交叉感染。注意个人卫生,不共用牙具、剃须刀等。

HIV 感染的孕妇可采用产科干预(如终止妊娠、择期剖宫产等)和抗病毒药物干预以及人工喂养措施以减少 HIV 母婴传播。

【结语】

艾滋病是由人免疫缺陷病毒(HIV)引起的慢性传染病。本病主要由性接触、血液接触及母婴传播。本病临床表现多种多样,最终并发各种严重机会性感染和肿瘤。护理上应注意对患者进行心理疏导,鼓励患者珍爱生命、遵守性道德并采取相应的对症处理措施。

第三节 细菌感染

一、细菌性痢疾

细菌性痢疾(bacillary dysentery)简称菌痢,是由志贺菌引起的急性肠道传染病。本病以直肠、乙状结肠的炎症与溃疡为主要病变,以腹痛、腹泻、里急后重和黏液脓血便为主要表现,可伴有发热和全身毒血症状。

【病原学】

病原菌为志贺菌,属肠杆菌科志贺菌属,为革兰阴性菌,有菌毛、无鞭毛、荚膜及芽胞,无动力,兼性厌氧,但最适宜于需氧生长。志贺菌外界生存力较强,在蔬菜、水果及污染物上可生存 1~2 周,对各种消毒剂均很敏感。志贺菌属可分为 4 群 47 型,4 群分别是痢疾志贺菌、福氏志贺菌、鲍氏志贺菌和宋内氏志贺菌。我国以福氏痢疾杆菌多见,其次是宋内氏痢疾杆菌。

【流行病学】

1. 传染源 主要为急性、慢性患者及带菌者。急性菌痢患者早期排菌量大、传染性强;不典型、慢性患者及各种带菌者,因临床表现不明显而易被忽视,流行病学意义更大。

2. 传播途径 经消化道传播。志贺菌主要通过污染食物、水、苍蝇、还可通过日常生活接触传播,即通过接触患者或者带菌者的生活用品而感染。

3. 易感人群 普遍易感。但有两个发病高峰年龄段,即学龄前儿童和青壮年。病后可获得一定的免疫力,但短暂而不稳定,且不同群、型之间无交叉保护性免疫,故易重复感染。

4. 流行特征 菌痢主要集中发生在发展中国家,尤其是医疗条件差且水源不安全的地方。我国目前菌痢的发病率仍显著,但总体看来发病率有逐年下降的趋势,可是仍高于发达国家。各地菌痢发生率差异不大,终年散发,有明显的季节性。夏秋季发病率高可能和降雨量多、苍蝇密度高以及进食生冷瓜果食品的机会多有关。

【发病机制】

志贺菌进入机体后是否发病,取决于三个要素:细菌数量、致病力和人体抵抗力。痢疾杆菌进入消化道后,大部分被胃酸杀灭,进入肠道的少量菌也可因正常菌群的拮抗作用、肠黏膜分泌型 IgA 的阻断作用而不能致病。当细菌致病力强,人体抵抗力低下时,进入肠道的痢疾杆菌可黏附并侵入肠黏膜上皮细胞和固有层,并在该处进一步繁殖,引起肠黏膜的炎症反应,固有层毛细血管及小静脉充血,细胞浸润及血浆渗出,甚至引起固有层小血管循环障碍,导致上皮细胞缺血、坏死,形成浅表溃疡,从而产生腹痛、腹泻及脓血便。由于病变部位有大量吞噬细胞,而痢疾杆菌易被吞噬细胞吞噬,因而细菌很少侵入黏膜下层,故本菌一般不侵入血流而引起菌血症。

痢疾杆菌可产生内、外毒素,内毒素引起发热和毒血症。中毒性痢疾的发病与内毒素作用于肾上腺髓质、刺激交感神经系统和单核-吞噬细胞系统释放各种血管活性物质,引起微循环障碍有关。由于内毒素损伤血管壁引起 DIC 及血栓形成,加重微循环障碍,引起重要脏器功能衰竭,脑血管痉挛引起脑缺血缺氧。临床表现为中毒性痢疾。志贺菌分泌的外毒素可引起肠黏膜细胞、肝细胞变性坏死,还可引起动物麻痹,故又称志贺神经毒素,与病初的水样泻及神经系统症状有关。

【临床表现】

潜伏期 1~4 天,潜伏期长短和临床症状的轻重主要取决于患者的年龄、抵抗力、感染细菌的数量、菌群毒力的不同。根据病程长短和病情轻重可以分为以下几型:

1. 急性菌痢　根据毒血症状及肠道症状轻重可分成三型:

(1) 普通型(典型):起病急,有畏寒、发热,体温可达 39℃ 以上,伴头痛、乏力、食欲减退,并出现腹痛、腹泻,多先为稀水样便,1~2 天后转为黏液脓血便,大便每日十多次至数十次,量少,有时为脓血便,此时里急后重明显。常伴肠鸣音亢进、左下腹压痛。一般 1~2 周内逐渐恢复,亦可转为慢性。

(2) 轻型(非典型):全身中毒症状轻微,可无发热或仅低热。每天排便次数不超过 10 次,多为黏液稀便但无脓血,腹痛及里急后重均不明显。1 周左右可自愈。

(3) 中毒型:以 2~7 岁儿童多见,成人偶有发生。起病急骤,突起畏寒、高热,病势凶险,全身中毒症状严重,可有嗜睡、昏迷及抽搐,迅速发生呼吸和循环衰竭。而肠道症状很轻或缺如,但生理盐水灌肠或直肠拭子取标本镜检可发现大量脓细胞和红细胞。根据表现又可分为三型:

1) 休克型(周围循环衰竭型):较多见,以为感染性休克为主要表现。主要表现为面色苍白、四肢厥冷、指甲发白、心率增快、脉搏细速甚至不能触及、血压逐渐下降甚至测不出,并可出现心肾功能不全及意识障碍等症状。重型病例不易逆转,可致多脏器功能损伤与衰竭,危及生命。

2) 脑型(呼吸衰竭型):由于脑血管痉挛引起脑缺血、缺氧,导致脑水肿、颅内压增高,严重者时可发生脑疝。表现为烦躁、头痛、频繁呕吐、血压偏高,频繁或持续性惊厥、瞳孔大小不等、对光反应迟钝或消失等。呼吸节律不齐,深浅不匀,双吸气或叹息样呼吸,严重者可出现呼吸停止。

3) 混合型:此型兼有以上两型的表现,预后最为凶险,病死率很高。

2. 慢性菌痢　病程反复发作或迁延不愈达 2 个月以上者,即为慢性菌痢。可能与治疗不及时或不彻底、机体抵抗力低下、福氏菌感染等因素有关。

笔记

（1）慢性迁延型：最为多见。急性菌痢发作后，迁延不愈，时重时轻。长期腹泻可导致营养不良、贫血、乏力等。

（2）急性发作型：有慢性菌痢史，常因饮食不当、受凉、劳累等诱因引起急性发作，常较急性菌痢轻。

（3）慢性隐匿型：有急性菌痢史，无明显临床症状，但粪便培养可检出志贺菌，结肠镜检查可发现黏膜炎症或溃疡等病变。

【辅助检查】

1. 常规检查　急性期白细胞计数及中性粒细胞有中等度升高。慢性期可有轻度贫血。粪便检查外观多为黏液脓血便，量少。镜检可见大量成堆的脓细胞、白细胞、分散的红细胞，如有吞噬细胞有助于确诊。

2. 病原学检查

（1）细菌培养：粪便培养出痢疾杆菌可以确诊。在抗菌药物使用前采集新鲜标本，取脓血部分及早送检和早期多次送检均有助于提高细菌培养阳性率。

（2）特异性核酸检测：采用 DNA 探针杂交法或聚合酶链反应（PCR）技术，可直接检查粪便中的痢疾杆菌核酸，明显增加了早期诊断的敏感率。

3. 免疫学检查　与细菌培养比较具有快速诊断的优点。但由于粪便中抗原成分复杂，易出现假阳性反应，故临床上尚未广泛使用。

【诊断要点】

1. 流行病学资料　菌痢多发于夏、秋季，有不洁饮食或与菌痢患者有接触史。

2. 临床表现　急性期临床表现为发热、腹痛、腹泻、黏液脓血便、里急后重等症状，左下腹有明显压痛。慢性菌痢患者则有急性痢疾史。中毒型菌痢以儿童多见，有高热、惊厥、意识障碍及循环或呼吸衰竭，起病时胃肠道症状轻微。

3. 粪便检查　肉眼可见黏液脓血便，镜检有大量脓细胞、白细胞以及红细胞即可临床诊断，确诊依赖于粪便培养发现痢疾杆菌。

【治疗要点】

1. 急性菌痢的治疗

（1）对症治疗：根据水和电解质丢失的情况，给予口服补液，必要时通过静脉补液，维持水、电解质平衡；有酸中毒者适当补碱。痉挛性腹痛者，可应用解痉药山莨菪碱（654-2）等或腹部热敷。高热并有严重毒血症状者，可酌情应用小剂量肾上腺皮质激素。

（2）抗菌治疗：由于多重耐药的痢疾杆菌不断增加，为了提高临床疗效，应尽量根据大便培养的药敏试验结果，选择敏感的抗菌药物，以易吸收的口服抗生素为宜，疗程一般 3~5 天。①喹诺酮类药物：有较强的杀菌作用，抗菌谱广，口服易吸收，对耐药菌株亦有良好疗效，可作为成人菌痢的首选药，常用环丙沙星，其他喹诺酮类药物也可酌情选用。该类药物副作用少，偶有胃肠反应；但会影响婴幼儿骨骺发育，故不宜用于儿童和孕妇。②对上述药物耐药的，可用匹美西林、头孢曲松等，阿奇霉素对耐药菌株也有较强的抑菌作用。③小檗碱（黄连素）：有减少肠道分泌的作用，在使用抗生素时同时使用，可提高临床疗效。

2. 中毒性菌痢的治疗　本型菌痢病情凶险，应及时采取抢救措施。

（1）抗菌治疗：应采用有效抗生素静脉给药，如环丙沙星、氧氟沙星或第三代头孢菌素如头孢哌酮、头孢他啶、头孢噻肟等,情况好转后改为口服。

（2）抗休克治疗:①扩充血容量及纠正酸中毒:扩充血容量以晶体液为主,先晶体液后胶体液,晶胶结合。晶体液是2:1液或平衡盐溶液,胶体液为右旋糖酐-40。有酸中毒者可适当给予1.4%碳酸氢钠静滴。②改善微循环障碍:中毒型菌痢主要因内毒素血症引起小血管痉挛导致周围循环衰竭,在补足血容量的基础上,应用给予山莨菪碱（654-2）、酚妥拉明、多巴胺或去甲肾上腺素等,以改善重要脏器血流灌注。③肾上腺皮质激素的应用:氢化可的松5～10mg/kg静脉滴注,可减轻毒血症状,降低血管阻力,减轻脑水肿等。一般用3～5天。

（3）防治脑病:高热、惊厥可加重脑缺氧和脑水肿,应给予物理降温,惊厥者给予亚冬眠疗法。脑水肿时,用20%甘露醇脱水。及时应用血管活性的药物改善脑部微循环,也可配合使用肾上腺皮质激素改善病情。纠正呼吸衰竭需保持呼吸道通畅,吸氧。必要时给予尼可刹米、洛贝林（山梗菜碱）等呼吸兴奋剂,或应用人工呼吸机。

3. 慢性菌痢的治疗　慢性菌痢疗效欠佳,需长期系统治疗。应尽可能多次进行大便培养及药敏试验。必要时做乙状结肠镜检查,以便作为选择抗生素及判断疗效的参考。

（1）抗生素:多主张联合应用两种不同类的抗菌药物,剂量足、疗程较长。

（2）局部灌肠疗法:可使较高浓度的药物直接作用于结肠病变部位,能增强杀菌作用。常用5%大蒜素液100ml或2%磺胺嘧啶银悬液100～200ml保留灌肠,每晚1次,10～14天为1个疗程。或在灌注液中加入小剂量肾上腺皮质激素,可提高疗效。

（3）肠道菌群失调的处理:长期使用抗生素易导致菌群失调。应限制豆类和乳类摄入量,并可应用微生态制剂如乳酸杆菌或双歧杆菌制剂等纠正。

【常用护理诊断/问题】

1. 体温过高　与痢疾杆菌内毒素激活细胞释放内源性致热原,作用于体温中枢导致体温升高有关。

2. 腹泻　与肠道炎症、广泛浅表性溃疡形成导致肠蠕动增强有关。

3. 疼痛:腹痛　与细胞毒素作用于肠壁自主神经,引起肠痉挛有关。

4. 有体液不足的危险　与高热、腹泻、摄入不足有关。

5. 潜在并发症:中枢性呼吸衰竭、脑疝、惊厥。

【护理措施】

1. 病情观察　对休克型患者应严密监测生命体征、神志、尿量,观察有无面色苍白、四肢湿冷、血压下降、脉细速、尿少、烦躁等休克征象。腹泻的观察:密切观察排便次数、量、性状及伴随症状,采集含有脓血、黏液部分的新鲜粪便作为标本,及时送检,以提高阳性率。对高热患者密切观察体温变化,注意观察发热的过程、热型、持续时间及伴随症状,及时实施物理或药物降温并评价降温效果。

2. 起居护理　急性期患者卧床休息,避免烦躁、紧张、焦虑等不良情绪,有利于减轻不适。频繁腹泻伴发热、疲乏无力、严重脱水者应协助患者床边排便,以减少体力消耗。患者平卧或置于休克体位,小儿去枕平卧,头偏向一侧。

3. 饮食护理　严重腹泻伴呕吐者可禁食,静脉补充所需营养,使肠道得到充分休息。能进食者,给予高热量、高蛋白、高维生素、少渣、少纤维素,易消化的流质或半流质饮食,避免生冷、多渣、油腻及刺激性食物,少量多餐,可饮糖盐水。

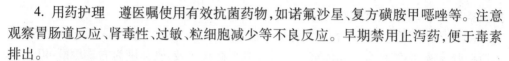

4. 用药护理 遵医嘱使用有效抗菌药物,如诺氟沙星、复方磺胺甲噁唑等。注意观察胃肠道反应、肾毒性、过敏、粒细胞减少等不良反应。早期禁用止泻药,便于毒素排出。

5. 隔离与对症护理

(1)隔离与消毒:严格执行接触隔离措施,防止经消化道和生活接触途径的传播,至临床症状消失、粪便培养连续 2 次阴性,方可解除隔离。

(2)皮肤护理:每次排便后清洗肛周,并涂以润滑剂。每天用温水或 1∶5000 高锰酸钾溶液坐浴,防止感染。伴明显里急后重者,嘱患者排便时不要过度用力,以免脱肛。发生脱肛时,可戴橡胶手套助其回纳。

(3)保暖:由于循环衰竭患者肢端循环不良,应注意保暖,可调高室温,减少暴露部位,加盖棉被,放置热水袋,喝热饮料。

6. 心理护理 与患者进行有效的交流,鼓励患者说出自身的感受,积极主动帮助患者树立战胜疾病的信心。应理解、同情患者,耐心听取患者的诉说,建立良好的护患关系,使患者产生安全感,信任感,帮助患者及时清除排泄物,及时更换污染的床单,创造清洁舒适的环境。

【健康指导】

1. 对患者的指导 菌痢患者应及时隔离、治疗。粪便消毒对于传染源的控制极为重要,应向患者及家属说明。指导患者遵医嘱按时、按量、按疗程坚持服药,争取急性期彻底治愈,以防转变为慢性菌痢。加强体育锻炼,保持生活规律,复发时及时治疗。

2. 疾病预防指导

(1)管理传染源:患者和带菌者应及时隔离,并给予彻底治疗,直至大便培养阴性。慢性菌痢患者和带菌者未治愈前一律不得从事餐饮、水源管理、托幼机构等行业的工作。

(2)切断传播途径:养成良好的个人卫生习惯,餐前便后洗手,不饮生水,不摄入不洁食物,把住"病从口入"关。

(3)保护易感人群:在痢疾流行期间,易感者可口服多价痢疾减毒活菌苗,提高机体免疫力。

【结语】

细菌性痢疾是由痢疾杆菌引起的肠道传染病。急性菌痢分为普遍型、轻型及中毒型(分为休克型、脑型和混合型);慢性菌痢可分为急性发作型、迁延型及隐匿型。采取以切断传播途径为主的综合措施进行预防。护理时注意隔离措施,做好饮食护理和皮肤护理,注意保暖。

二、霍乱

霍乱(cholera)是由霍乱弧菌引起的烈性肠道传染病。该病主要通过污染的水和食物传播,发病急、传播快、流行广,曾引起 7 次世界性大流行,属于国际检疫传染病,在《中华人民共和国传染病防治法》中列为甲类传染病。临床表现轻重不一,一般以轻症多见,重者死亡率极高。典型表现为剧烈泻吐、脱水、肌肉痉挛、微循环衰竭伴严重电解质紊乱与酸碱平衡失调,甚至急性肾衰竭等。

【病原学】

霍乱弧菌为革兰染色阴性,呈弧形或逗点状,菌体尾端有一鞭毛,运动极为活泼,在暗视野悬滴镜检中可见穿梭运动,粪便直接涂片检查可见弧菌呈"鱼群状"排列。

霍乱弧菌有菌体(O)抗原和鞭毛(H)抗原。H抗原为霍乱弧菌属所共有;O抗原特异性高,是霍乱弧菌分群和分型的基础。WHO腹泻控制中心将霍乱弧菌分为三群:①O_1群霍乱弧菌:为霍乱的主要致病菌,包括古典生物型和埃尔托生物型。②非O_1群霍乱弧菌:为不凝集弧菌,一般无致病性。但是O_{139}血清型的霍乱弧菌可引起流行性腹泻,它是1992年在印度及孟加拉等地发生霍乱暴发流行时发现的。③不典型O_1群霍乱弧菌:不产生肠毒素,无致病性。

霍乱弧菌对热、干燥、酸及一般消毒剂均敏感,加热55℃10分钟或干燥2小时即可死亡,煮沸后立即被杀死。在正常胃酸中仅存活4分钟。霍乱弧菌对氯敏感,0.5mg/L的氯15分钟能杀灭,用1:4比例加漂白粉处理患者呕吐物或排泄物,经1小时可达到消毒目的。霍乱弧菌在自然环境中存活时间较长,在井水、海水、河水中埃尔托型弧菌能生存1~3周。

【流行病学】

1. 传染源 患者与带菌者是霍乱的主要传染源。中、重型患者排菌量大、传染性强,是重要传染源。轻型、隐性感染者、恢复期、潜伏期患者及健康带菌者易被忽视,而得不到及时隔离与治疗,在疾病的传播上也起着重要作用。

2. 传播途径 本病主要通过污染的水、食物、生活接触和苍蝇等途径经消化道传播。经水传播是最主要途径,常引起暴发流行。

3. 人群易感性 人群普遍易感,本病隐性感染较多。病后可获得一定程度免疫力,可产生抗菌抗体和抗肠毒素抗体,但维持时间较短,可再次感染。

4. 流行特征 在热带地区霍乱可全年发病,我国的流行季节为夏秋季,高峰多在7~9月份。以儿童发病率最高,其次为中青年。有沿海沿江分布的特点。流行形式为暴发型与慢性迁延散发型两种并存。

【发病机制】

霍乱弧菌侵入人体后是否发病取决于两方面的因素:胃酸分泌程度和霍乱弧菌致病力。当胃酸减少、机体抵抗力下降或食入霍乱弧菌的量超过$10^8 \sim 10^9$,未被杀灭的霍乱弧菌进入小肠,通过鞭毛活动、黏蛋白溶解酶、黏附素等,黏附于肠黏膜上皮细胞表面生长繁殖,并产生霍乱肠毒素(CT)致病。霍乱肠毒素有A、B两个亚单位,亚单位A具有毒素活性,亚单位B与肠黏膜细胞结合后,亚单位A脱离毒素分子,并移行至细胞膜内侧,激活腺苷酸环化酶,使细胞内三磷酸腺苷(ATP)转化成环磷酸腺苷(cAMP),当黏膜细胞内cAMP浓度升高时,即刺激隐窝细胞分泌水、氯化物、碳酸氢盐能力增强,同时抑制肠绒毛细胞对钠及氯的正常吸收,导致大量电解质和水分聚集在肠腔内,形成本病特征性的剧烈水样腹泻。霍乱肠毒素还能促使肠黏膜杯状细胞分泌黏液增多,使腹泻水样便中含大量黏液。由于肠液中含有大量的水、电解质和黏液,加上胆汁分泌减少,所以吐泻物呈米泔水样。

剧烈腹泻与呕吐,导致水和电解质大量丢失,可迅速出现严重脱水,造成微循环衰竭。由于钾、钠、钙及氯化物的丧失,可发生肌肉痉挛、低钠、低钾和低钙血症等。碳酸氢盐的丢失,导致代谢性酸中毒。因循环衰竭造成的肾缺血,低钾及毒素对肾脏的直

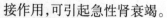

接作用,可引起急性肾衰竭。

【临床表现】

潜伏期平均1~3天(数小时~5天)。多为突然发病,少数患者有乏力、头晕、腹胀、轻度腹泻等前驱症状。

1. 典型霍乱 病程可分为3期。

(1)泻吐期:多数以急剧腹泻开始,无发热、腹痛和里急后重,大便量多,每次可超过1000ml,每天数次至数十次,甚至难以计数。开始大便为泥浆样或水样,有粪质,迅速变为米泔水样,无粪臭。有肠道出血者粪便呈洗肉水样。呕吐一般发生在腹泻后,常为喷射状,少有恶心,轻者可无呕吐,呕吐物先为胃内容物,后为米泔水样。本期持续数小时至1~2天。

(2)脱水期:频繁的腹泻和呕吐使患者迅速出现脱水、电解质紊乱、代谢性酸中毒甚至循环衰竭。此期一般为数小时至2~3天。表现为:

1)脱水:轻度脱水患者可见皮肤黏膜稍干燥,皮肤弹性略差,失水量约1000ml,儿童70~80ml/kg;中度脱水患者皮肤弹性差,眼窝凹陷,声音轻度嘶哑,血压下降及尿量减少,失水量约为3000~3500ml,儿童80~100ml/kg;重度脱水者皮肤无弹性,眼球下陷,面颊深凹,手指皱瘪,舟状腹,神志淡漠或烦躁不安,失水量约4000ml,儿童100~120ml/kg。

2)周围循环衰竭:是严重失水所致的低血容量性休克。患者表现为四肢厥冷、脉搏细速、血压降低、少尿或无尿、意识障碍、烦躁不安、嗜睡甚至昏迷。

3)肌肉痉挛:由于吐泻使钠盐大量丢失引起腓肠肌和腹直肌痉挛。表现为痉挛部位的疼痛、肌肉呈强直状态。

4)低钾综合征:频繁的腹泻使钾盐大量丢失所致,表现为肌张力减弱、腱反射消失、鼓肠甚至心律失常。

5)代谢性酸中毒:临床表现为呼吸增快,严重者可有意识障碍,如嗜睡,感觉迟钝甚至昏迷。

(3)恢复期或反应期:脱水纠正后,患者症状逐渐消失,尿量增加,体温、脉搏、血压恢复正常。约1/3患者有反应性发热,可能由于循环改善后残存的肠内毒素继续吸收所致,多波动于38~39℃,持续1~3天后可自行消退。

2. 临床类型 根据脱水程度、血压及尿量等,将霍乱分为五型,分别为无症状型、轻型、中型、重型和暴发型(中毒型)。暴发型(中毒型)又称干性霍乱,极罕见。起病急骤,发展迅速,尚未出现明显的泻吐症状即进入中毒性休克而死亡。

3. 并发症

(1)急性肾衰竭:为最常见的并发症,也是常见的死因。由于严重脱水和休克,肾脏缺血缺氧,出现少尿、无尿和氮质血症。

(2)急性肺水肿:由于腹泻、呕吐导致严重脱水,需要快速补液,如果不注意同时纠正酸中毒,则可诱发急性肺水肿。

【辅助检查】

1: 血常规及生化检查 脱水导致血液浓缩,红细胞和血红蛋白相对增高,白细胞计数(10~30)×10⁹/L,中性粒细胞及单核细胞增多。血清钾、钠、氯化物和碳酸氢盐降低,血pH下降,尿素氮、肌酐增加。

2. 尿常规检查 尿液多呈酸性,可有蛋白、红细胞、白细胞及管型。

3. 粪便检查

（1）一般检查:部分患者可见黏液,镜检可见少许红、白细胞。

（2）悬滴检查及制动试验:急性期新鲜粪便滴于玻片上,暗视野镜检,可见运动活泼呈穿梭状的弧菌,加入特异性抗血清,出现凝集反应并运动停止。

（3）涂片染色:粪便涂片可见革兰染色阴性稍弯曲的弧菌,呈鱼群状排列。

（4）粪便培养:将粪便接种于碱性蛋白胨水（pH 8.6）培养基上,在37℃下增菌6~8小时后再转种到霍乱弧菌能生长的选择性培养基,如庆大霉素琼脂、亚碲酸盐琼脂培养基等。增菌培养能提高霍乱弧菌的检出率,与分离培养结合可对其生物型和血清型做出鉴定,为明确诊断提供依据。

4. 血清学检查 检测霍乱弧菌感染后产生的抗菌抗体和抗肠毒素抗体,主要用于流行病学的追溯诊断和粪便培养阴性可疑患者的诊断。抗凝集素抗体双份血清滴度4倍以上增长有诊断意义。

5. 其他 PCR法亦可检出病原菌,此法可快速诊断霍乱,但临床尚未广泛使用。

【诊断要点】

1. 诊断标准 符合下列各项之一者,即可确诊为霍乱:①凡有泻吐症状,粪便培养霍乱弧菌阳性者。②霍乱流行期间,在疫区内有典型的霍乱腹泻和呕吐症状,迅速出现严重脱水,循环衰竭和肌肉痉挛者。虽然粪便培养未发现霍乱弧菌但无其他原因可查者,经双份血清凝集试验,效价呈4倍增长。③在流行病学调查中,发现首次粪便培养阳性前后各5天内,有腹泻症状及接触史,可诊断为轻型霍乱。

2. 疑似诊断 具有下列两项之一者,可诊断为疑似霍乱:①凡有典型症状的首发病例,病原学检查未确定之前;②霍乱流行期间有明确接触史,且发生腹泻、呕吐症状,而无其他原因可查者。

【治疗要点】

1. 补液治疗 及时补充液体与电解质是治疗本病的关键环节。

（1）静脉补液:补液原则是:早期、快速、足量,先盐后糖,先快后慢,纠酸补钙,见尿补钾。补液的种类有541液、2:1溶液及林格乳酸钠溶液等,通常选择与患者所失去的电解质浓度相似的541液。常规541溶液的配方为:0.9%氯化钠550ml、1.4%碳酸氢钠300ml和10%氯化钾10ml,另加10%葡萄糖140mL。输液量和速度,应根据病情轻重、脱水程度、血压脉搏、尿量及血浆比重等决定。24小时的补液量按轻、中、重型成人分别为3000~4000ml、4000~8000ml和8000~12 000ml;儿童分别为100~150ml/kg、150~200ml/kg和200~250ml/kg。开始时快速滴入,待血压回升后减速,直到脱水纠正。

（2）口服补液:霍乱并不影响葡萄糖的吸收,且葡萄糖可增加氯化钠及水的吸收。因此轻、中型患者可予口服补液,对重症患者先给予静脉补液,待休克纠正、病情改善后,亦可改为口服补液。口服补液配方为每升水中含葡萄糖22g、氯化钠3.5g、碳酸氢钠2.5g、氯化钾1.5g。在第一个6小时,成人口服液量为700ml/h,儿童250ml/h,以后每6小时口服补液量为前6小时泻吐量的1.5倍。

2. 病原治疗 为补液疗法的重要辅助措施。抗菌治疗可控制病原菌、缩短病程,减少腹泻量。目前常用药物:环丙沙星,成人每次250~500mg,每日2次口服;或诺氟沙星,成人每次 200mg,每日 3 次;也可选用多西环素或复方磺胺甲噁唑片(复方新诺明)等。

3. 对症治疗　重症患者经补足血容量后,如血压仍未回升,可能存在中毒性休克,可用肾上腺皮质激素和血管活性药物如多巴胺、间羟胺等。有心力衰竭和肾衰竭等并发症者给予相应处理。

【常用护理诊断/问题】

1. 腹泻　与霍乱肠毒素作用于肠道有关。

2. 组织灌注无效　与频繁剧烈的吐泻导致严重脱水、循环衰竭有关。

3. 恐惧　与突然起病、病情发展迅速、严重脱水导致极度不适,实施严密隔离有关。

4. 疼痛:腹痛、腓肠肌痛　与低钠血症导致肌肉痉挛有关。

5. 活动无耐力　与频繁吐泻导致机体缺血缺氧有关。

6. 潜在并发症:急性肾衰竭、电解质紊乱、急性肺水肿。

【护理措施】

1. 病情观察　严密监测生命体征、神志、心理变化,每 0.5～1 小时记录一次,观察有无面色苍白、四肢湿冷、血压下降、脉细速、尿少、烦躁等休克征象。观察及记录呕吐及排便次数、量、性状及伴随症状,特别是低钾表现,如肌张力减低、鼓肠、心律失常等,并结合实验室检查结果综合评估病情。

2. 起居护理　急性期患者卧床休息,便器放于床边便于拿取。频繁泻吐伴发热、疲乏无力、严重脱水者应协助患者床边排便,以减少体力消耗,卧床患者注意预防压疮。

3. 饮食护理　严重腹泻伴呕吐者可暂禁食,使肠道得到充分休息。症状好转后,可给予少量多次饮水。病情控制后,逐步过渡到温热低脂流质饮食,如淡盐水、果汁等,尽量避免饮用牛奶、豆浆等容易产生肠胀气的食物。

4. 用药护理　遵医嘱用药。

(1) 补液的护理措施:若需要静脉补液应尽快建立两条静脉通道。有条件可做中心静脉穿刺,输液的同时监测中心静脉压的变化,为判断病情和疗效提供依据。根据病情轻重和脱水程度确定输液的量和速度,制定合理的输液计划,可应用输液泵以保证准确及时输入液体。加压输液和快速输液时,应加温至 37～38℃,以免因大量输入液体出现不良反应。在补液过程中注意监测患者是否出现烦躁、胸闷、心悸、咳嗽、颈静脉充盈、肺部湿啰音等急性肺水肿先兆,若发现先兆症状,应及时做出相应处理;同时监测输液效果,如尿量是否正常、患者的血压是否回升、皮肤弹性是否好转等。若患者循环好转后出现四肢无力、鼓肠、心律不齐等情况,提示发生低钾血症,应做好补钾准备。经补液后,血压仍较低者,遵医嘱可加用血管活性药物,直到血压恢复正常并维持稳定。血管活性药物输注过程中注意防止液体渗出血管外,引起局部组织坏死或影响疗效。

(2) 注意观察药物的不良反应:如多西环素可致骨发育不良、胃肠道症状、肝脏损害、过敏反应(皮疹)等,幼儿、孕妇及哺乳期妇女禁用。复方新诺明可引起胃肠反应、药疹、结晶尿等,嘱患者饭后服药,服药期间多饮水以减少相应的副作用,2 月以下婴儿、孕妇及哺乳期妇女禁用;喹诺酮类药物常见的不良反应有恶心、呕吐、腹痛、腹泻、心慌、胸闷、心律不齐、头晕、耳鸣、失眠、一过性嗜酸性粒细胞增多等,因影响骨骼发育,故孕妇、儿童及哺乳期妇女慎用。

5. 对症护理

(1) 隔离与消毒　严格按甲类传染病进行接触隔离。症状消失后,并隔日粪便培养 1 次,连续 2 次阴性可解除隔离。吐泻物用 20% 漂白粉乳剂消毒 2 小时后弃去,或排放入专用化粪池中消毒处理;便具、餐具、衣被、地面、家具用次氯酸钠溶液消毒;枕芯、床垫日光曝晒 6 小时或用过氧乙酸熏蒸。室内应有防蝇设备。接触患者后应严格消毒双手。

(2) 皮肤护理:每次排便后清洗肛周,并涂以润滑剂。每天用温水或 1∶5000 高锰酸钾溶液坐浴,防止感染。伴明显里急后重者,嘱排便时不要过度用力,以免脱肛。发生脱肛时,可戴橡胶手套助其回纳。

(3) 口腔护理:病情轻者,呕吐后可用温水漱口,减轻患者的不适;病情重、禁食及呕吐严重者,协助做好口腔护理。

6. 心理护理　向患者及家属解释本病的发生、发展过程,说明严密隔离的重要性及隔离期限。护士应积极与患者进行有效沟通,让患者充分表达自己的情感,以了解患者的顾虑,帮助患者树立治病信心和增强安全感。

【健康教育】

1. 对患者的指导　泻吐物消毒对于传染源的控制极为重要,应向患者及家属说明。霍乱患者应及早隔离治疗,直到症状消除后 6 天,并隔天粪便培养 1 次,连续 3 次培养阴性方可解除隔离。

2. 疾病预防指导

(1) 管理传染源:加强对传染源的管理是控制霍乱流行的重要环节。患者与带菌者是霍乱的传染源。设置肠道门诊,对腹泻患者进行登记和采集粪便培养是发现霍乱患者的重要方法。对接触者应严密检疫 5 天,留粪便培养并预防服药。

(2) 切断传播途径:改善环境卫生,加强饮水和食品的消毒管理,对患者和带菌者的粪便、其他排泄物和用具、衣被等进行消毒处理,消灭苍蝇等传播媒介。加强卫生宣教,提高人群防护意识,养成文明卫生的生活习惯,不食不洁、生冷或变质食物,饭前便后要洗手。霍乱流行期间,自觉停止一切宴请聚餐,有吐、泻症状者及时到医院肠道门诊就医。

(3) 保护易感人群:积极锻炼身体,提高抗病能力,霍乱流行时,有选择地为疫区人群接种霍乱菌苗。

【结语】

霍乱是由霍乱弧菌引起的烈性肠道传染病,为甲类传染病。该病主要通过污染的水和食物传播,热带地区可全年发病,在我国的流行高峰多在 7~9 月份。主要临床表现为剧烈泻吐、脱水、肌肉痉挛、循环衰竭伴严重电解质紊乱与酸碱平衡失调,甚至急性肾衰竭等。传染源是患者和带菌者,传播途径为消化道传播,人群普遍易感,病后免疫力短暂。典型霍乱按其病程可分为泻吐期、脱水期、恢复期(或反应期)3 期。确诊依赖于粪便培养发现霍乱弧菌。护理上实施严密隔离及消化道隔离,及时正确的补充液体和电解质是治疗和护理的关键环节,并做好对症护理和并发症的观察与抢救配合。

笔记

三、流行性脑脊髓膜炎

流行性脑脊髓膜炎(meningococcal meningitis)简称流脑,是由脑膜炎球菌引起的化脓性脑膜炎。临床表现为突发高热,剧烈头痛,频繁呕吐,皮肤黏膜瘀点和瘀斑,脑膜刺激征阳性。严重者可有败血症休克和脑实质损害,常可危及生命。部分患者暴发起病,可迅速致死。

【病原学】

脑膜炎球菌属奈瑟菌属,为革兰阴性双球菌,呈肾形或卵圆形,凹面相对成双排列或呈四联菌排列。具多糖荚膜,无芽胞,不活动。本菌为专性需氧菌,营养要求高,在普通培养基上不能生长,在巧克力或血培养基或卵黄培养基上生长良好。

脑膜炎球菌仅存在于人体,可从带菌者的鼻咽部及患者的血液、脑脊液和皮肤瘀点中检出。脑膜炎球菌按其表面特异性荚膜多糖抗原的不同,至少可分为 13 个血清群。流行致病菌株主要为 A、B、C 三群。大流行均由 A 群引起,B、C 群为散发和小流行。但近年 B 群流行有上升趋势。欧美国家致病菌以 B、C 群为主,A 群极少。

本菌对寒冷、热、干燥、阳光、紫外线、一般消毒剂和常用抗生素极为敏感,在体外极易自溶而死亡。采集标本后应立即送检。

【流行病学】

1. 传染源　带菌者和患者是本病的传染源。患者从潜伏期末开始至发病 10 天内均有传染性。本病隐性感染率高,感染后细菌寄生于鼻咽部,不引起症状而成为带菌者,不易被发现,因此带菌者作为传染源具有更重要的意义。流行期间人群带菌率可达 50%,带菌率有年龄差异,婴、幼儿携带率低,随年龄增长带菌率升高,至 15～24 岁达高峰,之后 20～30 年内逐渐降低,66 岁以后少有携带。

2. 传播途径　病原菌主要通过飞沫由呼吸道直接传播,因本菌在外界生存力极弱,间接接触传播机会较少,但密切接触如同睡、接吻对 2 岁以下婴儿发病有意义。

3. 人群易感性　人群普遍易感,儿童发病率高,以 5 岁以下儿童尤其是 6 个月至 2 岁儿童发病率最高。6 个月以内的婴儿因从母体获得被动免疫很少发病,6 个月至 2 岁时这种免疫能力降到最低,2 岁以后户外活动增加,因隐性感染逐渐获得免疫,至 20 岁达最高水平。感染后可获得持久免疫力,各群之间有交叉免疫,但不持久。

4. 流行特征　本病遍布全球,在温带地区可出现地方性流行,终年散发,冬春季节可引起流行,一般发生在 11 月至次年 5 月,3、4 月份为高峰期。我国自 1984 年开展 A 群疫苗接种之后,发病率持续下降,未出现全国性大流行,近几年疫情又有所回升,尤其是 B 群和 C 群菌引起的流行有增多的趋势。

【发病机制与病理】

脑膜炎球菌自鼻咽部侵入人体后是否发病取决于细菌数量、毒力强弱和机体防御功能。

脑膜炎球菌进入鼻咽部,如机体免疫力强,则细菌被杀灭;如免疫力较弱,细菌在鼻咽部繁殖而无症状或仅有轻微的上呼吸道感染症状,多因获得免疫力而自愈。少数情况下,因机体免疫力低下或细菌量多,部分病菌从鼻咽部侵入血液循环形成短暂菌血症,并通过血脑屏障引起化脓性脑膜炎。

普通型流脑败血症期间,脑膜炎球菌大量繁殖并释放内毒素,侵袭小血管和毛细血管的内皮细胞,引起局部出血、坏死、细胞浸润和血栓栓塞,临床表现为皮肤瘀点或瘀斑,内脏有不同程度的出血。脑膜炎期,在炎性介质的作用下,脑膜和脊髓膜血管内皮细胞充血、水肿、出血、坏死和通透性增加,引起化脓性脑膜炎、颅内压升高,出现惊厥、昏迷等症状。

暴发休克型脑膜炎是由于脑膜炎球菌进入血循环并释放大量内毒素,使全身小血管痉挛,导致严重的微循环障碍,有效循环血容量减少,引起感染性休克和酸中毒。脑膜炎球菌内毒素较其他内毒素更易激活机体的凝血系统,容易导致 DIC,进一步加重微循环障碍、出血和休克,最终引起多器官功能衰竭。

【临床表现】

潜伏期 1~7 天,一般为 2~3 天。

1. 临床分型　根据病情特点可分为普通型、暴发型、轻型和慢性型。

(1) 普通型:最常见,占全部患者的 90% 以上。根据其发展过程可分为 4 期,但各期之间无明显界限。

1) 前驱期:多数无症状,部分患者有低热、咽痛、咳嗽、鼻咽炎等上呼吸道感染症状。持续 1~2 天。

2) 败血症期:患者突发寒战、高热,伴头痛、肌肉酸痛、食欲减退及神志淡漠等毒血症症状。婴幼儿发作多不典型,表现为哭闹、烦躁不安、惊厥、皮肤感觉过敏和拒食。少数患者有关节炎或关节痛。此期重要体征是,70% 以上患者有皮肤黏膜瘀点或瘀斑,严重者瘀斑迅速扩大,其中心皮肤呈紫黑色坏死或大疱。少数有脾肿大。多于 1~2 天内进入脑膜炎期。

3) 脑膜炎期:此期患者除高热及毒血症状持续,瘀点、瘀斑继续存在外,主要表现为中枢神经系统症状,如剧烈头痛、频繁呕吐、烦躁不安、血压升高、脑膜刺激征阳性,严重者可出现谵妄、意识障碍及抽搐。多于 2~5 天内进入恢复期。

4) 恢复期:治疗后体温逐渐恢复正常,皮肤瘀点、瘀斑停止发展并大部分被吸收,坏死部位结痂,症状逐渐好转,神经系统检查正常。一般在 1~3 周内痊愈。

(2) 暴发型:多见于儿童,起病急,病情凶险,若抢救不及时可在 24 小时内死亡。根据其临床特点可分为 3 型。

1) 休克型:突发高热、头痛、呕吐,中毒症状严重,精神极度萎靡,有不同程度意识障碍。全身皮肤广泛出现瘀点、瘀斑,并迅速融合成大片瘀斑伴皮下出血,或继以大片状坏死。循环衰竭是本型主要临床特点,表现为面色苍白、口唇及指端发绀、四肢厥冷、脉搏细数、血压下降甚至不能测出、少尿或无尿。易并发 DIC。脑膜刺激征大多阴性,脑脊液检查大多澄清,细胞数正常或轻度增加。

2) 脑膜脑炎型:患者除有高热、瘀斑外,主要表现为脑实质损害,迅速进入昏迷状态,惊厥频繁,锥体束征阳性。有血压升高、心率减慢,瞳孔忽大忽小或一大一小,视盘水肿等脑水肿表现。严重者可发生脑疝,常见的是枕骨大孔疝,表现为昏迷加深,瞳孔缩小或散大,肌张力增高或强直,上肢多呈内旋,下肢强直;还可出现天幕裂孔疝,表现为昏迷,同侧瞳孔散大及对光反射消失,眼球转动受限,对侧肢体瘫痪。两种脑疝均可因呼吸衰竭而死亡。

3）混合型：兼有上述两型的临床表现，是最严重的类型，病死率高。

（3）轻型：可见于流脑流行后期，多为成年患者。有低热，轻微头痛、咽痛等上呼吸道感染症状。皮肤黏膜出现瘀点，脑膜刺激征可阳性。脑脊液多无明显变化。咽部培养可检出脑膜炎球菌。

（4）慢性型：此型少见，成人患者居多，可迁延数周至数月，主要表现为间歇性寒战、发热，皮肤瘀点或皮疹，常伴关节痛、脾大、血液白细胞增多，血液培养可为阳性。

2. 婴幼儿及老年人流脑特点

（1）婴幼儿流脑特点：临床表现不典型，除高热、拒食、吐奶、烦躁和尖声哭叫外，惊厥、腹泻和咳嗽较成人多见，而脑膜刺激征不明显，前囟门未闭者大多突出，少数患儿因频繁呕吐、出汗导致失水反而可见前囟门下陷。

（2）老年人流脑的特点：暴发型发病率高。上呼吸道感染症状明显，病程长。意识障碍明显，皮肤黏膜瘀点、瘀斑发生率高。预后差、病死率高。

【实验室及其他检查】

1. 血常规检查　白细胞总数多在 $20\times10^9/L$ 以上，中性粒细胞占 $80\%\sim90\%$ 以上。并发 DIC 时，血小板减少。

2. 脑脊液检查　是诊断的重要依据。脑脊液外观混浊，白细胞数可达 $1.0\times10^9/L$ 以上，以中性粒细胞为主；蛋白质显著增高；糖及氯化物明显减少。发病初 1～2 天或休克型脑脊液可无明显改变，前者应于 12～24 小时后复查脑脊液，以免漏诊。颅压明显升高者应先给予 20% 甘露醇降低颅压后进行腰穿，以免诱发脑疝。

3. 细菌学检查　明确诊断的重要方法。

（1）涂片：刺破皮肤瘀点，挤出少量组织液涂片染色，阳性率 80%。或取脑脊液离心后沉淀物涂片镜检，阳性率为 60%～80%，是早期诊断的重要方法。脑脊液不宜搁置太久，否则病原菌易自溶而影响检出。

（2）细菌培养：应在使用抗菌药物前，取瘀斑组织液、血或脑脊液培养，宜多次进行。

4. 免疫学检查　多用于已用抗菌药物治疗、细菌学检查阴性者，可协助诊断。

（1）特异性抗原：可用对流免疫电泳法、乳胶凝集试验、ELISA 法及免疫荧光法等检测患者早期血及脑脊液中的细菌抗原。上述方法灵敏、特异、快速。

（2）特异性抗体：可用 ELISA 法、固相放射免疫测定法等，检测脑膜炎球菌特异抗体，但因抗体多在发病 1 周后开始升高，故不能作为早期诊断指标。

【诊断要点】

根据流行病学资料，在冬春季节流行，以 2～6 岁婴幼儿发病多见；临床表现有突起高热、剧烈头痛、频繁呕吐，皮肤黏膜瘀点、瘀斑，脑膜刺激征阳性，严重患者出现感染性休克、意识障碍、惊厥及呼吸衰竭；细菌培养阳性可确诊。

【治疗要点】

1. 普通型

（1）抗菌治疗

1）青霉素：脑膜炎球菌对青霉素高度敏感，未出现明显耐药。虽存在血脑屏障，但加大药物剂量能在脑脊液中达到有效浓度，疗效良好。为本病首选的高效、低毒、价廉药物。成人每天 20 万 U/kg，儿童每天 20 万 ~ 40 万 U/kg，分次静脉滴注，疗程 5 ~ 7 天。

2）头孢菌素类：易透过血脑屏障，对脑膜炎球菌抗菌活性强，毒副作用小。如头孢曲松钠成人每天 2g，儿童每天 50 ~ 100mg/kg，每天 1 次静脉滴注。

3）氯霉素：有良好的杀菌作用且易于透过血脑屏障。儿童每日 50mg/kg，成人每日 2 ~ 3g，分次静脉滴注。症状好转后可改肌内注射或口服。疗程 5 ~ 7 天。但应密切注意该药对骨髓的抑制作用。一般不作首选。

（2）对症治疗：高热时可用物理降温及退热药物。颅内压升高，可用 20% 甘露醇脱水降压。

2. 暴发型

（1）休克型

1）抗菌治疗：以青霉素为主，每天剂量 20 万 ~ 40 万 U/kg，用法同前。

2）抗休克治疗：积极补足血容量及纠正酸中毒，如休克仍无明显好转，可给予血管活性药物：首先针对感染性休克选用血管扩张药物山莨菪碱（654-2），若血压仍不能回升，再应用酚妥拉明、多巴胺等升压药。肾上腺皮质激素的短期大剂量应用有利于纠正休克，地塞米松成人每天 10 ~ 20mg，分 1 ~ 2 次静脉滴注，一般不超过 3 天。

3）抗 DIC 治疗：如皮肤瘀点、瘀斑不断增加，且血小板明显减少，或休克经综合治疗不见好转，均应考虑 DIC 存在。应及早给予肝素治疗，0.5 ~ 1mg/kg 静脉滴注。以后每 4 ~ 6 小时可重复 1 次，多数患者应用 1 ~ 2 次后即可见效停用。高凝状态纠正后，应输入新鲜血或血浆，应用维生素 K，以补充被消耗的凝血因子。

4）保护重要脏器功能：必要时使用毛花苷丙（西地兰）、利尿剂、甘露醇等治疗心力衰竭、肾衰竭及脑水肿。

（2）脑膜脑炎型

1）抗菌治疗：同休克型。

2）防治脑水肿、脑疝：早期发现颅内压增高，及时脱水治疗，可用 20% 甘露醇 1 ~ 2g/kg，静脉快速滴入，每 4 ~ 6 小时 1 次。此外还可与呋塞米、肾上腺皮质激素等药物治疗。

3）肾上腺皮质激素：除有抗休克作用外，可减轻脑水肿、降低颅内压。地塞米松每天 10 ~ 20mg 静滴。

4）呼吸衰竭的处理：在脱水治疗的同时，予以吸氧、吸痰，可用洛贝林、尼可刹米等呼吸中枢兴奋剂，疗程不宜超过 3 天。必要时应行气管插管或气管切开，进行间歇正压通气。

5）对症治疗：有高热和频繁惊厥者，头部冰袋降温，必要时可用亚冬眠疗法。

【常见护理诊断/问题】

1. 体温过高　与脑膜炎球菌感染导致菌血症有关。

2. 组织灌注无效　与内毒素导致微循环障碍有关。

3. 有皮肤完整性受损的危险　与意识障碍、内毒素损伤皮肤小血管有关。

4. 潜在并发症:呼吸衰竭。

【护理措施】

1. 病情观察　严密监测生命体征、意识状态;瞳孔是否等大等圆,对光反应是否存在;有无抽搐、惊厥先兆;记录24小时出入量。一旦发现颅内高压、脑疝的症状和体征,如意识障碍、烦躁不安、剧烈头痛、喷射状呕吐、血压升高等,应及时通知医生。注意全身皮肤有无瘀点、瘀斑,其部位、大小、进展或好转情况。

2. 起居护理　患者应绝对卧床休息,治疗及护理操作要集中进行,尽量减少搬动患者,避免惊厥的发生。呕吐时,患者头偏向一侧。颅内高压的患者需抬高头部,腰椎穿刺后协助患者去枕平卧。

3. 用药护理　遵医嘱使用抗菌、抗休克等药物。使用青霉素治疗时,应注意观察有无青霉素过敏反应;应用磺胺类药,应鼓励患者多饮水,遵医嘱使用碱性药物以碱化尿液,避免出现肾损害;应用氯霉素治疗,应注意有无胃肠道反应、骨髓抑制现象等;使用强心剂时,严格掌握给药方法、剂量、间隔时间,观察心率、心律的变化;应用肝素时,要注意用药剂量、用法、间隔时间,观察有无过敏反应及出血情况。

4. 隔离与对症护理

(1) 隔离护理:采取飞沫隔离,直至症状消失后3天,且不少于发病后7天。

(2) 安全护理:意识障碍者,头偏向一侧,避免呕吐物误吸,造成吸入性肺炎。对于烦躁不安者,应加床挡或四肢加以约束,防止患者坠床,必要时遵医嘱给予镇静剂。

5. 并发症护理　主要是呼吸衰竭的护理

(1) 病情观察:密切观察呼吸频率、节律、深度的变化,监测血压、脉搏的改变,及时发现呼吸衰竭。

(2) 保持呼吸道通畅:及时吸痰,准备好各种抢救物品和药品,如吸痰器、气管插管或气管切开包等,做好抢救的准备。若患者呼吸停止,应配合医生行气管切开、气管插管,进行机械通气,但禁忌胸外按压及人工呼吸。

(3) 吸氧:可采用鼻导管或面罩吸氧。

(4) 用药护理:出现呼吸衰竭时,遵医嘱使用呼吸兴奋剂,观察疗效及不良反应。大剂量呼吸兴奋剂可诱发惊厥,应注意观察。

6. 心理护理　由于高热、疼痛等全身毒血症状较重,患者多有焦虑、烦躁等情绪,因此,应多关心和巡视患者,向其解释本病的病因,临床表现及主要的治疗方式,取得患者的配合。教会患者处理高热、疼痛的方法,帮助患者树立战胜疾病的信心。

【健康教育】

1. 对患者的指导　流脑患者应及时就诊,按呼吸道隔离标准进行隔离,以防疫情扩散。给患者讲解流脑的临床特点及预后,如流脑可引起脑神经损害、肢体运动障碍、失语、癫痫等后遗症,应指导患者和家属坚持切实可行的功能锻炼、按摩等,提高自我管理能力。

2. 疾病预防指导

（1）管理传染源：加强对传染源的管理是控制流脑流行的重要环节。患者与带菌者是流脑的传染源。早期发现患者并就地隔离治疗，隔离至症状消失后3天，但不少于发病后7天，密切接触者应医学观察7天并预防性用药。

（2）切断传播途径：开展多种形式的卫生宣传教育。在流行前期有计划地开展群众性卫生运动，搞好个人及环境卫生，减少大型集会和大型集体活动，居室常通风换气，勤晒衣被和儿童玩具。注意尽量避免携带儿童到人多拥挤的公共场所。体质虚弱者做好自我保护，如外出时戴口罩等。

（3）保护易感人群：疫苗预防以15岁以下儿童为主要对象，新兵入伍及免疫缺陷者也应注射，近年我国开始接种A+C群流脑多糖疫苗，有很高的保护率。流行单位的密切接触者及家庭内密切接触者可用药物预防，如复方磺胺甲噁唑，成人每天2g，儿童每天50~100mg/kg，连用3天，并医学观察7天。

【结语】

流行性脑脊髓膜炎是由脑膜炎球菌引起的急性化脓性脑膜炎。带菌者和流脑患者是传染源。病原菌主要经借飞沫经呼吸道传播。本病散发或流行，人群普遍易感，儿童易患。冬春季节多见。主要表现为高热、剧烈头痛、频繁呕吐、皮肤瘀点、瘀斑及脑膜刺激征，严重者可有败血症、休克和脑实质损害。护理时注意对症处理如高热的护理，皮肤护理及安全的护理，并做好并发症的护理。

学习小结

1. 学习内容

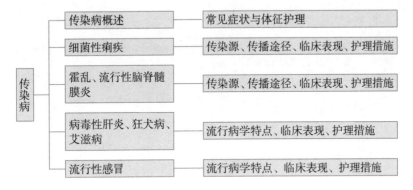

2. 学习方法

本章要结合传染病的临床病例和临床实践，对于各种传染病流行病学特征、临床表现特点及护理措施用比较学习法。

（刘艳丽 李霞）

复习思考题

1. 流行性感冒与普通感冒应该如何鉴别？
2. 甲、乙、丙、丁、戊五种病毒性肝炎中，可存在保护性抗体的有哪些？
3. 如何保护狂犬病的高危人群？

4. 被狗咬伤后,作为护士应该怎样正确处理患者的伤口?

5. 如何切断乙肝的传播途径?

6. 意外暴露后如何预防乙肝?

7. 如何保护乙肝的易感人群?

8. 医务人员发生艾滋病病毒职业暴露后的紧急局部处理措施是什么?

9. 简述狂犬病的暴露后的接种措施。

10. 细菌性痢疾普通型与中毒型的观察要点有哪些?

11. 为了减少中毒性菌痢的死亡率,如何做好病情观察及护理?

12. 霍乱患者补液护理中的病情观察要点有哪些?

13. 霍乱补液疗法的护理重点是什么?

14. 如何护理老年流脑患者?

15. 普通型流脑和暴发型流脑的病情评估异同点有哪些?

主要参考书目

1. 葛均波,徐永健.内科学[M].第8版.北京:人民卫生出版社,2013.

2. 陈燕,沈翠珍.内科护理学[M].第2版.北京:中国中医药出版社,2013.

3. 贾建平,陈生弟.神经病学[M].第7版.北京:人民卫生出版社,2013.

4. 李凡,徐志凯.医学微生物学[M].第8版.北京:人民卫生出版社,2013.

5. 李兰娟,任红.传染病学[M].第8版.北京:人民卫生出版社,2013.

6. 吕探云,孙玉梅.健康评估[M].第3版.北京:人民卫生出版社,2012.

7. 沈翠珍,沈勤.内外科护理学[M].杭州:浙江科学技术出版社,2013.

8. 孙秋华.中医护理学[M].第3版.北京:人民卫生出版社,2012.

9. 孙秋华,陈佩仪.中医临床护理学[M].第9版.北京:中国中医药出版社,2012.

10. 徐桂华.内科护理学[M].北京:人民卫生出版社,2012.

11. 李兰娟,任红.传染病学[M].第8版.北京:人民卫生出版社,2013.

12. 杨跃进,华伟.阜外心血管内科手册[M].第2版.北京:人民卫生出版社,2013.

13. 尤黎明,吴瑛.内科护理学[M].第5版.北京:人民卫生出版社,2012.

14. 张伯礼,薛博瑜.中医内科学[M].第2版.北京:人民卫生出版社,2012.

中英文名词参考索引

全国中医药高等教育教学辅导用书推荐书目

一、中医经典白话解系列

黄帝内经素问白话解(第2版)	王洪图　贺娟
黄帝内经灵枢白话解(第2版)	王洪图　贺娟
汤头歌诀白话解(第6版)	李庆业　高琳等
药性歌括四百味白话解(第7版)	高学敏等
药性赋白话解(第4版)	高学敏等
长沙方歌括白话解(第3版)	聂惠民　傅延龄等
医学三字经白话解(第4版)	高学敏等
濒湖脉学白话解(第5版)	刘文龙等
金匮方歌括白话解(第3版)	尉中民等
针灸经络腧穴歌诀白话解(第3版)	谷世喆等
温病条辨白话解	浙江中医药大学
医宗金鉴·外科心法要诀白话解	陈培丰
医宗金鉴·杂病心法要诀白话解	史亦谦
医宗金鉴·妇科心法要诀白话解	钱俊华
医宗金鉴·四诊心法要诀白话解	何任等
医宗金鉴·幼科心法要诀白话解	刘弼臣
医宗金鉴·伤寒心法要诀白话解	郝万山

二、中医基础临床学科图表解丛书

中医基础理论图表解(第3版)	周学胜
中医诊断学图表解(第2版)	陈家旭
中药学图表解(第2版)	钟赣生
方剂学图表解(第2版)	李庆业等
针灸学图表解(第2版)	赵吉平
伤寒论图表解(第2版)	李心机
温病学图表解(第2版)	杨进
内经选读图表解(第2版)	孙桐等
中医儿科学图表解	郁晓微
中医伤科学图表解	周临东
中医妇科学图表解	谈勇
中医内科学图表解	汪悦

三、中医名家名师讲稿系列

张伯讷中医学基础讲稿	李其忠
印会河中医学基础讲稿	印会河
李德新中医基础理论讲稿	李德新
程士德中医基础学讲稿	郭霞珍
刘燕池中医基础理论讲稿	刘燕池
任应秋《内经》研习拓导讲稿	任廷革
王洪图内经讲稿	王洪图
凌耀星内经讲稿	凌耀星
孟景春内经讲稿	吴颢昕
王庆其内经讲稿	王庆其
刘渡舟伤寒论讲稿	王庆国
陈亦人伤寒论讲稿	王兴华等
李培生伤寒论讲稿	李家庚
郝万山伤寒论讲稿	郝万山
张家礼金匮要略讲稿	张家礼
连建伟金匮要略方论讲稿	连建伟

李今庸金匮要略讲稿	李今庸
金寿山温病学讲稿	李其忠
孟澍江温病学讲稿	杨进
张之文温病学讲稿	张之文
王灿晖温病学讲稿	王灿晖
刘景源温病学讲稿	刘景源
颜正华中药学讲稿	颜正华　张济中
张廷模临床中药学讲稿	张廷模
常章富临床中药学讲稿	常章富
邓中甲方剂学讲稿	邓中甲
费兆馥中医诊断学讲稿	费兆馥
杨长森针灸学讲稿	杨长森
罗元恺妇科学讲稿	罗颂平
任应秋中医各家学说讲稿	任廷革

四、中医药学高级丛书

中医药学高级丛书——中药学(上下)(第2版)	高学敏　钟赣生
中医药学高级丛书——中医急诊学	姜良铎
中医药学高级丛书——金匮要略(第2版)	陈纪藩
中医药学高级丛书——医古文(第2版)	段逸山
中医药学高级丛书——针灸治疗学(第2版)	石学敏
中医药学高级丛书——温病学(第2版)	彭胜权等
中医药学高级丛书——中医妇产科学(上下)(第2版)	刘敏如等
中医药学高级丛书——伤寒论(第2版)	熊曼琪
中医药学高级丛书——针灸学(第2版)	孙国杰
中医药学高级丛书——中医外科学(第2版)	谭新华
中医药学高级丛书——内经(第2版)	王洪图
中医药学高级丛书——方剂学(上下)(第2版)	李飞
中医药学高级丛书——中医基础理论(第2版)	李德新　刘燕池
中医药学高级丛书——中医眼科学(第2版)	李传课
中医药学高级丛书——中医诊断学(第2版)	朱文锋等
中医药学高级丛书——中医儿科学(第2版)	汪受传
中医药学高级丛书——中药炮制学(第2版)	叶定江等
中医药学高级丛书——中药药理学(第2版)	沈映君
中医药学高级丛书——中医耳鼻咽喉口腔科学(第2版)	王永钦
中医药学高级丛书——中医内科学(第2版)	王永炎等